达医达药济天下丛书

达州中药资源志要

DAZHOU ZHONGYAO ZIYUAN ZHIYAO

陈铁柱 周先建 主编

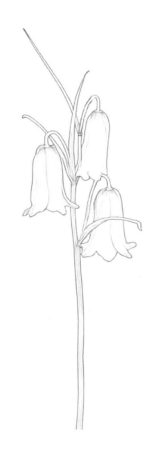

四川科学技术出版社

图书在版编目(CIP)数据

达州中药资源志要 / 陈铁柱, 周先建主编. -- 成
都 : 四川科学技术出版社, 2024.3
（达医达药济天下）
ISBN 978-7-5727-1265-4

Ⅰ.①达… Ⅱ.①陈… ②周… Ⅲ.①中国医药学 –
概况 – 达州 Ⅳ.①R2

中国国家版本馆CIP数据核字（2024）第053397号

达医达药济天下丛书

达州中药资源志要

DA YI DA YAO JI TIANXIA CONGSHU　　DAZHOU ZHONGYAO ZIYUAN ZHIYAO

主　　编　陈铁柱　　周先建

出 品 人　程佳月
策划组稿　钱丹凝
责任编辑　税萌成
助理编辑　翟博洋
营销编辑　鄢孟君
封面设计　筱　亮
责任印制　欧晓春
出版发行　四川科学技术出版社
　　　　　成都市锦江区三色路238号　邮政编码 610023
　　　　　官方微博 http://weibo.com/sckjcbs
　　　　　官方微信公众号 sckjcbs
　　　　　传真 028-86361756
成品尺寸　**210mm × 285mm**
印　　张　**43**　插　页　**1**
字　　数　**710 千**
印　　刷　四川华龙印务有限公司
版　　次　2024年3月第 1 版
印　　次　2024年10月第 1 次印刷
定　　价　**128.00元**

ISBN 978-7-5727-1265-4

邮购：成都市锦江区三色路238号新华之星A座25层　邮政编码：610023
电话：028-86361770

张　鑫	四川省中医药发展服务中心	贾国夫	四川省草原科学研究院
张雪梅	西华师范大学	顾　健	西南民族大学
陈　莹	四川省中医药管理局	徐　涛	四川省中医药管理局
陈发军	内江师范学院	高兰阳	西南医科大学附属医院
陈铁柱	四川省中医药科学院	黄春萍	四川师范大学
易进海	四川省中医药科学院	董洋利	德阳市食品药品检验所
罗　冰	四川省中医药科学院	蒋舜媛	四川省中医药科学院
罗　诚	绵阳市中医院	辜云杰	四川省林业科学研究院
罗　敏	内江市食品药品检验所	程　俐	乐山市农业科学研究院
周　琅	四川省中西医结合医院	税丕先	西南医科大学
周　毅	四川省中医药科学院	舒光明	四川省中医药科学院
周先建	四川省中医药科学院	温川彪	成都中医药大学
赵　川	中科院成都生物所	裴　瑾	成都中医药大学
胡　平	四川省中医药科学院	廖　建	四川省中医药管理局
侯　凯	四川农业大学	谭　睿	西南交通大学
祝之友	洪雅县中医院	谭莉业	四川省中医药管理局
祝正银	四川省食品药品学校	黎跃成	四川省食品药品检验检测院
祝世杰	四川省食品药品学校	潘仁平	自贡市中医院
贺　飞	四川省中医药管理局		

本书编委会

主　编

陈铁柱　四川省中医药科学院

周先建　四川省中医药科学院

副主编

李青苗　四川省中医药科学院

周　霞　四川省中医药科学院

吴　萍　四川省中医药科学院

林　娟　四川省中医药科学院

编　委（以姓氏笔画为序）

王　育　达州市食品药品检验所

王化东　四川中医药高等专科学校

王洪苏　四川省中医药科学院

方清茂　四川省中医药科学院

向　缅　四川省中医药科学院

刘姿怡　西南医科大学

刘彪杰　成都师范学院

孙　川　乐山职业技术学院

李青苗　四川省中医药科学院

杨玉霞　四川省中医药科学院

吴　萍　四川省中医药科学院

张　美　四川省中医药科学院

陈铁柱　四川省中医药科学院

林　娟　四川省中医药科学院

罗　冰　四川省中医药科学院

周　毅　四川省中医药科学院

周　霞　四川省中医药科学院

周先建　四川省中医药科学院

胡　平　四川省中医药科学院

钟廷瑜　四川省中医药科学院

贺雪峰　达州中医药职业学院

黄春萍　四川师范大学

舒光明　四川省中医药科学院

裴天兵　万源市中医院

廖瑞熙　中国药科大学

程婷婷　四川省中医药科学院

总 序

四川省达州市，地处四川东北部、大巴山南麓、中国南北气候分界线，历史源远流长，有近 5 000 年的考古史、2 300 余年的建制史，从商到秦汉就是巴人活动的中心地带，与中原文化交相辉映，又称"巴人故里"。4 亿年前泥盆纪海侵，隆起横亘的大巴山，成为三世纪冰川南下的"物种避难所"，保留着较为完整和原始的自然生态系统，栖息、孕育、分化了种类繁多的野生动植物，素有"秦巴药库"之称。

"秦巴无闲草，遍地皆灵药"。《本草经解要》和历代地方志均有记载药用资源，最新普查 2 103 种，全市中药材种植面积达 80 万亩①、品种 89 个，规模 5 000 亩以上的中药材种植基地 16 个，乌梅、天麻、淫羊藿等大宗品种 30 多个。如达川的乌梅、白芷；宣汉的黄连、淫羊藿、党参、厚朴；万源的天麻、杜仲、黄柏；渠县的白芍、百合；大竹的百部；开江的银杏叶……建成乌梅、厚朴等 39 个现代中药科技产业、道地中药材种植基地。"达川乌梅"被评为全国十大优异农作物种质资源，万源成为国家中药材可追溯系统试点县。

20 世纪 50 年代，达州收集整理民间中医药偏方验方多达 5 000 个，汇聚了巴人 4 000 多年的智慧结晶。近代巴渠杏坛人才济济，中医内科伍佰伦、周道成、余丹成、唐科香、覃义昌，儿科龙先明，骨科谭云成、龚益斋……至今有省市名中医 61 人、中医药高层次人才 480 人，名方验方不胜枚举。

近年来，达州市委、市政府高度重视中医药工作，在全国率先单独设置政府组成部门——达州市中医药管理局，全力推进中医药事业、产业、文化"三位一体"高质量发展推动中医药强市建设，潜心挖掘本土中医药资源宝藏，组织编撰《达医达药济天下丛书》，赋能传承创新，浓郁杏林春暖。

---

①1亩≈666.7 m²。

如今丛书付梓，邀我写序，样书初读，感慨万千。既有陈福安老先生耄耋之年仍呕心沥血亲自主笔《疑难杂病证治宝鉴》，也有陈铁柱等青年砥柱厚朴行医、心存远志编撰《达州中药资源志要》《达州重点药用植物图鉴》，资源荟萃，经验宝鉴，达医达药，薪火相传，是目前全面阐述达州中医药资源的一套专著，对于服务百姓健康、促进达州中医药发展必有借鉴、传承和资政作用。

　　传承不泥古，创新不离宗。坚信《达医达药济天下丛书》沐浴在新时代的阳光中，一定会历久弥新、赓续辉煌！

　　诚为记。

四川省中医药科学院院长　王超

2023 年 6 月 28 日于成都

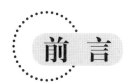

前　言

达州市位于四川省东北部,下辖通川区、达川区、万源市、宣汉县、大竹县、渠县、开江县7个县(市、区)和高新区、东部经开区2个经开区。辖区面积1.66万km²,地势东北高(大巴山区),西南低(盆地丘陵区)。最高处宣汉县鸡唱乡大团堡,海拔2 458.3 m;最低处渠县望溪乡天关村,海拔222 m。大巴山横亘其间,明月山、铜锣山、华蓥山由北向南,将达州分割为山区、丘陵、平坝等地势地貌。达州是中国南北气候的分界线,属亚热带湿润季风气候类型,境内森林覆盖率44.34%,年均降雨量1 200 mm左右,年平均气温在14.7～17.6 ℃,无霜期300天左右,空气质量优良天数年均300天以上。达州市自然、人文景观异彩纷呈,被明代著名地理学家徐霞客赞为"西南奇胜"。

达州市复杂的地形地貌和独特的气候孕育了丰富的中药材资源。目前,有关达州市野生中药资源的物种数据主要来源于《达州市志(中册)》(1911—2003)、《四川省达县地区中药草植物名录(初稿)》(上下册)、《万源医药志》(万源县地方志丛书第25卷)、《大竹县志》《重修宣汉县志》等。从历史记载情况来看,初步确定原达县地区(含今达州市、巴中市所辖区域和广安市邻水县)第三次中药资源普查发现的中药资源品种数为2 386种,其中药用植物资源品种数为1 656种。

根据国家中医药管理局总体部署,在全国第四次中药资源普查试点工作专家组组长黄璐琦院士指导下,四川省于2011年在全国率先启动第四次中药资源普查试点工作,达州市的宣汉、万源被选为首批试点县,彰显了达州中药资源在四川省的重要位置。达州市中药资源普查工作在四川省中医药管理局领导下,以四川省中医药科学院为技术支撑单位,从2011年11月至2022年12月,历时11年,共组织了7支普查队,参与单位20余家,投入普查一线人员100余人,全面完成了达州市的中药资源普查工作,摸清了达州市中药资源的家底。2022年12月,四川省中医药科学院受达州市中医药管理局委托,组织团队编写《达州中药资源志要》等书。通过查阅《中华人民共和国药典·一部》(2020年版)、《中国植物志》《中国中药资源志要》《全国中草药汇编》《四川中药志》《药用植物词典》等书籍,对达州市区域内药用植物进行了认真仔细的整理、归类、订正和校对,力求完整准确,共整理收集药用植物169科1 585种。参考《四川省中药资源志要》,增补了菌类16科34种,藻类5科7种,苔藓6科6种,地衣4科5种,动物135科400种,矿物8种等中药资源460种,经过整理与补充,本书共收录达州市中药资源2 045种(原来分布在达县地区而现达州市行政区域范围内没有分布的资源未再收录)。

本书的编写工作得到了国家中医药管理局全国中药资源普查项目(GZY-KJS-2018-004)、2017年中医药公共卫生服务补助资金"全国中药资源普查项目"(财社〔2017〕66号)、2018年公共卫生服务补助资金"全国中药资源普查项目"(财社〔2018〕43号)、2019年医疗服务与保障能力提升补助资金(中医药事业传承与发展部分)"全国中药资源普查项目"(财社〔2019〕39号)等普查项目的支持,同时得到了国家中医药管理局全国名老中医药专家传承工作室项目(舒光明全国名老中医药专家传承工作室)的支持,在此表示感谢。

由于编者水平有限,若有遗漏之处,希望广大中药资源工作者能够提供更多详实资料和信息,以便我们再版之时修订完善。

编者
2024年8月

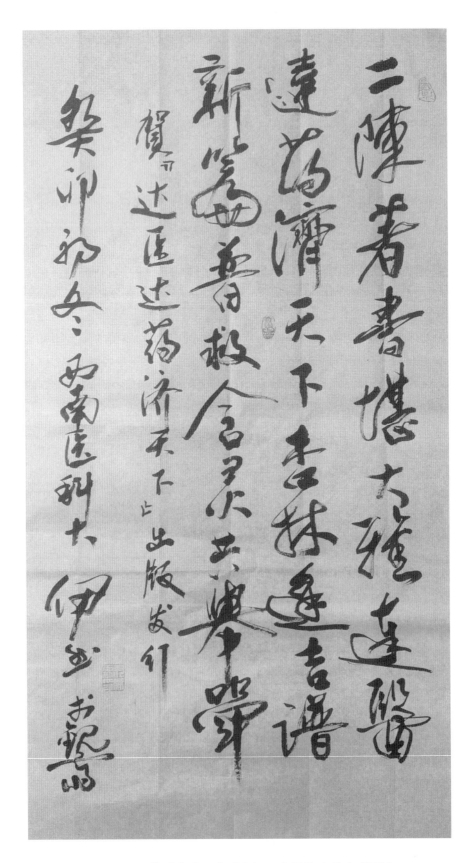

二陈著书惠大雅连篇

远药济天下本草珠连吉谱

新篇普救含灵实曌坤堂

贺《达医达药济天下》出版发行

癸卯仲冬 西南医科大 伊尹书魁笔

四川省中医药科学院原党委书记尹杰霖先生为本书题字

目 录

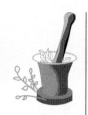

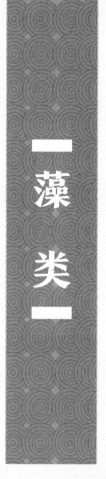

一
藻
类
一

念珠藻科 Nostocaceae

地木耳

[异名]地耳、地邂遢、葛仙米。

[拉丁名]*Nostoc commune* Vauch.

[形态特征]藻体丝状,有时若干条包被在胶质鞘中成片状或团块状。丝状体上产生异形孢子和厚壁孢子进行营养繁殖。

[自然生境]生于阴湿的山坡、土坎、岩石上。

[地理分布]达州全域。

[入药部位]全株。

[功能主治]清热解毒、健脾利湿、明目益气、收敛,用于目赤红肿、目翳、脱肛、肺热咳嗽、烫火伤、夜盲症。

小球藻科 Chlorellaceae

蛋白核小球藻

[拉丁名]*Chlorella pyrenoidsa* Chick.

[形态特征]单细胞绿藻。

[自然生境]生于水沟、池塘、沼泽。

[地理分布]达州全域。

[入药部位]全株。

[功能主治]清热解毒。

小球藻

[拉丁名]*Chlorella pyrenoidsa* Chick.

[形态特征]单细胞藻,常单生,也有多细胞聚集。细胞球形、椭圆形,内有一个周生、杯状或片状的色素体。

[自然生境]生于水沟、池塘、沼泽。

[地理分布]达州全域。

[入药部位]全株。

[功能主治]用于肾虚、肝炎、水肿、贫血、泄泻。

栅藻科 Scenedesmaceae

斜生栅藻

[拉丁名]*Scenedesmus obliqnus* (Turp.) Kütz.

[形态特征]定形群体扁平,由2、4、8个细胞组成,常为4个细胞组成的,群体细胞排列成一直线或略作交互排列;细胞纺锤形,上下两端逐渐尖细,群体两侧细胞的游离面有时凹入,有时突出,细胞壁平滑,4个细胞的群体宽12～34 μm,细胞长10～21 μm,宽3～9 μm。

[自然生境]生于湖泊、池塘、沟渠等水中。

[地理分布]达州全域。

[入药部位]全株。

[功能主治]清热解毒。

刚毛藻科 Cladophoraceae

团集刚毛藻

[拉丁名]*Cladophora glomerata* (L.) Kütz.

[形态特征] 一年或多年生,藻体为多细胞分支或不分支丝状体。

[自然生境] 生于湖泊、池塘、沟渠等水中。

[地理分布] 达州全域。

[入药部位] 全株。

[功能主治] 消炎、解毒。

双星藻科 Zygnemataceae

长形水绵

[拉丁名] *Spirogyra longata* (Vauch) Kütz.

[形态特征] 营养细胞宽24～38 μm,长42～294 μm;横壁平直;色素体1条,呈1～1.5螺旋;梯形接合或侧面接合;接合孢子囊圆柱形;接合孢子长圆形或柱状长圆形,两端广圆,宽27～37 μm,长45～90 μm;中胞壁平滑,成熟后黄色;静孢子罕见,与接合孢子同形,宽28～29 μm,长35～42 μm。

[自然生境] 生于池塘、湖泊、溪沟、水田。

[地理分布] 达州全域。

[入药部位] 全株。

[功能主治] 用于丹毒、漆疮、烧烫伤。

光洁水绵

[拉丁名] *Spirogyra nitida* (Dillwyn) Link

[形态特征] 营养细胞宽70～84 μm,长93～290 μm;横壁平直;色素体3～5条,呈1～5螺旋;梯形接合;接合管由雌、雄两配子囊形成;接合孢子囊圆柱形,接合孢子多为椭圆形,罕为柱状椭圆形,两端渐尖,罕为略渐尖,宽58～77 μm,长105～189 μm;中孢壁平滑,常具有明显的孢缝,成熟后黄色。

[自然生境] 生于池塘、湖泊、溪沟、水田。

[地理分布] 达州全域。

[入药部位] 全株。

[功能主治] 用于丹毒、漆疮、烧烫伤。

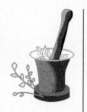

一 苔蘚植物 一

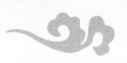

葫芦藓科 Funariaceae

葫芦藓

[异名]石松毛、牛毛七、红孩儿。

[拉丁名]*Funaria hygrometrica* Hedw.

[形态特征]直立矮小草本，淡绿色，茎单生，基部有假根；叶簇生于茎顶，卵形至舌形，先端渐尖，全缘；雌雄同株异苞，雄苞顶生，雌苞则生于雄苞下面的短侧枝上；蒴柄细长，上部弯曲；孢蒴梨形，不对称；蒴帽兜形，有长喙，形似葫芦瓢状；无花。

[自然生境]生于氮肥丰富的阴湿区域。

[地理分布]达州全域。

[入药部位]全株。

[功能主治]除湿止血，主治痨伤吐血、跌打损伤、湿气脚痛。

真藓科 Bryaceae

暖地大叶藓

[异名]岩谷伞、回心草、铁脚一把伞。

[拉丁名]*Rhodobryum giganteum* Par.

[形态特征]矮小草本，高4～7 cm。多成片散生；根态茎横走，有多数毛状假根。茎多枝，直立，紫红色。下部叶细小，膜质，鳞片状，贴生于茎；茎顶叶绿色，较长大，多层丛集成莲座状，叶片倒卵状披针形或长倒卵形，上部有细锯齿，下部全缘，内卷，中肋长达叶尖。茎顶叶丛中簇生数个孢子体；蒴柄细长，上端弓曲，孢蒴下垂，黄棕色，长卵圆柱形，蒴盖凸形，有短喙。

[自然生境]生于林下。

[地理分布]达州全域。

[入药部位]全株。

[功能主治]养心安神、清肝明目，用于心悸怔忡、神经衰弱，外用治目赤肿痛。

万年藓科 Climaciaceae

万年藓

[异名]岩猴松。

[拉丁名]*Climacium dendroides* F. Web. & D.Mhr

[形态特征]植物体粗大呈树形，地下茎匍匐横生，具假根及膜质鳞状小叶。地上茎直立，多分枝，高15～20 cm，具分枝鳞毛。茎上部的叶及分枝基部的叶片呈宽卵状三角形或卵状披针形，基部略下延。中肋单一，达于叶片上部终止，叶细胞长菱形，角细胞圆形，无色半透明。分枝上部的叶片较小，狭长披针形，叶缘锯齿达于中部。雌雄异株。蒴柄细长，长2~4 cm，紫红色；孢蒴直立，长卵形，多出；蒴盖高圆雌形；蒴帽兜形，包盖全孢蒴。

[自然生境]生于林下。

[地理分布]万源市、宣汉县。

[入药部位]全株。

[功能主治]化湿解毒、生肌长皮，用于尿痛、尿不通、尿道口白色黏液外流、烧烫伤。

金发藓科 Polytrichaceae

东亚小金发藓

[异名]东亚金发藓、小土马鬃、杉叶藓。

[拉丁名]*Pogonatum inflexum* (Lindb.) Sande Lac.

［形态特征］植物体暗绿色、绿色，老时黄褐色。茎单一直立，稀分枝，高2～8 cm，基部密生假根。干时叶紧围茎卷曲，湿时叶片倒立，如杉树苗叶状；叶片基部椭圆，内凹，半鞘状，上部阔披针形，长6～7 mm，宽0.4～0.7 mm，叶缘中上部具红色锯齿，由2～3枚细胞组成；中肋较粗，达叶尖，栉片布满腹面，约30条，高4～6个细胞，顶细胞大，内凹。雌雄异株，雄株较小，顶端精子器呈花蕾状；雌株蒴柄长2～4 cm，橙黄色；孢蒴圆柱形，具长喙；蒴帽兜形，被黄白色下垂长绒毛。

［自然生境］生于海拔1 300 m以下的林缘、路旁土坡。

［地理分布］达州全域。

［入药部位］全株。

［功能主治］镇静、安神、止血，用于失眠、癫狂、跌打损伤、吐血。

蛇苔科 Conocephalaceae

蛇苔

［异名］地皮斑。

［拉丁名］*Concephalum conicum* (L.) Dum.

［形态特征］叶状体宽带状，革质，深绿色，略具光泽，长5～10 cm，宽1～2 cm，花纹很像蛇皮。雌雄异株。雄托椭圆盘状，紫色；雌托圆锥状，褐黄色；托下面着生总苞，苞内具1个孢蒴。

［自然生境］生于阴湿地上。

［地理分布］达州全域。

［入药部位］全株。

［功能主治］清热解毒、消肿止痛，用于痈疮肿毒、蛇虫咬伤、烧烫伤、外伤骨折、疔疮。

地钱科 Marchantiaceae

地钱

［异名］石锅巴、石云块、地黄花、地梭罗、地浮萍、一团云、龙眼草、巴骨龙、石灵芝。

［拉丁名］*Marchantia polymorpha* L.

［形态特征］叶状体暗绿色，宽带状，多回二歧分叉，长5～10 cm，宽1～2 cm，边缘呈波曲状，有裂瓣。背面具六角形。腹鳞片紫色，4～6列。假根平滑或带花纹。雌雄圆异株。雄托盘状，波状浅裂成7～8瓣；精子器生于托的背面，托柄长约2 cm。雌托扁平，深裂成9～11个指状裂瓣。孢蒴着生于托的腹面，托柄长6 cm。叶状体背面前端常生有杯状的无性芽孢杯。

［自然生境］生于潮湿地上、阴湿岩石上。

［地理分布］达州全域。

［入药部位］全株。

［功能主治］清热解毒、生肌止血、拔毒、祛瘀，用于烫火伤、癣、疮痈肿毒、刀伤、骨折、烂脚疮、臁疮、慢性骨髓炎、毒蛇咬伤。烘干研粉调菜油敷，治下肢溃疡以及刀伤、骨折。

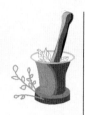

地衣植物

石蕊科 Cladoniaceae

太白花

[异名]山岭石蕊。

[拉丁名]*Cladonia alpestris* (L.) Rabht.

[形态特征]枝状地衣。全体淡黄绿色，高可达10 cm。子器柄中空，稍硬而脆，上部密生树枝状分枝，潮湿时膨胀呈海绵状；下部与泥沙相接处渐次腐朽。粉子器块状，赤色，生于分枝顶端。

[自然生境]生于岩石上。

[地理分布]宣汉县、万源市。

[入药部位]枝状体。

[功能主治]平肝潜阳、调经止血，用于头昏目眩、高血压、虚劳、偏头痛、鼻衄、崩漏、月经不调、白带。

金刷把

[异名]松石蕊。

[拉丁名]*Cladonia fallax* Abbayes

[形态特征]全体呈珊瑚状，多回分枝，顶部枝纤细，为2～3叉分枝，基部灰白色，顶端淡黄色或灰白色。

[自然生境]生于岩石上。

[地理分布]宣汉县、万源市。

[入药部位]枝状体。

[功能主治]用于癫痫、精神分裂症、头目眩晕、神经衰弱、跌打损伤、烧烫伤。

梅衣科 Parmeliaceae

白石花

[异名]石花、石衣。

[拉丁名]*Parmelia tinctorum* Despr.

[形态特征]地衣体呈大型叶状，平铺着生，由中央向周围扩散呈放射状分瓣，裂片宽大，末端呈钝圆形。上表面灰绿色。表面有时密布小瘤状至短棒状粉芽堆。边缘光滑，近全缘。下表面黑色，中央具黑色假根，边缘褐色而裸露。

[自然生境]生于树干或岩石上。

[地理分布]宣汉县、万源市、开江县。

[入药部位]叶状体。

[功能主治]清热解毒、凉血，用于无名肿毒，外用适量，用菜油调敷患处。

松萝科 Usneaceae

树发

[异名]头发七、黑丝草。

[拉丁名]*Alectoria asiatica* Du Rietz

[形态特征]寄生地衣植物。全体呈细丝状，黄褐色或淡棕黑色，长可达20 cm，基部着生于大树枯木上，悬垂向下。侧枝甚多，细而短，枝上生盘状子器，另一端紧贴于其他侧枝上。粉芽和针芽均缺。

[自然生境]生于树干或岩石上。

[地理分布]宣汉县、万源市。

[入药部位]丝状体。

[功能主治]滋补肝肾、收敛止汗，用于头昏、心悸、肾虚体弱、遗精、盗汗，外用于黄水疮。

牛皮叶科 Stictaceae

老龙皮

[异名]牛皮叶。

[拉丁名]*Sticta pulmonacea* Ach.

[形态特征]体大形，叶状，长约20 cm，凸凹不平，如网状，边缘分裂，裂片如鹿角状，先端平截，上面湿润时鲜绿色，干燥时黄褐色或褐色，下面白色，凹内密生黄褐或黑褐色茸毛。子器亦褐色，皿状，直径1～3 mm；雄器小，黑点状，生于上面裂片边缘和凸出部棱线上。

[自然生境]生于树干或林下岩石上。

[地理分布]宣汉县、万源市。

[入药部位]叶状体。

[功能主治]健脾利湿、清热解毒、明目。

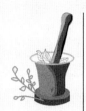

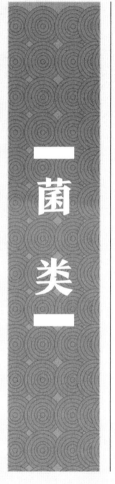

菌类

多孔菌科 Polyporaceae

烟管菌

[拉丁名] *Bjerkandera adusta* (Willd.) P. Karst.

[形态特征] 子实体较小, 一年生, 无柄, 软革质, 以后变硬。菌盖半圆形, 宽2～7 cm, 厚0.1～0.6 cm, 表面淡黄色、灰色到浅褐色, 有绒毛, 以后脱落, 表面近光滑或稍有粗糙, 环纹不明显。边缘薄, 波浪形, 变黑, 下面无子实层。菌肉软革质, 干后脆, 纤维状, 白色至灰色, 很薄、菌管黑色。管孔面烟色, 后变鼠灰色, 孔口圆形近多角形, 每毫米4～6个。担孢子椭圆形, 基部有尖突, 无色。

[自然生境] 寄生于海拔2 000 m以下杂木(青杠等)的腐木上。

[地理分布] 宣汉县。

[入药部位] 子实体。

[功能主治] 抗肿瘤。

硬毛粗盖孔菌

[拉丁名] *Funalia trogii* (Berk.) Bondartsev & Singer.

[形态特征] 担子果一年生, 无柄或平展至反卷, 硬质。菌盖半圆形或贝壳状, 往往覆瓦状, 扁平, (2～6) cm×(3～11) cm, 厚2～5 mm, 有时左右相连, 表面米黄色或栗褐色, 有环纹, 后期往往有棱纹, 有辐射状纤毛和粗硬毛, 有刺手感觉, 后渐脱落; 边缘薄而锐, 完整, 有时波浪状, 下侧不孕。菌肉锈褐色至栗褐色, 厚1～2 mm。菌管与菌肉同色, 长1～3 mm, 管内有白色菌丝填充。孔面灰白色, 棕灰色至烟灰色; 管口略圆形到多角形, 每毫米4～5个。

[自然生境] 寄生于海拔2 000 m以下的腐木上。

[地理分布] 宣汉县。

[入药部位] 子实体。

[功能主治] 抗癌、抗肿瘤、抗氧化。

树舌灵芝

[异名] 基腐灵芝、老木菌、皂角菌、平盖灵芝。

[拉丁名] *Ganoderma applanatum* (Pers.) Pat.

[形态特征] 子实体多年生, 侧生无柄, 木质或近木栓质。菌盖扁平, 半圆形、扇形、扁山丘形至低马蹄形, (5～30) cm×(6～50) cm, 厚2～15 cm; 菌盖灰白色至灰褐色, 常覆有一层褐色孢子粉, 有明显的同心环棱和环纹, 常有大小不一的疣状突起, 干后常有不规则的细裂纹; 盖缘薄而锐, 有时钝, 全缘或波状。管口面初期白色, 渐变为黄白色至灰褐色, 受伤处立即变为褐色; 管口近圆形, 每毫米4～5个; 菌管多层, 在各层菌管间夹有一层薄的菌丝层, 老的菌管中充塞有白色粉末状的菌丝。孢子卵圆形, 一端有截头双层壁, 外壁光滑, 无色, 内壁有刺状突起, 褐色。

[自然生境] 生于杂木林中及腐烂的木材上。

[地理分布] 达州全域。

[入药部位] 子实体。

[功能主治] 清热解毒, 用于痨伤吐血、痔疮、胃癌、食道癌。

赤芝

[异名] 灵芝、红芝、木灵芝、菌灵芝、灵芝草。

[拉丁名] *Ganoderma lucidum* (Curtis: Fr.) P. Karst.

[形态特征] 子实体伞形, 菌盖(菌帽)坚硬木栓质, 半圆形或肾形, 宽12～20 cm, 厚约2 cm, 皮壳坚硬, 初黄色, 渐变为红褐色, 有光泽, 具环状棱纹及辐射状皱纹, 边缘薄而平截, 常稍内卷。菌肉近白色至淡褐色; 菌肉白色至浅棕色, 由无数细密管状孔洞(菌管)构成, 菌管内有担子器及担孢子。菌柄侧生, 长达19 cm, 粗约

4 cm，表面红褐色至紫褐色，有光泽。

[自然生境]生于腐烂的木材、树桩旁，多见于腐朽的青杠树、杂木林下。

[地理分布]达州全域。

[入药部位]子实体。

[功能主治]补气安神，止咳平喘，用于心神不宁、失眠心悸、肺虚咳喘、虚劳短气、不思饮食。

雷丸

[异名]竹苓、来丸。

[拉丁名]*Omphalia lapidescens* Schroch.

[形态特征]类球形或不规则团块，直径1～3 cm。表面黑褐色或灰褐色，有略隆起的不规则网状细纹。质坚实，不易破裂，断面不平坦，白色或浅灰黄色，常有黄白色大理石样纹理。

[自然生境]生于竹林、桐子树、棕榈等的根茎或根上。

[地理分布]达州全域。

[入药部位]子实体。

[功能主治]杀虫消积。用于绦虫病、钩虫病、蛔虫病、虫积腹痛、小儿疳积。

猪苓

[异名]猪屎苓、野猪粪、地乌桃。

[拉丁名]*Polyporus umbellatus* (Pers.) Fr.

[形态特征]呈现不规则块状，菌核表面白色、灰色和黑色，菌核分为表皮和髓质，髓质由菌丝粘连交织而成，菌核表皮细胞趋于木质化，子实体由生殖菌丝、骨架菌丝和联络菌丝组成，菌盖白色圆形，中部脐状，有淡黄色的纤维层鳞片状，呈放射状，触摸有软毛绒感觉。子实体的大小与隐生在地下的菌核大小有关。担孢子短棒状，光滑、透明、无色，顶生四孢子。孢子卵圆形，光滑、无色。

[自然生境]生于桦木、柞树、槭树等杂木林下、竹林下、蕨菜地中。

[地理分布]万源市、宣汉县。

[入药部位]子实体。

[功能主治]利水渗湿，用于小便不利、水肿、泄泻、淋浊、带下。

茯苓

[拉丁名]*Wolfiporia cocos* (Schw.) Ryv. & Gilbn.

[形态特征]呈类球形、椭圆形、扁圆形或不规则团块，大小不一。外皮薄而粗糙，棕褐色至黑褐色，有明显的皱缩纹理。体重，质坚实，断面颗粒性，有的具裂隙，外层淡棕色，内部白色，少数淡红色，有的中间抱有松根。

[自然生境]生于松林下的老松树根部。

[地理分布]达州全域。

[入药部位]菌核、菌核外皮。

[功能主治]茯苓：利水渗湿、健脾安神、补中、宁心安神、消肿，用于体虚浮肿、湿停水肿、小便不利、小便淋漓、梦遗白浊、脾胃虚弱、脾虚湿困、痰饮、腹泻、咳嗽多痰、恶心、心慌、头昏、心神不安、失眠。茯苓皮：利水消肿，用于水肿。

桑黄

[异名]桑上寄生、桑臣、树鸡、胡孙眼、桑黄菰、桑黄菇、针层孔菌、梅树菌。

[拉丁名]*Sanghuangporus sanghuang* (Sheng H. Wu, T. Hatt. & Y.C. Dai) Sheng H. Wu, L.W. Zhou & Y.C. Dai

[形态特征]子实体多年生，木栓质，干后木质，侧生无柄。呈半球形、马蹄形或不规则形，腹面凸，（5～20）cm×（7～30）cm，厚3～15 cm。幼时表面有细绒毛，后脱落，有明显的龟裂，无皮壳，有假皮壳，有同

心环棱。菌盖表面呈灰褐色、肝褐色至黑色，有光泽；边缘圆钝，龟裂少，有密生的短绒毛，干后脱落，呈肉桂色至咖啡色。菌肉硬，木栓质，暗褐色，厚0.5 cm左右。菌管多层，层次常不明显，老的菌管有白色菌丝充塞；管口面锈褐色至酱色；管口圆形，每毫米4～5个。

[自然生境]生于桑、杨、柳等阔叶树树干上。

[地理分布]达州全域。

[入药部位]子实体。

[功能主治]用于血崩、血淋、脱肛泻血、带下、经闭、癥瘕积聚、痰饮、脾虚泄泻。

彩绒革盖菌

[异名]云芝。

[拉丁名]*Trametes versicolor* (L. ex Fr.) Pilát

[形态特征]菌盖单个呈扇形、半圆形或贝壳形，常数个叠生成覆瓦状或莲座状；直径1～10 cm，厚1～4 mm。表面密生灰、褐、蓝、紫黑等颜色的绒毛，构成多色的狭窄同心性环带，边缘薄；腹面灰褐色、黄棕色或淡黄色，无菌管处呈白色，菌管密集，管口近圆形至多角形，部分管口开裂成齿。革质，不易折断，断面菌肉类白色，厚约1 mm；菌管单层，长0.5～2.0 mm，多为浅棕色，管口近圆形至多角形，每毫米有3～5个。

[自然生境]生于青杠林、杂木林下。

[地理分布]达州全域。

[入药部位]子实体。

[功能主治]健脾利湿、清热解毒，用于湿热黄疸、胁痛、食欲缺乏、倦怠乏力。

口磨科 Tricholomataceae

假蜜环菌

[异名]榛磨、密磨、蜜环菌。

[拉丁名]*Armillaria tabescens* (Scop. ex Fr) Sing.

[形态特征]子实体一般中等大。菌盖直径2.8～8.5 cm，幼时扁半球形，后渐平展，有时边缘稍翻起，蜜黄色或黄褐色，老后锈褐色，往往中部色深并有纤毛状小鳞片，不黏。

[自然生境]生于阔叶树的树桩及树干上。

[地理分布]万源市、宣汉县。

[入药部位]子实体。

[功能主治]强筋壮骨、舒风活络、明目、利肺、益肠胃、抗癌，用于眼炎、夜盲症、视力失常、皮肤干燥、呼吸道与消化道感染、羊癫疯、佝偻病、腰腿疼痛、半身不遂。

蜜环菌

[异名]榛蘑、臻蘑、蜜蘑、蜜环蕈、栎蕈。

[拉丁名]*Armillaria mellea* (Vahl) P. Kumm.

[形态特征]菌盖直径4～14 cm，淡土黄色、蜂蜜色至浅黄褐色。老后棕褐色，中部有平伏或直立的小鳞片，有时近光滑，边缘具条纹。菌肉白色。菌褶白色或稍带肉粉色，老后常出现暗褐色斑点。菌柄细长，圆柱形，稍弯曲，同菌盖色，纤维质，内部松软变至空心，基部稍膨大。菌环白色，生柄的上部，幼时常呈双层。

[自然生境]生于阔叶林下。

[地理分布]达州全域。

[入药部位]子实体。

[功能主治]祛风通络，息风平肝，强筋壮骨。

金针菇

[拉丁名] *Flammulina filiformis* (Z.W. Ge et al.) P. M. Wang et al.

[形态特征] 表面黏滑，基部相连，簇生状。表面为黄色、深黄褐色，中部色稍深，边缘乳黄色。金针菇丝白色至乳白色或微带肉粉色，长度不等。子实体一般比较小，多数成束生长，肉质柔软有弹性；菌盖呈球形或扁半球形，直径1.5～7 cm，菌盖表面有胶质薄层，湿时有黏性，色白至黄褐；菌肉白色，中央厚，边缘薄，菌褶白色，较稀疏，长短不一，与菌柄直生或弯生；菌柄中生，长3.5～15 cm，直径0.3～1.5 cm，白色或淡褐色，空心。担孢子生于菌褶子实层上，孢子椭圆形或梨核形，(5.5～8) μm×(3.5～4.2) μm，无色，光滑。

[自然生境] 多丛生于榆树、柳树等阔叶林腐木桩上或根部，偶尔也生在多种阔叶树活立木。

[地理分布] 达州全域。

[入药部位] 子实体。

[功能主治] 补肝、益肠胃、抗癌。对肝病、胃肠道抗感染、溃疡、肿瘤等病症有食疗作用。

香菇

[异名] 花蕈、香信、椎茸、冬菰、厚菇、花菇。

[拉丁名] *Lentinus edodes* (Berk.) Pegler.

[形态特征] 子实体单生、丛生或群生，子实体中等大至稍大。菌盖直径5～12 cm，有时可达20 cm，幼时半球形，后呈扁平至稍扁平，表面浅褐色、深褐色，中部往往有深色鳞片，而边缘常有污白色毛状或絮状鳞片。

[自然生境] 生于阔叶树的朽木上，可栽培。

[地理分布] 万源市。

[入药部位] 子实体。

[功能主治] 化痰、理气、助消化，用于佝偻病、乳蛾、麻疹不透、高血压、贫血、小便失禁、毒菌中毒。

鬼笔科 Phallaceae

竹荪

[异名] 竹参。

[拉丁名] *Dictyophora indusiata* (Vent. ex Pers.) Fisch.

[形态特征] 幼担子果菌蕾呈圆球形，具三层包被，外包被薄，光滑，灰白色或淡褐红色；中层胶质；内包被坚韧，肉质。成熟时包被裂开，菌柄将菌盖顶出，柄中空，高15～20 cm，白色，外表由海绵状小孔组成；包被遗留于柄下部形成菌托；菌盖生于柄顶端呈钟形，表面凹凸不平呈网格，凹部分密布担孢子；盖下有白色网状菌幕，下垂如裙，长达8 cm；孢子光滑，透明，椭圆形，(3～3.5) μm×(1.5～2) μm。

[自然生境] 生于杂木林、竹林下。

[地理分布] 大竹县、渠县。

[入药部位] 子实体。

[功能主治] 滋补强壮。

白鬼笔

[拉丁名] *Phallus impudicus* L. ex Pers.

[形态特征] 子实体由菌盖、孢子、菌柄及包被和菌托组成，成熟子实体单株重69.9～120.0 g，高14.8～20.8 cm。子实体菌盖有深网格，褐色，呈钟形，宽3.5～4.4 cm，高4.8～6.2 cm，成熟后有穿孔，顶平，并产生黏而臭的暗绿色孢子液。

[自然生境] 雨后生于林下。

[地理分布] 万源市。

[入药部位] 子实体。

[功能主治] 活血、止痛，用于风湿骨痛。

灰包科（马勃科）Lycoperdaceae

紫色马勃

[异名]马勃。

[拉丁名]*Calvatia lilacina* (Mont. et Berk.) Lloyd

[形态特征]子实体陀螺状，直径5～12 cm，不孕基部发达，以根状菌索固定在地上。包被两层，外包被薄而平滑或有皱纹，初白色，后污紫褐色，成熟后上部往往成片破裂，逐渐脱落。内包被薄而脆，易开裂，露出内部紫褐色孢体，当被风吹散后，仅遗留杯状的不孕基部固着在原生长处所。孢子球形，淡黄或酱褐色。

[自然生境]生于草坡、林下。

[地理分布]万源市、宣汉县。

[入药部位]子实体。

[功能主治]清热解毒、利咽、凉血止血、消炎杀菌，用于咽喉肿痛、扁桃体炎、肺热咳嗽、咯血、衄血。外用于外伤出血、痔疮出血、冻疮。

木耳科 Auriculariaceae

木耳

[异名]黑木耳、耳子。

[拉丁名]*Auricularia auricula-judae* (Bull.) Wettst.

[形态特征]子实体薄，有弹性，胶质，半透明，中凹，常常呈耳状或杯状，渐变为叶状。基部狭窄成耳根，表面光滑，或有脉络状的皱纹，直径一般4～10 cm，大的可达12 cm。干后强烈收缩，上表面子实层变为深褐色至近黑色，下表面呈暗灰褐色，布满极短的绒毛。

[自然生境]寄生于杂木的腐木上。

[地理分布]达州全域。

[入药部位]子实体。

[功能主治]清热凉血、益气强身、活血祛瘀、止血、止痛、补血、补脾，用于肺热咳嗽、肠炎痢疾，泌尿系统感染、痔疮出血。

毛木耳

[异名]黑木耳、耳子。

[拉丁名]*Auricularia polytricha* (Mont.) Sacc.

[形态特征]担子果胶质，较坚韧，新鲜时如杯状、碟状，后呈耳壳状至叶状，周边直伸或稍内屈呈波状，子实层面光滑，深赤褐色至带暗紫色，干后硬而韧，淡紫褐色至紫黑色。不孕面密生淡褐色至黄褐色绒毛，毛长，异担子圆柱状，小梗圆柱形，担孢子短圆柱形，稍弯曲，萌发产生再生孢子。

[自然生境]寄生于杂木的腐木上。

[地理分布]达州全域。

[入药部位]子实体。

[功能主治]清热凉血、益气强身、活血祛瘀、止血、止痛、补血、补脾，用于肺热咳嗽、肠炎痢疾、泌尿系统感染、痔疮出血。

球盖菇科 Strophariaceae

松乳菇

[异名]松菌。

[拉丁名]*Lactarius deliciosus* (L.) Gray

[形态特征]担子果具中生柄，通常单生或多个群生，新鲜时肉质，无嗅无味，干后碎质；菌盖幼时半球形，中间下凹，成熟时平展呈波状，直径为3～12 cm，中部厚8～20 mm；菌盖表面新鲜时橙黄色、胡萝卜黄色，

受伤后变绿,光滑,干后颜色变淡,浅黄褐色,无环带,粗糙;边缘锐,干后内卷;菌褶表面新鲜时与菌盖表面同色,触后变绿,干后变为黄褐色;菌褶密,不等长,通常直生,质脆;菌肉新鲜时白色或胡萝卜黄色,老后变绿,乳汁少,干后栓皮栓质,厚可达5 mm;菌柄圆柱形,纤维质,与菌盖同色,伤后变绿,长2.5～6 cm,直径为6～20 mm。

[自然生境]生于松林下。

[地理分布]达州全域。

[入药部位]子实体。

[功能主治]强身、益肠胃、止痛、理气化痰、驱虫、抗肿瘤,用于糖尿病。

霜霉科 Peronosporaceae

禾生指梗霜霉

[异名]糠谷老。

[拉丁名]*Sclerospora graminicola* (Sacc.) Schmidt.

[形态特征]病原菌侵染寄主粟的花序及叶片后,特别是花序由于受刺激,组织内叶绿素消失,花序转化成为长形叶状花苞,其后变为褐色而又丝裂呈发状。孢囊梗生在寄主内部的菌丝上且由气孔伸出。孢囊梗无色,长150～200μm,直径16～20μm,顶部分枝2～3次,主枝粗,直径8～16μm,最后小分枝呈圆锥状。孢子囊广卵圆形至近球形,(13～34)μm×(12～23)μm,透明无色,萌发时形成游动孢子。卵孢子球形,近球形至长圆形,淡黄色或黄褐色,产生于受浸染寄主变褐色的部分,直径26～42μm。

[自然生境]秋季生于粟穗、玉米、狗尾草穗上。

[地理分布]达州全域。

[入药部位]病菌穗。

[功能主治]清热利湿、利尿消肿,用于体虚浮肿、痢疾、淋证、小便涩痛。

麦角菌科 Clavicipitaceae

麦角菌

[拉丁名]*Claviceps purpurea* (Fr.) Tul.

[形态特征]麦角近圆柱形,两端角状,长1～2 cm,内部白色。麦角掉落土中越冬或混入种子中,再随种子播入土中。翌年春天麦角萌发,生出10～20个子实体。子实体蘑菇状,头部膨大呈圆球形,称子座,其直径1～2 mm,灰白色或紫红色,下有一长而弯曲的细柄。子座表层下埋生一层子囊壳,子囊壳瓶状,孔口稍突出于子座的表面,因此在成熟子座的表面上可以看到许多小突起。每个子囊壳内产生数个长圆筒形子囊,每个子囊内产生8个线状的单细胞的子囊孢子。子囊孢子成熟后从子囊壳中弹射出来,借助气流传播。

[自然生境]寄生于小麦上。

[地理分布]达州全域。

[入药部位]菌核。

[功能主治]用于子宫出血、产后出血不止、偏头痛。

大蝉草

[异名]蝉茸菌、蝉花、虫花。

[拉丁名]为麦角菌科植物*Cordyceps cicadae* Shing感染蝉科昆虫山蝉*Tibicen flammatus* (Dis.) 致死的幼虫复合体。

[形态特征]大蝉草是一种外形具有"动物"和"植物"形态特征,根是蝉的幼虫体,花是从单个或是2～3个蝉幼虫头部生长出来的,3 cm多长,从顶端分枝开花,花粉为乳黄色,称为"蝉花孢子粉"。

[自然生境]生于针叶林下及树林草丛中、竹林下。

[地理分布]达州全域。

[入药部位]幼虫复合体。

[功能主治]明目散翳、疏风散热、透疹、息风止痉,用于夜啼、心悸、小儿惊痫、外感风热、发热头昏、麻疹初起与透发不畅、青盲、目赤肿痛、翳膜遮睛。

蝉茸菌

[异名]蝉花。

[拉丁名]*Cordyceps sobolifera* Berk. et Br.为麦角菌科植物蝉棒束孢菌感染山蝉。

[形态特征]孢梗束丛生,由寄主的前端生出,新鲜时白色,高1.5～6 cm;柄分枝或不分枝,直径0.1～0.2 cm,基部有时连接,顶部分枝并布有一层粉末状的分生孢子。分生孢子长方卵形,两端稍尖,(6～9)μm×(2～2.5)μm,常含有2个油球,透明无色。

[自然生境]生于竹林或杂木林下。

[地理分布]达州全域。

[入药部位]孢梗束、子座及其所寄生的虫体。

[功能主治]明目散翳、散风热、宣肺、镇静、透疹、定痉,用于外感风热、咳嗽喑哑、麻疹透发不畅、风疹瘙痒、小儿惊痫、目赤翳障、疔疮肿毒、破伤风。

稻绿核菌

[拉丁名]*Ustilaginoidea virens* (Cooke) Tak.

[形态特征]菌核产生在水稻的少数小穗上,通常3～5粒,呈球形,不规则或扁平,直径0.5～0.9 cm,表面深橄榄绿色或墨绿色,内部橙黄色,中央呈白色,表面呈现一层粉末,即分生孢子。分生孢子呈球形,绿色,有小刺,直径4～7μm。分生孢子萌发,可再次产生分生孢子。

[自然生境]寄生于水稻、玉米等植物的穗上。

[地理分布]达州全域。

[入药部位]菌核及分生孢子。

[功能主治]杀菌、消炎、利咽,用于乳蛾、白喉。

竹黄科 Shiraiaceae

竹黄

[拉丁名]*Shiraia bambusicola* Henn.

[形态特征]子座大小为(1.5～4.0)cm×(0.5～2.0)cm。成熟的子座为粉红色,肉质。子囊壳为球形或者椭圆形,埋于子座的边缘,成熟时常有喙,直径480～580μm。子囊圆柱形,具有明显的双层壁,(260～350)μm×(22～35)μm。子囊孢子常为纺锤形,两端稍尖,砖格状纵横分隔,幼时无色,成熟时常稍带橄榄色或者淡褐色,(42～92)μm×(13～35)μm。

[自然生境]生于竹林中。

[地理分布]达州全域。

[入药部位]子座。

[功能主治]祛风利湿、舒筋活络、止咳、止痛、散瘀活血、通经,用于中风、小儿惊风、胃痛、顿咳、咳嗽痰喘、牙痛、关节痛。

炭角菌科 Xylariaceae

黑柄炭角菌

[异名]乌丽参、地炭棍、菌柱香、乌灵参。

[拉丁名]*Xylaria nigripes* (Kl.) Sacc.

[形态特征]子座通常单生,长可达10 cm,直径可达4 mm,头部圆柱形,顶端钝,初期白色,后变灰褐色至黑色;柄细长,黑色,基部连于菌核上;菌核卵圆形,暗褐色,7～12 cm;孢子灰褐色,圆球形,类圆球形或不规

则呈扁平条块，平均长4.4 μm，平均宽2.52 μm。

［自然生境］生于林下、山坡的白蚁废巢中。

［地理分布］大竹县。

［入药部位］菌核。

［功能主治］镇静安神、利湿、健脾除湿、补气、补心肾，用于强筋壮骨、失眠、惊悸、脾虚食少、失血过多、乳少、胃下垂、疝气。

羊肚菌科 Morohellaceae

羊肚菌

［拉丁名］*Morchella esculenta* (L.) Pers.

［形态特征］菌盖近球形、卵形至椭圆形，高可达10 cm，顶端钝圆，表面有似羊肚状的凹坑；凹坑不定型，蛋壳色至淡黄褐色，棱纹色较浅；菌柄近圆柱形，近白色，中空。孢子长椭圆形，无色，侧丝顶端膨大，体轻，质酥脆。

［自然生境］生于阔叶林地上及林缘旷地。

［地理分布］万源市。

［入药部位］子实体。

［功能主治］化痰理气、益肠胃，用于消化不良、痰多气短。

黑粉菌科 Ustilaginaceae

粟奴

［异名］谷子黑穗、粟黑粉菌。

［拉丁名］*Ustilago crameri* Koern.

［形态特征］本菌侵染谷子的花穗全部或部分，被侵害的籽粒比健全粒稍大。厚垣孢子充满子房，外面包着一层由子房壁所形成的灰色薄膜，成熟后破裂，放散出黑褐色的粉末，为冬孢子。冬孢子近球形、卵圆形、椭圆形至不规则形，平滑，淡黄色至橄榄褐色，直径6～12 μm。

［自然生境］寄生于高粱、小米等植物的穗上。

［地理分布］达州全域。

［入药部位］菌瘿。

［功能主治］利湿除烦、除懑、利小肠，用于心烦胸闷。

玉米黑粉菌

［异名］大烟包、玉米黑穗、棒子包、苞谷火烟包。

［拉丁名］*Ustilago maydis* (DC.) Corda

［形态特征］担子果为球形、半球形、椭圆形、纺锤形或不规则形，单生或数个聚生，表面初期乳白色，后灰白色，幼时海绵质，成熟后脆质，通常不规则开裂，冬孢子粉外漏，长可达30 cm，宽可达20 cm，高可达15 cm。黑粉孢子近球形至球形，有时椭圆形或卵圆形，橄榄褐色，具微小刺，孢子团存在于担子果内，暗褐色，粉状。包被菌丝无色，薄壁至稍厚壁，频繁分隔和分枝，交织排列，直径为4～10 μm，有时膨胀可达25 μm。孢子堆的大小、形状不定，多呈瘤状，长或直径3～15 cm，初期外面有一层白色膜，往往由寄生组织形成，有时还带黄绿色或紫红色，后渐变灰白至灰色，破裂后散出大量黑色粉末。

［自然生境］寄生于高粱、小米等植物的穗上。

［地理分布］达州全域。

［入药部位］孢子堆。

［功能主治］清热利胆、利肝脏、益肠胃、助消化、通便、止血、解毒（炒食），用于热毒、温毒、热极发狂、

预防和治疗肝胆系统疾病和胃肠道溃疡。

麦散黑粉菌

[异名]麦子黑粉、麦奴、黑疸。

[拉丁名]*Ustilago nuda* (Jens.) Rostr.

[形态特征]子实体小,棕黑色或近黑色粉状。孢子堆散生于禾本科花序的小穗中,长0.7～1.2 cm,粒直径0.4～0.6 cm。外面有一层薄膜包围,孢子成熟时散出,露出黑色的穗轴。孢子球形至近球形,黄褐色,有时一边色稍淡,表面有细刺,(5～9)μm×(5～7)μm。

[自然生境]寄生于小麦等植物的穗上。

[地理分布]达州全域。

[入药部位]菌瘿、孢子粉。

[功能主治]清热解毒、发汗止痛、解表,用于烦热、瘟疫。制剂麦奴丸,用于伤寒及时行温病和颈痛、无汗、热极、烦闷、口噤。

菰黑粉菌科 Yeniaceae

菰黑粉菌

[拉丁名]*Yenia esculenta* (P. Henn.) Liou

[形态特征]孢子堆黑色,稍粉状;孢子球形,黄褐色,平滑或有刺;担子残留,无隔膜,顶生1～4个担子孢子秆;担子孢子秆有横隔膜,在侧面生担孢子或次生担子孢子秆。

[自然生境]生于菰的幼茎中,使幼茎膨大。

[地理分布]达川区。

[入药部位]菌瘿。

[功能主治]除目赤、祛热、解酒毒、利二便,用于风热目赤、二便不利。

银耳科 Tremellaceae

银耳

[异名]白木耳、雪耳。

[拉丁名]*Tremella fuciformis* Berk.

[形态特征]担子果由10余片薄而多皱褶的扁平形瓣片组成,纯白色至乳白色,一般呈菊花状或鸡冠状,柔软洁白,半透明,富有弹性。干后收缩,角质,硬而脆,白色或米黄色。

[自然生境]寄生于海拔2 000 m以下杂木(青杠等)的腐木上。

[地理分布]万源市。

[入药部位]子实体。

[功能主治]强精补肾、滋阴润肺、生津、止咳、清热、润肠、补脾开胃、益气清肠,用于肺热咳嗽、肺燥喉痒、咳痰带血、久咳、肋部疼痛、肺痿、产后虚弱、月经不调、大便秘结、下血、新久痢疾。

牛肝菌科 Boletaceae

紫褐牛肝菌

[拉丁名]*Boletus violaceofuscus* W.F. Chiu

[形态特征]菌盖半球形,后渐平展,直径4～7(15)cm,紫色、蓝紫色或淡紫褐色,光滑或被短绒毛,有时凹凸不平。菌肉白色,致密,受伤后不变色。菌柄长3(4.5)～8 cm,直径1～2(3.5)cm,上下略等粗或基部膨大,蓝紫色,有白色网纹。菌管弯生或离生,在周围凹陷,初期白色,后变淡黄色。管口近圆形,每毫米1～2(3)个。孢子印锈褐色。孢子带淡褐色,椭圆形或纺锤形,平滑,(13～18)μm×(5.5～6.5)μm。囊状体无色,棒状,有时顶端稍尖细,(17.3～39)μm×(5.2～7)μm。

[地理分布] 通川区。

[入药部位] 子实体。

[功能主治] 抗肿瘤。

线膜科 Reticulariaceae

粉瘤菌

[拉丁名] *Lycogala epidendrum* (L.) Fr.

[形态特征] 真囊体常密集或散生，呈近球形、扁圆形的复孢囊，无柄，直径0.2～1.5 cm，粉红灰色或后变至黄褐色、青褐色、灰褐色或色更深，包被薄而脆，有疣状颗粒，常从顶部破裂，内部粉末状，色浅。假孢丝长，分枝，壁薄，有明显的环状皱褶，半透明或淡黄色，呈管状，主枝近基部粗12～30μm，分枝3～12μm，顶端钝圆或棍棒状。孢子成堆时开始粉红灰色，后变浅赭色，孢子近无色，圆球形，具小疣，直径4～7.5μm。最初原生质团珊瑚红色。

[自然生境] 春至秋季生于阔叶树腐木上，其生境往往湿潮。

[地理分布] 宣汉县。

[入药部位] 子实体。

[功能主治] 消炎止痛，用于黏膜发炎。

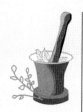

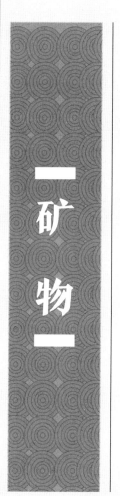

一矿物一

赭石

[异名]赤铁矿。

[拉丁名*]*Haematite*

[形态特征]为鲕状、豆状、肾状集合体,多呈不规则的扁平块状。暗棕红色或灰黑色,条痕樱红色或红棕色,有的有金属光泽。一面多有圆形的突起,习称"钉头";另一面与突起相对应处有同样大小的凹窝。体重,质硬,砸碎后断面显层叠状。

[自然生境]产于沉积铁矿床、沉积变质铁矿床、火成岩、接触变质矿床、热液矿脉及金属矿床的铁帽中。

[地理分布]万源市、宣汉县。

[入药部位]矿石。

[功能主治]平肝潜阳、重镇降逆、凉血止血,用于眩晕耳鸣、呕吐、噫气、呃逆、喘息、吐血、衄血、崩漏下血。

石膏

[拉丁名]*Gypsum*

[形态特征]为纤维状的集合体,呈长块状、板块状或不规则块状。白色、灰白色或淡黄色,有的半透明。体重,质软,纵断面具绢丝样光泽。

[自然生境]生于海拔600 m的石灰岩下沉积岩中。

[地理分布]万源市、渠县。

[入药部位]矿石。

[功能主治]清热泻火、除烦止渴,用于外感热病、高热烦渴、肺热喘咳、胃火亢盛、头痛、牙痛。

方解石

[异名]寒水石。

[拉丁名]Calcitum

[形态特征]形状多种多样的晶体,它们的集合体可以是一簇簇的晶体,也可以是粒状、块状、纤维状、钟乳状、土状等。敲击方解石可以得到很多方形碎块。

[自然生境]产于内生热液矿脉或石灰岩、大理岩溶洞、裂隙的沉积物中。

[地理分布]宣汉县。

[入药部位]矿石。

[功能主治]用于胸中烦热、黄疸热甚。

石灰岩

[拉丁名]*Limestonum*

[形态特征]石灰岩结构较为复杂,有碎屑结构和晶粒结构两种。碎屑结构多由颗粒、泥晶基质和亮晶胶结物构成。颗粒又称粒屑,主要有内碎屑、生物碎屑和鲕粒等,泥晶基质是由碳酸钙细屑或晶体组成的灰泥,质点大多小于0.05 mm,亮晶胶结物是充填于岩石颗粒之间孔隙中的化学沉淀物,是直径大于0.01 mm的方解石晶体颗粒;晶粒结构是由化学及生物化学作用沉淀而成的晶体颗粒。

[自然生境]产于内生热液矿脉或石灰岩、大理岩溶洞、裂隙的沉积物中。

[地理分布]宣汉县。

[入药部位]矿石。

[功能主治]燥湿、杀虫、止血、定痛、蚀恶肉,用于疥癣、湿疮、创伤出血、烧烫伤、痔疮、脱肛、赘疣。

---

* 部分矿物药拉丁名为英文名称。

钟乳石

[拉丁名] Stalactitum

[形态特征] 为钟乳状集合体, 略呈圆锥形或圆柱形。表面白色、灰白色或棕黄色, 粗糙, 凹凸不平。体重, 质硬, 断面较平整, 白色至浅灰白色, 对光观察具闪星状的亮光, 近中心常有一圆孔, 圆孔周围有多数浅橙黄色同心环层。

[自然生境] 生于石灰岩溶洞或裂隙中。

[地理分布] 宣汉县。

[入药部位] 矿石。

[功能主治] 温肺、助阳、平喘、制酸、通乳, 用于寒痰咳喘、阳虚冷喘、腰膝冷痛、胃痛泛酸、乳汁不通。

高岭石

[异名] 白鳝泥。

[拉丁名] Kaolinitum

[形态特征] 为致密或疏松的块状, 纯者白色, 因含杂质可染成其他颜色。集合体光泽暗淡或呈蜡状。

[自然生境] 产于沉积岩系或煤层中或岩浆岩、变质岩等热液蚀变产物中。

[地理分布] 达州全域。

[入药部位] 矿石。

[功能主治] 涩肠、止血, 用于久泻、久痢、崩漏带下、遗精。

井底泥

[拉丁名] Shaft bottom clay

[形态特征] 细腻的灰黑色泥土。

[自然生境] 分布于井底。

[地理分布] 达州全域。

[入药部位] 泥土。

[功能主治] 清热解毒, 用于妊娠热病、胎动不安、头风热痛、天疱疮、热疖。

灶心土

[异名] 伏龙肝。

[拉丁名] Terra flavausta

[形态特征] 为不规则块状。橙黄色或红褐色。表面有刀削痕。体轻, 质较硬, 用指甲可刻划成痕, 断面细软, 色稍深, 显颗粒状, 并有蜂窝状小孔。具烟熏气, 味淡。有吸湿性。

[自然生境] 为灶底经柴草熏烧的土块。

[地理分布] 达州全域。

[入药部位] 泥土。

[功能主治] 温中止血、止呕、止泻, 用于虚寒失血、呕吐、泄泻。

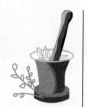

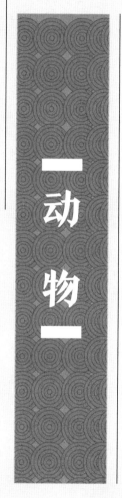

一 动 物 一

田螺科 Viviparidae

中国圆田螺

[异名]螺丝、田螺。

[拉丁名]*Cipangopaludina chinensis* (Gray)

[形态特征]螺壳大，质薄而坚，陀螺形，有6～7个螺层，壳面凸；缝合线极明显；壳顶尖锐，体螺层膨大；厣角质为同心圆侧核厣。壳表光滑，无肋，黄褐色或绿褐色；壳口卵圆形，上方有一锐角，周缘具有黑色框边。雌螺左右触角对称。雄螺右触角变粗并卷曲，形成交接器，其末端为生殖孔。

[自然生境]生于湖泊、水库、河沟、池塘、水田。

[地理分布]达州全域。

[入药部位]全体。

[功能主治]螺肉清热利水，用于小便不通、黄疸、脚气、消渴、痔疮、便血、目赤肿痛、疔疮肿毒。螺壳和胃、止泻、止血、化痰，用于反胃吐食、胃脘疼痛、泄泻、便血、小儿惊风、脓水湿疮。螺厣用于目翳。

长螺旋圆田螺

[异名]田螺。

[拉丁名]*Cipangopaludina longispira* (Heude)

[形态特征]贝壳巨大，呈长圆锥形，壳质坚厚，壳高66 mm，宽42 mm，螺层7层，各层缓慢增长，表面皆膨胀，壳顶钝，螺旋部高，其高度约占全部壳高的1/2，体螺层上部缩小，中部及下部膨大，壳面为黄绿色或绿褐色，顶部螺层壳面光滑，最末两个螺层上生长线明显并具有斑痕，在体螺层上有5条不大明显的螺肋，壳口呈长椭圆形，周缘完整，外唇简单，内唇肥厚，上方向脐孔处伸出一白色遮缘，略遮脐孔，脐孔呈缝状，厣角质，黄褐色，长椭圆形，核略靠近内唇中央。

[自然生境]生于湖泊、水库、河沟、池塘、水田。

[地理分布]达州全域。

[入药部位]全体。

[功能主治]全体补中益气、收敛止痢，用于尿频、红白痢疾、小儿夜尿。螺肉用于痢疾、脱肛、小便不通、狐臭。壳用于胃痛、婴儿湿疹。

胀肚圆田螺

[异名]田螺。

[拉丁名]*Cipangopaludina ventricosa* (Heude)

[形态特征]贝壳大，壳质较坚厚，呈圆锥形，壳高70 mm，壳宽48 mm。螺层7层，各层增长迅速，表面甚膨胀，螺旋部较宽短，体螺层膨大，壳顶尖。缝合线深。壳面呈黑褐色，具有许多四方形的凹陷，壳口呈卵圆形，上方有一锐角，外唇简单，内唇肥厚，伸出遮缘遮盖脐缝，厣卵圆形，角质。

[自然生境]生于湖泊、水库、河沟、池塘、水田。

[地理分布]达州全域。

[入药部位]肉、壳。

[功能主治]螺肉用于痢疾、脱肛、小便不通、狐臭。螺壳用于胃痛、婴儿湿疹。

蛞蝓科 Limacidae

野蛞蝓

[异名]悬哒虫、蛞蝓。

[拉丁名]*Agriolimax agrestis* (Linnaeus)

[形态特征]成虫体伸直时体长30～36 mm，体宽4～6 mm；内壳长4 mm，宽2～3 mm。长梭形，柔软、光滑而无外壳，体表暗黑色、暗灰色、黄白色或灰红色。触角2对，暗黑色，下边一对短，约1 mm，称前触角，有感觉

作用；上边一对长约4 mm，称后触角，端部具眼。口腔内有角质齿舌。体背前端具外套膜，为体长的1/3，边缘卷起，其内有退化的贝壳（即盾板），上有明显的同心圆线，即生长线。同心圆线中心在外套膜后端偏右。呼吸孔在体右侧前方，其上有细小的色线环绕。嵴钝。黏液无色。在右触角后方约2 mm处为生殖孔。卵椭圆形，韧而富有弹性，直径2~2.5 mm。白色透明可见卵核，近孵化时色变深。初孵幼虫体长2.0~2.5 mm，淡褐色；体型同成体。

［自然生境］生于阴暗潮湿的温室、地窖、屋边、草丛中。

［地理分布］达州全域。

［入药部位］全体。

［功能主治］清热祛风、消肿解毒、破瘀通经，用于中风㖞斜、筋脉拘挛、惊痫、喉痹、丹毒、痈肿、经闭、蜈蚣咬伤。

巴蜗牛科 Bradybaenidae

江西巴蜗牛

［异名］蜗牛。

［拉丁名］*Bradybaena kiangsiensis* (Marters)

［形态特征］贝壳呈圆球形，顶端稍尖，贝壳向右旋，体螺层特别膨大。贝壳多呈黄褐色或淡褐色。壳高28 mm，宽30 mm。有6~6.5个螺层。壳口椭圆形，脐孔洞穴状。躯体和外套膜全部隐藏在螺旋状的贝壳内。当头和足部活动时伸出壳外，不活动时缩进壳内。卵呈圆球形，直径约2 mm，前期乳白色，后期灰白色。

［自然生境］生于潮湿、阴湿坡地、树干、草丛、石缝隙、树干。

［地理分布］达州全域。

［入药部位］全体、壳。

［功能主治］清热解毒、镇惊、消肿，全体用于风热惊痫、消渴、喉痹、痔疮、脱肛、胃溃疡、痄腮、瘰疬、痈肿、蜈蚣咬伤。壳可用于小儿疳积、面上赤疮、酒糟鼻、牙病、脱肛。

灰巴蜗牛

［异名］蜗牛。

［拉丁名］*Bradybaena rivida* (Benson)

［形态特征］与田螺等大小，壳质稍厚，坚固，呈圆球形。壳高19 mm、宽21 mm，有5.5~6个螺层，顶部几个螺层增长缓慢、略膨胀，体螺层急骤增长、膨大。壳面黄褐色或琥珀色，并具有细致而稠密的生长线和螺纹。壳顶尖。缝合线深。壳口呈椭圆形，口缘完整，略外折，锋利，易碎。轴缘在脐孔处外折，略遮盖脐孔。脐孔狭小，呈缝隙状。个体大小、颜色变异较大。卵圆球形，白色。

［自然生境］生于潮湿、阴湿坡地、树干、草丛、石缝隙、树干。

［地理分布］达州全域。

［入药部位］全体。

［功能主治］同江西巴蜗牛。

同型巴蜗牛

［异名］蜗牛。

［拉丁名］*Bradybaena similaris* (Ferussae)

［形态特征］贝壳中等大小，壳质厚，坚实，呈扁球形。壳高12 mm，宽16 mm，有5~6个螺层，顶部几个螺层增长缓慢，略膨胀，螺旋部低矮，体螺层增长迅速、膨大。壳顶钝，缝合线深。壳面呈黄褐色或红褐色，有稠密而细致的生长线。体螺层周缘或缝合线处常有一条暗褐色带（有些个体无）。壳口呈马蹄形，口缘锋利，轴缘外折，遮盖部分脐孔。脐孔小而深，呈洞穴状。个体之间形态变异较大。卵圆球形，直径2 mm，乳白色有光泽，渐变淡黄色，近孵化时为土黄色。

[自然生境]生于潮湿、阴湿坡地、树干、草丛、石缝隙、树干。

[地理分布]达州全域。

[入药部位]全体。

[功能主治]同江西巴蜗牛。

蚬科 Corbiculidae

河蚬

[异名]蚬、黄蚬。

[拉丁名]*Corbicula fluminea* (Muller)

[形态特征]贝壳中等大小,呈圆底三角形,一般壳长3 cm左右,壳高与壳长相近似。两壳膨胀。壳顶高,稍偏向前方。壳面有光泽,颜色因环境而异,常呈棕黄色、黄绿色或黑褐色。壳面有粗糙的环肋。韧带短,突出于壳外。铰合部发达。左壳3枚主齿,前后侧齿各1枚。右壳具3枚主齿,前后侧齿各2枚,其上有小齿列生。闭壳肌痕明显,外套痕深而显著。

[自然生境]生于河流、水田,分布于盆地与丘陵地区。

[地理分布]达州全域。

[入药部位]壳、肉。

[功能主治]壳软坚散结、制酸止汗,用于颈淋巴结核、胃酸过多、久泻、汗多、久咳不止。肉清热、利湿、解毒,用于消渴、目黄、湿毒脚气、疔疮痈肿。

蚌科 Unionidae

蚌

[异名]沟蚌、水蚌。

[拉丁名]*Anodonta pacifica* (Heude)

[形态特征]外形呈椭圆形或卵圆形;壳质薄,易碎;两壳膨胀,后背部有时具后翼;壳顶宽大,略隆起,位于背缘中部或前端;壳面光滑,具同心圆的生长线或从壳顶到腹缘的绿色放射线;胶合部窄,无齿;斧足发达;雌雄异体。

[自然生境]生于河流、水田,分布于盆地与丘陵地区。

[地理分布]达州全域。

[入药部位]壳与肉。

[功能主治]壳软坚化积、制酸止汗,用于肝脾肿大、胃酸过多、自汗、盗汗。肉能清热除湿,用于崩漏带下、痔疮肿痛。

矩蚓科 Megascolecidae

参环毛蚓

[异名]广地龙。

[拉丁名]*Pheretima aspergillum* E. Perrier

[形态特征]体圆柱形,长11～38 cm,宽5～12 mm,全体由多数环节组成。生活于潮湿疏松之泥土中,行动迟缓。以富含有机物的腐殖土为食。

[自然生境]生于腐殖质土壤中。

[地理分布]达州全域。

[入药部位]除内脏的全体。

[功能主治]清热定惊、通络、平喘、利尿,用于高热神昏、惊痫抽搐、关节痹痛、肢体麻木、半身不遂、肺热咳嗽、尿少水肿、高血压。

白颈环毛蚓

[异名] 地龙、蚯蚓、曲蟮。

[拉丁名] *Pheretima californica* Kinberg

[形态特征] 雄生殖孔在一浅囊中锥突顶上, 其突有时外面可见。有时隐存内面, 有时完全脱出。腔缘或在锥突上, 表皮呈不规则褶皱形。受精囊孔2对, 占7与8、8与9节间, 孔在一梭形突上。约占节周的6/13。周围无乳头突。隔膜8与9、9与10节间缺。盲肠简单。前列腺管末端有一团白色结缔组织。受精囊的管短, 盲管的纳精囊呈微屈曲, 其管极短。体长80～150 mm, 宽2.5～5 mm。

[自然生境] 生于腐殖质土壤中。

[地理分布] 达州全域。

[入药部位] 干燥个体。

[功能主治] 清热、镇痉、活络利尿、平喘降压, 用于热性病、高血压、支气管哮喘、风湿关节疼痛、肢体屈伸不利、脑出血所致半身不遂、小便不利、水肿、龟头肿胀。

秉氏环毛蚓

[异名] 地龙、蚯蚓、曲蟮。

[拉丁名] *Pheretima carnosa* (Goto et Hatui)

[形态特征] 体长150～340 mm, 体宽6～12 mm。背面深褐色或紫褐色, 有时刚毛圈白色。环带占3节, 无刚毛。受精孔4对或3对, 在5～9节的各节间。隔膜8与9、9与10节间缺。盲肠简单。副性腺成小团, 无明显管子。受精囊的盲管较受精囊本体短, 内端有一短形的精囊。

[自然生境] 生于腐殖质土壤中。

[地理分布] 达州全域。

[入药部位] 干燥个体。

[功能主治] 同白颈环毛蚓。

湖北环毛蚓

[异名] 地龙、蚯蚓、曲蟮。

[拉丁名] *Pheretima hupeiensis* Michaelsen

[形态特征] 体长70～222 mm, 体宽3～6 mm, 体节110～138个。口前叶为上叶的, 背孔自XI～XII节间始。环带占3节。腹面有刚毛, 其他部分刚毛细而密, 每节70～132条, 环带后较疏。背腹中线几乎紧接。14～22在受精囊孔间, 10～16在雄孔间。受精囊孔3对。盲肠锥状。贮精囊、精巢和精漏斗所在体节被包裹在一大膜质囊中, 背、腹两面相通。无精巢囊。前列腺发达。副性腺圆形, 附于体壁上。受精囊狭长形, 其管粗, 盲管比本体长2倍以上, 内4/5弯曲, 末端稍膨大。活时背部体色为草绿色, 背中线为紫绿色带深橄榄色, 腹面青灰色, 环带为乳黄色。

[自然生境] 生于腐殖质土壤中。

[地理分布] 达州全域。

[入药部位] 干燥个体。

[功能主治] 同白颈环毛蚓。

日本杜拉蚓

[异名] 地龙、蚯蚓、曲蟮。

[拉丁名] *Pheretima japonicus* Michaelsen

[形态特征] 体长70～200 mm, 体宽3～5.5 mm, 有165～195个体节。无背孔。环带位于X～VIII节, X或XI节腹面无腺表皮。刚毛每体节4对。雄孔一对在XI～XII节间近c线上。砂囊2～3个, 在VII～XVI节。精巢囊1对, 甚大, 在IX～X隔膜上。输精管较弯曲, 至X节与拇指状的前列腺相会。受精囊小而圆, 在VII～VIII隔膜后方, 膨部

呈拇指状。背面呈青灰或橄榄色,背中线紫青色,环带呈肉红色。

[自然生境]生于腐殖质土壤中。

[入药部位]干燥个体。

[地理分布]达州全域。

[功能主治]同白颈环毛蚓。

秉前环毛蚓

[异名]地龙、蚯蚓、曲蟮。

[拉丁名]*Pheretima praepinguis* Gates

[形态特征]体长150～340 mm,宽6～12 mm。体节数为105～179个。口前叶为上叶的,背孔自ⅩⅡ与ⅩⅢ节间始。环带位于ⅩⅥ与Ⅸ节间,呈戒指状,无刚毛。Ⅲ～Ⅸ节a～h刚毛粗而疏,向两边渐细而密。14～24 (Ⅷ)在受精囊孔间;12～20节在雄孔间。受精囊孔4对或5对,在Ⅴ、Ⅵ、Ⅷ、Ⅸ间,紧贴孔突前面各有1对乳突,有时缺Ⅷ、Ⅸ节,腹侧靠近孔,或在腹面各有1对乳头,或一个,或多个,或完全缺少。隔膜Ⅷ与Ⅸ、Ⅸ与Ⅹ节间缺。盲肠简单。副性腺呈现小团状,无明显管子。受精囊的盲管稍短,其内有1枣形的纳精囊。背部深褐色或紫褐色,有时刚毛圈白色。

[自然生境]生于腐殖质土壤中。

[地理分布]达州全域。

[入药部位]干燥个体。

[功能主治]同白颈环毛蚓。

医蛭科 Hirudinidae

日本医蛭

[异名]水蛭、蚂蟥。

[拉丁名]*Hirudo nipponica* Whitman

[形态特征]狭长稍扁,略呈圆柱形,长3～5 cm,宽0.4～0.6 cm,体环103。背部呈黄绿或黄褐色,背部和纵纹变化大,背中线和一条纵纹延伸到吸盘上,前吸盘较大,口内有3个颚,颚齿发达,尾吸盘呈碗状,朝向腹面。

[自然生境]生于海拔2 500 m以下的水田、池沼。

[地理分布]达州全域。

[入药部位]全体。

[功能主治]全体可破瘀血、通经、消胀除积,用于癥瘕痞块、血瘀经闭、跌扑损伤、小腹胀满、痔疮肿痛。

尖细金线蛭

[异名]柳叶蚂蟥、水蛭、蚂蟥。

[拉丁名]*Whitmania acranulata* Whitman

[形态特征]身体细长,呈披针形,头部极细小。前端1/4尖细,后半部最宽阔。体长28～67 mm,宽3.5～8 mm,尾吸盘其小体背部为茶褐色,有6条黄褐色或黑色斑纹构成的纵纹,其中以背中最宽。

[自然生境]生于海拔2 500 m以下的水田、池沼。

[地理分布]达州全域。

[入药部位]全体。

[功能主治]同日本医蛭。

无齿金线蛭

[异名]水蛭、蚂蟥。

[拉丁名]*Whitmania edentula* Whitman

[形态特征]呈柳叶形,扁平,背部棕绿色,有5条细密的绿黑色斑点组成的纵线;腹面浅黄色,甚平坦,散布不规则的暗绿色斑点。

[入药部位]全体。

[自然生境]生于海拔2 500 m以下的水田、池沼。

[地理分布]达州全域。

[功能主治]同日本医蛭。

光润金线蛭

[异名]水蛭、蚂蟥。

[拉丁名]*Whitmania laevis* Baird

[形态特征]前吸盘小。颚小,无齿或通常二列钝齿,或系一几丁质薄板。不能割破宿主皮肤,不吸血,而取食螺类及其他无脊椎动物。尾吸盘直径不超过体宽的1/2。无嗉囊,或仅有最后一对侧育囊。

[自然生境]生于海拔2 500 m以下的水田、池沼。

[地理分布]达州全域。

[入药部位]全体。

[功能主治]同日本医蛭。

宽体金线蛭

[异名]马蛭、宽体蚂蟥。

[拉丁名]*Whitmania pigra* Whitman

[形态特征]体略呈纺锤形,扁平。长60～130 mm,宽13～20 mm。背面暗绿色,有5条黄白色的纵纹,纵纹由黑色和淡黄色2种斑纹间杂排列组成。腹面两侧各有1条淡黄色纵纹,其余部分为灰白色,杂有茶褐色斑点。体环数十个。环带明显。雄、雌生殖孔各位于第33～34、第38～39环沟间。前吸盘小。颚齿不发达,不吸血。

[自然生境]生于海拔2 500 m以下的水田、池沼。

[地理分布]达州全域。

[入药部位]全体。

[功能主治]同日本医蛭。

壁钱科 Urocteidae

华南壁钱

[异名]壁钱、蜘蛛蒙蒙。

[拉丁名]*Uroctea compactilis* L. Koch

[形态特征]雌蛛体长9～11 mm。背甲红褐色,扁圆形,宽大于长。中窝横向眼镜形,颈沟与放射沟明显,放射沟上面各有1列黑色短刚毛,中窝前方有8根黑色长刚毛横向排列,其正中间前方至前中眼前方有6根黑色长刚毛竖向排列。8眼2列均微前曲,且有黑色环纹,前中眼间距大于前中、侧眼间距,后中眼间距约为前中眼直径的2倍,后列中、侧眼紧靠,中眼区梯形,前边小于后边,前中眼最大,后中眼白色,其他6眼灰色。

[自然生境]生于房屋墙壁、屋顶、门后。

[地理分布]达州全域。

[入药部位]鲜活个体和蜘蛛网、卵囊。

[功能主治]祛风解毒、止血。全虫用于小儿惊风、风湿关节痛、外伤出血、乳蛾、口舌糜烂、鼻衄、痔疮。网用于止血。卵囊用于喉痹、喉痧、乳蛾、牙痛、痔疮。

园蛛科 Araneidae

大腹园蛛

[异名] 蜘蛛。

[拉丁名] *Aranea ventricosa* (L. Koch)

[形态特征] 雄蛛体长12～17 mm。中窝横凹呈坑状。步足较雌蛛长。第1对步足胫节末端较粗，下方内侧角有粗刺，后跗节基半部有一弧形弯曲。雌蛛体长12～22 mm。体色与斑纹多变异，一般黑或黑褐色。背甲扁平，前端宽，中窝横向，颈沟明显。胸板中央有一"T"形黄斑，周缘呈黑褐色轮纹。卵袋扁圆形，直径20～25 mm。黄褐色，外包有一层较粗的棕色蛛丝，排列呈不规则状。内含卵500～1 000粒。卵粒呈圆球形、黄褐色。

[自然生境] 生于林间、屋檐、墙角。

[地理分布] 达州全域。

[入药部位] 全体、蜘蛛丝。

[功能主治] 全体祛风、消肿、解毒，蜘蛛壳用于狐疝偏坠、中风口喝、小儿慢惊、口噤、疳积、水肿、瘰疬、疮疡、蝎蜂蜈蚣蜇伤。蜘蛛丝用于金疮出血、吐血、毒疮。

漏斗蛛科 Agelenidae

迷宫漏斗蛛

[拉丁名] *Agelena labyrinthica* Clerck

[形态特征] 成体长约5 mm。头胸部梨形，浅灰褐色，背面有2条深褐色纵带纹。8眼排成2行，前后列侧眼彼此贴近。螯肢有6枚齿。步足各节有长黑毛。腹部长圆形，红褐色的多长绒毛。背面沿中有5～7对"人"字形白斑。生殖厣后半部较厚。

[自然生境] 生于草丛、灌丛、地面、林间、屋檐、墙角。

[地理分布] 达州全域。

[入药部位] 全体。

[功能主治] 解毒，用于疗肿恶疮。

跳蛛科 Salticidae

浊斑扁蝇虎

[拉丁名] *Menemerus confusus* (Boes et Str).

[形态特征] 雌蛛体长8～9 mm。体扁平，灰黑毛。背甲近长方形，黑色，中央被有白毛，两侧黑色纵带末端相连呈"U"形。黑色纵带外侧各有1条白色细纹。眼区占头部的2/5。雄蛛体长7～8 mm。体色较深，腹背斑纹较淡，心脏斑菱形，黑色，其后紧接黑色细中纹，黑色侧纵带忽粗忽细与心脏斑等构成一大型叶斑，外缘灰白色。触肢器胫节背侧具1短突，插入器如啄，血囊呈球形。

[自然生境] 生于稻田、门窗、墙角。

[地理分布] 达州全域。

[入药部位] 全体。

[功能主治] 活血祛瘀，用于跌打损伤。

平甲虫科 Armadillidae

平甲虫

[异名] 鼠妇。

[拉丁名] *Armadillidum vulgara* (Latreille)

[形态特征] 体形呈椭圆形，稍扁，长约10 mm；表面灰色，有光泽。头部前缘中央及其左右侧角突起显著。有眼1对，触角2对，第一对触角微小。共3节；第二对触角呈鞭状，共6节。

[自然生境] 生于阴暗、潮湿的环境。

[地理分布]达州全域。

[入药部位]全体。

[功能主治]破血、利水、解毒、止痛、平喘,用于小便不通、经闭癥瘕、口齿疼痛、鹅口诸疮、哮喘、痰湿、血淋、堕胎,解蜘蛛毒及蚰蜒入耳。

长臂虾科 Palaemonidae

日本沼虾

[异名]虾子。

[拉丁名]*Macrobrachium nipponense* De Haan

[形态特征]体形呈长圆筒形,大多呈青绿色,带有棕色斑纹。整个身体由头胸部和腹部两部分构成;头胸部粗大,往后渐细,腹部后半部更为狭小;额角位于头胸部前端中央,上缘平直,末端尖锐,上缘具11~15个细齿,下缘具2~4个细齿。

[自然生境]生于淡水、湖泊、池塘。

[地理分布]达州全域。

[入药部位]肉、全体。

[功能主治]补肾壮阳、通乳、托毒,用于阳痿、乳汁不下、丹毒、痈疽、臁疮。

秀丽长臂虾

[拉丁名]*Palaemon modestus* (Heller)

[形态特征]体呈圆筒形,长为30~50 mm,额剑较短,长度小于胸甲;上缘基部的鸡冠状隆起约与末端尖细部分长度相等;腹部各节背面圆滑无脊;第二对步足对称,比第一步足大,第三步、第四步、第五步足纤细。

[自然生境]生于淡水湖泊、河流。

[地理分布]达州全域。

[入药部位]肉、全体。

[功能主治]用于肾虚阳痿、半身不遂、筋骨疼痛。

溪蟹科 Potamidae

锯齿溪蟹

[异名]螃蟹。

[拉丁名]*Potamon denticulatum* (H. Milne-Edwards)

[形态特征]头胸甲的宽度略大于长度,表面稍隆,前半部具少数颗粒,后半部光滑。额区的一对隆起各具横向皱襞。眼窝后部的隆起也明显。中胃区与心区之间有明显的"H"形沟,侧胃区的后侧部亦隆起,鳃区稍隆起,其中部具一沟,斜向中胃区。

[自然生境]生于河流、湖泊、水田、溪流中。

[地理分布]达州全域。

[入药部位]全体。

[功能主治]软坚散结、接骨,用于跌打损伤、骨折、癥瘕积聚。

华溪蟹科 Sinopotamidae

锯齿华溪蟹

[拉丁名]*Sinopotamon denticulatum* (H. Milne-Edwards)

[形态特征]头胸甲略呈方圆形,长10~40 mm,宽15~50 mm,外形与一般方蟹类相似。

[自然生境]生于河流、湖泊、水田、溪流中。

[地理分布]达州全域。

[入药部位]全体。

[功能主治]软坚散结、清热消肿、止咳、接骨,用于跌打损伤、骨折、癥瘕积聚。

蜈蚣科 Scolopendridae

少棘巨蜈蚣

[异名]蜈蚣、雷公虫。

[拉丁名]*Scolopendra subspinipes mutilans* L.Koch

[形态特征]体形扁平而长,全体由22个同型环节构成,长6～16 cm,宽5～11 mm,头部红褐色;头板近圆形,前端较窄而突出,长约为第一背板之2倍。头板和第一背板为金黄色,生触角1对,17节,基部6节少毛。单眼4对;头部之腹面有颚肢1对,上有毒钩;颚肢底节内侧有1距形突起,上具4枚小齿,颚肢齿板前端亦具小齿5枚。

[自然生境]生于树枝、腐木、石隙、墙隙、阴湿地。

[地理分布]达州全域。

[入药部位]干燥体。

[功能主治]镇痉息风、解毒,用于热性病、破伤风引起的四肢抽搐、口噤项强、角弓反张、中风半身不遂、口眼歪斜、瘰疬、巴骨流痰、疮、疥等。

球马陆科 Glomeridae

日本球马陆

[异名]滚山珠、千足虫。

[拉丁名]*Glomeria nipponica* Kishida

[形态特征]虫体短而宽,呈扁长圆柱形,长20～30 mm,宽10～15 mm。背凸,腹扁平。身体由多数相似的体节组成。各骨板富于钙质,故较坚硬,仅节与节间柔软可以活动。各体节背板前后重叠,适于卷曲。腹部由9枚背板组成。胸部腹面2～4节,每节有足1对,第5节以后每节有足2对。头部具触角矩。体表背面棕黄色或漆黑色,腹面灰褐色。

[自然生境]生于山坡潮湿的枯枝腐叶及山沟石头下。

[地理分布]达州全域。

[入药部位]全虫。

[功能主治]舒筋活血、祛风除湿、接骨止痛,用于风湿、骨折、跌打损伤、阴挺、脱肛、疮肿。

宽跗陇马陆

[异名]马陆。

[拉丁名]*Kronopolites svenhendii* (Verhoeff)

[形态特征]雄性体长26 mm,宽约2.5 mm。雌大于雄。侧突窄,全体近似圆柱状,由20体节组成,黑褐色,每个体节后缘有1条宽的黄色横纹。胫跗节分2支:胫支窄长,跗支有2尖角,上尖角宽大。宽大的跗支是宽跗陇马陆区别于其他陇马陆种类的主要特征。

[自然生境]生于阴暗潮湿的腐殖质草丛、树荫下。

[地理分布]达州全域。

[入药部位]全虫。

[功能主治]解毒、镇痛、和中开胃,用于疮疖、乳痈、肝炎、胃脘胀痛。

衣鱼科 Lepismatidae

衣鱼

[异名]白鱼书虫。

[拉丁名]*Lepisma saccharina* Linnaeus

［形态特征］体长而扁，长约10 mm；外被银灰色细鳞，头、胸、腹区别不甚明显；头小，触角细长，鞭状；口器退化，但善于咀嚼；无复眼，有12个小眼合成的集眼；胸部较宽阔，中胸及后胸各有气门1对；无翅；胸下有足3对。腹部10节，至尾部渐细，第1～8腹节各有气门1对，末端有2对等长的尾毛及1条尾状毛。

［自然生境］生于树叶、石块、青苔下等潮湿处，房屋（如厨房）、书籍中也有。

［地理分布］达州全域。

［入药部位］全虫。

［功能主治］利尿、通淋、祛风、解毒，用于小便不利、淋证、小儿惊痫、疮疖、目翳。

蜓科 Aeshnidae

蜻蜓

［异名］丁丁猫。

［拉丁名］*Aeschna melanictera* Selys

［形态特征］翅膀发达，后翅基部比前翅基部稍大；休息时四翅展开，平放于两侧；头部灵活，触角短；复眼发达，有3个单眼，咀嚼式口器强大有力；腹部细长，足细而弱，上有钩刺；稚虫短粗，具直肠鳃，无尾鳃。

［自然生境］生于原野、水边等。

［地理分布］达州全域。

［入药部位］全体。

［功能主治］益肾滋阴、清热解毒、止咳，用于肾虚阳痿、遗精、咽喉肿痛、顿咳、中风惊痫、目翳、尿血、小便不利。

大蜻蜓

［异名］蜻蜓、丁丁猫。

［拉丁名］*Anax parthenope* Selys

［形态特征］腹长75～78 mm；后翅长62～68 mm。头部黑色，复眼褐色，略带绿色。前额顶小斑，后头盾大部分、上唇两大纹、上腭基部外侧均鲜黄色。胸部黑色，翅胸前面有二长斑，侧面各有一条黄带。翅透明，外缘黄绿色，翅脉及翅痣黑褐色。足黄色，基节上有赤褐色长毛；中后足两侧有黄条，背部具二条黄纹。

［自然生境］生于原野、水边等。

［地理分布］达州全域。

［入药部位］全体。

［功能主治］益肾滋阴、清热解毒、止咳，用于肾虚阳痿、遗精、咽喉肿痛、顿咳、中风惊痫、目翳、尿血、小便不利。

蜻科 Libellulidae

红蜻

［异名］丁丁猫。

［拉丁名］*Crocothemis servilia* Drury

［形态特征］雌雄异型，雄性成虫体长40～44 mm，后翅32～33 mm。几乎通体红色，合胸无斑纹。翅透明，基部有红斑，翅痣黄色。腹背有一细黑中纵线。

［自然生境］生于沼泽、水边。

［地理分布］达州全域。

［入药部位］成虫全体。

［功能主治］补肾益精、解毒消肿、润肺止咳，用于阳痿遗精、咽喉肿痛、顿咳。

黄蜻

[异名]丁丁猫。

[拉丁名]*Pantala flavescens* Fabricius

[形态特征]成虫体长32～40 mm,身体赤黄至红色;头顶中央突起,顶端黄色,下方黑褐色,后头褐色。雄虫腹长3.2 cm,后翅长4 cm,胸部黄褐色,具黑色条纹;翅痣黄色;足黑色,具黄色条纹;腹部赤黄色,具黑褐色斑。雌虫腹长3.1 cm,后翅长4 cm。下唇中叶黑色,侧叶黑褐色。

[自然生境]生于田野。

[地理分布]达州全域。

[入药部位]成虫全体。

[功能主治]用于补肾益精、解毒、消肿、阳痿遗精、咽喉肿痛、贫血性头痛、头晕。

姬蠊科 Blattellidae

德国小蠊

[异名]蟑螂、偷油婆。

[拉丁名]*Blattela germanica* Linnaeus

[形态特征]下口式头部,咀嚼式口器,有一对发达的复眼,单眼一对(小而不发达),翅2对,前翅革质,后翅膜质,有3对形状相同的爬行足,股节发达,强劲有力,雄虫腹部末节后缘两侧有1对腹刺,雌虫无腹刺,据此可分别雌雄。前胸发达,背板宽大而扁平,中后胸较小,不能明显区分,腹部扁阔,分为10节。

[自然生境]生于工厂、商店、仓库、旅馆、火车、轮船、厨房、浴室、书籍、纸张等。

[地理分布]达州全域。

[入药部位]干燥个体。

[功能主治]活血散瘀、消疳解毒、利水消肿,用于癥瘕积聚、小儿疳积、脚气水肿、疔疮肿毒、蛇咬伤。

蜚蠊科 Blattidae

美洲大蠊

[异名]蟑螂、偷油婆。

[拉丁名]*Periplaneta americana* Linnaeus

[形态特征]成虫体长29～35 mm,红褐色。翅长于腹部末端;触角很长,呈丝状;有复眼,单眼2个;前胸背板中间有较大的蝶形褐色斑纹,斑纹的后缘有完整的黄色带纹;足长,多刺,跗节5节;腹部10节,第6～7节背面有臭腺开口;雄虫第9腹板有1对刺突;尾须1对。

[自然生境]生于厨房、碗柜、灶头等。

[地理分布]达州全域。

[入药部位]干燥个体。

[功能主治]散瘀、消积解毒,用于癥瘕积聚、小儿疳积、喉蛾、蛇虫咬伤、大小便不通、无名肿毒、阴疮。

鳖蠊科 Corydidae

中华真地鳖

[异名]土鳖虫、土元。

[拉丁名]*Eupolyphaga sinensis* Walker

[形态特征]雌虫体近黑色,身体扁平,椭圆形,背部稍隆起似锅盖,体长30～35 mm,体宽25～30 mm,背面赤褐色至黑褐色,稍有灰蓝色光泽;头小,隐于前胸下,口器咀嚼式,触角丝状,黑褐色;复眼大,呈肾形。雄虫前翅具褐色网状斑纹,前足胫节具端刺8个,中刺1个,中刺位于胫节下缘。腹部9节,第一腹板被后胸背板所掩盖。前、中、后足的跗节都是5节。

[自然生境]生于阴暗潮湿、腐殖质丰富的松土、枯枝落叶下、石头下、房屋、仓库、柴草垛等。

[地理分布]达州全域。

[入药部位]干燥雌性成虫。

[功能主治]破瘀血、续筋骨,用于筋骨折伤、瘀血闭经、癥瘕痞块。

螳螂科 Mantidae

广腹螳螂

[拉丁名]*Hierodula patellifera* Serville

[形态特征]雌虫体长55～105 mm,雄虫体长45～90 mm。身体粉绿至草绿色。前胸背板中部较宽呈菱形。前翅中部宽,在脉纹的偏后左方各有1个椭圆形的白色眼形斑,斑的外周镶有浅色黄边。后翅透明,呈浅茶褐色,基部棕色。中、后足细长,前足粗壮,呈镰刀形,基节内侧有短齿3个,腿节及腔节有成排小齿,为典型的捕捉式足。

[自然生境]生于海拔300～1 500 m的树上、草丛、田园、灌丛。

[地理分布]达州全域。

[入药部位]干燥卵鞘。

[功能主治]固精缩尿、补肾助阳,用于遗精滑精、遗尿尿频、小便白浊。

薄翅螳螂

[拉丁名]*Mantis religiosa* Linnaeus

[形态特征]雌虫体长57～60 mm,淡绿色或淡褐色,前足基节内面基部有1长形黑色斑。雄虫体长47～56 mm,前翅薄而透明,前足基节内面基部同雌性。

[自然生境]生于海拔300～1 500 m的树上、草丛、田园、灌丛。

[地理分布]达州全域。

[入药部位]成虫、产卵后的卵囊。

[功能主治]同广腹螳螂。

中华大刀螳

[拉丁名]*Paratenodera sinensis* Saussure

[形态特征]螳螂在昆虫中体型偏大,身体呈流线形,以绿色、褐色为主,也有有花斑的种类。螳螂标志性特征是有两把"大刀",即前肢,上有一排坚硬的锯齿,大刀钩末端长有可攀爬的吸盘。头呈三角形或近五边形,能任意旋转。口器及复眼发达,上颚强劲;单眼3个,复眼之间着生一对触角。

[自然生境]生于海拔300～1 500 m的树上、草丛、田园、灌丛。

[地理分布]达州全域。

[入药部位]成虫、产卵后的卵囊。

[功能主治]同广腹螳螂。

小刀螳

[拉丁名]*Statilia maculata* Thunberg

[形态特征]体型大小中等,长4.8～9.5 cm,灰褐色至暗褐色,有黑褐色不规则的斑点散布其间。头部稍大,呈三角形。前胸背细长,侧缘细齿排列明显。侧角部的齿稍特殊。前翅革质,末端钝圆,带黄褐色或红褐色,有污黄斑点。后翅翅脉为暗褐色。前胸足腿节内侧基部及胫节内侧中部各有一大型黑色斑纹。

[自然生境]生于海拔300～1 500 m的树上、草丛、田园、灌丛。

[地理分布]达州全域。

[入药部位]成虫、产卵后的卵囊。

[功能主治]同广腹螳螂。

大螳螂

[异名]桑螵蛸。

[拉丁名]*Tenodera aridifolia* Saussure

[形态特征]雌虫体长60～120 mm,平均体长85 mm,前胸背板长23～40 mm;雄虫体长68～87 mm,前胸背板长21～28 mm。头呈三角形,复眼大而突出。

[自然生境]生于海拔300～1 500 m的树上、草丛、田园、灌丛。

[地理分布]达州全域。

[入药部位]成虫、产卵后的卵囊。

[功能主治]同广腹螳螂。

鼻白蚁科 Rhinotermitidae

家白蚁

[异名]白蚁。

[拉丁名]*Coptotermes formosanus* Shiraki

[形态特征]有翅成蚁体黄褐色,头褐色,翅透明,淡黄色。兵蚁头椭圆形,黄色,上颚发达,如镰刀状,黑褐色。腹部淡黄色。工蚁头圆形,淡黄色,腹部乳白色。蚁后无翅,头、胸、腹部红褐色,腹部发达呈筒状。

[自然生境]生于林地、庭院、木材、家具中。

[地理分布]达州全域。

[入药部位]成虫。

[功能主治]滋补强壮,用于年老体衰、久病虚弱。

白蚁科 Termitidae

黑翅土白蚁

[异名]大白蚁。

[拉丁名]*Odontotermes formosanus* Shiraki

[形态特征]有翅繁殖蚁,体长12～18 mm,全身密被细毛。头背面黑褐色,触角19节,胸背黑褐色,前胸背板中央有一个淡色"十"字形纹。翅暗褐色,半透明。腹部背面黑褐色,腹面棕黄色,足淡黄色,卵椭圆形,乳白色。兵蚁体长5～6 mm,胸、腹部淡黄色至灰白色,有较密集的毛。工蚁体头近圆形,黄色。蚁后无翅,头、胸部棕褐色,腹部膨大。

[自然生境]生于林地、庭院、木材、家具中。

[地理分布]达州全域。

[入药部位]成虫。

[功能主治]滋补强壮,用于年老体衰、久病虚弱。

纺织娘科 Mecopodidae

纺织娘

[拉丁名]*Mecopoda elongata* Linnaeus

[形态特征]体型较大,体长50～70 mm,体色有绿色和褐色两种,其体形很像一个侧扁的豆荚;头较小,前胸背侧片基部多为黑色,前翅发达,其宽度超过底部,翅长一般为腹部长度的两倍,常有纵列黑色源斑。雌虫产卵器弧形上弯,呈马刀状。雄虫的翅脉近于网状,有两片透明的发声器,其触须细长如丝状,黄褐色,可长达80 mm,后腿长而大,健壮有力。

[自然生境]生于夏秋两季的草丛中。

[地理分布]达州全域。

[入药部位]成虫。

[功能主治]息风定惊,用于小儿惊风、痉挛抽搐。

剑角蝗科 Acrididae

中华剑角蝗

[拉丁名]*Acrida cinerea* Thunberg

[形态特征]体中大型,雄虫体长45 mm(至翅端),雌虫体长80 mm(至翅端)。体绿色或枯草色。头圆锥形,明显长于前胸背板;前胸背板宽平,具细小颗粒,后角锐角形突出;前翅发达,超过后股节顶端,狭长,顶尖锐,翅基部具有较密的网状横脉;后翅短于前翅,长三角形;后足股节上膝侧片顶端内侧刺略长于外侧刺;后足股节及胫节绿色或褐色。

[自然生境]生于稻田、玉米地、高粱地、草丛中。

[地理分布]达州全域。

[入药部位]全体。

[功能主治]镇咳平喘、祛风镇痉,用于支气管哮喘及痉挛性咳嗽、小儿百日咳。还可止喘平喘、定惊息风、清热解毒,用于咳嗽痰喘、顿咳、小儿惊风、冻疮。

网翅蝗科 Arcypteridae

黄脊竹蝗

[拉丁名]*Ceracris kiangsu* Tsai

[形态特征]成虫身体以绿、黄色为主,额顶突出使额面呈三角形,由额顶至前胸背板中央有一黄色纵纹,愈向后愈宽。若虫称跳蝻,体形似成虫,但无翅,共5龄。

[自然生境]生于稻田、玉米地、竹林、草丛中。

[地理分布]达州全域。

[入药部位]成虫。

[功能主治]止咳平喘、滋补强壮、止痛、解毒透疹,用于小儿惊风、咽喉肿痛、疹出不畅、顿咳、咳嗽痰喘、中耳炎、痢疾、泄泻、瘰疬、肾虚、小儿食积。

斑腿蝗科 Catantopidae

棉蝗

[拉丁名]*Chondracris rosea* rosea (De Geer)

[形态特征]雄成虫体长48～56 mm,雌成虫体长56～81 mm。体色为鲜绿带黄色,触角丝状,前胸背脊中隆线突起,淡黄色,两侧各具3条横沟。前翅长桨状,背面青绿色。后翅扇状,中部与基部淡紫红色。前足最短,中足略长,基节和腿节均绿色,胫节和跗节呈淡紫色,后足腿节特别发达,青绿色,胫节细长,淡紫红色,其外向具2列刺。

[自然生境]生于棉花地、玉米地、草丛中。

[地理分布]达州全域。

[入药部位]成虫。

[功能主治]同黄脊竹蝗。

云斑车蝗

[拉丁名]*Gastrimargus marmoratus* Thunberg

[形态特征]雄性体长26.0～33.0 mm,雌性体长36.0～51.5 mm。体色通常为绿色、枯草色或黄褐色,具有大块黑色或白色斑纹。前胸背板中隆线具宽黑纵纹,背板两侧具黑纵纹。前翅前缘绿色,其余部分褐色,密布暗色斑纹。后翅基部鲜黄色,中部具宽的黑褐色轮纹状,其余部分透明。后足胫节上侧绿色,外侧黄褐,内侧和底侧污黄色。

[自然生境]生于稻田、玉米地、竹林、草丛中。

[地理分布]达州全域。

[入药部位]成虫。

[功能主治]同黄脊竹蝗。

二齿稻蝗

[异名]稻蝗。

[拉丁名]*Oxya bidentata* Willemse

[形态特征]雄虫体型中等。体表具有细小刻点。头顶宽短,顶端宽圆,其在复眼之间的宽度略宽于其颜面隆起在触角之间的宽度。颜面隆起较宽纵沟明显,两侧缘近乎平行。复眼较大,为卵形。触角细长,其长到达或略超过前胸背板的后缘,其中段一节的长度为其宽度的1.5~2倍。前胸背板较宽平,两侧缘几乎平行,中隆线明显,线状,缺侧隆线;3条横沟均明显,后横沟位近后端,沟前区略长于沟后区。雄虫尾须近圆锥形,雌虫下生殖板表面向外突出,卵长约4 mm,长圆筒形,中部稍弯,两端钝圆,深黄色,由平均30多粒卵、不很整齐地斜排成卵块,卵块处包有坚韧胶质物的卵囊。

[自然生境]生于稻田、玉米地、高粱、甘蔗、草丛中。

[地理分布]达州全域。

[入药部位]成虫。

[功能主治]用于小儿惊风、顿咳、冻疮、斑疹不出。

中华稻蝗

[拉丁名]*Oxya chinensis* Thunberg

[形态特征]雄虫体型中等。体表具有细小刻点。头顶宽短,顶端宽圆,其在复眼之间的宽度略宽于其颜面隆起在触角之间的宽度。颜面隆起较宽纵沟明显,两侧缘近乎平行。复眼较大,为卵形。

[自然生境]生于稻田、玉米地、高粱、甘蔗、草丛中。

[地理分布]达州全域。

[入药部位]成虫。

[功能主治]同二齿稻蝗。

小稻蝗

[拉丁名]*Oxya intricata* Stål

[形态特征]雄性体型中等,细长,体表具有细小刻点。触角丝状,25节,其长略超过前胸背板后缘。雌性体型较大于雄性。触角略较短,常不到达前胸背板的后缘。深绿色或浅褐色。头部在复眼之后,沿前胸背板侧片的上缘具有明显的褐色纵条纹。

[自然生境]生于稻田、玉米地、高粱、甘蔗、草丛中。

[地理分布]达州全域。

[入药部位]成虫。

[功能主治]止咳平喘、镇惊止痉、解毒透疹、消肿止痛,用于咳嗽痰喘、小儿惊风、顿咳、咽喉肿痛、中耳炎、斑疹不出。

长翅稻蝗

[拉丁名]*Oxya veolox* (Fabricius)

[形态特征]体型中等偏大,匀称。头较大,颜面倾斜,颜面隆起纵沟明显。触角细长,丝状。复眼卵形,其纵径为眼下沟长的2.5倍。前胸背板中隆线明显,无侧隆线,三条横沟均明显,沟前区略长于沟后区。前胸腹板突锥形,顶端略尖。前翅较长,略不到达后足胫节中部(雄)或到达后足胫节基部1/3处(雌)。

[自然生境]生于稻田、玉米地、高粱地、甘蔗地、草丛中。

[地理分布]达州全域。

[入药部位]成虫。

[功能主治]同二齿灿蝗。

日本黄脊蝗

[拉丁名]*Patanga japonica* (I. Bolivar)

[形态特征]雄性体型大，较短粗。头大，短于前胸背板。头顶短宽。颜面侧观略后倾，颜面隆起两侧缘全长近平行，具纵沟。中单眼之上的刻点较浅。复眼长卵形。触角细长，常到达或超过前胸背板的后缘。

[自然生境]生于稻田、玉米地、草丛中。

[地理分布]达州全域。

[入药部位]成虫。

[功能主治]同黄脊竹蝗。

蟋蟀科 Gryllidae

花生大蟋

[异名]蟋蟀。

[拉丁名]*Brachytrupes portentosus* Lichtenstein

[形态特征]体大而且强壮，体长35～45 mm，宽12～14 mm，触须长40～50 mm。呈丝状。通体赤色或黄色，背板上颜色最深，近于黑色，腹部色浅，呈浅黄褐色。头很大，呈半圆形，有3个并列的单眼，中眼横生，半圆形。

[自然生境]生于潮湿耕地、溪边、乱石堆、草丛中。

[地理分布]达州全域。

[入药部位]全体。

[功能主治]利尿、催生、透发豆疹，用于小儿遗尿、疹透不畅、水肿、尿闭、阳痿、妇女宫缩无力性难产。

中华蟋蟀

[异名]蟋蟀。

[拉丁名]*Gryllulus chinensis* Weber

[形态特征]体长13～18 mm，通体黑褐色。头大，顶部宽圆，颜面圆凸饱满，后头有6条黄色短纵纹，两侧单眼之间具1条中间狭两端宽，形似大括号"{"的黄色横带，中单眼处具一小黄斑点。前胸背板横长方形，具淡黄色斑纹。前翅略不达腹端。后翅短于前翅。亦有后翅长于前翅的个体，俗称"飞机翅"。雄虫前翅长达腹端，发音镜斜长方形，内有一弯成直角的翅脉发音镜分为两室，斜脉2条，端区约与发音镜等长，末端圆。雌虫前翅短于腹部末端，后翅超过腹端似尾状，常脱毛，产卵管长于后足腿节。

[自然生境]生于潮湿耕地、溪边、乱石堆、草丛中。

[地理分布]达州全域。

[入药部位]全体。

[功能主治]利尿、破血，用于小便不通、水肿、尿路结石、肝硬化腹水。

大扁头蟋

[异名]蟋蟀、棺头蟀。

[拉丁名]*Loxoblemmus doenitzi* Stein

[形态特征]雄虫体长15～20 mm，雌虫体长16～22 mm；雄翅长9～11 mm，雌翅长9～12 mm。身体黑褐色。雄虫头顶明显向前突出，前缘弧形并黑色，边缘后方有1橙黄或赤褐色横带。颜面深栗色至棕黑色，中央有1横黄斑，中单眼隐于其中。前胸背板宽大于长；侧板前长、后短，并向下倾斜，下缘前有1黄斑。

[自然生境]生于潮湿耕地、溪边、乱石堆、草丛中。

[地理分布] 达州全域。

[入药部位] 全体。

[功能主治] 同花生大蟋。

长颚蟋

[异名] 蟋蟀。

[拉丁名] *Scapsipedus aspersus* (Walker)

[形态特征] 全体黑褐色，有光泽，被有黄色微毛及黑色刚毛。头顶短圆，深栗色，两复眼间的触角基部上方有1条明显的黄色横带，头部基部有6根短的不规则纵线。触角长丝状。口部黄色，背胸背部淡褐色，生有不规则的黑褐色花纹。前翅棕褐色，侧面上半部黑色，下半部淡黄色。雌虫后翅较长，灰黄色，卷成筒状突出腹端。前足胫节内外两侧各有1椭圆形透明薄膜，后足膨大的股节上有若干平行的斜列棕色斑条，其胫节背侧有二列刺。腹部上面褐色，下面淡黄色。

[自然生境] 生于潮湿耕地、溪边、乱石堆、草丛中。

[地理分布] 达州全域。

[入药部位] 成虫。

[功能主治] 同花生大蟋。

斗蟋

[异名] 蟋蟀。

[拉丁名] *Scapsipedus micado* Saussure

[形态特征] 中等体型，体色为黑褐色，头圆，头顶漆黑具反光，后头有3对橙黄色纵纹，前列通常无横纹相连，两单眼间橙黄色，横纹两端粗，中间缢缩成大括弧形，后翅不发达。

[自然生境] 生于潮湿耕地、溪边、乱石堆、草丛中。

[地理分布] 达州全域。

[入药部位] 成虫。

[功能主治] 同大扁头蟋。

蝼蛄科 Gryllotalpidae

非洲蝼蛄

[异名] 蝼蛄、土狗。

[拉丁名] *Gryllotalpa africana* Palisot de Beauvois

[形态特征] 体头部梯形，喙粗短圆形。触角节膝状鞭节。板具很多粒状突起鳞毛。鞘翅翅面上生纵行刻点且密生圆形纹间稍隆起纺锤形，数减少、根系缩短、现蕾推迟、蕾铃数减少、吐絮延迟。

[自然生境] 生于稻麦田中、湿润土壤中。

[地理分布] 达州全域。

[入药部位] 干燥全体。

[功能主治] 通窍、利尿消肿、退刺，用于小便不利、水肿、刺入肉中、石淋、大便秘结、跌打损伤。

华北蝼蛄

[异名] 蝼蛄、土狗、大蝼蛄。

[拉丁名] *Gryllotalpa unispina* Saussure

[形态特征] 成虫体形粗壮肥大，体狭长，头小，圆锥形；雌成虫体长45～50 mm，雄成虫体长39～45 mm，体色黄褐至暗褐色。复眼小而突出，单眼2个；前胸背板椭圆形，长36～55 mm，黄褐或黑褐色，腹部较浅，从背面看，头呈卵圆形。触角丝状，位于复眼下方；复眼椭圆形，略突出于头部两侧；前胸背板发达，中央有一心脏形红色斑点；后足胫节背侧内缘有棘1个或消失，腹部末端有较长尾须1对。

[自然生境] 生于稻麦田中、湿润土壤中。

[地理分布] 达州全域。

[入药部位] 干燥全体。

[功能主治] 同非洲蝼蛄。

蝉科 Cicadidae

蚱蝉

[拉丁名] *Cryptotympana atrata* Fabricius

[形态特征] 成虫体黑褐色, 有光泽; 头小; 复眼大; 头顶有3个黄褐色单眼, 排列成三角形; 触角刚毛状; 中胸发达, 背部隆起。前后翅透明; 前翅前缘淡黄褐色, 基部黑色, 亚前缘室黑色; 翅脉淡黄色及暗黑色; 足淡黄褐色。雄性腹部第1、第2节有鸣器; 雌性无鸣器, 有听器, 腹瓣很不发达, 产卵器显著而发达。

[自然生境] 生于海拔300~2 500 m的山野、林中。

[地理分布] 达州全域。

[入药部位] 蜕的皮壳、全虫。

[功能主治] 蜕的皮壳祛风热、透疹、止痒、退翳、解痉, 用于风热感冒、音哑、麻疹不透、目翳、抽搐、破伤风。全虫清热、息风、镇惊, 用于小儿惊风、癫痫、夜啼、三叉神经痛。

华南蚱蝉

[拉丁名] *Cryptotympana mandarina* Distant

[形态特征] 体大色黑而有光泽; 雄虫长4.4~4.8 cm, 翅展约12.5 cm, 雌虫稍短。复眼1对, 大形, 两复眼间有单眼3只, 触角1对。口器发达, 刺吸式, 唇基梳状, 上唇宽短, 下唇延长成管状, 长达第3对足的基部。胸部发达, 后胸腹板上有一明显的锥状突起, 向后延伸。足3对。翅2对, 膜质, 黑褐色, 半透明, 基部染有黄绿色, 翅静止时覆在背部如屋脊状。

[自然生境] 生于海拔300~2 500 m的山野、林中。

[地理分布] 达州全域。

[入药部位] 蜕的皮壳、全虫。

[功能主治] 同蚱蝉。

鸣鸣蝉

[异名] 昼鸣蝉、蛁蟟。

[拉丁名] *Oncotympana maculaticollis* (Motschulsky)

[形态特征] 体长35~38 mm, 体色暗绿色, 并有黑色条纹, 足绿色, 前翅透明, 翅脉黄褐色中胸背板前缘有以 "W" 形斑纹喙管向后, 超过后足基节。

[自然生境] 生于海拔300~2 500 m的山野、林中。

[地理分布] 达州全域。

[入药部位] 蜕的皮壳、全虫。

[功能主治] 同蚱蝉。

红蝉

[异名] 红姑娘。

[拉丁名] *Huechys sanguinea* (De Geer)

[形态特征] 体长19~23 mm（至翅端26~32 mm）, 体黑色及朱红色, 有光泽。头黑色, 复眼褐色, 突起, 呈半球形。单眼3个, 淡红色, 中单眼颜色较淡。额部突然向下垂直, 与颜面向前伸出成一直角。

[自然生境] 生于海拔300~2 500 m的山野、林中。

[地理分布] 达州全域。

[入药部位]蜕的成虫。

[功能主治]强阴益精、行瘀活血、通经、解毒,用于瘀血腰痛、月经停闭、阳痿、瘰疬、翳障、疥癣恶疮。

绵蚜科 Eriosomatidae

铁倍花蚜

[拉丁名]*Floraphis meitanensis* (Tsai et Tang)

[形态特征]体椭圆形,长1.29 mm,宽0.47 mm。活体黄色至黄绿色。玻片标本头、胸部黑褐色,腹部淡色,无斑纹。触角、喙、足各节褐色,尾片淡色,尾板及生殖板灰褐色。体背蜡片明显,头背蜡片不甚显,背前方蜡片1对,后方背蜡片可见1对,4龄若蚜蜡片明显;腹节Ⅰ~Ⅷ各中蜡片1对,缘蜡片各1对,腹节Ⅷ背中1个圆形蜡片,各含8~15个不规则蜡胞,有的多达20个。

[自然生境]生于海拔2 500 m以下的向阳的沟边、林中。

[地理分布]达州全域。

[入药部位]寄生于漆树科植物盐麸木(*Rhus chinensis* Mill.)的虫瘿。

[功能主治]虫瘿(五倍子)收敛、止泻、润肺、止血、涩肠,用于肺虚久咳、虚汗、盗汗、消渴、久泻久痢、便血、滑精、遗尿、子宫脱垂、脱肛、便血、血崩,外用于口腔溃疡、烧烫伤、外伤出血、脱肛、痔疮。

枣铁倍蚜

[拉丁名]*Kaburagia ensigallis* (Tsai et Tang)

[形态特征]体长椭圆形,长2.1 mm,宽0.74 mm,灰黑色。体表光滑,头顶有纵纹,头背部有明显横网纹。触角5节,第3节最长,喙短。足3对,有瓦状纹。腹部略呈圆锥形,缺腹管。尾片馒状光滑,尾板半圆形。翅2对,透明,前翅有斜脉4支,中脉不分叉,翅痣长大,呈镰刀形,伸至翅顶端;后翅有斜脉2支。性蚜:雌蚜体椭圆形,淡褐色。初产体长0.5~0.56 mm,宽0.26~0.27 mm。雄蚜体长椭圆形,较雌蚜狭,色淡绿色,初产体长0.39~0.45 mm,宽0.17~0.21 mm。雌、雄蚜的口器皆退化。干母:体长椭圆形,黑褐色,初产体长0.26~0.38 mm,宽0.13~0.19 mm。

[自然生境]生于海拔2 500 m以下向阳的沟边、林中。

[地理分布]达州全域。

[入药部位]寄生于漆树科植物盐麸木(*Rhus chinensis* Mill.)的虫瘿。

[功能主治]同铁倍花蚜。

蛋倍花蚜

[拉丁名]*Kaburagia ovogallis* (Tsai et Tang)

[形态特征]有翅胎生蚜触角5节,次生感觉圈不规则形。额瘤和中额瘤消失。头背中央无纵缝。有蜡片。复眼大,有小眼瘤。喙短,末节尖。前翅翅痣延长,达及翅顶,镰刀形,中脉不分支,后翅中、肘两脉。腹管无。尾片钝圆。本属第一寄主盐肤木,第二寄主提灯藓科植物。

[自然生境]生于海拔2 500 m以下的向阳的沟边、林中。

[地理分布]达州全域。

[入药部位]寄生于漆树科植物盐麸木(*Rhus chinensis* Mill.)的虫瘿。

[功能主治]同铁倍花蚜。

红小铁枣倍蚜

[拉丁名]*Meitanaphis elongallis* (Tsai et Tang)

[形态特征]体椭圆形,长1.19 mm,宽0.49 mm。活体暗绿色。玻片标本头、胸部黑褐色,腹部淡色。触角、喙、足各节、尾板及生殖板褐色,尾片灰色。体背蜡片明显,头部背有2对,有时1对蜡片,各含2~5个,有时1个蜡胞,胸部背中1对透明蜡片,各含4~8个蜡胞;腹部背片Ⅰ~Ⅷ各1对中蜡片,Ⅷ有时两片相连,Ⅰ~Ⅷ各1对缘蜡片,各含4~16个大圆蜡胞。气门圆形开放,气门片淡褐色。

[自然生境]生于海拔2 500 m以下的向阳的沟边、林中。

[地理分布]达州全域。

[入药部位]寄生于漆树科植物盐麸木（*Rhus chinensis* Mill.）的虫瘿。

[功能主治]同铁倍花蚜。

角倍蚜

[异名]五倍子蚜。

[拉丁名]*Schlechtendalia chinensis* (Bell)

[形态特征]分有翅孤雌胎生蚜虫和无翅孤雌胎生蚜虫两种。前者头、胸、腹的构造比后者明显，头部有单眼3个，中胸大，分成3叶，两个侧叶内肌肉发达，后胸背板和腹板都小，翅2对，膜质透明，前翅大，后翅小，后翅前缘上有小钩和前翅后缘折叠部分连结。无翅孤雌胎生蚜虫，头、胸、腹的构造不是很明显，身体柔软，无翅，腹部膨大，头部有发达的喙。体壁上有能分泌蜡质腺体。

[自然生境]生于海拔2 500 m以下的向阳的沟边、林中。

[地理分布]达州全域。

[入药部位]寄生于漆树科植物盐麸木（*Rhus chinensis* Mill.）的虫瘿。

[功能主治]同铁倍花蚜。

倍蛋蚜

[拉丁名]*Schlechtendalia peitan* (Tsai et Tang)

[形态特征]体椭圆形，长1.12 mm，宽0.41 mm。活体黑绿色。玻片标本头、胸部黑褐色，腹部淡色，无斑纹；触角Ⅰ、Ⅱ、Ⅲ基部及鞭部黑褐色，其余淡色；喙、足各节，尾板及生殖板褐色，尾片淡色。头背粗糙，有网纹及纵纹，腹部光滑，有明显蜡片，位于头背中。

[自然生境]生于海拔2 500 m以下的向阳的沟边、林中。

[地理分布]达州全域。

[入药部位]寄生于漆树科植物盐麸木（*Rhus chinensis* Mill.）的虫瘿。

[功能主治]同铁倍花蚜。

冠倍样蚜

[拉丁名]*Nurudea shiraii* Matsumura

[形态特征]头、胸、腹的构造比后者明显，头部有单眼三个，中胸大，分成三叶，两个侧叶内肌肉发达，后胸背板和腹板都小，翅两对，膜质透明，前翅大，后翅小。

[自然生境]生于海拔2 500 m以下的向阳的沟边、林中。

[地理分布]达州全域。

[入药部位]寄生于漆树科植物盐麸木（*Rhus chinensis* Mill.）的虫瘿。

[功能主治]同铁倍花蚜。

蜡蚧科 Coccidae

白蜡蚧

[拉丁名]*Ericerus pela* (Chavannes)

[形态特征]呈块状，白色或类白色。表面平滑，或稍有皱纹，具光泽。体轻，质硬而稍脆，搓捻则粉碎。断面呈条状或颗粒状。气微，味淡。

[自然生境]生于海拔700～2 900 m的山坡、沟谷、林下的木樨科植物白蜡树*Fraxinus chinensis* Roxb上。

[地理分布]达州全域。

[入药部位]分泌物。

[功能主治]止血、生肌、定痛，用于金疮出血、尿血、下血、疮疡久溃不敛、下疳。

蝽科 Pentatomidae

九香虫

[异名]打屁虫、屁吧虫、黑蝽。

[拉丁名]*Aspongopus chinensis* Dallas

[形态特征]体长17～20 mm。全身黑褐色；触角末节为橙黄色。头及前胸背板黑褐色，具横向的褶皱与刻纹，触角4节黑色末端橙黄色。小盾板黑褐色，前翅褐色，腹背板外露，边缘具黄斑，各脚黑色，若虫腿节及胫节基部黄褐色。黄角椿象在椿象科中属于体型较硕大的种类。

[自然生境]生于海拔300～700 m的温暖湿润处或群居河岸石头下。

[地理分布]达州全域。

[入药部位]越冬期成虫。

[功能主治]理气止痛、舒肝、温中助阳，用于胃脘痛、肾虚腰膝无力、消化性溃疡、气滞胁痛、老年尿多。

瓜褐椿

[异名]九香虫、打屁虫、屁吧虫。

[拉丁名]*Cordius chinensis* Dallas

[形态特征]全体椭圆形，长1.7～2.2 cm，宽1.0～1.2 cm，体一般紫黑色，带铜色光泽，头部、前胸背板及小盾片较黑。头小，略呈三角形；复眼凸出，呈卵圆形，位于近基部两侧；单眼1对，橙黄色；喙较短，触角6节，第1节较粗，圆筒形，其余4节较细长而扁，第2节长于第3节。前胸背板前狭后阔，前缘凹进，后缘略拱出，中部横直，侧角显著；表面密布细刻点，并杂有黑皱纹，前方两侧各有1相当大的眉形区，色泽幽暗，仅中部具刻点。小盾片大。翅2对，前翅为半鞘翅，棕红色，翅末1.3为膜质，纵脉很密。足3对，后足最长，跗节3节。腹面密布细刻及皱纹，后胸腹板近前缘区有2个臭孔，位于后足基前外侧，能由此放出臭气。雄虫第9节为生殖节，其端缘弧形，中央尤为弓凸。

[自然生境]生于海拔300～700 m的温暖湿润处或群居河岸石头下。

[地理分布]达州全域。

[入药部位]越冬期成虫。

[功能主治]同九香虫。

小皱蝽

[异名]九香虫、打屁虫。

[拉丁名]*Cyclopelte parva* Distant

[形态特征]体黑褐色，无光泽。体长12～15 mm，卵圆形，体宽6～10 mm。头小，触角黑色、4节，第2、3节稍扁。前胸背板后半部及小盾片上，有很多横向细皱纹，故称小皱蝽。

[入药部位]越冬期成虫。

[自然生境]生于海拔300～700 m的温暖湿润处或群居河岸石头下。

[地理分布]达州全域。

[功能主治]同九香虫。

稻绿蝽

[异名]九香虫。

[拉丁名]*Nezara viridula* (Linnaeus)

[形态特征]全绿型(代表型)体长12～16 mm，宽6～8 mm，椭圆形，体、足全鲜绿色，头近三角形，触角第3节末及第4、5节端半部黑色，其余青绿色。点斑型体长13～4.5 mm，宽6.5～8.5 mm。全体背面橙黄到橙绿色，单眼区域各具1个小黑点。黄肩型体长12.5～15 mm，宽6.5～8 mm。头及前胸背板前半部为黄色、前胸背板黄色区域有时橙红、橘红或棕红色，后缘波浪形。

[自然生境] 生于海拔300～700 m的温暖湿润农田、菜园、果园。

[地理分布] 达州全域。

[入药部位] 越冬期成虫。

[功能主治] 活血散瘀、消肿, 用于跌打损伤、瘀血肿痛。

步甲科 Carabidae

绿步甲

[异名] 行夜。

[拉丁名] *Carabus smaragdinus* Fischer

[形态特征] 呈黄褐色, 前口式; 触角丝状, 着生在上颚部与复眼间; 前胸背板发达, 鞘翅金绿色, 具脊纹; 前足是步行足, 跗节5节, 中足基节窝开放, 后胸后侧片看不到; 幼虫蛃形, 体壁硬, 行动活跃, 上颚发达; 色泽幽暗, 多为黑色、褐色, 常带金属光泽; 少数色鲜艳, 有黄色花斑; 体表光洁或被疏毛, 有不同形状的微细刻纹。

[自然生境] 生于田间、石块下、朽木下。

[地理分布] 达州全域。

[入药部位] 成虫。

[功能主治] 活血化瘀、消积止痛, 用于血滞经闭腹痛、癥瘕、跌打损伤作痛。

爪哇屁步甲

[异名] 行夜。

[拉丁名] *Pheropsophus javanus* Dejean

[形态特征] 头部中央有1个黑斑点。头的后方及两侧具细网状皱纹。

[自然生境] 生于田间、石块下、朽木下。

[地理分布] 达州全域。

[入药部位] 成虫。

[功能主治] 同绿步甲。

耶屁步甲

[异名] 行夜。

[拉丁名] *Pheropsophus jessoensis* Morawitz

[形态特征] 和上唇、口须、触角、足黄色或橘黄色; 头中央有1个黑色三角形斑; 前胸背板黑色, 近中央及两侧黄斑达到侧缘及缘折; 鞘翅黑色; 肩斑、翅中斑、侧缘及翅端黄色。头扁平, 光滑, 触角伸达翅中部; 前胸背板长胜于宽, 最宽处在中部之前; 两侧弧形; 鞘翅背面略隆凸, 由翅肩向后渐阔, 最阔处在中部之后; 翅面具纵脊; 足细长, 雄虫前跗节1～3节膨大。

[自然生境] 生于田间、石块下、朽木下。

[地理分布] 达州全域。

[入药部位] 成虫。

[功能主治] 同绿步甲。

龙虱科 Dytiscidae

东方潜龙虱

[异名] 龙虱。

[拉丁名] *Cybister tripunctatus orientalis* Gschwendtner

[形态特征] 成虫体长13～45 mm, 卵形或长卵形, 前端略窄, 黑色或深棕色; 头部略扁, 头部缩入前胸内; 体背腹面拱起, 复眼突出, 触角丝状, 11节, 下颚须短; 足3对, 前足小, 后足侧扁, 有长毛。后足为游泳足, 后基节与后胸腹板占据腹面的一大半, 胸部腹面无针刺。

[自然生境] 生于池塘、水田、河流, 善游泳、入夜能飞行。

[地理分布] 达州全域。

[入药部位] 成虫。

[功能主治] 补肾、活血, 用于小便频数、小儿遗尿、面黯。

豉甲科 Gyrinidae

豉虫

[拉丁名] *Gyrinus curtus* Motschulsky

[形态特征] 豉虫体椭圆形, 雄虫长约7 mm, 雌虫较大。体黑色或黄色, 有光泽。头顶及前胸背皆光滑。上唇多直皱。复眼分离, 有上下2对, 上方1对, 适于空气中视物; 下方1对, 适于水中视物。触角短小, 分为9节, 色黑, 但第2节之分支褐色。足3对, 赤褐色, 前肢长, 中、后两肢短小而侧扁, 适于游泳。翅鞘有刻点, 尾端略突出翅外。

[自然生境] 生于旋涡中或深水中, 夜间飞出。

[地理分布] 达州全域。

[入药部位] 成虫。

[功能主治] 蚀息肉, 敷恶疮。

隐翅虫科 Staphylinidae

隐翅虫

[异名] 花蚁虫。

[拉丁名] *Paederus densipennis* Bernhauer

[形态特征] 多数细长、体小, 两侧平行, 头、翅和腹尾呈黑色, 前胸、腹部及足为橘黄色, 形似大蚂蚁, 一般不到3 mm, 最大可达3.5 cm。大多数种类鞘翅短而厚, 长约等于宽, 后翅发达, 起飞时能迅速从鞘翅下展开, 飞行后靠腹部和足的帮助叠好, 重新藏在鞘翅下面。大部分腹节外露。

[自然生境] 生于田边、沟边、玉米根周围。

[地理分布] 达州全域。

[入药部位] 鲜成虫。

[功能主治] 杀虫、解毒、止痒, 用于神经性皮炎、癣疮、息肉。

萤科 Lampyridae

萤火虫

[拉丁名] *Luciola vitticollis* Kies.

[形态特征] 身体细长而扁平, 腹部末端有发光的器官, 能发出黄绿色的亮光; 外皮坚韧, 身体呈棕色, 胸部呈粉红色, 环形服饰的边缘点缀着两个红色斑点; 雄虫长有翅膀, 雌虫无翅膀。

[自然生境] 生于水边草丛, 昼伏夜出。

[地理分布] 达州全域。

[入药部位] 成虫。

[功能主治] 明目、乌发, 用于青盲目暗、头发早白、水火烫伤。

叩头虫科 Elateridae

大叩甲

[异名] 叩头虫。

[拉丁名] *Agrypnus politus* Candeze

[形态特征] 体长29~33 mm。体色黑褐色, 并且满布不明显的褐色短毛。

[自然生境]生于农田、菜地、棉田。

[地理分布]达州全域。

[入药部位]成虫。

[功能主治]强身健骨、除疟,用于四肢痿痹、筋骨酸痛、疟疾。

蝎纹金针虫

[异名]叩头虫。

[拉丁名]*Melanotus caudex* Lewis

[形态特征]体长8～10 mm,宽约2.7 mm。黑褐色,生有灰色短毛。头部凸形,黑色,布粗点刻,前胸黑色,但点刻较头部小。唇基分裂。触角、足暗褐色,触角第2、3节略成球形,第4节较第2、3节稍长,第4～10节锯齿状。

[自然生境]生于农田、菜地、棉田。

[地理分布]达州全域。

[入药部位]全虫。

[功能主治]同大叩甲。

吉丁虫科 Buprestidae

日本吉丁虫

[异名]吉丁虫。

[拉丁名]*Chalcophora japonicus* Gory.

[形态特征]窄长而扁,腹部趋尖。有些种类的鞘翅是带金属色泽的蓝、铜绿色、绿色或黑色。

[自然生境]生于向阳的丛林中。

[地理分布]达州全域。

[入药部位]成虫。

[功能主治]祛风、杀虫、止痒,用于疥癣、皮肤瘙痒、风疹斑块。

芫菁科 Meloidae

长毛芫菁

[异名]葛上亭长。

[拉丁名]*Epicauta apicipennis* Tan.

[形态特征]体长15～23 mm,宽5～6.5 mm。体黑色,被灰黑色短毛。鞘翅外缘及末端被有灰褐色的毛缘,呈半月形。头红色,有光泽。触角黑色,基部2节部分红色。后足跗节第1节基部红色。头略呈方形,具1条凹下的中央纵纹。

[自然生境]生于农田、菜园。

[地理分布]达州全域。

[入药部位]成虫。

[功能主治]逐瘀、破积攻毒,用于血瘀经闭、癥瘕积聚、白癜、恶疮肿毒、疥癣等。

短翅豆芫菁

[异名]葛上亭长。

[拉丁名]*Epicauta aptera* (Kaszab)

[形态特征]体长13.5～20.0 mm,体宽5～8 mm。体黑色,头暗红色。头部刻点细小而稀;触角基部有1对光滑的瘤,与体同色。触角丝状,约达体长之半,雄虫触角除末端3节外均具较密的黑色长毛。前胸长宽近于相等;背板密布细小刻点和黑色短毛,中央有1条光纵纹,具两个凹洼,一前一后排列。鞘翅基部较狭,末端明显展宽;后翅不发达,在展开的情况下短于或至多等于鞘翅的长度。雄虫前足胫节外侧具较密的黑长毛。

［自然生境］生于农田、菜园。

［地理分布］达州全域。

［入药部位］成虫。

［功能主治］同长毛芫菁。

豆芫菁

［异名］葛上亭长。

［拉丁名］*Epicauta gorhami* Marseul

［形态特征］成虫体长11～19 mm，头部红色，胸腹和鞘翅均为黑色，头部略呈三角形，触角近基部几节暗红色，基部有1对黑色瘤状突起。雌虫触角丝状，雄虫触角第3～7节扁而宽。前胸背板中央和每个鞘翅都有1条纵行的黄白色纹。前胸两侧、鞘翅的周缘和腹部各节腹面的后缘都生有灰白色毛。

［自然生境］生于农田、菜园。

［地理分布］达州全域。

［入药部位］成虫。

［功能主治］同长毛芫菁。

大头豆芫菁

［异名］葛上亭长。

［拉丁名］*Epicauta megalocephala* Gebler

［形态特征］体长14～27 mm，体色除头部为红色外其他部分为单纯的黑色，身体部分地方具有灰色短绒毛。

［自然生境］生于农田、菜园。

［地理分布］达州全域。

［入药部位］成虫。

［功能主治］同长毛芫菁。

毛角豆芫菁

［异名］葛上亭长。

［拉丁名］*Epicauta hirticornis* Haag–Rutenberg

［形态特征］体长11.5～21.5 mm；体宽3.6～6.0 mm。体黑色，头红色，鞘翅乌暗无光泽；腿节和胫节上面具有灰白色卧毛，鞘翅外缘和端缘有时也镶有很窄的灰白毛。头略呈方形，后角圆；在复眼内侧触角的基部每边有一个红色、稍突起、光滑的“瘤”。触角11节，丝状。前胸短，长稍大于宽，两侧平行，前端1/3狭窄，在背板基部的中间有一个三角形凹洼。鞘翅基部窄，端部较宽。雌雄两性区别较明显：雄虫触角除末端1、2节外，每节的外侧都具有黑色长毛；前足胫节外侧具很密的黑长毛；腹部末节腹板后缘向前凹，呈弧圆形。雌虫触角较短细，侧缘无长毛；前足胫节没有浓密的黑长毛；腹末节腹板后缘平直。

［自然生境］生于农田、菜园。

［地理分布］达州全域。

［入药部位］成虫。

［功能主治］同长毛芫菁。

黑豆芫菁

［异名］葛上亭长。

［拉丁名］*Epicauta taishoensis* Lewis

［形态特征］成虫雌体长14.5～16.7 mm；雄体长11.7～14.2 mm。全体黑色，腹面较灰。头部赤褐色，被黄色

短毛。复眼1对，肾脏形。触角侧扁，雄虫的触角中央膨大。口器咀嚼式。前胸较头部为狭，前方细小而呈颈状，中央有一纵列的黄毛。鞘翅细长，稍呈圆柱状，两翅边缘密被短黄毛，中央各有一纵列的黄毛，翅面密被黑色短毛。足3对，细长，有黄毛。雌虫前跗节之第1节，有凹入之部。腹下部各节，有黄毛直纹，雌虫的尾端，露出于翅鞘外。

[自然生境] 生于农田、菜园。

[地理分布] 达州全域。

[入药部位] 成虫。

[功能主治] 同长毛芫菁。

胸腺芫菁

[异名] 葛上亭长。

[拉丁名] *Epicauta tentusi* (Kaszab)

[形态特征] 体长24～31 mm，体宽8～11 mm，鞘翅基部的一对黄斑较大、不规则，略呈方圆形；触角11节，触角端部比基部更膨大，且第11节明显宽于第10节。

[自然生境] 生于农田、菜园。

[地理分布] 达州全域。

[入药部位] 成虫。

[功能主治] 同长毛芫菁。

眼斑芫菁

[异名] 斑蝥。

[拉丁名] *Mylabris cichorii* Linnaeus

[形态特征] 成虫体长10～15 mm，宽3.5～5.0 mm。体和足黑色，被黑毛。鞘翅淡黄到棕黄色，具黑斑。头略呈方形，后角圆，表面密布刻点，额中央有1纵光斑。触角短，11节，末端5节膨大成棒状，末端基部与第10节等宽。前胸背板长稍大于宽，两侧平行，前端1/3向前变狭；表面密布刻点，后端中央有两个浅圆形凹洼，前后排列。鞘翅表面呈皱纹状，每个翅的中部有1条横贯全翅的黑横斑，自小盾片外侧起，横过翅基并沿肩胛而下，至距翅基约1/4处向内弯达到翅缝，有1个弧圆形黑斑纹，两个翅的弧形纹在翅缝处汇合成1条横斑纹，在弧形黑斑纹的界限内包着1个黄色小圆斑，两侧相对，形似一对眼睛，在翅基的外侧还有1个小黄斑；翅端部完全黑色。

[自然生境] 生于海拔500～1 500 m的豆田、瓜果田中。

[地理分布] 达州全域。

[入药部位] 成虫。

[功能主治] 消肿解毒，用于瘰疬、疮癣瘙痒、恶疮中毒等。

大斑芫菁

[异名] 大斑蝥。

[拉丁名] *Mylabris phalerata* Pallas

[形态特征] 体长18.6～31 mm，宽6.9～11 mm。体、足黑色，头黑褐色，略呈方形，后角圆，表面密布刻点，中央具2个红色小圆斑。触角末端第5～7节膨大呈棒状，末节基部明显窄于第10节。前胸背板密布刻点，后端中央有2个浅凹洼，一前一后排列。鞘翅土红色，翅基弧形黑斑内黄色斑形状较不规则，略呈方圆形，较大，翅中部具1个黑横斑，翅端全黑，翅基外侧有1个小黄斑。

[自然生境] 生于海拔500～1 500 m的豆田、瓜果田中。

[地理分布] 达州全域。

[入药部位] 全体。

[功能主治] 同眼斑芫菁。

粉蠹科 Lyctidae

褐粉蠹

[异名]竹蠹虫。

[拉丁名]*Lyctus brunneus* (Stephens)

[形态特征]成虫：最小的体长2.2 mm，最大的体长8.0 mm，多数在4.0～5.0 mm，呈黄色、黄褐色。头部布有小刻点，触角11节，茎部5节圆柱形，第1、2节较发达，第6～9节较小，球状，第10～11节最发达，呈棒头状，第10节末端略膨大，略呈三角形，第11节卵形；前胸背板侧缘有许多小微齿，表面布有小刻点，中央有浅而宽的纵凹陷；鞘翅有6条小刻点纵列，4条平滑纵隆线，腹板可见5节，前足腿节粗壮，中、后足的腿节稍细长。腹部第1节较长，但长度小于第2、3节之和。卵：浅褐色，长1.2～1.4 mm。幼虫：蛴螬型，老熟幼虫6.4 mm。蛹：长2.2～7.0 mm，前胸背板近方形，侧缘及前缘具细齿，腹末端狭小，其上有小刺突1对。

[自然生境]生于各种家具、建材、竹制品。

[地理分布]达州全域。

[入药部位]幼虫、蛀屑。

[功能主治]幼虫用于小儿头癣。蛀屑（褐粉蠹粉末）用于中耳炎、烧烫伤、湿毒臁疮。

金龟子科 Scarabaeidae

神农蜣螂

[异名]屎壳郎、推屎爬。

[拉丁名]*Catharsius molossus* Linnaeus

[形态特征]全体黑色，稍带光泽。雄虫体长3.3～3.5 cm，雌虫略小。雄虫头部前方呈扇面状，表面有鱼鳞状皱纹，中央有一基部大而向上逐渐尖细并略呈方形的角突；后方两侧有复眼。前胸背板密布匀称的小圆突，中部有横形隆脊，隆脊中段微向前曲成钝角状，两侧端各有齿状角突1枚，在齿突前下方有一浅凹，浅凹外侧有一较深的凹；前翅为鞘翅，满布致密皱形刻纹，各方有7条易辨的纵线；后翅膜质，黄色或黄棕色。口部、胸部下方，有褐红色或褐黄色纤毛，中后足跗节两侧有成列的褐红色毛刺。雌虫外形与雄虫相似，唯头部中央不呈角状突而为后面平、前面扁圆形的隆起，顶端呈一横脊；前胸背板横形隆脊近似直线，两侧端部呈齿状突角，且只有外侧的深凹，明显可见。

[自然生境]生于山野兽粪堆中。

[地理分布]达州全域。

[入药部位]干燥全体。

[功能主治]祛热定惊、化积通便、散毒破癥，用于小儿惊风、腹胀便秘、小儿疳积。

犀金龟科 Dynastidae

双叉犀金龟

[异名]双叉独角仙。

[拉丁名]*Allomyrina dichotoma* (Linnaeus)

[形态特征]体长44～54 mm，宽27～29 mm，全体黑色或黑褐色，雄虫体光滑而光亮。唇基短而窄，前缘具双齿；触角黑色；头部中央有斜向前上方伸出的角状突起，上颚发达，出于唇基外，末端钝成叉状，下颚上密布黄褐色的丝状毛丛，其内叶具5齿。前胸背板中央有一末端分叉的小角突，伸向前方。鞘翅革质色较浅，褐色，光滑而光亮，上密布微细刻点，纵肋不明显。足黑色；爪对称，中间有一针状刺，末端具二束长毛。雌虫色较暗，全身密被淡黄褐色细茸毛。头上密布粗大皱刻；唇基前端窄，前缘有向上卷的二齿突；前胸背板不光滑，其上密布粗皱刻点与较长、较粗的黄毛；中部有一纵向较宽、浅的凹陷；在近前缘中部有一成叉状的凹陷；其余特征与雄虫同。

[自然生境]生于桑、榆、无花果及瓜类上。

[地理分布]达州全域。

[入药部位]成虫。

[功能主治]解毒、消肿、通便,用于疮疡肿毒、痔漏、便秘。

鳃金龟科 Melolonthidae

暗黑鳃金龟

[异名]蛴螬。

[拉丁名]*Holotrichia parallela* Motschulsky

[形态特征]成虫:体长17~22 mm,宽9~11.3 mm。初羽化成虫为红棕色,以后逐渐变为红褐色或黑色,体被淡蓝灰色粉状闪光薄层,腹部闪光更显著。唇基前缘中央稍向内弯和上卷,刻点粗大。触角10节,红褐色。前胸背板侧缘中央呈锐角状外突。每鞘翅上有4条可辨识的隆起带,肩瘤明显。前胫节外侧有3钝齿,内侧生1棘刺;跗节5,端部生1对爪。腹面微有光泽,尾节光泽性强。雄虫臀板后端浑圆,雌虫则尖削。雄性外生殖器阳基侧突的下部不分叉。卵:乳白色,长椭圆形,长2.61 mm,宽1.62 mm。幼虫:3龄幼虫平均头宽5.6 mm,头部前顶毛每侧1根,位于冠缝侧,后顶毛每侧各1根。臀节腹面无刺毛列,肛门孔为三射裂状。蛹:体长18~25 mm,宽8~12 mm,淡黄色或杏黄色,1对尾角呈锐角岔开。

[自然生境]生于菜园、果园、农田上。

[地理分布]达州全域。

[入药部位]幼虫。

[功能主治]同东北大黑鳃金龟。

丽金龟科 Rutelidae

铜绿异丽金龟

[异名]金龟子。

[拉丁名]*Anomala corpulenta* Motschulsky

[形态特征]体长19~21 mm,宽8.3~12.0 mm,触角黄褐色,鳃叶状。前胸背板及鞘翅铜绿色具闪光,上面有细密刻点。稍翅每侧具4条纵脉,肩部具疣突。前足胫节具2外齿,前、中足大爪分叉。

[自然生境]生于菜园、果园、农田上。

[地理分布]达州全域。

[入药部位]幼虫。

[功能主治]破瘀血、消肿止痛、明目,用于丹毒、痈肿、痔漏、目翳。

红脚丽金龟

[异名]金龟子。

[拉丁名]*Anomala cupripes* Hope

[形态特征]体长18~26 mm,体宽11 mm,体背为青绿色,腹面紫铜色,具金属光泽。触角红棕色,具光泽,长约4 mm。鞘翅上有小圆点刻,中央隐约可见由小刻点排列的纵线4~6条,边缘向上卷起且带紫红色光泽,末端各有1小突起。腹部可见6节。雄性臀板稍向前弯曲和隆起,尖端稍钝。腹部第6节腹板后缘具1黑褐色带状膜。雌性臀板稍尖,后突出。卵:乳白色,椭圆形,长约2 mm,宽1.5 mm。幼虫:乳白色,头部黄褐色,体圆筒形。腹末节腹面有黄褐色肛毛,排列呈梯形裂口。蛹:为裸蛹,长椭圆形,长20~30 mm,宽10~13 mm。化蛹初期淡黄色,后渐变为黄色,将要羽化时黄褐色。

[自然生境]生于菜园、果园、农田上。

[地理分布]达州全域。

[入药部位]幼虫。

[功能主治]同铜绿异丽金龟。

天牛科 Cerambycidae

星天牛

[异名]天牛。

[拉丁名]*Anoplophora chinensis* (Forster)

[形态特征]雌成虫体长36～45 mm，宽11～14 mm，触角超出身体1、2节；雄成虫体长28～37 mm，宽8～12 mm，触角超过身体4、5节。体黑色，具金属光泽。头部和身体腹面被银白色和部分蓝灰色细毛。前胸背板两侧具尖锐粗大的侧刺突。鞘翅基部密布黑色小颗粒，每鞘翅具大小白斑15～20个，排成5横行，变异很大。

[自然生境]生于柑橘、苹果、枇杷、柳、桑等树上。

[地理分布]达州全域。

[入药部位]成虫、幼虫。

[功能主治]成虫息风镇惊、活血祛瘀，用于小儿惊风、跌打损伤、瘀血作痛、乳汁不下、恶疮。幼虫活血、祛瘀、通经，用于劳伤瘀血、血滞经闭、腰背疼痛、崩漏、带下。

粒肩天牛

[异名]天晴昂昂。

[拉丁名]*Apriona germari* Hope

[形态特征]体长34～46 mm。体和鞘翅黑色，被黄褐色短毛，头顶隆起，中央有1条纵沟。触角比体稍长，柄节和梗节黑色，以后各节前半黑褐色，后半灰白色。前胸近方形，背面有横的皱纹，两侧中间各具1个刺状突起。鞘翅基部密生颗粒状小黑点。足黑色，密生灰白色短毛。雌虫腹末2节下弯。卵：长椭圆形，长5～7 mm，前端较细，略弯曲，黄白色。幼虫：圆筒形，45～60 mm，乳白色。头小，隐入前胸内，上下唇淡黄色，上颚黑褐色。前胸特大，前胸背板后半部密生赤褐色颗粒状小点，向前伸展成3对尖叶状纹。后胸至第7腹节背面各有扁圆形突起，其上密生赤褐色粒点；前胸至第7腹节腹面，也有突起，中有横沟分为2片。蛹：纺锤形，长约50 mm，黄白色。触角后披，末端卷曲。

[自然生境]生于柑橘、苹果、枇杷、柳、桑等树上。

[地理分布]达州全域。

[入药部位]成虫、幼虫。

[功能主治]同星天牛。

云斑天牛

[拉丁名]*Batocera horsfieldi* (Hope)

[形态特征]体长34～61 mm，宽9～15 mm。体黑褐色或灰褐色，密被灰褐色和灰白色绒毛。雄虫触角超过体长1/3，雌虫触角略比体长，第1～3节黑色具光泽，有刻点和瘤突，前胸背有1对白色臀形斑，侧刺突大而尖锐。每个鞘翅上有白色或浅黄色绒毛组成的云状白色斑纹，2～3纵行末端白斑长形。鞘翅基部有大小不等颗粒。

[自然生境]生于柑橘、苹果、枇杷、柳、桑等树上。

[地理分布]达州全域。

[入药部位]成虫、幼虫。

[功能主治]成虫息风镇惊、活血祛瘀，用于小儿惊风、跌打损伤、瘀血作痛、乳汁不下、恶疮。幼虫活血、祛瘀、通经，用于劳伤瘀血、血滞经闭、腰背疼痛、崩漏、带下。

麻天牛

[异名]黄麻梗虫。

[拉丁名]*Thyestilla gebleri* (Faldermann)

[形态特征]体长10～15 mm，宽3～5 mm。身体黑色或浅灰至黑棕色，身上被有浓密的黑、白相杂的绒毛

和竖起的毛。头顶有1条灰白色直线；触角第2节起每节基部浅灰色，雄虫触角长于雌性。前胸背板中央及两侧共有3条灰白色纵条。小盾片披灰白色绒毛。鞘翅沿中缝及触角以下各有灰白色纵条1根。

[自然生境] 生于麻茎内。

[地理分布] 达州全域。

[入药部位] 幼虫。

[功能主治] 同云斑天牛。

桃红颈天牛

[异名] 天牛。

[拉丁名] *Aromia bungii* Faldermann

[形态特征] 成虫：雄虫身体黑色发亮和前胸棕红色，长28～37 mm，腹面有许多横皱，头顶部两眼间有深凹。触角蓝紫色，基部两侧各有一叶状突起。前胸两侧各有刺突一个，背面有4个瘤突。鞘翅表面光滑，基部较前胸为宽，后端较狭。雄虫身体比雌虫小，前胸腹面密布刻点，触角超过虫体5节；雌虫前胸腹面有许多横皱，触角超过虫体两节。

[自然生境] 生于桃、杏、樱桃、郁李等树上。

[地理分布] 达州全域。

[入药部位] 成虫。

[功能主治] 同云斑天牛。

桃褐天牛

[异名] 天牛。

[拉丁名] *Nadezhdiella aurea* Gressitt

[形态特征] 体长26～51 mm，体宽10～14 mm。黑褐色，有光泽，上被灰黄色短绒毛。头胸背面稍带黄褐色。头顶至额中央有一深沟，触角基瘤隆起。雄虫触角超过体长1/2～2/3，雌虫触角较体略短。前胸背板除前后两端各具1、2条横脊外，余呈脑状皱纹，被灰黄色绒毛，两侧各具刺状突起1个。鞘翅刻点细密，肩角隆起。

[自然生境] 生于桃、杏、樱桃、郁李等树上。

[地理分布] 达州全域。

[入药部位] 成虫。

[功能主治] 同云斑天牛。

桔褐天牛

[异名] 天牛。

[拉丁名] *Nadezhdiella cantori* (Hope)

[形态特征] 体长15～28 mm，宽4.5～9.5 mm，橙黄色至赤褐色。成虫触角长于体长；前胸宽大于长，且多皱纹，侧刺突较大；前胸背板有2条橙黄色纵纹与3条黑色绒纹相间排列；小盾片密被橙黄色绒毛；每一鞘翅具5条纵纹，纵纹由方形或长方形的黑色及灰白色绒毛斑点相间排列而成；腹面及足等部位着生有灰白色绒毛。

[自然生境] 生于桃、杏、樱桃、郁李等树上。

[地理分布] 达州全域。

[入药部位] 成虫。

[功能主治] 同云斑天牛。

象甲科 Curculionidae

直锥象

[拉丁名] *Cyrtotrachelus longimanus* Fabricius

[形态特征] 体长18～35 mm，宽9～15 mm。体菱形，红褐色至褐色，光滑，无鳞片。

[自然生境]生于竹笋、竹叶或杂草上。

[地理分布]达州全域。

[入药部位]干燥全体。

[功能主治]祛风湿、止痹痛,用于风寒腰腿疼痛。

蚁蛉科 Myrmeleontidae

中华东蚁蛉

[异名]地牯牛。

[拉丁名]*Euroleon sinicus* Navas

[形态特征]体长24～32 mm,额大部分为黑色,唇基中央有1大黑痣,下颚须短小,下唇须很长且末端膨大,触角黑色,胸部黑褐色,前胸背板两侧及中央各有1黄色纵纹,近端部还有1对小黄点,中、后胸全为黑褐色。腹部黑色,足基节黑色,转节黄色,腿节黄褐色有黑斑。翅透明,有许多小褐点,翅痣黄色,翅脉为黑色。幼虫体粗壮,腹背隆起,身上多毛,上颚发达,长而弯,且内侧有齿,在沙地做漏斗状穴,埋藏于穴底只露出头端。

[自然生境]生于山地悬崖斜坡、屋檐、墙角等沙土、细土中。

[地理分布]达州全域。

[入药部位]干燥全体。

[功能主治]平肝息风、解热镇痉、清热利湿、拔毒消肿,用于高血压、中风、小儿高热、惊厥、疟疾、小便淋痛、骨折、中耳炎、痈疮、无名肿毒。

石蛾科 Phryganeidae

石蛾

[拉丁名]*Phryganea japonica* Mac Lachlan

[形态特征]身体分为头,胸和腹3部分。头部有口、触角和眼。口器适于舐吸液体食物,通常大颚不发达,有舌。触角长至极长,长度常大于展翅,分节。眼相对较小。胸具步行足,翅两对。

[自然生境]生于水中草木上、石头上。

[地理分布]达州全域。

[入药部位]幼虫。

[功能主治]除热、利水、堕胎。

蓑蛾科 Psychidae

大蓑蛾

[拉丁名]*Clania variegata* Snellen

[形态特征]成虫:雌雄异型。雌成虫体肥大,淡黄色或乳白色,无翅,足、触角、口器、复眼均有退化,头部小,淡赤褐色,胸部背中央有一条褐色隆基,胸部和第一腹节侧面有黄色毛,第7腹节后缘有黄色短毛带,第8腹节以下急骤收缩,外生殖器发达。雄成虫为中小型蛾子,翅展35～44 mm,体褐色,有淡色纵纹。前翅红褐色,有黑色和棕色斑纹,后翅黑褐色,略带红褐色;前、后翅中室内中脉叉状分支明显。卵:椭圆形,直径0.8～1.0 mm,淡黄色,有光泽。幼虫:雄虫体长18～25 mm,黄褐色,蓑囊长50～60 mm;雌虫体长28～38 mm,棕褐色,蓑囊长70～90 mm。头部黑褐色,各缝线白色;胸部褐色有乳白色斑;腹部淡黄褐色;胸足黑褐色,腹足退化呈盘状,趾钩15～24个。蛹:雄蛹长18～24 mm,黑褐色;雌蛹长25～30 mm,红褐色。

[自然生境]生于树木、蓖麻等树枝上。

[地理分布]达州全域。

[入药部位]幼虫。

[功能主治]清热解毒、生肌敛疮、消肿止痛。

刺蛾科 Limacodidae

黄刺蛾

[异名] 茶树黄刺蛾。

[拉丁名] *Cnidocampa flavescens* (Walker)

[形态特征] 雌体长15～17 mm, 翅展33～37 mm; 雄体长13～15 mm, 翅展30～32 mm; 体橙黄色, 前翅黄褐色; 翅的顶角有1条细斜线伸向翅的后方, 斜线内的翅面为黄色外方为棕色, 黄色区有2个黄褐色圆斑, 棕色部分从顶角起有1条向内斜入的深褐色细线直至后缘; 后翅灰黄色, 边缘色较深; 卵扁椭圆形, 初为淡黄色, 后变为黑褐色, 表面有龟状刻纹; 老熟幼体头小, 体腹面乳白色; 茧椭圆形, 质坚硬, 黑褐色, 有灰白色不规则纵条纹, 极似雀卵, 与蓖麻子无论大小、颜色、纹路几乎一模一样, 茧内虫体金黄。

[自然生境] 生于柿、油桐、乌桕等树枝上。

[地理分布] 达州全域。

[入药部位] 虫茧。

[功能主治] 清热定惊, 用于小儿惊风、脐风、痢疾、乳蛾、喉痹。

草螟科 Crambidae

高粱条螟

[拉丁名] *Proceras venosatum* (Walker)

[形态特征] 雄蛾翅展25～30 mm, 雌蛾翅展25～32 mm。额圆形白色至黄灰色, 下唇很长, 乳点并前翅底色褐色, R_1脉与Sc脉汇合, 翅脉各脉间淡灰黄色有纵条纹。前翅中室端有1个黑点, 外缘有7个小黑点并排成1条直线, 缘毛淡黄色, 后翅雄蛾淡黄色, 雌蛾接近白色。

[自然生境] 生于高粱、玉米、粟、麻、甘蔗等植物上。

[地理分布] 达州全域。

[入药部位] 幼虫。

[功能主治] 凉血、解毒, 用于便血。

野螟科 Pyraustidae

亚洲玉米螟

[异名] 钻心虫。

[拉丁名] *Ostrinia furnacalis* Guenee

[形态特征] 成虫: 黄褐色, 雄蛾体长10～13 mm, 翅展20～30 mm, 体背黄褐色, 腹末较瘦尖, 触角丝状, 灰褐色, 前翅黄褐色, 有两条褐色波状横纹, 两纹之间有两条黄褐色短纹, 后翅灰褐色; 雌蛾形态与雄蛾相似, 色较浅, 前翅鲜黄色, 线纹浅褐色, 后翅淡黄褐色, 腹部较肥胖。卵: 扁平椭圆形, 数粒至数十粒组成卵块, 呈鱼鳞状排列, 初为乳白色, 渐变为黄白色, 孵化前卵的一部分为黑褐色。幼虫: 老熟幼虫, 体长25 mm左右, 圆筒形, 头黑褐色, 背部颜色有浅褐、深褐、灰黄等多种, 中、后胸背面各有毛瘤4个, 腹部1～8节背面有两排毛瘤, 前后各两个。蛹: 长15～18 mm, 黄褐色, 长纺锤形, 尾端有刺毛5～8根。

[自然生境] 生于高粱、玉米、谷子、大麻等植物上。

[地理分布] 达州全域。

[入药部位] 幼虫。

[功能主治] 凉血止血、清热解毒, 用于疔肿、疮毒、痔疮、乳痈等。

大蚕蛾科 Saturniidae

柞蚕

[异名] 春蚕、槲蚕、栎蚕。

[拉丁名] *Antheraea pernyi* Geurin-Meneville

[形态特征]身体及翅黄褐色,头棕褐色,触角双栉形;肩板、前胸及中胸前缘紫褐色,与前翅前缘的紫褐色线相接;顶角外突,端部较尖;内线白色,外侧紫褐色;外线黄褐色;中室端有较大的椭圆形斑,周围镶嵌白色、黑色及紫红色圆环;后翅颜色及斑纹与前翅近似,中室眼形透明斑圆;翅脉污黄色较明显;雌性栉羽明显短于雄性。卵形状为略呈扁平的椭圆形,一端稍钝,一端稍尖。幼虫由头、胸、腹三部分组成。外观为粗壮的长筒形,由13个体节组成,其中胸部3个体节,腹部10个。每一胸节腹面有1对胸足。茧外观呈纺锤形。体色随着蛹化时间由浅褐变为深褐。蛹体由头、胸及腹组成。胸部由3节组成,以中胸最大,后胸最小,胸部有短刚毛。腹部由10个体节组成,柞蚕蛹雌大于雄。

[自然生境]生于海拔300～2 300 m的温暖湿润地区栎树上。

[地理分布]达州全域。

[入药部位]茧蛹。

[功能主治]生津止渴、消食理气、镇痉,用于消渴、臌胀、淋证、癫痫。

蓖麻蚕

[异名]木薯蚕。

[拉丁名]*Samia cynthia ricina* Donovan

[形态特征]卵:椭圆形,长约2.5 mm,宽约1.9 mm。卵色与蚕的血色有关,黄血系卵呈淡黄色;白血系卵呈淡绿色。卵壳由坚硬的卵壳质构成,壳外有胶质,彼此容易粘连。幼虫:虫体分头、胸、腹3部。头部的外皮硬化,形成头壳,头壳两侧有单眼6对。一般雌蚕体躯较雄蚕大。蛹:化蛹初期,蛹色淡黄,背部略深。化蛹3天后,逐渐变为深褐色。

[自然生境]生于海拔300～2 300 m的温暖湿润地区蓖麻、木薯、臭椿、乌桕、马桑树上。

[地理分布]达州全域。

[入药部位]幼虫或茧蛹。

[功能主治]祛风湿、止痹痛,用于风湿关节痛。

家蚕蛾科 Bombycidae

家蚕

[异名]僵蚕、蚕砂。

[拉丁名]*Bombyx mori* Linnaeus

[形态特征]幼虫:长圆筒形,由头、胸、腹3部分构成。头部外包灰褐色骨质头壳,胸部3个环节各有1对胸足;腹部10个环节有4对腹足和1对尾足;第1胸节和第1～8腹节体侧各有1对气门。雌蚕在第8～9节腹面各有1对乳白色圆点,称石渡氏腺;雄蚕在第9腹节腹面前缘中央有一乳白色囊状体,称赫氏腺。蛹:分头、胸、腹3部分。雌蛹腹部大而末端钝圆,第8腹节腹面正中线上有1条纵线;雄蛹腹部小而末端尖,在第9腹节腹面中央有1褐色小点。成虫:全身被覆白色鳞片,头部两侧有1对复眼和1对具触觉和嗅觉的双栉状触角,口器退化。胸部前、中、后3个胸节腹面各有1对胸足,中胸和后胸背面各有1对翅。卵:椭圆形略扁平,长约1.3 mm,宽1.1～1.2 mm,厚0.5～0.6 mm,一端稍钝,另一端稍尖,尖端有卵孔,为受精孔道。

[自然生境]生于海拔300～2 500 m的温暖湿润地区。

[地理分布]达州全域。

[入药部位]粪便、僵蚕、卵、茧壳、蚕蜕、蛹、孵化后的卵壳、丝绵。

[功能主治]生津止渴、消食理气、镇痉,用于消渴、臌胀、淋证、癫痫。

粉蝶科 Pierisrapae

金凤蝶

[异名]茴香虫。

[拉丁名]*Papilio macaon*

[形态特征]成虫：体长15~19 mm，翅展35~55 mm，体灰黑色，翅粉白色；头大，额区密被白色及灰黑色长毛。眼大，圆凸，裸出，赭褐色。下唇须较头长，向前伸，腹面密被长毛，基部白色，端部黑色，雌蝶前翅基部大部分灰黑色，顶角有1个三角形黑斑；雄蝶前翅基部黑色部分和顶角的三角形黑斑均较小。

[自然生境]生于伞形科植物，如胡萝卜、茴香。

[地理分布]达州全域。

[入药部位]幼虫。

[功能主治]止痛，用于胃痛、噎嗝、疝气。

凤蝶科 Papilionidae

柑橘凤蝶

[异名]花椒凤蝶。

[拉丁名]*Papilio xuthus* Linnaeus

[形态特征]成虫：翅展90~110 mm。体侧有灰白色或黄白色毛。前翅中室基半部有放射状斑纹4~5条，到端部断开几乎相连，端半部有2个横斑；外缘区有1列新月形斑纹。雄性外生殖器上钩突基部宽，端部窄呈楔形；尾突末端尖锐；雌性外生殖器产卵瓣半圆形，具强刺；交配孔圆而大。卵：扁圆形，高约1 mm，宽大于1 mm，光滑有光泽。初产时黄色，后变紫灰色。幼虫：第1龄体长约3 mm，头部漆黑色，胴部细长，暗褐色；第2龄幼虫体长约5 mm，头部黑色，有光泽。第3龄幼虫体长约7.5 mm，头部黑而带黄绿色。第4龄幼虫体长11.5 mm，体色同3龄。第5龄幼虫体长约17 mm，头部黄绿，体背面与侧面草绿色，有横条纹。蛹：体长约30 mm。身体淡绿色稍呈暗褐色，头部两侧各有1个显著的突起，胸背稍尖起。

[自然生境]寄生于伞形科植物上，如胡萝卜、茴香。

[地理分布]达州全域。

[入药部位]成虫。

[功能主治]止痛，用于胃痛、噎嗝、疝气。

虻科 Tabanida

双斑黄虻

[异名]虻虫、牛蚊子。

[拉丁名]*Atylotus bivittateinus* Takahashi

[形态特征]雌虫体长13~17 mm，雄虫体长11.0~12.5 mm。雌虫：体黄色。头部前额黄色或略带淡灰色，高度为基部宽度的4~4.5倍，两侧平行。触角橙黄色，第3节有明显的钝角突。胸部背板及小盾片均为黑灰色，无条纹，密覆黄色毛及少数黑毛，腋瓣上的一撮毛呈金黄色，侧板具灰色粉被及长白毛。翅脉黄色，R_4有附支。足黄色，中、后足股节基部1/3灰色，前足跗节及胫节端部2/3黑色，中、后足跗节端部黑色，足的颜色变异较大。腹部背板暗黄灰色，富金黄色毛。

[自然生境]寄生于海拔300~1 200 m的牛身体上。

[地理分布]达州全域。

[入药部位]雌成虫。

[功能主治]破血逐瘀、通经、消结，用于经闭、瘀血痛、跌打损伤疼痛、癥瘕积聚、堕胎。

中华斑虻

[异名]虻虫、牛蚊子。

[拉丁名]*Chrysops sinensis* Walker

[形态特征]额胛黑色，口胛、颜胛黄色。触角1~2节及第3节基部黄色，覆黑毛，其余为黑色。颚须黄色。胸部背板中央有2条窄条纹，侧板灰色。翅透明，横带斑锯齿状，端斑带状，与横带连接处充满R_1室。足黄色，跗节端部暗棕色。

[自然生境]寄生于海拔300～1 200 m的牛身体上。

[地理分布]达州全域。

[入药部位]雌成虫干燥全体。

[功能主治]同双斑黄虻。

江苏虻

[异名]虻虫、牛蚊子。

[拉丁名]*Tabanus kiangsuensis* Krober

[形态特征]雌虫体长12～15 mm,前额黄灰色,胛黑棕色,中胛与基胛融合呈柱状,基胛两侧与眼分离,触角黄色,第3节背缘具不明显的钝突,胸部灰色,背板具5条明显纵纹,侧片浅灰色具长白毛,翅透明,平衡棒棕色,足灰色,胫节浅棕色,仅端部及跗节黑色,腹部黑灰色,背板中央及两侧具三角形斑,每节背板后缘具细白横带。

[自然生境]寄生于海拔300～1 200 m的牛身体上。

[地理分布]达州全域。

[入药部位]雌成虫。

[功能主治]同双斑黄虻。

复带虻

[异名]华虻、虻虫、牛蚊子。

[拉丁名]*Tabanus bivitatus* Matsum.

[形态特征]体型中等,黄绿色,头部呈黑褐色,复眼大型,无细毛,中部有1条细窄的黑色横带。胸部呈黑褐色,背面呈壳状而光亮,两侧生有两对透明薄膜状翅,翅翼超过尾部。腹部有6个体节,具足3对。

[自然生境]寄生于海拔300～1 200 m的牛身体上。

[地理分布]达州全域。

[入药部位]雌成虫。

[功能主治]同双斑黄虻。

峨眉山虻

[异名]虻虫、牛蚊子。

[拉丁名]*Tabanus omeishanensis* Xu

[形态特征]体黄绿色;复眼大型,无细毛,中部有1条细窄的黑色横带;被有白色并杂有黑色的短毛;中胸背板、侧板、腹板灰黄色,被有黄色短毛并杂有黑色和黄灰色长毛;翅透明无斑,平衡棒黄色;腹部被有稠密的黄色或黄灰色短毛,有时夹杂有黑色短毛;腹面灰色。雄虻较雌虻体型小。

[自然生境]寄生于海拔300～1 200 m的牛身体上。

[地理分布]达州全域。

[入药部位]雌成虫入药。

[功能主治]同双斑黄虻。

山崎虻

[异名]虻虫、牛蚊子。

[拉丁名]*Tabanus yamasakii* Ouchi

[形态特征]体长6～30 mm。雌虻口器甚发达,上、下颚及口针都极锋利而发达。

[自然生境]寄生于海拔300～1 200 m处的牛身体上。

[地理分布]达州全域。

[入药部位]雌成虫。

[功能主治]同双斑黄虻。

食蚜蝇科 Syrphidae

长尾食蚜蝇

[拉丁名] *Eristalis tenax* Linnaeus

[形态特征] 体长14 mm左右; 头黑色, 被毛, 复眼毛被棕色; 触角暗棕色; 胸背板全黑, 被黄白色毛, 小盾棕黄色; 腹大部棕黄色, 第1背板黑, 第2、3背板具 "I" 形黑斑, 第4、5背板大部黑色。

[自然生境] 成虫生于花丛中, 幼虫生于粪坑、污水中。

[地理分布] 达州全域。

[入药部位] 幼虫。

[功能主治] 消食积、健脾胃, 用于消化不良、脘腹胀满、体倦乏力。

丽蝇科 Calliphoridae

大头金蝇

[异名] 五谷虫。

[拉丁名] *Chrysomya megacephala* (Fabricius)

[形态特征] 雄虫: 体长10 mm左右。复眼鲜红, 两眼前缘合生, 额狭似线, 复眼上部2/3的小眼面很大, 下部1/3的小眼面很小, 二者界限显明, 在整个长度内约有小眼面25排。触角橘黄色, 芒毛黑, 长羽状毛达于末端; 胸部呈金属绿色有铜色反光及蓝色光泽, 前盾片覆有薄而明显的灰白色粉被; 各侧片毛绝大多数呈黑色, 腹侧片呈暗棕色。翅透明, 翅脉棕色, 腋瓣带棕色, 具暗棕以至棕黑色缘。平衡棒暗棕或棕色。足棕或棕黑色。肛尾叶及侧尾叶均宽短, 阳体细长, 下阳体呈半球形。雌虫: 体长9～10 mm。在额部的眼前缘稍微向内凹入, 在额中段的间额宽常为一侧额的2倍或超过2倍; 腹侧片及第二腹板上以淡色毛占多数; 受精囊略呈球形, 尖端有一小乳头状突起, 其余特征可参见雄性。

[自然生境] 生于厕所、垃圾场、家中。

[地理分布] 达州全域。

[入药部位] 幼虫。

[功能主治] 清热、消滞, 用于疳积腹胀、热病、神昏谵语。

蚁科 Formicidae

丝光林蚁

[异名] 黑蚂蚁。

[拉丁名] *Formica fusca* Linnaeus

[形态特征] 上颚三角形, 薄而锋利, 触角12节, 单眼清晰。体壁较薄, 足长, 行动迅速。体长4～7 mm。暗褐红色。头部两复眼下方之颊、触角柄节、胸部及足色较其他部位浅, 稍淡栗褐色。体表被丝状闪光茸毛, 腹部自第一腹节后缘起有稀疏的直立短毛, 毛短于毛间距。复眼大而凸, 位于头侧中线的偏上方处; 单眼小; 触角长, 柄节长的三分之一超过头顶; 额隆脊短、锐; 额三角形; 唇基中央凸, 中纵脊明显, 后缘平, 前缘凸圆; 腹柄结呈厚鳞片状, 前凸后平, 上缘圆弧形, 仅中央稍凸; 腹部粗大, 背观可见5节。

[自然生境] 生于土中。

[地理分布] 达州全域。

[入药部位] 干燥全体。

[功能主治] 清热解毒, 用于蛇咬伤、疔毒肿痛。

胡蜂科 Vespidea

中华马蜂

[异名] 露蜂房。

[拉丁名] *Polistes chinensis* Fabricius

[形态特征]两复眼间有1黑横带,金黄色。前胸前缘中部和后缘边缘黄色,覆有黄色茸毛。中胸背板和侧板黑色,有2个棕色小斑和1个大黄斑。小盾片矩形,黄色,有棕色斑。后小盾片呈横带状,基半部黄色,端半部棕色,外侧各有1小黄斑。并胸腹节黑色,中央有1沟,两侧及沟两侧各有1条黄色纵带。腹部第1节基部细,黑色,沿端部边缘为一黄色纵带,两侧各有1黄斑。第二背板沿端部边缘为一黄色横带,中部两侧各有1棕色大斑,斑中央有1较小黄色斑,余黑色。第3~5节背腹板均黑色,沿端部边缘有1黄色横带,横带两侧各有1棕色小斑。第6腹节基部黑色,端部黄色。雌蜂:体长约16 mm。触角窝间、触角窝斜上方、后头边缘中间和唇基黑色。雄蜂:腹部7节。

[自然生境]生于山林与灌丛。

[地理分布]达州全域。

[入药部位]巢、幼虫。

[功能主治]巢祛风、攻毒、杀虫,用于惊痫、风痹、瘾疹、瘙痒、乳痈、疔毒、瘰疬、痔漏、风火牙疼、头癣、蜂螫肿痛。幼虫用于胸腹胀痛、干呕、面疮、雀斑。

长足胡蜂

[异名]露蜂房。

[拉丁名]*Polistes herbaeus* Fabr

[形态特征]成虫:雄蜂体长19 mm左右,橙黄褐色,体平滑,微具光泽。头胸腹所有缝合处均具黑线纹。头顶两复眼间,由复眼上缘前方至近后缘处包括单眼区在内及二触角间至上方均黑色;单眼褐黄色;触角棕褐色,唇基隆起,形似盾牌,具稀而粗的刻点;额上具密刻点。前胸背板棕黄色,后缘淡黄色,前方具深色斑纹,前缘呈脊状;胸侧及体腹面大部黑色,翅赤褐色,前翅前缘脉后方橙黄色。前、中足胫节黄色,后足胫节黑色,跗节黄色,雌蜂体长21 mm左右,形态基本与雄蜂同,但头部斑纹有不同,雌黑斑纹小,触角16节。卵:长4 mm左右,白色,长茄形。幼虫:初孵幼虫白色,长大后黄色,略呈圆锥形,胸部肥大,腹部向后缩小弯转,头小,黑褐色。蛹:长约22 mm,窄长,淡黄色。

[自然生境]生于屋檐下、树枝及灌丛中。

[地理分布]达州全域。

[入药部位]巢。

[功能主治]祛风、杀虫、解毒,用于痫证、牙痛、鼻炎、风湿关节痛、皮肤顽癣、疮疡肿毒、乳痈、瘰疬、顿咳、头风痛、蜂螫肿痛。

日本马蜂

[异名]蜂房。

[拉丁名]*Polistes japonicas* Saussure

[形态特征]额顶有黑色横带,胸部各黄斑间黑色明显。头宽略窄于胸部,棕色单眼呈倒三角形排列于复眼之间,复眼间有一黑色横带,有时模糊。小盾片矩形,两侧向下延伸,橙黄色,中央常有一深色横斑,小盾片外侧橙黄色。后小盾片外侧横带状,端部中央略突起,橙黄色,后小盾片外侧也为橙黄色。腹部第1节背板基部细,基半部黑色,端部边缘黄色,黄色内缘呈棕色,有毒。

[自然生境]生于山林与灌丛。

[地理分布]达州全域。

[入药部位]巢。

[功能主治]同长足胡蜂。

柑马蜂

[异名]露蜂房。

[拉丁名]*Polistes mandarinus* Saussure

[形态特征]额部触角间略隆起，额上半部及颅顶部黑色，有较粗的刻点及黄色短毛，棕色单眼，额下部浅棕色。唇基全呈黄色；前胸背板前缘突起呈棕色，中胸背板全呈黑色，密布粗糙刻点及短毛。腹部各节背板端缘均为棕色带。小盾片棕色，矩形，后小盾片向后下方倾斜，横带状。雌蜂体长15 mm，雄蜂体长13 mm。

[自然生境]生于山林与灌丛。

[地理分布]达州全域。

[入药部位]巢、幼虫。

[功能主治]同中华马蜂。

大胡蜂

[异名]露蜂房。

[拉丁名]*Vespa magnifica* Smith

[形态特征]雌虫体长30～35 mm，头棕色，头顶部隆起。后头凹陷，头顶光滑。颊部宽有稀疏刻点，复眼肾状，黑褐色，其上有黑色斑点，唇基棕色。大颚褐色，有四个黑色的齿。触角柄节深褐色，其余灰黑色。前胸背部板两侧，中胸背板之前方，有两个褐色斑块。小盾片和后小盾片发达突起，小盾片横长方形，后小盾片三角形。足部腿节黑色；前足胫节和跗节铁锈色，密布发亮的金黄色短毛；后足第一跗节甚长，爪简单。翅褐色，前翅径室较长，有3个肘室。腹部光滑，密布极细微的刻线。腹部圆筒形，腹部第1～4节的后缘黄色，第6节全节均为黄色。第1节的前缘有稀疏的棕色毛，每节的后缘有一列棕色毛。

[自然生境]生于山林与灌丛。

[地理分布]达州全域。

[入药部位]巢。

[功能主治]同长足胡蜂。

金环胡蜂

[异名]露蜂房。

[拉丁名]*Vespa mandaripina* Smith

[形态特征]雌蜂体长约40 mm，工蜂体长25 mm，雌蜂体黑褐色，头部橙黄色，额片前缘弓形，中央凹，两边突出；触角12节，膝状，暗褐色；中胸背部中央有很细纵沟；翅膜质半透明，前缘脉和亚前缘脉黑褐色；腹部黑褐色，第一、二腹节中央及后缘黄色；雄蜂较小，与雌蜂相似，体上被有较密棕色毛和棕色斑。

[自然生境]生于屋檐下、树枝及灌丛中。

[地理分布]达州全域。

[入药部位]巢。

[功能主治]同长足胡蜂。

果马蜂

[异名]露蜂房。

[拉丁名]*Polistes olivceous* (De Geer)

[形态特征]雌蜂长约18 mm，大体黄色。头横形，接近胸宽，后头向前弧形凹入。两复眼顶部之间有一黑色横带贯串2个后单眼。两触角窝之间隆突，有一黑色小斑，额沟明显。唇基盾形，下部有稀疏黄色短毛。上颚宽阔，有4个黑色小齿。触角12节，黄褐色。前胸背板黄色，两侧和下方有棕色斑。中胸背板稍隆起，中隆线可见。小盾片矩形黄色，表面稍平。后小盾片横形，黄色，表面平，后缘中央向后凸出。胸腹节大体黄色，但基缘、端缘、中纵线以及两侧端部边线为黑色，表面有粗横皱脊，背中有纵凹。翅淡烟黄色，亚前缘脉黑褐色，其余脉褐至黄褐色。各足黄褐色，后足胫节两端带棕色。爪无齿，黄褐色，尖端黑褐色。腹部纺锤形，黄褐色。雄蜂近似雌蜂，腹部7节。

[自然生境]生于山林与灌丛。

[地理分布]达州全域。

[入药部位]巢。

[功能主治]同长足胡蜂。

蜜蜂科 Apidae

灰胸木蜂

[拉丁名]*Xylocopa phalothorax* (Lepeletier)

[形态特征]雌体长21～22 mm，黑色；胸部被灰白色毛。头宽于长，上颚2钝齿，额脊明显；颊最宽处窄于复眼；头部除颅顶上为极稀少的刻点外，其他部分刻点密；唇基中央及前缘光滑；中胸背板中央光滑闪光，中盾沟可见；小盾片后缘及腹部第1节背板前缘垂直向下，无脊状隆起；翅闪深紫色光泽。唇基及颜面被白及黑色混杂的短绒毛；颅顶后缘、中胸背板及侧板上部、小盾板均被白毛；中胸侧板下部被灰黑色毛；腹部各节背板及足均被黑色。雄体长23～24 mm；胸黄色；与雌性区别为：唇基大部、额、上颚基部及触角柄节外侧均黄色；唇基两侧各1黑斑；触角鞭节外侧褐黄色；翅褐色，稍闪紫色光泽。

[自然生境]生于山野崖隙中。

[地理分布]达州全域。

[入药部位]成虫。

[功能主治]解毒、消肿、止痛，用于疮疖红肿作痛。

中华木蜂

[拉丁名]*Xylocopa sinensis* Smith

[形态特征]体黑色，雌虫体长24～25 mm，雄虫体长24～26 mm。雄虫触角13节，雌虫的12节。前翅具3个亚缘室，第3室最大，第2室窄小，呈三角形。中胸及颅顶端缘、颊、腹部第1节背板两侧被黄色长毛。翅黑褐色，带紫色光泽，雄虫与雌虫的主要区别为雄虫复眼大，唇基、额、上颚基部及触角鞭节前侧鲜黄色，雌虫头部全为黑色。

[自然生境]生于山野崖隙中。

[地理分布]达州全域。

[入药部位]成虫。

[功能主治]同灰胸木蜂。

中华蜜蜂

[异名]蜂、中蜂。

[拉丁名]*Apis cerana* Fabr.

[形态特征]工蜂腹部颜色因地区不同而有差异，有的较黄，有的偏黑；吻长平均5 mm。蜂王有两种体色：一种是腹节有明显的褐黄环，整个腹部呈暗褐色；另一种的腹节无明显褐黄环，整个腹部呈黑色。雄蜂一般为黑色。南方蜂种一般比北方的小，工蜂体长10～13 mm，雄蜂体长11～13.5 mm，蜂王体长13～16 mm。

[自然生境]生于树洞、岩洞、墙壁、屋檐，有家养。

[地理分布]达州全域。

[入药部位]蜂蜜、蜂胶、蜂蜡、蜂毒、蜂王浆、幼虫。

[功能主治]蜂蜜滋阴润燥、解毒，用于肺燥干咳、肠燥便秘。蜂胶用于恶性肿瘤、鸡眼、寻常疣。蜂蜡（黄蜡）润脏腑、补中益气、续绝伤，用于赤白下痢、疼痛、产后下痢、臁疮、金疮。蜂毒（工蜂尾刺的有毒液体）用于咳嗽痰喘、瘿瘤、高血压、风湿关节痛。蜂王浆滋补、强壮、益肝、健脾，用于病后体虚、小儿营养不良、年老体衰、传染性肝炎、高血压、风湿关节痛、胃病。幼虫（蜂子）祛风、解毒、杀虫，用于头风、麻风、丹毒、风疹、虫积腹痛、带下。

意大利蜂

[异名]意蜂、意大利蜜蜂。

[拉丁名]*Apis mellifera* Linnaeus

[形态特征]腹部细长,工蜂腹部第2~4节背板的前缘有黄色环带,在原产地,黄色环带的宽窄及色调的深浅变化很大。体色较浅的常具有黄色小盾片;特浅色型的仅在腹部末端有1个棕色斑,该型被称为黄金种蜜蜂。绒毛为淡黄色。工蜂的喙较长。腹部第4节背板上绒毛带宽度中等;腹部第5背板上覆毛短。

[自然生境]生于树洞、岩洞、墙壁、屋檐,有家养。

[地理分布]达州全域。

[入药部位]蜂蜜、蜂胶、蜂蜡、蜂毒、蜂王浆、幼虫。

[功能主治]同中华蜜蜂。

鲤科 Cyprinidae

斑条鱊

[拉丁名]*Acheilognathus taenianalis* (Gunther)

[形态特征]体延长,侧扁,外形呈菱形。头短小,吻长略短于眼径。口小,马蹄形。口角无须。背鳍和臀鳍硬刺强壮,背鳍具15~17根分枝鳍条,臀鳍起点约与背鳍第7分支鳍条之基部相对。侧线完全,近平直;侧线鳞34~35枚。体长80 mm。生活于山涧溪流中,多在水流缓慢、水草丛生的浅水区域活动,摄食浮游植物、着生藻类和小型水生动物。产卵期为4~6月,此时雄鱼吻部出现珠星,雌鱼具一无色产卵管。

[自然生境]生于江河、湖泊、池塘中。

[地理分布]达州全域。

[入药部位]肉。

[功能主治]益脾健胃、补肾壮阳,用于久病体虚。

鲫

[异名]鲫鱼。

[拉丁名]*Carassius auratus* (Linne)

[形态特征]鲫体呈侧扁形,高且厚,腹部圆,头短小,吻圆钝,无须,眼小,位于头侧上方;鳃耙长,鳃丝细长,鳞片大,背鳍较长,外缘平直,尾鳍呈叉形,体背灰黑色,腹部银白色,各鳍灰色,在不同生长水域,体色深浅有差异。

[自然生境]生活在淡水中。

[地理分布]达州全域。

[入药部位]肉、卵、骨、胆、脑、鳔、鳞。

[功能主治]鱼肉用于小儿口疮。鱼骨用于蜃疮。鱼胆解毒、消肿,用于痔疮、骨鲠、竹刺不出、白喉。鱼脑用于耳聋。鱼鳔用于疝气。

金鱼

[拉丁名]*Carassius auratus* (L. var Goldfish)

[形态特征]金鱼体型变异甚大。头腹俱大,粗短;尾有单尾和双尾之分。头有虎头、狮头、鹅头及绒球等多种,除平头外,多突起成瘤状。眼突出,按形状有龙眼、朝天眼、水泡眼等,鳃有正常鳃和反鳃;鳞片除常鳞外,尚有透明鳞和珍珠鳞。鳍大,背鳍有或无;臀鳍有单鳍和双鳍;尾鳍多分为3叶或4叶而披散;体色有多种花色。

[自然生境]生活在淡水中。

[地理分布]达州全域。

[入药部位]鲜活全体。

[功能主治]清热、利水、解毒,用于水臌、黄疸、咳嗽。

红鳍鲌

[异名]短尾鲌、黄掌皮、噘嘴子浮鲢。

[拉丁名]*Culter erythropterus* Basilewsky

[形态特征]红鳍鲌体延长，侧扁，背部显著隆起，腹浅弧形，在腹鳍鳍基部处凹入，腹面自胸鳍基部至肛门具有一肉棱，体背侧灰色，腹侧银白色，背鳍和尾鳍浅灰色，臀鳍红色。雌体比雄体大。

[自然生境]生于水草多的淡水中。

[地理分布]达州全域。

[入药部位]肉。

[功能主治]利水消肿，用于消瘦水肿、产后抽搐。

鲤

[异名]鲤鱼。

[拉丁名]*Cyprinus carpio* Linne

[形态特征]体长形，侧扁；腹部圆，头较小；体背灰黑色或黄褐色，体侧带金黄色，腹部灰白色；背鳍和尾鳍基部微黑，尾鳍下叶红色，偶鳍和臀鳍淡红色，但色彩常因栖息水体不同而有变异。

[自然生境]生活在淡水中。

[地理分布]达州全域。

[入药部位]肉、眼睛、皮、肠、血、齿、胆、脂肪、脑、鳞、骨。

[功能主治]鱼肉开胃健脾、消水肿，用于胃溃疡、十二指肠溃疡、胸前胀痛、消化不良、久咳、老年心累、妊娠期水肿。鱼眼除肉中刺，用于中风水肿。皮用于鱼鲠、瘾疹。鱼血用于口眼歪斜、小儿丹肿及疮。鱼肠解毒、杀虫，用于小儿肌疮、聤耳、痔瘘。鱼齿用于淋证、小便不通。鱼胆清热明目、散翳消肿，用于目赤肿痛、青盲翳障、咽痛喉痹。鱼脂肪用于小儿痫疾、惊悸。鱼脑用于耳聋、青盲。鱼鳞散血、止血，用于吐血、衄血、崩漏带下、瘀滞腹痛、痔漏。鱼骨利湿、解毒，用于带下、阴疽。

青梢红鲌

[异名]青橘子。

[拉丁名]*Erythroculter dabryi* Bleeker

[形态特征]体长，侧扁且薄。背部在头后方隆起。腹部自腹鳍基部至肛门间有腹棱。头稍小，其背面较平直。口亚上位，口裂倾斜，下颌突出于上颌的前方，后端伸至鼻孔中点的垂直线下方。无须。鳞小，侧线鳞。胸鳍末端达到或超过腹鳍基部。臀鳍条无硬刺。尾鳍分叉深。鳔呈圆筒状，中室最大，后室细长呈圆锥形。体上半部呈灰色，背部深灰，腹部银白色，各鳍均为青灰色。

[自然生境]生于水草多的淡水中。

[地理分布]达州全域。

[入药部位]肉。

[功能主治]同青梢红鲌。

翘嘴红鲌

[异名]翘嘴。

[拉丁名]*Erythroculter ilishaeformis* (Bleeker)

[形态特征]体细长，侧扁，头背面平直，头后背部隆起；口上位，下颌坚厚急剧上翘，竖于口前；眼大而圆；侧线明显，前部略向上弯，后部横贯体侧中部略下方，侧线鳞80～93枚；背鳍有强大而光滑的硬棘，腹鳍基部至肛门有腹棱，胸鳍末端几达腹鳍基部，臀鳍长且大，尾鳍深叉形；体背浅棕色，体侧银灰色，腹面银白色，背鳍、尾鳍灰黑色，胸鳍、腹鳍、臀鳍灰白色。

[自然生境]生于水草多的淡水中。

[地理分布] 达州全域。

[入药部位] 肉。

[功能主治] 同青梢红鲌。

拟尖头红鲌

[异名] 鸭嘴红梢、尖头红梢。

[拉丁名] *Culter oxycephaloides* Kreyenbery et Pappenheim

[形态特征] 体长而侧扁,头后背部显著隆起。头小而尖,头背面扁平,形似等边三角形。口半,上位,口裂向上倾斜,下颌较上颌为长,后端不达眼前缘垂直线的下方。无须,眼较大,鳞细小,从腹鳍甚至肛门有腹棱。背鳍具硬刺;臀鳍长;尾鳍深叉。体背部灰色,体侧和腹部银白色,背鳍、胸鳍、腹鳍及臀鳍均为灰白色,尾鳍为橘红色,镶以黑色边缘。

[自然生境] 生于水草多的淡水中。

[地理分布] 达州全域。

[入药部位] 肉。

[功能主治] 同青梢红鲌。

尖头红鲌

[异名] 鸭嘴红梢。

[拉丁名] *Erythroculter oxycephalus* Bleeker

[形态特征] 体长而侧扁,头后背缘呈弧形;腹鳍基部之后的腹部具腹棱。吻尖,吻长大于眼径。口亚上位,下颌稍长于上颌。眼间隔宽而微凸,眼间距大于眼径。鼻孔下缘位于眼上缘水平线之上。鳃孔前伸约达眼后缘之下方。鳞中等大,侧线鳞不超过70枚。侧线前段略呈弧形,后部平直伸达尾鳍基部。胸鳍短。末端后伸不达腹鳍起点。背鳍硬刺光滑,刺长短于头长。臀鳍具26~29根分枝鳍条。第1鳃弓外侧鳃耙19~22。鳔3室,后室细尖。肠长短于体长。腹膜灰白色。体长360 mm。体背侧灰黑,腹侧银白;尾鳍橘红色,边缘黑色。性成熟雄性个体的头部、背部、体侧之上半部以及胸鳍边缘出现白色珠星。

[自然生境] 生于水草多的淡水中。

[地理分布] 达州全域。

[入药部位] 肉。

[功能主治] 同青梢红鲌。

嘉陵颌须鮈

[拉丁名] *Gnathopogon herzensteini* (Gunther)

[形态特征] 体长,侧扁,背部在背鳍前稍隆起,腹部圆而微凸。头中等大,侧扁。吻短而钝,口小,端位,口裂斜,呈弧形。唇简单,不发达,唇后沟中断,口角具须1对,短小。眼较小,眼间宽,略隆起。鳃耙短,排列稀疏。鳞片较小,胸腹部具鳞。背鳍无硬刺,胸鳍短而圆,腹鳍较胸鳍短,末端可伸达肛门,臀鳍短,尾鳍分叉,上下叶等长,末端圆钝。肛门位置紧靠臀鳍起点的前方。腹膜灰白色,上具许多小黑色点。体背侧灰黑色,腹部灰白色,体例上半部具有数行黑色细条纹,体中轴具一较宽的黑色纵纹,后段色深,背鳍鳍条的上半部具一黑纹,其余各鳍灰白色。

[自然生境] 生于流水石隙。

[地理分布] 达州全域。

[入药部位] 肉。

[功能主治] 补虚、健脾、益胃、下乳,用于脾胃虚弱,孕妇产后乳汁缺少。

唇鳎

[拉丁名] *Hemibarbus labeo* Pallas

[形态特征] 体长形, 略侧扁, 腹胸部稍圆。头大, 其长大于体高。吻长而突出, 其长显著大于眼后头长。口大, 下位, 呈马蹄形。唇厚, 下唇发达, 两侧叶宽厚, 具发达的皱褶, 中央有小的三角突起, 常被侧叶所覆盖。唇后沟中断, 间距甚窄。口角有须1对, 长度小于或等于眼径, 后伸可达眼前缘的下方。眼大, 侧上位。前眶骨及前鳃盖骨边缘具1排黏液腔。侧线完全, 略平直。肠管粗短, 其长约等于体长, 鳔大, 2室, 前室卵圆形, 后室长锥形, 末端尖细。体背青灰色, 腹部白色。成鱼体侧无斑点, 小个体具不明显的黑斑。背鳍、尾鳍灰褐色, 其他各鳍灰白色。河流中野生唇鳎条颜色易呈金黄色。

[自然生境] 生于湍急的河流。

[地理分布] 达州全域。

[入药部位] 肉。

[功能主治] 补益脾肾、祛风湿、强筋骨, 用于腰背疼痛、腿膝酸麻。

花鳎

[异名] 鲫花。

[拉丁名] *Hemibarbus maculatus* Bleeker

[形态特征] 体长, 较高, 背部自头后至背鳍前方显著隆起, 以背鳍起点处为最高, 腹部圆。头中等大, 头长小于体高。吻稍突, 前端略平扁。口略小。眼较大, 侧上位, 眼间宽广, 稍隆起。体鳞较小。侧线完全, 略平直。背鳍长, 末根不分枝鳍条为光滑的硬刺, 长且粗壮, 其长几与头长相等。胸鳍后端略钝, 后伸不达腹鳍起点。腹鳍短小, 起点稍后于背鳍起点。肛门紧靠臀鳍起点。臀鳍较短, 起点距尾鳍基较至腹鳍起点为近。尾鳍分叉, 上下叶等长, 末端钝圆。腹膜银灰色。体背及体侧上部青灰色, 腹部白色。体侧具多数大小不等的黑褐色斑点。背鳍和尾鳍具多数小黑点, 其他各鳍灰白。

[自然生境] 生于湍急的河流。

[地理分布] 达州全域。

[入药部位] 肉。

[功能主治] 同唇鳎。

油鲦

[异名] 贝氏鲦。

[拉丁名] *Hemiculter bleekeri* Warpachowsky

[形态特征] 体侧扁, 背腹缘略呈弧形, 腹部自胸鳍基部下方至肛门具腹棱。头侧扁, 头背平直。吻短, 稍尖。口端位, 口裂斜, 上下颌约等长。眼中大, 侧位。眼间微隆起, 眼间宽大于眼径。鳃孔向前至前鳃盖骨后缘的下方或稍前; 鳃盖膜联于峡部; 峡部窄。鳞中大, 薄而易脱落。侧线完全, 自头后和缓向下, 呈深弧形, 与腹部轮廓平行于体的下半部, 至臀鳍基后上方又折而向上, 伸入尾柄正中。背鳍位于腹鳍之后, 外缘平直或微凸, 最后不分枝鳍条为光滑的硬刺, 刺长短于头长; 背鳍起点至吻端的距离大于至尾鳍基的距离。臀鳍位于背鳍的后下方, 外缘微凹。胸鳍尖形, 腹鳍短。尾鳍分叉深, 下叶长于上叶, 末端尖形。腹膜黑色, 体呈银色, 鳍均呈浅灰色。

[自然生境] 生于淡水中。

[地理分布] 达州全域。

[入药部位] 肉。

[功能主治] 暖胃, 用于冷泻。

鲦

[异名] 白条鱼。

[拉丁名] *Hemiculter leucisculus* (Basilewsky)

[形态特征] 体侧扁，背缘平直，腹缘略呈弧形，自胸鳍基下方至肛门具腹棱。头略尖，侧扁，头部背面平直。吻短，口端位，口裂斜，上下颌约等长。眼中大，侧位，眼间宽而微凸。鳃孔宽；鳃盖膜在前鳃盖骨后缘的下方与峡部相连。鳞中大，薄而易脱落。侧线完全，自头后向下倾斜至胸鳍后部弯折成与腹部平行，行于体之下半部，在臀鳍基部末端又折而向上，伸入尾柄正中。背鳍起点距尾鳍基较距吻端为近。臀鳍位于背鳍的后下方，外缘凹入。胸鳍尖形，末端一般不伸达腹鳍起点。腹鳍位于背鳍起点之前，末端距肛门颇远。尾鳍分叉，末端尖形，下叶长于上叶。体背部青灰色，腹侧银色，尾鳍边缘灰黑。

[自然生境] 生于淡水中。

[地理分布] 达州全域。

[入药部位] 肉。

[功能主治] 同油鳘。

鲢

[异名] 白鲢。

[拉丁名] *Hypophthamichthys molitrix* Cuvier et Valenciennes

[形态特征] 体侧扁，稍高，腹部扁薄，从胸鳍基部前下方至肛门间有发达的腹棱。头较小。吻短而钝圆。口宽大，端位，口裂稍向上倾斜。鼻孔的位置很高，在眼前缘的上方。眼较小，位于头侧中轴的下方。下咽齿阔而平扁，呈构状。鳃耙彼此连合呈多孔的膜质片。左右鳃盖膜彼此连接而不与峡部相连。具发达的螺旋形鳃上器。鳞小。侧线完全，前段弯向腹侧，后延至尾柄中轴。背鳍基部短，第3根不分枝鳍条为软条。胸鳍较长，但不达或伸达腹鳍基部。腹鳍较短，起点距胸鳍起点较距臀鳍起点为近。臀鳍起点在背鳍基部后下方，距腹鳍较距尾鳍基为近。尾鳍深分叉，两叶末端尖。成熟雄鱼在胸鳍第1鳍条有明显的骨质细栉齿，雌性则较光滑。

[自然生境] 生于淡水中。

[地理分布] 达州全域。

[入药部位] 肉。

[功能主治] 温中益气、利水、泽肤，用于久病体虚、水肿。

鳊

[异名] 鳊花。

[拉丁名] *Parabramis pekiensis* Basilewsky

[形态特征] 体高，甚侧扁，呈长菱形，头小，侧扁，略尖，头长远较头高为小。口较小，端位，吻短，吻长大于或等于眼径；上颌比下颌稍长，上下颌前缘且角质层。无须。腹面自胸部基部下方至肛门间有明显的皮质腹棱。背鳍具强大光滑的硬刺，臀鳍鳍条较多，基部很长，尾柄宽短。体背部深青灰色，其他部分银白色；每个鳞片的后部有一宽黑斑，各鳍灰黑色。

[自然生境] 生于淡水中。

[地理分布] 达州全域。

[入药部位] 肉。

[功能主治] 调胃健脾，用于消化不良、胸腹胀痛。

鲈鲤

[异名] 花鱼、江鳅、江鲤、青脖。

[拉丁名] *Percocypris pingi* Tchang

[形态特征] 体略侧扁；头较大，前端较尖，头背面平而宽，后背部隆起；口亚上位，斜裂；下颌突出，须2对，吻须略短于颌须；鳃裂大，上角可达眼径上缘水平线，鳃膜连于颊部；背鳍刺弱，后缘具细齿。体背面青灰色，侧面及腹部白色；绝大部分体侧鳞有一黑色边缘，在体侧连成整齐的直条纹；头、背部有分散的小黑点，

背鳍、胸鳍、尾鳍微黑。

[自然生境]生于淡水中。

[地理分布]达州全域。

[入药部位]肉。

[功能主治]祛痰、止血、镇静,用于咳嗽痰喘、胃溃疡出血、凉血、衄血、崩漏、癫痫、失眠、月经过多。

麦穗鱼

[异名]草生子、混姑郎、肉柱鱼、饭俩子、柳条鱼。

[拉丁名]*Pseudorasbora parva* Temminck et Schlegel

[形态特征]体长,稍侧扁,尾柄较宽。头小,吻尖,吻长小于眼后头长;眼较大,眼间隔平宽;口小,上位,下颌长于上颌;唇薄,简单;唇后沟中断;无须;下咽齿纤细,末端钩状;鳃耙近乎退化,排列稀疏;鳞片较大;侧线完全,平直;背鳍无硬刺,起点在吻端至尾鳍基部的中点;胸鳍不达腹鳍;腹鳍起点约与背鳍相对;尾鳍分叉较浅;肛门紧靠臀起点;体背及体侧灰黑色,腹部银白色;体侧鳞片的后缘具新月形的黑斑,体侧具一纵行斑纹,幼鱼更为明显。

[自然生境]生于淡水中。

[地理分布]达州全域。

[入药部位]肉。

[功能主治]补中益气、滋补强壮。

彩石鳑鲏

[异名]鳑鲏。

[拉丁名]*Rhodeus lighti* Wu

[形态特征]体呈卵圆形,侧扁,腹部平圆;头小而尖;吻短而较尖,吻长与眼径约相等;口小,端位,口裂倾斜,口角无须;眼较大,侧上位,眼间距较宽而微突;背鳍无硬刺,基部较长;胸鳍侧前位,末端不达腹鳍;臀鳍无硬刺,其起点在背鳍末端之前方,鳍基较长;尾鳍分叉较深,上、下叶对称。背部深蓝色,腹部浅色,略带粉红;眼球上方橘红色;各鳍均为淡黄色,背鳍前部有一黑斑,臀鳍边缘黑色,尾鳍上、下叶间有一橘红色纵纹。

[自然生境]生于江河、湖泊、池塘中。

[地理分布]达州全域。

[入药部位]肉。

[功能主治]益脾健胃、补肾壮阳,用于久病体虚。

黑鳍鳈

[异名]花腰、火烧鱼。

[拉丁名]*Sarcocheilichthys nigripinnis* Gunther

[形态特征]体长,略侧扁,尾柄稍短,腹部圆。头较小,吻略短,圆钝,稍突出。口小,下位,呈弧形。唇较薄,下唇狭长,前伸几达下颌前缘。眼小,位于头侧上方,位略前,稍隆起。体被圆鳞,中等大小,侧线完全,较平直。背鳍短,无硬刺。胸鳍较短小,后缘圆钝。腹鳍末端可达肛门,臀鳍短,尾鳍分叉,上下叶等长,末端稍呈圆钝形。鳃耙不发达,甚短小。腹膜白色,略透明。体背及体侧灰暗,间杂有黑色和棕黄色的斑纹,腹部白色。侧线完全、平直。生殖期间雄鱼体侧斑纹黑色更明显,一般呈浓黑色,颊部、颌部及胸鳍基部处为橙红色,尾鳍呈黄色,吻部具有多数白色珠星,雌鱼产卵管稍延长,体色不及雄鱼鲜艳。

[自然生境]生于河流石隙中。

[地理分布]达州全域。

[入药部位]肉。

[功能主治]同黑鳍鳈。

华鳈

[异名] 花石鲫、黄棕鱼、山鲤子。

[拉丁名] *Sarcocheilichthys sinensis* Bleeker

[形态特征] 体略高, 稍侧扁, 头后背部显著隆起, 腹部圆, 尾柄宽短, 侧扁。头短小。吻圆钝。口甚小, 下位, 马蹄形, 口宽大于口长。唇简单, 稍厚, 下唇仅限于口角处。下颌前缘具甚发达的锐利角质缘。唇后沟中断, 间距较宽。须1对, 位口角。眼稍小, 侧上位, 距吻端较至鳃盖后缘为近。眼间宽, 隆起。体被圆鳞, 中等大, 胸、腹部具鳞, 鳞略细小。侧线完全, 平直。背鳍末根不分枝鳍条基部较硬, 胸鳍较长, 末端略圆。腹鳍短, 起点位背鳍起点之稍后的下方, 末端伸达肛门。肛门靠近臀鳍。臀鳍较短, 尾鳍分叉浅, 较宽阔, 上下叶等长, 末端圆钝。腹膜灰白色, 体灰色, 背部灰黑, 腹部灰白。体侧具宽阔的垂直黑斑4块, 各鳍灰黑色, 边缘浅黄或呈白色。

[自然生境] 生于河流石隙中。

[地理分布] 达州全域。

[入药部位] 肉。

[功能主治] 强健脾胃、通利小便、清热解毒, 用于水肿胀满、黄疸、疮毒。

泉水鱼

[异名] 油鱼。

[拉丁名] *Pseudogyrinocheilus prochilus* Sauvage et Dabry

[形态特征] 体前部近圆筒形, 后部侧扁; 头高等于头宽; 吻圆钝, 向前突出; 吻皮下包, 在上颌之前形成口前室, 在口角处与下唇相连; 吻皮表面有排列整齐的小乳突; 下唇发达, 表面具乳突, 唇后沟中断, 仅限于口角处; 须2对, 吻须长约与眼径相等; 鳞中等大, 腹鳍之前的胸、腹部鳞片都隐于皮下。体灰黑色; 体侧上部鳞片的基部具1个黑点, 在体侧连成若干纵行条纹; 在胸鳍中部的上方常具1块不显著的黑斑。

[自然生境] 生于江河的流水石头上。

[地理分布] 宣汉县、万源市。

[入药部位] 肉。

[功能主治] 益补元气、止血、止痢, 用于泄泻、吐血、崩漏。

华鲮

[异名] 青龙棒、青秆鱼。

[拉丁名] *Sinilabeo rendahli* (Kimura)

[形态特征] 体长, 略呈棒状, 尾柄高而宽厚。吻钝圆而突出, 口下位, 横裂。上唇前部光滑, 为游离的吻皮所遮盖, 两侧则有细小的乳突; 下唇游离部分的内缘有许多小乳状突, 下唇与下颌分离, 其间有一深沟相隔, 上颌为上唇所包。有1对短颌须, 吻须常退化。侧线鳞45～47枚。体背及体侧青黑色, 鳞片紫绿色夹有红色, 并具金属光泽; 腹部微黄, 各鳍灰黑色。

[自然生境] 生于水流湍急、水质清澈的山间溪流。

[地理分布] 达州全域。

[入药部位] 肉。

[功能主治] 益气和中、除湿气, 用于久病体虚、腰腿疼痛。

中华倒刺鲃

[异名] 长江老品种青鱼。

[拉丁名] *Spinibarbus sinensis* (Bleeker)

[形态特征] 体形呈纺锤形, 略侧扁; 头部呈锥形, 吻端钝且向前突出, 口下位, 鼻孔近眼前缘。眼侧上位, 眼间隔较宽。须2对, 较发达。鳃盖膜于眼后缘的垂线下方与峡部相连, 鳞较大。侧线完全, 前段略下弯后径直伸入尾鳍基中央, 体背青灰偏黑色, 背鳍起点前有一根平卧而尖端向前的硬棘, 背鳍起点位于腹鳍起点前上

方,距吻端比距尾鳍基为近;背棘后缘有锯齿。鲜活鱼背部青黑色,腹部灰白色,体侧泛银色光泽,绝大多数鳞片边缘为黑色,近尾鳍基部有一黑斑,幼鱼更明显。

[自然生境]生于湍急的河流石隙中。

[地理分布]达州全域。

[入药部位]肉。

[功能主治]补中壮阳,用于腰膝酸软。

多鳞铲颌鱼

[异名]钱鱼、梢白甲、赤鳞鱼、石口鱼。

[拉丁名]*Varicorhinus* (Scaphesthes) *macrolepis* (Bleeker)

[形态特征]体长,稍侧扁,背稍隆起,腹部圆。头短,吻钝,口下位,横裂,口角伸至头腹面的侧缘。下颌边缘具锐利角质;须2对,上颌须极细小,口角须也很短。背鳍无硬刺,外缘稍内凹。胸部鳞片较小,埋于皮下。体背黑褐色,腹部灰白色。体侧每个鳞片的基部具有新月形黑斑,背鳍和尾鳍灰黑色,其他各鳍灰黄色,外缘金黄色,背鳍和臀鳍都有一条橘红色斑纹。

[自然生境]生于水质清澈的沙石河流中。

[地理分布]达州全域。

[入药部位]肉。

[功能主治]补虚、壮阳、催乳。

白甲鱼

[异名]白甲、爪流子。

[拉丁名]*Onychostorna sima* Sauvage et Dabry

[形态特征]身体呈纺锤形,侧扁;背部在背鳍前方隆起,腹部圆,尾柄细长;头短而宽,吻钝圆而突出,在眶前骨分界处有明显的斜钩走向口角;口下位,下颌具锐利的角质前缘;唇后沟仅限于口角,吻须已经退化;背鳍外缘略内凹,具有1根后缘有锯齿的粗壮硬刺,其尖端柔软,尾鳍深叉形;鳞中等大,胸腹部鳞片较小;背鳍和臀鳍基部具有鳞鞘,腹鳍部基部有狭长的腋鳞。背部青黑色,腹部灰白色,背鳍和尾鳍灰黑色,其他各鳍灰白色。

[自然生境]生于水质清澈的沙石河流中。

[地理分布]达州全域。

[入药部位]肉。

[功能主治]补益强壮、清热、下乳。

圆吻鲴

[异名]青片、鳊鱼。

[拉丁名]*Distoechodon tumirostris* Peters

[形态特征]体稍侧扁,头呈锥形,眼睛小,吻端圆突,口近下位呈横裂,下颌有锐利而发达的角质边缘,下咽齿2行。背末根不分枝,鳍条为硬刺,其长度短于头长。胸不达腹鳍,臀鳍起点紧靠肛门,无腹棱。尾柄宽大,尾鳍分叉,两边缘斜上翘,呈新月牙形。侧线完全,背部体色微黑,腹部淡白色,体侧由10~11条黑色斑点组成的条纹,侧线鳞72~82枚。背、尾鳍青灰色,缘灰黑色,其他各色较淡,呈淡橘黄色。

[自然生境]生于宽阔的缓流河水中。

[地理分布]达州全域。

[入药部位]肉。

[功能主治]温中止泻,用于胃寒泄泻。

鳅科 Cobitidae

泥鳅

[异名]鱼鳅、泥鳅鱼、拧沟、泥沟娄子。

[拉丁名]*Misgurnus anguillicaudatus* Cantor

[形态特征]体细长，呈圆筒状，尾柄侧扁而薄。头小、口小、眼小。口下位，呈马蹄形。嘴角有须，须5对。眼小，侧上位，被皮膜覆盖，无眼下刺。鳃孔小，鳃裂止于胸鳍基部。鳞甚细小，深陷皮内。侧线完全。侧线鳞多于150。鳔很小，包于硬的骨质囊内。背鳍短，起点与腹鳍起点相对，具不分枝鳍条2，分枝鳍条7。胸鳍距腹鳍较远，具不分枝鳍条1，分枝鳍条10。腹鳍不达臀鳍，具不分枝鳍条1，分枝鳍条5～6。臀鳍具不分枝鳍条2，分枝鳍条5。尾鳍圆形。体背部及两侧灰黑色，体上部灰褐色，下部白色，全体有小的黑斑点。背鳍及尾鳍上也有斑点。尾柄基部有一明显的黑斑。其他各鳍灰白色。

[自然生境]生于淡水泥土中。

[地理分布]达州全域。

[入药部位]鲜活个体、皮肤分泌的黏液。

[功能主治]健脾除湿、补中益气、清热解毒、消肿止渴，用于湿热皮肤起疹发痒、痔疮下坠，小便不通、热淋、瘟病大热、神昏口渴、水气浮肿、黄疸、肝炎、疥癣痔疮。皮肤分泌的黏液用于小便不通、热淋、痈肿。

大鳞副泥鳅

[异名]泥鳅。

[拉丁名]*Paramisgurnus dabiyanus* Sauvage

[形态特征]体型较大，体长形，侧扁，体较高，腹部圆。头短，锥形；吻短而钝，口下位，呈马蹄形；唇较薄，其上有许多皱褶；眼稍大，无眼下刺。背鳍短，基部稍长，后缘平截，位于身体中部偏后方。雌鱼胸鳍末端圆形，较短，不分枝鳍条较细；雄鱼胸鳍末端较尖，不分枝鳍条较粗。腹鳍较短，臀鳍小，尾鳍末端圆形。性成熟的雄鱼头顶部和两侧有许多白色的锥状珠星，有时臀鳍附近的体侧亦有；雌鱼较少。体为灰褐色，背部色较深，腹部黄白色，体侧具有不规则的斑点。胸鳍和腹鳍为浅黄色带灰色，背鳍、臀鳍和尾鳍为浅灰黑色。

[自然生境]生于淡水泥土中。

[地理分布]达州全域。

[入药部位]鲜活个体、皮肤分泌的黏液。

[功能主治]健脾除湿、补中益气、清热解毒、消肿止渴，用于湿热皮肤起疹发痒、痔疮下坠，小便不通、热淋、瘟病大热、神昏口渴、水气浮肿、黄疸、肝炎、疥癣痔疮。皮肤中分泌的黏液用于小便不通、热淋、痈肿。

鲇科 Siluridae

鲇

[异名]鲶。

[拉丁名]*Silurus asotus* Linnaeus

[形态特征]体延长，前部略呈短圆筒形，躯干部侧扁。腹部平而柔软，可胀可缩，体高大于头高，全身外部轮廓呈"凿"形；头部扁平，宽大于头高，钝圆口阔，吻宽且纵扁。口裂浅呈弧形，亚上位，末端仅与眼前缘相对；唇厚，口角唇褶发达，上唇沟和下唇沟明显。下颌突出，上、下颌及犁骨上有密而骨质的细齿，齿带连成一片，中央分离或分离界限不明显；犁骨齿形成一条弧形宽齿带，两端较尖，内缘中央较窄。眼小，侧上位，为皮膜覆盖。前后鼻孔相离较远，前鼻孔呈短管状，后鼻孔圆形。颌须较长，后伸达胸鳍基后端；颏须短。鳃孔大。鳃盖膜不与鳃峡相连。幼鱼期背部浅灰色，成体背部深灰色，胸部灰白色。

[自然生境]生于河流、湖泊底层。

[地理分布]达州全域。

[入药部位]肉、目、尾、皮肤分泌物。

[功能主治]肉滋阴开胃、催乳利尿,用于虚损不足、乳汁少、水气浮肿、小便不利。目用于刺伤中毒。尾用于口眼㖞斜。皮肤分泌物用于消渴。

胡鲇科 Clariidae

胡鲇

[异名]蟾胡鲇、塘角鱼、塘虱鱼、土杀鱼、过山鳅。

[拉丁名]*Clarias batrachus* Linnaeus

[形态特征]体长而侧扁,头宽而扁平,吻宽钝。口下位,上颌略长于下颌。上、下颌均具绒毛状齿带。前、后鼻孔分离,前鼻孔呈短管状。须4对,鼻须1对,位于后鼻孔前缘,末端可达胸鳍基部;上颌须1对,位于口角,末端超过胸鳍基部,颏部有颏须2对,外侧1对较长,末端可达胸鳍基部。眼小,侧位,眼间距较宽,相当于眼后头长。鳃膜不与峡部相连。背鳍很长,无硬刺,末端几与尾鳍基相连。胸鳍具1粗壮硬刺。腹鳍短小,其末端超过肛门,达臀鳍起点。臀鳍无硬刺,较背鳍为短,末端几与尾鳍相连。尾鳍圆形。肛门略近臀鳍起点。体无鳞,侧线较平直。体灰褐色,腹部灰白色。

[自然生境]常栖息于水草丛生的江河、池塘、沟渠、沼泽、稻田、洞穴内或暗处。

[地理分布]达州全域。

[入药部位]肉。

[功能主治]补血、补肾、调中,用于腰膝酸痛、久疟体虚、小儿疳积、衄血、黄疸。

鲿科 Bagridae

长须黄颡鱼

[拉丁名]*Pelteobagrus eupogon* Boulenger

[形态特征]吻短。须4对;上颌须长,末端超过胸鳍中部。体无鳞。背鳍硬刺后缘具锯齿。胸鳍刺与背鳍刺等长,前、后缘均有锯齿。脂鳍短。臀鳍条21～23。尾鳍深分叉。鼻须全为黑色。

[自然生境]生于河流、湖泊的底层。

[地理分布]达州全域。

[入药部位]肉、皮肤分泌物、颊骨。

[功能主治]肉祛风、解毒、利水,用于水肿、小儿豆疹、瘰疬。皮肤分泌物用于消渴。颊骨用于喉痹。

黄颡鱼

[异名]黄辣丁、黄姑子、黄沙古、黄角丁、刺黄股。

[拉丁名]*Pelteobagrus fulvidraco* (Richardson)

[形态特征]体长约20 cm,腹面平直,体后半部侧扁,尾柄较细长。头略大而纵扁,头背大部裸露。口大,下位,两颌及口盖骨上有绒毛状齿带。眼小,侧位,眼间距隆起。须4对,鼻须末端可伸至眼后,上颌须1对,末端可延至胸鳍基部,颐须2对,较上颌须短。鳃孔大。全体裸露无鳞。侧线完全。背鳍Ⅰ,6～7,位于胸鳍的后上方与腹鳍的前上方,有硬棘,棘后缘有锯齿。胸鳍1～7,硬棘前后缘均有锯齿,前缘为36～47个,后缘为11～16个。臀鳍条21～25。脂鳍末端游离,较臀鳍短,并与之相对。尾鳍分叉。体呈黄色;背部黑褐色,体侧有宽而长的黑色断纹;腹部为淡黄色,尾鳍上下叶各有黑色的纵纹。

[自然生境]生于河流、湖泊的底层。

[地理分布]达州全域。

[入药部位]肉、皮肤分泌物、颊骨。

[功能主治]同长须黄颡鱼。

光泽黄颡鱼

[拉丁名]*Pelteobagrus nitidus* Sauvage & Dabry

[形态特征] 吻短、稍尖。须4对，上颌须稍短，末端不达胸鳍基部。背鳍刺较胸鳍刺为长，后缘锯齿细弱。胸鳍刺前缘光滑，后缘带锯齿。胸鳍末端能达到臀鳍起点。脂鳍基部短于臀鳍基部。臀鳍条22～25，尾鳍深分叉。

[自然生境] 生于河流、湖泊的底层。

[地理分布] 达州全域。

[入药部位] 肉、皮肤分泌物、颊骨。

[功能主治] 同长须黄颡鱼。

细体拟鲿

[拉丁名] *Pseudobagrus pratti* Günther

[形态特征] 体细长，头平扁。须4对，上颌须末端不达胸鳍基部。背鳍刺后缘有细弱的锯齿，刺长与胸鳍刺相等或稍短。胸鳍刺前缘光滑，后缘锯齿明显。脂鳍基部稍长于臀鳍基部。臀鳍条17～20。尾鳍内凹，两叶末端圆。

[自然生境] 生于河流中。

[地理分布] 达州全域。

[入药部位] 肉。

[功能主治] 滋补强壮、健胃。

切尾拟鲿

[拉丁名] *Pseudobagrus truncatus* Regan

[形态特征] 头稍平扁，吻圆钝。须4对，上颌须后伸达到眼后缘与胸鳍之间的中点。背鳍刺短，后缘光滑。胸鳍刺稍长于背鳍刺，前缘光滑，后缘锯齿发达。腹鳍后伸达肛门。脂鳍基部长于臀鳍基部。臀鳍条17～20。尾鳍后缘微凹，或近截形。

[自然生境] 生于河流中。

[地理分布] 达州全域。

[入药部位] 肉。

[功能主治] 同细体拟鲿。

合鳃鱼科 Synbranchidae

黄鳝

[异名] 鳝鱼、蛇鱼、血鳝、常鱼。

[拉丁名] *Monopterus albus* Zuiew

[形态特征]　体长240～400 mm。体长为头长10倍，为体高26倍。头长为头宽1.8倍，为眼径13倍，为吻长5倍，为眼间隔6.9倍。体长圆柱形而裸出无鳞。尾部侧扁，向后逐渐变细，较体部为短。头部较大。头高比体高为大，为圆锥形。鳃孔狭窄，在头下部联合为一，鳃孔成半圆形。牙小，为圆锥形。下颌较短。唇厚。眼极小，在上颌中部上面。无小须。无胸鳍及腹鳍。背、臀鳍仅为很低的皮褶，尾鳍尖细，不明显。体黄色，背侧有黑色小斑点。

[自然生境] 生于淡水泥穴中，夏出冬蛰。

[地理分布] 达州全域。

[入药部位] 全体、头、皮、血、骨。

[功能主治] 全体补虚损、强筋骨、健脾除湿，用于湿热身痒、营养不良性水肿、虚劳咳嗽、肺结核、身体消瘦、痔漏、口㖞、带状疱疹。头用于痢疾、消渴、耳疾、肠痈。皮用于乳痈。血祛风、活血，用于口眼歪斜、耳痛、鼻衄、癣、瘘。骨用于风热痘疹。

鮨科 Serranidae

鳜

[异名] 鳜鱼、桂鱼、季花鱼、花鲫鱼、鳌花。

[拉丁名] *Siniperca chuatsi* Basilewsky

[形态特征] 背鳍XII-14；臀鳍III-9；胸鳍I-13；腹鳍I-6。侧线鳞139～144，24～29/60～79。幽门囊198～440。鳃耙7。全长280 mm。体长240 mm，为体高2.9～3.0倍，为头长2.7倍。头长为眼径2.9倍，为吻长9.0倍，为尾柄高3.5倍。体形呈纺锤状。头大。口大，下颌向上突出，口内有排列极密的牙齿。前鳃盖骨的后缘上有刺突。鳃盖发达。鳞片细小，侧线由背侧向尾柄部呈半月状的弯曲。各鳍皆大形。尾鳍圆形。体色背部为橄榄色，腹部灰白色。体侧及各奇鳍的鳍条部，皆有大型黑色斑点。由吻端穿过眼有一条黑纹。

[自然生境] 生于缓流或静水的低层。

[地理分布] 达州全域。

[入药部位] 肉、胆。

[功能主治] 补气血、益脾胃，用于虚劳羸瘦、肠风泻血。胆用于骨鲠、竹木签刺喉中。

斑鳜

[拉丁名] *Siniperca scherzeri* Steindachner

[形态特征] 背鳍XIII-12；臀鳍III-9～10；胸鳍I-14；腹鳍I-5。侧线鳞116～144，19～21/56～67。幽门囊87～127。鳃耙4。全长300 mm。体长285 mm，为头长3.0倍，为体高3.4～4.0倍。头长为眼径5.3倍，为吻长5.0倍，为尾柄高3.4倍。体长形而不扁宽，与前种不同。口大，下颌特别突出。上下颌皆有尖利的牙齿。眼大与眼间隔相等。前鳃盖骨上有15个锯齿。鳞片细小，侧线完整，位于体侧的中上部分。体色灰黄，头顶和背部及侧线上下皆有近圆形的大小黑斑，但不成条纹，与前种不同。各鳍由黑斑分成若干段与前种相似。

[自然生境] 生于缓流或静水的低层。

[地理分布] 达州全域。

[入药部位] 肉、胆。

[功能主治] 同鳜。

斗鱼科 Belontiidae

圆尾斗鱼

[异名] 钱爿、斗鱼、黑老婆。

[拉丁名] *Macropodus chinensis* Bloch

[形态特征] 背鳍XVII-6；臀鳍XIX-10；鳞片28～30。体长38～54 mm，为体高2.6～3倍，为头长3～3.4倍。此鱼与前种斗鱼极相似，只是尾鳍不分叉而呈圆形，背鳍和臀鳍的鳍条在生殖期内亦延长，但不及前种者明显。体草绿色，身上亦有横斑纹，唯色较暗淡。即在生殖期内变化亦不显著。

[自然生境] 生于小溪岸边杂草中。

[地理分布] 达州全域。

[入药部位] 全体。

[功能主治] 清热解毒，用于疮毒。

叉尾斗鱼

[异名] 中国斗鱼、叉尾斗鱼、天堂鱼。

[拉丁名] *Macropodus opercularis* (Linnaeus)

[形态特征] 背鳍XIV-7；臀鳍XX-12；胸鳍10；腹鳍I-5。纵行鳞片30。全长由吻端到尾叉80 mm。雄鱼在生殖时期由吻端到尾鳍尖端100 mm。体长60 mm。体长为头长3.3倍，为体高2.6倍。头长为吻长5.0倍，为眼径3.5倍，为尾柄高1.6倍。体长圆形侧扁。眼大。口小，口内有尖利的牙齿。偶鳍皆不发达。奇鳍皆有向后伸延特长的鳍条。腹鳍亦有延长鳍条。在生殖期内，各鳍条飘摇如绶带，故有蝴蝶鱼之名。鳞片大。此鱼无侧线。体色灰绿，鳃盖上有一大型黑斑。身体两侧各有8条黑色横的斑条。由眼后到鳃盖部分，有3条黑色条纹。在生殖期内各奇鳍有红色边缘，鳞片上有紫蓝色光泽。

[自然生境]生于水田、池塘、溪流。

[地理分布]达州全域。

[入药部位]肉。

[功能主治]清热解毒,用于眼翳、疮痈。

鳢科 Channidae

乌鳢

[异名]蛇头鱼、黑鱼、乌鱼、乌棒、蛇头。

[拉丁名]*Channa argus* Cantor

[形态特征]背鳍49～52;臀鳍32～33;胸鳍16;腹鳍6。侧线鳞62～67,7～8/17。全长330 mm。体长285 mm,为头长3.0～3.2倍,为体高5.7～6倍。头长为眼径9倍,为吻长5.8倍,为尾柄高2.5倍。体形呈长棒状。头部扁平,头大,口裂大。吻部圆形。口内齿牙丛生。偶鳍皆小,背鳍和臀鳍特长,尾鳍圆形。头部与躯干部皆被有大小相似的鳞片。侧线完整,在胸鳍的后方有个弯曲。头顶部有许多感觉小孔,大鱼其数目较多。体色背部灰绿色,腹部灰白,体侧有作"八"字形排列的明显黑色条纹。头部有3对向后伸出的条纹。

[自然生境]生于淡水水底,分布于丘陵与盆地。

[地理分布]达州全域。

[入药部位]肉、血、肠、胆、头、骨。

[功能主治]肉补脾、利尿、消肿、解毒祛热,用于风湿水肿、脚气、贫血性水肿、痔疮下血、大小便不利、疥癣。血利关节、活脉络。肠用于痔漏。胆泻火,用于喉痹、目翳、白秃疮。头通经活血,用于月经错乱、经闭。骨用于抽搐麻木。

小鲵科 Hynobiidae

巴鲵

[异名]狗头娃娃鱼。

[拉丁名]*Liua shihi* (Liu)

[形态特征]雄性,头部扁平,头长略大于头宽;躯干略呈圆柱形,尾基圆,向后逐渐偏扁,尾末端钝圆。尾长与体长略相等,或短于体长,尾基部粗壮,呈圆柱形,背鳍褶起至近尾基部,腹鳍褶起于近尾端。吻端宽圆而扁,吻棱不明显;鼻孔近吻端;眼径小于吻长;口角达眼后下方;唇褶明显,上唇褶掩盖下颌后半段的大部;上、下颌有细齿,犁骨齿一般细长,前端远超过内鼻孔前缘,再折向内侧形成较短的内枝;舌长椭圆形,两侧游离,前后端粘连于口腔底部。前肢略短于后肢,贴体相对时,多数个体的指、趾端达到对方的掌、跖部;指、趾扁平,末端钝圆,基部无蹼;指4个,指长顺序为3、2、4、1,第二、三指几等长;趾5个,趾长顺序为3、4、2、5、1;无掌、跖突;掌跖指趾有棕色角质被覆物,指、趾末端略近黑褐色。皮肤光滑,生活时背面黄褐色、灰色或灰褐色,其上有黑褐色或灰褐色斑,腹面乳白色或乳黄色,有的有黑褐色小点。

[自然生境]生于潮湿近水源的泥地上。

[地理分布]万源市、宣汉县。

[入药部位]全体。

[功能主治]祛瘀止痛、续经接骨。

秦巴北鲵

[拉丁名]*Ranodon tsinpaensis* Liu & Hu

[形态特征]头部扁平,躯干圆柱状,尾基部较圆,逐渐扁平。尾部背褶肥厚平直,隆起呈崤状始自尾基部后端,尾部腹褶在接近尾的后端才出现。吻端钝圆,鼻孔略近吻侧下方。眼间距小于鼻间距而与眼径几乎相等,但大于上眼睑之宽。无唇褶。头长(吻端至颈褶)。舌大,椭圆形。指四,指长顺序为2、3、4、1;趾五,趾长顺序为3、4、2、5、1。掌、瞳突都不十分显著,无角质鞘。背腹面皮肤均较光滑而薄。自眼后角至颈侧有一条纵沟,在嘴角后方与纵沟句相切为一短横沟。前额(颌)囟中等大小。肛部微隆,肛孔纵裂,裂缝前缘有短横褶,

略呈"↑"形, 横褶中部有一小肉质突。(卵腔囊)外侧中线122～195 mm, 中段直径10～11.5 mm。

[自然生境]生于潮湿近水源的泥地上。

[地理分布]万源市、宣汉县。

[入药部位]全体。

[功能主治]同巴鲵。

隐鳃鲵科 Cryptobrachidae

大鲵

[异名]娃娃鱼、人鱼、孩儿鱼、脚鱼、啼鱼、腊狗。

[拉丁名]*Andrias davidianus* Blanchard

[形态特征]体大, 全长一般100 cm左右; 头躯扁平, 尾侧扁。眼小, 无眼睑, 体侧有明显的与体轴平行的纵行厚肤褶; 每2个小疣粒紧密排列成对。

[自然生境]生于山区的清澈溪流石穴中, 昼伏夜出。

[地理分布]达州全域。

[入药部位]全体。

[功能主治]补气、截疟、滋补强壮, 用于病后虚弱、贫血、疟疾、痢疾。

蟾蜍科 Bufonidae

中华蟾蜍

[异名]大蟾蜍、癞肚子、癞蛤蟆。

[拉丁名]*Bufo gargarizans* Cantor

[形态特征]体型大且壮, 雄蟾一样长约95 mm, 雌蟾一样长约105 mm, 大者可达120 mm; 头宽大于头长, 吻端圆且高, 口中无齿, 眼间距大于鼻间距; 前腿较长且粗壮, 后肢粗短; 背面皮肤不细腻, 颜色异样变化较大, 多为灰绿、黑褐或赤绿颜色; 腹后部及胯部有一深色斑块; 雄蟾前腿内侧三指有黑色婚垫。蟾蜍的头部两侧长有长条形隆起的耳后腺1对, 呈"八"字形排列, 该腺体能分泌出白色浆液, 即蟾酥。

[自然生境]生于海拔300～1 800 m的泥土、草丛中。

[地理分布]达州全域。

[入药部位]耳后腺所分泌物(蟾酥)、干燥个体(去除内脏)、胆、皮、头、舌。

[功能主治]蟾酥强心镇痛、回苏抗毒, 用于中寒所致的吐泻腹痛、昏迷不醒, 外用解毒、消肿、止痛, 用于痈疖、疔毒、咽喉肿痛。蟾蜍干燥个体用于支气管哮喘。胆用于咳嗽哮喘。肝用于痈疽疔毒。皮清热解毒、利水消肿, 用于痈疽、肿毒、瘰疬、肿瘤、疳积腹胀、慢性咳嗽哮喘。头用于小儿疳积。舌用于拔疔。

黑眶蟾蜍

[异名]癞蛤蟆、蛤巴、癞疙疱、蟾蜍。

[拉丁名]*Bufo melanostictus* Schneider

[形态特征]体长70～100 mm, 雄性略小; 头高, 头宽大于头长; 吻端圆, 吻棱明显, 鼻孔近吻端; 眼间距大于鼻间距; 鼓膜大; 无犁骨齿, 上下颌均无齿; 舌后端无缺刻。头部沿吻棱、眼眶上缘、鼓膜前缘及上下颌缘有十分明显的黑色骨质棱或黑色线。头顶部显然下凹, 皮肤与头骨紧密相连。前肢细长; 指趾略扁, 末端色黑; 指长顺序为3、1、4、2; 关节下瘤多成对, 外掌突大, 内侧者略小, 均为棕色。后肢短, 胫跗关节达肩后方, 左、右跟部不相遇; 足短于胫; 趾侧有缘膜, 相连成半蹼; 关节下瘤不明显; 内跖突略大于外跖突。皮肤极粗糙, 除头顶部无疣外, 其余满布大小不等之圆形疣粒, 疣粒上有黑点或刺; 头两侧为长椭圆形的耳后腺; 近脊中线由头后至臀部有二纵行排列较规则的大疣粒。体大的黑眶蟾蜍腹面满布小棘。

[自然生境]生于海拔300～1 800 m的泥土、草丛中。

[地理分布]达州全域。

[入药部位]耳后腺所分泌物(蟾酥)、干燥个体(去除内脏)、胆、皮、头、舌。

[功能主治]蟾酥强心镇痛、回苏抗毒,用于中寒所致的吐泻腹痛、昏迷不醒,外用解毒、消肿、止痛,用于痈疖、疔毒、咽喉肿痛。蟾蜍干燥个体用于支气管哮喘。胆用于咳嗽哮喘。肝用于痈疽疔毒。皮清热解毒、利水消肿,用于痈疽、肿毒、瘰疬、肿瘤、疳积腹胀、慢性咳嗽哮喘。头用于小儿疳积。舌用于拔疗。蟾蜍皮用于治疗食管癌(盐亭县)。

雨蛙科 Hylidae

华西雨蛙

[异名]上树怀、竹王、桑王、雨蛙、华西树蟾。

[拉丁名]*Hyla gongshanensis* Li et Yang

[形态特征]雄蛙体长32 mm左右,雌蛙略大;头长大于头宽;吻前端平直向下,略带方形;吻棱显著,颊部几近垂直;鼻孔近吻端,眼间距大于鼻间距或上眼睑之宽;鼓膜为眼径之半;犁骨齿两小团;舌厚近圆形,后端缺刻较浅。指趾端均有吸盘,第三指吸盘略大于鼓膜,指长顺序3、4、2、1;指基部有蹼,第三指基部宽扁;关节下瘤明显。胫跗关节前达眼后角;第三、五趾等长;趾吸盘略小于指吸盘;趾侧有缘膜,趾间为半蹼,第四趾基部扁宽;关节下瘤小而明显;内跖突卵圆形,外跖突不明显;跗褶清晰。皮肤薄,背面光滑;颞褶粗厚;腹部及大腿腹面的皮肤密布扁平疣。生活时背部为纯绿色;头侧有紫灰色略带金黄光泽的线纹;胯部浅橘黄色杂以若干黑圆斑;四肢背面绿色,股前后方与胯部同腕、掌、指及跗、跖、趾外侧的显露部分为橘黄色或紫灰色;腹面乳白色。液浸标本为青灰色,头侧线纹成为棕色,橘黄色消失而成为白色;黑圆斑清晰,手足等部分为浅棕灰色。雄蛙体小;有单咽下外声囊,咽部皮肤松、色灰黑;第一指具深色婚垫。蝌蚪后肢芽期,全长约30 mm;体高而肥,深棕色;尾鳍高而薄,上尾鳍几达背的中部,尾部有斑纹;唇齿式 I∶1～1/Ⅲ,上唇唇乳突缺如,口角及下唇的唇乳突则为多排。

[自然生境]生于灌丛、树林之石隙中。

[地理分布]达州全域。

[入药部位]全体。

[功能主治]生肌、止血、止痛,用于跌打损伤、骨折、外伤出血。

无斑雨蛙

[异名]绿蛤蟆、绿猴、雨呱呱、邦狗。

[拉丁名]*Hyla arborea immaculata* Boettger

[形态特征]成体:雄蛙体长31 mm,雌蛙体长38 mm左右,头宽略大于头长;吻圆而高,吻棱明显,吻端平直向下,颊部略向外侧倾斜;鼻孔近吻端;鼓膜圆;舌较圆厚,后端微有缺刻;犁骨齿两小团。指端有吸盘和马蹄形边缘沟,第三指吸盘小于鼓膜;第一指短小,指长顺序为3、4、2、1,第二、第四指几乎等长;关节下瘤显著,掌部小疣多;指间基部有不显著的蹼迹。后肢短,前伸贴体时胫跗关节前达鼓膜后缘,左、右跟部相遇或不相遇,胫长于或等于股长,足略长于胫;第三趾等于或略短于第五趾;趾端与指端同,仅吸盘略小;趾间约具1/3蹼;关节下瘤小,内跖突较窄长,无外跖突。背面皮肤光滑;颞褶隆起较明显,其上无疣粒;内跗褶棱起。胸、腹、股部遍布颗粒疣。

[自然生境]生于稻田、沼泽、灌丛、石隙中。

[地理分布]达州全域。

[入药部位]全体。

[功能主治]解毒、杀虫,用于湿癣。

秦岭雨蛙

[拉丁名]*Hyla tsinlingensis* Liu & Hu

[形态特征]成体:雄蛙体长40 mm,雌蛙体长44 mm左右。头宽大于头长;吻高而圆,吻端平直向下;吻棱

明显,颊部几乎近垂直;鼻孔近吻端;鼓膜圆而清晰,约为眼径一半;舌较圆厚,后端微有缺刻;犁骨齿两小团,略呈圆形。指端均有吸盘及马蹄形边缘沟,第一指吸盘极小,第二指吸盘与鼓膜等大;第二、四指几乎等长;指侧具缘膜,指基具蹼,第二、第三指间蹼达近端关节下瘤,第三、第四指间1/3蹼;关节下瘤明显,掌部小疣多。后肢前伸贴体时胫跗关节达鼓膜,左、右跟部仅相遇,足比胫长;趾端与指端同,但吸盘略小;趾间蹼略超过半蹼,均以缘膜达趾吸盘;关节下瘤明显,跖部小疣多;内跖突椭圆形,无外跖突。

[自然生境]生于灌丛、树林的石隙中。

[地理分布]达州全域。

[入药部位]全体。

[功能主治]同华西雨蛙。

蛙科 Ranidae

棘腹蛙

[异名]梆梆鱼、石蛙。

[拉丁名]*Rana boulengeri* Guenther

[形态特征]体长90~120 mm,雌蛙略小,体粗壮;头宽而扁;吻端圆,吻棱不明显;鼻间距与眼间距等宽而小于上眼睑之宽,鼻孔近眼前角;鼓膜不清晰仅见轮廓;犁骨齿斜置,左右不相遇。雄蛙前肢特别粗壮;指趾端膨大呈圆球状,指略扁平,指长顺序3、1、4、2;关节下瘤显著,第一指基部极发达,第二指两侧有缘膜。后肢肥硕,胫跗关节仅达眼部,左、右跟部仅相遇或稍重叠;跗褶明显;趾间全蹼,第一、五趾的游离侧有缘膜;关节下瘤显著;内跖突细长,无外跖突。皮肤粗糙,背面有成行排列的长疣但不规则,长疣间满布小圆疣或细颗粒状突起,突起上又有小黑刺,四肢背面也有小疣粒及黑刺;颞褶显著。生活时背面土棕色,背部有不规则的黑斑,一般多在疣上;两眼间有一黑色横纹,四肢背面有深色横斑。液浸标本背面灰棕色,深色斑纹及疣上的小白刺(生活时为黑刺,固定后角质黑刺脱落所致)清晰;腹面灰白色。雄蛙前肢特别粗壮,第一指基部粗大,内侧三指及内掌突上有黑刺;胸腹部满布大刺疣,大刺疣基部有肉质疣状隆起;疣中央有黑刺,雌蛙腹面皮肤光滑无刺;雄蛙有单咽下内声囊。蝌蚪后肢4 mm时,全长约55 mm;尾肌发达,尾肌上方有2~3条横纹;唇齿式:Ⅰ:3~3/Ⅱ:1~1。

[自然生境]生于山区瀑布边、石头上。

[地理分布]达州全域。

[入药部位]肉。

[功能主治]滋补强壮、去疳,用于小儿羸瘦、疳积、病后体弱。

双团棘腹蛙

[拉丁名]*Rana phrynoides* Boulenger

[形态特征]外形与四川棘蛙*Paa sichuanensis*相近,但双团棘胸蛙*Pea yunnanensis* Anderson, J. 鼓膜不甚清晰;头上和头侧具大疣;背上密布隆起的瘰疣或短褶;两眼后横肤沟不明显;蝌蚪下唇乳突2排。

[自然生境]生于山区瀑布边、石头上。

[地理分布]达州全域。

[入药部位]肉。

[功能主治]滋补强壮、去疳,用于小儿羸瘦、疳积、病后体弱。

中国林蛙

[异名]蛤士蟆。

[拉丁名]*Rana chensinensis* David, A.

[形态特征]背侧褶在鼓膜上方呈曲折状;后肢长约为体长的1.85倍,后肢前伸贴体时胫跗关节超过眼或鼻孔;外侧3趾间几乎近2/3蹼;鼓膜部位有三角形黑斑。雄蛙第一指基部的两个大婚垫内下侧间的间距明显,

近腕部一团不大于指部一团；有一对咽侧下内声囊。

[自然生境]生于水田、草丛、山坡。

[地理分布]达州全域。

[入药部位]输卵管、雌蛙个体。

[功能主治]输卵管补肾益精、养阴润肺，用于身体虚弱、病后失调、精神不足、心悸失眠、盗汗不止、痨咳嗽血。雌蛙个体养肺滋肾，用于虚痨咳嗽。

沼水蛙

[异名]清水蛤、水狗、长养拐。

[拉丁名]*Rana guentheri* Boulenger

[形态特征]体长70 mm左右；头长略大于头宽；吻端钝圆，吻棱明显；鼻孔近吻端；眼间距与上眼睑或鼓膜等宽而小于鼻间距；犁骨齿横置在内鼻孔的内侧前缘。指趾端圆钝不膨大，指端无横沟，指长顺序3、1、4、2；关节下瘤及掌突均发达，且有指基下瘤。后肢长，胫跗关节前达鼻眼之间，左、右跟部重叠；趾端有横沟，除第四趾外为全蹼；第四、五趾间之蹼达跗基部；关节下瘤显著；内跖突卵圆，外跖突不明显；有内外二跗褶。皮肤较光滑；背侧褶显著，自眼后直达胯部；无颞褶；背后端微有小颗粒；腿部细粒排列成行；口角后端至肩基部有二显著之浅色颌腺；雄性在上臂基部前方有肾脏形之大腺体。生活时背部为棕色，沿背侧褶有黑纵纹，体侧有不规则黑斑；后肢有黑色横纹，股后方有灰黑色之花斑；腹面白色。液浸标本与生活时同。雄性有一对咽侧下外声囊；上臂基部前方有肾脏形之腺体；鼓膜较大；第一指婚垫不明显。蝌蚪后肢发育良好时全长为53 mm；体略扁，眼在两侧，眼间距宽；尾较细长而弱，尾肌不发达，尾端较尖；蝌蚪为灰绿色，有细麻点；唇齿式Ⅰ：1～1/Ⅲ，下唇乳突两排，外缘的一排乳突延伸甚长呈须状。

[自然生境]生于池塘、稻田。

[地理分布]达州全域。

[入药部位]肉。

[功能主治]活血消积，用于疳积。

泽蛙

[异名]泽陆蛙。

[拉丁名]*Rana limnocharis* Boie

[形态特征]体长40～55 mm，雄蛙略小；头长宽相等；吻端尖圆，吻棱圆；鼻孔距吻较距眼略近，眼间距窄，为上眼睑宽1/2；鼓膜为眼径的2/3；犁骨齿两团，向后集中而不相遇。指趾端钝尖；第一指发达，指长顺序3、1、4、2；关节下瘤及掌突发达。后肢较短，胫跗关节前达眼部附近，左、右跟部稍重叠；趾间的蹼约达2/3；关节下瘤小而明显；内跖突窄长，有时与跗褶相连，外跖突小，有时与第五趾之跖褶相连。背面的皮肤有许多不规则、分散排列的长短纵肤褶，而无背侧褶；体侧多为圆形疣，后肢背面也有小疣；头部两上眼睑后方有一窄的横肤沟；颞褶明显；腹面皮肤光滑。生活时颜色变异颇大，背面为棕灰色或灰棕橄榄绿色，有时杂以赭红色，深棕色斑纹颇显著；上下唇缘有6～8条明显的纵纹；两眼之间有横斑，背面在前肢肩部多少成"W"形斑，断续情况不一；两侧斑纹的凹入部分适与肩部浅色点相对；背后端有"V"形纹或短横纹；少数标本背部正中有浅色宽窄不一的脊线；四肢有横纹；雄性咽部黑色，其余为白色。雄性体略小，第一指上浅色婚垫发达；有单咽下外声囊，咽部黑色。蝌蚪体肥，后肢5 mm时，全长34 mm，尾长为体长的两倍；尾较细弱，尾端尖圆；蝌蚪橄榄绿色上有棕褐色麻点，沿着尾鳍的上缘有若干显著的短黑横斑，腹面无斑纹；口小、唇齿式Ⅰ：1～1/Ⅲ；角质颌不强，唇乳突在口角两侧延至下唇两侧，而下唇中部乳突则缺如。

[自然生境]生于田野、池塘附近。

[地理分布]达州全域。

[入药部位]全体、皮、肝、胆、脑、蝌蚪。

[功能主治]全体清热解毒、健脾消积,用于痈肿、热疖、口疮、瘰疬、泄泻、疳积。皮用于疖肿、瘰疬。肝用于蛇咬伤、白屑疮、疔疮。胆用于小儿失音不语。脑明目,用于青盲。蝌蚪用于热毒疮肿。

黑斑侧褶蛙

[异名]黑斑蛙。

[拉丁名]*Rana nigromaculata* Hallowell

[形态特征]体长为70～80 mm,雄蛙略小;头长略大于头宽;吻端钝圆,吻棱不显;鼻孔距较吻端为近;眼间距窄,为上眼睑宽的1/2;鼓膜大,为眼径的2/3～4/5;犁骨齿两小团,左右不相遇。前肢短,指趾端钝尖,指长顺序3、1、2、4,指侧有窄的缘膜,第二指的最显著;关节下瘤明显。后肢较短而肥硕,胫跗关节前达眼部,左、右跟部仅相遇或不相遇;趾间几为全蹼,第五趾外侧缘膜发达;关节下瘤小而明显;外跖突小,内跖突窄长,呈游离刃状。皮肤不光滑,背面有一对较粗的背侧褶,二背侧褶间有4～6行不规则的短肤褶,若断若续,长短不一,变异颇大;侧褶到体侧的皮肤也不光滑,少数液浸标本有白色小刺;腹面皮肤光滑。雄蛙有一对颈侧外声囊;第一指基部有粗肥的灰色婚垫,满布细小白疣。生活时颜色变异颇大,背面的基色为黄绿色或深绿或带灰棕色,具有不规则的黑斑,背中央常有一条宽窄不一的浅色的纵脊线,由吻端直到肛部;北方的雌性标本多有深酱色或黑色者;背侧褶处色较浅,为金黄色、黄色或浅棕色;四肢背面有黑色横斑。液浸标本为青灰色,黑色斑明显;腹面白色无斑。蝌蚪体型大,后肢5 mm时,全长50～60 mm,体笨重,尾较细弱,尾端尖;蝌蚪呈灰绿色,尾部有斑纹;唇齿式Ⅰ:1～1/Ⅱ:1～1,角质颌适中。

[自然生境]生于田野、池塘附近。

[地理分布]达州全域。

[入药部位]全体、胆、输卵管、蝌蚪。

[功能主治]全体利水消肿、止咳解毒,用于水肿、咳喘、麻疹、月经不调。胆清热解毒,用于咽喉肿痛、风热痰喘。输卵管用于体虚、精力不足。蝌蚪用于热毒疮肿。

花臭蛙

[异名]花蛤蟆。

[拉丁名]*Odorrana schmackeri* Boettger, O.

[形态特征]雄蛙体长45 mm,雌蛙体长80 mm左右;头顶扁平,头长宽几乎相等或略长;吻端钝圆,吻端略长于眼径,吻棱明显;鼻孔略近吻端,眼间距略小于鼻间距;鼓膜明显,雄蛙的大,约为眼径之2/3,雌蛙的则为1/2;犁骨齿强、二斜行;舌后端有缺刻。指末端呈扁平大吸盘,有马蹄形横沟将指端分成背腹面;指长,略扁,指长,顺序3、4、1、2;关节下瘤明显,外侧三指有指基下瘤。后肢长,为体长的1.75倍,胫跗关节前达鼻孔,左右跟部重叠颇多;趾端吸盘与指端者同;趾间全蹼;内跖突卵圆形,无外跖突。皮肤光滑,体侧有大小不一的扁平疣,两前眼角之间有一小白粒;颞褶较细;口角后端有二或三颗浅色大疣粒;腹面皮肤光滑,股后下方有颗粒。生活时背部为绿色,上面有大棕褐色斑点;颌缘及体侧黄绿色,具黑棕色大小不一的斑点;沿体侧的斑点排列成直行;四肢深棕色横纹较宽;股后方为云斑状;腹面浅黄色,咽部有浅棕色细点。液浸标本背部浅棕灰色,杂以深色大斑点;腹面白色。雄蛙显著的比雌蛙小,鼓膜较大,婚垫发达,有一对咽侧下外声囊。蝌蚪体较平扁,尾长几乎为体长的两倍;吻端圆而长,眼位于背侧;口宽,位于吻端腹面,唇齿式Ⅰ:4～4/Ⅲ:1～1,下唇乳突一行作有规律的内外排列,口角部较多;角质颌较细弱。体尾为棕色,尾部后端满布深色细斑点。

[自然生境]生于田野、池塘附近。

[地理分布]达州全域。

[入药部位]全体、胆、输卵管、蝌蚪。

[功能主治]全体利水消肿、止咳解毒,用于水肿、咳喘、麻疹、月经不调。胆清热解毒,用于咽喉肿痛、风热痰喘。输卵管用于体虚、精力不足。蝌蚪用于热毒疮肿。

隆肛蛙

[拉丁名] *Feirana quadranus* Liu, Hu & Yang

[形态特征] 成体：雄蛙体长82 mm，雌蛙体长90 mm左右，头宽略大于头长；吻端圆，稍突出于下唇缘；吻棱明显，颊部向外倾斜，鼻孔至眼下方凹陷深；鼻孔略近眼，鼻间距显然大于眼间距，而与上眼睑等宽；鼓膜不明显或略显轮廓；犁骨齿发达，自内鼻孔内前方向后中线倾斜，并延到内鼻孔后端，但两者在中线不相连接；舌大，后端缺刻深。前肢适中，不特别粗壮，前臂及手长不到体长之半；指、趾末端膨大呈球状；指侧微具缘膜，以第二、第三指内侧的最为明显；第四指略短于第一、第三指，达第三指末节基部；指基部的关节下瘤极明显，尤其以第一指的最大；掌突2个，外侧的窄长。后肢较长，约为体长的1.7倍，后肢前伸贴体时，胫跗关节达鼻孔前方，胫长大于体长之半，左、右跟部略重叠；足与胫等长；趾端呈球状比指端的略大；趾间满蹼；外侧跖间蹼达跖长的1/2，第一、第五趾游离侧具宽的缘膜，后者缘膜仅达趾基部；关节下瘤明显；内跖突窄长，无外跖突；无跗褶。

[自然生境] 生于山区瀑布边、石头上。

[地理分布] 达州全域。

[入药部位] 肉。

[功能主治] 滋补强壮、去疳，用于小儿痨瘦、疳积、病后体弱。

树蛙科 Rhacophoridaae

经甫树蛙

[拉丁名] *Rhacophorus chenfui* Liu, C.-c.

[形态特征] 雌性体长13 mm，灰黑色。头部：复眼无带（回潮）；额灰黄色，基宽略窄于顶宽，着生黑毛，基部多白毛，高约为基宽的7倍；基胛长，三角形，棕色，与亚胛连接，与复眼分离，中胛棕色，粗线状，与基胛连接，略长于基胛；亚胛灰白色，覆粉；颜与颊灰白色，着生浅黄色毛；口毛浅黄色。触角棕色，柄节和梗节着生黑毛，鞭节基环节长为宽的1.7倍，背突明显，端环略短于基环节。下颚须黄色，第1节覆长白毛，第2节长为宽的4倍，覆黑毛和白毛，基部多白毛。喙暗棕色，着生暗棕色毛。胸部：背板灰黑色，覆黑毛和棕色毛，具5个到盾片后缘的灰白色纵条，小盾片色同盾片，背侧片灰白色，着生黑毛和棕色毛；侧板灰棕色，着生棕黄色毛和黑毛；足灰棕色，着生棕色毛，前足胫节基部2/3和中、后足胫节大部分棕色，端部及跗节棕黑色，着生黑毛。翅透明，翅脉棕色，R4脉无附脉，R5室封闭具柄。腋瓣灰棕色，两腋瓣交接处具棕色毛。平衡棒黄棕色，球部两侧略暗。腹部：背板灰棕黑色，着生黑毛，第2～6背板中央具白色三角，中三角为正三角形，达所在节的前缘，第2～4背板具亚侧白斑，各背板后缘具窄的浅黄色带。腹板灰棕黑色，具浅色后缘带，中央具黑毛宽纵条。雄性不详。

[自然生境] 生于稻田、玉米地、树林中。

[地理分布] 达州全域。

[入药部位] 全体。

[功能主治] 用于外伤出血、跌打损伤、骨折。

大树蛙

[拉丁名] *Rhacophorus dennysi* Blanford

[形态特征] 雄蛙大者体长99 mm，雌蛙大者体长115 mm左右，体扁平细长；鼻眼间之吻棱极显著；鼻孔近吻端，鼻间距小于眼间距；鼓膜大而圆；犁骨齿强壮，左右几乎平置。指端均有吸盘及横沟，第三、四指的吸盘大于鼓膜；指长顺序3、4、2、1；指间几乎全蹼；关节下瘤发达；内掌突椭圆形，外掌突小或不显著。胫跗关节达眼前部，趾吸盘较小；第三、五趾等长；趾间全蹼；趾关节下瘤极发达；内跖突小，无外跖突。皮肤略粗糙，液浸标本背面有小刺粒，腹部及后肢股部下面密布较大的扁平疣；颞褶短而平直。生活时背呈绿色，液浸标本为紫灰色，大多数标本背上散有少数不规则的棕色斑点，斑点的周围镶以浅色纹；沿体侧下方一般都有成行

之大乳白色斑点;下唇及咽部前方及侧面为紫罗兰色,胸、腹部为灰白色。雄蛙略小,指吸盘较大,第一、二指基部内侧背面有浅灰色婚垫;有单咽下内声囊。蝌蚪后肢长约3 mm,全长41 mm,尾长为体长的两倍;唇齿式Ⅰ:4～4/Ⅱ:1～1,口角及下唇乳突均为两排,而下唇中央微缺;初成蛙体长14 mm。

[自然生境]生于稻田、玉米地、树林中。

[地理分布]达州全域。

[入药部位]全体。

[功能主治]用于外伤出血、跌打损伤、骨折。

斑腿树蛙

[拉丁名]*Rhacophorus leucomystax* Gravenhorst

[形态特征]雄蛙体长45 mm,雌蛙体长61 mm左右,体扁平;头长宽几乎相等;吻端略尖圆,吻棱明显;鼻孔近吻端,眼间距大于鼻间距或上眼睑之宽;鼓膜为眼径之半;舌后端缺刻深,犁骨齿窄长。指趾端膨大呈吸盘,为横沟分隔成背腹面;指长顺序为3、4、2、1;指基无蹼或稍有蹼;关节下瘤及掌突显著,有时有指基下瘤。后肢长,胫跗关节前达眼与鼻孔之间,胫长不到体长之半;趾吸盘略小于指吸盘,趾间之蹼约为1/3;关节下瘤与内跖突小而明显,无外跖突。液浸标本背面的皮肤上有许多小疣,生活时是光滑的;腹面满布颗粒状扁平疣;颞褶平直而长,达肩后方。颜色变异大,随环境条件而异,可由浅褐黄色到深棕色;背面之花纹变异亦大,一般有四条黑纵纹,有的则在头后呈"X"形斑;上颌缘有细白线纹;股部有3～4条横纹;大腿后方及肛部有网状棕色斑颇醒目;腹面乳白色,咽部稍有棕点。液浸标本为灰棕色,深色纵纹或"X"形斑及腿部网状斑纹均显著。雄蛙小,有单咽下内声囊,声囊孔圆形;第一指基部乳白色婚垫极明显。蝌蚪后肢7 mm时,全长为40 mm;眼在两侧端;体肥硕,棕绿色上有黑斑点;吻端有乳白色点,两侧有乳白色线纹;尾鳍高,花斑显著,尾末端纤细无花斑;唇齿式Ⅰ:3～3/Ⅱ:1～1;唇乳突在口角及下唇缘均有之。

[自然生境]生于稻田、玉米地、树林中。

[地理分布]达州全域。

[入药部位]全体。

[功能主治]用于外伤出血、跌打损伤、骨折。

姬蛙科 Microhylidds

饰纹姬蛙

[异名]小雨蛙、犁头拐、土地公蛙。

[拉丁名]*Microhyla ornata* Duméril & Bibron

[形态特征]体长24 mm左右;头略呈三角形,长宽几乎相等;吻端长而尖圆,吻棱不明显;鼻孔近吻端,眼间距小于眼径而大于上眼睑之宽;鼓膜不明显;舌卵圆无缺刻;无犁骨齿。前肢细弱;指趾端圆;第一指短,指长顺序为3、4、2、1;关节下瘤及内外二掌突均显著。后肢短,胫跗关节前达眼与肩部之间,左、右跟部重叠;趾细长,蹼极不续之发达,关节下瘤及跖突均发达;第五趾基部至外跖突间有跖棱。皮肤较光滑,背部有分散之小疣;两眼后枕部有横肤沟,且延伸至头两侧,沿口角后至肩基部;腹面皮肤光滑。生活时背面为灰棕色,有对称的斜深棕色花纹;主干始自两眼睑之间,沿背中线向后延至体后端,斜行达大腿基部;头及体之两侧沿吻棱、眼后方至胯部有若断若续的黑色线纹,其下方有深色的小斑点;背面界于深棕色斜纹之间另有若干与其平行斜置的细浅色线纹;四肢背面有横纹;腹面一般为白色、无斑纹。上述斑纹在液浸标本上历历可见。雄蛙有单咽下外声囊,咽部色深。蝌蚪后肢2～6 mm,全长18～27 mm;略透明,稍带灰绿色;尾末端尖细;眼在两侧端,口在吻端无角质颌及唇齿;出水孔在腹后端中线上。

[自然生境]生于水边、田地、土洞等处。

[地理分布]达州全域。

[入药部位]全体。

[功能主治]祛风、活血、祛瘀生新、壮筋骨,用于风湿骨痛、腰扭伤痛、跌打骨折。

小弧斑姬蛙

[异名]黑蒙西氏小雨蛙。

[拉丁名]*Microhyla pulchra* (Hallowell)

[形态特征]体略呈三角形;雄蛙体长20 mm,雌蛙体长23 mm左右。头小,长、宽相等或宽略小于长;吻端钝尖,突出于下唇;吻棱明显,颊部几近垂直;鼻孔近吻端,鼻间距小于眼间距而大于上眼睑宽;鼓膜不显;无犁骨齿;舌窄长,后端无缺刻。前肢细弱,前臂及手长远小于体长之半;指末端有小吸盘,背面有纵沟,有的不太明显;指长顺序3、4、2、1;关节下瘤发达;掌突2个,外掌突较大,有的分为两个。后肢较粗壮,向前伸贴体时胫跗关节达眼,左、右跟部重叠;胫长略大于体长之半;足比胫略长;趾吸盘大于指吸盘,背面有明显的纵沟;趾间具蹼迹;关节下瘤明显;内跖突大,长椭圆形,外跖突略小,圆球形;跖外侧有肤棱。

[自然生境]生于水边、田地、土洞等处。

[地理分布]达州全域。

[入药部位]全体。

[功能主治]祛风、活血、祛瘀生新、壮筋骨,用于风湿骨痛、腰扭伤痛、跌打骨折。

龟科 Emydidae

乌龟

[异名]中华草龟、大头乌龟、金龟、草龟、泥龟、山龟。

[拉丁名]*Chinemys reevesii* Gray

[形态特征]背甲长113～193 mm,宽76～127 mm,壳高48～78 mm。头小,不及背甲宽的1/4。头顶前部平滑无鳞,后部皮肤具细粒状鳞;吻端向内斜达喙缘;背甲椭圆形,边缘齐整,嵴棱三条(成年不显)颈盾前窄后宽;腹甲平坦,前缘平切或向上翘,后缘缺刻较深,无下缘盾;甲桥、腋盾、胯盾均明显;前臂及掌跗部鳞片较大,四肢扁平,具爪。指、趾间全蹼,尾细短。背部棕色或黑色,腹面色浅;腹甲每一盾片有大黑斑;眼后至颈侧具3条黑色边的黄绿色纵纹,四肢及尾橄榄色,基部散有小黄斑。雄龟一致黑色,斑纹及同心环纹不明显。

[自然生境]生于海拔800 m的河边、溪边。

[地理分布]达州全域。

[入药部位]背甲及腹甲(龟板)、龟板胶、肉、血、胆汁、雄性生殖器(龟鞭)。

[功能主治]龟板滋阴潜阳、益肾健胃、补肾健骨,用于阴虚潮热、盗汗、结核病、肾阴不足、骨蒸劳热、吐血、衄血、久咳、遗精、崩漏、带下、腰痛、骨痿、阴虚风动、久疟、久痢、痔疮、小儿囟门不合。龟板胶滋阴、补血、止血,用于阴虚血亏、劳热骨蒸、吐血、衄血、烦热惊悸、肾虚腰痛、脚膝痿弱、崩漏、带下。肉益阴补血,用于劳伤骨蒸、久咳咯血、久疟、血痢、肠风痔血、筋骨疼痛。血用于脱肛。胆汁用于痘后目肿、闭经。龟鞭滋补强壮。

鳖科 Trionychidae

鳖

[异名]甲鱼、元鱼、王八、团鱼、脚鱼、水鱼。

[拉丁名]*Trionyx sinensis* Wiegmann

[形态特征]背甲长60～170 mm,宽54～140 mm。头呈三角形,两眼间相距极窄,上颌长度超出下颌;吻突较长,约等于眼径,肉质唇发达;颈甚长,两侧无大瘰疣团。背甲卵圆形,正中微拱成嵴棱,被以革质皮肤,满布长短不一的疣粒,前缘无一排明显疣粒;腹甲光滑平坦,后叶较小。四肢扁平,各具三爪,外侧二指,趾隐没在发达的蹼间,四肢无鳞片,有栉状宽短的肤褶。背面橄榄色,间或有黑斑;腹面肉色,有对称深色斑或灰绿

斑。幼鳖多为绯红色,色斑深而明显。

　　[自然生境]生于海拔300～800 m的河中。

　　[地理分布]达州全域。

　　[入药部位]背甲(鳖甲)、血、肉、胆、卵、头、脂肪、胶。

　　[功能主治]鳖甲滋阴退热、软坚散结,用于阴虚潮热、盗汗、热病、经闭。鳖血滋阴退热,用于口眼歪斜、虚劳潮热、脱肛。鳖肉滋阴凉血,用于骨蒸劳热、久疟、久痢、崩漏、带下、瘰疬。鳖胆用于痔漏。鳖卵用于久痢、久疟。鳖头养阴补气,用于久痢、脱肛、阴挺、阴疮。鳖脂肪滋阴养阳,用于白发、睫毛倒伏。鳖胶滋阴、补血、退热、消瘀,用于阴虚潮热、久疟不愈、癥瘕、痔核肿痛。

鬣蜥科 Agamidae

草绿龙蜥

[拉丁名]*Japalura flaviceps* Barbour & Dunn

[形态特征]头体长75 mm左右,尾长约为头体长的2倍。吻钝圆,吻长为眼径的1.5倍;鼻孔在鼻鳞中央,鼻鳞、吻鳞与第一枚上唇鳞之间各有2～3枚小鳞;鼓膜覆以细鳞。头部鳞片大小不一,均具棱,颞部上方有数枚分散的锥鳞。背鳞小,体侧鳞更小,背脊鬣鳞越向后越小,至尾基部消失。鬣鳞两外侧有一纵行棱鳞。尾略侧扁,末端呈鞭状。背腹鳞片均具棱,四肢的棱鳞较大。咽喉部有横沟褶,褶部的鳞细小。后肢前伸时可达眼后方。雄性在生殖季节有喉囊,鬣鳞发达。体色斑纹有变异,最常见者为草绿色或棕绿色,头部有5～6条深横纹,背部有4～5条宽横斑,两侧有黄色宽纵纹,纵纹外侧为紫黑色纹,眼周有辐射状黑纹,四肢具横纹;尾部有20余条深浅相间的环纹;腹面白色,喉部微带灰黑色纹。

　　[自然生境]生于山坡、路旁的草丛、乱石中。

　　[地理分布]达州全域。

　　[入药部位]全体。

　　[功能主治]用于瘿瘤、瘰疬、溃疡。

丽纹龙蜥

[拉丁名]*Japalura splendida* Barbour & Dunn

[形态特征]全长雄蜥(100+245)mm,雌蜥(100+229)mm。背面棕黑色,满布黄绿色斑纹。眼下方从鼻鳞到口角有一黄绿色线纹与上唇缘平行,其下缘镶一清晰的黑色细线纹与上唇鳞相隔;雄蜥体侧有一镶平直黑边的绿色宽纵纹,两侧纵纹间有分散的浅色斑点或大约成等距离的绿色细横纹;雌蜥体侧为一波状黑边的绿色窄纵纹,其上有绿色横纹分隔;背脊有5～7个不规则的大斑块;头背及头侧下方有不规则的绿色斑纹。四肢背面有深浅相间的横纹,尾部有15～18个深浅相间的环纹。腹面色浅,咽喉部有分散的深色小点或由小点缀成的深色纵线纹,胸腹部无斑纹。头背腹扁平;吻鳞宽为高的两倍以上,上缘与2～4枚小鳞相接;吻棱明显,与上睫脊相连续;鼻孔圆形,位于单片卵圆形鼻鳞之上;鼻鳞与吻鳞之间相隔一枚小鳞,鼻鳞与第一上唇鳞相接或相隔一枚小鳞;上唇鳞7～8枚,个别为9,眼与上唇鳞间有一行白色大鳞与上唇缘平行,二者间相隔一行窄长的黑色小鳞片;下唇鳞7～9枚,内侧有一行大鳞与下唇缘平行,大鳞与下唇鳞之间相隔1～2行小鳞。头背其余鳞片大小不等,粗糙而并列。眼眶后方与鼓膜上方之间有3～4枚扩大的棱鳞形成一短斜行,其后上方有分散的刺状鳞;颈鬣不发达,由7～11枚侧扁的鳞片组成,雌蜥颈鬣微弱仅呈锯齿状,背鬣由前向后逐渐减弱。肩褶较弱,与喉褶相连续,褶部被小鳞。体侧被以覆瓦状棱鳞,其间大棱鳞略成纵行排列;腹面鳞片大小一致,明显起棱,小于背部之大鳞。四肢大小适中,指趾细长,第Ⅲ、Ⅳ指几乎等长,第Ⅳ趾长于第Ⅲ趾而短于胫长;后肢贴体前伸最长趾端达鼓膜前方与眼中部之间,尾长为头体长的两倍以上;四肢及尾被以大小均匀的起棱大鳞。

　　[自然生境]生于山坡、路旁的草丛、乱石中。

　　[地理分布]达州全域。

[入药部位] 全体。

[功能主治] 用于瘿瘤、瘰疬、溃疡。

壁虎科 Gekkonidae

多疣壁虎

[拉丁名] *Gekko japonicus* Dumeril & Bibron

[形态特征] 全长99～149 mm，头体长为尾长的0.87～1.10倍。吻长稍大于眼径的2倍。耳孔直径0.5～1.5 mm，为眼径的15%～43%。吻鳞长方形，宽约为高的2倍，上缘中央无缺刻。鼻孔位于吻鳞、第一上唇鳞、上鼻鳞及2～3枚后鼻鳞间。两上鼻鳞被1枚圆形小鳞隔开。上唇鳞9～13，下唇鳞8～13。颏鳞五角形。颏片弧形排列，内侧一对较大，呈长六角形，长大于宽。外侧一对较小。体背被粒鳞。吻部粒鳞扩大。眶间部横列鳞32～35枚。体背疣鳞显著大于粒鳞，呈圆锥状，颞部、枕部、颈背及荐部疣鳞甚多。过体中部处有12～14不规则列。体腹面被覆瓦状鳞，过体中部处42～46列。四肢背面被小粒鳞，前臂粒鳞间有少量疣鳞，小腿粒鳞间的疣鳞较多。四肢腹面被覆瓦状鳞。指、趾间具蹼迹。后足第 I ～ V 趾扩展部的攀瓣 I 6～9，II 6～9，III 6～10，IV 6～10，V 6～10。雄性具肛前孔4～8个，多数6个。尾稍纵扁，基部每侧大多有3个肛疣、有些标本在肛疣之下有3～6个疣鳞。尾背面被小覆瓦状鳞，每7～9行成一节。尾腹面的覆瓦状鳞较大，中央具一列横向扩大的鳞板。体背面灰棕色。多数有一黑色纵纹从吻端经眼至耳孔。头及躯干背面有深褐色斑，并在颈及躯干背面形成5～7条横斑。有些个体褐斑不明显。四肢及尾背面亦具褐色横斑，尾背的横斑9～13条。体腹面淡肉色。

[自然生境] 生于海拔300～2 800 m的屋边。

[地理分布] 达州全域。

[入药部位] 全体。

[功能主治] 补肺益肾、定喘、祛风、活络、散结、破积、助阳，用于气短、咯血、阳痿、半身不遂、风湿关节痛、附骨疽、瘰疬、历节风、破伤风。

石龙子科 Scincidae

中国石龙子

[异名] 蜥蜴、山龙子、守宫、石蜴、泉龙、猪婆蛇。

[拉丁名] *Eumeces chinensis* J. E. Gray

[形态特征] 头体长103～125 mm，尾长144～189 mm。眶上鳞第二枚显著大于第一枚；额顶鳞发达，彼此相切；有上鼻鳞；无后鼻鳞；第二列下颏鳞楔形；后颏鳞前、后二枚。耳孔前缘有2～3个瓣突，鼓膜深陷。体较粗壮，环体中段鳞22～24行；肛前具一对大鳞；尾下正中一行鳞扩大。前后肢贴体相向时不相遇。指、趾侧扁，掌跖部粒鳞大小不一。背面灰橄榄色；头部棕色；颈侧及体侧红棕色，雄性更为显著，体侧有分散的黑色斑点；腹面白色。幼体背面黑灰色，有三条浅黄色纵纹向后直达尾部，随个体成长而消失，或隐约可见。雄性颞部显著隆肿。

[自然生境] 生于山野草丛中。

[地理分布] 达州全域。

[入药部位] 全体。

[功能主治] 破结、行水，用于小便不利、石淋、恶疮瘰疬、臁疮。

蓝尾石龙子

[异名] 草龙。

[拉丁名] *Eumeces elegans* G. A. Boulenger

[形态特征] 头体长70～90 mm，尾长130～160 mm。吻端钝圆；上鼻鳞一对，左右相切；无后鼻鳞；前额鳞

一对, 不相切; 额鼻鳞与额鳞相接; 左右顶鳞为间顶鳞所隔开; 颊鳞2枚, 眶上鳞4枚; 耳孔前缘有2～3枚锥状鳞; 上唇鳞7枚; 后颏鳞1枚。体鳞平滑, 环体中段鳞26～28行; 肛前鳞2枚, 股后缘有一簇大鳞。雄性肛侧各有一棱鳞。背面深黑色、有五条黄色纵纹, 正中一条在顶鳞分叉向前达吻部, 其余分别在眼上方和眼下方向后沿体侧达尾部, 在尾后端浅纵纹消失, 尾部为蓝色; 腹面色浅。

[自然生境]生于山野草丛中。

[地理分布]达州全域。

[入药部位]全体。

[功能主治]破结、行水, 用于小便不利、石淋、恶疮瘰疬、臁疮。

黄纹石龙子

[异名]石蛇子、石龙子。

[拉丁名]*Eumeces capito* Bocourt

[形态特征]有后鼻鳞; 颈鳞2对; 后颏鳞2枚; 第2列上颞鳞的上下缘几乎平行, 第2列下颞鳞扇形; 股后及肛后各有一团大鳞; 背侧线和体侧线白色。

[自然生境]生于山野草丛中。

[地理分布]达州全域。

[入药部位]全体。

[功能主治]破结、行水, 用于小便不利、石淋、恶疮瘰疬、臁疮。

蜓蜓

[拉丁名]*Lygosoma indicum* Gray

[形态特征]头体长80 mm, 尾长130 mm左右。吻部凸圆, 吻长与眼耳间距等长; 耳孔卵圆形, 鼓膜小而下陷, 无耳孔瓣突; 无上鼻鳞; 吻鳞与单枚额鼻鳞相切; 左、右前额鳞不相遇; 额鳞长, 前缘与额鼻鳞相切; 额顶鳞彼此相切; 间顶鳞较大, 顶眼清晰; 颊鳞2枚, 眶上鳞4枚; 上唇鳞7枚。无颈鳞。体鳞平滑无棱, 环体中段30～38行; 肛前鳞2枚, 较大; 尾腹面正中一行鳞片略扩大。前后股贴体相向时, 后肢达掌趾部; 第四趾趾下瓣20枚左右。背面古铜色, 背中央常有一条断断续续的黑脊纹, 其两侧有细点缀织成行, 头、体两侧各有一较宽的黑纵带延至尾基两侧, 黑纵带3～4鳞行宽, 其上方浅色纵带较窄, 下方浅色纵带宽, 略带棕红色杂以细黑点, 头背及四肢均散有细黑点; 腹面色浅无斑。

[自然生境]生于山野草丛中。

[地理分布]达州全域。

[入药部位]全体。

[功能主治]破结、行水, 用于小便不利、石淋、恶疮瘰疬、臁疮。

蜥蜴科 Lacertidae

北草蜥

[异名]草蜥。

[拉丁名]*Takydromus septentrionalis* Gunther

[形态特征]头体长63.3～71.5 mm, 尾长180～246 mm。尾长约为头体长的3倍。吻较窄, 与眼耳间距等长; 眼睑发灰; 耳孔椭圆形, 下陷, 鼓膜裸露; 颏片3对。头背面具对称排列的大鳞; 背部中段起棱大鳞6纵行; 腹中段起棱大鳞8纵行, 纵横排列, 略呈方形; 尾细长, 具棱。四肢不发达, 前后肢均具5指趾, 末端有爪, 后肢贴体前伸, 趾端达前肢肘关节。鼠蹊窝一对。头、背、尾、四肢背面为棕绿色, 腹面灰白或灰棕色; 眼后至肩部有一条浅纵纹, 雄性背鳞的外缘有一鳞宽的鲜绿色纵纹, 体侧有不规则深色斑。

[自然生境]生于山坡、盆地草丛中。

[地理分布]达州全域。

[入药部位]全体。

[功能主治]消瘿散瘰,用于瘰疬、癫痫、小便不通、咳嗽痰喘。

游蛇科 Colubridae

黑脊蛇

[拉丁名]*Achalinus spinalis* Peters

[形态特征]体呈细长圆柱状,头颈区分不明显。全长50 cm左右。背面棕黑色,略具金属光泽,背脊有一深黑色纵线,从顶鳞后缘向后延伸至尾末端。腹面色略浅。鼻间鳞沟短于前额鳞沟;无眶前鳞及眶后鳞;颊鳞一枚入眶;颞鳞2+2;上唇鳞3-2-1式,由前向后依次增大,第六枚最大,约等于前5枚之和。背鳞窄长,通身23行,除最外行较大而平滑外,其余明显具棱;腹鳞146~175;肛鳞完整,尾下鳞单行,40~66。

[自然生境]生于丘陵地区。

[地理分布]达州全域。

[入药部位]全体、蛇蜕、蛇胆。

[功能主治]全体祛风湿,用于风湿关节痛、麻木不仁。蛇蜕用于小儿惊风、抽搐痉挛、角膜出翳、喉痹、皮肤瘙痒。蛇胆用于小儿风热咳喘、咳嗽痰喘、痰热惊厥、急性风湿性关节痛。

赤练蛇

[异名]火赤链、红斑蛇、燥地火链、红百节蛇、红麻子。

[拉丁名]*Dinodon rufozonatum* Cantor

[形态特征]体长可为1~1.8 m。头较宽扁,呈明显三角形,头部黑色,头部鳞缘呈红色,体背均匀布满红黑相间的规则横纹,体两侧为散状黑斑纹,腹鳞外侧有黑褐斑,尾较短细。

[自然生境]生于丘陵地区、屋边。

[地理分布]达州全域。

[入药部位]全体、蛇蜕、蛇胆。

[功能主治]全体祛风湿,用于风湿关节痛、麻木不仁。蛇蜕用于小儿惊风、抽搐痉挛、角膜出翳、喉痹、皮肤瘙痒。蛇胆用于小儿风热咳喘、咳嗽痰喘、痰热惊厥、急性风湿性关节痛。

双斑锦蛇

[拉丁名]*Elaphe bimaculata* Schmidt

[形态特征]背鳞平滑或背中央3~9行弱棱或仅体后背中央3~9行弱棱;体背有两行黑褐色粗圆斑,左右两两相连呈哑铃状,或不相连仅为成对的黑褐圆斑,该圆斑至颈纵行相连与头背斑相接;尾背中央浅,两侧为暗褐色纵线。体腹面具半圆形或三角形小黑斑。

[自然生境]生于丘陵地区、屋边。

[地理分布]达州全域。

[入药部位]全体、蛇蜕、蛇胆。

[功能主治]全体药用功能同黑脊蛇。蛇蜕祛风、定惊、解毒、退翳,用于小儿惊风、抽搐痉挛、角膜出翳、喉痹、皮肤瘙痒。

王锦蛇

[异名]棱锦蛇、棱鳞锦蛇、王蟒、王蛇、王字头、菜花蛇。

[拉丁名]*Elaphe carinata* Gunther

[形态特征]体粗壮,全长2 m左右。全身黑色杂以黄色花斑,形似菜花,体前部有若干黄色横纹。头背棕黄色,鳞缘黑色,散以黑色斑,在尾下形成黑色纵线。幼蛇背面灰橄榄色,鳞缘微黑,枕后有一短黑纵纹;腹面肉色。眶前鳞1,其下方常有1~2枚小鳞;眶后鳞2(3);颞鳞2(3、1)+3(2、4);上唇鳞3-2-3式。背鳞23(25)-23(21)-19(17)行,除最外1~2行平滑,余均具强棱;腹鳞203~224枚;肛鳞二分;尾下鳞69~102对。

[自然生境]生于丘陵地区、屋边。

[地理分布]达州全域。

[入药部位]全体、蛇蜕、蛇胆。

[功能主治]同双斑锦蛇。

白条锦蛇

[异名]黑斑蛇、麻蛇、枕纹锦蛇。

[拉丁名]*Elaphe dione* Pallas

[形态特征]鳞被、大小、色斑及半阴茎与双斑锦蛇很相近,但体背具有3条灰白色纵纹,并具不规则的黑横斑;枕背2块纵行黑斑,较粗大;半阴茎的萼区为小乳突型,并非小刺型。

[自然生境]生于丘陵地区、屋边。

[地理分布]达州全域。

[入药部位]全体、蛇蜕、蛇胆。

[功能主治]同双斑锦蛇。

黑眉锦蛇

[异名]美女鼠蛇、眉蛇、家蛇、锦蛇、称星蛇、花广蛇。

[拉丁名]*Elaphe taeniura* Cope

[形态特征]是广布我国南北的一种无毒蛇。体型较大,全长可达2 m或以上。头颈区分明显。背面黄绿色、灰绿色或棕灰色,体前部背正中具黑色梯状横纹;体后黑色纵线延伸至尾末端;眼后具黑色眉纹;腹部灰白色,但前端、尾部及体侧为黄色。眶前鳞1(2),其下方常有1～2枚小鳞,眶后鳞2(3);颞鳞2(1、3)+3(4、2、5);上唇鳞4-2-3(3-2-3、5-2-3)式。背鳞25(23、24、26、27)-25(23、21)-19(17)行,中段9～17行微棱;腹鳞225～267枚;肛鳞二分;尾下鳞76～122对。

[自然生境]生于丘陵地区、屋边、菜园。

[地理分布]达州全域。

[入药部位]全体、蛇蜕、蛇胆、骨、头。

[功能主治]同双斑锦蛇。

翠青蛇

[异名]青蛇、青竹刁。

[拉丁名]*Cyclophiops major* Gunther

[形态特征]头颈区分不明显。全长1 m左右。背面纯绿色,下颌、咽喉部及腹面黄绿色。眶前鳞1,眶后鳞2(3);颞鳞1+2;上唇鳞3-2-3(2-2-3)式。背鳞通身15行,平滑无棱;腹鳞157～178;肛鳞二分,但也有完整者;尾下鳞75～92对。幼蛇体前部背面有细黑横纹或成对排列的黑点。

[自然生境]生于丘陵地区、屋边。

[地理分布]达州全域。

[入药部位]全体、蛇蜕、蛇胆。

[功能主治]同双斑锦蛇。

紫灰锦蛇

[拉丁名]*Elaphe porphyracea* Cantor

[形态特征]全长一般在100 cm之内,雄性最长(971+134)mm,雌性最长(839+141)mm。体尾背紫铜色,具有9～17+2～6块近马鞍形淡黑色横斑,每斑占3～5行鳞片宽,少数标本横斑不甚明显;此外,体背还有2条黑纵线,或纵贯全身,或仅见于体后段;腹面玉白色,无斑纹;头背紫铜色,有3条纵黑纹,1条在头顶中央,2条

在眼后。

[自然生境] 生于丘陵地区、屋边。

[地理分布] 达州全域。

[入药部位] 全体、蛇蜕、蛇胆。

[功能主治] 同双斑锦蛇。

双全白环蛇

[拉丁名] *Lycodon fasciatus* Anderson

[形态特征] 最大全长雄性（740+217）mm，雌性（480+122）mm。全身具有黑白相间的环节，有时背部白环节的中央具有棕色斑。黑节在体前占6～7枚鳞片，在体后占5～6枚鳞片，白节在体前约占1枚鳞片，在体后约占1枚鳞片。黑节环绕周身，在躯干部有24～40节，在尾部有10～16节。头前部为淡黑色，头后部两边呈白色。颊鳞1，窄长入眶（个别不入眶），不切鼻间鳞；眶前鳞1；眶后鳞2；颞鳞2+3（2）；上唇鳞8，2-3-3式；下唇鳞8（或9），前4对切前颔片；颔片2对，前后颔片长度相近，或前颔片稍短于后颔片；背鳞中央数行微棱，17-17-15行；腹鳞雄性189～210，雌性189～208；肛鳞1；尾下鳞双行，雄性75～94对，雌性68～83对。

[自然生境] 生于丘陵地区、屋边

[地理分布] 达州全域。

[入药部位] 全体、蛇蜕、蛇胆。

[功能主治] 同双斑锦蛇。

锈链游蛇

[拉丁名] *Natrix carspegaster* Boulenger

[形态特征] 全长700 mm左右。头背暗棕色，枕部两侧各有一黄色的椭圆形枕斑；躯干及尾背面黑褐色，背侧部有2行浅黄色纵线，系由许多铁锈色点斑缀成；腹面淡黄色，腹鳞及尾下鳞外侧有2条窄长黑点缀成的纵链纹。眶前鳞1（2、3），眶后鳞3（2～4）；上唇鳞多为3-3-2或3-2-3式。背鳞19-19-17行，均具棱或最外行平滑；腹鳞138～157；肛鳞二分；尾下鳞74～100对。

[自然生境] 生于丘陵地区、屋边。

[地理分布] 达州全域。

[入药部位] 全体、蛇蜕、蛇胆。

[功能主治] 同双斑锦蛇。

颈槽游蛇

[拉丁名] *Natrix nuchalis* Boulenger

[形态特征] 全长716 mm。背面橄榄绿色或带绛紫色杂以黑斑；头腹面灰褐色；躯干腹面浅灰至灰黑色，亦有绛红色者。眶前鳞1，眶后鳞3（2）；颞鳞1+2（1）；上唇鳞2-2-2或2-2-1（2-2-3）式；颈背鳞片对称排列，其间形成一明显的颈槽。背鳞15（17、13）-15（17）-15（13）；腹鳞144～167；肛鳞二分；尾下鳞35～65对。

[自然生境] 生于丘陵地区、屋边。

[地理分布] 达州全域。

[入药部位] 全体、蛇蜕、蛇胆。

[功能主治] 同双斑锦蛇。

丽纹蛇

[异名] 环纹赤蛇、中华珊瑚蛇。

[拉丁名] *Natrix optata* Hu & Zhao

[形态特征] 我国云贵高原及其附近的一种小型游蛇，全长0.7 mm左右，体尾修长适度。头部棕褐色，眼后有一白色线纹，背面黑褐色，有多数粗细不等的橘黄色横斑；腹面黄色，两侧有黑色链纹。眶前鳞1（2），眶后

鳞3（2）；颞鳞1（2）+2（1）；上唇鳞多为3-2-3式。背鳞19-19-17行，中央7～15行具弱棱；腹鳞156～169；肛鳞二分；尾下鳞95～112对。

[自然生境]生于丘陵地区、屋边。

[地理分布]达州全域。

[入药部位]全体、蛇蜕、蛇胆。

[功能主治]同双斑锦蛇。

乌华游蛇

[异名]草赤链、乌游蛇。

[拉丁名]*Sinouatrix percarinata* Boulenger

[形态特征]全长约1 m。头背橄榄灰色，体背深灰色，具黑色环纹，幼体环纹清晰；成体腹面环纹不明显，呈灰白色，散以黑点或布以粗黑斑。鼻间鳞前端极窄；眶前鳞1（2），眶后鳞3（4）；颞鳞2（1）+3（2）；上唇鳞3-2-4（4-1-4、3-3-3、3-1-5）式；背鳞19-19-17行，全部具棱；腹鳞132～144；肛鳞二分；尾下鳞50～81对。

[自然生境]生于丘陵地区、屋边。

[地理分布]达州全域。

[入药部位]全体、蛇蜕、蛇胆。

[功能主治]同双斑锦蛇。

虎斑颈槽蛇

[异名]虎斑游蛇、野鸡项、雉鸡脖、竹竿青、鸡冠蛇。

[拉丁名]*Rhalodophis tigrinus* (Boie)

[形态特征] 体长约0.8 m。体重一般为200～400 g。颈背有一明显颈槽，枕两侧有一对粗大的黑色斑块。背面翠绿色或草绿色，有方形黑斑，颈部及其后一段距离的黑斑之间为鲜红色；腹面为淡黄绿色。下唇和颈侧为白色。体背面翠绿色或草绿色，体前段两侧有粗大的黑色与橘红色斑块相间排列，枕部两侧有一对粗大的黑色"八"形斑。

[自然生境]生于丘陵地区、屋边。

[地理分布]达州全域。

[入药部位]全体、蛇蜕、蛇胆。

[功能主治]同双斑锦蛇。

平鳞钝头蛇

[拉丁名]*Pareas boulengeri* Angel

[形态特征]头较大，吻端宽钝，头颈区分明显，躯干略侧扁。全长雄蛇（380+110）mm，雌蛇（488+122）mm。背面浅棕黄色，其上有由黑点缀连成的横纹，腹面颜色浅淡，头背面自眶上鳞有一黑线纹，延伸至头后与由顶鳞起始向后延伸的黑线相汇合呈粗黑线，而后断断续续；头侧有一黑色细线纹，从眼后到口角。吻鳞宽与高略相等，从背面能见到它的上缘；鼻间鳞宽胜于长；前额鳞宽度超过长度，外侧与颊鳞相接，向后入眶甚多；额鳞长度大于宽度；鼻鳞大，鼻孔位于单枚鼻鳞中央；颊鳞1枚，长大于宽，后端入眶，没有眶前鳞，或个别一侧有眶前鳞1枚。眼大，瞳孔纵置，椭圆形，眼径远大于从它到口缘的距离。眶下鳞与眶后鳞愈合。颞鳞2+3，个别1+2；上唇鳞7或8，不入眶，由前向后依次增大，最后一枚最长；下唇鳞8，少数一侧为7或9，前4枚切前颔片，个别一侧为5或3枚；颔片3对，交错排列，第1对长大于宽，第2对宽大于长，第3对长宽约相等；背鳞平滑，通身15行，脊鳞不扩大，腹鳞雄蛇4号177～181枚，平均178.5，雌蛇12号，176～187，平均180.1；尾下鳞双行雄蛇4号65～75，平均71.5对，雌蛇12号，62～77，平均67.2对；肛鳞完整。

[自然生境]生于丘陵地区、屋边。

[地理分布]达州全域。

[入药部位]全体、蛇蜕、蛇胆。

[功能主治]同双斑锦蛇。

钝头蛇

[拉丁名]*Pareas chinensis* Barbour

[形态特征]头大颈细，吻端宽而钝圆、头颈区分明显；体略侧扁。全长可达682 mm。体背棕褐色，其上有由细黑点缀成的横斑，或明或暗。有的个体头部较黑。眶前鳞1或2，眶后鳞1，通常与眶下鳞愈合；颊鳞1(2)，不入眶或仅尖端入眶；颞鳞2+3；前额鳞入眶；上唇鳞7或8(9)。背鳞通身15行，平滑或中央3～7行微棱，脊鳞扩大或不扩大；腹鳞168～188枚；肛鳞完整；尾下鳞56～86对。

[自然生境]生于丘陵地区、屋边。

[地理分布]达州全域。

[入药部位]全体、蛇蜕、蛇胆。

[功能主治]同双斑锦蛇。

福建颈斑蛇

[异名]颈瘢蛇。

[拉丁名]*Plagiopholis styani* Boulenger

[形态特征]小型蛇类，体长290～314 mm。背面红棕色，部分鳞缘黑色，彼此纵连成黑色网纹；腹面淡黄色，或多或少散以细黑点；颈背有一黑色箭形斑。无颊鳞；眶前鳞1，眶后鳞2；颞鳞2+2；上唇鳞2-12-2(3-2-2)式。背鳞平滑，通身15行；腹鳞102～122；肛鳞完整；尾下鳞21～30对。

[自然生境]生于丘陵地区、屋边。

[地理分布]达州全域。

[入药部位]全体、蛇蜕、蛇胆。

[功能主治]同双斑锦蛇。

斜鳞蛇

[异名]气扁蛇、臭蛇、中华斜鳞蛇、大斜鳞蛇、草上飞。

[拉丁名]*Pseudoxenodon macrops* (Blyth)

[形态特征]体型中等大小，长500～1 000 mm。头背黑棕色或黑黄色，两眼间有一黄白色横斑，眼后有一黑纹，颈背具箭形斑；体背灰棕色或棕黑色，背脊有橘黄色或红棕色菱形斑一行，菱斑四周镶以深色斑块；腹面黄白色或灰白色，前部具棕黑色斑块或点斑，后部无斑或黑点密集成灰黑色。黑化个体头及体背灰黑色无斑。眶前鳞1(2)，眶后鳞3(2、4)；颞鳞2(1)+2、8(1、4)；上唇鳞3-12-3或2-2-3式。背鳞前部斜列起棱19-19(17)-15行；腹鳞135～172；肛鳞二分；尾下鳞45～78对。根据上唇鳞及腹鳞数可分为3个亚种。

[自然生境]生于丘陵地区、屋边。

[地理分布]达州全域。

[入药部位]全体、蛇蜕、蛇胆。

[功能主治]同双斑锦蛇。

滑鼠蛇

[异名]草锦蛇、长柱蛇、山蛇、水律蛇、乌肉蛇、水南蛇。

[拉丁名]*Ptyas mucosus* Linnaeus

[形态特征]体型较大，全长达2 m。头背黑褐色，体背棕色或黄棕色，体后部具不规则的黑色横纹，腹面黄白色，腹鳞后缘黑色。颊鳞3(2、1)，眶前鳞1(2)，有1眶前下鳞，眶后鳞2；颞鳞2(1、3)+2(3)；上唇鳞3-2-3(4-1-3)式。背鳞19(21)-17-14(13～15)行，腹鳞188～200；肛鳞二分；尾下鳞98～118对。

[自然生境]生于丘陵地区、屋边。

[地理分布]达州全域。

[入药部位]全体、蛇蜕、蛇胆。

[功能主治]同双斑锦蛇。

黑头剑蛇

[异名]黑头蛇。

[拉丁名]*Sibynophis chinensis* Gunther

[形态特征]头较大,与颈区分明显。体较小,全长约0.66 m。头背黑色,体背面棕褐色或黑褐色,有一黑色脊纹;幼蛇黑色脊纹清晰;腹面黄白色,每一腹鳞两侧有一黑色斑点,前后缀连成二纵线。眶前鳞1,眶后鳞2;颞鳞2+2,前下颞鳞较大,楔入7~8两枚上唇鳞间;上唇鳞3-3-3式。背鳞通身17行,平滑无棱;腹鳞171~187;肛鳞二分;尾下鳞63~125对。

[自然生境]生于丘陵地区、屋边。

[地理分布]达州全域。

[入药部位]剥皮并除内脏的全体、蛇蜕、蛇胆。

[功能主治]同双斑锦蛇。

乌梢蛇

[异名]乌蛇、乌风蛇。

[拉丁名]*Zaocys dhumnades* Cantor

[形态特征]体型较粗大,头颈区分明显,全长可达2 m。背面灰褐色或黑褐色,其上有2条黑线纵贯全身,老年个体后段色深,黑线不明显,背脊黄褐色纵线较为醒目。幼蛇背面灰绿色,其上有4条黑线纵贯全身。颊鳞1,偶有一小鳞位于其下;眶前鳞2,眶后鳞2(3);颞鳞2(1)+2;上唇鳞3-2-3式。背鳞16-16(14)-14,中央2~4(6)行起棱;正脊2行棱极强;腹鳞192~205;肛鳞二分;尾下鳞95~137对。

[自然生境]生于海拔300~1 200 m的山野中、草丛中。

[地理分布]达州全域。

[入药部位]全体、卵、脂肪、蛇皮、蛇蜕、蛇胆。

[功能主治]同双斑锦蛇。

眼镜蛇科 Elapidae

银环蛇

[异名]白带蛇、白节蛇。

[拉丁名]*Bungarus multicinctus* Blyth

[形态特征]头椭圆形,与颈略可区分,体较细长,尾末端尖细,全长1 m左右。头部黑色或黑褐色;躯干及尾背面黑色或黑褐色,有白色横纹(20~50)+(7~17)个,腹面乳白色,或缀以黑褐色细斑。无颊鳞;眶前鳞1,眶后鳞2;颞鳞1+2;上唇鳞2-2-3式。背鳞平滑通身15行,脊鳞扩大,呈六角形;腹鳞203~231;肛鳞完整;尾下鳞单行,37~55。

[自然生境]生于田野、村庄、坟地等水边附近。

[地理分布]达州全域。

[入药部位]除去内脏的幼体、成体,蛇蜕,蛇胆,蛇毒。

[功能主治]除内脏幼体(金钱白花蛇)祛风、通络、止痉,用于风湿顽痹、麻木拘挛、中风口㖞、半身不遂、抽搐痉挛、破伤风、麻风疥癣、瘰疬恶疮。除内脏成体祛风湿、通经络、止痉,用于中风半身不遂、口眼歪斜、抽搐痉挛、风湿顽痹、麻木拘挛、破伤风、麻风疥癣、瘰疬、恶疮。蛇胆清热解毒、化痰镇痉,用于小儿风热咳喘、咳嗽痰喘、痰热惊厥、急性风湿性关节痛。蛇蜕祛风、定惊、解毒、退翳,用于小儿惊风、抽搐痉挛、

角膜出翳、喉痹、皮肤瘙痒。蛇毒逐痹、镇痛，用于风湿关节痛、癫痫、心脏病。

蝰科 Viperidae

蝮蛇

[异名]草上飞、七寸子。

[拉丁名]*Agkistrodon halys* Pallas

[形态特征]体长60～70 cm，头略呈三角形，颈细，具颊窝，头颈区分明显，背面浅褐色到红褐色，头背有一深色"∧"形斑，正脊有两行深棕色圆斑，彼此交错排列略并列，背鳞外侧及腹鳞间有1行黑褐色不规则粗点，略呈星状；腹面灰白，密布棕褐色或黑褐色细点。鼻间鳞宽短，排成⊥形；眶前鳞2，眶后鳞2（3），眶璨新月形，颞鳞2+4（3）；上唇鳞2-1-4（2-1-3、3-1-4）式。背鳞21（23）-21-17（15）行，中段最外行平滑或均具棱；腹鳞137～173，肛鳞完整；尾下鳞29～54对，少数为单行。头背具对称的大鳞片，眼前有颊窝，体背有两纵行圆斑。

[自然生境]生于平原、丘陵地带。

[地理分布]达州全域。

[入药部位]除去内脏全体、蛇毒、骨、胆、脂肪、蛇蜕。

[功能主治]除去内脏全体祛风湿、通经络、止痉，用于中风半身不遂、口眼歪斜、抽搐痉挛、风湿顽痹、麻木拘挛、破伤风、麻风疥癣、瘰疬、恶疮。蛇毒逐痹、镇痛，用于风湿关节痛、癫痫、心脏病。骨用于赤痢。胆用于压疮、诸漏、下部虫。脂肪用于耳聋、肿毒。蛇蜕用于身痒、疮、疥、癣。

原矛头蝮

[异名]龟壳花、烙铁头、笋壳班。

[拉丁名]*Protobothrops mucrosquamatus* Cantor

[形态特征]头较窄长，略呈三角形。吻较窄，吻棱明显；体较细长，全长1 m左右。背面棕褐色到红褐色，背脊有一行镶浅黄色边的粗大逗点状暗紫色斑。有时前后连续，形成波状脊纹，体侧各有一行较小的暗紫色斑；腹面浅褐色，每一腹鳞有由深棕色细点组成的斑块若干，形成深浅交错的网纹。鼻间鳞仅比头背其他鳞片略大，彼此相隔2～6枚小鳞；眶上鳞为头背最大鳞片，左右眶上鳞间一横排有小鳞11～18枚，头背其余鳞片粒状。上唇鳞9（8）或11（12），第三枚最大。背鳞较窄长，末端尖出，25（29、27）-25（23、27）-19（21、17）行，中段除最外行平滑外，其余均具强棱；腹鳞198～233；肛鳞完整；尾下鳞70～100对。

[自然生境]生于海拔3 100 m以下的山区石堆、杂草中。

[地理分布]达州全域。

[入药部位]全体、蛇毒。

[功能主治]同菜花烙铁头。

菜花烙铁头

[异名]菜花烙铁头蛇、菜花蝮、棱斑竹叶青。

[拉丁名]*Trimeresurus jerdonii* Güenther

[形态特征]头较窄长，三角形，吻棱明显。全长近1 m。背面墨黄色间杂，有的标本黑色较少，整体趋于草黄色，有的黑色较浓，整体偏黑而杂以菜花黄，大多数标本正背有一行镶黑边的深棕色或深红色斑块；腹面黑褐色或黑黄色间杂。头背被细鳞，鼻间鳞较大；眶上鳞是头背最大的鳞片。其间一横排有小鳞5～10枚。眶前鳞及眶后鳞各2枚，眶下鳞1枚，甚长；上唇鳞6～8。背鳞21（23、25）-21（19）-17（15）行，中段除最外1～2行平滑外，其余均具棱；腹鳞156～189；肛鳞完整；尾下鳞44～72对。

[自然生境]生于海拔3 100 m以下的山区石堆、杂草中。

[地理分布]达州全域。

[入药部位]全体、蛇毒。

[功能主治]全体祛风、明目、蛇毒、镇痛,用于风湿关节痛、癫痫、心脏病。

山烙铁头

[异名]山竹叶青、阿里山龟壳花、黑斑竹叶青、恶乌子、笋壳斑。

[拉丁名]*Ovophis monticola orientalis* Gunther

[形态特征]有颊窝、头背都是小鳞片;体色棕褐,与原矛头蝮相似,区别在于本种头背左右眶上鳞间一横排有小鳞5～10枚,左、右鼻间鳞相切或隔1～3枚鳞片。

[自然生境]生于海拔3 100 m以下的山区石堆、杂草中。

[地理分布]达州全域。

[入药部位]全体、蛇毒。

[功能主治]同菜花烙铁头。

竹叶青

[异名]青竹蛇、焦尾巴。

[拉丁名]*Trimeresurus stejnegeri* Schmidt

[形态特征]头呈三角形,与颈区分明显,尾较短,有缠绕性;全长2.13 m以上。背面通身绿色,尾背及尾尖焦红色,眼橘红色,体侧具有黄白各半或红白各半的纵线纹;腹面黄白色。头背都是小鳞片,仅眶上鳞较大,左右眶卜鳞之间一横排有小鳞9～17枚;左右鼻间鳞之间相隔1～4枚小鳞;鼻鳞与第一上唇鳞之间以鳞沟完全分开;上唇鳞9(8)–12。背鳞21(19～23)–19(21)–15(13)行,两侧最外1～3行平滑,其余均起棱;腹鳞150～178;肛鳞完整;尾下鳞54～80对。

[自然生境]生于海拔3 100 m以下的山区溪边、灌丛中。

[地理分布]达州全域。

[入药部位]全体、蛇毒。

[功能主治]同菜花烙铁头。

鹭科 Ardeidae

池鹭

[异名] 红毛鹭、中国池鹭、红头鹭鸶。

[拉丁名]*Ardeola bacchus* Bonaparte

[形态特征]体型略小(47 cm),翼白色、身体具褐色纵纹的鹭。繁殖羽:头及颈深栗色,胸绛紫色。冬季站立时具褐色纵纹,飞行时体白而背部深褐。虹膜褐色;嘴黄色(冬季);腿及脚绿灰色。

[自然生境]生于江河、湖泊、池塘、水田。

[地理分布]达州全域。

[入药部位]肉。

[功能主治]解毒,用于鱼虾中毒。

绿鹭

[异名]绿鹭鸶、打鱼郎、绿蓑鹭。

[拉丁名]*Butorides striatus* Linnaeus

[形态特征]体小(43 cm)的深灰色鹭。成鸟:顶冠及松软的长冠羽闪绿黑色光泽,一道黑色线从嘴基部过眼下及脸颊延至枕后。两翼及尾青蓝色并具绿色光泽,羽缘皮黄色。腹部粉灰,颏白。雌鸟体型比雄鸟略小。幼鸟具褐色纵纹。

[自然生境]生于江河、湖泊、池塘、水田。

[地理分布]达州全域。

[入药部位]肉。

[功能主治]补气、益脾、解毒。

大白鹭

[异名]白鹭鸶、鹭鸶、白漂鸟、大白鹤、白庄、白洼、雪客。

[拉丁名]*Arclea alba* Linnaeus

[形态特征]体大（95 cm）。比其他白色鹭体型大许多，嘴较厚重，颈部具特别的扭结。繁殖羽：脸颊裸露皮肤蓝绿色，嘴黑，腿部裸露皮肤红色，脚黑。非繁殖羽：脸颊裸露皮肤黄色，嘴黄而嘴端常为深色，脚及腿黑色。虹膜黄色。

[自然生境]生于人烟稀少的江河、湖泊、池塘、水田。

[地理分布]达州全域。

[入药部位]肉。

[功能主治]解毒，用于痔疮、痈肿。

草鹭

[异名]草当、花洼子、黄庄、紫鹭。

[拉丁名]*Ardea purpurea* Linnaeus

[形态特征]体大（80 cm）的灰色、栗色及黑色鹭。特征为顶冠黑色并具两道饰羽，颈棕色且颈侧具黑色纵纹。背及覆羽灰色，飞羽黑色，其余体羽红褐色。虹膜黄色；嘴褐色；脚红褐色。

[自然生境]生于江河、湖泊、池塘、水田。

[地理分布]达州全域。

[入药部位]全体。

[功能主治]补肺气、止咳喘、消痰积。

苍鹭

[异名]老等、灰鹳、青庄。

[拉丁名]*Ardea cinerea* Linnaeus

[形态特征]体大（92 cm）的白色、灰色及黑色鹭。成鸟：过眼纹及冠羽黑色，飞羽、翼角及两道胸斑黑色，头、颈、胸及背白色，颈具黑色纵纹，余部灰色。幼鸟：头及颈灰色较重，但无黑色。虹膜黄色，嘴黄绿色，脚偏黑。

[自然生境]生于江河、湖泊、池塘、水田。

[地理分布]达州全域。

[入药部位]肉。

[功能主治]活血、利水、止痛，用于骨折、水肿。

白鹭

[拉丁名]*Egretta garzetta* Linnaeus

[形态特征]中等体型（60 cm）。体型较大而纤瘦，嘴及腿黑色，趾黄色，繁殖羽纯白，颈背具细长饰羽，背及胸具蓑状羽。

[自然生境]生于江河、湖泊、池塘、水田。

[地理分布]达州全域。

[入药部位]肉。

[功能主治]益脾补气、解毒，用于虚弱、疗疮痈肿。

中白鹭

[异名]白鹭鸶、春锄。

[拉丁名]*Egretta intermedia* Wagler

[形态特征]体大（69 cm）。体型大小在白鹭与大白鹭之间，嘴相对短，颈呈"S"形。于繁殖羽时其背及胸部有松软的长丝状羽，嘴及腿短期呈粉红色，脸部裸露皮肤灰色。

[自然生境]生于江河、湖泊、池塘、水田。

[地理分布]达州全域。

[入药部位]肉。

[功能主治]益脾补气、解毒，用于虚弱、疔疮痈肿。

栗苇鳽

[异名]葭鳽、小水骆驼、独春鸟、粟小鹭、红小水骆驼。

[拉丁名]*Ixobrychus cinnamomeus* Gmelin

[形态特征]体小（32 cm），黄色或黑色。成鸟顶冠黑色，上体淡黄褐色，下体黄色，黑色的飞羽与皮黄色的覆羽成强烈对比。亚成鸟色似成鸟但褐色较浓，全身满布纵纹，两翼及尾黑色。

[自然生境]生于水田附近的灌木上。

[地理分布]达州全域。

[入药部位]全体。

[功能主治]益气健脾、利水渗湿、祛风解毒。

鸭科 Anatidae

家鸭

[拉丁名]*Anas platyrhynchos domestica* (Linnaeus)

[形态特征]喙长宽而扁平，上喙尖端有一个坚硬的豆状突起；肉用型鸭颈粗，蛋用型鸭颈细；公鸭体型较大，背阔肩宽，母鸭体型比公鸭小，身长颈细；尾巴比较短，尾羽不发达，尾脂腺发达，可分泌油脂。

[自然生境]生于水田、河流、湖泊，养殖。

[地理分布]达州全域。

[入药部位]肉、头、血、蛋、脂肪、胆、涎、嗉囊。

[功能主治]肉滋阴养胃、利水消肿，用于痨热骨蒸、咳嗽、水肿。头用于阳水暴肿、面赤、烦躁、喘急、小便涩痛。血补血、解毒，用于劳伤吐血、中风、痢疾。蛋滋阴、清肺，用于膈热、咳嗽、咽喉痛、齿痛、泻痢。脂肪油用于水肿、瘰疬、蚯蚓瘘。胆清热解毒，用于痔疮、目赤初起。涎用于小儿惊风、阴肿、谷芒刺喉。嗉囊内壁用于骨鲠、噎膈反胃。

鹅

[拉丁名]*Anser cygnoides orientalis* (Linnaeus)

[形态特征]头大，前额高大，没有牙齿。颈长，略呈弓形。嘴扁而阔，腿高尾短，脚趾间有蹼，羽毛白色或灰色。尾部比较短平，尾端羽毛略上翘。

[自然生境]生于水田、河流、湖泊，养殖。

[地理分布]达州全域。

[入药部位]肉、嗉囊内壁、血、尾肉、脂肪油、胆、涎、咽喉、胫跗骨、羽毛、鹅蛋壳。

[功能主治]肉益气补虚、和胃止渴，用于虚瘦、消渴。血解毒，用于噎膈反胃、血吸虫病。脂肪油润皮肤、消痈肿，用于皮肤皲裂。胆解热解毒、止咳，用于痔疮初起、咳嗽气喘。涎用于稻刺塞喉、小儿鹅口疮。嗉囊内壁健脾止痢、助消化。鹅蛋壳用于无头痈疽。咽喉用于喉痹、哮喘、带下病。胫跗骨用于犬咬伤。尾肉用于聤耳、耳聋、手足皲裂。羽毛用于痈肿疮毒、疥癣、瘰疬、噎膈、惊痫。

普通秋沙鸭

[异名]川秋沙鸭。

[拉丁名]*Mergus merganser* Linnaeus

[形态特征]体型略大（68 cm）的食鱼鸭。细长的嘴具钩。繁殖期雄鸟头及背部为绿黑色，与光洁的乳白色胸部及下体成对比。飞行时翼白而外侧三极飞羽黑色。雌鸟及非繁殖期雄鸟上体深灰色，下体浅灰色，头棕褐色而颏白。体羽具蓬松的副羽，较中华秋沙鸭的为短但比体型较小的为厚。飞行时次级飞羽及覆羽全白。

[自然生境]生于水边、沼泽、湿地。

[地理分布]达州全域。

[入药部位]肉、骨。

[功能主治]肉清热解毒、镇痉，用于发热头痛、痉挛抽搐。骨解毒、利水，用于全身性水肿、药物及食物中毒。

斑头秋沙鸭

[异名]白秋沙鸭、小秋沙鸭、川秋沙鸭。

[拉丁名]*Mergus albellus* Linnaeus

[形态特征]体型小（40 cm）而优雅的黑白色鸭。繁殖期雄鸟体白，但眼罩、枕纹、上背、初级飞羽及胸侧的狭窄条纹为黑色。体侧具灰色蠕虫状细纹。雌鸟及非繁殖期雄鸟上体灰色，具两道白色翼斑，下体白，眼周近黑，额、顶及枕部栗色。与普通秋沙鸭的区别在于喉白色。虹膜褐色；嘴近黑；脚灰色。

[自然生境]生于水边、沼泽、湿地。

[地理分布]达州全域。

[入药部位]肉、骨。

[功能主治]同普通秋沙鸭。

中华秋沙鸭

[异名]鳞肋秋沙鸭。

[拉丁名]*Mergus squamatus* Gould

[形态特征]雄鸟为体大（58 cm）的绿黑色及白色鸭。长而窄近红色的嘴，其尖端具钩。黑色的头部具厚实的羽冠。两胁羽片白色而羽缘及羽轴黑色形成特征性鳞状纹。脚红色。胸白，体侧具鳞状纹有异于普通秋沙鸭。雌鸟色暗而多灰色，体侧具同轴而灰色宽黑色窄的带状图案。虹膜褐色；嘴橘黄色；脚橘黄色。

[自然生境]生于水边、沼泽、湿地。

[地理分布]达州全域。

[入药部位]骨、肉。

[功能主治]同普通秋沙鸭。

赤麻鸭

[异名]黄鸭、黄凫、渎凫、红雁。

[拉丁名]*Tadorna ferruginea* Pallas

[形态特征]体大（63 cm）橙栗色鸭类。头皮黄。外形似雁。雄鸟夏季有狭窄的黑色领圈。飞行时白色的翅上覆羽及铜绿色翼镜明显可见。虹膜褐色；嘴近黑色；脚黑色。

[自然生境]生于水边、沼泽、湿地岩石、峭旁。

[地理分布]达州全域。

[入药部位]肉。

[功能主治]补中益气、补肾壮阳，用于脾胃虚弱、脱肛、阴挺、体虚、阳痿、疮肿、风湿痛。

鹰科 Accipitridae

苍鹰

[异名]鹰、牙鹰、黄鹰、鸪鹰、元鹰。

[拉丁名]*Accipiter gentilis* Linnaeus

[形态特征]体大（56 cm）而强健的鹰。无冠羽或喉中线，具白色的宽眉纹。成鸟下体白色，具粉褐色横

斑，上体青灰。幼鸟上体褐色浓重，羽缘色浅成鳞状纹，下体具偏黑色粗纵纹。成鸟虹膜红色，幼鸟虹膜黄色；嘴角质灰色；脚黄色。

[自然生境]生于森林乔木上。

[地理分布]达州全域。

[入药部位]头、骨骼、眼睛、嘴与爪。

[功能主治]头祛风解毒，用于头目眩晕、痔疮。骨骼续筋骨、祛风湿，用于损伤骨折、筋骨疼痛。眼睛明目、退翳。嘴和爪用于痔疮。

雀鹰

[拉丁名]*Accipiter nisus* Linnaeus

[形态特征]中等体型(雄鸟32 cm，雌鸟38 cm)而翼短的鹰。雄鸟：上体褐灰色，白色的下体上多具棕色横斑，尾具横带。脸颊棕色为识别特征。雌鸟：体型较大，上体褐色，下体白色，胸、腹部及腿上具灰褐色横斑，无喉中线，脸颊棕色较少。亚成鸟与鹰属其他鹰类的亚成鸟区别在于胸部具褐色横斑而无纵纹。虹膜艳黄色；嘴角质色，端黑；脚黄色。

[自然生境]生于森林乔木上。

[地理分布]达州全域。

[入药部位]头、骨骼、眼睛、嘴与爪。

[功能主治]同苍鹰。

松雀鹰

[异名]松儿、松子鹰、摆胸、雀贼、雀鹰、雀鹞。

[拉丁名]*Accipiter viragatus* Temminck

[形态特征]中等体型(33 cm)的深色鹰。体型较小并缺少冠羽。成年雄鸟：上体深灰色，尾具粗横斑，下体白色，两胁棕色且具褐色横斑，喉白而具黑色喉中线，有黑色髭纹。雌鸟及亚成鸟：两胁棕色少，下体多具红褐色横斑，背褐色，尾褐色且具深色横纹。亚成鸟胸部具纵纹。虹膜黄色；嘴黑色，蜡膜灰色；腿及脚黄色。

[自然生境]生于森林乔木上。

[地理分布]达州全域。

[入药部位]头、骨骼、眼睛、嘴与爪。

[功能主治]同苍鹰。

普通鵟

[异名]鸡母鹞。

[拉丁名]*Buteo buteo* Linnaeus

[形态特征]体型略大(55 cm)的红褐色鵟。上体深红褐色；脸侧皮黄具近红色细纹，栗色的髭纹显著；下体偏白上具棕色纵纹，两胁及大腿棕色。飞行时两翼宽而圆，初级飞羽基部具特征性白色块斑。尾近端处常具黑色横纹。在高空翱翔时两翼略呈"V"形。

[自然生境]生于山顶、湖畔、稀疏针叶林中。

[地理分布]达州全域。

[入药部位]羽毛、卵。

[功能主治]羽毛用于妇女脸肿、贫血、小便涩痛。卵用于阴茎红肿、脓血。

白尾鹞

[异名]灰泽鹞、灰鹰、白抓、灰鹞、鸡鸟。

[拉丁名]*Circus cyaneus* (Linnaeus)

[形态特征]雄鸟为体型略大(50 cm)的灰色或褐色鹞。具显眼的白色腰部及黑色翼尖。雌鸟褐色，领环色

浅,头部色彩平淡且翼下覆羽无赤褐色横斑。深色的后翼缘延伸至翼尖,次级飞羽色浅,上胸具纵纹。幼鸟两翼较短而宽,翼尖较圆钝。虹膜浅褐色;嘴灰色;脚黄色。

[自然生境]生于开阔地带。

[地理分布]达州全域。

[入药部位]头、肉、翅骨。

[功能主治]头用于头风眩晕、痫疾。肉用于癫痫、食积。翅骨用于鼻衄不止。

鸢

[异名]老鹰。

[拉丁名]*Milvus korschus* (Gmelin)

[形态特征]羽色大都为褐色,额白,上体包括两翅的表面几乎为纯褐色,头顶和后颈的各羽有黑褐色羽干,两侧杂以棕白色,使羽干纹特别明显。两翅初级飞羽黑褐色。尾呈叉状;尾羽浓褐色,微缀黑褐色横斑,羽端褐白色。耳羽纯黑褐色,羽端较褐色,羽干黑褐色;下腹、尾下覆羽以及覆腿羽呈棕黄色,白色羽基常展露于外;翼下覆羽暗红褐色,腑红褐色而杂以黑褐色羽干;尺羽下面大都暗灰褐色,而于外侧初级飞羽的基部具一大型白斑,展翅高翔时,特别明显。幼鸟的头部和腹部满布纵纹。虹膜暗褐色;嘴黑色,蜡膜带绿黄色;脚灰黄色,爪黑色。

[自然生境]生于山野及城镇边。

[地理分布]达州全域。

[入药部位]脑髓、脚爪、骨、脂肪油、胆、嘴。

[功能主治]脑髓止痛解毒,用于头风、痔疮。脚爪清热镇惊、强筋壮骨,用于小儿惊风、头晕、痔漏、跌打损伤。骨活血止痛,用于跌打骨折。脂肪油用于癫癣。胆用于心胃气痛。嘴用于小儿惊风。

鹗

[异名]鱼鹰、雎鸠、鱼雕、鱼鸿、鱼鹰骨。

[拉丁名]*Pandion haliaetus* Linnaeus

[形态特征]雌雄相似,雄鸟体长50 cm,体重约1.3 kg,雌鸟体型较大。额头白色杂以暗褐色纵纹,后头羽毛延成矛状,耳羽黑褐色,背、肩、腰、尾上覆羽暗褐色,上背特浓,各羽均具棕色狭端,翅下覆羽和腋羽白色,具褐色横斑。下体白,喉羽具暗褐色纵纹,上胸稍杂棕褐色纵纹。尾羽褐色,先端缀白。

[自然生境]生于江河、湖泊、湿地。

[地理分布]四川全域。

[入药部位]骨。

[功能主治]活血止痛,用于跌打骨折。

雉科 Phasianidae

棕胸竹鸡

[异名]山菌子、鸡头鹘、泥滑滑、竹鹧鸪。

[拉丁名]*Bambusicola fytchii* Anderson

[形态特征]体长30~36 cm,体羽多为深浅不同的棕色,胸颈部有由宽阔栗色条纹形成的宽阔项围,眉纹白色或皮黄色,紧接其下有一黑纹或栗纹。颏、喉和颈侧茶黄色,胸栗棕色,两胁和腹具粗大黑斑。雌鸟和雄鸟相似,但眼后纹为棕栗色,下体黑斑较少和较小,野外特征均甚明显,容易识别。

[自然生境]生于丘陵地区的林内、灌丛中。

[地理分布]达州全域。

[入药部位]肉入药。

[功能主治]补中、杀虫,用于久病虚损。

灰胸竹鸡

[异名]山菌子、鸡头鹘、泥滑滑、竹鹧鸪。

[拉丁名]*Bambusicola thoracicus* Temminck

[形态特征]体长约29 cm。嘴短，褐色。虹膜淡褐色。头、颈侧、颏、喉等均栗红色。上体大都黄橄榄褐色，并缀以黑褐色毛虫状斑，头顶杂以少数棕点。额、眼先及眉纹灰色。并向后延伸至背侧。背部大多杂以栗斑和细白斑。肩羽与背相似，但白斑居多。三级飞羽有很大的栗色圆斑。翼上的内侧覆羽和飞羽满布有棕黄色波状纹，外侧者转为暗褐色。初级飞羽外缘淡栗色。中央尾羽淡肉桂栗色，密杂以黑褐色毛虫状纹，并贯以5～6道淡肉桂栗色横斑。外侧尾羽纯肉桂栗色。胸蓝灰色，延及两肩，呈颈圈状，其下更缘以栗红色。腹和胁棕色，前浓后淡，两胁密杂以黑褐色斑。尾下覆羽棕黄色。脚和趾黄褐色，雄者有长距。

[自然生境]生于丘陵地区的林内、灌丛中。

[地理分布]达州全域。

[入药部位]肉。

[功能主治]补中、杀虫，用于久病虚损。

白腹锦鸡

[异名]箐鸡肉。

[拉丁名]*Chrysolophus amherstiae* Leadbeater

[形态特征]雄鸟体长113～145 cm，体重650～960 g。雌鸟体长54～67 cm，体重585～900 g。雄鸟的头、顶、背、胸等均为翠绿色，散发金属光泽。头上有一绺发状羽形成的紫红色羽冠，像"小辫"一样，披散在后颈。颈部由白色镶黑边的羽毛形成翎领，像披肩一样围着头和颈部。下背和腰部是明黄色，往下转朱红色。腹部银白色。尾羽银灰色，具黑白相杂的云状斑纹和横斑。虹膜褐色，嘴蓝灰色，腿、脚青灰色。

[自然生境]生于多岩石山地的矮竹林、灌丛中。

[地理分布]达州全域。

[入药部位]肉或全体。

[功能主治]止血解毒，用于血痔、痈疮肿毒。

红腹锦鸡

[异名]箐鸡肉、金鸡。

[拉丁名]*Chrysolophus pictus* Linnaeus.

[形态特征]中型鸡类，体长59～110 cm。尾特长，38～42 cm。雄鸟羽色华丽，头具金黄色丝状羽冠，上体除上背浓绿色外，其余为金黄色，后颈被有橙棕色而缀有黑边的扇状羽，形成披肩状。下体深红色，尾羽黑褐色，满缀以桂黄色斑点。雌鸟头顶和后颈黑褐色，其余体羽棕黄色，满缀以黑褐色虫蠹状斑和横斑。脚黄色。

[自然生境]生于高山灌丛和密林中。

[地理分布]达州全域。

[入药部位]肉。

[功能主治]温中补虚、益肝和血。

鹌鹑

[异名]鹑、鷷、罗鹑、赤喉鹑、红面鹌鹑。

[拉丁名]*Coturnix coturnix* Linnaeus

[形态特征]小型禽类。体长约16 cm。形似鸡雏，头小而尾凸。嘴短小，黑褐色。虹膜栗褐色。头顶黑而具栗色的细斑，中央冠以白色条纹，两侧亦有同色的纵纹，白嘴基越眼而达颈侧。额侧及颏、喉等均淡砖红色。上背栗黄色，散有黑色横斑和蓝灰色的羽缘，并缀以棕白色羽干纹。两肩、下背、尾均黑色，而密布栗黄色纤细横斑，除尾羽外，都具有蓝灰色羽缘。背面两侧各有一列棕白色大形羽干纹，极为鲜丽。两翼的内侧覆羽和飞

羽淡橄榄褐色，杂以棕白色黑缘的细斑。初级飞羽大多暗褐色而外缀以锈红色横斑。胸栗黄色，杂以近白色的纤细羽干纹。下体两侧转栗色，散布黑斑，并具较大的白色羽干纹，至下肋宽阔而显著。腹以下近白色。脚短，淡黄褐色。

[自然生境]生于溪边、杂草丛、灌丛中。

[地理分布]达州全域。

[入药部位]肉、蛋。

[功能主治]肉补中气、止泻、止咳，用于小儿疳积、泄泻、顿咳、湿痹。蛋用于胃病、肺痨、肾虚、肋膜炎。

家鸡

[异名]赤雉、向雉、泽雉。

[拉丁名]*Gallus gallus domsetica* Brisson.

[形态特征]嘴短而坚硬，略呈圆锥状，上嘴稍弯曲。鼻孔裂状，被有鳞状瓣。眼有瞬膜。头上有肉冠，喙部两侧有肉垂，通常呈褐红色。肉冠以雄者为高大，雌者低小。翼短，羽色雌、雄不同，雄者羽色绚丽，有长而鲜艳的尾羽，雌者尾羽短。足健壮，跗、跖及趾均被有鳞板。雄者跗跖部后方有距。家鸡因饲养和杂交的关系，品种繁多，体型大小及毛色各异。

[自然生境]养殖。

[地理分布]达州全域。

[入药部位]砂囊内壁（鸡内金）、蛋壳内膜（凤凰衣）、蛋、头、肉、血、肠、胆、脑、嗉囊、蛋白、蛋壳、蛋黄、翅羽、雄性的涎。

[功能主治]鸡内金健胃、消食、固摄肾气、涩精止遗，用于食欲下降、积滞腹胀、小儿疳积、呕吐、腹泻、遗尿遗精、胆结石、肾结石。凤凰衣理肺气、消翳障、养阴，用于久咳气急、失音、瘰疬、溃疡不敛、目中生翳、小儿疳积。蛋滋阴润燥、养血安胎，用于热病烦闷、燥咳声哑、目赤咽痛、胎动不安、产后口渴、下痢、烫伤。头养肝益肾、宣阳助阴、通络活血、堕死胎、安生胎，用于小儿痘疹不透、时疹毒疮。肉温中、益气、补精、添髓，用于虚劳羸瘦、中虚胃呆食少、泄泻、下痢、消渴、水肿、小便频数、崩漏、带下、产后乳少、病后虚弱。血祛风、活血、通络，用于小儿惊风、口面㖞斜、痿积、妇女胎漏。肠用于遗尿、遗精、白浊、痔疮。胆清热、止咳、祛毒、明目，用于顿咳、咳嗽痰喘、小儿痢疾、砂淋、目赤流泪、耳后湿疮、痔疮。脑用于小儿癫痫、难产。嗉囊用于噎膈不通、小便不禁、背痛疽肿毒。蛋白润肺利咽、清热解毒，用于咽喉痛、目赤、咳逆、下痢、疟疾、烧伤、热毒肿痛。蛋壳用于停饮脘痛、反胃、小儿佝偻病、出血症、目翳、疔疮、聤耳流脓。蛋黄滋阴润燥、养血息风，用于心烦不眠、热病痉、虚劳吐血、呕逆、下痢、胎漏下血、烫伤、热疮、湿疹、小儿消化不良。翅羽破瘀消肿，用于血闭、小便不禁、痈疽、阴肿、骨鲠。雄性的涎用于蜈蚣咬伤。

乌骨鸡

[异名]乌鸡、武山鸡、羊毛鸡、绒毛鸡、松毛鸡、黑脚鸡。

[拉丁名]*Gallus gallus nigrosceus* Brisson.

[形态特征]躯短，矮而小。头小，颈短，具肉冠，耳叶绿色，略呈紫蓝。遍体羽毛白色，除两翅羽毛外，全呈绒丝伏。头上有一撮细毛突起，下颌上连两颊面生有较多的细短毛。翅较短，而主翼羽的羽毛呈分裂状，致飞翔力特别强。毛脚，5爪。跖毛多而密，也有无毛者。皮、肉、骨均黑色。

[自然生境]养殖。

[地理分布]达州全域。

[入药部位]全体。

[功能主治]补肝肾、益气养血、退虚热、调经止带，用于虚损诸病、崩中带下、腰腿酸痛、遗精、消渴、久痢。

白冠长尾雉

[异名]翟鸟、地鸡、长尾鸡、山雉。

[拉丁名] *Syrmaticus reevesii* J.E.Gray

[形态特征] 体长约150 cm。雄者羽色华丽。头和颈白色。自额贯眼以至后项, 围以一道黑圈, 虹膜红褐色, 眼下有一白斑。嘴短而坚, 基部带绿。上体棕黄, 各羽具黑色的狭缘。翼上覆羽白色, 有黑色和栗色羽缘。次级飞羽黑褐色, 有白斑, 羽端棕黄色。初级飞羽暗褐色, 缀以白或棕色的斑点。尾羽20枚, 中央2对特长, 呈银白色, 具多数黑色和栗色相并的横斑, 羽缘转为桂红色。喉与胸间横亘黑带。胸与胁的羽白色, 杂以黑斑, 并有浓栗色的阔边。腹部中央及尾下覆羽均黑色。脚短而健, 脚、趾及爪均角褐色。雌者羽色远不如雄者艳丽, 尾亦短, 仅为雄者的1/3。

[自然生境] 生于600~1 800 m的山区。

[地理分布] 达州全域。

[入药部位] 肉。

[功能主治] 补中益气、平喘, 用于久病虚损、咳喘。

三趾鹑科 Turnicidae

黄脚三趾鹑

[异名] 地闷子、三爪爬、水鹌鹑、水鸡、田鸡、地牤牛。

[拉丁名] *Turnix tanki* Blyth

[形态特征] 小型鸟类, 体长12~18 cm。外形似鹌鹑, 但较小。背、肩、腰和尾上覆羽灰褐色, 具黑色和棕色细小斑纹。尾亦为灰褐色, 中央尾羽不延长, 尾甚短小。雌鸟和雄鸟相似, 但体型较大, 体色亦较雄鸟鲜艳, 下颈和颈侧具棕栗色块斑, 下体羽色亦稍较深。

[自然生境] 生于山坡、草丛、灌丛。

[地理分布] 达州全域。

[入药部位] 肉。

[功能主治] 清热解毒, 用于疮毒。熟食可去热。

秧鸡科 Rallidae

黑水鸡

[异名] 鷭、江鸡、红骨顶。

[拉丁名] *Gallinula chloropus* Linnaeus

[形态特征] 小型鸟类, 头、颈及上背灰黑色。下背、翅膀及尾均橄榄褐色, 第1枚初级飞羽外翈白色。体侧和下体灰黑色, 向后渐浅, 下腹有些羽毛尖端白色, 因而形成黑白相间的块状斑。两胁有宽阔的白色条纹。翼下覆羽与下体同色, 尖端白色。尾下覆羽两旁白色, 中央黑色。嘴端浅黄绿色, 基部及额板为鲜红橙色。跗跖前缘浅黄绿色, 跗跖后缘及趾灰绿色。

[自然生境] 生于沼泽、溪边、稻田的灌丛、芦苇。

[地理分布] 达州全域。

[入药部位] 肉。

[功能主治] 滋补强壮、开胃消食, 用于脾虚泄泻。

普通秧鸡

[异名] 水鸡子、秋鸡。

[拉丁名] *Rallus aquaticus* Linnaeus

[形态特征] 体长约30 cm。头小, 颈长。上体羽毛暗灰褐色, 带黑色斑纹, 头部斑纹尤为显著。两翼表面大半灰褐色。下体褐色, 两腋具白斑。肛周和尾下覆羽黑白相间, 羽端白色。胫羽黑而有白色横斑。嘴黑褐色, 下嘴基部较淡。脚棕褐色。

[自然生境] 生于溪边、稻田的灌丛。

[地理分布] 达州全域。

[入药部位] 肉。

[功能主治] 杀虫、解毒、补中益气,用于瘘疮、脾胃虚弱、食欲下降。

鹬科 Scolopacidae

白腰杓鹬

[异名] 大杓鹬。

[拉丁名] *Numenius arquata* Linnaeus

[形态特征] 顶和上体淡褐色。头、颈、上背具黑褐色羽轴纵纹。飞羽为黑褐色与淡褐色相间横斑,颈与前胸淡褐色,具细的褐色纵纹。下背、腰及尾上覆羽白色。尾羽白色,具黑褐色细横纹。腹、胁部白色,具粗重黑褐色斑点。下腹及尾下覆羽白色。

[自然生境] 生于稻田、湿地、池塘、河流。

[地理分布] 达州全域。

[入药部位] 肉。

[功能主治] 滋养补虚、开胃健脾、益精明目,用于久病虚损。

白腰草鹬

[异名] 绿扎。

[拉丁名] *Tringa ochropus* Linnaeus

[形态特征] 上体除尾上覆羽外,大都显黑褐色。前额、头顶、后颈、肩和上背具古铜光泽,肩和上背的羽缘有灰白带黄色斑点。第一枚初级飞羽羽干暗色。中央尾羽黑褐色,而杂以白色横斑。外侧尾羽纯白色。由嘴基至眼上具白色眉纹。颏、喉均白色。颊、耳羽、前颈、颈侧和上胸亦白色,杂有褐色条纹。胸侧和两胁暗褐色而具波状白色横斑,体侧白色,有暗褐色带斑。下体纯白色。眼先黑褐色,嘴绿褐色,先端黑色。腿和趾蓝绿色。

[自然生境] 生于稻田、河边、湿地。

[地理分布] 达州全域。

[入药部位] 肉。

[功能主治] 清热解毒、补虚,用于麻疹。

青脚鹬

[异名] 诺氏鹬。

[拉丁名] *Tringa nebularia* Gunnerus

[形态特征] 中型涉禽。其成鸟夏羽头顶至后颈灰褐色具白色羽缘,眼圈白色,贯眼纹黑褐色不明显。上体深褐色具黑色羽干纹和浅色羽缘,上背、腰和尾上覆羽白色,尾白色具灰褐色横斑。翼黑灰色,大覆羽和三级飞羽具细碎的小白斑。喙基部较粗,先端略上翘。基部灰蓝绿色。成鸟冬羽似夏羽,体色偏淡灰色。幼鸟羽色似冬羽,上体具皮黄色羽缘。体颈、胸具细褐色纵纹,两胁具淡褐色横斑。

[自然生境] 生于稻田、湿地、沼泽、河流。

[地理分布] 达州全域。

[入药部位] 肉。

[功能主治] 滋养补虚、开胃健脾、益精明目。

红脚鹬

[异名] 赤足鹬、红脚鹤鹬。

[拉丁名] *Tringa totanus* Linnaeus

[形态特征]中型涉禽。其中等体型，腿橙红色，嘴基半部为红色。上体褐灰色，下体白色，胸具褐色纵纹。比红脚的鹤鹬体型小，矮胖，嘴较短、较厚，嘴基红色较多。飞行时腰部白色明显，次级飞羽具明显白色外缘。尾上具黑白色细斑。虹膜褐色。嘴基部红色，端黑。脚橙红。

[自然生境]生于稻田、湿地、沼泽、河流。

[地理分布]达州全域。

[入药部位]肉。

[功能主治]滋养补虚、开胃健脾、益精明目。

鸥科 Laridae

红嘴鸥

[异名]笑鸥、钓鱼郎、黑头鸥、普通黑头鸥。

[拉丁名]*Larus ridibundus* Linnaeus

[形态特征]中型水鸟，体长35～43 cm。夏羽头和颈上部咖啡褐色，背、肩灰色，外侧初级飞羽上面白色，具黑色尖端，下面黑色。其余体羽白色。眼周白色，飞翔时翼外缘白色。嘴细长，暗红色。冬羽和夏羽相似，但头变为白色，眼后有一褐色斑。嘴鲜红色，先端略缀黑色。

[自然生境]生于河流、湖泊、水田中。

[地理分布]达州全域。

[入药部位]肉。

[功能主治]养阴润燥、除烦止渴。

鸠鸽科 Columbidae

家鸽

[异名]白鸽肉、鹁鸽。

[拉丁名]*Columbe livia domestica* (Linnaeus)

[形态特征]体长为30～33 cm。体重为194～347 g，颈基的两侧以至喉和上胸闪耀着金属紫绿色。上背其余部分以及两翅覆羽和三级飞羽为鸽灰色，下背纯白，腰暗灰色或褐色，下体自胸以下为鲜灰色，尾石板灰色而末端为宽的黑色横斑，尾上覆羽灰或褐色，尾下覆羽鲜灰色较深。雌鸟体色似雄鸟，颜色偏暗。

[自然生境]养殖。

[地理分布]达州全域。

[入药部位]肉、卵。

[功能主治]肉健脾除湿、补肝肾、益气，用于妇女干血痨、经闭、肠风下血、慢性肾炎、头眩晕、小儿疳积。卵益气、解毒，用于恶疮疥癣、痘疹不透。

火斑鸠

[异名]红鸠。

[拉丁名]*Streptopelia tranquebarica* Harmann

[形态特征]体长22～26 cm，体型较小。头顶和后颈蓝灰色，头侧稍浅，颈基有1道黑色领环。背、肩羽和两翼覆羽葡萄红色。尾羽具宽阔的白色羽端，最外侧尾羽的外翈转为纯白色，飞羽暗褐色。颏和尾下覆羽白色，下体其余部分羽色与背相同但较浅。雌鸟上体均为土褐色，前头灰色，后颈黑领环不显。腰部缀有蓝灰色，下体土褐色。颏和喉近白色，下腹和尾下覆羽转为蓝灰色。

[自然生境]生于丘陵、盆地、农田。

[地理分布]达州全域。

[入药部位]肉。

[功能主治]肉益气、明目、强筋壮骨，用于久病虚损、气虚、呃逆。

珠颈斑鸠

[异名]斑鸠、花斑鸠。

[拉丁名]*Streptopelia chinensis* Scopoli

[形态特征]体长达32 cm,翼长15～16 cm。额和头顶前部淡灰色,头顶余部和后头为鸽灰色而带葡萄粉红色。后颈基处和两侧有宽的黑色颈圈,黑羽先端为白色或黄白色成斑点状(名珠状斑)。肩羽羽斑呈棕黄色。上体余部为褐色,上颈、头侧、喉、胸和腹均为葡萄酒色,外侧尾羽先端具宽阔的白斑,尾下覆羽暗石板灰色。嘴深角褐色。跗跖和趾紫红色,爪角褐色。

[自然生境]生于丘陵、盆地、农田。

[地理分布]达州全域。

[入药部位]肉。

[功能主治]肉益气、明目、强筋壮骨,用于久病虚损、气虚、呃逆。

山斑鸠

[异名]金背鸠、斑鸠。

[拉丁名]*Streptopelia orientalis* Latham

[形态特征]体长约34 cm,翼长19～20 cm,体型较大。额和头顶蓝灰色,头和颈灰褐而稍带葡萄酒色。颈基左右两侧各具黑羽成块斑状,各羽缘先端蓝灰色。肩羽羽缘斑为明显的红褐色。上背褐色。下背及腰蓝灰色。下体为葡萄酒色,外侧尾羽灰白色,端部较短。尾下覆羽鸠灰色。嘴暗铅色,脚和趾紫红色,爪红黑色。

[自然生境]生于丘陵、盆地、农田。

[地理分布]达州全域。

[入药部位]肉。

[功能主治]肉益气、明目、强筋壮骨,用于久病虚损、气虚、呃逆。

杜鹃科 Cuculidae

小鸦鹃

[异名]小毛鸡。

[拉丁名]*Centropus toulou* Gmelin

[形态特征]体长约42 cm,棕色或黑色。尾长,似褐翅鸦鹃但体型较小,色彩暗淡,色泽显污浊。上背及两翼的栗色较浅且现黑色。亚成鸟具褐色条纹。中间色型的体羽常见。虹膜红色,嘴黑色,脚黑色。

[自然生境]生于林缘灌丛、芦苇丛。

[地理分布]达州全域。

[入药部位]全体、骨。

[功能主治]全体(去毛、去内脏)滋补强壮、调经通乳、祛风湿,用于妇女产后头风痛、手足麻痹、乳汁少、跌扑损伤。骨强筋壮骨,用于风湿骨痛、跌打损伤。

大杜鹃

[异名]鹈鸠、鹲、子巂鸟、杜宇、子规、怨鸟、子归。

[拉丁名]*Cuculus canorus* Linnaeus

[形态特征]雄鸟体长约350 mm。上体纯暗灰色,两翅的内侧覆羽亦暗灰色。腰与尾上覆羽沾蓝色,外侧飞羽内翈近缘处具一系列沾黄的白色横斑。额、喉、上胸、头和颈的两侧均淡灰色。下体余部白色,杂以黑褐色横斑。尾黑,先端缀白,中央尾羽沿羽干左右两侧具有白色细斑。雌鸟羽色相似,但上体灰色沾褐,胸呈棕色。另有一肝色型雌鸟,其上体满布栗色与黑褐色相杂的横斑,下体前部亦缀以淡栗色与黑色横斑,向后的白羽常渲染棕色。嘴黑褐色,下嘴基部近黄色。脚和趾均黄色,爪带褐色。

[自然生境]生于密林中。

[地理分布]达州全域。

[入药部位]全体(去毛、去内脏)、骨

[功能主治]全体滋补强壮、调经通乳、祛风湿,用于妇女产后头风痛、手足麻痹、乳汁少、跌扑损伤。骨强筋壮骨,用于风湿骨痛、跌打损伤。

四声杜鹃

[异名]鹈鸠、雟、子巂鸟、杜宇、子规、怨鸟、子归。

[拉丁名]*Cuculus micropterus* Gould

[形态特征]体褐色,近尾端有宽阔的黑斑,喉部及上胸淡灰色,以下为白色,具黑色横斑。嘴绿黑色,下嘴基部、口角以及脚部均为黄色。鸣叫声为响亮的四声一度,第三声稍高,第四声最低。

[自然生境]生于密林中。

[地理分布]达州全域。

[入药部位]全体(去毛、去内脏)、骨。

[功能主治]全体滋补强壮、调经通乳、祛风湿,用于妇女产后头风痛、手足麻痹、乳汁少、跌扑损伤。骨强筋壮骨,用于风湿骨痛、跌打损伤。

小杜鹃

[异名]鹈鸠、雟、子巂鸟、杜宇、子规、怨鸟、子归。

[拉丁名]*Cuculus poliocephalus* Latham

[形态特征]体长约28 cm。上体大都青灰色,但颊部灰色,眼睑黄色。尾羽灰黑色,中央沿羽轴有白色小斑,其外侧有白色横纹。下体白色,杂有细小黑色斑纹。嘴暗黑色,嘴基和下嘴黄色,跗跖、趾和爪等亦黄色。

[自然生境]生于杂木林中。

[地理分布]达州全域。

[入药部位]全体(去毛、去内脏)、骨。

[功能主治]全体滋补强壮、调经通乳、祛风湿,用于妇女产后头风痛、手足麻痹、乳汁少、跌扑损伤。骨强筋壮骨,用于风湿骨痛、跌打损伤。

中杜鹃

[异名]鹈鸠、雟、子巂鸟、杜宇、子规、怨鸟、子归。

[拉丁名]*Cuculus saturatus* Blyth

[形态特征]体长30 cm。额、头顶至后颈灰褐色。背、腰至尾上覆羽蓝灰褐色。翅暗褐色,翅上小覆羽略沾蓝色。初级飞羽内侧具白色横斑。中央尾羽黑褐色,羽轴灰褐色,羽端微具白色,羽轴两侧具有成对排列,但不甚整齐的小白斑。外侧尾羽褐色,羽轴两侧也有呈对称排列而不整齐的白斑,端缘白斑较大。颏、喉、前颈、颈侧至上胸银灰色,下胸、腹和两胁白色,具宽的黑褐色横斑。

[自然生境]生于杂木林中。

[地理分布]达州全域。

[入药部位]全体(去毛、去内脏)、骨。

[功能主治]全体滋补强壮、调经通乳、祛风湿,用于妇女产后头风痛、手足麻痹、乳汁少、跌扑损伤。骨强筋壮骨,用于风湿骨痛、跌打伤积。

鸱鸮科 Strigidae

长耳鸮

[异名]猫头鹰、鬼东哥。

[拉丁名]*Asio otus* Linnaeus

[形态特征]眼橙红色，具白色眉斑。具显著的棕黄色面盘。头顶两侧具一对长形耳羽簇，呈黑和皮黄色。上体棕黄色有黑褐色斑纹。飞羽和尾羽具暗红褐色斑。下体棕白色而粗着的黑褐色羽干纹，腹以下羽干纹两侧具树枝状横纹。

[自然生境]生于树洞中，夜间活动。

[地理分布]达州全域。

[入药部位]全体。

[功能主治]定惊、解毒，用于瘰疬、噎嗝、癫痫。

雕鸮

[异名]猫头鹰、鬼东哥、夜食鹰。

[拉丁名]*Bubo bubo* Linnaeus

[形态特征]雌鸟体型一般较雄鸟为大，头宽大。眼周羽毛呈辐射状，细羽排列成脸盘。嘴短，侧扁而强壮，先端钩曲，嘴基没有蜡膜，多被硬羽所掩盖。脖子转动灵活，脸能转向后方，头的活动范围为270°。耳不对称，左耳道明显比右耳道宽阔。周身羽毛多为褐色，散缀细斑，稠密松软。

[自然生境]生于树洞中，夜间活动。

[地理分布]达州全域。

[入药部位]全体。

[功能主治]定惊、解毒，用于瘰疬、噎嗝、癫痫。

领鸺鹠

[异名]猫头鹰、鬼东哥、夜食鹰。

[拉丁名]*Glaucidium brodiei* Burton

[形态特征]体长14～16 cm，体重40～64 g。面盘不显著，没有耳羽簇。上体为灰褐色而具浅橙黄色的横斑，后颈有显著的浅黄色领斑，两侧各有1个黑斑，特征较为明显，可以同其他鸺鹠类相区别。下体为白色，喉部有1个栗色的斑，两胁还有宽阔的棕褐色纵纹和横斑。

[自然生境]生于树洞中，夜间活动。

[地理分布]达州全域。

[入药部位]骨、肉、舌。

[功能主治]祛风镇静、健脾、散结，用于眩晕、哮喘、癫痫、慢性惊风、胃癌、瘰疬。

斑头鸺鹠

[异名]猫头鹰、鬼东哥、夜食鹰。

[拉丁名]*Glaucidium cuculoides* Vigors.

[形态特征]体长约24 cm，无耳羽簇，体色为棕褐色并具浅色横纹。额纹白色，肩部具1道白色斜纹，腹部白色具棕褐色纵纹。虹膜黄褐色，嘴黄绿色，端部黄色，脚黄绿色，跗跖被羽。

[自然生境]生于树洞中，夜间活动。

[地理分布]达州全域。

[入药部位]骨、肉、舌。

[功能主治]祛风镇静、健脾、散结，用于眩晕、哮喘、癫痫、慢性惊风、胃癌、瘰疬。

红脚鸮

[异名]猫头鹰、鬼东哥、夜食鹰。

[拉丁名]*Otus scops* Linnaeus.

[形态特征]两翼和尾的表面大多灰褐色，布满虫毒状黑褐色细纹。头和背部还杂以白色沾棕的斑点。耳

羽延长突出,羽基棕色,羽端与头顶同色。脸盘淡灰褐色,密杂以纤细的黑纹。脸盘周围绕以不明显的淡棕色领圈。眼先羽毛基部棕白,端部黑色。外侧肩羽的外翈大多棕白。羽端黑褐,所有飞羽除最内侧者以外,其外翈大多黑褐,并缀以棕白或淡灰褐色,仿佛形成横斑,翼缘白色或稍沾棕。

[自然生境]生于树洞中,夜间活动。

[地理分布]达州全域。

[入药部位]骨、肉。

[功能主治]祛风、定惊、解毒,用于眩晕、瘰疬、疟疾、噎膈、癫痫。

夜鹰科 Caprimulgidae

普通夜鹰

[异名]蚊母鸟、贴树皮、鬼鸟、夜燕。

[拉丁名]*Carpimulgus indicus* Latham

[形态特征]鼻呈管状,嘴须发达,嘴形短阔。羽毛柔软,蓬松。羽毛混合褐色、黑色、灰色及赭赤色,并有细的波纹。头及背面暗褐色,有大而长的黑色纵行斑纹及褐色虫蠹斑。喉侧各有1个很大的白斑。腹部羽毛灰褐色与黄色横纹相同。雄鸟尾上有白斑,飞时尤其明显,并有黑褐色横带。雌鸟羽色相似,但尾上无白斑,尾羽贯以棕红色缀黑的横斑。虹膜暗褐色,嘴黑色,嘴基色浅淡。跗蹠被羽,趾呈角褐色,爪黑色。

[自然生境]生于山区林缘、灌丛。

[地理分布]达州全域。

[入药部位]脂肪。

[功能主治]滋补益阴,用于肢体倦怠、妇女不育。

雨燕科 Apodidiae

楼燕

[异名]雨燕、麻燕。

[拉丁名]*Apus apus* Linnaeus.

[形态特征]体型似家燕。体长约180 mm,两翅狭长,达170 mm,飞时向后弯曲如镰刀一样。通体几乎纯黑褐色,在头顶、上背和腹部特浓,前额稍淡,颏和喉均白。喉周和翼缘的羽毛也具有白色狭缘。

[自然生境]生于古塔及高楼隐蔽处。

[地理分布]达州全域。

[入药部位]肺。

[功能主治]清热消痈。

短嘴金丝燕

[异名]燕子。

[拉丁名]*Collocalia brevirostris* McClelland

[形态特征]小型鸟类,体长约13 cm。上体烟灰色,头顶、翕、翅和尾,呈黑褐色,有时并缀有辉蓝色,腰部较浅淡,多为灰褐色,并具褐色或黑色羽干纹。尾呈叉状,但叉不太深。翅甚长,折合时明显突出于尾端。下体灰褐色或褐色,胸以下具褐色或黑色羽干纹。虹膜褐色或暗褐色,嘴黑色,跗蹠裸露或仅被有少许稀疏羽毛,颜色为肉褐色,爪黑褐色。

[自然生境]生于山区岩洞内。

[地理分布]达州全域。

[入药部位]巢窝、全体。

[功能主治]巢窝养肺阴、开胃、止血,用于肺痨吐血、体弱遗精、咳嗽痰多、小便频数。全体滋阴润燥。

翠鸟科 Alcedinidae

普通翠鸟

[异名] 鱼狗、鱼师、翠碧、翠碧鸟。

[拉丁名] *Alcedo atthis* Linnaeus

[形态特征] 雌雄相似，体型较小，体长约17 cm，体重22 g左右。尾较嘴短。从额到后颈暗蓝色下嘴基部有1对绿蓝色并稍缀以暗褐色横斑的颧纹，向后直伸至颈侧，眼先和穿眼纹黑褐色，前额左右边缘、颊的上部以至耳后区均为栗棕色，耳后两侧各有一白色斑块，颏至喉纯白色。背部翠蓝色，肩部和两翅的覆羽暗绿蓝色，飞羽黑褐色，露出部分呈暗绿蓝色，翅缘棕色。胸部以下至尾下覆羽均为鲜明的栗棕色，腹部中央色彩较淡。尾羽背面暗绿蓝色，腹面暗褐色。极少数鸟的羽毛变化甚大，特别是上体的蓝郊和腹部的棕色为显著。

[自然生境] 生于溪边、水田边的岩石上。

[地理分布] 达州全域。

[入药部位] 肉、全体。

[功能主治] 止痛、解毒、定喘、通淋，用于痔疮、淋证、鱼骨鲠喉。

冠鱼狗

[异名] 花斑钓鱼郎。

[拉丁名] *Megaceryle lugubris* Temminck

[形态特征] 身长24～26 cm，翼展45～47 cm，体重70～95 g，寿命4年。具显著羽冠。黑色，具许多白色椭圆或其他形状大斑点，羽冠中部基本全白色，只有少许白色圆斑点。嘴下、枕、后颈白色。背、腰、尾下覆羽灰黑色，各羽也具许多白色横斑。翼黑色，初级飞羽各羽具许多不太圆的白色圆斑，次级飞羽各羽具许多整齐的白色横斑。颏、喉白色，嘴下有一黑色粗线延伸至前胸。前胸黑色，具许多白色横斑。下胸、腹、短的尾下覆羽白色，长的尾下覆羽和两胁似前胸，为黑白相间。虹膜褐色，嘴角黑色，上嘴基部和先端淡绿褐色，脚肉褐色。

[自然生境] 生于溪边、水田边的岩石上。

[地理分布] 达州全域。

[入药部位] 肉、全体。

[功能主治] 止痛、解毒、定喘、通淋，用于痔疮、淋证、鱼骨鲠喉。

蓝翡翠

[异名] 秦椒嘴、喜鹊翠、黑顶翠鸟、黑帽鱼狗。

[拉丁名] *Halcyon pileata* Boddaert

[形态特征] 体长26～31 cm，体重64～115 g。额、头顶、头侧和枕部黑色，后颈白色，向两侧延伸与喉胸部白色相连，形成一宽阔的白色领环。眼下有一白色斑。上体紫蓝色，翅上有一个大块黑斑，其余下体棕黄色，虹膜暗褐色。嘴珊瑚红色，脚红色。

[自然生境] 生于树丛或沼泽附近。

[地理分布] 达州全域。

[入药部位] 肉。

[功能主治] 利小便，用于水肿、小便不利。

白胸翡翠

[异名] 红嘴吃鱼鸟。

[拉丁名] *Halcyon smyrnensis* Linnaeus

[形态特征] 体长约30 cm。头、后颈、胸侧及下体均深赤栗色。颏、喉、胸部中央纯白。上背、肩羽及最内侧次级飞羽绿蓝色。下背、腰及尾上覆羽均辉钴蓝色。两翅的小覆羽栗棕色。中覆羽黑色，大覆羽、初级覆羽和

次级飞羽均为深浅不同的蓝色或绿蓝色,次级飞羽具有黑色先端。初级飞羽黑褐色,基部的外翈具淡蓝色斑,同一部位的内翈则缀以白色。翼缘白色,尾羽暗蓝色,除中央1对外,其余尾羽内缘均暗褐色。腋羽和翼下覆羽淡栗棕色。虹膜暗褐色,嘴长,呈珊瑚红以至红赤色。

[自然生境]生于树丛或沼泽附近。

[地理分布]达州全域。

[入药部位]肉。

[功能主治]利小便,用于水肿、小便不利。

戴胜科 Upupidae

戴胜

[异名]鸡冠鸟、山和尚、呼哮哼、臭姑鸪。

[拉丁名]*Upupa epops* Linnaeus

[形态特征]体长约30 cm,体重约73 g。头上羽冠黄栗色,各羽具黑端,有的冠羽有白斑,颈和胸葡萄灰色,下背和肩羽灰褐色。两翅表面大都黑色,而满布着淡棕色以至白色斑纹,初级飞羽具一道白色横斑。腰白,尾上覆羽大多基部白色,而端部黑色,尾羽亦黑,基部横贯1条明显的白斑。腹部胸以下棕色渐淡,至腹转白,而微杂以黑褐纵纹。嘴黑色,细长而弯曲,脚和趾暗铅色。

[自然生境]生于田野、村庄旁。

[地理分布]达州全域。

[入药部位]全体。

[功能主治]柔肝息风、镇心安神,用于癫痫、癫狂、疟疾。

啄木鸟科 Picidae

蚁䴕

[异名]歪脖、蛇皮鸟、鹅颈。

[拉丁名]*Jynx torquilla* Linnaeus

[形态特征]个体稍大,嘴坚硬而尖,尾羽的羽干软韧。上体主要为褐灰色,而密集以暗褐色虫蠹状细纹,颇似蝮蛇的蛇蜕。头顶具不整齐的褐棕色、黑褐色横斑。眼先棕白色,耳羽浓栗褐色,而杂以黑褐色斜纹。后颈、背的中央纵贯以黑褐色粗纹。尾羽灰褐色,宽缀以黑褐色虫蠹状细斑及宽阔的暗褐色横斑。颏近白色,喉至胸有腋羽呈淡棕色,均满布狭细的黑褐色横纹,胸以下淡近白。虹蟆淡栗色,嘴、脚和趾淡铁灰色。

[自然生境]生于丘陵、盆地的树上。

[地理分布]达州全域。

[入药部位]肉、全体。

[功能主治]滋养补虚、解毒止痛,用于虚痨、小儿疳积。

星头啄木鸟

[异名]北啄木鸟、红星头喷打木、红星啄木。

[拉丁名]*Dendrocopos canicapillus* Blyth

[形态特征]体长约15 cm,头顶灰褐色,虹膜褐色,嘴铅灰色,脚灰黑色。雄鸟眼后上方具红色条纹,宽的白色眉纹一直延伸到颈侧,后颈、上背和肩黑色,上背、两翼和腰黑色且具白色横斑,尾黑色,外侧尾羽白色具黑斑,胸部淡棕色而具细黑褐色纵纹,腹部污白色而具淡褐色纵纹。雌鸟似雄鸟,但眼后上方无红色。

[自然生境]生于丘陵、盆地的树上。

[地理分布]达州全域。

[入药部位]肉、全体。

[功能主治]补虚、解郁、平肝,用于虚痨、噎嗝、癫痫、痔疮、疳积。

赤胸啄木鸟

[异名]铜匠鸟。

[拉丁名]*Dendrocopos cathpharius* Blyth

[形态特征]小型鸟类,体长16～19 cm,上体黑色,具大块白色翅斑。雄鸟头顶后部和枕红色,雌鸟黑色、额、脸、喉和颈侧污白色,颚纹黑色,沿喉侧向下与胸侧黑色相连。胸中部和尾下覆羽红色,其余下体皮黄色,具黑色纵纹。

[自然生境]生于丘陵、盆地的树上。

[地理分布]达州全域。

[入药部位]肉、全体。

[功能主治]补虚、解郁、平肝,用于虚痨、噎嗝、癫痫、痔疮、疳积。

棕腹啄木鸟

[异名]木冠子、啄树雀。

[拉丁名]*Dendrocopos hyperythrus* Vigors

[形态特征]体长17～20 cm,体重25～35 g。头顶及项深红色。背部为黑、白横斑相间,腰至中央尾羽黑色。外侧一对尾羽白而具黑横斑。贯眼纹及颏白色,下体余部大都呈淡赭石色,仅尾下覆羽粉红色。翼上小覆羽黑色,翅余部大都黑色而缀白色斑点,内侧三级飞羽具白横斑。雌鸟头顶部为黑、白相杂。虹膜暗褐色,雌鸟酒红色,上嘴黑色,下嘴角淡黄色,且稍沾绿色。跗跖和趾暗铅色,爪暗褐色。

[自然生境]生于丘陵、盆地的树上。

[地理分布]达州全域。

[入药部位]肉、全体。

[功能主治]补虚、解郁、平肝,用于虚痨、噎嗝、癫痫、痔疮、疳积。

白背啄木鸟

[异名]木冠子、啄树雀。

[拉丁名]*Dendrocopos leucotos* Bechstein

[形态特征]中等体型,体长25 cm。额棕白色,头顶至枕朱红色。眼先、颊和耳覆羽棕白色。眼上方前黑后白。颊纹黑色,向后延伸至颈侧。后颈至上背黑色,下背和腰白色,尾上覆羽黑色。中央尾羽黑色。羽轴辉亮。外侧尾羽白色而具黑色横斑。肩黑色,具白色端斑。翅上小覆羽黑色,飞羽黑色,内外侧均具白色横斑和白色端斑。颏、喉纯白色,上胸两侧黑色,前颈和胸灰白色而具黑色羽干纹。腹和两胁白色而具黑色羽干纹。下腹和尾下覆羽朱红色。腋羽和翅下覆羽白色。虹膜红色,上嘴黑褐色,下嘴黑灰色,脚黑褐色。

[自然生境]生于丘陵、盆地的树上。

[地理分布]达州全域。

[入药部位]肉、全体。

[功能主治]补虚、解郁、平肝,用于虚痨、噎嗝、癫痫、痔疮、疳积。

大斑啄木鸟

[异名]赤鴷、臭奔得儿木、花奔得儿木、花啄木、啄木冠、叨木冠。

[拉丁名]*Dendrocopos major* Linnaeus

[形态特征]小型鸟类,体长20～25 cm。上体主要为黑色,额、颊和耳羽白色,肩和翅上各有一块大的白斑。尾黑色,外侧尾羽具黑白相间横斑,飞羽亦具黑白相间的横斑。下体污白色,无斑。下腹和尾下覆羽鲜红色。雄鸟枕部红色。

[自然生境]生于丘陵、盆地的树上。

[地理分布]达州全域。

[入药部位] 肉、全体。

[功能主治] 补虚、解郁、平肝, 用于虚痨、噎嗝、癫痫、痔疮、疳积。

斑姬啄木鸟

[异名] 姬啄木鸟。

[拉丁名] *Picumnus innominatus* Burton

[形态特征] 体长9～10 cm。嘴尖而略粗壮, 灰黑色。额棕色, 向颈后逐渐过渡至橄榄绿色。眉纹白色, 过眼纹黑褐色, 其下有一白纹, 皆向下延伸至颈部。背和翼橄榄绿色。下体白色, 喉具黑斑, 胸及两胁布满黑褐色圆形点斑, 向下逐渐过渡为横纹。尾短, 主要为黑色, 中央和最外侧白色。脚亦为两趾向前, 两趾向后, 灰色。

[自然生境] 生于丘陵、盆地的树上。

[地理分布] 达州全域。

[入药部位] 肉、全体。

[功能主治] 补虚、解郁、平肝, 用于虚痨、噎嗝、癫痫、痔疮、疳积。

黑枕绿啄木鸟

[异名] 斑姬啄木鸟。

[拉丁名] *Picus canus* Gmelin.

[形态特征] 中小型鸟类, 体长26～33 cm。嘴黑色, 雄鸟额基灰色, 头顶朱红色, 雌鸟头顶黑色, 眼先和颚纹黑色, 后顶和枕灰色。背灰绿色至橄榄绿色, 飞羽黑色, 具白色横斑, 下体暗橄榄绿色至灰绿色。虹膜红色, 嘴灰黑色, 脚和趾灰绿色或褐绿色。

[自然生境] 生于丘陵、盆地的树上。

[地理分布] 达州全域。

[入药部位] 肉、全体。

[功能主治] 补虚、解郁、平肝, 用于虚痨、噎嗝、癫痫、痔疮、疳积。

百灵科 Alaudidae

小云雀

[异名] 小沙百灵、小阿兰。

[拉丁名] *Alauda arvensis* Franklin

[形态特征] 体长约17 cm, 体重约30 g, 上体多砂棕色, 各羽具暗色纹。眉纹淡棕色, 耳羽稍带褐色, 后头羽毛延长, 略呈羽冠状。两翅和尾均黑褐色, 各羽外缘淡棕色, 最外侧1对几乎纯白色, 次1对的外缘亦白色。胸部淡棕色, 具黑褐色斑点, 下体余部均白色。嘴角褐色, 脚褐色。

[自然生境] 生于丘陵、盆地、草地等开阔处。

[地理分布] 达州全域。

[入药部位] 全体(去内脏)、脑。

[功能主治] 全体解毒、缩小便, 用于赤痢、肺痨、胎毒、遗尿。脑滋补、壮阳。

燕科 Hirundinidae

金腰燕

[异名] 巧燕。

[拉丁名] *Hirundo daurica* Linnaeus

[形态特征] 体长18 cm, 体重21 g。雌雄相似。上体背面大都呈金属蓝黑色, 头后略杂以栗黄色, 腰部栗黄色, 呈腰带状。眼先棕灰色, 耳羽暗棕色。眼先上方有一栗色眉纹, 与后头同色羽毛相接, 下体白色沾棕, 密布黑色纵纹, 尾羽分叉呈剪刀形。尾下复羽的羽端为辉蓝黑色。眼暗褐色, 嘴黑色, 脚黑褐色。

[自然生境]生于村庄、房前屋后。

[地理分布]达州全域。

[入药部位]卵、巢、肉。

[功能主治]卵用于水肿。巢清热解毒,用于风瘙瘾疹、湿疮、丹毒、口疮。肉用于顿咳。

家燕

[异名]拙燕、玄鸟。

[拉丁名]*Hirundo rustica* Linnaeus

[形态特征]体长18 cm,体重21 g。头顶、颈背部至尾上覆羽带有金属光泽的深蓝黑色,翼亦为黑色,飞羽狭长。颏、喉、上胸棕栗色,下胸、腹部及尾下覆羽浅灰白色,无斑纹。尾深叉形,蓝黑色,喙黑褐色,短小而龇阔。跗跖和脚黑色,较纤弱。雌雄相似。

[自然生境]生于村庄、房前屋后。

[地理分布]达州全域。

[入药部位]卵、巢、肉。

[功能主治]卵用于水肿。巢清热解毒,用于风瘙瘾疹、湿疮、丹毒、口疮。肉用于顿咳。

灰沙燕

[异名]崖沙燕。

[拉丁名]*Riparia riparia* Linnaeus

[形态特征]体长11～14 cm,背羽褐色或砂灰褐色。胸具灰褐色横带,腹与尾下覆羽白毛,尾羽不具白斑。成鸟上体暗灰褐色,额、腰及尾上覆羽略淡,眼先黑褐色,耳羽灰褐。至颈侧灰白。灰褐色胸带完整。覆及尾下覆羽白毛,两翅内侧飞羽和覆羽与背同色,外侧飞羽和覆羽黑褐色。腋羽灰褐色,尾羽黑褐色沾棕。两性同型。虹膜深褐色,嘴黑褐色,趾灰褐色,爪褐色。

[自然生境]生于河流与湖泊附近的沙滩、岩石上。

[地理分布]达州全域。

[入药部位]全体、巢、卵。

[功能主治]全体清热解毒、活血消肿。巢清热解毒,用于湿疹、恶疮、丹毒。卵用于疮肿。

鹡鸰科 Motacillidae

白鹡鸰

[异名]白颤儿、点水雀、白颊鹡。

[拉丁名]*Motacilla alba* Linnaeus

[形态特征]全长约18 cm,翼展31 cm,寿命10年。体羽为黑白二色。额头顶前部和脸白色,头顶后部、枕和后颈黑色。背、肩黑色或灰色,飞羽黑色。尾长而窄,尾羽黑色,最外两对尾羽主要为白色。颏、喉白色或黑色,胸黑色,其余下体白色。

[自然生境]生于河流与湖泊附近的沙滩、岩石上。

[地理分布]达州全域。

[入药部位]全体。

[功能主治]补益脾肾、利水消肿。

黄鹂科 Oriolidae

黑枕黄鹂

[异名]黄莺、黄鹂、金衣公子。

[拉丁名]*Oriolus chinensis* Linnaeus

[形态特征]体长23～27 cm，嘴略下弯，粉色。雄鸟整体主要呈鲜明的黄色，黑色过眼纹在额和枕后相连，且在枕后较粗，形成一围绕头顶的黑色宽带。飞羽黑色，具黄色羽缘，三级飞羽上的黄色较多。尾羽黑色，除中央尾羽外，皆具黄色端斑，脚灰黑色。雌鸟似雄鸟而羽色较暗淡，背面较偏绿色。幼鸟似雌鸟而羽色更偏绿色，下体色浅且具黑色纵纹，嘴上较多黑褐色。

[自然生境]生于丘陵、盆地的树林中。

[地理分布]达州全域。

[入药部位]肉。

[功能主治]补气壮阳、温脾，用于肢体倦怠、脾胃虚寒、泄泻。

鹊色鹂

[异名]黄莺、鹊色鹂。

[拉丁名]*Oriolus mellianus* Stressemann

[形态特征]体长28 cm。中型鸣禽。喙长而粗壮，约等于头长，先端稍下曲，上喙端有缺刻，鼻孔裸露，盖以薄膜，，翅尖长，尾短圆，跗跖短而弱。雄鸟头、翅黑色，体羽银白色具隐粉红斑，尾红褐色。雌鸟头、翅黑褐，背羽灰色，下体白色具黑纵纹。

[自然生境]生于丘陵、盆地的树林中。

[地理分布]达州全域。

[入药部位]肉。

[功能主治]补气壮阳、温脾，用于肢体倦怠、脾胃虚寒、泄泻。

椋鸟科 Sturnidae

八哥

[异名]鸲鹆、花鹆、唰唰鸟。

[拉丁名]*Acridotheres cristatellus* Linnaeus

[形态特征]体长约25 cm。嘴形尖而较直，呈乳黄色，虹膜橙黄色。额羽耸立于嘴基上，有如冠状。通体几乎纯黑色，头顶、颊、枕及耳羽具绿色的金属光泽，各羽呈矛状，上体余部不如头部辉亮，而缀以褐色。翅圆，初级覆羽先端和初级飞羽的基部均白色，形成明显的白色翼斑，飞时显露，呈"八"字形。尾短呈平尾状，尾羽绒黑色，除中央尾羽外，均具白色羽端。下体呈幽暗的灰黑色，肛周呈浅灰色或褐灰色，尾下覆羽黑色，具白色用端。脚长而健，跗跖黄色。

[自然生境]生于丘陵、盆地的村庄、农田、庭院。

[地理分布]达州全域。

[入药部位]肉。

[功能主治]下气、止血，用于久咳、呃逆、痔疮出血。

灰椋鸟

[异名]高粱头、竹雀、假画眉、哈拉燕、马古油子。

[拉丁名]*Sturnus cineraceus* Temminck

[形态特征]雄鸟自额、头顶、头侧、后颈和颈侧黑色微具光泽，额和头顶前部杂有白色，眼先和眼周灰白色杂有黑色，颊和耳羽白色亦杂有黑色。背、肩、腰和翅上覆羽灰褐色，小翼羽和大覆羽黑褐色，飞羽黑褐色，初级飞羽外侧具狭窄的灰白色羽缘，次级和级飞羽外明白色羽缘变宽。尾上覆羽白色，中央尾羽灰褐色，外侧尾羽黑褐色，内侧先端白色。颊白色，喉、前领和上胸灰黑色且不甚明显的灰白色矛状条纹。下胸、两胁和腹淡灰褐色，腹中部和尾下覆羽白色。翼下覆羽白色，腋羽灰黑色杂有白色羽端。雌鸟和雄鸟大致相似。雄鸟仅前额杂有白色，头顶至后颈黑褐色。须、喉淡棕灰色，上胸黑褐色具棕褐色羽干纹。虹膜褐色，嘴橙红色，尖端黑色，附踱和趾橙黄色。

［自然生境］生于丘陵、盆地的村庄、农田、庭院。

［地理分布］达州全域。

［入药部位］肉。

［功能主治］下气、止血,用于久咳、呃逆、痔疮出血。

鸦科 Corvidae

渡鸦

［异名］老鸹。

［拉丁名］*Corvus corax* Linnaeus

［形态特征］通体黑色,背面光亮,显铜蓝、紫或淡紫色光泽。嘴形粗大,鼻孔被向前伸展的茅状羽所掩盖。体型较大,翅长在40 cm以上,是鸦科鸟类中的最大者,与其他乌鸦有明显区别。头顶后颈肩和背部羽毛的金属光泽较为辉亮。翼圆形,第4枚初级飞羽最长,飞羽黑色,羽干基端的下表灰白色而具褐色横斑。尾羽只在边缘有些紫辉。颏、喉部的羽毛稍稀疏且具黑色毛状羽尖。喉及前胸有紫色光泽,后胸稍有紫色反光。下腹和肛周羽略呈绒羽状,色泽也较浅淡。腋羽至翼下覆羽也均为黑色。虹膜褐色,嘴、跗跖、趾和爪均亮黑色。

［自然生境］生于开阔地、林缘、河边、村镇。

［地理分布］达州全域。

［入药部位］肉。

［功能主治］祛风散寒。

小嘴乌鸦

［异名］老鸹。

［拉丁名］*Corvus corone* Linnaeus

［形态特征］体长45~53 cm。雌雄羽色相似,额头特别突出。全身羽毛黑色,通体黑色具紫蓝色金属光泽,头顶羽毛窄而尖,喉部羽毛呈披针形,下体羽色较上体稍淡。除头顶、枕、后颈和颈侧光泽较弱外,其他包括背、肩、腰、翼上覆羽和内侧飞羽在内的上体均具紫蓝色金属光泽。初级覆羽、初级飞羽和尾羽具暗蓝绿色光泽。飞羽和尾羽具蓝绿色金属光泽。下体乌黑色或黑褐色。喉部羽毛呈披针形,具有强烈的绿蓝色或暗蓝色金属光泽。其余下体黑色具紫蓝色或蓝绿色光泽,但明显较上体弱。喙粗且厚,上喙前缘与前额几成直角。虹膜黑褐色,嘴、脚黑色。

［自然生境］生于田野、村庄附近。

［地理分布］达州全域。

［入药部位］肉。

［功能主治］滋补强壮。

秃鼻乌鸦

［异名］风鸦、老鸹、山老公。

［拉丁名］*Corvus frugilegus* Linnaeus

［形态特征］体型略大的黑色鸦。嘴基部裸露皮肤浅灰白色,幼鸟脸全被羽,成鸟通体为油亮的黑色,有紫色金属光泽,翼和尾具铜绿色光泽,尾圆形。额至喙基裸露,覆以灰白色皮膜。虹膜暗褐色,喙尖直且颇为粗壮,喙和脚黑色。幼鸟似成鸟,但体羽光泽较弱,额和喙基不裸露,鼻孔有刚毛。

［自然生境］生于田野、村庄附近,筑巢于树顶上。

［地理分布］达州全域。

［入药部位］肉、头、胆、翅羽。

［功能主治］肉祛风镇惊、益气补中,用于小儿惊风、老人头风、头目晕黑、劳伤吐血。头用于痔疮、烂眼

边。胆用于风眼红烂。翅羽活血祛瘀,用于跌扑瘀血、破伤风。

大嘴乌鸦

[异名]老鸹。

[拉丁名]*Corvus macrorhynchos* Wagler

[形态特征]体长约50 cm。嘴粗壮强直,色黑,嘴缘光滑。虹膜黑褐色。通体纯黑色。体除头顶、后颈及颈侧外,多少染有绿蓝色亮辉。喉部沾深蓝色光辉,翼及尾的下覆羽有些羽尖带蓝色或绿色光辉,下体余部无光亮,翼羽底面的羽干基段灰白色。脚强,趾爪均黑色。

[自然生境]生于田野、村庄附近,筑巢于树顶上。

[地理分布]达州全域。

[入药部位]肉、头、胆、翅羽。

[功能主治]肉祛风镇惊、益气补中,用于小儿惊风、老人头风、头目晕黑、劳伤吐血。头用于痔疮、烂眼边。胆用于风眼红烂。翅羽活血祛瘀,用于跌扑瘀血、破伤风。

寒鸦

[异名]老鸹。

[拉丁名]*Corvus monedula* Linnaeus

[形态特征]体颈有白环,体型极小,翅长不及25 cm,鼻孔被向前伸的鼻须所遮盖,部分的嘴须和鼻须白色,嘴也较短小,几成圆锥形,后颈、颈侧以及腹和两胁等概为灰白色或白色,耳羽和头侧具白色细纹。其余体羽纯黑,额至头顶、上背、肩、小覆羽、中覆羽和内侧飞羽等稍沾紫色光泽,胸羽呈锥针形。肛周羽亦具白缘。翼圆形,第3枚初级飞羽最长,1～4枚初级飞羽的内翈均具切刻。另有一种黑色型,通体除头侧有纹外,均为黑色。虹膜暗褐色,嘴、跗跖、趾和爪均黑色。

[自然生境]生于山崖、田野、村庄附近,筑巢于土洞、树洞。

[地理分布]达州全域。

[入药部位]肉、胆。

[功能主治]肉补气、强壮,用于骨蒸羸弱、咳嗽。胆明目解毒,用于烂弦风眼、翳障。

白颈鸦

[异名]老鸹。

[拉丁名]*Corvus torquatus* Lesson

[形态特征]颈背和胸有一白圈,其余体羽全黑。成鸟的后头、翕的上部延伸至上胸白色,这些白羽基部灰色,羽轴亦灰色。其他体羽黑色,喉羽披针状。头和喉闪淡紫蓝光泽。小翼羽和初级飞羽外翈闪淡绿色光泽。雌雄同色。幼鸟羽色与成鸟相似,但白色部分不显著,而显土黄或浅褐色。黑色部分暗纯,且无紫绿色闪光。虹膜褐色,嘴、跗跖、趾、爪均黑色。

[自然生境]生于农田、竹林、灌丛、林缘。

[地理分布]达州全域。

[入药部位]肉。

[功能主治]消食散结。

松鸦

[异名]樫鸟、橿鸟。

[拉丁名]*Garrulus glandarius* Linnaeus

[形态特征]成鸟额至头顶和后颈及眼先、颊、耳羽、颈侧呈浅棕红。前额基和鼻羽端缀黑色。背及肩羽和翅上覆羽为葡萄灰棕褐色,并沾紫灰色,腰部较淡。尾上覆羽白色。下嘴基部的颚纹黑色,较粗著。胸和两胁及腋羽棕红褐色。肛周和尾下覆羽白色。尾羽大部为黑色。两翅黑色,翅缘和翅下覆羽栗褐色。虹膜灰褐色。

嘴黑色。跗跖和趾肉色，爪暗褐色。幼鸟羽毛与成鸟颜色相似。

[自然生境]生于树顶上。

[地理分布]达州全域。

[入药部位]全体。

[功能主治]补肝肾、壮筋骨、益气力。

喜鹊

[异名]鸦雀。

[拉丁名]*Pica pica* Linnaeus

[形态特征]雄鸟体长约46 cm，体重约250 g，雌鸟体长约43 cm，体重约219 g。头、颈、背部中央均黑色，背部稍沾蓝绿色，腰部有一块灰白斑。肩羽、两肋及腹部均白色。颏、喉、胸、下腹中央、肛周、覆腿羽等均黑色。尾羽较长，亦为黑色，而带金属绿色光泽。

[自然生境]生于山野、田野、村庄附近，筑巢于树上。

[地理分布]达州全域。

[入药部位]肉。

[功能主治]清热、散结、通淋、止渴，用于石淋、胸膈痰结、肺痨发热、消渴、鼻衄。

红嘴山鸦

[异名]西薄、德夏。

[拉丁名]*Pyrrhocorax pyrrhocorax* Linnaeus

[形态特征]嘴形较细长，呈红色。通体辉黑，头顶、头侧、后颈和背部具暗蓝色光泽，羽毛柔软，其基端呈宽阔的暗灰色轴纹，羽干的下表基端近白色。两翅黑色，显绿色金属光泽。初级飞羽的羽端较尖，第1、2枚尤甚，第3、4、5枚初级飞羽几等长。第6、7、8、9、10枚初级飞羽逐渐减短，次级飞羽端部较宽阔，各羽的长度颇接近。尾羽12枚，上表闪耀绿色金属光泽，羽尾宽阔。下体也概黑色，但不具光泽。虹膜褐色，嘴、脚红色，爪黑色。

[自然生境]生于山谷、村庄附近庄稼地。

[地理分布]达州全域。

[入药部位]肉、血。

[功能主治]肉滋养补虚，用于虚劳发热、咳嗽。血避孕。

河乌科 Cinclidae

褐河乌

[异名]水黑老婆、水老鸹。

[拉丁名]*Cinclus pallasii* Temminck

[形态特征]全长约21 cm。全身体羽深褐色，尾较短。嘴黑色，脚铅灰色。雌雄形态相似。幼鸟似成鸟，但体羽具斑纹。体羽较短而稠密。嘴较窄而直，嘴长与头几等长。上嘴端部微下曲或具缺刻，无嘴须，但口角处有短的绒绢状羽。鼻孔被膜遮盖。翅短而圆，初级飞羽10枚。尾较短，尾羽12枚。跗跖长而强，前缘具靴状鳞，趾、爪均较强。

[自然生境]生于溪流、岩石、浅滩。

[地理分布]达州全域。

[入药部位]肉。

[功能主治]清热解毒、消肿散结，用于瘰疬。

鹪鹩科 Troglodytidae

鹪鹩

[异名]山蝈蝈、巧妇鸟。

[拉丁名] *Troglodytes troglodytes* Linnaeus

[形态特征]体型较小,体重8～9 g,体长约86 mm。头部有一条狭窄的浅黄白色眉纹,其余混杂有淡黄白色条纹。整上体为赤褐色,但深浅变化较大,额、头顶、枕部及上臂的羽色较深,上体的其他部分均杂以黑褐色横斑,横斑的宽度和色泽均多有变化,腰和尾上覆羽赤褐色较浓,横斑也较细致,腰羽靠近末端有带白横斑,肩羽有时有少数近白色斑点。尾下覆羽及腋羽近白色至极淡的黄色,并有黑褐色及赤褐色相间的横斑,其尖端为白色。

[自然生境]生于高山密林灌丛中。

[地理分布]达州全域。

[入药部位]全体(去内脏)。

[功能主治]补脾、益肺、滋肾,用于肺虚泄泻、肺虚喘咳。

鹟科 Muscicapidae

鹊鸲

[异名]四喜、猪屎渣。

[拉丁名] *Copsychus saularis* Linnaeus

[形态特征]整个头部和上体黑色,略带蓝色金属光泽。翼黑褐色,翼上小覆羽、中覆羽、次级覆羽和内侧次级飞羽外翈均为白色,使得翼上形成一道明显的白色翼斑。中央尾羽黑色,外侧尾羽白色,尾基部具有黑斑。下体颏、喉、颊、颈侧至上胸均为和头部一样的亮蓝黑色,下胸、腹至尾下覆羽白色。虹膜褐色,喙黑色,脚黑褐色。雌鸟和雄鸟相似,但雌鸟上体偏暗灰褐色,下体白色部分泛棕灰色。

[自然生境]生于村庄附近的田园、篱笆、小树林中。

[地理分布]达州全域。

[入药部位]肉。

[功能主治]清热消痔。

北红尾鸲

[异名]红尾溜、火燕。

[拉丁名] *Phoenicurus auroreus* Pallas

[形态特征]中等体型,而色彩艳丽的红尾鸲。具明显而宽大的白色翼斑。雄鸟眼先、头侧、喉、上背及两翼黑褐色,仅翼斑白色。头顶及颈背灰色而具银色边缘。体羽余部栗褐色,中央尾羽深黑褐色。雌鸟褐色,白色翼斑显著,眼圈及尾皮黄色似雄鸟,但色较暗淡。臀部有时为棕色。虹膜褐色,嘴黑色,脚黑色。

[自然生境]生于村庄附近的灌丛、屋脊、小树林中。

[地理分布]达州全域。

[入药部位]全体。

[功能主治]补肾缩尿。

寿带鸟

[异名]绶带鸟、练鹊、长尾鹟。

[拉丁名] *Terpsiphone paradisi* Linnaeus

[形态特征]雄鸟有两种色形,体长连尾羽约30 cm,头、颈和羽冠均具深蓝色光辉,身体其余部分白色而具黑色羽干纹。中央两根尾羽长为身体的4～5倍。雌鸟较雄鸟短小。体态美丽,体型似麻雀大小,最主要特征是雄性有着非常长的两条中央尾羽,像绶带一样。体色带有金属闪光的蓝黑色,头顶伸出一簇冠羽。鸣叫时可

耸起,体羽为背栗色,腹白色,翅亦为栗色。

　　[自然生境]生于山区阔叶林带的乔木林中。

　　[地理分布]达州全域。

　　[入药部位]全体(去内脏)。

　　[功能主治]解毒杀虫、止血,用于痔疮、龋齿。

乌鸫

　　[异名]牛屎八、百舌。

　　[拉丁名]*Turdus merula* Linnaeus

　　[形态特征]身长24～25 cm,翼展34～38.5 cm,体重80～110 g,寿命16年。雄鸟全身大致黑色,上体包括两翅和尾羽是黑色,下体黑褐,色稍淡,颏缀以棕色羽缘,喉亦微染棕色。嘴黄,眼珠呈橘黄色,羽毛不易脱落,脚近黑色。嘴及眼周橙黄色。雌鸟较雄鸟色淡,喉、胸有暗色纵纹。

　　[自然生境]生于林区、小镇、乡村的林间。

　　[地理分布]达州全域。

　　[入药部位]肉、巢。

　　[功能主治]肉用于血虚头晕、胃痛、小儿语迟。巢外用于诸虫咬伤。

斑鸫

　　[异名]穿草鸡、窜儿鸡、斑点鸫、傻画眉。

　　[拉丁名]*Turdus naumanni* Temminck

　　[形态特征]体长约25 cm。雄雌同型同色,东北亚种头部、颈部、颔部为密布深色纵纹色彩斑驳的褐色,具宽大的白色眉纹和疵纹,衬托出褐色的耳羽,上背及肩部羽毛黑色,具宽阔的红褐色羽缘。下背和尾上覆羽由上背的黑色逐渐过渡到比较浅的褐色。初级飞羽、小覆羽黑色,次级飞羽外翈、大覆羽和中覆羽均为栗褐色。尾羽黑色。羽基略沾褐色。下体以白色为基色,密布粗大的月牙状黑色斑点,在胸部和上腹交接处,由于黑斑分布的密布不均,远看可以观察到相间的两条"宽大黑纹"。虹膜为褐色,上喙偏黑色,下喙黄色,足褐色。

　　[自然生境]生于松林、杂木林、灌丛中。

　　[地理分布]达州全域。

　　[入药部位]肉。

　　[功能主治]活血、消肿、止痛。

灰头鸫

　　[异名]栗红鸫。

　　[拉丁名]*Turdus rubrocanus* G.R.Gray.

　　[形态特征]中型鸟类,体长23～27 cm。雄鸟前额、头顶、眼先、头侧、枕、后颈、颈侧、上背烟灰或褐灰色,背、肩、腰和尾上覆羽暗栗棕色,两翅和尾黑色。颏、喉和上胸烟灰色或暗褐色,颏、喉杂有灰白色,下胸、腹和两胁栗棕色,尾下覆羽黑褐色杂有灰白色羽干纹和端斑。雌鸟和雄鸟相似,但羽色较淡,颏、喉白色具暗色纵纹。虹膜褐色,嘴和脚黄色。

　　[自然生境]生于田野、林间。

　　[地理分布]达州全域。

　　[入药部位]肉。

　　[功能主治]补虚益气、镇静。

虎斑地鸫

　　[异名]虎鸫、顿鸫、虎斑山鸫、怀氏虎鸫。

[拉丁名]*Zoothera dauma* Latham

[形态特征]体长27～30 cm,翅长超过15 cm,重120～170 g。雌雄羽色相似。上体从额至尾上覆羽呈鲜亮橄榄赭褐色,各羽均具亮棕白色羽干纹、绒黑色端斑和金棕色次端斑,在上体形成明显的黑色鳞状斑。翅上覆羽与背同色,中覆羽、大覆羽黑色具暗橄榄褐色羽缘和棕白色端斑。眼先棕白色微具黑色羽端,眼周棕白色,耳羽、颊一头侧、颧纹白色或棕白色微具黑色端斑,耳羽后缘有一黑色块斑。下体颏、喉白色或棕白色。虹膜褐色,嘴深褐,脚粉色。

[自然生境]生于松、杉林区、灌丛、农田。

[地理分布]达州全域。

[入药部位]肉。

[功能主治]补气益脾。

山雀科 Paridae

大山雀

[异名]仔伯、仔仔黑、黑子、山仔仔黑、羊粪蛋。

[拉丁名]*Parus major* Linnaeus

[形态特征]大山雀是山雀科中体型最大的鸟。体长13 cm,嘴峰1 cm,翼66.5 mm,尾5 cm,附18 mm。头顶为蓝辉的黑色,颊白色,上背黄绿色。背部、两肩和尾上覆羽灰蓝色,背上后颈的黑色相间,隔以白色狭形横带。中央一对尾羽暗灰蓝色,羽干黑色,尾羽内暗黑色,外蓝黑色。飞羽的黑褐色。颊、喉及前胸黑色,略具金属光泽。腹部呈白色,中央贯以黑色纵带,由前胸向后,与黑色尾下覆羽相接。雌鸟的这条黑纵纹较淡。眼褐色,嘴峰、脚均黑色。

[自然生境]生于山区阔叶林与针叶林间。

[地理分布]达州全域。

[入药部位]全体。

[功能主治]滋阴补肾、强腰壮膝。

鸭科 Sittidae

普通鸭

[异名]蓝大胆、穿树皮、松枝儿、贴树皮、欧亚鸭、森林鸭。

[拉丁名]*Sitta europaea moutium* Linnaeus

[形态特征]小型鸣禽。体长11～13 cm。上体纯蓝灰色,贯眼纹黑色达于颈侧,眉纹白色或棕白色,中央一对尾羽与上体同色,其余尾羽黑色,外侧两枚具白斑,翅黑。颏、喉近白色。下体余部肉桂色。胁沾栗色。尾下覆羽栗红色,具白色端斑。

[自然生境]生于山区林中。

[地理分布]达州全域。

[入药部位]全体。

[功能主治]润肺止咳。

文鸟科 Ploceidae

麻雀

[异名]树麻雀、老家贼、只只。

[拉丁名]*Passer montanus* Linnaeus

[形态特征]体长约12 cm。嘴粗短,圆锥状,黑色。虹膜暗红褐色。额、后颈纯栗褐色。眼下缘、眼先、颏和喉的中部均黑色。颊、耳羽和颈侧白色,耳羽后部具有黑色斑块,上体砂褐色,翕和两肩密布黑色粗纹,并缀

以棕褐色。两翅的小覆羽纯栗色,中和大覆羽黑褐而具白端,大覆羽更具棕褐色外缘。小翼羽、初级覆羽及全部飞羽均为黑褐色,各羽具有狭细的淡棕褐色边缘。外侧初级飞羽的缘纹,除第一枚外,其余羽基和近羽端二处,形稍扩大,成二道横斑状。内侧次级飞羽的缘纹较宽,棕色也较浓。尾暗褐色,羽缘较淡。胸和腹淡灰色近白色,沾有褐彩,两胁转为淡黄色,尾下覆羽较胁羽更淡。脚和趾均为黄褐色。

[自然生境]生于村庄、农田附近。

[地理分布]达州全域。

[入药部位]全体、卵、脑髓、头部血液、粪便。

[功能主治]全体壮阳益精、暖腰膝、缩小便,用于阳虚赢瘦、阳痿、疝气、小便频数、崩漏、带下。卵补肾阳、益精血、调冲任,用于男子阳痿、妇女血枯、崩漏、带下。脑髓用于聤耳、冻疮。头部血液用于雀盲。粪便化积、消翳,用于疝瘕、癥癖、目翳、胬肉、龋齿。

山麻雀

[异名]麻雀。

[拉丁名]*Passer rutilanus butargensis* Temminck

[形态特征]小型鸟类,体长13～15 cm。雄鸟上体栗红色,背中央具黑色纵纹,头棕色或淡灰白色,颏、喉黑色,其余下体灰白色或灰白色沾黄色。雌鸟上体褐色,具宽阔的皮黄白色眉纹,颏、喉无黑色。

[自然生境]生于村庄、农田附近。

[地理分布]达州全域。

[入药部位]全体、卵、脑髓、头部血液、粪便。

[功能主治]同麻雀。

雀科 Fringillidae

金翅雀

[异名]金翅、绿雀。

[拉丁名]*Carduelis sinica* Linnaeus

[形态特征]小型鸟类,体长12～14 cm。嘴细直而尖,基部粗厚,头顶暗灰色。背栗褐色具暗色羽干纹,腰金黄色。颊、颏、喉橄榄黄色,胸和两胁栗褐色沾绿黄色或污褐色而沾灰色,下胸和腹中央鲜黄色,下腹至肛周灰白色,尾下覆羽鲜黄色,翼下覆羽和腋羽亦为鲜黄色。尾下覆羽和尾基金黄色,翅上、翅下都有一块大的金黄色块斑。虹膜栗褐色,嘴黄褐色或肉黄色,脚淡棕黄色或淡灰红色。

[自然生境]生于针叶林带、村庄与路旁的树上。

[地理分布]达州全域。

[入药部位]全体。

[功能主治]养心安神。

锡嘴雀

[异名]蜡嘴雀、老西子、铁嘴蜡子。

[拉丁名]*Coccothraustes coccothraustes* Linnaeus

[形态特征]中等体型,体长18 cm。嘴圆锥状,较粗大,具金属光泽的铅灰色或肉粉色,雄鸟嘴基、眼先、颜和喉中部黑色,至喉则形成大型黑斑。额、头顶、头侧、颊、耳羽灰褐色。背部暗褐色,腰和尾上覆羽棕褐色。翅上的内侧覆羽白,形成宽阔白色带斑。外侧覆羽及飞羽黑色,飞羽先端具紫黑色金属光泽,尾羽大都黑褐色,先端白色。下体淡黄褐色,尾下覆羽白色。雌鸟羽色较雄者暗淡,头顶灰褐色。

[自然生境]生于针叶林带、针阔混交林中。

[地理分布]达州全域。

[入药部位]全体。

[功能主治]解毒、敛疮。

黑头蜡嘴雀

[异名]大蜡嘴、铜嘴。

[拉丁名]*Eophona personata* Temminck & Schlegel

[形态特征]雄性成鸟：额、头顶、嘴基四周和眼周均为辉蓝黑色；上体余部包括颈侧均浅灰色而沾淡褐色，腰和尾上覆羽的灰色较淡；最长的尾上覆羽和尾羽均深黑色，带金属反光；小覆羽黑色，外表有黑铜色光泽；中和大覆羽亦为辉铜黑色，最内侧的覆羽和背部同色；小翼羽、初级覆羽和初级飞羽概深黑色，第一枚的内翈，次四枚的内、外翈及再次三枚的外翈均具白斑；外侧次级飞羽亦辉铜黑色，内侧次级飞羽与肩同色；喉、胸和两胁均呈浅灰色沾淡褐色，至腹部转白色；尾下覆羽、腋羽和翼下覆羽白色。雌鸟与雄鸟同色，但上体较褐灰色。幼鸟淡褐色，头顶无黑；中、大覆羽具淡皮黄色先端。虹膜深红色；嘴蜡黄色；脚肉褐色。

[自然生境]平原和丘陵的溪边灌丛、草丛和次生林，也见于山区的灌丛、常绿林和针阔混交林。

[地理分布]达州全域。

[入药部位]肉。

[功能主治]用于虚损赢瘦。

黄胸鹀

[异名]黄胆、禾花雀、黄肚囊、黄豆瓣、麦黄雀、老铁背、金鹀、白肩鹀。

[拉丁名]*Emberiza aureola* Pallas

[形态特征]小型鸟类，雄鸟额、头顶、颏、喉黑色，头顶和上体栗色或栗红色；尾黑褐色，外侧两对尾羽具长的楔状白斑；两翅黑褐色，翅上具一窄的白色横带和一宽的白色翅斑。下体鲜黄色，胸有一深栗色横带。雌鸟上体棕褐色或黄褐色，具显著的黑褐色中央纵纹，腰和尾上覆羽栗红色，两翅和尾黑褐色，中覆羽具宽阔的白色端斑，大覆羽具窄的灰褐色端斑亦形成两道淡色翅斑，眉纹皮黄白色。下体淡黄色，胸无横带，两胁具栗褐色纵纹。雌鸟及亚成体顶纹沙色，两侧冠纹略深；眉纹皮黄色较明显；背部颜色和纵纹较雄鸟的略浅；肩上的白斑和翅斑较雄鸟的灰暗，下体黄色较暗淡。无论雌雄，腰和尾上覆羽都为栗红色；外侧两对尾羽具楔状斑。飞行时翼上的白色斑块明显可见，配合体色，是辨识的主要特征。上喙灰色，下喙粉褐色；脚是淡褐色。

[自然生境]低山丘陵和开阔平原地带的灌丛、草甸、草地和林缘地带。

[地理分布]达州全域。

[入药部位]肉或全体。

[功能主治]滋补、解毒，用于酒中毒、蘑菇中毒、阳痿。

黄喉鹀

[异名]春暖儿、探春、黄豆瓣、黑月子、黄眉子、黄凤儿。

[拉丁名]*Emberiza elegans* Temminck

[形态特征]雄鸟（夏羽）前额、头顶、头侧和一短的冠羽均为黑色，眉纹自额基至枕侧长而宽阔，前段为白色或黄白色，后段为鲜黄色，有时延伸至枕，明显较前段宽粗。后颈黑褐色具灰色羽缘或为灰色。背、肩栗红色或栗褐色，具显著的黑色羽干纹和皮黄色或棕灰色羽缘。两翅飞羽黑褐色或黑色，外翈羽缘皮黄色或棕灰色，内侧飞羽内翈羽缘白色。翅上覆羽黑褐色，中覆羽和大覆羽具棕白色端斑，在翅上形成两道翅斑；腰和尾上覆羽淡棕灰或灰褐色，有时微沾棕栗色。中央一对尾羽灰褐或棕褐色，其余尾羽黑褐色，羽缘浅灰褐色，最外侧两对尾羽具大形楔状白斑。颏黑色，上喉鲜黄色，下喉白色，胸具一半月形黑斑，其余下体污白色或灰白色，两胁具栗色或栗黑色纵纹，腋羽和翼下覆羽白色。冬羽黑色部分具沙皮黄色羽缘，其余似夏羽。雌鸟和雄鸟相似。但羽色较淡，头部黑色部分转为黄褐色或褐色，眉纹、后枕皮黄色或沙黄色，有时眉纹后段沾黄色，眼先、颊、耳羽、头侧棕褐色。颏和上喉皮黄色或污沙黄色，其余下体白色或灰白色，胸部无黑色半月形斑，有时仅具少许栗棕色或黑栗色纵纹，两胁具栗褐色纵纹，其余同雄鸟。幼鸟和雌鸟相似。头、颈和肩棕褐色具黑

色羽干纹,眉纹淡棕色,背棕红褐色具黑色羽干纹,翅黑褐色,翅上覆羽具白色羽缘,飞羽具棕色羽缘,腰灰褐色。颏淡黄色,喉、胸红褐色具细的棕褐色纵纹,其余下体白色或污白色,两胁具黑色羽干纹。虹膜褐色或暗褐色,嘴黑褐色,脚肉色。

[自然生境]低山丘陵地带的次生林、阔叶林、针阔叶混交林的林缘灌丛中。

[地理分布]达州全域。

[入药部位]肉。

[功能主治]补中益气、祛风湿、壮筋骨。

灰头鹀

[异名]青头楞、青头鬼儿、蓬鹀、青头雀、黑脸鹀。

[拉丁名]*Emberiza spodocephala* Pallas

[形态特征]雄性成鸟(春羽):嘴基、眼先、颊和颏斑灰黑色;头全部、颈周和胸绿灰色而微沾黄色,有时具黑点;上背、肩橄榄绿色,微沾赤褐色,羽中央具宽阔黑色条纹,羽缘黄褐色;下背、腰和尾上覆羽浅橄榄褐色;尾羽黑褐色,中央尾羽具黄褐色羽缘,其余尾羽绿亮褐色,外侧第二对尾羽内翈具白色楔状斑,最外侧一对尾羽几乎全白,仅内侧有一斜黑斑,外翈羽端具褐斑;小覆羽淡红褐色,中和大覆羽黑褐色,外表沙褐色,羽缘色浅羽端呈牛皮白色;内侧大覆羽和内侧次级飞羽褐黑色,外翈羽缘赤褐色;小翼羽和初级覆羽褐色;飞羽暗褐色,外缘淡赤褐色;胸淡硫黄色,至肛周和尾下覆羽转为黄白色;胸侧和两胁淡褐色而具黑褐色条纹;腋羽淡黄;翼下覆羽黄白色,羽基暗色。雄性成鸟(秋羽):头和颈橄榄绿色比较明显,头顶和颈部各羽有部分尖端黑褐色,其他体羽同春羽相似;前颈和胸部的黑点不明显。雌鸟(春羽):眼先、眼周和不清楚的眉纹牛皮黄色;颊纹淡黄延伸于颈侧;耳羽褐色,具黄色轴纹;头色较雄者发褐而颊部和颏不黑;喉和下体淡硫黄色,喉和上胸微沾橄榄绿色;由暗黑色斑点形成的颧纹颇为明显;体侧和两胁棕褐色而具黑色条纹;下腹和尾下覆羽黄白色;其他部分与雄者同但较浅淡。雌鸟(秋羽):头部褐色沾棕褐色并具黑色条纹;上体淡褐,具粗着的黑色轴纹,背和肩羽尤为明显;喉淡橄榄黄色,胸部较褐,常具暗色斑点;下体白色,胸和腋部沾黄色;其余部与春羽相似。虹膜褐色;嘴棕褐色,下嘴除先端外,色浅;脚白色。

[自然生境]山区河谷溪流两岸,平原沼泽地的疏林和灌丛中。

[地理分布]达州全域。

[入药部位]肉或全体。

[功能主治]滋补、解毒,用于酒中毒、蘑菇中毒、阳痿。

黑尾蜡嘴雀

[异名]蜡嘴、小桑嘴、哨花子、铜嘴。

[拉丁名]*Eophona migratoria* Hartert

[形态特征]雄鸟嘴基、眼先、额、头顶、头侧、颏和喉等整个头部灰黑色具蓝色金属光泽。后颈、背、肩灰褐色,有的背微沾棕色,腰和尾上覆羽淡灰色或灰白色。尾黑色,外翈具蓝黑色金属光泽。翅上覆羽和飞羽黑色具蓝紫色金属光泽,初级覆羽和飞羽具白色端斑,尤以初级飞羽白色端斑较宽阔。下喉、颈侧、胸、腹和两胁灰褐色沾棕黄色,有时两胁沾棕色或橙棕色,腹中央至尾下覆羽白色,腋羽和翼下覆羽黑色,羽缘白色。雌鸟整个头和上体灰褐色,背、肩微沾黄褐色,腰和尾上覆羽近银灰色,中央两对尾羽灰褐色,其余尾羽黑褐色,羽缘沾灰。翅上覆羽和三级飞羽灰褐色、羽端稍暗,初级覆羽黑色、羽端白色,飞羽黑褐色,外翈灰黑色,初级飞羽和外侧次级飞羽具白色端斑,内侧次级飞羽灰黄褐色,内翈羽缘和端斑黑褐色。下体淡灰褐色,两胁和腹沾橙黄色,尾下覆羽污灰白色。幼鸟和雌鸟相似,但羽色较浅淡,下体近污白色且无橙黄色沾染。虹膜淡红褐色,嘴橙黄色,嘴基、嘴尖和会合线蓝黑色。

[自然生境]低山和山脚平原地带的阔叶林、针阔叶混交林、杂木林中。

[地理分布]达州全域。

［入药部位］肉。

［功能主治］用于虚损羸瘦。

鼹科 Talpidae

白尾鼹

［拉丁名］*Parascaptor leucura* Blyth

［形态特征］体长8～11 cm, 体重20～40 g。体呈圆筒形。吻部削尖并向前突出, 吻背中央具沟槽, 眼极小。外耳退化, 颈短。前肢粗短, 掌部特别宽大而扁, 掌心向外翻折, 带有强壮的铲状爪。后足较前足细弱, 尾短, 略长于后足, 球棒状, 基部短细。毛被柔软、细密, 呈天鹅绒状。有丝绒光泽。通体黑褐色或黑灰色, 唯吻、尾部和前肢下部毛浅灰色或黄白色, 足和尾的皮肤肉黄色。

［自然生境］山谷、丘陵的常绿阔叶林、灌丛、农田。

［地理分布］达州全域。

［入药部位］肉。

［功能主治］解毒、止血, 用于刀伤、溃疡。

长吻鼹

［拉丁名］*Euroscaptor longirostris* Milne-Edwards

［形态特征］通体被毛密而细软, 且具光泽如丝绒。眼退化极小, 陷于毛中。无耳壳。吻尖长, 上下吻中央有一纵沟。颈短。前足掌较发达, 宽约14 mm, 掌心向外翻, 爪较长。尾约与后足等长, 其上覆稀疏长毛。体色深灰棕色, 毛基石板灰色, 尖端染以棕色。腹面略比背面色淡。吻部淡白色。前后足背灰白色, 爪白色。头骨比麝鼹窄小, 吻细长, 眶间部呈圆柱状, 脑颅圆扁, 颧弓纤细, 听泡小而扁平。上门齿3对, 几乎等大, 呈弧状排列。上犬齿发达。上前臼齿每侧4枚, 第2上前臼齿小于第1上前臼齿, 第3上前臼齿比第1上前臼齿宽, 第4上前臼齿特别增大呈臼齿状, 具明显的后内齿尖。第1、2上臼齿较大, 外侧齿尖形成“W”形, 第3上臼齿较小。齿式=44。

［自然生境］海拔800～2 600 m的森林、灌木、草丛、荒地、农田。

［地理分布］达州全域。

［入药部位］肉。

［功能主治］解毒、止血, 用于刀伤、溃疡。

蝙蝠科 Vespertilionidae

亚洲阔耳蝠

［拉丁名］*Barbstella darjielingensis* Dobson

［形态特征］体型较小。面部无鼻叶, 裸露, 仅在颊部具短毛。耳短而宽, 耳宽微超过耳长, 翼膜连于裸部。通体暗黑褐色, 背毛尖微灰黄色。重8 g, 长51 mm, 前臂长40 mm。

［自然生境］屋檐、房梁、石缝、岩洞等阴暗处。

［地理分布］达州全域。

［入药部位］粪便(夜明砂)、全体。

［功能主治］粪便清肝明目、散血消积, 用于肝经热盛翳障、夜盲、瘀血、瘰疬、疳积、疟疾。全体用于久咳、疟疾、淋证、惊风、目翳、瘰疬、金疮。

宽耳蝠

［拉丁名］*Barbastella leucomelas* Cretzeschmar

［形态特征］耳短而宽, 两耳在前额处相连, 毛长而黑, 尖端为白色或灰色, 体长4～6 cm, 尾4～5.5 cm, 重6～10 g。

［自然生境］屋檐、房梁、石缝、岩洞等阴暗处。

[地理分布]达州全域。

[入药部位]粪便（夜明砂）、全体。

[功能主治]粪便清肝明目、散血消积，用于肝经热盛翳障、夜盲、瘀血、瘰疬、疳积、疟疾。全体用于久咳、疟疾、淋证、惊风、目翳、瘰疬、金疮。

北棕蝠

[异名]蝙蝠。

[拉丁名]*Eptesicus nilssonii* Keyserling & Blasius

[形态特征]体色以暗棕褐色为主，毛基黑褐色。耳后颈侧有一较明显棕黄色斑，胸部中央有略似三角形浅黄色斑，耳背和足背黑色，翼膜黑褐色。长55 mm，臂长41 mm。

[自然生境]屋檐、房梁、石缝、岩洞等阴暗处。

[地理分布]达州全域。

[入药部位]粪便（夜明砂）、全体。

[功能主治]同亚洲阔耳蝠。

南蝠

[异名]大油蝠、大夜蝠。

[拉丁名]*Ia io* Thomas

[形态特征]大型种类。体长90～103 mm，前臂长61～85 mm。第5指甚短，指尖仅及第3指第1指节约1/2或1/3的部位。背毛烟褐色，腹毛略淡，由基部深褐色至端部渐变为灰褐色，面部几乎裸露下颌中央，有一小簇深色硬毛。耳前折不达吻端，耳屏肾形，足连爪超过胫长之半。

[自然生境]屋檐、房梁、石缝、岩洞等阴暗处。

[地理分布]达州全域。

[入药部位]粪便（夜明砂）、全体。

[功能主治]同亚洲阔耳蝠。

长翼蝠

[拉丁名]*Miniopterus screibersi* Kuhl

[形态特征]体型较小，体长51.5 mm，尾长53.8 mm，前臂长48.3 mm。体毛短而呈丝绒状，耳短圆，耳屏小而细长，但长度仅为耳长之半；背毛为黑褐色，毛基色深于毛尖，腹毛灰黑色，毛端浅褐色，胸部毛色更淡。翼膜只达关节，翼尖长，头骨脑颅底较平，脑颅发达呈球形，矢状脊和人字脊均不发达。毛短而密，毛被扩展到鼻子后方，背毛黑褐色，腹毛深棕色，头颈部毛色与腹部毛色较一致；翼膜狭长，第3指第2指节的长度约为第1指节的3倍；头骨的吻突低而略宽，脑颅高、大而圆；体重7.1～9.8 g，前臂长41.7～43.7 mm，颅全长13.87～14.17 mm，颅高6.21～6.73 mm。

[自然生境]海拔300～1 000 m的屋檐、房梁、石缝、岩洞等阴暗处。

[地理分布]达州全域。

[入药部位]粪便（夜明砂）、全体。

[功能主治]同亚洲阔耳蝠。

白腹管鼻蝠

[异名]管鼻蝠、山蝙蝠、大管鼻蝠。

[拉丁名]*Murina leucogaster* Milne-Edwards

[形态特征]体型较小，前臂长约40 mm，双翼展开250 mm左右，雄性略小于雌性。鼻孔四周延长，向左右两侧突出，略似一分叉的短管，两管左右孔之间距离为4 mm左右。耳长略大于耳宽，耳郭顶端钝圆；耳屏尖长

而直, 基部较宽, 前缘平直, 后缘呈波状。第5掌骨略长于第4掌骨, 而指骨近等长。距和距缘膜细长。尾端突出股间膜部分约3 mm。全身被以细长浓密而柔软的毛, 后背的毛可长达13 mm。肱股间膜、股间膜及足、趾背面均被有细而密的长毛。雄性的阴茎短粗而弯曲, 长4～5 mm, 直径1.5～2 mm。上腭有腭褶7条。体为灰棕色, 腹部色浅, 吻鼻部、面颊和下颌为暗褐色。体毛呈波状, 头、体背面的毛常结成毛栉; 毛的下半部黑褐色, 向外为淡棕色, 端部为灰棕色。翼膜为浅灰褐色。脑颅和吻部均较狭长, 吻背中央具纵向深凹, 眶间隔较宽, 无眶后突, 颧弓直而宽扁, 矢状嵴与人字嵴发达。脑颅前半部高、圆, 后半部向后缓缓降低, 后外侧部分急剧降低, 使后半部的中央部分成三角形突起。齿式=34。上颌门齿的内面另具1小尖; 2门齿长短相近, 内门齿略短于外门齿, 外门齿略细于内门齿。犬齿不太发达, 其齿冠与第2前臼齿几近等高。第1前臼齿高于臼齿, 其高度相当于第2前臼齿高之半。第1、2臼齿正常。第3臼齿前后窄、左右宽, 呈片状, 仅具2个明显的尖, 大小只为前枚臼齿的1/3。下颌正中2枚门齿并列, 外侧门齿齿冠一部分入内侧门齿之后。第1枚前臼齿稍高于犬齿之半, 低于臼齿。第2前臼齿与第1臼齿等高。最后1枚臼齿后外尖退化, 其大小仅为第2臼齿的1/2。

[自然生境] 屋檐、房梁、石缝、岩洞等阴暗处。

[地理分布] 达州全域。

[入药部位] 粪便(夜明砂)、全体。

[功能主治] 同亚洲阔耳蝠。

西南鼠耳蝠

[拉丁名] *Myotis altarium* Thomas

[形态特征] 耳较狭窄, 耳内缘凸出, 外缘前半凸出, 后半凹入。具对耳屏, 与耳分离。耳屏窄而长, 顶端甚尖, 基部具一叶突。齿式2.1.3.3 /3.1.3.3 = 38, 外侧门齿较小, 上颌的第2 枚前臼齿(P3) 稍小于第1 枚, 该前臼齿(P3) 位于齿列之中, 第三臼齿较小。尾较短, 后足较大。距颇长, 具窄小距缘膜。股间膜外缘无栉毛。背毛乌黑色且较长; 腹毛色较淡, 毛尖具淡褐色闪光。体长50～52 mm, 前臂长约44 mm, 体重约10 g。

[自然生境] 屋檐、房梁、石缝、岩洞等阴暗处。

[地理分布] 达州全域。

[入药部位] 粪便(夜明砂)、全体。

[功能主治] 同亚洲阔耳蝠。

大鼠耳蝠

[拉丁名] *Myotis myotis* Borkhausen

[形态特征] 耳大, 耳屏短阔。翼膜宽大。第3、4指掌骨与上膊骨几乎等长, 第3指第1指节较第2指节长。距细长。体背毛色淡褐或黑褐, 腹毛灰褐色略带棕色毛尖灰白。头略带灰色。体长约90 mm, 前臂长约65 mm, 体重超60 g。

[自然生境] 屋檐、房梁、石缝、岩洞等阴暗处。

[地理分布] 达州全域。

[入药部位] 粪便(夜明砂)、全体。

[功能主治] 同亚洲阔耳蝠。

须鼠耳蝠

[异名] 鼠耳蝠、小蝙蝠、多须鼠耳蝠。

[拉丁名] *Myotis mystacinus* Kuhl

[形态特征] 体型较小, 前臂长33～39 mm。鼻吻部正常。耳较长, 其内缘中央略呈缺凹形; 耳屏细长, 超过耳长之半。第3、4、5掌骨几乎等长; 第3指第2节长于第1节。翼膜止于外趾基处。尾由股间膜伸出, 但较短, 一般不超过3 mm。距缘膜不发达, 仅有一段不长的狭膜。后足长连爪不超过胫长之半。阴茎较粗短, 中间较粗。体背面毛为黑棕褐色, 毛尖略淡; 腹面毛色较浅, 为浅灰棕色, 毛基棕黑色。翼膜背腹面均为黑褐色, 爪浅褐

色。头骨吻部较扁,吻宽大于颅全长的1/4,吻背下凹,由吻部至颅顶部突然升高,脑颅圆而高。无矢状嵴,人字嵴不明显。齿式=38。上颌第1前臼齿稍大,前面与犬齿紧靠在一起;第2前臼齿甚小,位于上齿列的内侧,故使第1前臼齿与第3前臼齿在外侧几乎相连。第3前臼齿较大,接近臼齿大小,其外齿尖高于臼齿的齿尖。第3臼齿较小,左右宽与其他臼齿等宽,前后窄,相当第2臼齿的2/3。下颌的第2前臼齿小于第1前臼齿;第1和第2前臼齿位于齿列线中央,而不偏出线外;第3前臼齿齿尖与臼齿齿尖高度相等。第3臼齿大小接近第2臼齿。

[自然生境]屋檐、房梁、石缝、岩洞等阴暗处。

[地理分布]达州全域。

[入药部位]粪便(夜明砂)、全体。

[功能主治]同亚洲阔耳蝠。

山蝠

[拉丁名]*Nyctalus noctula* Schreber

[形态特征]体型中等。棕褐色。前臂长45～53 mm,第2指骨极短,全指长约等于第3指或第4指的掌骨长。耳短而宽,全体毛发紧密,覆毛沿体侧伸展至前臂以下翼膜。

[自然生境]屋檐、房梁、石缝、岩洞等阴暗处。

[地理分布]达州全域。

[入药部位]粪便(夜明砂)、全体。

[功能主治]同亚洲阔耳蝠。

东亚家蝠

[拉丁名]*Pipistrellus javanicus* Gray

[形态特征]体型较小,体长为45～80 mm。眼细小,鼻部无鼻叶或其他衍生物。耳短而宽,耳屏亦短,其尖端较为圆钝。由指骨末端向上至上膊骨,向后至躯体两侧后肢及尾间,生有一层薄的翼膜,膜上无毛。尾发达,向后一直延伸到股间膜的后缘。背腹面毛的基部呈黑褐色,毛尖灰白色或白色,腹部较背面稍浅,下腹面全为白色。

[自然生境]屋檐、房梁、石缝、岩洞等阴暗处。

[地理分布]达州全域。

[入药部位]粪便(夜明砂)、全体。

[功能主治]同亚洲阔耳蝠。

长耳蝠

[拉丁名]*Plecotus austriacus* J. Fisher

[形态特征]体型略大。耳壳发达,耳长超过头长,耳内侧缘下部具明显凸出耳垂。耳屏呈长三角形,耳基内缘有突出的垂叶,两耳基部相连。尾长略超过体长,末端凸出股间膜之外。体背黄褐色,并似有黑色条带,腹面灰白色,体侧稍染淡黄色。体长约47 mm,前臂长44 mm,体重约5 g。

[自然生境]屋檐、房梁、石缝、岩洞等阴暗处。

[地理分布]达州全域。

[入药部位]粪便(夜明砂)、全体。

[功能主治]同亚洲阔耳蝠。

菊头蝠科 Rhinolophidae

中菊头蝠

[拉丁名]*Rhinolophus affinis* Horsfield

[形态特征]体型中等大小,前臂长平均51 mm,尾长低于头体长的一半。第3、4和5掌骨近等长;第3指第2

节特别延长，大于第3指第1节的1.5倍。蹄状叶较宽阔，两侧各有1附小叶；鞍状叶中央两侧内凹，联接叶低圆，顶叶近等边三角形。背色深暗褐色，腹淡偏肉桂色，喉部更淡。颅骨眶间最窄。眼眶最大，平均可达6.32 mm。鼻隆呈球形，后鼻凹三角明显，腭桥最短。上颌门齿齿尖具双尖，第1上前臼齿排列于齿中线之中。下颌第1门齿稍大于第2门齿，第2下前臼齿位于齿中线的外缘，故第1下前臼齿与第3下前臼齿基缘相接。齿式=32。

[自然生境]热带、亚热带地区海拔290～2 000 m的潮湿的山洞和废矿井的坑道。

[地理分布]达州全域。

[入药部位]粪便。

[功能主治]用于青盲雀目、翳障、瘰疬、疳积、疟疾。

小菊头蝠

[拉丁名]*Rhinolophus pusillus* Temminck

[形态特征]体型较小。鞍状叶基部宽，顶部窄而呈三角形两侧缘微凹入；联接叶侧面观呈尖三角形；马蹄叶钝而圆，具两颗小乳突。耳短，翼膜不甚延长。体背锈棕黄色，腹面棕褐色。体长35～44 mm，前臂长35～38 mm，体重4 g左右。

[自然生境]低山山洞、坑道或洞穴内。

[地理分布]达州全域。

[入药部位]粪便。

[功能主治]同中菊头蝠。

马铁菊头蝠

[拉丁名]*Rhinolophus ferrumequinum* Schreber

[形态特征]体型较大，前臂长55～63 mm。吻鼻部具复杂的叶状皮肤衍生物（鼻叶）。鼻叶包括近口吻处的扁平马蹄铁状叶和其外侧附加的小叶，鼻孔开在马蹄铁状叶的中央，其周围有小叶环绕，形成环状小叶；其后的中央部为鞍状叶，正面呈提琴状，侧面观略凹如鞍状，后面的联接叶呈钝圆形与顶叶相连。顶叶近三角形。耳大而略宽阔，耳端部削尖，不具耳屏。第3、4、5指的掌骨不等长，依次增长，第4、5掌骨长度较接近，第3指的掌骨最短，第2指仅具掌骨而无指骨。第3指具2指节，其第2指节是第1指节的1.5倍。后足除第1趾外，其余各趾均具3个指节。翼膜止于足跟部。骨间膜起于胫部，骨间膜后缘呈弧形。马铁菊头蝠全身被有细密柔软的毛。背毛淡棕褐色，毛基色淡，呈浅棕灰色，毛尖呈棕色。腹毛均为灰棕色。翼膜和骨间膜为黑褐色。头骨较长而窄。鼻骨呈泡状，眶间"V"形嵴明显，其后与矢状嵴相连，人字嵴较发达。前颌骨退化，残留的颌骨支与上颌骨不相连，呈游离状，其前端嵌有一对细小的门齿，无眶后突。腭部甚短而向内深凹。齿式=32。上颌门齿小，齿冠平坦；下颌门齿齿冠呈三叉形，但切面较平。犬齿结实而高大。上颌第1前臼齿甚小，夹在犬齿与第2前臼齿外侧间，第2前臼齿与犬齿甚为接近。下颌第2前臼齿极小，在第1和第3前臼齿之间的外侧缝隙间。

[自然生境]海拔1 000～1 500 m的天然溶洞、高层建筑或庙宇的缝隙中。

[地理分布]达州全域。

[入药部位]粪便。

[功能主治]同中菊头蝠。

短翼菊头蝠

[拉丁名]*Rhinolophus lepidus* Blythi

[形态特征]体型较小。马蹄叶中央具缺刻，两侧具一小型突起；鞍状叶基部宽，顶部狭，中间略内凹；联接叶呈三角形，顶端尖，略高于鞍状叶；顶叶长而尖，中部略内凹。鼻叶不完全盖住鼻孔。下唇具3条纵沟。翼膜不甚延长。尾略长于胫骨。

[自然生境]山洞、树洞、山上岩石缝中。

[地理分布]达州全域。

[入药部位]粪便。

[功能主治]同中菊头蝠。

皮氏菊头蝠

[拉丁名]*Rhinolophus pearsoni* Horsfield

[形态特征]体型中等，马蹄叶宽大，覆盖上唇，其宽度约为10.3 mm，两侧小副叶退化，鞍状叶前部窄，后部宽，但两部各自平行，连接突先端低圆，与鞍状构造间无凹缺，顶叶较高，先端渐尖呈楔状。翼膜起于胫基，呈褐色，翼幅290～310 mm。第3、4、5掌骨依次增长，股间膜后端较平不凸出。体毛长而柔软，背毛长约12 mm，呈棕褐色或暗褐色，毛基逐次呈浅沙灰色，下体胸毛长约11.5 mm，较上体浅，幼体毛带藕灰色。前颌骨为软骨，一对小门齿着生于上，鼻骨突起呈泡状，额骨背面的"V"形骨嵴在眶间区前部相会，向后与发达的矢状嵴相连，枕部人字嵴较发达。上颌第1前臼齿位于齿列之中，第2前臼齿发达，其齿峰高于臼齿。下颌第2前臼齿极小，位于齿列轴之外，故第1与第3前臼齿相接触。

[自然生境]海拔1 200～2 000 m的山洞中，洞内碳酸钙沉积形态结构复杂，洞口周围常有阔叶林或灌丛。

[地理分布]达州全域。

[入药部位]粪便。

[功能主治]同中菊头蝠。

鲁氏菊头蝠

[拉丁名]*Rhinolophus rouxii* Temminck

[形态特征]马蹄叶两侧平等，顶叶宽圆。耳小。第3、4、5掌骨长度大约等长，且第1指极短小。胫骨略小于尾长。下唇除具中央纵沟外，尚具两侧沟。背腹面为均一的淡赭褐色，但腹部毛基3/5为灰白色而略沾淡褐色，毛尖部2/5处为淡褐色，背部毛色稍淡。头骨呈狭长形，腭桥短，仅为上颊齿1/4～1/3，人字嵴及矢状嵴均发达。上颌第1小前臼齿在齿中线之内，而第2前臼齿比第1前臼齿稍大，第1臼齿至第3臼齿齿尖呈"W"形，特别是第1臼齿脊盘内侧有一个向腭骨后方凸出的嵴坡。下颌第2前臼齿较小，位于齿中线的外侧，紧靠第1前臼齿，而与第3前臼齿有极小间隙。齿式=32。

[自然生境]海拔1 100～1 800 m的山洞，洞道较深且潮湿，洞壁凹凸不平，岩隙较多，洞周常具茅草、小灌丛或附近有树林。

[地理分布]达州全域。

[入药部位]粪便。

[功能主治]同中菊头蝠。

大蹄蝠

[拉丁名]*Hipposideros armiger* Hodgson

[形态特征]体型甚大，前臂长约90.48 mm，第Ⅲ掌骨与第Ⅳ掌骨几乎等长，分别为：57.4～66 mm和58.8～67.7 mm；第Ⅴ掌骨长57.0～62.0 mm。第3指第1节长30.7～34.9 mm，第2节长30.0～34.5 mm。翼长219.58 mm，翼宽99.95 mm。胫长36～42 mm。前鼻叶没有中央缺，鼻间隔不高隆；两旁各有4片小附叶，最外的一片退化，但能见到毛丛中的隆突。中鼻叶中央微膨胀。后鼻叶窄于前鼻叶，三叶状，由明显的中央隔所支持。有额腺囊位后鼻叶基的后部中央，两侧到眼内眦后有加厚的皮叶，在雄性老体最发达，其后有黑色长毛；额腺囊口也有成束笔状黑色长毛伸出；在幼体或雌性成体，皮叶不显，但总能见到3撮黑毛（两侧的是皮叶的痕迹），老年雌性个体也能见到较小的皮叶。鼻叶和皮叶均黑褐色。耳大而尖，后缘内凹。毛长而细密，体色变化大，犹如两个色型，深暗的背色，烟褐色甚至黑褐色，1/2以上的毛基灰褐色很苍淡，有肩斑；腹色灰褐色，有些偏紫褐色，毛基略深，色调与大菊头蝠近似，较中蹄蝠海南亚种要深；鲜亮的背色棕褐而

偏赭黄色, 毛基淡棕白色或灰白色, 有肩斑, 腹色淡棕白色, 毛基带褐色较多, 色调较栗黄菊头蝠的浓而比中蹄蝠海南亚种要淡。这两色型间有逐渐过渡的个体, 从性别和年龄也难划分。颅全长31～33 mm。直脊明显。鼻额区宽大成微凸的平面, 两侧眶上脊虽不隆起但棱角清晰; 与直脊的汇合处是颅骨的最高点, 前倾与齿槽线相交呈45° 角。斜面上没有额凹, 但其中央有孔道, 有神经通过。吻部较宽但眶间很窄; 颧弓宽有高隆的颧弓板, 其高是颧骨前段的一倍。前颌骨游离, 前端不伸出大齿前缘。腭桥较长, 犁骨超出腭骨后缘, 有呈长三角形的蝶骨凹。耳蜗小, 其宽小于左右耳蜗间宽。上门齿齿冠2叶, 外叶与内叶等大。犬齿前脊上有低小的附小尖。第2上前白齿小, 位齿列外, 犬齿与第4上前白齿靠近。第3上白齿的后接合缘 (后脊) 退化。下颌门齿第2下门齿的齿冠大于第1下门齿的齿冠。第2下前白齿位齿列线中, 其长和高均占第4下前白齿的1/3～1/2。

[自然生境] 湿度较大的喀斯特洞穴或废弃坑道的高处。

[地理分布] 达州全域。

[入药部位] 粪便。

[功能主治] 明目退翳、活血消积, 用于夜盲、疳积、小儿惊风。

普氏蹄蝠

[拉丁名] *Hipposideros patti* Thomas

[形态特征] 体型较大, 前臂长 (雄) 84～91 mm, (雌) 82.0～91.5 mm。鼻叶由4个部分组成: 底部为马蹄叶, 但其马蹄状并不完整, 基部两侧各具2片小叶, 前叶之上为短棍状的鞍状叶, 其上有4个结节; 顶叶为三角形宽带状的连接叶, 顶叶于联接叶两旁分开, 形成左右2片具绒毛的三角形叶片, 雌雄性皆有, 但雌性的叶片较短, 雄性随年龄大小不同而各异。第3、4、5掌骨等长, 股间膜圆扇状, 后足约为胫骨长之半。毛色通体为淡棕黄色, 有的个体背部色泽稍淡, 暗淡色泽不一, 有的标本背部毛色呈暗褐色。头骨宽大而坚实, 颧宽略大于后头宽。人字嵴与矢状嵴明显且相连, 侧观头骨从吻鼻部后向至额部为不平滑的斜面, 两者之间凹进部分呈一 "V" 形凹陷, 与大蹄蝠截然不同。上颌每侧门齿1枚, 极小, 犬齿与门齿略等, 上观排列于齿中线外侧。第1、2上前白齿等大, 均为单尖齿, 侧观其尖高于上白齿。上白齿齿冠为 "W" 形, 唯最后一枚齿冠形并不完备。下颌每侧除门齿2枚外, 其余与上颌齿相同。齿式=30。

[自然生境] 海拔100～2 000 m的潮湿而温暖的洞穴中, 洞道颇深而宽, 洞内有地下河道。

[地理分布] 达州全域。

[入药部位] 粪便。

[功能主治] 同大蹄蝠。

兔科 Leporidae

草兔

[异名] 海角野兔、阿拉伯野兔、布朗野兔、沙漠野兔。

[拉丁名] *Lepus capensis* Linnaeus

[形态特征] 体型较大, 体长40～68 cm, 尾长7～15 cm, 后足长9～12 cm, 耳长10～12 cm, 体重1～3.5 kg。体背面毛色变化大, 由沙黄色至深褐色, 通常带有黑色波纹, 也有的背毛呈肉桂色、浅驼色或灰驼色; 体侧面近腹处为棕黄色; 颈部浅土黄色; 喉部呈暗土黄色或淡肉桂色; 臀部通常较背部为淡, 耳尖外侧黑色; 尾背均有大条黑斑, 其余部分纯白; 体腹面除喉部外均为纯白色; 足背面土黄色。尾长占后足长的80%, 耳中等长, 占后足长的83%。上门齿沟极浅, 齿内几无白垩质沉淀。颅骨眶上突前后凹刻均明显。鼻骨后端稍超过前颌骨后端, 前端超出上门齿后缘垂直线。脑盒略比华南兔的宽。颧弧后端与前端约等宽或稍宽于前端。内鼻孔明显宽于腭桥前后方向最窄处。听泡长约为颅长的13.8%～14.2%。乳头3对。

[自然生境] 海拔500～2 000 m的草丛、山野、岩石洞穴。

[地理分布] 达州全域。

[入药部位]粪便(望月砂、野兔屎)、肉、肝、骨、脑、血、皮毛、头骨。

[功能主治]粪便明目杀虫、解毒,用于目赤翳障、痔漏、心胃气痛、痨病等。肉养阴补虚、凉血解毒,用于消渴羸瘦、胃热呕吐、便血。肝补肝、明目,用于肝虚眩晕、目暗昏花、目翳、目痛。骨用于消渴、头昏眩晕、疥疮。脑用于胎产不利、冻疮、火伤、皮肤皲裂。血凉血、活血、解胎中热毒、催生易产。皮毛用于久疮不敛、烫伤。头骨用于头痛、眩晕、消渴、难产、恶露不下、小儿疳积、痈疽疮毒。

家兔

[异名]兔子。

[拉丁名]*Oryctolagus cuniculus domestica* Gmelin

[形态特征]体型中等。耳郭大,上面血管清晰,耳静脉粗;眼球大,几乎呈圆形,虹膜内有色素细胞;皮脂腺遍布全身;腰臀丰满,四肢粗壮有力,某些品种雄兔有肉髯;被毛较厚。毛色主要有白色、黑色、灰蓝色等。

[自然生境]家养。

[地理分布]达州全域。

[入药部位]肉、肝、骨、脑、血、皮毛、头骨。

[功能主治]肉养阴补虚、凉血解毒,用于消渴羸瘦、胃热呕吐、便血。肝补肝、明目,用于肝虚眩晕、目暗昏花、目翳、目痛。骨用于消渴、头昏眩晕、疥疮。脑用于胎产不利、冻疮、火伤、皮肤皲裂。血凉血、活血、解胎中热毒、催生易产。皮毛用于久疮不敛、烫伤。头骨用于头痛眩晕、消渴、难产、恶露不下、小儿疳积、痈疽疮毒。

松鼠科 Sciuridae

赤腹松鼠

[异名]红腹松鼠。

[拉丁名]*Callosciurus erythraeus* (Pallas)

[形态特征]体细长,体长178～223 mm。尾较长,若连尾端毛在内几乎等于体长。吻较短。前足裸露,掌垫2个,指垫4个;后足跖部裸出,跖垫2个,趾垫5个。乳头2对,位于腹部。体背自吻部至身体后部为橄榄黄灰色,体侧、四肢外侧及足背与背部同色。腹面灰白色。尾毛背腹面几乎同色,与体背基本相同。尾后端可见有黑黄相间环纹4～5个,尾端有长20 mm左右的黑色区域。耳壳内侧淡黄灰色,外侧灰色,耳缘有黑色长毛,但不形成毛簇。鼻骨粗短,其长小于眶间宽。脑颅圆而凸,仅眶间部略低凹。眶后突发达。颧骨平直,不向外凸,侧面观中间向上有一突起,听泡大小适中,较突出。上门齿扁而窄,无明显切迹。第1上前臼齿形小,呈圆柱形。第2上前臼与臼齿形状大小相似,咀嚼面上无明显中柱。

[自然生境]山区常绿阔叶林、灌丛中。

[地理分布]达州全域。

[入药部位]骨。

[功能主治]活血祛瘀,用于跌打损伤。

珀氏长吻松鼠

[异名]长吻松鼠、松鼠、毛老鼠。

[拉丁名]*Dremomys pernyi* Milne-Edwards

[形态特征]体细长,体长189～207 mm,尾长不及体长,尾毛蓬松。前肢4指,后肢5趾。前足掌垫2个,指垫3个;后足具跖垫2个,趾垫4个。雌鼠乳头3对,胸部1对,鼠鼷部2对。背部毛色自头至尾基部、体侧、四肢外侧均为橄榄黄灰色。毛基深灰色,中段稍黄,毛尖为暗褐色或全黑,部分毛全为黑色。背部中央黑色毛较多,因而毛被色暗,两侧则较浅。眼周有宽的赭黄色眼圈。喉部毛从毛基到毛尖均为白色,下颌及腹毛基部浅灰色,余为白色。四肢内侧毛基灰色较长,大腿内侧、尾基部及肛周围为赭黄色。尾背中央与体背部毛色相似,腹面为淡棕黄色,边缘有黑色及白色边缘,白色部分较短。足背与体背同色。耳基背后部毛为白色。头骨吻部较

长，脑颅圆凸。眶间宽较狭，与眶后突后的脑颅宽几乎相等，眶后突细短向下弯曲。泪骨狭长，与颧骨前端平行。颧骨下方略向内斜，中部扩大。门齿孔小。听泡小而呈圆形，两听泡间距离较大。脑颅后端接近垂直。牙齿上门齿平滑无纹。上颌第1上前臼齿形小，呈柱状，第2上前臼齿与臼齿相似。上臼齿中柱不明显。下门齿扁而细。齿式=22。

[自然生境]山区常绿阔叶林、灌丛中。

[地理分布]达州全域。

[入药部位]骨。

[功能主治]同赤腹松鼠。

红颊长吻松鼠

[拉丁名]*Dremomys rufigenis* Blanford

[形态特征]体型较大，头体长平均207 mm，颅全长58.15 mm，尾143 mm，仅占头体长的67.45%。体背包括额顶及腿上部呈暗橄榄绿色，中脊偏黑而体侧偏棕黄。背部刺毛柔软，毛基砖灰色，继是黑与淡橄榄色相间呈两淡色环，毛尖黑色。腹色淡黄白色，砖灰色的毛基很长，淡黄毛尖所构成的表层不能将底层遮盖。两颊棕褐色，斑块色淡而范围不大，不像指名亚种鲜棕红色，从吻端至耳基，其范围可到前肩。耳后斑亦很小，只是耳基后仅能分辨的一小撮淡黄色毛丛。尾背颜色似体背而末后渐黑褐色，尾毛逐渐增长并有3个淡黄色毛环相间，末有较长一节白色或很小的黑褐色尖；尾梢毛的淡色环渐消失而成黑褐色尾尖。整个尾轴的深浅横带不甚明显，尾腹中线暗棕红色，而两侧黑褐色毛带和淡色的嵌边不明显，尾基腹面和肛门周围呈暗棕红色斑，股外侧有全身最明亮的锈红小斑块但不延到小腿。颅骨大，有特长的吻部，鼻骨前伸，长20.4 mm，是长吻松鼠属中最长者，达颅全长的35.07%；眶鼻长（自眼眶前缘到同侧鼻骨最前端）28.9 mm，达49.70%，其值远超越后头宽而接近颧宽，是长吻松鼠属最长的种类。眶长15.6 mm，26.84%，小于珀氏长吻松鼠。眶间宽和颧宽均大，分别为17.6 mm，占30.31%和31.2 mm，占53.68%。眶后突虽尖细亦可达20°锐角，珀氏长吻松鼠为尖刺状，均弯向腹面。颅骨的整体看来是吻伸长而颧粗壮，呈长锥形。听泡小，其长占颅全长的16.67%。

[自然生境]山区常绿阔叶林、灌丛中。

[地理分布]达州全域。

[入药部位]骨。

[功能主治]同赤腹松鼠。

岩松鼠

[异名]扫毛子、石老鼠。

[拉丁名]*Sciurotamias davidianus* Milne-Edwards

[形态特征]体型中等，体长约210 mm，尾长短于体长，但超过体长之半。尾毛蓬松而较背毛稀疏。前足掌指垫3个，掌垫2个。后足不具跖骨垫，趾垫4个。雌性具乳头3对，胸部1对，鼠鼷部2对。口腔内具颊囊。前足第2～5指发达；第1指退化，仅保留一甲状突起。后足5趾。爪均正常。全身由头至尾基及尾梢均为灰黑黄色。背毛基灰色，毛尖浅黄色，中间混有一定数量的全黑色针毛。腹毛较背毛稀、软，毛基亦灰色，毛尖黄白色。眼周毛白色，形成细的白眼圈。耳后毛白色，下颌毛白色，须黑色。吻端至眼并后达耳郭毛色带黄，隐约如一条黄纹。头部其他部分较背毛色深。尾毛色似背毛，白而较长且蓬松。尾毛尖白色，尾上卷时，形成两道白边，很易识别。头骨长椭圆形，较光滑。吻短而宽，鼻骨似长方形，后缘达颧弓前缘。眶间部平宽，眶上突尖出，眶间无嵴。后头圆滑，颧弓平直。腭孔小，位于腭部前端。腭骨后端与臼齿后缘齐平或接近。听泡发达，下颌骨粗壮。上门齿平宽。前臼齿2枚，臼齿4枚。臼齿内侧咀嚼面平，外侧具2横嵴。第1枚上前臼齿极小，单尖，位于第2上前臼齿的内侧且低于第2上前臼齿。下门齿细长，下前臼齿1枚。下臼齿3枚，第1枚下臼齿最小，依次渐大。

[自然生境]山区常绿阔叶林、灌丛中。

[地理分布]达州全域。

[入药部位]骨。

[功能主治]同赤腹松鼠。

隐纹花松鼠

[异名]豹鼠、花鼠、金花鼠、三道眉、刁灵子等。

[拉丁名]*Tamiops swinhoei* Milne-Edwards

[形态特征]尾长略短于体长,体长115~158 mm,尾长85~130 mm。尾端毛较长,尾的末端逐渐尖细。前足掌部裸露,掌垫2个,指垫3个;后足跖部裸露。跖垫2个,外侧者略大,趾垫5个。前足4指,后足5趾,爪呈钩状。耳壳明显,耳长9~16 mm;眶间前部宽而较平坦,眶上突位于眶间部的较后部位,眶间宽11.0~13.2 mm。雌性具乳头3对,腹部1对,鼠鼷部2对。背部正中有一条明显的黑色条纹,两侧有两条褐黄色或浅黄色的纵纹,再外侧为两条黑褐色纵纹,最外侧为两条浅黄色或淡黄白色纵纹。两颊有白色条纹至耳基部,但不与背部最外侧的条纹相连续。耳壳边缘背侧具短的簇毛,毛基黑色而尖端白色。腹部毛灰黄色,毛基部灰色,上半部灰黄色。尾毛基部深棕黄色,中段黑色,尖端浅黄色。脑颅部圆而凸,吻短而尖,眶间部的前部宽而较为平坦,眶上突位于眶间部的较后部位。鼻骨先端有明显膨大,与额骨相连处比较平凹。颧骨前部扁宽,略向内斜,中间部特别向外突出,听泡适中。齿式=11。上门齿窄而直,后缘无明显缺刻。第3上前臼齿极小,长2.6~3.0 mm,其后端远离第1前臼齿。门齿孔很狭短,上颊齿列长约7.2 mm。

[自然生境]山区常绿阔叶林、灌丛中。

[地理分布]达州全域。

[入药部位]骨。

[功能主治]同赤腹松鼠。

花鼠

[异名]桦鼠子、五道眉、花狸棒、花栗鼠。

[拉丁名]*Tamias sibiricus* Laxmann

[形态特征]个体较大,长约15 cm,尾长约10 cm,体重100 g以上。花鼠有颊囊,耳壳显著,无簇毛。尾毛蓬松,尾端毛较长。前足掌裸,具掌垫2个,指垫3个;后足掌被毛,无掌垫,具趾垫4个。雌鼠具乳头4对,胸部2对,鼠鼷部2对。头部至背部毛呈黑黄褐色,正中一条为黑色,自头顶部后延伸至尾基部,外两条为黑褐色,最外两条为白色,均起于肩部,终于臀部。尾毛上部为黑褐色,下部为橙黄色,耳壳为黑褐色,边为白色。背毛黄褐色,臀部毛橘黄色或土黄色,因背上有5条黑色纵纹,俗称五道眉花鼠。花鼠头骨轮廓为椭圆形,头颅狭长,脑颅不凸出。下颌骨粗壮,颧弓中颧骨向内侧倾斜未呈水平状。上颌骨的颧突呈横平。吻部较短。鼻骨前伸超过上门齿。眶间及后头部平坦,眶上突尖而细弱。腭孔细小,紧位于上门齿之后。听泡发达。花鼠的齿式=22。上门齿短粗且呈凿状。第1上前臼齿(Pm1)细小,紧贴第2上前臼齿(Pm2)前内侧。臼齿3枚。下颌门齿细长。下前臼齿1枚,臼齿3枚,依次渐大。

[自然生境]平原、丘陵、山地的针叶林、阔叶林、针阔混交林以及灌木丛较密的地区。

[地理分布]达州全域。

[入药部位]全体、脑。

[功能主治]理气、调经、消积、止痛,用于肺痨、胸膜炎、月经不调、痔疮、高血压。

鼠科 muridae

小家鼠

[异名]鼷鼠、小鼠、小耗子、米鼠仔、家鹿。

[拉丁名]*Mus musculus* Linnaeus

[形态特征] 体型小，体重12～30 g，体长60～90 mm，尾长等于或小于体长，后足长小于17 mm，耳短，前折达不到眼部。乳头5对，胸部3对，鼠蹊部2对。上颌门齿内侧面有一明显缺刻。背毛由灰褐色至黑灰色，腹毛由纯白色到灰黄色。前后足的背面为暗褐色或灰白色。尾毛上面的颜色较下面深。

[自然生境] 城镇居民住宅区和建筑区、家禽养殖地、高粱地、玉米地和大豆种植区等农业耕作区。

[地理分布] 达州全域。

[入药部位] 肉、皮、肝、肾、胆、脂肪油、雄鼠粪便。

[功能主治] 肉用于虚劳羸瘦、臌胀、小儿疳积、烫伤、折伤、冻疮、疮肿。皮用于痈疽、骨疽疮。肝用于难产。肾用于小儿惊风、疝气。胆用于青盲、雀目、聍耳。脂肪油用于烫伤、烧伤。雄鼠粪便导浊行滞、清热通瘀，用于伤寒劳复发热、疝瘕、腹痛、淋浊、闭经、疳积、乳痈、瘰疬、疔肿。

褐家鼠

[异名] 褐鼠、大家鼠、白尾吊、粪鼠、沟鼠。

[拉丁名] *Rattus norvegius* Barkenhout

[形态特征] 中型鼠类，体粗壮，雄性体重133 g左右，体长133～238 mm，雌性体重106 g左右，体长127～188 mm，尾长明显短于体长。尾毛稀疏，尾上环状鳞片清晰可见。耳短而厚，向前翻不能到达眼睛。后足长35～45 mm。雌鼠乳头具6对。背毛棕褐色或灰褐色，年龄愈老的个体，背毛棕色色调愈深。背部自头顶至尾端中央有一些黑色长毛，故中央颜色较暗。腹毛灰色，略带污白。老年个体毛尖略带棕黄色调。尾二色，上面灰褐色，下面灰白色。尾部鳞环明显，尾背部生有一些褐色细长毛，故尾背部色调较深。前后足背面毛白色。头骨较粗大，脑颅较狭窄，颧弓较粗壮。褐家鼠是家栖鼠中较大的一种，眶上嵴发达，左右颞嵴向后平行延伸而不向外扩展。门齿孔较短，后缘接近臼齿前缘连接线。听泡较小。第1上臼齿第1横嵴外齿突不发达，中齿突、内齿突发育正常，第2横嵴齿突正常，第3横嵴中齿突发达，内外齿突均不发达。第2上臼齿第1横嵴只有1个内齿突，中外齿突退化，第2横嵴正常，第3横嵴中齿突发达，内外齿突不明显。第3上臼齿第1横嵴只有内齿突，第2、3横嵴连成一环状。

[自然生境] 牲畜圈棚、仓库、食堂、屠宰场、河边草地、灌丛、庄稼地、荒草地以及林缘池边。

[地理分布] 达州全域。

[入药部位] 肉、皮、肝、肾、胆、脂肪油、粪便。

[功能主治] 同小家鼠。

黄胸鼠

[异名] 黄腹鼠、长尾鼠。

[拉丁名] *Rattus tanezumi* Temminck

[形态特征] 体型较大，体型与褐家鼠相似，但较褐家鼠瘦小，体躯细长，尾长等于或大于体长。体长130～150 mm，体重75～200 g。耳长而薄，向前拉能盖住眼部。后足细长，长于30 mm。雌性具乳头5对，胸部2对，腹部3对。背毛棕褐色或黄褐色，并杂有黑色，腹毛灰黄色，背腹之间毛色无明显界线。胸部毛色更黄，有时具一块白斑。尾上下均为黑褐色。前足背中央毛色为灰褐色，四周灰白色，此斑块是其区别于黄毛鼠等的重要形态特征。尾部鳞片发达，呈环状，细毛较长。头骨比褐家鼠的较小，吻部较短，门齿孔较大，鼻骨较长，眶上嵴发达。第1上臼齿齿冠前缘有一条带状的隆起，臼齿咀嚼面有三横嵴，第2上臼齿和第3上臼齿咀嚼面第一列横嵴退化，仅余1个内侧齿突，第二和第三横嵴在第2上臼齿沿明显，第3上臼齿则已愈合，呈"C"形。

[自然生境] 平原和山区的荆棘灌木丛下，河滩的灌丛砂石堆下，以及田埂、水渠边。

[地理分布] 达州全域。

[入药部位] 肉、皮、肝、肾、胆、脂肪油、粪便。

[功能主治] 同小家鼠。

犬科 Canidae

家犬

[异名]犬、家犬、野狗、流浪狗。

[拉丁名]*Canis familiaris* Linnaeus

[形态特征]鼻吻部较长；眼呈卵圆形；两耳或竖或垂；四肢矫健，前肢5趾，后肢4趾，具爪，但爪不能伸缩；尾呈环形或镰刀形。

[自然生境]家养。

[地理分布]达州全域。

[入药部位]胃结石(狗宝)、肾、阴茎与睾丸(狗鞭)、骨、肉、心、肝、胆、脑、血、四足、牙齿、毛、头骨、乳汁。

[功能主治]胃结石降逆气、开痰结、解毒，用于噎膈反胃、痈疽、疔疮。肾用于妇女产后肾劳。狗鞭补命门、暖冲任，用于阳痿、带下病。骨健脾活络、活血生肌，用于风湿痛、腰膝无力、四肢麻木、久痢、疮瘘。肉补中益气、温肾助阳，用于脾肾气虚、胸腹胀满、臌胀、浮肿、腰膝软弱、寒疝、败疮久不收敛。心用于除邪气、风痹、鼻衄、下部疮。肝用于脚气、下痢腹痛。胆清肝明目、止血消肿，用于风热眼痛、目赤涩痒、吐血、鼻衄、聤耳、疮疡。脑用于头风痹痛、下部若疮、鼻息肉。血用于虚劳吐血、疔疮恶肿。四足用于癫狂病、下乳汁。牙齿用于癫痫、痘疹发背。毛用于难产、热油烫火伤。头骨用于久痢、崩中带下、头风目眩、创伤出血、瘘疮。乳汁用于青盲。

鼬科 Mustelidae

猪獾

[异名]沙獾、山獾。

[拉丁名]*Arctonyx collaris* Cuvier

[形态特征]体型粗壮，四肢粗短。吻鼻部裸露突出似猪拱嘴，故名猪獾。头大颈粗，耳小，眼也小。尾短，一般长不超过200 mm。前后肢5指(趾)，爪发达。身体呈现黑白两色混杂。头部正中从鼻吻部裸露区向后至颈后部有一条白色条纹，宽约等于或略大于吻鼻部宽；前部毛白色而明显，向后至颈部渐有黑褐色毛混入，呈花白色，并向两侧扩展至耳壳后两侧肩部。鼻吻部两侧面至耳壳、穿过眼为一黑褐色宽带，向后渐宽，但在眼下方有一明显的白色区域，其后部黑褐色带渐浅。耳下部为白色长毛，并向两侧伸开。下颌及颏部白色。下颌口缘后方略有黑褐色与脸颊的黑褐色相接。背毛以黑褐色为主，背毛基部白色，中段黑色，毛尖黄白色；向背后方，黄白色毛尖部分加长，使背毛呈黑白二色，特别是背后部和臀部。胸、腹部两侧颜色同背色，中间为黑褐色。四肢色同腹色。尾毛长，白色。头骨形态和狗獾相似，但矢状嵴与人字嵴不如狗獾显著，额部与眶间区较狗獾宽而低平，稍向前倾斜，鼻骨较长，听泡宽而扁，距翼骨钩状突较远。翼臂的钩状突较宽，故两突间的间隔较近。腭骨较大，向后伸延部分达关节窝后缘的水平连线上。齿式=38。门齿小，排列成弯月形。犬齿尖长，内侧切面平，中央常有裂缝。第1、2上前臼齿极小，常退化。第3上前臼齿长扁形，中央臼齿突。上裂齿三角形。臼齿近方形。下前臼齿侧扁。下臼齿长，第1枚下臼齿前端两齿突前后排列，后端齿突两侧排列，内侧3齿突、外侧2齿突，均低于前端齿突。第2下臼齿小，仅是裂齿的一半。

[自然生境]高、中低山区阔叶林，针阔混交林，灌草丛，平原，丘陵等环境中。

[地理分布]达州全域。

[入药部位]肉、脂肪油、四肢骨。

[功能主治]肉补脾胃、利水道、止痛，用于高血压、头痛、疝气、腹痛、风湿腿痛。脂肪油降气、解毒消肿、润燥，用于咳逆上气、秃疮、顽癣、痔疮、臁疮。外用于烧、烫伤。四肢骨祛风、镇痛、止咳，用于咳嗽、风湿筋骨痛、皮肤湿热发痒。

艾鼬

[异名]艾虎、地狗、两头乌、黑脚鼬。

[拉丁名]*Mustela eversmanii* Lesson

[形态特征]体长31～56 cm，尾长11～15 cm，体重500～1 000 g。体型较大。身体呈圆柱形。吻部短而钝。颈部稍粗。被毛的长度不同，前肢间毛短，背中部毛最长，尾基毛次之，略为拱曲形。尾长近体长之半，尾毛稍蓬松。四肢较短，跖行性。脚掌被毛。掌垫发达。爪粗壮而锐利。阴茎骨较直，基部粗，末端细，形若侧扁，两边具浅沟，末端向背面弯曲，略呈直角形，类似"铲"状。身体背面为棕黄色，自肩部沿背脊向后至尾基部的毛大部为棕红色，后背黑尖毛较多，臀部稍暗。体侧为淡棕色。鼻周和下颌为白色。鼻中部、眼周及眼间为棕黑色。眼上前方具卵圆形白斑。头顶棕黄色，额部棕黑色，具一条白色宽带。颊部、耳基部灰白色，耳背及外缘为白色。颏部、喉部棕褐色。胸部、鼠蹊部淡黑褐色。尾近基的大半段与前背毛色一致，末端1/3为黑色。头骨颅型略扁而宽，粗大而坚实。吻部短宽，近似方形。鼻骨狭长，略呈三角形。鼻骨中央低凹。眶后突粗钝，其后方的眶间部显著狭缩。矢状嵴和人字嵴明显。泪骨钩状突明显。颧弓粗壮有力，腭骨较宽，翼间孔前端圆形。乳突发达，向外伸出。听泡的轮廓略呈三角形。下颌低缘直平，角突不显。牙齿的齿式=34。上门齿成一横列，后缘斜向内方。犬齿尖而长，如锥形。第1前臼齿斜置，其后缘向内，略为第2前臼齿的一半。裂齿宽厚，前缘外叶粗大，内叶略小，为外叶的1/2，齿冠略呈峰形，但切缘较钝。臼齿横列，外叶略高，具二小尖，内叶较低，仅一小尖。

[自然生境]山地阔叶林、草地、灌丛及村庄附近。

[地理分布]达州全域。

[入药部位]全体或肉。

[功能主治]补虚消疳，解毒疗疮。用于虚劳羸瘦，小儿疳积，烧烫伤，外伤出血，冻疮，跌打损伤。

青鼬

[异名]密狗、黄腰狸、黄腰狐狸。

[拉丁名]*Martes flavigula* Boddaert

[形态特征]体长56～65 cm，尾长38～43 cm，体重2～3 kg。耳部短而圆，尾毛不蓬松。体形柔软而细长，呈圆筒状。头较为尖细，略呈三角形；圆耳朵；腿较短，四肢虽然短小，却强健有力，前后肢各有5个指（趾），趾爪粗壮弯曲而尖利。身体的毛色比较鲜艳，头及颈背部、身体的后部、四肢及尾巴均为暗棕色至黑色，喉、胸部毛为鲜黄色，腰部呈黄褐色，其上缘还有一条明显的黑线。腹部呈灰褐色，尾巴为黑色，皮毛柔软而紧密。

[自然生境]海拔3 500 m以下的森林、灌丛、荒野、荒原、村庄、河谷中。

[地理分布]达州全域。

[入药部位]肉。

[功能主治]解毒、杀虫、涩尿。

狗獾

[异名]獾芝、麻獾、山獾、猹。

[拉丁名]*Meles meles* Linnaeus

[形态特征]体型较大，体重5～10 kg，大者可达15 kg，体长500～700 mm，体形肥壮，吻鼻长，鼻端粗钝，具软骨质的鼻垫，鼻垫与上唇之间被毛，耳壳短圆，眼小。颈部粗短，四肢短健，前后足的指（趾）均具粗而长的黑棕色爪，前足的爪比后足的爪长，尾短。肛门附近具腺囊，能分泌臭液。体背褐色与白色或乳黄色混杂，从头顶至尾部遍被以粗硬的针毛，背部针毛基部3/4为灰白色或白色，中段为黑褐色或淡黑褐色，毛尖白色或乳黄色。体侧针毛黑褐色部分显然减少，而白色或乳黄色毛尖逐渐增多，有的个体针毛黑褐色逐渐消失，几乎呈现乳白色。绒毛白色或灰白色。头部针毛较短，约为体背针毛长度的1/4。在颜面两侧从口角经耳基到头后各有一条白色或乳黄色纵纹，中间一条从吻部到额部，在3条纵纹中有2条黑褐色纵纹相间，从吻部两侧向后延伸，穿过眼部到头后与颈背部深色区相连。耳背及后缘黑褐色，耳上缘白

色或乳黄色，耳内缘乳黄色。从下颌直至尾基及四肢内侧黑棕色或淡棕色。尾背与体背同色，但白色或乳黄色毛尖略有增加。头骨颅形窄长而高。矢状嵴发达，前端在额骨接缝处分叉向两侧延伸。人字嵴显著，与矢状嵴的汇合处超出枕大孔的位置。眶后突与上颌臼齿的后缘在同一水平，颧弓粗壮，腭骨向后延伸到关节窝水平之前，翼骨钩状突呈一细棒状超过关节窝且几乎与听泡相连。听泡扁平且呈三角形，听道短。下颌骨底缘较平直，关节窝与齿列几乎在同一直线。齿式=34。上门齿略呈弧状排列，犬齿圆锥状，前臼齿3枚，裂齿呈三角形，后内缘中央有1个低的齿尖，内侧顶端有2个小齿尖。第1臼齿宽大呈矩形，外缘短于内缘，外侧有发达的前尖和后尖，内侧有1个后小突，组成齿的后外角，中央由3个小齿尖构成一纵走的低嵴，内缘与低嵴间为一深槽。下颌犬齿长而向外斜，齿冠向后弯曲，裂齿长度超过宽度的三倍，有发达的下原尖、下前尖和下后尖，但其中下后尖与下原尖不在同一线上，而位于后内侧，后缘凹陷如盆状，边缘由2个外尖和3个内尖构成，第2臼齿较小，圆形。

[自然生境] 森林中或山坡灌丛、田野、坟地、沙丘草丛及湖泊、河溪旁等。

[地理分布] 达州全域。

[入药部位] 肉、脂肪油。

[功能主治] 肉补中益气、杀蛔虫，用于小儿疳瘦。脂肪油用于中气不足、阴挺、咯血、痔疮、疳疮、疥癣、白秃、烫伤、冻疮。

香鼬

[异名] 香鼠。

[拉丁名] *Mustela altaica* Pallas

[形态特征] 体长20～28 cm，尾长11～15 cm，体重80～350 g。体型较小，躯体细长，颈部较长，四肢较短，尾部甚粗，一般尾长不及体长之半，尾毛比体毛长，略蓬松。跖部毛被稍长。半跖行性。前、后足均具5趾，爪微曲而稍纤细。前足趾垫呈卵圆形，掌垫3枚，略圆，腕垫1对。后足掌垫4枚。掌、趾垫均裸露。雄兽阴茎骨外形较不规则，基部侧扁，但末端1/3处急弯成钩，其右侧突出一膨大的结节。末端呈半圆"管"状。雌兽有乳头4对。夏季上体毛色从枕部向后经脊背至尾背及四肢前面为棕褐色。颜面部毛色暗，呈栗棕色。腹部自喉部向后直到鼠蹊部及四肢内侧，为淡棕色，与体背形成明显的毛色分界。腹部白色毛尖带淡黄色调。上唇缘、下唇缘、颊部及耳基部白色。耳背棕色。冬毛背腹界线不清，几乎一致呈黄褐色。尾近末端毛色偏暗。头骨吻部较短，脑颅部较大。两眶前孔之间的宽度显然大于吻端至眼眶前缘长度的1/3。鼻骨略呈三角形，其前中部骨缝低凹，前颌骨呈窄条状，止于鼻骨前端。眶后突之后狭缩处较凹陷。矢状嵴、人字嵴不明显。乳突较低矮。听泡为长椭圆形，两听泡内侧几乎平行。齿式=34。上颌门齿横列。犬齿较长，为裂齿长度的2倍，略向后弯曲。裂齿甚发达，齿冠似刀状，前缘内侧小尖明显。臼齿窄而长，约为裂齿的1/5，横列。内外叶小尖明显。

[自然生境] 海拔3 000 m以下的森林、灌丛、荒原。

[地理分布] 达州全域。

[入药部位] 肉。

[功能主治] 用于肉食中毒、药物中毒。

黄腹鼬

[异名] 香菇狼、松狼、小黄狼。

[拉丁名] *Mustela kathiah* Hodgson

[形态特征] 尾长而细，长度大于体长之半。周身被毛短。尾毛略长，但不蓬松。跖行性。掌生稀疏短毛。前足趾、后足趾、掌垫都很发达，掌垫4枚，第1枚单生形小，似圆形，其余3枚附生，第3枚最大，呈卵圆形。腕垫一枚，中间分裂成大小不同的两瓣。跖垫3枚。髁垫小，圆形。爪短略细，灰褐色。乳头2对。上体背部为咖啡褐色。头部、颈部、背部、四肢以及尾部皆与背色一致。腹部从喉部经颈下至鼠蹊部及四肢肘部为沙黄色。下唇、下颌毛色较浅，呈淡黄色。腹侧间分界线直且清晰。头骨颅型与香鼬的相似，略大于后者。

吻短，两眶下孔之间的最小宽度约等于眶下孔后缘至吻端的长度。鼻骨略宽，末端止于额骨前端的1/3。眶后突发达，略粗钝。眶后突后面的眶间部狭缩处略呈弧形。矢状嵴尚明显，其前端在两关节窝前缘联线中央分叉，延伸至两眶后突的后缘。人字嵴低平。翼间孔"u"形。听泡扁平，前端几乎与关节窝后缘在同一平面。乳突显著。颧弓隆起，略外张。牙齿与香鼬比较，第3上门齿不如前者粗长，门齿切缘平齐。上犬齿稍细，且较短。第1前臼齿尖锐。裂齿发达，前缘内叶粗大，近似外叶，齿冠略呈薄斧状。臼齿横列，外叶具3个小尖。

[自然生境]海拔3 500 m以下的森林、灌丛、荒野、村庄、河谷。

[地理分布]达州全域。

[入药部位]肉。

[功能主治]解毒、杀虫、涩尿。

黄鼬

[异名]黄鼠狼、黄狼、黄皮子、小黄鼠狼。

[拉丁名]*Mustela sibirica* Pallas

[形态特征]体长28～40 cm，尾长12～25 cm，体重210～1 200 g。体型中等，身体细长。头细，颈较长。耳壳短而宽，稍突出于毛丛。尾长约为体长之半。冬季尾毛长而蓬松，夏秋毛绒稀薄，尾毛不散开。四肢较短，均具5指（趾），指（趾）端爪尖锐，指（趾）间有很小的皮膜。肛门腺发达。雄兽的阴茎骨基部膨大呈结节状，端部呈钩状。毛色从浅沙棕色到黄棕色，色泽较淡。毛绒相对较稀短，针毛长25～29 mm，绒毛长15～18 mm，针毛粗118～130 μm。吻端和颜面部深褐色，鼻端周围、口角和额部白色，杂有棕黄色。身体腹面颜色略淡，夏毛颜色较深，冬毛颜色浅淡且带光泽。尾部、四肢与背部同色，背毛略深，腹毛稍浅，四肢、尾部与身体同色。鼻基部、前额及眼周浅褐色，略似面纹。鼻垫基部及上、下唇为白色，喉部及颈下常有白斑，但变异极大，即使同一地点，有些个体缺如，有的呈大形斑，有的从喉部延伸至胸部。头骨为狭长形，顶部较平。鼻骨、上颌骨、额骨和顶骨完全愈合，不见骨缝。颧弓窄。听泡为长椭圆形。雄兽的矢状嵴和人字嵴明显，眶间宽较眶后突后之脑颅前端为宽。牙齿的齿式=34。上门齿成一横列，第2下门齿着生位置略靠后。犬齿长而直。上裂齿前缘内侧、下裂齿的后叶均有一明显小尖。上臼齿横列，内叶大于外叶。内叶中央小尖明显，外叶具2个小尖。

[自然生境]海拔3 500 m以下的森林、灌丛、荒野、村庄、河谷。

[地理分布]达州全域。

[入药部位]肉。

[功能主治]同黄腹鼬。

灵猫科 Viverridae

花面狸

[异名]果子狸、白鼻心、毛老鼠、白眉子、五面狸、白鼻狗、青猺。

[拉丁名]*Paguma larvata* Hamilton–Smith

[形态特征]体型中等，四肢短，尾长，体毛浓密而柔软，体上无斑点或纵纹，尾无色环；头部、颈背黑色，眼后及眼下各具一小块白斑，下颌黑色；体背、体侧、四肢上部以及尾部的前方呈暗棕黄色；腹部毛色较淡，为灰白色，四足及尾末段呈黑色。

[自然生境]季雨林、常绿或落叶阔叶林、稀树灌丛或间杂石山的稀树裸岩地。

[地理分布]万源市、宣汉县。

[入药部位]骨骼、脂肪油、肉。

[功能主治]祛风湿，壮筋骨，安神，滋补养颜，用于皲裂、烫火伤。

猫科 Felidae

家猫

[异名]猫咪、家猫、野猫。

[拉丁名]*Felis catus* Brisson

[形态特征]体型小,体色由蓝灰色到棕黄色,体型瘦削,身长0.3~0.5 m,全身毛被密而柔软,锁骨小,吻部短,眼睛圆,颈部粗壮,四肢较短,足下有数个球形肉垫;舌面被有角质层的丝状钩形乳突。猫雌雄性个体彼此相似,仅雄性头部粗圆,个体大些。有黄、黑、白、灰等各种毛色;身形像狸,外貌像老虎,毛柔而齿利(有几乎无毛的品种)。身体分为头、颈、躯干、四肢和尾五部分,大多数部位被毛,少数为无毛猫。猫的趾底有脂肪质肉垫,因而行走无声,捕鼠时不会惊跑鼠,趾端生有锐利的趾甲。爪能够缩进和伸出。前肢有5趾,后肢有4趾。猫的牙齿分为门齿、犬齿和臼齿。犬齿特别发达,尖锐如锥,适于咬死捕到的鼠类,臼齿的咀嚼面有尖锐的突起,适于把肉嚼碎,门齿不发达。

[自然生境]从热带雨林、沙漠荒丘到寒冷的草原和高原。

[地理分布]达州全域。

[入药部位]猫肉、猫骨。

[功能主治]猫肉滋补、祛风,解毒,用于虚劳体瘦、风湿痹痛。猫骨解毒、杀虫、消肿,用于瘰疬、水肿、虫积。

马科 Equidae

野马

[异名]白驹、飞黄、骥。

[拉丁名]*Equus caballus orientalis* Noack

[形态特征]体格匀称,头面平直而偏长,耳短。四肢长,第3趾发达,具蹄,第2、4趾退化,仅余退化的掌骨和跖骨。四肢高度特化,肱骨和股骨很短,桡骨和胫骨很长,尺骨和腓骨均退缩。第3趾发育,掌骨非常长,而趾骨则比较短,单蹄。颊齿高冠;上臼齿釉质层褶曲精细。

[自然生境]草原、沙漠、山地、森林等。

[地理分布]达州全域。

[入药部位]胃肠与膀胱结石(马宝)、肉、乳汁、肝、牙齿、皮、心、骨、鬃毛或尾毛(马鬃)、胎盘、雄性外生殖器(白马阴茎)、蹄甲、项上的脂肪(马鬃膏)。

[功能主治]马宝镇惊化痰、清热解毒,用于惊痫癫狂、痰热内盛、神志昏迷、吐血、衄血、恶疮肿毒。肉除热下气、强腰脊。乳汁补血润燥、清热止渴,用于血虚烦热、虚劳骨蒸、消渴、牙疳。肝用于妇女月经不调、心腹滞闷、四肢疼痛。牙齿用于惊痫、疔疮、牙痛。皮用于小儿秃疮、银屑病。心用于心昏多忘。骨用于头疮、耳疮、阴疮、瘰疬。马鬃用于妇女崩中、带下、疮、痈。胎盘用于妇女天癸不通。白马阴茎补肾益气,用于阳痿精衰、虚弱羸瘦。蹄甲用于崩漏带下、牙疳、秃疮、疥癣、脓疱疮。马鬃膏用于面黑干、手足皲裂。

猪科 Suidae

野猪

[异名]山猪、豕舒胖子。

[拉丁名]*Sus scrofa* Linnaeus

[形态特征]中型哺乳动物。体重90~200 kg;体长为1.5~2.0 m(不包括尾长),肩高90 cm左右(向后尾逐渐倾斜),尾长21~38 cm,耳长24~26 cm。有一层厚厚的双层毛皮,整体毛色呈深褐色或黑色,顶层由较硬的刚毛组成,底层下面有一层柔软的细毛。背上披有刚硬而稀疏的针毛,毛粗而稀。耳背脊鬃毛较长而硬。皮毛颜色有棕色、黑色、红色或深灰色等。头部和前端较大,后部较小。四肢粗短,头较长,耳小并直立,吻部突出似圆锥体,其顶端为裸露的软骨垫(也就是拱鼻);每脚有4趾,且硬蹄,仅中间2趾着地;尾巴细短。有两对不断生长的犬齿,外露,并向上翻转,呈獠牙状,平均长6 cm,其中3 cm露出嘴外;雌性野猪的犬齿较短,不露出

嘴外。齿序为I 3/3, C 1/1, P 4/4, M 3/3 = 44。幼猪毛色为浅棕色, 有黑色条纹。

[自然生境] 半干旱气候至热带雨林、温带林地、半沙漠和草原、山区灌丛等。

[地理分布] 达州全域。

[入药部位] 肉、胆、脂肪、蹄甲、头骨、睾丸、胆结石。

[功能主治] 肉用于虚弱羸瘦、便血、痔疮下血。胆清热解毒, 用于疔疮肿毒、痈疽、烧烫伤。脂肪催乳, 用于风肿毒疮。蹄甲祛风治痹, 用于漏疮。头骨用于积年下血。睾丸用于崩中带下、肠风泻血、血痢。胆结石用于癫痫、惊风、血痢、金疮。

家猪

[异名] 黑面郎。

[拉丁名] *Sus scrofa f. domestica*

[形态特征] 耳大, 头长, 四肢短小, 鼻直, 身体肥壮, 腰背窄。毛发较粗硬, 毛皮颜色通常为白色、粉色、黑色、棕色和花色。

[自然生境] 平原、丘陵、高原等。

[地理分布] 达州全域。

[入药部位] 胆、肾、肝、心、肉、血、肺、脑、皮肤、胃、肠、甲状腺体、毛、骨、膀胱、脊髓与脑髓、脾、胰腺、四足、蹄甲、睾丸、脂肪油 (猪油)、肾精子 (膀胱结石)、腿腌制品 (火腿)。

[功能主治] 胆清心热、凉肝火、止咳, 用于目暗不明、慢性气管炎、小儿疳积、百日咳。肾滋补强壮, 用于肾虚腰痛、身面水肿、遗精、盗汗、老人耳聋。肝补肝、养血、明目利水, 用于血虚痿黄、夜盲、目赤、浮肿、脚气。心补心血、定惊悸, 用于心悸怔忡、血虚自汗、心气痛。肉滋阴润燥, 用于热病伤津、消渴羸瘦、燥咳、便秘。血用于头风眩晕、中满腹胀、宫颈糜烂。肺补肺, 用于风寒久咳、肺虚咳喘、肺痿吐血。猪脑补骨髓、益虚劳, 用于神经衰弱、老人头眩耳鸣, 外用于冻疮、皲裂。皮肤用于咽喉痛。胃补虚损、杀痨虫、止痢、健脾胃, 用于虚劳羸弱、泄泻、下痢、消渴、小便频数、小儿疳积。肠用于便血、血痢、痔疮、脱肛。甲状腺体用于项下瘿气。毛用于崩漏、烫伤。骨用于下痢、疮癣。膀胱用于遗尿。脊髓与脑髓补阴益髓, 用于骨蒸劳热、消渴、疮疡。脾健脾胃、助消化, 用于脾胃虚热、气弱、脾积痞块。胰腺益肺、补脾、润燥, 用于肺损咳嗽、咯血、肺胀喘急、脾虚气弱、乳汁不通、手足皲裂。四足 (猪蹄) 补血、通乳、托疮, 用于妇女乳少、痈疽、疮毒。蹄甲用于咳嗽喘息、痔疮、白秃、冻疮。睾丸补肾纳气、止痛利尿, 用于哮喘、疝气、少腹急痛、癃闭。猪油补虚、润燥、解毒, 用于脏腑枯涩、大便不利、燥咳、皮肤皲裂。膀胱结石利尿通淋。火腿健脾开胃、生津益血, 用于虚劳怔忡、胃口不开、虚痢、久泻。

牛科 Bovidae

水牛

[异名] 老水牛。

[拉丁名] *Bubalus bubalis* Linnaeus

[形态特征] 头部长短适中, 前额平坦较狭, 眼大稍突出, 口方大, 上下唇吻合良好, 鼻孔大, 鼻镜黑白, 耳大小中等, 鬐甲隆起, 宽厚。前胸宽阔而深, 胸部肌肉发达, 肋骨弓张良好, 四肢粗壮, 蹄圆大, 蹄壳黑色, 质地致密坚实。全身为深灰色或浅灰色, 随年龄增长, 毛色逐渐由浅灰色变成深灰色或暗灰色。

[自然生境] 平原、丘陵等。

[地理分布] 达州全域。

[入药部位] 胆结石 (牛黄)、胆汁、胃内的草结块 (牛草结)、肉、血、脂肪、肝、胃、肾、乳汁 (牛奶)、脾、肺、骨、肌腱 (牛筋)、鼻、甲状腺体、肠、蹄、脊髓与脑髓、齿、唾涎、蹄甲、皮所熬的胶 (黄明胶)、牛乳制成的食用脂肪 (醍醐)、肉熬制成的膏 (霞天膏)、睾丸和阴茎 (牛鞭)、牛乳加工制成品 (乳腐)。

[功能主治] 牛黄清心、豁痰、开窍、凉肝、息风、解毒、镇痛, 用于热病、高热神昏、咽喉肿痛、中风痰迷、惊痫抽搐、癫痫发狂、口舌生疮、痈肿疔疮。胆汁清肝明目、利胆通肠、解毒消肿, 用于风热目疾、黄疸、便秘、

消渴、小儿惊风、痈肿、痔疮。牛草结降逆止呕、镇静,用于噎膈反胃、吐酸、胃溃疡、胃痛、晕车、晕船、呕吐。肉补脾胃、益气血、强筋骨,用于虚损羸瘦、消渴、脾弱不运、痞积、水肿、腰膝酸软。血理血、补中,用于便血、血痢、经闭、血虚羸瘦。脂肪用于诸疮、疥癣、白秃。肝养血、补肝、明目,用于血虚萎黄、虚劳羸瘦、青盲、雀目。胃用于头风眩晕、消渴、痞气。肾补肾气、益精、祛湿痹,用于五劳七伤、阳痿气乏。牛奶补虚损、益肺胃、生津润肠,用于虚弱劳损、反胃噎膈、消渴、便秘。脾健脾消积,用于脾胃失健、消化不良、食积痞满。肺补肺气、止咳逆。骨用于吐血、崩中、带下、泻血。肌腱补肝强筋、益气力、续绝伤。鼻用于消渴、妇女无乳。甲状腺体用于喉痹、气瘿。肠用于肠风痔漏。蹄用于水气浮肿、肚腹胀满、小便涩少、崩中、带下。脊髓与骨髓润肺、补肾、填髓,用于虚劳羸瘦、精血亏损、消渴、跌扑损伤、手足皲裂。齿用于小儿癫痫、背疮肿痛、诸恶疮不合。唾涎用于反胃吐食。蹄甲用于癫痫、臁胫烂疮、损伤骨折、小儿夜啼。黄明胶滋阴润燥、止血消肿,用于虚劳肺痿、咳嗽咯血、吐衄、崩漏、跌扑损伤、痈肿、烫伤。醍醐滋阴、润燥、止渴,用于虚劳肺痿、咳唾脓血、消渴、便秘、风痹、皮肤瘙痒。霞天膏补气益气、健脾安中,用于虚劳羸瘦、中风偏废、脾虚痞积、消渴。牛鞭用于疝气。乳腐润五脏、利大小便,用于赤白痢。

牛

[异名]黄牛。

[拉丁名]*Bostaurus domesticus* Gmelin

[形态特征]体格粗壮,被毛稀疏,多为灰黑色;角粗大而扁,并向后方弯曲;蹄大,质地坚实,耐浸泡,膝关节和球节运动灵活,能在泥浆中行走自如;耳郭较短小,头额部狭长,背中线毛被前向,背部向后下方倾斜,角较细长。皮厚、汗腺极不发达,热时需要浸水散热。

[自然生境]丘陵等。

[地理分布]达州全域。

[入药部位]角、角的浓缩粉、皮、尾。

[功能主治]角及角的浓缩粉清热、解毒、凉血、止血、定惊,用于温病高热、神昏谵语、发斑疹、吐血、衄血、惊风、癫狂、流行性乙型脑炎。皮、尾用于浮肿、小便涩少。

山羊

[异名]夏羊、黑羊。

[拉丁名]*Capra hircus* Linnaeus

[形态特征]外形结构紧凑,胸深而宽广,肋骨拱起,背腰平直,腹大而不下垂,四肢端正,骨骼结实,乳房发育良好且具弹性,乳头大而整齐。嘴尖,牙锐,唇薄。公母羊均有角,有须。被毛多为白色,占85%以上,外层为粗毛,内层为绒毛,粗毛光泽明亮,绒毛纤细柔软。

[自然生境]草原、丘陵等。

[地理分布]达州全域。

[入药部位]血、胆结石、胆、肝、脂肪油、心、脑、肾、乳汁、甲状腺体、胎、胰腺、皮、胃、肺、骨、蹄肉、骨髓与脊髓、睾丸、胃中的草结、公羊角、肉、羊毛脂。

[功能主治]血止血、祛瘀,用于吐血、衄血、肠风痔血、妇女崩漏、产后血晕、外伤出血、跌打损伤。胆结石清热解毒、明目退翳、通窍、镇惊、降胃气、解百毒,用于雀盲、风热眼翳、食管结核、风痰闭窍、痰火昏迷、热病谵语、小儿惊痫、反胃吐食、噎膈。胆清火、明目、解毒,用于风热目赤、青盲、翳障、肺痨吐血、喉头红肿、黄疸、便秘、热毒疮疡。肝益血、补肝、明目,用于血虚萎黄羸瘦、肝虚目暗昏花、雀目、青盲、翳障。脂肪油补虚、润燥、祛风、化毒,用于虚劳羸瘦、肌肤枯憔、久痢、丹毒、疮癣。心解郁、补心,用于胸闷、惊悸。脑润皮肤、祛鼾黑斑,用于风寒入脑、头痛久不愈、损伤、丹瘤、肉刺。肾补肾气、益精髓,用于肾虚劳损、腰脊疼痛、足膝痿弱、耳聋、消渴、阳痿、尿频、遗尿。乳汁温润补虚,用于虚劳羸弱、消渴、反胃、呃逆、口疮、漆疮。甲状腺体用于气瘿。胎调补肾虚羸瘦。胰腺用于久咳、带下病。皮补虚劳、祛风,用于肺中虚风、蛊毒下血。胃补虚、健脾

胃,用于虚劳羸瘦、消渴、盗汗、尿频。肺补肺气、通水道,用于肺痿咳嗽、消渴、小便不利。骨补肾、强筋骨,用于虚劳羸瘦、腰膝无力、筋骨挛痛、白浊、淋证、泄泻。蹄肉补肾益精,用于肾虚劳损。骨髓与脊髓益阴补髓、润肺泽肌,用于虚劳羸弱、肺痿、骨蒸、咳嗽、消渴、皮肤憔悴、痈疽、疮疡、目赤、目翳。睾丸补肾、益精、助阳,用于肾虚腰痛、遗精、带下、阳痿、消渴、小便频数、子痈。胃中的草结解草药毒,用于噎膈反胃。公羊角清热、镇惊、明目、解毒,用于小儿惊痫、风热头痛、烦闷、吐血、青盲、肿毒。肉益气补虚、温中暖下,用于虚劳羸瘦、腰膝酸软、产后虚冷、腹痛、寒疝、中虚反胃。羊毛脂用于软膏基质。

人科

紫河车

[异名]胞衣、混沌皮、混元丹。

[形态特征]干燥的胎盘为不规则的类圆形或椭圆形碟状,直径9~16 cm,厚薄不一。紫红色或棕红色,有的为黄色,一面凹凸不平,有多数沟纹,为绒毛叶;一面为羊膜包被,较光滑,在中央或一侧附有脐带的残余,四周散布细血管。质硬脆,有腥气。以整齐、黄色或紫红色、洁净者为佳。

[地理分布]达州全域。

[入药部位]健康产妇生产婴儿后遗下的胎盘。

[功能主治]补气血、益虚损,用于虚损劳伤、神经衰弱、阳痿、妇女不孕、久病体弱、支气管哮喘、乳汁不足、麻疹。

血余炭

[形态特征]不规则块状,乌黑光亮,有多数细孔。体轻,质脆。用火烧之有焦发气,味苦。

[地理分布]达州全域。

[入药部位]人的头发烧成的灰。

[功能主治]通关利窍、止血、活血、祛瘀,用于吐血、鼻血、尿血、便血、子宫出血、慢性咽炎、声音嘶哑、咳嗽吐血、血崩。

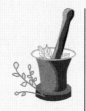

一 植 物 一

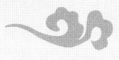

石松科 Lycopodiaceae

石松

[异名]伸筋草、石松子。

[拉丁名]*Lycopodium japonicum* Thunb.

[形态特征]多年生土生植物。匍匐茎地上生,细长横走,二至三回分叉,绿色,被稀疏的叶;侧枝直立。整株高达40 cm,多回二叉分枝,稀疏,压扁状(幼枝圆柱状),枝连叶直径5～10 mm。叶螺旋状排列,密集,上斜,披针形或线状披针形,长4～8 mm,宽0.3～0.6 mm,基部楔形,下延,无柄,先端渐尖,具透明发丝,边缘全缘,草质,中脉不明显。孢子囊穗(3～)4～8个集生于长达30 cm的总柄,总柄上苞片螺旋状稀疏着生,薄草质,形状如叶片;孢子囊穗不等位着生(即小柄不等长),直立,圆柱形,长2～8 cm,直径5～6 mm,具1～5 cm长的长小柄;孢子叶阔卵形,长2.5～3.0 mm,宽约2 mm,先端急尖,具芒状长尖头,边缘膜质,啮蚀状,纸质;孢子囊生于孢子叶腋,略外露,圆肾形,黄色。

[自然生境]生于林下、灌丛下、草坡、路边或岩石上。

[地理分布]开江县、宣汉县、万源市等地。

[入药部位]全草。

[功能主治]舒筋活血、祛风散寒、利尿、通经。

垂穗石松

[异名]铺地蜈蚣、灯笼草、水杉、过山龙、垂枝石松。

[拉丁名]*Palhinhaea cernua* (L.) Vasc & Franco

[形态特征]中型至大型土生植物,主茎直立,高达60 cm,圆柱形,中部直径1.5～2.5 mm,光滑无毛;主茎上的叶螺旋状排列,稀疏,钻形至线形,长约4 mm,宽约0.3 mm,通直或略内弯,基部圆形,下延,无柄,先端渐尖,边缘全缘,中脉不明显,纸质。侧枝上斜,多回不等位二叉分枝,有毛或光滑无毛;侧枝及小枝上的叶螺旋状排列,密集,略上弯,钻形至线形,长3～5 mm,宽约0.4 mm,基部下延,无柄,先端渐尖,边缘全缘,表面有纵沟,光滑,中脉不明显,纸质。孢子囊穗单生于小枝顶端,短圆柱形,成熟时通常下垂,淡黄色,无柄;孢子叶卵状菱形,覆瓦状排列,长约0.6 mm,宽约0.8 mm,先端急尖,尾状,边缘膜质,具不规则锯齿;孢子囊生于孢子叶腋,内藏,圆肾形,黄色。

[自然生境]生于林下、林缘及灌丛下荫处或岩石上。

[地理分布]宣汉县、大竹县等地。

[入药部位]全草、孢子。

[功能主治]全草舒筋活络,止血生肌,清肝明目。孢子用于皮肤湿烂,小儿夏季汗疹,咳嗽。

卷柏科 Selaginellaceae

薄叶卷柏

[异名]卷柏叶、地柏香、爬山草、细蕨萁、地柏枝。

[拉丁名]*Selaginella delicatula* (Desv.) Alston

[形态特征]株高35～50 cm,基部有游走茎。根托生于主茎中下部,自主茎分叉处下方生出,根少分叉,被毛。主茎中下部羽状分枝,禾秆色,茎卵圆柱状或近四棱柱形或具沟槽,一回羽状分枝,或基部二回,小枝较密,分枝无毛,背腹扁。果孢子叶穗紧密,四棱柱形,单生于小枝末端。叶(不分枝主茎上的除外)交互排列,草质,表面光滑,边缘全缘。主茎上的腋叶明显大于分枝上的,长圆状卵圆形,基部钝。中叶不对称,主茎上的略大于分枝上的。孢子叶穗紧密,四棱柱形,单生于小枝末端;大孢子叶分布孢子叶穗中部的下侧。大孢子白色或褐色;小孢子橘红色或淡黄色。

[自然生境]生于海拔300～1 500 m的林下、路旁、潮湿草丛中。

[地理分布]开江县等地。

[入药部位] 全草。

[功能主治] 清热解毒、活血祛瘀、止痛，用于无名肿毒、风湿骨痛。

深绿卷柏

[异名] 石打穿、岩上柏、小过江龙。

[拉丁名] *Selaginella doederleinii* Hieron.

[形态特征] 近直立，基部横卧，高可达45 cm，根托达植株中部，根少分叉，茎卵圆形或近方形，叶全部交互排列，纸质，表面光滑，边缘不为全缘，卵状三角形，基部钝，中叶不对称或多少对称，边缘有细齿，覆瓦状排列，孢子叶穗紧密，四棱柱形，孢子叶卵状三角形，边缘有细齿，大孢子白色；小孢子橘黄色。

[自然生境] 生于海拔400～2 300 m的林下、溪边、潮湿草丛中。

[地理分布] 通川区等地。

[入药部位] 全草。

[功能主治] 祛风胜湿、消肿止痛、清热解毒、抗癌、止血、止咳、消炎，用于风湿痹痛、风寒咳嗽、跌打损伤、肝硬化、盗汗、烫火伤、痔疮出血。

异穗卷柏

[异名] 莲叶卷柏。

[拉丁名] *Selaginella heterostachys* Baker

[形态特征] 土生或石生，直立或匍匐，具匍匐茎。根托沿匍匐茎断续孢生，但只生于直立茎下部，自茎分叉处下方生出，纤细，根少分叉，被毛。茎羽状分枝。叶全部交互排列，二形，草质，表面光滑，无虹彩，边缘不为全缘，不具白边。中叶不对称，分枝上的中叶卵形或卵状披针形，相互排列不是非常近，背部不呈龙骨状，先端外展或与轴平行，先端具尖头或短芒，基部楔形，边缘具微齿。孢子叶穗紧密，背腹压扁，单生于小枝末端。大孢子橘黄色；小孢子橘黄色。

[自然生境] 生于海拔1 650 m以下的山坡草地或林边。

[地理分布] 开江县、通川区。

[入药部位] 全草。

[功能主治] 解毒、止血、蛇咬伤、外伤出血。

兖州卷柏

[异名] 地柏枝、凤凰衣、红烧伤、地柏桠、地柏叶。

[拉丁名] *Selaginella involvens* (Sw.) Spring

[形态特征] 直立，具横走地下根茎和游走茎，着生鳞片状淡黄色的叶。根托生于匍匐根茎和游走茎，纤细，根少分叉，被毛。根托生于匍匐根茎和游走茎，主茎自中部向上羽状分枝，无关节，禾秆色。不分枝主茎圆柱状，无毛，茎中部分枝，侧枝7～12对，二至三回羽状分枝，小枝较密排列规则。叶（除不分枝主茎的外）交互排列，二型，纸质或较厚，光滑，非全缘，无白边。大孢子白色或褐色；小孢子橘黄色。

[自然生境] 生于海拔300～3 500 m的阴湿的山坡疏林下、石壁、草丛中。

[地理分布] 万源市等地。

[入药部位] 全草。

[功能主治] 清热解毒、消炎止痛、凉血止血、活络止痛、利胆、镇咳、化痰定喘、利水消肿、利尿，用于肝炎、胆囊炎、感冒咳嗽、吐血、衄血、脱肛、下血、痰咳、哮喘、黄疸、水肿、淋病、带下、烫火伤、癫痫、外伤出血。

细叶卷柏

[异名] 鸡脚草。

[拉丁名] *Selaginella labordei* Heron. ex Christ

[形态特征] 土生或石生，直立或基部横卧。株具横走地下根茎和游走茎，主茎基部无块茎。根托生于茎基部或匍匐根茎处，纤细，根少分叉，被毛或近无毛。主茎中下部羽状分枝，禾秆色或红色，茎圆柱状，具沟槽，无毛。叶交互排列，二型，草质，光滑，非全缘，具白边，不分枝主茎的叶较疏。大孢子浅黄色或橘黄色；小孢子橘红色或红色。

[自然生境] 生于海拔1 500～2 500 m的潮湿林下、草丛中。

[地理分布] 通川区等地。

[入药部位] 全草。

[功能主治] 清热解毒、平喘、消炎、退热、凉血止血、祛风除湿、杀菌，用于肺热咳嗽、伤风鼻塞、肝炎、胆囊炎、小儿高热惊厥、哮喘、浮肿、小儿疳积、口腔炎、鼻渊、月经过多、外伤出血、咯血、衄血、血淋、风湿痹痛、烧烫伤、小儿惊风、毒蛇咬伤。

江南卷柏

[异名] 地柏枝、鸡爪连、岩柏枝。

[拉丁名] *Selaginella moellendorffii* Hieron.

[形态特征] 土生或石生草本植物，直立，具一横走的地下根状茎和游走茎，其上生鳞片状淡绿色的叶。根托只生于茎的基部，根多分叉，密被毛。主茎中上部羽状分枝，禾秆色或红色，茎圆柱状，不具纵沟，光滑无毛，内具维管束，小枝较密排列规则，叶片草质或纸质，表面光滑，边缘不为全缘，具白边，不分枝主茎上的叶排列较疏，不大于分枝上的，一形，绿色，黄色或红色，三角形，鞘状或紧贴，边缘有细齿。大孢子浅黄色；小孢子橘黄色。

[自然生境] 生于海拔2 300 m以下的阴湿的岩石、林下、溪边、草丛中。

[地理分布] 宣汉县、开江县、渠县、万源市。

[入药部位] 全草。

[功能主治] 清热解毒、通淋、止血、利湿、消炎、利尿，用于肺病咯血、感冒咳嗽、肝炎、胆囊炎、肠炎、痢疾、吐血、痔血、便血、衄血、血崩、黄疸型肝炎、全身浮肿、淋病、小儿惊风、跌打损伤、烧烫伤，外用于创伤出血。

伏地卷柏

[异名] 宽叶卷柏。

[拉丁名] *Selaginella nipponica* Franch. & Sav.

[形态特征] 非旱生植物。根托沿匍匐茎和枝断续生长，自茎分叉处下方生出，纤细，根少分叉，无毛。茎枝细弱，伏地蔓生。茎自近基部开始分枝，呈"之"字形，无关节，禾秆色。叶全部交互排列，二形，草质，表面光滑，边缘非全缘，不具白边。大孢子橘黄色；小孢子橘红色。

[自然生境] 生于海拔700～2 600 m的路边草丛中、岩石上。

[地理分布] 渠县、万源市。

[入药部位] 全草。

[功能主治] 清热解毒、利湿、舒筋活络、止血、止咳。用于急性黄疸型肝炎、胆囊炎、肠炎、痢疾、肾炎、水肿、肺结核咯血、疖肿、吐血、痔疮出血、风湿痹痛、腰膝酸软、跌打损伤、淋病、烫火伤、外伤出血。

疏叶卷柏

[异名] 蜂药。

[拉丁名] *Selaginella remotifolia* Spring

[形态特征] 土生，匍匐，能育枝直立，无横走地下茎。根托沿匍匐茎和枝断续生长，由茎枝的分叉处上面生出。主茎自近基部开始分枝，呈"之"字形，具关节，禾秆色。叶全部交互排列，二形，草质，表面光滑，边缘近全缘，不具白边，主茎上的叶远生，较分枝上的大，二型，绿色，侧叶外展，中叶基部呈单耳状，边缘具微齿或近全缘。孢子叶穗紧密，四棱柱形，端生或侧生，单生。大孢子灰白色；小孢子淡黄色。

[自然生境]生于海拔2 600 m以下的路边草丛中、岩石上。

[地理分布]万源市等地。

[入药部位]全草。

[功能主治]清热解毒、消炎止血、祛湿利尿,用于疮毒、烧烫伤。

翠云草

[异名]地柏枝、岩柏、小爬岩草、地虱子、兰地柏。

[拉丁名]*Selaginella uncinata* (Desv.) Spring

[形态特征]中型伏地蔓生蕨。主茎伏地蔓生,分枝疏生。节处有不定根,叶卵形,二列疏生。土生,主茎先直立而后攀援状,无横走地下茎。根托只生于主茎的下部或沿主茎断续着生,自主茎分叉处下方生出,根少分叉,被毛。叶全部交互排列,二形,草质,表面光滑,具虹彩,边缘全缘,明显具白边,主茎上的叶排列较疏,较分枝上的大,二形,绿色。孢子叶穗紧密,四棱柱形,单生于小枝末端。

[自然生境]生于海拔1 000 m以下的山地潮湿林下、草丛中。

[地理分布]达州全域。

[入药部位]全草。

[功能主治]清热解毒、祛湿利尿、消瘀、止血、利胆,用于急性黄疸型肝炎、胆囊炎、肾炎水肿、痢疾、风湿痹痛、便血、咳嗽吐血、喉痛、痔漏、刀伤、烫火伤。

木贼科 Equisetaceae

披散木贼

[异名]散生木贼。

[拉丁名]*Equisetum diffusum* D. Don

[形态特征]中小型植物。根茎横走,直立或斜升,黑棕色,节和根密生黄棕色长毛或光滑无毛。地上枝当年枯萎。枝一型。高10～30(～70)cm,中部直径1～2 mm,节间长1.5～6.0 cm,绿色,但下部1～3节节间黑棕色,无光泽,分枝多。主枝有脊4～10条,脊的两侧隆起成棱伸达鞘齿下部,每棱各有一行小瘤伸达鞘齿,鞘筒狭长,下部灰绿色,上部黑棕色;鞘齿5～10枚,披针形,先端尾状,革质,黑棕色,有一深纵沟贯穿整个鞘背,宿存。侧枝纤细,较硬,圆柱状,有脊4～8条,脊的两侧有棱及小瘤,鞘齿4～6个,三角形,革质,灰绿色,宿存。孢子囊穗圆柱状,长1～9 cm,直径4～8 mm,顶端钝,成熟时柄伸长,柄长1～3 cm。

[自然生境]生于海拔0～3 400 m的地区。

[地理分布]通川区、开江县。

[入药部位]地上部分。

[功能主治]清热解毒、利湿、疏肝散结,用于痢疾、水肿、感冒。

木贼

[异名]节节草。

[拉丁名]*Equisetum hyemale* L.

[形态特征]大型植物。根茎横走或直立,黑棕色,节和根有黄棕色长毛。地上枝多年生。枝一型。高达1 m或更多,中部直径(3～)5～9 mm,节间长5～8 cm,绿色,不分枝或直基部有少数直立的侧枝。地上枝有脊16～22条,脊的背部弧形或近方形,无明显小瘤或有小瘤2行;鞘筒0.7～1.0 cm,黑棕色或顶部及基部各有一圈或仅顶部有一圈黑棕色;鞘齿16～22枚,披针形,小,长0.3～0.4 cm。顶端淡棕色,膜质,芒状,早落,下部黑棕色,薄革质,基部的背面有3～4条纵棱,宿存或同鞘筒一起早落。孢子囊穗卵状,长1.0～1.5 cm,直径0.5～0.7 cm,顶端有小尖突,无柄。

[自然生境]生于海拔100～2 300 m的地区。

[地理分布]宣汉县、通川区、开江县、大竹县、渠县、万源市。

[入药部位]地上部分。

[功能主治]疏散风热、明目退翳、利湿清热,用于风热目赤、目障流泪、便血、痔疮、肠炎腹泻、黄疸、泌尿系结石等。

节节草

[异名]土麻黄、野麻黄、木贼草。

[拉丁名]*Equisetum ramosissimum* Desf.

[形态特征]中小型植物。根茎直立,横走或斜升,黑棕色,节和根疏生黄棕色长毛或光滑无毛。地上枝多年生。枝一型,高20～60 cm,中部直径1～3 mm,节间长2～6 cm,绿色,主枝多在下部分枝,常形成簇生状;幼枝的轮生分枝明显或不明显;主枝有脊5～14条,脊的背部弧形,有一行小瘤或有浅色小横纹;鞘筒狭长达1 cm,下部灰绿色,上部灰棕色;鞘齿5～12枚,三角形,灰白色,黑棕色或淡棕色,边缘(有时上部)为膜质,基部扁平或弧形,早落或宿存,齿上气孔带明显或不明显。侧枝较硬,圆柱状,有脊5～8条,脊上平滑或有一行小瘤或有浅色小横纹;鞘齿5～8个,披针形,革质但边缘膜质,上部棕色,宿存。孢子囊穗短棒状或椭圆形,长0.5～2.5 cm,中部直径0.4～0.7 cm,顶端有小尖突,无柄。

[自然生境]生于海拔500～2 300 m的田边、沟边、小溪边、潮湿处。

[地理分布]大竹县、通川区、开江县、万源市。

[入药部位]全草。

[功能主治]清热解毒、利尿、清肝明目、祛风除湿、疏风利湿、退翳、泻火、止咳祛痰,用于感冒、急性黄疸型肝炎、胆囊炎、目赤肿痛、风热头痛、咽喉肿痛、暴发火眼、翳膜遮睛、淋浊、鼻衄、便血、尿血、牙痛、泌尿系统感染、尿路结石、痢疾、水肿、血崩。捣敷脚扭伤。

笔管草

[异名]马浮草、壳草。

[拉丁名]*Equisetum ramosissimum* Desf. subsp. *debile* (Roxb. ex Vauch.) Hauke

[形态特征]大中型植物。根茎直立和横走,黑棕色,节和根密生黄棕色长毛或光滑无毛。地上枝多年生。枝一型。高可达60 cm或更多,中部直径3～7 mm,节间长3～10 cm,绿色,成熟主枝有分枝,但分枝常不多。主枝有脊10～20条,脊的背部弧形,有一行小瘤或有浅色小横纹;鞘筒短,下部绿色,顶部略为黑棕色;鞘齿10～22枚,狭三角形,上部淡棕色,膜质,早落或有时宿存,下部黑棕色革质,扁平,两侧有明显的棱角,齿上气孔带明显或不明显。侧枝较硬,圆柱状,有脊8～12条,脊上有小瘤或横纹;鞘齿6～10个,披针形,较短,膜质,淡棕色,早落或宿存。孢子囊穗短棒状或椭圆形,长1.0～2.5 cm,中部直径0.4～0.7 cm,顶端有小尖突,无柄。

[自然生境]生于田边、沟边湿润处。

[地理分布]达川区、大竹县。

[入药部位]全草或根茎。

[功能主治]清热、疏风热、退翳、明目、利湿、收敛止血,用于目赤胀痛、翳膜胬肉、急性黄疸型肝炎、淋病、血尿、衄血、外感风寒表证。

瓶尔小草科 Ophioglossaceae

阴地蕨

[异名]春不见、一朵云、背蛇生、散血叶。

[拉丁名]*Botrychium ternatum* (Thunb.) Sw.

[形态特征]多年生草本。根状茎短而直立,有一簇粗健肉质的根。总叶柄短,长2～4 cm,细瘦,淡白色,干厚扁平,宽约2 mm。营养叶片的柄细长为3～8 cm,有时更长,宽2～3 mm,光滑无毛;叶片为阔三角形,长通常8～10 cm,宽10～12 cm,短尖头,三回羽状分裂。孢子叶有长柄,长12～25 cm,少有更长者,远远超出营养叶之上,孢子囊穗为圆锥状,长4～10 cm,宽2～3 cm,2～3回羽状,小穗疏松,略张开,无毛。

[自然生境] 生于丘陵地灌丛阴处，海拔400～1 000 m的地区。

[地理分布] 开江县、渠县、万源市。

[入药部位] 全草。

[功能主治] 清热解毒、平肝散结、止咳、止血、明目去翳，用于小儿高热惊搐、肺热咳嗽、咯血、百日咳、癫狂、痢疾、疮疡肿毒、瘰疬、毒蛇咬伤、目赤火眼、目生翳障。

蕨萁

[异名] 春不见。

[拉丁名] *Botrychium virginianum* (Linn.) Sw.

[形态特征] 多年生草本。根状茎短而直立，有一簇不分枝的粗健肉质的长根。总叶柄长20～25 cm，宽常为5～10 mm。营养叶片为阔三角形，顶端为短尖头，长13～18 cm，基部宽20～30 cm或更大，三回羽状，基部下方为四回羽裂。孢子叶自营养叶片的基部抽出，柄长14～18 cm，孢子囊穗为复圆锥状，长9～14 cm，宽4～6 cm，成熟后高出于营养叶片之上，直立，几近光滑或略具疏长毛。

[自然生境] 生于山地林下。

[地理分布] 万源市。

[入药部位] 全草。

[功能主治] 清热解毒、平肝散结，用于肺痈、结膜炎、劳伤、虫蛇咬伤、瘰疬。

心叶瓶尔小草

[异名] 小青盾。

[拉丁名] *Ophioglossum reticulatum* L.

[形态特征] 根状茎短细，直立，有少数粗长的肉质根。总叶柄长4～8 cm，淡绿色，向基部为灰白色，营养叶片长3～4 cm，宽2.6～3.5 cm，为卵形或卵圆形，先端圆或近于钝头，基部深心脏形，有短柄，边缘多少呈波状，草质，网状脉明显。孢子叶自营养叶柄的基部生出，长10～15 cm，细长，孢子囊穗长3.0～3.5 cm，纤细。

[自然生境] 生于潮湿草地、田埂。

[地理分布] 万源市。

[入药部位] 全草。

[功能主治] 清热解毒、消肿散痈，用于瘰疬、红肿、痈疮肿痛、疥疮身痒、蛇咬伤、小儿惊风、盘肠疝气、跌打损伤。

狭叶瓶尔小草

[异名] 蛇咬子。

[拉丁名] *Ophioglossum thermale* Kom.

[形态特征] 根茎细短，直立，基于簇细长不分枝肉质根，横走，顶端生出新植株；叶单生，或2～3叶同自根部生出，总叶柄长3～6 cm，纤细，绿色或下埋于土中，灰白色；营养叶单叶，每梗1片，无柄，长2～5 cm，宽0.3～1.0 cm，倒披针形或长圆状披针形，基部窄楔形，全缘，微尖头或钝头，草质，淡绿色，具不明显网状脉；孢子囊穗长2～3 cm，窄线形，渐尖头，具15～28对孢子囊；孢子灰白色，近平滑；孢子叶自营养叶基部生出，柄长5～7 cm，高出营养叶；孢子囊穗长2～3 cm，窄线形，渐尖头，具15～28对孢子囊；孢子灰白色，近平滑。

[自然生境] 生于潮湿草地、田埂。

[地理分布] 开江县。

[入药部位] 全草。

[功能主治] 清热解毒、消痈肿、活血祛瘀，用于跌打损伤、毒蛇咬伤、胃痛、痈肿。

瓶尔小草

[异名]一支箭、矛盾草、独叶一支枪、蛇咬子。

[拉丁名]*Ophioglossum vulgatum* L.

[形态特征]根茎短而直立,具一簇肉质粗根,横走,生出新植株;叶常单生,总叶柄长6～9 cm,深埋土中,下半部灰白色,较粗大;营养叶卵状长圆形或窄卵形,长4～6 cm,宽1.5～2.4 cm,圆钝头或尖头,基部骤窄稍下延,无柄,微肉质或草质,全缘,网状叶脉明显;孢子叶长9～18 cm或更长,自营养叶基部生出,孢子囊穗长2.5～3.5 cm,宽约2 mm,渐尖头,高出营养叶之上。

[自然生境]生于海拔300～2 900 m的潮湿灌丛、草地、田埂、河岸。

[地理分布]通川区、渠县、万源市。

[入药部位]全草。

[功能主治]清热解毒、消痈肿、凉血、镇痛,用于小儿肺炎、脘腹胀痛、肺热咳嗽、感冒发热、结膜炎、湿热腹泻、劳伤吐血、肺痈、黄疸、胃痛、痧症腹痛、淋浊、痈肿疮毒、蛇虫咬伤、跌打损伤。外用于急性结膜炎、眼睑发炎。

紫萁科 Osmundaceae

紫萁

[异名]泉菜、贯众。

[拉丁名]*Osmunda japonica* Thunb.

[形态特征]植株高50～80 cm或更高。根状茎短粗,或成短树干状而稍弯。叶簇生,直立,柄长20～30 cm;叶片为三角广卵形,长30～50 cm,宽25～40 cm,顶部一回羽状,其下为二回羽状;羽片3～5对,对生,长圆形,长15～25 cm,基部宽8～11 cm,基部一对稍大,奇数羽状;小羽片5～9对,对生或近对生,无柄,分离,长4～7 cm,宽1.5～1.8 cm。叶为纸质,成长后光滑无毛,干后为棕绿色。孢子叶同营养叶等高,或稍高,羽片和小羽片均短缩,小羽片变成线形,长1.5～2 cm,沿中肋两侧背面密生孢子囊。

[自然生境]生于林下或溪边酸性土上。

[地理分布]产通川区、宣汉县、开江县、渠县、大竹县、万源市。

[入药部位]根茎。

[功能主治]清热解毒、祛瘀止血、杀虫,用于流感、流脑、乙脑、腮腺炎、痈疮肿毒、麻疹、水痘、痢疾、吐血、衄血、便血、崩漏、带下,以及蛲虫、绦虫、钩虫等肠道寄生虫病。

里白科 Gleicheniaceae

芒萁

[异名]竹鸡草、火灵芝、大蕨萁。

[拉丁名]*Dicranopteris dichotoma* (Thunb.) Bernh.

[形态特征]植株高可达120 cm。根状茎横走,叶片远生,柄棕禾秆色,光滑,叶轴一至二(三)回二叉分枝,被暗锈色毛,渐变光滑,有时顶芽萌发,腋芽小,卵形,裂片平展,线状披针形,顶钝,常微凹,羽片基部上侧的数对极短,三角形或三角状长圆形,孢子囊群圆形,着生于基部上侧或上下两侧小脉的弯弓处,由5～8孢子囊组成。

[自然生境]生于草坡、低山松林下。

[地理分布]宣汉县、开江县、大竹县、渠县。

[入药部位]全草、根茎、嫩髓心。

[功能主治]全草清热解毒、活血祛瘀、消肿、凉血止血、利尿除湿、止咳,用于烧烫伤、红肿疼痛、血崩、血淋、热淋、小便涩痛、阴部湿痒。根茎清热解毒,用于肺热咳嗽、跌打骨折、蛇伤、蜈蚣咬伤。嫩髓心止血,用于鼻衄、妇女崩带、尿道炎、外伤出血。

里白

[异名]大蕨萁。

[拉丁名]*Hicriopteris glauca* (Thunb.) Ching

[形态特征]植株高约1.5 m。根状茎横走,被鳞片。柄光滑,暗棕色;一回羽片对生,具短柄,长圆形,中部最宽,小羽片近对生或互生,平展,几无柄,线状披针形,顶端渐尖,基部不变狭,截形,羽状深裂;裂片互生,几平展,宽披针形,钝头,边缘全缘,中脉上面平,下面突起,叉状分枝,直达叶缘。叶草质,上面绿色,无毛,下面灰棕色,羽轴棕绿色,上面平,两侧有边,下面圆,光滑。孢子囊群圆形,中生,生于上侧小脉上,由3～4个孢子囊组成。

[自然生境]生于海拔1 500 m以下的林下、沟边。

[地理分布]开江县、万源市。

[入药部位]根状茎及髓部。

[功能主治]行气、止血、接骨,用于胃痛、衄血、骨折。

海金沙科 Lygodiaceae

海金沙

[异名]左转藤、筋骨藤、斑鸠窝、黄荆搭、转转藤、细风藤。

[拉丁名]*Lygodium japonicum* (Thunb.) Sw.

[形态特征]植株高攀1～4 m。叶轴具窄边,羽片多数,对生于叶轴短距两侧。不育羽片尖三角形,长宽几乎相等,10～12 cm,柄长1.5～1.8 cm,两侧并有窄边,二回羽状;一回羽片2～4对,互生,柄长4～8 mm,基部一对卵圆形,一回羽状。二回小羽片2～3对,卵状三角形,具短柄或无柄,互生,掌状三裂;末回裂片短阔,基部楔形或心脏形,先端钝。主脉明显,侧脉纤细,从主脉斜上,一至二回二叉分歧,直达锯齿。叶纸质,干后暗褐色。能育羽片卵状三角形,长宽几乎相等,12～20 cm,二回羽状;一回小羽片4～5对,互生,相距2～3 cm,长圆披针形,长5～10 cm,基部宽4～6 cm,一回羽状。二回小羽片3～4对,卵状三角形,羽状深裂。孢子囊穗长2～4 mm,长度超过小羽片中央不育部分,排列稀疏,暗褐色,无毛。

[自然生境]生于荒坡灌丛中、林下、河滩石砾地。

[地理分布]开江县市、渠县、开江县、大竹县、宣汉县。

[入药部位]全草、孢子。

[功能主治]尿路结石、白浊、带下、肝炎、肾炎水肿、膀胱炎、咽喉肿痛、疟腮、肠炎、痢疾、皮肤湿疹、带状疱疹、血淋、砂淋。全草(左转藤)清热解毒、利尿除湿、活血通络,用于小便涩痛、筋骨疼痛、肺痨咳嗽。

鳞始蕨科 Lindsaeaceae

乌蕨

[异名]大叶金花草、小叶野鸡尾、蜢蚱参、细叶凤凰尾。

[拉丁名]*Stenoloma chusanum* Ching

[形态特征]根状茎短而横走,粗壮,密被赤褐色的钻状鳞片。叶近生,叶柄长达25 cm,禾秆色至褐禾秆色;叶片披针形;羽片15～20对,互生,密接。叶坚草质,干后棕褐色,通体光滑。孢子囊群边缘着生,每裂片上一枚或二枚,顶生1～2条细脉上;囊群盖灰棕色,革质,半杯形,宽,与叶缘等长,近全缘或多少啮蚀,宿存。

[自然生境]生长于海拔200～1 900 m的林下或灌丛中阴湿地。

[地理分布]通川区、宣汉县、开江县。

[入药部位]全草。

[功能主治]清热解毒、利湿。

碗蕨科 Dennstaedtiaceae

边缘鳞盖蕨

[异名]黑鸡婆。

[拉丁名]*Microlepia marginata* (Houtt.) C. Chr.

[形态特征]植株高60～100 cm。根状茎长而横走,密被锈色长柔毛。叶远生;叶柄长20～30 cm,粗1.5～2.0 mm,深禾秆色,上面有纵沟,几近光滑;叶片长圆三角形,先端渐尖,羽状深裂,基部不变狭,长与叶柄略等,宽13～25 cm,一回羽状;羽片20～25对,基部对生,远离,上部互生,接近,平展,有短柄,披斜形,近镰刀状,长10～15 cm,宽1.0～1.8 cm,先端渐尖,基部不等。侧脉明显,在裂片上为羽状,2～3对,上先出,斜出,到达边缘以内。叶纸质,干后绿色,叶下面灰绿色,叶轴密被锈色开展的硬毛,在叶下面各脉及囊群盖上较稀疏,叶有毛,少有光滑。孢子囊群圆形,每小裂片上1～6个,向边缘着生;囊群盖杯形,长宽几乎相等,上边截形,棕色,坚实,多少被短硬毛,距叶缘较远。

[自然生境]生于海拔300～1 900 m的灌丛、溪边。

[地理分布]万源市。

[入药部位]全草。

[功能主治]清热解毒、祛风活络,用于痈疮疔肿、风湿痹痛、跌打损伤。

粗毛鳞盖蕨

[异名]粗毛鳞蕨、新粗毛鳞盖蕨、线羽鳞盖蕨。

[拉丁名]*Microlepia strigosa* (Thunb.) Presl

[形态特征]植株高达110 cm。根茎长而横走,粗4 mm,密被灰棕色长针状毛。叶远生;柄长达50 cm,基部粗4 mm,褐棕色;叶片长圆形,长达60 cm,宽22～28 cm,先端渐尖,基部不缩短,或稍缩短,二回羽状;羽片25～35对,近互生,相距4.0～5.5 cm,斜展,有柄(长2～3 mm),线状披针形,长15～17 cm,宽3 cm,先端长渐尖,下侧略短;小羽片25～28对,接近,无柄,开展,近菱形,长1.4～2.0 cm,宽6～8 mm,基部不对称。叶脉下面隆起,上面明显,在上侧基部1～2组为羽状,其余各脉二叉分枝。叶纸质,干后绿色或褐棕色;叶轴及羽轴下面密被褐色短毛,上面光滑,下面沿各细脉疏被灰棕色短硬毛。孢子囊群小形,每小羽片上8～9枚,位于裂片基部;囊群盖杯形,棕色,被棕色短毛。

[自然生境]生于海拔1 700 m以下的林下石灰岩上。

[地理分布]通川区、开江县。

[入药部位]全草。

[功能主治]清热利湿、祛湿热,用于流感、肝炎。

蕨

[异名]陈蕨、凤凰草、蕨巴、蕨菜苗、蕨儿菜、蕨菜。

[拉丁名]*Pteridium aquilinum* (L.) Kuhn var. *Iatiusculum* (Desv.) Underw. ex Heller

[形态特征]根状茎长而横走,密被锈黄色柔毛,以后逐渐脱落。叶远生;柄褐棕色或棕禾秆色,略有光泽,光滑,上面有浅纵沟1条。叶干后近革质或革质,暗绿色,上面无毛,下面在裂片主脉上多少被棕色或灰白色的疏毛或近无毛。叶轴及羽轴均光滑,小羽轴上面光滑,下面被疏毛,少有密毛,各回羽轴上面均有深纵沟1条,沟内无毛。

[自然生境]生长于海拔200～830 m的山地阳坡及森林边缘阳光充足处。

[地理分布]达州全域。

[入药部位]全株。

[功能主治]祛风除湿、利尿、解热、驱虫。

凤尾蕨科 Pteridaceae

凤尾蕨

[异名] 大叶井口边草、凤尾草、野鸡尾。

[拉丁名] *Pteris cretica* L. var. *nervosa* (Thunb.) Ching & S. H. Wu

[形态特征] 植株高50～70 cm。根状茎短而直立或斜升, 粗约1 cm, 先端被黑褐色鳞片。叶簇生, 二型或近二型; 柄长30～45 cm, 基部粗约2 mm, 禾秆色, 表面平滑; 叶片卵圆形, 长25～30 cm, 宽15～20 cm, 一回羽状; 营养叶的羽片2～5对, 常对生, 基部一对有短柄为二叉, 狭披针形或披针形, 长10～24 cm, 宽1～2 cm, 先端渐尖, 基部阔楔形, 叶缘锯齿; 孢子叶的羽片3～5对, 对生或向上渐为互生, 基部一对有短柄并为二叉, 线形, 长12～25 cm, 宽5～12 mm, 先端渐尖并有锐锯齿, 基部阔楔形, 顶生三叉羽片的基部不下延。主脉下面强度隆起, 光滑; 侧脉两面均明显, 斜展, 单一或从基部分叉。叶干后纸质, 绿色或灰绿色, 无毛; 叶轴禾秆色, 表面平滑。

[自然生境] 生于海拔400～2 300 m的林下、路旁岩石缝中。

[地理分布] 开江县、宣汉县。

[入药部位] 全草。

[功能主治] 清热解毒、利水通淋、祛风、除湿止血、定惊, 用于黄疸型肝炎、支气管炎、泻痢、水肿、淋浊、月经不调、扁桃体炎、烫火伤、癣疾、痞块。

溪边凤尾蕨

[拉丁名] *Pteris excelsa* Gaud.

[形态特征] 植株高80～180 cm。根状茎粗短而直立, 木质, 粗达2 cm, 先端被黑褐色鳞片。叶簇生; 柄长70～90 cm, 基部粗6～10 mm, 暗褐色, 稍有光泽, 无毛; 叶片阔三角形, 长60～120 cm, 下部宽40～90 cm, 二回深羽裂; 顶生羽片长圆状阔披针形, 长20～30 cm, 下部宽7～12 cm, 向上渐狭, 先端渐尖为尾状, 篦齿状深羽裂几达羽轴, 裂片20～25对, 互生, 镰刀状长披针形, 长3.5～8.0 (～10.0) cm, 宽6～10 mm, 先端渐尖, 下侧下延, 顶部营养叶缘浅锯齿状; 侧生羽片5～10对, 互生或近对生。羽轴下面隆起, 禾秆色, 无毛, 上面有浅纵沟, 沟两侧具粗刺。侧脉仅下面可见, 斜展, 常二叉。叶干后草质, 通常暗绿色, 无毛, 在羽片下面的下部偶有稀疏的短柔毛; 叶轴禾秆色, 上面有纵沟。

[自然生境] 生于海拔600～2 300 m的溪边、林下。

[地理分布] 渠县。

[入药部位] 全草。

[功能主治] 清热利湿, 用于肝炎。

井栏边草

[异名] 乌脚鸡、凤尾草、金鸡尾、倒生莲、脚蛇草、鸡脚板、大叶井口边草、双凤尾、金鸡蕨、野鸡尾。

[拉丁名] *Pteris multifida* Poir.

[形态特征] 多年生草本, 植株高30～45 cm。根状茎短而直立, 粗1.0～1.5 cm, 先端被黑褐色鳞片。叶密而簇生, 明显二型; 营养叶柄长15～25 cm, 粗1.5～2.0 mm, 禾秆色或暗褐色, 具禾秆色边, 稍有光泽, 光滑; 叶片卵状长圆形, 长20～40 cm, 宽15～20 cm, 一回羽状, 羽片常3对, 对生, 无柄, 线状披针形, 先端渐尖, 叶缘有不整齐的尖锯齿, 下部1～2对通常分叉, 顶生三叉羽片及上部羽片的基部显著下延, 在叶轴两侧形成宽3～5 mm的狭翅; 孢子叶柄较长, 羽片4～6对, 线形, 长10～15 cm, 宽4～7 mm, 仅不育部分具锯齿, 主脉两面均隆起, 禾秆色, 侧脉明显, 单一或分叉, 侧脉间具有与侧脉平行的细条纹。叶干后草质, 暗绿色, 遍体无毛; 叶轴禾秆色, 稍有光泽。

[自然生境] 生于海拔2 300 m以下的潮湿的岩缝、水边。

[地理分布] 开江县、通川区。

[入药部位]全草。

[功能主治]清热利湿、解毒、凉血利水、消肿、收敛止血、强筋活络、止痢止泻、生肌,用于黄疸型肝炎、肠炎、痢疾、咳嗽、咯血、淋浊、带下、咽喉肿痛、吐血、衄血、便血、尿血、扁桃体炎、腮腺炎、痈肿疮毒、湿疹、小便短赤涩痛、劳伤、跌打损伤、泌尿系统感染、高热抽搐、遗精。

蜈蚣草

[异名]黑舒筋草、牛肋巴、铁脚萁、舒筋草、狗脊、长叶甘草蕨。

[拉丁名]*Pteris vittata* L.

[形态特征]多年生草本。秆密丛生,纤细直立,高40～60 cm。叶鞘压扁,互相跨生,鞘口具纤毛;叶舌膜质,极短,截平;叶片常直立,长2～5 cm,宽2～3 mm,先端渐尖。总状花序单生,常弓曲,长2～4 cm,宽约3 mm,花序总梗及其轴节间被微柔毛。无柄小穗卵形,覆瓦状排列于总状花序轴一侧;第一颖厚纸质,长约3 mm,宽约1.5 mm,顶端凸尖,无翅,两侧具多数长2.5～3.0 mm近平展的刺;刺微粗糙;背面密生柔毛或微柔毛;第二颖厚膜质,3脉,脊之下部有窄翅;第一小花雄性,外稃先端钝,内稃较窄,花药长约1 mm;第二小花两性或雌性;花药较大,长约1.5 mm;柱头黄褐色。颖果长圆形,长约2 mm。有柄小穗完全退化,仅存有长尖的小穗柄,柄长约2 mm,基部着生处具柔毛。

[自然生境]生于海拔2 300 m以下的阴湿林下、路边、屋旁、石缝。

[地理分布]开江县。

[入药部位]全草。

[功能主治]清热解毒、舒筋活络、活血、利尿、祛风除湿、止痛、退热、消肿、杀虫,用于流感、痢疾、疥疮、皮肤瘙痒、寒湿筋骨疼痛、风湿骨痛、小便下血、毒蛇咬伤、腹痛、疗疮、蜈蚣咬伤、无名肿毒、跌打损伤。

银粉背蕨

[异名]通经草、金丝草、铜丝草、金牛草、铜丝茶。

[拉丁名]*Aleuritopteris argentea* (Gmel.) Fee

[形态特征]植株高15～30 cm。根状茎直立或斜升,先端被披针形、棕色、有光泽的鳞片。叶簇生;叶柄长10～20 cm;叶片五角形,长宽几乎相等,5～7 cm,先端渐尖,羽片3～5对,基部三回羽裂,中部二回羽裂,上部一回羽裂。叶干后草质或薄革质,上面褐色、光滑,叶脉不明显,下面被乳白色或淡黄色粉末,裂片边缘有明显而均匀的细齿牙。孢子囊群较多;囊群盖连续,狭,膜质,黄绿色,全缘,孢子极面观为钝三角形,周壁表面具颗粒状纹饰。

[自然生境]生于石灰岩石缝中或墙缝中。

[地理分布]万源市。

[入药部位]全草。

[功能主治]清热、解毒、愈疮,尤其能解乌头中毒,用于精腑肾脏病、热性腹泻、肾虚早泄、疮疖痈毒。

裸叶粉背蕨

[拉丁名]*Aleuritopteris duclouxii* (Christ) Ching

[形态特征]植株高达40 cm。根状茎短,鳞片宽披针形,黑色,具棕色狭边。叶簇生;叶柄长达25 cm;叶片卵状三角形,宽5～14 cm,长8～18 cm;基部一对羽片最大,长可有12 cm以上。叶干后革质,淡黄色,两面光滑,下面不被白色粉末,叶脉不明显;叶轴、羽轴与叶柄同色。孢子囊成熟后汇合;囊群盖膜质,棕黄色,全缘,线形,不断裂,孢子极面观为三角状圆球形,周壁表面具较大的颗粒状纹饰。

[自然生境]生于山坡石缝中。

[地理分布]万源市。

[入药部位]全草。

[功能主治]清热解毒。

毛轴碎米蕨

[异名]细凤尾草、凤凰路鸡。

[拉丁名]*Cheilosoria chusana* (Hook) Ching & Shing

[形态特征]植株高10～30 cm。根状茎短而直立,被栗黑色披针形鳞片。叶簇生,柄长2～5 cm,亮栗色,密被红棕色披针形和钻状披针形鳞片以及少数短毛;叶片长8～25 cm,中部宽(2～)4～6 cm,披针形,短渐尖头;裂片长圆形或长舌形,无柄,或基部下延而有狭翅相连,钝头,边缘有圆齿。叶脉在裂片上羽状,单一或分叉,极斜向上,两面不明显。叶干后草质,绿色或棕绿色,两面无毛,羽轴下面下半部栗色,上半部绿色。孢子囊群圆形,生小脉顶端,位于裂片的圆齿上,每齿1～2枚;囊群盖椭圆肾形或圆肾形,黄绿色,宿存,彼此分离。

[自然生境]生于路边、林下或溪边石缝种。

[地理分布]万源市。

[入药部位]根状茎。

[功能主治]止泻利尿、清热解毒、止血散血,用于痢疾、小便痛、脚软无力、身体疼痛发热、喉痛、蛇咬伤、痈疖肿痛。

野雉尾金粉蕨

[异名]野鸡尾、日本鸟蕨。

[拉丁名]*Onychium japonicum* (Thunb.) Kze.

[形态特征]植株高60 cm左右。根状茎长而横走,粗3 mm左右,疏被鳞片,鳞片棕色或红棕色。叶散生;柄长2～30 cm,基部褐棕色;叶片几乎和叶柄等长,宽约10 cm或以上,卵状三角形或卵状披针形;羽片12～15对,互生,柄长1～2 cm;各回小羽片彼此接近,均为上先出;末回能育小羽片或裂片长5～7 mm,宽1.5～2.0 mm;末回不育裂片短而狭;叶轴和各回育轴上面有浅沟,下面突起。叶干后坚草质或纸质,灰绿色或绿色,遍体无毛。孢子囊群长(3～)5～6 mm;囊群盖线形或短长圆形,膜质,灰白色,全缘。

[自然生境]生于林下沟边或溪边石上。

[地理分布]通川区、开江县、宣汉县。

[入药部位]全草。

[功能主治]解毒。

铁线蕨

[异名]银杏蕨、条裂铁线蕨。

[拉丁名]*Adiantum capillus-veneris* L.

[形态特征]常为散生或成片生长,较低矮,高10～30 cm;小叶常中裂至深裂;孢子囊群长条形。多年生蕨类,根状茎横走,叶薄草质;叶柄栗黑色,仅基部有鳞片;叶片卵状三角形,中部以下二回羽状,小羽片斜扇形或斜方形,外缘浅裂至深裂,裂片狭,不育裂片顶端钝圆并有细锯齿;叶脉扇状分叉;孢子囊群生于由变质裂片顶部反折的囊群盖下面;囊群盖圆肾形至矩圆形,全缘。

[自然生境]生于流水溪旁石灰岩上或石灰岩洞底和滴水岩壁上。

[地理分布]达川区、通川区、开江县、宣汉县、渠县、大竹县、万源市。

[入药部位]全草。

[功能主治]清热利湿、消肿解毒、止咳平喘、利尿通淋,用于淋巴结结核、乳腺炎、痢疾、蛇咬伤、肺热咳嗽、吐血、妇女血崩、产后瘀血、尿路感染及结石、上呼吸道感染等。

月芽铁线蕨

[拉丁名]*Adiantum edentulum* Christ

[形态特征]植株高15～30(～50) cm,叶簇生,斜向上,上缘为波状圆形,1～3浅裂或半裂(中部有1深裂),不育裂片全缘或呈微波状,能育裂片上缘具浅阔的弯缺,两侧全缘,基部渐狭为短楔形,具短柄(长

0.5～2.0 mm），纤细如发丝，顶生小羽片与侧生的同形，但略大于其下的侧生小羽片；第二对小羽片距基部一对4～6 cm，向上各对均与基部一对羽片同形而渐变小。叶脉多回二歧分叉，直达边缘，两面均明显。叶干后纸质，下面灰绿色，两面均无毛；叶轴、各回羽轴和小羽柄均与叶柄同色，有光泽，光滑，向左右两侧曲折。孢子囊群每羽片3～4枚，横生于裂片上缘的阔弯缺刻内；囊群盖长形或圆肾形，棕色，上缘平直或弯凹，膜质，全缘，宿存。孢子周壁表面观具较大而明显的网状纹饰。

[自然生境]生于林下、沟中或岩壁上。

[地理分布]万源市及周边地区。

[入药部位]全草。

[功能主治]清利湿热、祛风，用于湿热黄疸、小便淋痛、风湿热痹。

掌叶铁线蕨

[拉丁名]*Adiantum pedatum* L.

[形态特征]根状茎直立或横卧；叶簇生或近生；柄栗色或棕色；叶片阔扇形，由叶柄的顶部二叉呈左右两个弯弓形的分枝，每个分枝上侧具4～6片一回羽状的线状披针形羽片；孢子囊群横生于裂片先端的浅缺刻内；囊群盖长圆形或肾形，淡灰绿色或褐色，膜质。

[自然生境]生于林下沟旁。

[地理分布]万源市及周边地区。

[入药部位]全草。

[功能主治]通淋利水，止痛止崩、清肺止咳，用于小便不利、淋证、牙痛、月经过多、肺热咳嗽。

普通凤丫蕨

[异名]中华凤丫蕨。

[拉丁名]*Coniogramme intermedia* Hieron.

[形态特征]植株高0.6～1.2 m。根状茎横走，疏生披针形鳞片。叶柄长24～60 cm，禾秆色或有淡棕色斑点；叶片和叶柄等长或稍短，卵状三角形或卵状长圆形，二回羽状，侧生羽片3～5（～8）对，基部1对长18～24 cm，三角状长圆形，柄长1～2 cm，一回羽状，侧生小羽片1～3对，长6～12 cm，披针形，基部圆或圆楔形，有短柄，顶生小羽片较大，基部极不对称或叉裂；第2对羽片3叉，或单一（稀羽状）；第三对羽片单一，长12～18 cm，披针形，基部略不对称圆楔形，有短柄或无柄，顶生羽片较其下的大，基部常叉裂，羽片和小羽片边缘有斜上锯齿；叶脉羽状，侧脉分离，侧脉二回分叉，顶端水囊线形，略加厚。孢子囊群沿侧脉分布到近叶边；孢子囊群沿侧脉分布近叶缘。

[自然生境]生于海拔2 800 m以下的阴湿林下、灌木林下。

[地理分布]通川区、开江县、万源市。

[入药部位]根状茎。

[功能主治]补肾涩精、祛风除湿、清热解毒、凉血、消炎、强筋续骨、理气止痛，用于肾虚腰痛、淋证、风湿痹痛、风湿性关节炎、跌打损伤。

蹄盖蕨科 Athyriaceae

川滇蹄盖蕨

[异名]阿墩子蹄盖蕨、稍坚蹄盖蕨、变异蹄盖蕨。

[拉丁名]*Athyrium mackinnonii* (C. Hope) C. Chr.

[形态特征]根状茎短，直立，先端和叶柄基部密被鳞片，鳞片中央黑褐色，边缘褐色，狭披针形；叶簇生。叶长（25～）50～85（～120）cm；叶柄长（12～）25～40（～60）cm，基部直径（1.5～）2.5～3.5（～7.0）mm；叶片长三角形至三角状长圆形，先端略急狭缩，基部不变狭，一回羽状，羽片全裂至二回羽状，小羽片深羽裂；羽

片（10～）14～20对，互生，斜展。叶纸质，灰绿色，两面无毛；叶轴和羽轴下面禾秆色，疏被灰白色短直毛，上面有贴伏的钻状短硬刺。孢子囊群短线形、弯钩形，少为马蹄形，每裂片1枚，但基部上侧裂片2～4枚；囊群盖同形，褐色，膜质，近全缘宿存。孢子周壁表面无褶皱。

[自然生境]生于杂木林下阴湿处。

[地理分布]开江县、万源市等地。

[药用部位]全草。

[功能主治]清热解毒、凉血止血。

峨眉蹄盖蕨

[拉丁名]*Athyrium omeiense* Ching

[形态特征]根状茎短粗，直立，先端密被褐色、线状披针形或披针形的鳞片，有光泽；叶簇生。叶片长圆状卵形或阔卵形，基部不变狭或略变狭，圆楔形，二至三回羽状；羽片12～15对。叶干后坚草质，褐绿色，光滑；叶轴、羽轴和小羽轴褐禾秆色，上面沿沟两侧边上有贴伏的钻状短硬刺，下面略被浅褐色披针形的鳞片。孢子囊群近圆形或马蹄形，每裂片1～6枚，在主脉两侧各排成1行；囊群盖近圆肾形或马蹄形，褐色，膜质，全缘，宿存。孢子周壁表面无褶皱。

[自然生境]生于阴湿处或杂木林缘或沟边岩石缝中。

[地理分布]宣汉县、万源市等地。

[药用部位]全草。

[功能主治]清热解毒、消肿止痛。

华中蹄盖蕨

[拉丁名]*Athyrium wardii* (Hook.) Makino

[形态特征]植株高45～60 cm，根状茎短而直立，顶端密生深褐色线状披针形鳞片。叶簇生；叶柄长（20～）25～30 cm，基部黑褐色，密生鳞片，向上淡禾秆色，近光滑；叶片卵状三角形或卵状长圆形，长（20～）25～30 cm，基部宽（8～）20～25 cm，顶部长渐尖，上部羽状深裂，中部以下一回羽状，羽片深裂至二回羽状，羽斜展，宽披针形，长3～15 cm，中部宽3～3.5 cm，基部截形，有柄，一回羽状或羽状深裂，小羽片斜展，长圆形，长2 cm，宽0.8～1.0 cm，顶部略窄，基部不对称，上侧截形，稍耳状，无柄或下侧下延或窄翅，有细锯齿；小羽片叶脉羽状，小脉分叉，基部上侧的羽状；叶纸质，干后淡灰褐色，光滑；叶轴淡紫色，略被小鳞。孢子囊群长圆形或短线形，每小羽片5对，稍近叶缘；囊群盖同形，全缘，宿存。

[自然生境]生于灌木林下。

[地理分布]宣汉县等地。

[药用部位]根状茎、全草。

[功能主治]清热解毒、抗菌消炎。

尖头蹄安蕨

[拉丁名]*Athyrium vidalii* (Franch. & Sav.) Nakai

[形态特征]植株高0.5～1.0 m。根状茎粗短，直立；叶簇生；叶柄长20～30 cm，禾秆色，基部密被深褐色线状披针形鳞片；叶片长卵形或三角状卵形，长20～50 cm，宽10～30 cm，先端骤窄，长渐尖，基部最宽，二回羽状，羽片8～10对，下部的近对生，向上的互生，斜展有短柄，中部羽片长10～15 cm，宽2～2.5 cm；叶纸质，褐绿色，两面光滑。孢子囊群卵形、马蹄形、长圆形等，有时小羽片基部的为弯钩形；囊群盖同形，浅褐色，全缘或略有不整齐小齿。

[自然生境]生于山谷林下沟边阴湿处。

[地理分布]宣汉县、万源市等地。

[药用部位]全草。

[功能主治]清热解毒、抗菌消炎。

日本安蕨

[拉丁名]*Anisocampium niponicum* (Mett.) Yea C. Liu, W. L. Chiou & M. Kato

[形态特征]中型草本植物。根状茎横卧、斜升,狭披针形的鳞片;叶簇生。叶柄黑褐色,向上禾秆色,疏被较小的鳞片;叶片卵状长圆形,先端急狭缩,基部阔圆形,羽片互生,斜展,有柄略向上弯弓,长圆状披针形,先端突然收缩,中部羽片披针形,一回羽状至二回羽状;小羽片互生,斜展或平展,基部不对称,裂片披针形、长圆形或线状披针形,尖头,叶脉下面明显,两面无毛;孢子囊群长圆形、弯钩形或马蹄形,囊群盖同形,褐色,膜质,孢子周壁表面有明显的条状褶皱。

[自然生境]生于杂木林下、溪边、阴湿山坡、灌丛或草坡上。

[地理分布]万源市及周边地区。

[药用部位]根状茎。

[功能主治]清热解毒、消肿止血。

峨眉介蕨

[拉丁名]*Deparia unifurcata* (Baker) M. Kato

[形态特征]根状茎长而横走;叶远生。叶片卵状长圆形,长35～50 cm,中部宽20～25 cm,先端渐尖并为羽裂,基部略变狭,一回羽状,羽片羽裂;羽片12～14对,基部的近对生,向上的互生,近无柄,斜展,披针形,中部的长14～16 cm,宽3～4 cm,渐尖头,基部变狭,圆截形,边缘深羽裂;裂片12～15对,长圆形,基部一对缩短,其余的长1.5～2.5 cm,宽6～8 mm,钝圆头或截头,全缘,中部向上的羽片逐渐缩短,深羽裂至半裂。叶脉在裂片上为羽状,侧脉二叉,少有三叉。孢子囊群小,圆形,背生于小脉中部,在主脉两侧各排列成1行;囊群盖小,圆肾形,以深缺刻着生,红褐色,膜质,全缘,宿存。孢子具周壁,表面有棒状或刺状纹饰。

[自然生境]生于山林下、沟边阴湿处。

[地理分布]万源市及周边地区。

[药用部位]全草、根茎。

[功能主治]清热解毒、消肿,用于下肢疔肿。根茎清热解毒、驱虫,用于风热感冒、血痢、带下、虫积腹痛。

肿足蕨科 Hypodematiaceae

肿足蕨

[异名]石猪鬃。

[拉丁名]*Hypodematium crenatum* (Forssk.) Kuhn

[形态特征]植株高20～50 cm。根状茎粗壮,横走,连同叶柄基部密被鳞片;鳞片长0.5～3.0 cm,狭披针形。叶近生,叶片长(7～)20～30 cm,基部宽(6～)18～30 cm,卵状五角形,三回羽状;羽片8～12对;羽轴两侧的小羽片近等大。叶草质,干后黄绿色,两面连同叶轴和各回羽轴密被灰白色柔毛;羽轴下面偶有红棕色的线状披针形的狭鳞片。孢子囊群圆形,背生于侧脉中部,每裂片1～3枚;囊群盖大,肾形,浅灰色,膜质,背面密被柔毛,宿存。孢子圆肾形,周壁具较密的褶皱,形成明显的弯曲条纹,表面光滑。

[自然生境]生于干旱的石灰岩缝。

[地理分布]万源市。

[入药部位]根茎。

[功能主治]清热解毒,利湿消肿,用于乳痈、风湿关节痛、外伤出血。

金星蕨科 Thelypteridaceae

渐尖毛蕨

[异名]舒筋草、蕨其莲。

[拉丁名]*Cyclosorus acuminatus* (Houtt.) Nakai

[形态特征]植株高70～80 cm;根状茎长而横走,顶端密被鳞片;叶2列远生;叶柄长30～42 cm,褐色,向上渐变为深禾秆色,无鳞片;叶片长40～50 cm,中部宽14～17 cm,长圆状披针形,二回羽裂;羽片13～18对,柄极短,中部以下羽片长7～11 cm,中部宽8～12 cm,披针形,羽裂1/2～2/3;裂片18～24对,基部上侧1片长0.8～1.0 cm,披针形,下侧1片长不及5 mm,近镰刀状披针形,全缘;下部羽片不缩短;叶脉明显,每裂片侧脉7～9对;孢子囊群小,生于侧脉中部以上,每裂片5～8对;囊群盖大,深棕色或棕色,厚膜质,密生短柔毛,宿存。

[自然生境]生于海拔900～1 200 m的灌木林下。

[地理分布]通川区、达川区、宣汉县、开江县、大竹县、渠县、万源市。

[入药部位]根状茎、全草。

[功能主治]清热解毒,用于烧伤、小儿疳积、风湿痹痛、手指麻木。

干旱毛蕨

[异名]牛肋巴。

[拉丁名]*Cyclosorus aridus* (Don) Tagawa

[形态特征]植株高达1.4 m;根状茎横走,黑褐色,连同叶柄基部疏被鳞片;叶远生;叶柄长约35 cm,黑褐色,向上渐变为淡褐禾秆色,近光滑;叶片长60～80 cm,中部宽20～25 cm,宽披针形,二回羽裂;羽片约36对,下部6～10对逐渐缩小成小耳片,中部羽片长约10 cm,基部宽1.5 cm,披针形,羽裂达1/3;裂片25～30对,三角形,长2 mm,基部宽2.5～3.0 mm,全缘;叶脉明显,每裂片侧脉9～10对。孢子囊群生于侧脉中部稍上,每裂片6～8对;囊群盖小,鳞片状,淡棕色,无毛,宿存。

[自然生境]生于沟边疏、杂木林下或河边湿地。

[地理分布]开江县。

[入药部位]根状茎。

[功能主治]清热解毒,用于狂犬咬伤。

金星蕨

[异名]腺毛金星蕨、密腺副金星蕨。

[拉丁名]*Parathelypteris glanduligera* (Kunze) Ching

[形态特征]植株高35～50(～60)cm;根状茎长而横走,顶端疏被鳞片;叶近生;叶柄长15～20(～30)cm,禾秆色,多少有短毛或光滑;叶片长18～30 cm,宽7～13 cm,披针形或宽披针形,羽裂渐尖头,二回羽状深裂;羽片约15对,无柄,长4～7 cm,宽1.0～1.5 cm,披针形或线状披针形,基部平截,羽裂几达羽轴;裂片15～20对或更多,长5～6 mm,宽约2 mm,长圆状披针形,全缘;叶脉明显,侧脉单一,每裂片5～7对;叶草质,干后草绿色或褐绿色,羽片下面密被橙黄色腺体,无毛或疏被短毛,上面沿羽轴的纵沟密被针状毛,沿叶脉偶有少数短针毛,叶轴多少被灰白色柔毛。孢子囊群圆形,每裂片4～5对,背生侧脉近顶部,近叶缘;囊群盖圆肾形,棕色,背面疏被灰白色刚毛;孢子圆肾形,周壁具褶皱及细网状纹饰;孢子圆肾形,周壁具褶皱及细网状纹饰明显而规则。

[自然生境]生于海拔1 500 m以下的山坡疏林下。

[地理分布]开江县、大竹县。

[入药部位]叶。

[功能主治]清热、止血、止痢,用于烧烫伤、吐血、痢疾。

中日金星蕨

[异名]毛毛蛇。

[拉丁名]*Parathelypteris nipponica* (Franch. & Sav.) Ching

[形态特征]植株高40～60 cm。根状茎长而横走，粗约1.5 mm，近光滑。叶近生；叶柄长10～20 cm，粗1.0～1.5 mm，基部褐棕色，多少被红棕色阔卵形鳞片，向上为亮禾秆色；叶片长30～40 cm，中部宽7～10 cm，倒披针形，二回羽状深裂；羽片25～33对，下部5～7对近对生，相距2～3 cm，向下小耳形，最下呈瘤状，中部羽片互生，无柄，近平展，相距1.0～1.5 cm，长4～5 cm，宽7～12 cm，披针形，渐尖头，基部稍变宽，对称，截形，羽裂近达羽轴；裂片约18对，略斜展，接近，长3～5 mm，宽约2 mm，长圆形，圆钝头，全缘或边缘具浅粗锯齿。叶脉明显，侧脉单一，每裂片4～5对，叶草质，干后草绿色；孢子囊群圆形，中等大，每裂片3～4对，背生于侧脉的中部以上，远离主脉。

[自然生境]生于海拔400～2 300 m的山坡疏林下、路旁。

[地理分布]万源市。

[入药部位]叶。

[功能主治]消炎、止血，用于外伤出血。

延羽卵果蕨

[异名]延羽针毛、金鸡蛋、猪鬃草。

[拉丁名]*Phegopteris decursive-pinnata* (H. C. Hall) Fée

[形态特征]植株高30～60 cm。根状茎短而直立。叶簇生；叶柄长10～25 cm，粗2～3 mm，淡禾秆色；叶片长20～50 cm，中部宽5～12 cm，披针形，先端渐尖并羽裂，向基部渐变狭，二回羽裂，或一回羽状而边缘具粗齿；羽片20～30对，互生，长2.5～6.0 cm，宽约1 cm，狭披针形，先端渐尖，基部阔而下延，在羽片间彼此以圆耳状或三角形的翅相连，羽裂为1/3～1/2；叶脉羽状，侧脉单一，伸达叶边。叶草质，沿叶轴、羽轴和叶脉两面被灰白色的单细胞针状短毛，下面并混生顶端分叉或呈星状的毛，在叶轴和羽轴下面还疏生淡棕色、毛状的或披针形而具缘毛的鳞片。孢子囊群近圆形，背生于侧脉的近顶端，每裂片2～3对；孢子囊体顶部近环带处有时有一、二短刚毛或具柄的头状毛；孢子外壁光滑，周壁表面具颗粒状纹饰。

[自然生境]生于海拔1 000～1 800 m的阴湿石灰岩缝中。

[地理分布]宣汉县。

[入药部位]根状茎、全草。

[功能主治]清热解毒、消炎利湿、收敛、消饱胀，用于水湿腹胀、疮疡溃烂、痈肿疮毒、疮口久不收口。

披针新月蕨

[异名]地苏木、蕨萁钻石黄、大牛肋巴、鸡血七、冷蕨萁。

[拉丁名]*Pronephrium penangianum* (Hook.) Holttum

[形态特征]植株高1～2 m。根状茎长而横走，褐棕色，粗可达1.2 cm，偶有一、二棕色的披针形鳞片。叶远生；叶柄长可达1 m，基部粗约7 mm，褐棕色，向上渐变为淡红棕色，光滑；叶片长圆披针形，长40～80 cm，宽25～40 cm，奇数一回羽状；侧生羽片10～15对，斜展，互生，有短柄，阔线形，中部以下的长20～30 cm，宽2.0～2.7 cm，渐尖头，基部阔楔形，边缘有软骨质的尖锯齿，或深裂呈齿牙状，上部的羽片略缩短，顶生羽片和中部的同形同大，柄长约1 cm，叶脉下面明显，侧脉近平展，并行，小脉9～10对。叶干后纸质，褐色或红褐色，遍体光滑。孢子囊群圆形，生于小脉中部或中部稍下处，在侧脉间排成2列，每行6～7枚，无盖。

[自然生境]生于海拔2 300 m以下的疏林、溪边湿地。

[地理分布]通川区、开江县、大竹县、宣汉县、万源市。

[入药部位]全草、根状茎和叶。

[功能主治]全草祛风除湿、调经止痛、活血祛瘀，用于风湿关节痛、跌打损伤、气滞、瘀血肿痛、月经不调、崩带、跌打损伤。根茎通经活络、理气、利湿、散瘀，用于瘆伤、胃气痛、痢疾、血凝气滞、崩漏。叶用于血凝气滞。

铁角蕨科 Aspleniaceae

北京铁角蕨

[拉丁名] *Asplenium pekinense* Hance

[形态特征] 植株高8～20 cm; 根茎短而直立, 顶端密被黑褐色全缘或略波状披针形鳞片; 叶簇生; 叶柄长2～4 cm, 淡绿色, 下部疏被鳞片, 向上疏被黑褐色、纤维状小鳞片; 叶片披针形, 长6～12 cm, 中部宽2～3 cm, 二回羽状或三回羽裂, 羽片9～11对, 下部羽片略短, 较疏离, 对生, 向上的互生, 柄极短, 中部羽片三角状椭圆形, 长1～2 cm, 宽0.6～1.3 cm, 尖头, 基部不对称, 一回羽状, 小羽片2～3对, 上先出, 基部上侧1片椭圆形, 长5～6 mm, 宽2～3 mm, 基部与羽轴合生, 下延, 羽状深裂, 裂片3～4片, 舌形或线形, 长1～3 mm, 先端圆截形有2～3个锐尖小齿牙, 两侧全缘, 叶脉明显, 上面隆起, 小脉扇状。孢子囊群近椭圆形, 长1～2 mm, 每小羽片有1～2枚, 位于小羽片中部, 成熟后密被小羽片下面; 囊群盖同形, 开向羽轴或主脉, 宿存。

[自然生境] 生于岩石上或石缝中。

[地理分布] 通川区、开江县等地。

[入药部位] 全草。

[功能主治] 化痰止咳、利膈、止血, 用于感冒咳嗽、肺结核、外伤出血。

华中铁角蕨

[拉丁名] *Asplenium sarelii* Hook.

[形态特征] 植株高10～23 cm; 根状茎短而直立, 顶端密被黑褐色全缘有齿牙披针形鳞片; 叶簇生; 叶柄长5～10 cm, 淡绿色, 近光滑; 叶片椭圆形, 长5～13 cm, 宽2.5～5.0 cm, 三回羽裂, 羽片8～10对, 对生, 向上的互生, 有短柄, 基部一对长1.5～3.0 cm, 宽1～2 cm, 卵状三角形, 二回羽裂, 小羽片4～5对, 互生, 上先出, 基部上侧1片长0.5～1.1 cm, 宽4～7 mm, 卵形, 羽状深裂达小羽轴, 裂片5～6片, 窄线形, 长1.5～5.0 mm, 宽0.5～2.0 mm, 基部1对常2～3裂, 小裂片顶端有2～3钝齿或尖头小齿牙, 向上各裂片顶端有尖齿牙, 叶脉明显, 上面隆起, 裂片小脉2～3叉; 叶干后灰绿色, 坚草质; 叶轴及各回羽轴均与叶柄同色, 两侧有线形窄翅, 叶轴两面显著隆起。孢子囊群近椭圆形, 长1.0～1.5 mm, 每裂片有1～2枚, 着生小脉上部; 囊群盖同形, 开向主脉, 宿存。

[自然生境] 生于潮湿岩壁上或石缝中。

[地理分布] 万源市及周边地区。

[入药部位] 全草。

[功能主治] 清热利湿、止血生肌, 用于干咳、黄疸、白浊、肠胃出血、刀伤、疮疡、烫伤。

铁角蕨

[异名] 石林珠、蕨蕨滕。

[拉丁名] *Asplenium trichomanes* L.

[形态特征] 植株高10～30 cm; 根状茎短而直立, 密被线状全缘黑色略带虹色光泽披针形鳞片; 叶多数, 簇生; 叶柄栗褐色; 叶片长线形, 一回羽状, 羽片对生, 中部羽片椭圆形或卵形, 下部羽片向下渐疏生并缩小; 叶干后草绿色、棕绿色或棕色, 纸质; 叶轴栗褐色; 孢子囊群宽线形, 通常生于上侧小脉, 每羽片4～8枚, 位于主脉和叶缘间; 囊群盖宽线形, 开向主脉, 宿存。

[自然生境] 生于林下山谷中的岩石上或石缝中。

[地理分布] 通川区及周边地区。

[入药部位] 全草。

[功能主治] 清热利湿、止血散瘀、利水通淋、补肾、调经、止痛, 用于尿路感染、高血压、妇女月经不调、感冒发热等。

三翅铁角蕨

[异名]梳头七、骨牌草、豆瓣蕨、铁角凤尾草、爬山蜈蚣。

[拉丁名]*Asplenium tripteropus* Nakai

[形态特征]植株高15～30 cm；根茎短而直立，径约2 mm，顶端密被褐棕色或深褐色、有棕色窄边线状披针形鳞片；叶簇生；叶柄乌木色，有光泽；一回羽状，羽片无柄，中部羽片椭圆形，基部不对称，下部数对羽片向下渐小；叶纸质，干后草绿或褐绿色；叶轴乌木色，三角形；孢子囊群椭圆形，生于上侧小脉，位于主脉和叶缘间；囊群盖椭圆形，开向主脉。

[自然生境]生于林下潮湿岩石上或酸性土上。

[地理分布]开江县、大竹县、万源市等地。

[入药部位]全草。

[功能主治]舒筋活络，用于腰痛。

球子蕨科 Onocleaceae

东方荚果蕨

[异名]巴来马、大叶蕨。

[拉丁名]*Matteuccia orientalis* (Hook.) Trev.

[形态特征]植株高达100 cm。根状茎短而直立，连同叶柄基部密被披针形大鳞片。叶簇生，二型；营养叶的叶柄长30～80 cm，禾秆色；叶片长椭圆形，长50～80 cm，宽25～40 cm，顶端渐尖，深羽裂，基部不变狭，叶轴和羽轴疏被狭披针形鳞片，二回羽状半裂；羽片长12～22 cm，宽2.5～3 cm，裂片边缘略具钝齿；侧脉单一；孢子叶一回羽状；羽片栗褐色，有光泽，向下面反卷包被囊群成荚果状。孢子囊群圆形，生于侧脉的分枝顶端，成熟时汇合成条形；囊群盖白膜质，近圆心形，基部着生，向外卷盖囊群，成熟时压在囊群下面，最后散失。

[自然生境]生于海拔700～2 600 m的灌丛中、林下。

[地理分布]万源市。

[入药部位]根状茎。

[功能主治]清热解毒、凉血、止血、止痒，用于风热感冒、湿热斑疹、吐血、衄血、肠风便血、血痢、血崩、带下、头癣。并杀蛔虫、蛲虫、绦虫。

荚果蕨

[异名]黄瓜香、鼠头蕨。

[拉丁名]*Matteuccia struthiopteris* (L.) Todaro

[形态特征]植株高70～110 cm。根状茎粗壮，短而直立，木质，坚硬，深褐色，与叶柄基部密被鳞片；鳞片披针形，长4～6 mm，先端纤维状，膜质，全缘，棕色，老时中部常为褐色至黑褐色。叶簇生，二型；营养叶叶柄褐棕色，长6～10 cm，粗5～10 mm，上面有深纵沟，基部三角形，具龙骨状突起，密被鳞片，向上逐渐稀疏，叶片椭圆披针形至倒披针形，长50～100 cm，中部宽17～25 cm，向基部逐渐变狭，二回深羽裂，羽片40～60对，互生或近对生，斜展，相距1.5～2 cm，下部的向基部逐渐缩小成小耳形，中部羽片最大，披针形或线状披针形，长10～15 cm，宽1～1.5 cm。孢子囊群圆形，着生叶脉先端囊托，成熟时连成线形，囊群盖膜质。

[自然生境]生于海拔900～3 200 m的灌丛中。

[地理分布]万源市。

[入药部位]根状茎及叶柄基部。

[功能主治]清热解毒、杀虫，用于风热感冒、蛔虫腹痛、跌打损伤。

乌毛蕨科 Blechnaceae

荚囊蕨

[异名]象牙乌毛蕨、天长乌毛蕨、罗曼蕨。

[拉丁名]*Struthiopteris eburnea* (Christ) Ching

[形态特征]植株高18~60 cm。根状茎直立,粗短,或长而斜生,密被鳞片;鳞片披针形,长约6 mm,先端纤维状,边缘全缘或偶有少数小齿牙,棕色或中部为深褐色,有光泽,厚膜质。叶簇生,二型。叶坚革质,干后暗绿色或带棕色,无毛,上面有时呈皱褶状;叶轴禾秆色,光滑,上面有浅纵沟。孢子叶与营养叶同形而较狭;孢子囊群线形,着生于主脉与叶缘之间,沿主脉两侧各1行,几乎与羽片等长,但不达羽片基部及先端;囊群盖纸质,拱形,与孢子囊群同形,开向主脉,宿存。

[自然生境]生于海拔1 800 m以下阴湿环境下镁质石灰岩石上。

[地理分布]万源市及周边地区。

[入药部位]全草。

[功能主治]利尿通淋、凉血化瘀、解毒疗疮,用于淋证、跌打损伤、疮疖痈肿。

狗脊

[异名]金毛狗脊、猴毛头、金狗脊。

[拉丁名]*Woodwardia japonica* (L. f.) Sm.

[形态特征]大型草本蕨类植物,植株高可达120 cm。根状茎粗壮,横卧,暗褐色,鳞片披针形或线状披针形,膜质,全缘,深棕色,略有光泽,叶近生;柄暗浅棕色,坚硬,叶柄基部往往宿存于根状茎上;叶片长卵形,先端渐尖,二回羽裂;顶生羽片卵状披针形或长三角状披针形,侧生羽片线状披针形,裂片互生或近对生,下侧一片为圆形、卵形或耳形,上侧一片亦较小,向上数对裂片较大,边缘有细密锯齿,叶脉明显,羽轴及主脉均为浅棕色,叶近革质,囊群盖线形,质厚,棕褐色。该种为丘陵地区常见的酸性土指示植物。因生境的影响,植株大小、羽片对数及排列的疏密、裂片的形状均略有差异。

[自然生境]生于常绿阔叶林林下、林缘及空气湿润地区的次生灌丛中。

[地理分布]达川区、通川区、开江县、宣汉县、渠县、大竹县、万源市。

[入药部位]根状茎。

[功能主治]祛风湿、补肝肾、强腰膝,用于风湿痹痛、腰膝酸软、下肢无力。

顶芽狗脊

[异名]单芽狗脊、顶芽狗脊蕨、生芽狗脊蕨。

[拉丁名]*Woodwardia unigemmata* (Makino) Nakai

[形态特征]植株高达2 m。根状茎横卧,粗达3 cm,黑褐色,密被鳞片;鳞片披针形,长达2.7 cm,先端纤维状,全缘,棕色,薄膜质。叶近生;叶片长卵形或椭圆形,长40~80(~100) cm,下部宽20~40(~80) cm,先端渐尖,基部圆楔形,二回深羽裂;羽片7~13(~18)对,互生或下部的近对生。叶革质,干后棕色或褐棕色,无毛,叶轴及羽片下面疏被棕色纤维状小鳞片,尤以羽片着生处较密,叶轴近先端具1枚被棕色鳞片的腋生大芽胞。孢子囊群粗短线形,挺直或略弯,着生于主脉两侧的狭长网眼上,彼此接近或略疏离,下陷于叶肉;囊群盖同形,厚膜质,棕色或棕褐色,成熟时开向主脉。

[自然生境]生于疏林下或路边灌丛中,喜钙质土。

[地理分布]达川区、通川区、开江县、宣汉县、渠县、大竹县、万源市。

[入药部位]根状茎。

[功能主治]清热解毒、散瘀、杀虫,用于虫积腹痛、感冒、便血、血崩、痈疮肿毒。

鳞毛蕨科 Dryopteridaceae

刺齿贯众

[异名]大昏鸡头、大乌骨鸡。

[拉丁名]*Cyrtomium caryotideum* (Wall. ex Hook. & Grev.) Presl

[形态特征]植株高30~60 cm。根状茎直立,密被披针形黑棕色鳞片。叶簇生,叶柄长16~32 cm,基部直

径2～3 cm,禾秆色,腹面有浅纵沟,下部密生卵形及披针形黑棕色或中间为黑棕色边缘为棕色的鳞片,鳞片边缘有睫毛状齿,向上部渐秃净;叶片矩圆形或矩圆披针形。孢子囊群遍布羽片背面;囊群盖圆形,盾状,边缘有齿。

[自然生境]生于海拔400～2 900 m的山谷阴湿处、沟边林下。

[地理分布]万源市等地。

[入药部位]根状茎。

[功能主治]清热解毒、活血散瘀、杀虫,用于肺痿咳嗽、淋巴结核、痈肿疮毒、水肿。

贯众

[异名]大昏鸡头。

[拉丁名]*Cyrtomium fortunei* J. Sm

[形态特征]植株高25～50 cm。根状茎直立,密被棕色鳞片。叶簇生,禾秆色,腹面有浅纵沟,密生卵形及披针形棕色(有时中间为深棕色)鳞片,鳞片边缘有齿,有时向上部秃净;叶片矩圆披针形,先端钝,基部不变狭或略变狭,奇数一回羽状;顶生羽片狭卵形,下部有时有1或2个浅裂片。叶纸质,两面光滑;叶轴腹面有浅纵沟,疏生披针形及线形棕色鳞片。孢子囊群遍布羽片背面;囊群盖圆形,盾状,全缘。

[自然生境]生于沟边、林下。

[地理分布]通川区、达川区、宣汉县、开江县、大竹县、万源市。

[入药部位]根状茎。

[功能主治]清热解毒、止血、杀虫,用于风热感冒、温热斑疹、吐血、咯血、衄血、便血、崩漏、血痢、带下及钩、蛔、绦虫等肠寄生虫病。

大羽贯众

[异名]大叶贯众。

[拉丁名]*Cyrtomium maximum* Ching & Shing ex Shing

[形态特征]植株高60～80 cm。根状茎短而斜升,连同叶柄基部被暗褐色、披针形或狭披针形鳞片。叶簇生;叶柄深禾秆色,基部以上有疏鳞片;叶片长圆形,纸质,沿叶轴和羽轴有少数纤维状鳞片,单数一回羽状;羽片大,互生或下位的对生,斜三角状长圆形,有极短的柄。孢子囊群生于内藏小脉中部,散布于羽片背面;囊群盖圆盾形,褐色,中间较厚,边缘膜质,全缘。

[自然生境]生于海拔1 200～3 500 m的山坡林下、溪沟边或灌木丛下。

[地理分布]万源市等地。

[入药部位]根状茎。

[功能主治]清热解毒、止血、杀虫。

阔羽贯众

[异名]昏鸡头。

[拉丁名]*Cyrtomium yamamotoi* Tagawa

[形态特征]植株高40～60 cm。根茎直立,密被披针形黑棕色鳞片。叶簇生,叶柄禾秆色,腹面有浅纵沟,密生卵形及披针形黑棕色或中间黑棕色边缘棕色的鳞片,鳞片边缘有小齿,上部渐稀疏;叶片卵形或卵状披针形,先端钝,基部略狭,奇数一回羽状;具羽状脉,小脉联结成3～4行网眼,腹面不明显,背面微突起。叶为纸质,两面光滑;叶轴腹面有浅纵沟,疏生披针形黑棕色或棕色鳞片。孢子囊群遍布羽片背面;囊群盖圆形,盾状,边缘有齿缺。

[自然生境]生于山地林下、灌丛下。

[地理分布]万源市等地。

[入药部位]根状茎。

[功能主治]清热解毒、驱蛔虫,用于预防流脑、跌打损伤。

半岛鳞毛蕨

[异名]小贯众、辽东鳞毛蕨。

[拉丁名]*Dryopteris peninsulae* Kitag.

[形态特征]植株高达50 cm。根状茎粗短,近直立。叶簇生;叶柄长达24 cm;叶片厚纸质,长圆形或狭卵状长圆形;羽片12~20对;小羽片或裂片达15对。孢子囊群圆形,较大;囊群盖圆肾形至马蹄形;孢子近椭圆形,外壁具瘤状突起。

[自然生境]生于海拔1 000~1 300 m的阴湿地杂草丛中。

[地理分布]大竹县等地。

[入药部位]根状茎。

[功能主治]清热解毒,凉血止血,杀虫,用于温病发热、吐血、衄血、崩漏,产后便血、寄生虫病。

川西鳞毛蕨

[异名]小贯众。

[拉丁名]*Dryopteris rosthornii* (Diels) C. Chr.

[形态特征]植株高60~80 cm。根状茎直立,密被黑色或褐棕色、披针形和线状披针形鳞片。叶簇生,基部密被深棕色阔披针形鳞片;叶片椭圆披针形,二回羽裂;羽片常中部最宽,尾状渐尖,基部近圆形,有短柄。叶草质,羽轴上面略被棕色鳞毛,下面被黑褐色线状披针形鳞片;叶脉羽状,孢子囊群圆形,生于叶片上半部;囊群盖圆肾形,棕色,膜质。

[自然生境]生于海拔1 500~2 450 m的林下。

[地理分布]万源市等地。

[入药部位]根状茎。

[功能主治]清热解毒、杀虫止痛,用于温病发热、吐血、寄生虫病。

变异鳞毛蕨

[异名]小叶金鸡尾巴草。

[拉丁名]*Dryopteris varia* (L.) O. Ktze.

[形态特征]植株高可达70 cm。根状茎横卧或斜升,顶端密被褐棕色狭披针形鳞片,鳞片顶端毛状卷曲。叶簇生;叶柄禾秆色,叶片五角状卵形,三回羽状或二回羽状,基部小羽片羽状深裂,羽片披针形,基部一对最大,顶端羽裂渐尖,基部有短柄,小羽片披针形,羽状全裂,叶片中上部的小羽片为羽状半裂或边缘具锯齿;叶脉下面明显,裂片的叶脉羽状,小脉分叉或单一。叶近革质,干后绿色,孢子囊群较大,靠近小羽片或裂片边缘着生;囊群盖圆肾形,棕色,全缘。

[自然生境]生于林下溪边、石缝。

[地理分布]万源市等地。

[入药部位]根状茎。

[功能主治]清热止痛,用于内热腹痛。

鞭叶耳蕨

[异名]华北耳蕨。

[拉丁名]*Polystichum craspedosorum* (Maxim.) Diels.

[形态特征]植株高可达20 cm,根状茎短,直立,密生披针形棕色鳞片。叶簇生,禾秆色,腹面有纵沟,密生披针形棕色鳞片,鳞片边缘有齿,叶片线状披针形或狭倒披针形,先端渐狭,基部略狭,一回羽状;羽片下部的对生,向上为互生。孢子囊群通常位于羽片上侧边缘成一行,有时下侧也有;囊群盖大,圆形,全缘,盾状。

[自然生境]生长于海拔2 300 m以下的阴面干燥的石灰岩上。

[地理分布]万源市等地。

[入药部位]全草。

[功能主治]清热解毒、活血止痛、消肿利尿,用于肠炎或疥疮。

黑鳞耳蕨

[异名]大叶山鸡尾巴草。

[拉丁名]*Polystichum makinoi* Tagawa

[形态特征]植株高40～60 cm。根状茎短而直立或斜升,密生线形棕色鳞片。叶簇生;叶柄黄棕色,腹面有纵沟,密生线形、披针形和较大鳞片,大鳞片卵形或卵状披针形,二色,中间黑棕色,有光泽,先端尾状,边缘近全缘;叶片三角状卵形或三角状披针形,先端渐尖,能育,基部略狭,下部1～2对羽片常不育,二回羽状。孢子囊群有小羽片5～6对,主脉两侧各1行,靠近主脉,生于小脉末端;囊群盖圆形,盾状,边缘浅齿裂。

[自然生境]生于海拔900～1 200 m的林下湿地。

[地理分布]渠县等地。

[入药部位]嫩叶、根状茎。

[功能主治]清热解毒、消炎、止痢,用于痢疾。

革叶耳蕨

[异名]新裂耳蕨、凤凰尾巴草。

[拉丁名]*Polystichum neolobatum* Nakai

[形态特征]植株高30～60 cm。根状茎直立,密生披针形棕色鳞片。叶簇生,叶柄禾秆色,腹面有纵沟,密生卵形及披针形鳞片,鳞片棕色至褐棕色,先端扭曲;叶片狭卵形或宽披针形,先端渐尖、基部圆楔形或近截形,略变狭,二回羽状;羽片26～32对,互生,略斜向上,密接,线状披针形,有时呈镰状,先端渐尖,基部偏斜的宽楔形或浅心形,柄极短,羽状;叶轴腹面有纵沟,背面密生披针形和狭披针形鳞片,鳞片棕色至黑棕色,强烈扭曲。孢子囊群位于主脉两侧;囊群盖圆形,盾状,全缘。

[自然生境]生于海拔1 000～2 200 m的阴湿林下、灌丛中。

[地理分布]万源市等地。

[入药部位]根状茎。

[功能主治]清热解毒、消炎止痛、利水通淋、驱虫,用于肺热咳嗽、虫积腹痛、虚痨、内热腹痛。

对马耳蕨

[异名]毛鸡脚、贯众、小叶金鸡尾巴草。

[拉丁名]*Polystichum tsus-simense* (Hook.) J. Sm.

[形态特征]植株高30～60 cm。根状茎接近直立,禾秆色,叶柄丛生;叶片披针形,小叶片为不等边的长矩圆形;有锐尖状芒状坚齿,叶面有光泽。孢子囊群分散生于叶缘和中肋之间,圆形,黑色;囊群盖圆形,盾状。

[自然生境]生于海拔400～3 200 m的阴湿灌丛下、林下。

[地理分布]万源市等地。

[入药部位]全草、根状茎。

[功能主治]清热解毒、清利头目、散瘀、止泻,用于外感咳嗽、扁桃体炎、肠炎、痢疾、肿毒初起、乳痈、腹泻、湿热腹痛、下肢疖肿。

肾蕨科 Nephrolepidaceae

肾蕨

[异名]蜈蚣草。

[拉丁名]*Nephrolepis auriculata* (L.) Trimen

[形态特征]根状茎直立,被蓬松的淡棕色长钻形鳞片,下部有粗铁丝状的匍匐茎向四方横展,匍匐茎棕褐色,不分枝,疏被鳞片,有纤细的褐棕色须。叶簇生,暗褐色,略有光泽,叶片线状披针形或狭披针形,一回羽状,羽状多数,互生,常密集而呈覆瓦状排列,披针形,叶缘有疏浅的钝锯齿。叶脉明显,侧脉纤细,自主脉向上斜出,在下部分叉。叶坚草质或草质,干后棕绿色或褐棕色,光滑。孢子囊群成一行位于主脉两侧,肾形,生于每组侧脉的上侧小脉顶端,位于从叶边至主脉的1/3处;囊群盖肾形,褐棕色,边缘色较淡,无毛。

[自然生境]附生于海拔800 m左右的石上、溪边林下、树干上。

[地理分布]万源市、开江县、通川区。

[入药部位]全草、块茎。

[功能主治]全草清热利湿、消肿解毒、清肺止咳、软坚消积、温补,用于感冒发热、肺结核咯血、黄疸、淋浊、小便涩痛、痢疾、疝气、乳痈、瘰疬、烫伤、刀伤、肠炎、腹泻。块茎用于咳嗽吐血、疳积、血淋。

水龙骨科 Polypodiaceae

矩圆线蕨

[异名]大石韦、篦梳剑、中狭线蕨、边那坡草、水剑草、剑刀草、岩卜扇、一叶青。

[拉丁名]*Colysis henryi* (Baker) Ching

[形态特征]植株高30～70 cm。根状茎横生,密被褐色、卵状披针形鳞片,边缘有细锯齿。叶远生;叶柄长15～35 cm,禾秆色,以关节着生于根茎;叶片光滑,长圆披针形或卵状披针形,中部宽5～8 cm,向基部急变狭,楔形小延,渐尖头,全缘;叶脉在斜上的侧脉间呈网状,内藏小脉分叉或单一。孢子囊群线形,在中脉两侧的侧脉间斜出,伸达叶边;无囊群盖。

[自然生境]生于林下,通常成片聚生。

[地理分布]通川区及周边地区。

[入药部位]全草。

[功能主治]凉血止血、利湿解毒,用于肺热咯血、尿血、小便淋浊、痈疮肿毒、毒蛇咬伤、风湿痹痛。

抱石莲

[异名]鱼鳖金星、瓜子金、石瓜子、金星草、肉石斛、抱树莲。

[拉丁名]*Lepidogrammitis drymoglossoides* (Baker) Ching

[形态特征]植株高达6 cm。根状茎细长横走,被钻状边缘具锯齿棕色披针形鳞片;叶远生,二型;营养叶长圆形或卵形,圆头或钝圆头,基部楔形,全缘;孢子叶舌状或倒披针形,基部窄缩,有时与营养叶同形,肉质,叶干后革质;孢子囊群圆形,沿主脉两侧各成一行,着生主脉与叶缘间。

[自然生境]生于附生阴湿树干和岩石上。

[地理分布]开江县、渠县、万源市等地。

[入药部位]全草。

[功能主治]清热解毒、利湿消瘀,用于咽喉痛、肺热咯血、风湿关节痛、淋巴结炎、胆囊炎、石淋、跌打损伤、疔毒痈肿。

有边瓦韦

[异名]金星草、石茶、瓦韦、石韦、有边瓦伟、石剑。

[拉丁名]*Lepisorus marginatus* Ching

[形态特征]植株高18～25 cm。根状茎横走,粗约2.4 mm,褐色,密被棕色软毛和鳞片;鳞片近卵形,网眼细密透明,棕褐色,基部通常有软毛粘连,老时软毛易脱落。叶近生或远生;叶柄长2～7(～10)cm,禾秆色,光滑。叶片披针形,长15～25 cm,中部最宽,通常2～3(4)cm,渐尖头,向基部渐变狭长并下延,叶边有软骨质的狭边,干后呈波状,多少反折,软革质,两面均为淡黄绿色,上面光滑,下面多少有卵形棕色小鳞片贴生。主脉上下均隆起,小脉不见。孢子囊群圆形或椭圆形,着生于主脉与叶边之间,彼此远离,相距等于1.5～2个孢

子囊群体积, 在叶片下面高高隆起, 在上面呈穴状凹陷, 幼时被棕色圆形的隔丝覆盖。

[自然生境] 生于林下树干或岩石上。

[地理分布] 万源市及周边地区。

[入药部位] 全草。

[功能主治] 清热解毒、利尿通淋、止血。

瓦韦

[异名] 剑丹、七星草、骨牌草、小叶骨牌草、金星草。

[拉丁名] *Lepisorus thunbergianus* (Kaulf.) Ching

[形态特征] 植株高8～20 cm, 根状茎横走, 密被披针形鳞片, 鳞片褐棕色, 大部分不透明, 叶缘有1～2行透明网眼, 具锯齿; 叶近生, 叶柄禾秆色, 叶片线状披针形或窄披针形, 中部宽, 基部渐窄并下延, 干后黄绿色、淡黄绿色、淡绿色或褐色, 纸质; 孢子囊群圆形或椭圆形, 相距较近, 成熟后扩展几乎密接, 幼时被圆形褐棕色的隔丝覆盖。

[自然生境] 生于山坡林下树干上或岩石上。

[地理分布] 通川区、开江县、万源市等地。

[入药部位] 全草。

[功能主治] 清热解毒、利尿通淋、止血, 用于小儿高热、惊风、咽喉肿痛、痈肿疮疡、毒蛇咬伤、小便淋沥涩痛、尿血、咳嗽、咯血。

江南星蕨

[异名] 大星蕨、福氏星蕨。

[拉丁名] *Microsorum fortunei* (T. Moore) Ching

[形态特征] 植株高0.3～1.0 m, 根茎长, 横走, 顶部被贴伏鳞片, 鳞片褐棕色, 卵状三角形, 锐尖头, 基部圆, 有疏锯齿, 筛孔细密, 盾状着生, 易脱落; 叶疏生, 相距1.5 cm; 叶柄长5～20 cm, 禾秆色, 上面具浅纵沟, 基部疏被鳞片, 向上近光滑; 叶片线状披针形或披针形, 长25～60 cm, 宽1.5～7.0 cm, 基部渐窄下延成窄翅, 全缘, 具软骨质边缘; 中脉隆起, 侧脉不明显, 小脉网状, 略明显, 具分叉内藏小脉; 叶干后厚纸质, 下面淡绿或灰绿色, 两面无毛, 有时下面沿中脉两侧偶有极少数鳞片; 孢子囊群大而呈圆形, 沿中脉两侧各成较整齐一行或不规则二行, 近中脉; 孢子豆形, 周壁具不规则褶皱。

[自然生境] 生于林下溪边岩石上或树干上。

[地理分布] 达川区、通川区、开江县、宣汉县、渠县、大竹县、万源市。

[入药部位] 全草。

[功能主治] 清热解毒、利尿、祛风除湿、凉血止血、消肿止痛, 用于淋证、小便不利、崩带、吐血、衄血、蛇伤、带下、小儿惊风、小儿高热。

盾蕨

[异名] 峨眉盾蕨、梵净山盾蕨、世纬盾蕨、希陶盾蕨、中华盾蕨、卵叶盾蕨。

[拉丁名] *Neolepisorus ovatus* (Bedd.) Ching

[形态特征] 植株高20～40 cm, 根状茎横走, 密被鳞片, 鳞片卵状披针形, 疏生锯齿; 叶疏生, 叶柄密被鳞片; 叶片卵形至宽卵状三角形, 基部圆, 全缘或不规则分裂, 或基部二回深羽裂, 裂片披针形或窄披针形, 基部具宽翅或窄翅相连, 叶干后厚纸质; 孢子囊群中等大, 圆形, 直径约2.5 mm, 彼此远分离, 通常在侧脉间排成二行, 每行4～5枚; 孢子囊群圆形, 沿主脉两侧成不规则多行, 或在侧脉间成不整齐一行, 幼时被盾状隔丝覆盖。

[自然生境] 生于混交林下湿地。

[地理分布] 开江县、大竹县等地。

[入药部位] 全草。

[功能主治]清热利湿、止血、解毒,用于热淋、小便不利、尿血、肺痨咳嗽、吐血、外伤出血、痈肿、水火烫伤。

金鸡脚假瘤蕨

[异名]鹅掌金星草、鸭脚草、鸭脚掌、鸭脚香、三角风、鸡脚叉、三叉剑、七星草。

[拉丁名]*Phymatopteris hastata* (Thunb.) Pic. Serm.

[形态特征]根茎长横走,粗约3 mm,密被鳞片,鳞片披针形,长约5 mm,棕色,长渐尖头,全缘或偶有锯齿;根茎长,横走;叶疏生,叶柄禾秆色,单叶不裂,卵形或长条形,短渐尖头或钝圆头,基部楔形或圆形,或戟状,2～3裂,中裂片较长较宽;叶干后纸质或草质,下面灰白色;孢子囊群较大,圆形,在叶片或裂片中脉两侧各成一行,着生中脉与叶缘间;孢子具刺状突起。

[自然生境]生于林缘土坎上。

[地理分布]达川区、通川区、万源市等地。

[入药部位]全草。

[功能主治]清热解毒,消炎止痛,用于伤寒热病、烦渴、小儿惊风、乳肿、咽喉肿痛、扁桃体炎、慢性肝炎、毒蛇咬伤、尿路结石、小儿夜啼等。

友水龙骨

[异名]阿里山水龙骨、土凤尾草、猴子蕨、土碎补、细牛肋巴。

[拉丁名]*Polypodiodes amoena* (Wall. ex Mett.) Ching

[形态特征]附生蕨类,根状茎横走,粗5～7 mm,密被鳞片,鳞片披针形,基部宽,盾状着生,具锯齿;叶疏生,叶柄禾秆色,叶片卵状披针形,基部略收缩,羽裂渐尖头,羽状深裂,裂片披针形,有锯齿;叶干后黄绿色,厚纸质;孢子囊群圆形,在裂片中脉两侧各成1行,着生内藏小脉顶端,位于中脉与叶缘间,无盖。

[自然生境]附生于石上或大树干基部。

[地理分布]万源市及周边地区。

[入药部位]根状茎。

[功能主治]清热解毒、祛风除湿,用于风湿关节疼痛、咳嗽、小儿高热,外用于背痈、无名肿毒、骨折。

西南石韦

[拉丁名]*Pyrrosia gralla* (Gies.) Ching

[形态特征]植株高10～20 cm。根状茎略粗壮而横卧,密被狭披针形鳞片;鳞片长渐尖头,幼时棕色,老时在中部变黑色,边缘具细齿。叶近生,一型;叶柄长2.5～10.0 cm,禾秆色,基部着生处被鳞片,向上疏被星状毛;叶片狭披针形,中部最宽,向两端渐狭,短钝尖头,或长尾状渐尖头,基部以狭翅沿叶柄长下延,一般长10～15 cm,中部宽0.8～1.5 cm,全缘,干后近革质,上面淡灰绿色,光滑或疏被星状毛,密被洼点,下面棕色,密被星状毛。主脉在下面不明显隆起,在上面略凹陷,侧脉与小脉不显。孢子囊群均匀密布在叶片下面,无盖,幼时被星状毛覆盖,呈棕色,成熟时孢子囊开裂而呈砖红色。

[自然生境]生于林下树干上或山坡岩石上。

[地理分布]万源市及周边地区。

[入药部位]全草。

[功能主治]清热利尿、止血,用于尿道炎、肾炎水肿、膀胱炎、外伤出血。

石韦

[异名]虹霓剑草、石剑、潭剑、金汤匙、石背柳。

[拉丁名]*Pyrrosia lingua* (Thunb.) Farw.

[形态特征]植株通常高10～30 cm,根状茎长而横走,密被鳞片;鳞片披针形,长渐尖头,淡棕色,边缘有

睫毛;叶远生,近二型;营养叶片近长圆形,或长圆披针形,下部1/3处为最宽,向上渐狭,短渐尖头,基部楔形,全缘,干后革质,上面灰绿色,近光滑无毛,下面淡棕色或砖红色,被星状毛;孢子叶约长过孢子叶1/3,而较狭1/3~2/3。孢子囊群近椭圆形,在侧脉间整齐呈多行排列,布满整个叶片下面,或聚生于叶片的大上半部,初时为星状毛覆盖而呈淡棕色,成熟后孢子囊开裂外露而呈砖红色。

[自然生境]生于低海拔林下树干上或稍干的岩石上。

[地理分布]通川区、开江县、宣汉县、渠县、万源市等地。

[入药部位]全草。

[功能主治]利水通淋、清肺泄热,清湿热,用于刀伤、烫伤、脱力虚损。

有柄石韦

[异名]石韦、小石韦、长柄石韦、石茶。

[拉丁名]*Pyrrosia petiolosa* (Christ) Ching

[形态特征]植株高5~15 cm。根状茎细长而横走,幼时密被披针形棕色鳞片;鳞片长尾状渐尖头。叶远生,一型;具长柄;叶片椭圆形,急尖短钝头,基部楔形。主脉下面稍隆起。孢子囊群布满在叶片下面,成熟时扩散并汇合。

[自然生境]多附生于海拔250~2 200 m的干旱裸露岩石上。

[地理分布]达川区、通川区、开江县、宣汉县、渠县、大竹县、万源市。

[入药部位]全草。

[功能主治]利尿、通淋、清湿热,用于小便不利、淋漓涩痛、肺热、烫火伤、崩漏下血、吐血、尿血、尿路结石、外伤出血。

庐山石韦

[异名]大石韦、光板石韦。

[拉丁名]*Pyrrosia sheareri* (Baker) Ching

[形态特征]植株高20~65 cm。茎粗壮而横卧,密被线状棕色鳞片,鳞片长渐尖头,边缘具睫毛,着生处近褐色;叶近生,一型;叶柄径2~4 mm,长8~26 cm,基部密被鳞片;叶片椭圆状披针形,向上渐窄,渐尖头,先端钝圆,基部近圆截形或心形,长10~30 cm,宽2.5~6 cm,全缘;叶干后软革质,上面淡灰绿或淡紫色,几无毛,密被洼点,下面棕色,被厚层星状毛;主脉粗,两面均隆起,侧脉明显,小脉不显;孢子囊群不规则点状排于侧脉间,密被基部以上的叶片下面,无盖,幼时被星状毛,成熟时孢子囊开裂呈砖红色。

[自然生境]生于石上或树干上。

[地理分布]万源市及周边地区。

[入药部位]全草。

[功能主治]利尿通淋、清湿热,用于淋病、癃闭、慢性支气管炎。

石蕨

[异名]卷叶蕨、拟石韦、石豇豆、石豆角、石针、石小豆、鸭舌韦、鸭舌鱼鳖。

[拉丁名]*Saxiglossum angustissimum* (Gies.) Ching

[形态特征]附生岩石蕨类,高10~12 cm。根状茎细长,横走,密被鳞片,鳞片卵状披针形,长渐尖头,具细齿,红棕色至淡棕色,盾状着生;叶一型,远生,相距1~2 cm,几乎无柄,基部以关节着生;叶片线形,长3~9 cm,宽2.0~3.5 cm,钝尖头,基部渐窄缩,干后革质,边缘反卷,幼时上面疏生星状毛,下面密被黄色星状毛,宿存;主脉明显,上面凹陷,下面隆起,小脉网状,沿主脉两侧各有一行长网眼,无内藏小脉,近叶缘细脉分离,先端有膨大水囊,孢子囊群线形,沿主脉两侧各成一行,着生主脉与叶缘间,幼时被反卷叶缘覆盖,成熟时张开,孢子囊外露;孢子椭圆形,单裂缝,周壁具散生小瘤,外壁光滑。

[自然生境]生于阴湿的岩石或树上。

[地理分布]万源市及周边地区。

[入药部位]全草。

[功能主治]清热利湿、凉血止血,用于感冒、咳嗽、目赤、咽喉肿痛、小便不利、风湿腰腿痛、疟疾、小儿疳积、吐血、衄血、崩漏、白带多。

槲蕨科 Drynariaceae

槲蕨

[异名]骨碎补、爬岩姜、石岩姜、树莲姜。

[拉丁名]*Drynaria roosii* Nasaike

[形态特征]通常附生于岩石上,匍匐生长,或附生于树干上,螺旋状攀援。根状茎直径1～2 cm,密被鳞片,鳞片斜升,盾状着生,长7～12 mm,宽0.8～1.5 mm,边缘有齿。叶二型,基生营养叶圆形,长(2～)5～9 cm,宽(2～)3～7 cm,基部心形,浅裂至叶片宽度的1/3,边缘全缘,黄绿色或枯棕色,膜质厚干,下面有疏短毛。正常孢子叶叶柄长4～7(～13)cm,具明显的狭翅;叶片长20～45 cm,宽10～15(～20)cm,深羽裂到距叶轴2～5 mm处,裂片7～13对,互生,披针形,边缘有不明显的疏钝齿,顶端急尖或钝;叶脉两面均明显;叶干后纸质,仅上面中肋略有短毛。孢子囊群圆形,椭圆形,叶片下面全部分布,沿裂片中肋两侧各排列成2～4行,成熟时相邻2侧脉间有圆形孢子囊群1行,或幼时成1行长形的孢子囊群,混生有大量腺毛。

[自然生境]生于海拔1 800 m以下的树上或岩石上。

[地理分布]通川区、开江县、宣汉县、渠县、大竹县。

[入药部位]根状茎。

[功能主治]补肾续骨、强筋坚骨、活血止痛、祛风除湿、通经,用于跌打损伤、肾虚久泻、腰痛、风湿痹痛、牙痛、头痛、骨折、瘀血肿痛。

银杏科 Ginkgoaceae

银杏

[异名]白果树。

[拉丁名]*Ginkgo biloba* L.

[形态特征]大乔木;幼树树皮浅纵裂,大树之皮呈灰褐色,深纵裂,粗糙;叶扇形,有长柄,淡绿色,无毛,有多数叉状并列细脉,顶端宽5～8 cm,在短枝上常具波状缺刻,在长枝上常2裂,基部宽楔形;球花雌雄异株,单性,生于短枝顶端的鳞片状叶的腋内,呈簇生状;雄球花柔荑花序状,下垂,雄蕊排列疏松,具短梗,花药常2个,长椭圆形,药室纵裂,药隔不发,种子具长梗,下垂,常为椭圆形、长倒卵形、卵圆形或近圆球形,长2.5～3.5 cm,径为2 cm,外种皮肉质,熟时黄色或橙黄色,外被白粉,有臭味;中种皮白色,骨质,具2～3条纵脊;内种皮膜质,淡红褐色;胚乳肉质,味甘略苦。

[自然生境]栽培植物。

[地理分布]达川区、通川区、开江县、宣汉县、大竹县、渠县、万源市。

[入药部位]种子(白果)、叶。

[功能主治]种子能敛肺气、定痰喘、止带浊、止泻泄、解毒、缩小便,用于哮喘咳痰、带下白浊、小便频数、遗尿等。叶能活血化瘀、通络止痛、敛肺平喘、化浊降脂,用于瘀血阻络、胸痹心痛、中风偏瘫、肺虚咳喘、高脂血症。

松科 Pinaceae

落叶松

[异名]达乌里落叶松、齿果兴安落叶松、粉果兴安落叶松、大果兴安落叶松、兴安落叶松、一齐松、意气松。

[拉丁名]*Larix gmelinii* (Rupr.) Kuzen.

[形态特征]乔木,高达35 m,胸径60～90 cm;幼树树皮深褐色,裂成鳞片状块片,老树树皮灰色、暗灰色

或灰褐色，纵裂成鳞片状剥离，剥落后内皮呈紫红色；枝斜展或近平展，树冠卵状圆锥形；一年生长枝较细，淡黄褐色或淡褐黄色，球果幼时紫红色，成熟前卵圆形或椭圆形，成熟时上部的种鳞张开，黄褐色、褐色或紫褐色，长1.2~3.0 cm，径1~2 cm，种鳞14~30枚；中部种鳞五角状卵形，长1.0~1.5 cm，宽0.8~1.2 cm，先端截形、圆截形或微凹，鳞背无毛，有光泽；苞鳞较短，长为种鳞的1/3~1/2，近三角状长卵形或卵状披针形，先端具中肋延长的急尖头；种子斜卵圆形，灰白色，具淡褐色斑纹，长3~4 mm，径2~3 mm，连翅长约1 cm，种翅中下部宽，上部斜三角形，先端钝圆；子叶4~7枚，针形，长约1.6 cm。

[自然生境]中国大、小兴安岭海拔300~1 200 m地带。在各种不同环境（如山麓、沼泽、泥炭沼泽、草甸、湿润而土壤富含腐殖质的阴坡及干燥的阳坡、湿润的河谷及山顶等）均能生长。

[地理分布]万源市及周边地区。

[入药部位]树干内皮。

[功能主治]止痢、行气，用于痢疾、脱肛、气滞腹胀。

华山松

[异名]五叶松、青松、果松、五须松、白松。

[拉丁名]*Pinus armandi* Franch.

[形态特征]乔木，高达35 m，胸径1 m。幼树树皮灰绿色或淡灰色，平滑，老则呈灰色，裂成方形或长方形厚块片固着于树干上，或脱落。枝条平展，形成圆锥形或柱状塔形树冠；一年生枝绿色或灰绿色(干后褐色)，无毛，微被白粉；针叶5针一束，稀6~7针一束，长8~15 cm，径1.0~1.5 mm，边缘具细锯齿，树脂道通常3个，稀具4~7个树脂道，则中生与边生兼有；叶鞘早落。球果圆锥状长卵圆形，长10~20 cm，径5~8 cm，幼时绿色，成熟时黄色或褐黄色，种鳞张开，种子脱落，果柄长2~3 cm。中部种鳞近斜方状倒卵形，长3~4 cm，宽2.5~3.0 cm，鳞盾近斜方形或宽三角状斜方形，不具纵脊，先端钝圆或微尖，不反曲或微反曲，鳞脐不明显；种子黄褐色、暗褐色或黑色，倒卵圆形，无翅或两侧及顶端具棱脊，稀具极短的木质翅。

[自然生境]生于海拔2 500 m以下的山坡。

[地理分布]万源市及周边地区。

[入药部位]松节或松树生病后长出的瘤状物，松花粉、松针及松子仁等。

[功能主治]祛风燥湿、排脓拔毒，用于风湿骨痛、疬风瘙痒、疥癣、白秃、痈疽、疔毒、痔瘘、恶疮等证。

巴山松

[异名]短叶马尾松。

[拉丁名]*Pinus henryi* Mast.

[形态特征]乔木，高达20 m；一年生枝红褐色或黄褐色，被白粉；冬芽红褐色，圆柱形，顶端尖或钝，无树脂，芽鳞披针形，先端微反曲，边缘薄、白色丝状；针叶2针一束，稍硬，长7~12 cm，径约1 mm，先端微尖，两面有气孔线，边缘有细锯齿，叶鞘宿存；横切面半圆形，单层皮下层细胞，稀出现散生的第二层皮下层细胞，树脂道6~9个，边生；雄球花圆筒形或长卵圆形，聚生于新枝下部成短穗状；一年生小球果的种鳞先端具短刺；球果显著向下，成熟时褐色，卵圆形或圆锥状卵圆形，基部楔形，长2.5~5.0 cm；种鳞背面下部紫褐色，鳞盾褐色，斜方形或扁菱形，稍厚，横脊显著，纵脊通常明显，鳞脐稍隆起或下凹，有短刺；种子椭圆状卵圆形，微扁，有褐色斑纹，连翅长约2 cm，种翅黑紫色，宽约6 mm。

[自然生境]散生于山地。

[地理分布]宣汉县及周边地区。

[入药部位]油节松。

[功能主治]祛风除湿、止痛，外用于肌肉酸痛、关节痛。

马尾松

[异名]枞松、山松、青松。

[拉丁名] *Pinus massoniana* Lamb.

[形态特征] 乔木，高达40 m，胸径1 m；树皮红褐色，下部灰褐色，裂成不规则的鳞状块片；枝条每年生长1轮，稀2轮；一年生枝淡黄褐色，无白粉；冬芽褐色，圆柱形；针叶2针一束，极稀3针一束，长12~30 cm，宽约1 mm，细柔，下垂或微下垂，两面有气孔线，边缘有细齿，树脂道4~7，边生；球果卵圆形或圆锥状卵圆形，长4~7 cm，径2.5~4.0 cm，有短柄，熟时栗褐色，种鳞张开；鳞盾菱形，微隆起或平，横脊微明显，鳞脐微凹，无刺稀生于干燥环境时有极短的刺；种子卵圆形，长4~6 mm，连翅长2.0~2.7 cm。

[自然生境] 生于海拔1 100~1 500 m的石砾地、岩石缝、向阳山坡。

[地理分布] 达川区、通川区、开江县、宣汉县、渠县、大竹县、万源市。

[入药部位] 松油脂及松香、叶、根、茎节、嫩叶（俗称树心）等。

[功能主治] 祛风行气、活血止痛、舒筋、止血，用于咳嗽、胃及十二指肠溃疡、习惯性便秘、湿疹、黄水疮、外伤出血。

油松

[异名] 巨果油松、紫翅油松、东北黑松、短叶马尾松、红皮松、短叶松。

[拉丁名] *Pinus tabuliformis* Carr.

[形态特征] 乔木，株高达25 m，胸径可达1 m；树皮灰褐色，裂成不规则较厚的鳞状块片，裂缝及上部树皮红褐色；一年生枝较粗，淡红褐色或淡灰黄色，无毛，幼时微被白粉；冬芽圆柱形，红褐色；叶二针一束，粗硬；雄球花圆柱形，长1.2~1.8 cm，在新枝下部聚生成穗状；球果卵形或圆卵形，长4~9 cm，有短梗，向下弯垂，成熟前绿色，熟时淡黄色或淡褐黄色，常宿存树上近数年之久；中部种鳞近矩圆状倒卵形，长1.6~2.0 cm，宽约1.4 cm，鳞盾肥厚、隆起或微隆起，扁菱形或菱状多角形，横脊显著，鳞脐突起有尖刺；种子卵圆形或长卵圆形，淡褐色有斑纹，长6~8 mm，径4~5 mm，连翅长1.5~1.8 cm；子叶8~12枚，长3.5~5.5 cm；初生叶窄条形，长约4.5 cm，先端尖，边缘有细锯齿。

[自然生境] 生于向阳山坡。

[地理分布] 通川区、开江县等地。

[入药部位] 松节、松针（针叶）、花粉。

[功能主治] 祛风除湿、通络活血、消肿止痛，用于风湿、跌打损伤、寒痹、扭伤引起的肿胀疼痛和关节不适。

铁杉

[异名] 浙江铁杉、展栴、栴、刺柏、铁林刺、仙柏、假花板、南方铁杉。

[拉丁名] *Tsuga chinensis* (Franch.) Pritz.

[形态特征] 乔木，株高达50 m，胸径1.6 m；树皮暗灰褐色，裂成块片脱落；一年生小枝细，淡黄色、淡褐黄色或淡灰黄色，凹槽内被短毛；叶线形，排成2列，长1.2~2.7 cm，宽2~3 mm，先端钝圆，有凹缺，全缘，或幼树之叶的中上部常有细锯齿，上面光绿色，下面淡绿色，气孔带灰绿色，初被白粉，后则脱落；球果卵圆形或长卵圆形，长1.5~2.5 cm，径1.2~1.6 cm；中部种鳞五边状卵形、近方形或近圆形，长0.9~1.2 cm，宽0.8~1.1 cm，边缘微内曲，背面露出部分无毛，有光泽。种子连翅长7~9 mm。

[自然生境] 生于海拔1 200~3 000 m的山地。

[地理分布] 万源市及周边地区。

[入药部位] 根、叶。

[功能主治] 祛风除湿，用于风湿、跌打损伤。

杉科 Taxodiaceae

杉木

[异名] 杉树。

[拉丁名] *Cunninghamia lanceolata* (Lamb.) Hook.

[形态特征] 乔木。高达30 m，胸径可有2.5~3.0 m；幼树树冠尖塔形，大树树冠圆锥形，树皮灰褐色；大枝平展，小枝近对生或轮生，常成二列状。叶在主枝上辐射伸展，侧枝的叶基部扭转成二列状，披针形或条状披针形，通常微弯、呈镰状，革质、坚硬。雄球花圆锥状，长0.5~1.5 cm，有短梗，通常有40余个簇生枝顶；雌球花单生或2~3（~4）个集生，绿色；种鳞很小，先端三裂，侧裂较大，裂片分离，先端有不规则细锯齿，腹面着生3粒种子；种子扁平，遮盖着种鳞，长卵形或矩圆形，暗褐色，有光泽，两侧边缘有窄翅，长7~8 mm，宽5 mm；子叶2枚，发芽时出土。

[自然生境] 栽培于海拔2 500 m以下的向阳山坡、丘陵。

[地理分布] 达川区、通川区、开江县、宣汉县、渠县、大竹县、万源市。

[入药部位] 种子、嫩枝、根皮、根、树皮、油、心材、果实。

[功能主治] 种子用于疝气、遗精、白癜风、乳痈。嫩枝用于漆疮。根皮散瘀消肿、行气止痛，用于疝气痛、脚痛、发痧腹痛，外敷金疮疥癣。根止血、接骨、利湿，用于刀伤、骨折、蜈蚣伤、淋浊。树皮祛风燥湿、收敛止血，用于风湿毒疮、水肿、脚气、刀伤、漆疮、跌打血瘀。油用于妇女白带异常。心材避秽、止痛、散湿、下逆气，用于漆疮、风湿毒疮、脚气、奔豚、心腹胀痛。果实用于白癜风。

柳杉

[异名] 孔雀杉。

[拉丁名] *Cryptomeria fortunei* Hooibrenk ex Otto & Dietr.

[形态特征] 柳杉，乔木，高达40 m，胸径可达2 m；树皮红棕色，纤维状，裂成长条片脱落；大枝近轮生，平展或斜展；小枝细长，常下垂，绿色，枝条中部的叶较长，常向两端逐渐变短。叶钻形略向内弯曲，先端内曲，四边有气孔线，长1.0~1.5 cm。果枝的叶通常较短，有时长不及1 cm，幼树及萌芽枝的叶长达2.4 cm。雄球花单生叶腋，长椭圆形，长约7 mm，集生于小枝上部，呈短穗状花序状；雌球花顶生于短枝上。

[自然生境] 栽培于海拔400~1 500 m的山坡。

[地理分布] 万源市、大竹县、开江县、通川区。

[入药部位] 树皮、叶、种子。

[功能主治] 树皮清热解毒、杀虫止痒，用于疮癣。叶和种子用于咳嗽。

水杉

[异名] 梳子杉。

[拉丁名] *Metasequoia glyptostroboides* Hu & Cheng

[形态特征] 水杉是乔木，高达35 m，胸径达2.5 m；树干基部常膨大；树皮灰色、灰褐色或暗灰色，幼树裂成薄片脱落，大树裂成长条状脱落，内皮淡紫褐色；枝斜展，小枝下垂，幼树树冠尖塔形，老树树冠广圆形，枝叶稀疏；一年生枝光滑无毛，幼时绿色，后渐变成淡褐色，二、三年生枝淡褐灰色或褐灰色；侧生小枝排成羽状，长4~15 cm，冬季凋落；主枝上的冬芽卵圆形或椭圆形，顶端钝，长约4 mm，径3 mm，芽鳞宽卵形，先端圆或钝，长宽几乎相等，2~2.5 mm，边缘薄而色浅，背面有纵脊。叶条形，长0.8~3.5（常1.3~2.0）cm，宽1.0~2.5（常1.5~2.0）mm，上面淡绿色，下面色较淡。

[自然生境] 生于海拔400~1 000 m的路边、山坡，为栽培。

[地理分布] 万源市、大竹县、开江县、通川区。

[入药部位] 叶、果实。

[功能主治] 清热解毒、消炎、杀虫，用于瘰疬、疔癣。

柏科 Cupressaceae

柏木

[异名] 柏树、垂柏、黄柏、柏、香柏树子。

[拉丁名]*Cupressus funebris* Endl.

[形态特征]乔木,高达35 m,胸径2 m;树皮淡褐灰色;小枝细长下垂,生鳞叶的小枝扁,两面同形,绿色,宽约1 mm,较老的小枝为圆柱形,暗褐紫色,略有光泽。鳞叶二型,长1.0~1.5 mm,先端锐尖,中央之叶的背部有条状腺点,两侧的叶对折,背部有棱脊。雄球花椭圆形或卵圆形,长2.5~3 mm,雄蕊通常6对,药隔顶端常具短尖头,中央具纵脊,淡绿色,边缘带褐色;雌球花长3~6 mm,近球形,径约3.5 mm。球果圆球形,径8~12 mm,熟时暗褐色;种鳞4对,顶端为不规则五角形或方形,宽5~7 mm,中央有尖头或无,能育种鳞有5~6粒种子;种子宽倒卵状菱形或近圆形,扁,熟时淡褐色,有光泽,长约2.5 mm,边缘具窄翅;子叶2枚,条形,长8~13 mm,宽1.3 mm,先端钝圆;初生叶扁平刺形,长5~17 mm,宽约0.5 mm,起初对生,后4叶轮生。

[自然生境]栽培于海拔2 300 m以下的山坡、丘陵、屋边、园林。

[地理分布]达川区、大竹县、开江县、通川区、渠县、万源市。

[入药部位]枝叶、果实、根白皮、种子、树脂。

[功能主治]枝叶止痛、止血、生肌,用于吐血、心气痛、血痢、筋缩症、烫伤、痔疮、外伤出血、黄癣。果实祛风、安神、清热解毒、凉血止血,用于感冒、头痛、发热、烦躁、小儿寒热高热、胃痛、吐血、衄血。根白皮用于烫伤、跌打损伤。种子祛风、清热、安神、凉血、止痛、止血,用于风寒感冒、头痛发热、胃痛、小儿高热、烦躁、吐血、腹泻、鼻衄。树脂祛风、解毒、生肌镇痛、燥湿,用于风热头痛、白带异常、淋浊、痈疽疮疡、外伤出血。

侧柏

[异名]侧柏叶。

[拉丁名]*Platycladus orientalis* (L.) Franco

[形态特征]乔木,高达20 m,胸径1 m;树皮薄,浅灰褐色;枝条向上伸展或斜展;生鳞叶的小枝细,向上直展或斜展,排成一平面。叶鳞形,长1~3 mm,先端微钝,小枝中央叶露出部分呈倒卵状菱形或斜方形,背面中间有条状腺槽,两侧的叶船形,先端微内曲,背部有钝脊,尖头的下方有腺点。雄球花黄色,卵圆形,长约2 mm;雌球花近球形,径约2 mm,蓝绿色,被白粉。球果近卵圆形,长1.5~2.0(~2.5)cm,成熟前近肉质,蓝绿色,被白粉,成熟后木质,开裂,红褐色;中间两对种鳞倒卵形或椭圆形,鳞背顶端的下方有一向外弯曲的尖头,上部1对种鳞窄长,下部1对种鳞极小,稀退化而不显著;种子卵圆形或近椭圆形,顶端微尖,灰褐色或紫褐色,长6~8 mm,稍有棱脊,无翅或有极窄之翅。

[自然生境]栽培于海拔2 300 m以下的向阳山坡、丘陵。

[地理分布]开江县、通川区、渠县、宣汉县、万源市。

[入药部位]根皮、枝叶、种子、树脂、树皮。

[功能主治]根、枝叶清热、凉血、收敛止血、利尿、健胃、解毒散瘀、祛风湿、消肿、清肺止咳,用于各种热症出血,如咯血、吐血、衄血、尿血、便血、崩漏下血、胃肠道出血、功能性子宫出血、风湿痹痛、细菌性痢疾、高血压、丹毒、烫伤、慢性支气管炎。种子滋补强壮、补心脾、宁心安神、止汗、润肠通便,用于神经衰弱、惊悸失眠、健忘、虚汗、遗精、便秘、盗汗、素体阴虚、老年及产后大便秘结。树脂用于疥癣、癞疮、秃疮、黄水疮、丹毒。树皮用于烫伤、烂疮。

圆柏

[异名]松柏、刺柏、桧柏。

[拉丁名]*Sabina chinensis* (L.) Antoine

[形态特征]乔木,高达20 m,胸径达3.5 m;树皮深灰色,纵裂;幼树枝条通常斜上伸展,形成尖塔形树冠,老则下部大枝平展,形成广圆形树冠;树皮灰褐色,纵裂,裂成不规则的薄片脱落;小枝通常直或稍呈弧状弯曲;叶二型,即刺叶及鳞叶;刺叶生于幼树之上,老龄树则全为鳞叶,壮龄树兼有刺叶与鳞叶;刺叶三叶交互轮生,斜展,疏松,披针形,先端渐尖,长6~12 mm,上面有两条白粉带。雌雄异株,雄球花黄色,长2.5~3.5 mm,雄蕊5~7对,常有3~4花药。球果近圆球形,径6~8 mm,两年成熟,熟时暗褐色,被白粉或白粉

脱落, 有1~4粒种子; 种子卵圆形, 扁, 顶端钝, 有棱脊及少数树脂槽; 子叶2枚, 出土, 条形, 长1.3~1.5 cm, 宽约1 mm, 先端锐尖, 下面有两条白色气孔带, 上面则不明显。

[自然生境] 栽培于海拔2 300 m以下的向阳山坡、丘陵。

[地理分布] 万源市。

[入药部位] 枝叶。

[功能主治] 祛风除湿、凉血止血、活血、祛瘀、消肿、利尿, 用于风寒感冒、跌打损伤、外伤出血、血淋、石淋、风湿骨痛、咯血、荨麻疹、肿毒初起。

罗汉松科 Podocarpaceae

罗汉松

[异名] 土杉。

[拉丁名] *Podocarpus macrophyllus* (Thunb.) D. Don var. *macrophyllus*

[形态特征] 乔木, 高达20 m, 胸径达60 cm; 树皮灰色或灰褐色, 浅纵裂, 成薄片状脱落; 枝开展或斜展, 较密。叶螺旋状着生, 条状披针形, 微弯, 长7~12 cm, 宽7~10 mm, 先端尖, 基部楔形, 上面深绿色, 有光泽, 中脉显著隆起, 下面带白色、灰绿色或淡绿色, 中脉微隆起。雄球花穗状, 腋生, 常3~5个簇生于极短的总梗上, 长3~5 cm, 基部有数枚三角状苞片; 雌球花单生叶腋, 有梗, 基部有少数苞片。种子卵圆形, 径约1 cm, 先端圆, 熟时肉质, 假种皮紫黑色, 有白粉, 种托肉质圆柱形, 红色或紫红色, 柄长1.0~1.5 cm。

[自然生境] 栽培于海拔2 000 m以下的庭园。

[地理分布] 通川区、宣汉县、开江县。

[入药部位] 根、叶、皮、果实。

[功能主治] 根、叶、皮清热解毒、顺气止痛, 用于胃脘气痛、疥癣。果实行气、活血、补中益气、止血、杀虫, 用于胃气痛、跌打损伤。皮还可杀虫, 外用治癣。

三尖杉科 Cephalotaxaceae

三尖杉

[异名] 粗榧叶。

[拉丁名] *Cephalotaxus fortunei* Hook. var. Fortunei

[形态特征] 乔木, 高达20 m, 胸径达40 cm; 树皮褐色或红褐色, 裂成片状脱落; 枝条较细长, 稍下垂; 树冠广圆形。叶排成两列, 披针状条形, 通常微弯, 长4~13 (多为5~10) cm, 宽3.5~4.5 mm。雄球花8~10聚生成头状, 径约1 cm, 总花梗粗, 通常长6~8 mm, 基部及总花梗上部有18~24枚苞片, 每一雄球花有6~16枚雄蕊, 花药3, 花丝短; 雌球花的胚珠3~8枚发育成种子, 总梗长1.5~2.0 cm。种子椭圆状卵形或近圆球形, 长约2.5 cm, 假种皮成熟时紫色或红紫色, 顶端有小尖头; 子叶2枚, 条形, 长2.2~3.8 cm, 宽约2 mm, 先端钝圆或微凹, 下面中脉隆起, 无气孔线, 上面有凹槽, 内有一窄的白粉带; 初生叶镰状条形, 最初5~8片, 形小, 长4~8 mm, 下面有白色气孔带。

[自然生境] 生于海拔2 000 m以下的杂木林、冷杉疏林中。

[地理分布] 万源市、宣汉县。

[入药部位] 全草、叶、枝、种子。

[功能主治] 全草凉血、活血、抗癌, 用于肺痿咳嗽、跌打损伤、白血病。叶润肺止咳、消积杀虫, 用于肺燥咳嗽、咽喉肿痛。枝含粗榧碱可抗肿瘤, 用于淋巴肉瘤、肺癌。种子驱虫、消积, 用于蛔虫病、钩虫病、食积腹胀。

杨梅科 Myricaceae

杨梅

[异名] 山杨梅、朱红、珠蓉、树梅。

[拉丁名] *Myrica rubra* (Lour.) Sieb. & Zucc.

[形态特征]常绿乔木，树皮灰色，老时纵向浅裂。叶革质，无毛，生存至2年脱落，全缘或偶有在中部以上具少数锐锯齿。花雌雄异株。雄花序单独或数条丛生于叶腋，圆柱状，长1～3 cm，通常不分枝呈单穗状，稀在基部有不显著的极短分枝现象，基部的苞片不孕，孕性苞片近圆形，全缘，背面无毛，仅被有腺体，长约1 mm，每苞片腋内生1雄花。雌花序常单生于叶腋，较雄花序短而细瘦，长5～15 mm，苞片和雄花的苞片相似，密接而成覆瓦状排列，每苞片腋内生1雌花。核果球状，外表面具乳头状突起，径1.0～1.5 cm，栽培品种可达3 cm，外果皮肉质，多汁液及树脂，味酸甜，成熟时深红色或紫红色。

[自然生境]栽培。

[地理分布]通川区、开江县。

[入药部位]果实。

[功能主治]生津解渴、和胃消食、涤肠胃、解酒，用于烦渴、吐泻、痢疾、腹痛、心胃气痛。

胡桃科 Juglandaceae

野核桃

[异名]山核桃、野胡桃。

[拉丁名]*Juglans cathayensis* Dode

[形态特征]乔木或有时呈灌木状，高为12～25 m，胸径为1.0～1.5 m；幼枝灰绿色，被腺毛，髓心薄片状分隔；顶芽裸露，锥形，长约1.5 cm，黄褐色，密生毛。奇数羽状复叶，通常40～50 cm长，叶柄及叶轴均被毛，具有9～17枚小叶；小叶近对生，无叶柄，硬纸质，卵状矩圆形或长卵形，长8～15 cm，宽3.0～7.5 cm，顶端渐尖，基部斜圆形或稍斜心形，边缘有细锯齿，两面均有星状毛，上面稀疏，下面浓密，中脉和侧脉亦有腺毛，侧脉11～17对；雄花被腺毛，雄蕊约13枚，花药黄色，长约1 mm，有毛，药隔稍伸出。雌花排列成穗状，密生棕褐色腺毛，子房卵形，长约2 mm，花柱短，柱头2深裂。果序常具6～10个果或因雌花不孕而仅有少数；果实卵形或卵圆状，长3.0～4.5 cm，外果皮密被腺毛，顶端尖，核卵状或阔卵状。

[自然生境]生于海拔800～2 000 m的林中。

[地理分布]万源市。

[入药部位]种仁、油、鲜根皮、鲜外果皮、叶。

[功能主治]种仁补气益血、润燥化痰、益命门、利三焦、温肺润肠，用于虚寒咳嗽、下肢酸痛。油为缓泻剂，能驱除绦虫，外用于皮肤疥癣、疔疮、腋臭。鲜根皮煎汤用于脚丫湿痒。鲜外果皮捣汁搽银屑病。叶与树皮清热解毒、杀虫。

胡桃

[异名]核桃、打尔卡、打尔嘎醒打俄、羌桃。

[拉丁名]*Juglans regia* L.

[形态特征]乔木，高为20～25 m；树皮幼时灰绿色，老时则灰白色而纵向浅裂；小枝无毛，具光泽，被盾状着生的腺体，灰绿色，后来带褐色。奇数羽状复叶长25～30 cm，叶柄及叶轴幼时被有极短腺毛及腺体；小叶通常5～9枚，稀3枚，椭圆状卵形至长椭圆形，长6～15 cm，宽3～6 cm，顶端钝圆或急尖、短渐尖，基部歪斜、近于圆形，边缘全缘或在幼树上者具稀疏细锯齿，上面深绿色，无毛，下面淡绿色，侧脉11～15对。雄花的苞片、小苞片及花被片均被腺毛；雄蕊6～30枚，花药黄色，无毛。果序短，杞俯垂，具1～3个果实；果实近于球状，直径4～6 cm，无毛；果核稍具皱曲，有2条纵棱，顶端具短尖头；隔膜较薄，内里无空隙；内果皮壁内具不规则的空隙或无空隙而仅具皱曲。

[自然生境]生于海拔2 300 m以下的山坡、屋边。

[地理分布]通川区、宣汉县。

[入药部位]种仁、叶、壳、花、嫩枝、油、根、树青皮、核桃隔（分心木）、外果皮（青龙衣）、内果皮。

[功能主治]种仁补肾固精、强腰、润肺定喘、润肠、定喘化痰，用于肾虚喘咳、腰痛脚软、体弱、头昏耳

鸣、阳痿、遗精、小便频数、石淋、大便燥结、老年慢性气管炎、中耳炎。叶消肿止痒,用于白带异常、疥疮、象皮肿。壳用于血崩、乳痈、疮癣。花泡酒涂瘊子。嫩枝用于瘰疬、疥疮、淋巴结核、子宫颈癌。油用于绦虫、疥癣、冻疮、聤耳。根杀虫,攻毒,用于老年牙痛,兼补气。树青皮用于水痢、肾囊风、麻风结节、全身发痒。核桃隔固肾涩精,用于肾虚遗精、滑精、遗尿、崩漏下血。外果皮消肿、止痒,用于头癣、银屑病、痈肿疮疖、秃疮。内果皮用于血崩、乳痈、疥癣。

化香树

[异名]山麻柳。

[拉丁名]*Platycarya strobilacea* Sieb. & Zucc.

[形态特征]落叶小乔木,高2~6 m,树皮灰色,老时则不规则纵裂。二年生枝条暗褐色,具细小皮孔;芽卵形或近球形,芽鳞阔,边缘具细短睫毛;嫩枝被有褐色柔毛,不久即脱落而无毛。叶长15~30 cm,叶总柄显著短于叶轴,具7~23枚小叶;小叶纸质,侧生小叶无叶柄,对生或生于下端者偶尔有互生,卵状披针形至长椭圆状披针形,长4~11 cm,宽1.5~3.5 cm,不等边。两性花序和雄花序在小枝顶端排列成伞房状花序束,直立;两性花序通常1条,着生于中央顶端,长5~10 cm,雌花序位于下部,长1~3 cm,雄花序部分位于上部,有时无雄花序而仅有雌花序;雄花序通常3~8条,位于两性花序下方四周,长4~10 cm。果实小坚果状,背腹压扁状,两侧具狭翅,长4~6 mm,宽3~6 mm。种子卵形,种皮黄褐色,膜质。

[自然生境]生于海拔500~2 300 m的林中。

[地理分布]达川区、通川区、开江县、大竹县。

[入药部位]树皮、叶、果实、根。

[功能主治]树皮清热解毒、消肿。叶解毒、杀虫、杀蛆、消肿散瘀,用于淋巴结核、阴疽、疖疹、骨结核、癞疮、痈疽初起、疤骨流痰有赘骨,用叶250 g捣烂泡冷水,将患处浸入药水中数小时,可以取出赘骨。果实、叶、根、树皮理气祛风、消肿止痛、燥湿杀虫,用于内伤胸胀、腹痛、筋骨疼痛、痈肿、湿疱、疥癣。

枫杨

[异名]麻柳叶。

[拉丁名]*Pterocarya stenoptera* C. DC.

[形态特征]大乔木,高达30 m,胸径达1 m;幼树树皮平滑,浅灰色,老时则深纵裂;小枝灰色至暗褐色,具灰黄色皮孔;芽具柄,密被锈褐色盾状着生的腺体。叶多为偶数或稀奇数羽状复叶,长8~16 cm(稀达25 cm),叶柄长2~5 cm,叶轴具翅至翅不甚发达,与叶柄一样被有疏或密的短毛;小叶10~16枚(稀6~25枚),无小叶柄,对生或稀近对生,长椭圆形至长椭圆状披针形,长8~12 cm,宽2~3 cm,顶端常钝圆或稀急尖,基部歪斜。雄花常具1(稀2或3)枚发育的花被片,雄蕊5~12枚。雌花几乎无梗。果序长20~45 cm,果序轴常被有宿存的毛。果实长椭圆形,长6~7 mm,基部常有宿存的星芒状毛;果翅狭,条形或阔条形,长12~20 mm,宽3~6 mm,具近于平行的脉。

[自然生境]生于海拔1 500 m以下的林中、溪边、河岸。

[地理分布]通川区、开江县、大竹县。

[入药部位]叶、树皮、果实、根皮。

[功能主治]叶截疟、解毒、杀虫、杀蛆及杀孑孓、杀钉螺,用于慢性气管炎、关节痛、疮疽痈肿、疥癣风痒、皮肤湿疹、烫火伤、疟疾、痒疹、牙痛、烂脚丫、粪毒、血吸虫。树皮治龋齿病、疥癣、烫火伤。果实散寒止咳、煎水洗天疱疮。根皮用于疥癣、牙痛、风湿筋骨痛、烫火伤。

杨柳科 Salicaceae

响叶杨

[异名]绵杨。

[拉丁名]*Populus adenopoda* Maxim.

[形态特征] 乔木，高15～30 m；树皮灰白色，光滑，老时深灰色，纵裂。叶卵状圆形或卵形，长5～15 cm，宽4～7 cm，先端长渐尖，基部截形或心形，稀近圆形或楔形，边缘有内曲圆锯齿，齿端有腺点，上面无毛或沿脉有柔毛，深绿色，光亮，下面灰绿色，幼时被密柔毛；叶柄侧扁，被绒毛或柔毛，长2～8（～12）cm，顶端有2显著腺点。雄花序长6～10 cm，苞片条裂，有长缘毛，花盘齿裂。果序长12～20（～30）cm；花序轴有毛；蒴果卵状长椭圆形，长4～6 mm，稀2～3 mm，先端锐尖，无毛，有短柄，2瓣裂。种子倒卵状椭圆形，长2.5 mm，暗褐色。

[自然生境] 生于山坡林中。

[地理分布] 万源市。

[入药部位] 根。

[功能主治] 行气温中，用于胃脘疼痛、消化不良。

垂柳

[异名] 水柳、垂丝柳。

[拉丁名] *Salix babylonica* L.

[形态特征] 乔木，高12～18 m，树冠开展而疏散。树皮灰黑色，不规则开裂；枝细，下垂，淡褐黄色、淡褐色或带紫色，无毛。叶狭披针形或线状披针形，长9～16 cm，宽0.5～1.5 cm，先端长渐尖，基部楔形，两面无毛或微有毛，上面绿色，下面色较淡，锯齿缘。花序先叶开放，或与叶同时开放；雄花序长1.5～2.0（～3.0）cm，有短梗，轴有毛；雄蕊2；苞片披针形，外面有毛；腺体2；雌花序长2～3（～5）cm，有梗，基部有3～4小叶，轴有毛；子房椭圆形，无毛或下部稍有毛，无柄或近无柄，花柱短，柱头2～4深裂。蒴果长3～4 mm，带绿黄褐色。

[自然生境] 生于路旁、水边。

[地理分布] 通川区、开江县。

[入药部位] 根、枝叶、花序、果实、茎皮。

[功能主治] 根利水通淋、泻火除烦，用于风湿拘挛、筋骨疼痛、湿下带下、牙龈肿痛。枝叶消肿散结、利水、解毒透疹，用于小便淋痛、黄疸、风湿痹痛、恶疮。花序散淤止血，用于吐血。果实止血、祛湿、溃痛。茎皮祛风利湿、消肿止痛，用于黄水疮。

川鄂柳

[异名] 巫山柳。

[拉丁名] *Salix fargesii* Burk.

[形态特征] 灌木。当年生小枝通常仅基部有丝状毛。芽顶端有疏毛。叶椭圆形或狭卵形，长达11 cm，宽达6 cm，先端急尖至圆形，基部圆形至楔形，边缘有细腺锯齿，上面暗绿色，无毛或多少有柔毛，下面淡绿色，特别是脉上被白色长柔毛，侧脉16～20对；叶柄长达1.5 cm，初有丝状毛，后变为无毛，通常有数枚腺体。花序长6～8 cm，花序梗长1～3 cm，有正常叶，轴有疏丝状毛；苞片窄倒卵形，顶端圆，长约1 mm，密被长柔毛，缘毛较苞片为长；雄蕊2，无毛；腹腺长方形，长约0.5 mm，背腺甚小，宽卵形；子房有长毛，有短柄，花柱长约1 mm，上部2裂，柱头2裂；仅1腹腺，宽卵形，长约0.5 mm。果序长12 cm；蒴果长圆状卵形，有毛，有短柄。

[自然生境] 生于中山山坡。

[地理分布] 万源市。

[入药部位] 根、叶。

[功能主治] 祛风湿、解毒，用于筋骨疼痛。

皂柳

[异名] 红心柳。

[拉丁名] *Salix wallichiana* Anderss.

[形态特征] 灌木或小乔木。小枝红褐色、黑褐色或绿褐色，初有毛后无毛。叶倒卵状披针形或长圆状披

针形，长4～8（～10）cm，宽1.0～2.5（～3.0）cm。花序先叶开放或近同时开放，无花序梗；雄花序长1.5～2.5（～3.0）cm，径1.0～1.3（～1.5）cm；雄蕊2，花药大，椭圆形；苞片赭褐色或黑褐色，长圆形或倒卵形，先端急尖，两面有白色长毛或外面毛少；雌花序圆柱形，长2.5～4.0 cm，径1.0～1.2 cm，果序可伸长至12 cm，宽1.5 cm；子房狭圆锥形，长3～4 mm，密被短柔毛，子房柄短或受粉后逐渐伸长，有的果柄可与苞片近等长，花柱短至明显，柱头直立，2～4裂；苞片长圆形，先端急尖，赭褐色或黑褐色，有长毛；腺体同雄花。蒴果长可达9 mm，有毛或近无毛，开裂后，果瓣向外反卷。

　　[自然生境]生于山谷溪流旁，林缘或山坡。

　　[地理分布]开江县、万源市。

　　[入药部位]根。

　　[功能主治]驱风解热、除湿，用于风湿关节痛，头风痛。

桦木科 Betulaceae

桤木

　　[异名]桤木梢、水青冈、抽刀红、罗拐木。

　　[拉丁名]*Alnus cremastogyne* Burk.

　　[形态特征]乔木，高可为30～40 m；树皮灰色，平滑；枝条灰色或灰褐色，无毛；小枝褐色，无毛或幼时被淡褐色短柔毛；芽具柄，有2枚芽鳞。叶倒卵形、倒卵状矩圆形、倒披针形或矩圆形，长4～14 cm，宽2.5～8.0 cm，顶端骤尖或锐尖，基部楔形或微圆，边缘具几不明显而稀疏的钝齿，上面疏生腺点，幼时疏被长柔毛，下面密生腺点，几乎无毛，很少于幼时密被淡黄色短柔毛，脉腋间有时具簇生的髯毛，侧脉8～10对；叶柄长1～2 cm，无毛，很少于幼时具淡黄色短柔毛。雄花序单生，长3～4 cm。果序单生于叶腋，矩圆形，长1.0～3.5 cm，直径5～20 mm；序梗细瘦，柔软，下垂，长4～8 cm，无毛，很少于幼时被短柔毛；果苞木质，长4～5 mm，顶端具5枚浅裂片。小坚果卵形，长约3 mm，膜质翅宽仅为果的1/2。

　　[自然生境]生于海拔500～2 300 m的沟边、河谷、路旁。

　　[地理分布]通川区、开江县。

　　[入药部位]嫩枝叶、树皮。

　　[功能主治]清热解毒、凉血止血、利水通淋、止泻、止痢、降火、收敛、平肝利气，用于吐血、衄血、水泻、热淋、肝炎、胆囊炎、肾炎、腹泻、崩症、肠炎、痢疾、风火赤目、小儿腹泻绿色稀便、痢疾，外用于黄水疮。

亮叶桦

　　[异名]桦树皮、桦稿、桦树。

　　[拉丁名]*Betula luminifera* H. Winkl.

　　[形态特征]乔木，高可达20 m，胸径可达80 cm；树皮红褐色或暗黄灰色，坚密，平滑；枝条红褐色，无毛，有蜡质白粉；小枝黄褐色，密被淡黄色短柔毛，疏生树脂腺体；芽鳞无毛，边缘被短纤毛。叶矩圆形，有时为椭圆形或卵形，长4.5～10.0 cm，宽2.5～6.0 cm，顶端骤尖或呈细尾状，基部圆形，边缘具不规则刺毛状重锯齿，叶上面仅幼时密被短柔毛，下面密生树脂腺点，侧脉12～14对；叶柄长1～2 cm，密被短柔毛及腺点，极少无毛。雄花序2～5枚簇生于小枝顶端或单生于小枝上部叶腋；序梗密生树脂腺体；苞鳞背面无毛，边缘具短纤毛。果序大部单生；序梗长1～2 cm，下垂，密被短柔毛及树脂腺；果苞长2～3 mm，侧裂片长仅为中裂片的1/4～1/3。小坚果倒卵形，长约2 mm，背面疏被短柔毛，膜质翅宽为果的1～2倍。

　　[自然生境]生于海拔500～2 300 m的阳坡林中。

　　[地理分布]大竹县。

　　[入药部位]根、树皮和嫩枝叶。

　　[功能主治]树皮清热解毒、利尿消肿。嫩枝叶清热利尿，用于水肿，外用于疥毒。根和树皮清热利尿、除湿消炎，用于小便不利、水肿、食积停滞、黄疸、时行热毒、疮及风疹。

白桦

[异名]桦木、桦树、红华、桦皮树。

[拉丁名]*Betula platyphylla* Suk.

[形态特征]乔木,高可达27 m;树皮灰白色,成层剥裂;枝条暗灰色或暗褐色,无毛,具或疏或密的树脂腺体或无;小枝暗灰色或褐色,无毛亦无树脂腺体,有时疏被毛和疏生树脂腺体。叶厚纸质,三角形,少有菱状卵形和宽卵形,长3~9 cm,宽2.0~7.5 cm,顶端锐尖、渐尖至尾状渐尖,基部截形、宽楔形或楔形,侧脉5~7(~8)对;叶柄细瘦,长1.0~2.5 cm,无毛。果序单生,圆柱形或矩圆状圆柱形,通常下垂,长2~5 cm,直径6~14 mm;序梗细瘦,长1~2.5 cm;果苞长5~7 mm,背面密被短柔毛至成熟时毛渐脱落,边缘具短纤毛,基部楔形或宽楔形,中裂片三角状卵形,顶端渐尖或钝。小坚果狭矩圆形、矩圆形或卵形,长1.5~3.0 mm,宽1.0~1.5 mm,背面疏被短柔毛,膜质翅较果长1/3,较少与之等长,与果等宽或较果稍宽。

[自然生境]生于海拔400~2 300 m的林中、向阳山地。

[地理分布]通川区、开江县、渠县。

[入药部位]树皮。

[功能主治]清热利湿、消肿解毒、消炎、祛痰止咳,用于急性扁桃体炎、支气管炎、肺炎、尿路感染、急性乳腺炎。外用于烫伤、痈疖肿毒。

华千金榆

[异名]南方千金榆。

[拉丁名]*Carpinus cordata* Bl. var. *chinensis* Franch.

[形态特征]落叶乔木,高达15 m。树皮灰褐色,有鳞片状浅裂;小枝赤褐色,有光泽,具黄色圆形皮孔。叶互生;叶柄长1.2~2.0 cm;叶片椭圆形或卵状椭圆形,长6~12 cm,宽4~6 cm,先端渐尖,基部浅心形,边缘具尖细锯齿,侧脉17~24对;在嫩枝、叶柄、叶下面、叶脉及果柄上均密生短柔毛。花单性,黄绿色;雌雄同株,雄柔荑花序腋生,下垂,长5~6 cm,花密生,无花被,苞片卵形,基部着生雄蕊10;雌荚荑花序顶生,长约3 cm,花序轴长约1 cm,苞片线形,每苞内藏雌花2,左右各有3小苞合成的副苞,以后结果时即成果苞,雌花具萼,与子房附着,柱头细长2裂。果序长5~12 cm,宽3~4 cm;果苞宽卵形,脉纹明显;小坚果椭圆形压扁状,被密叠的果苞所覆盖。

[自然生境]生于海拔500~2 300 m的阴坡、山谷杂木林中。

[地理分布]万源市。

[入药部位]根皮、果穗。

[功能主治]根皮用于疲倦劳乏、跌打损伤、痈疮肿毒、淋证。果穗健胃消食。

川陕鹅耳枥

[异名]千筋树。

[拉丁名]*Carpinus fargesiana* H. Winkl.

[形态特征]乔木,高可达20 m。树皮灰色,光滑;枝条细瘦,无毛,小枝棕色,疏被长柔毛。叶厚纸质,卵状披针形、卵状椭圆形、椭圆形、矩圆形,长2.5~6.5 cm,宽2.0~2.5 cm,基部近圆形或微心形,顶端渐尖,上面深绿色,幼时疏被长柔毛,后变无毛,下面淡绿色,沿脉疏被长柔毛,其余无毛,通常无疣状突起,侧脉12~16对,脉腋间具髯毛,边缘具重锯齿;叶柄细瘦,长6~10 mm,疏被长柔毛。果序长约4 cm,直径约2.5 cm;序梗长1.0~1.5 cm,序梗、序轴均疏被长柔毛;果苞半卵形或半宽卵形,长1.3~1.5 cm,宽6~8 mm,背面沿脉疏被长柔毛,外侧的基部无裂片,内侧的基部具耳突或仅边缘微内折。小坚果宽卵圆形,长约3 mm,无毛,无树脂腺体,极少于上部疏生腺体,具数肋。

[自然生境]生于海拔1 000~2 000 m的山地林中。

[地理分布]万源市。

[入药部位]根、茎皮、嫩枝。

[功能主治]根与茎皮解毒、散瘀。嫩枝清热降火、止血、止泻。

藏刺榛

[异名]猴板栗。

[拉丁名]*Corylus ferox* Wall. var. *thibetica* (Batal.) Franch.

[形态特征]乔木或小乔木,高5～12 m;树皮灰黑色或灰色;枝条灰褐色或暗灰色,无毛;小枝褐色,疏被长柔毛,基部密生黄色长柔毛,有时具或疏或密的刺状腺体。叶厚纸质,叶为宽椭圆形或宽倒卵形,长5～15 cm,宽3～9 cm,顶端尾状,基部近心形或近圆形,有时两侧稍不对称,边缘具刺毛状重锯齿,上面仅幼时疏被长柔毛,后变无毛,下面沿脉密被淡黄色长柔毛,脉腋间有时具簇生的髯毛,侧脉8～14对;叶柄较细瘦,长1.0～3.5 cm,密被长柔毛或疏被毛至几无毛。雄花序1～5枚排成总状;苞鳞背面密被长柔毛;花药紫红色。果3～6枚簇生,极少单生;果苞钟状,成熟时褐色,果苞背面具或疏或密刺状腺体;上部具分叉而锐利的针刺状裂片。坚果扁球形,上部裸露,顶端密被短柔毛,长1.0～1.5 cm。

[自然生境]生于海拔1 500～2 300 m的山坡林中。

[地理分布]宣汉县。

[入药部位]果实、种仁。

[功能主治]果实滋补强壮。种仁用于痢疾、咳喘。

壳斗科 Fagaceae

栗

[异名]板栗、板栗壳。

[拉丁名]*Castanea mollissima* Bl.

[形态特征]乔木,高达20 m,冬芽长约5 mm,小枝灰褐色,托叶长圆形,被疏长毛及鳞腺。叶椭圆至长圆形。雄花序轴被毛,花3～5朵聚生成簇;雌花1～3(～5)朵发育结实,花柱下部被毛。成熟壳斗的锐刺有长有短,有疏有密。

[自然生境]生于海拔2 500 m以下的杂木林中。

[地理分布]通川区、宣汉县、大竹县、渠县。

[入药部位]种子、总苞、花、树皮、根、外果皮、内果皮、叶。

[功能主治]种子养胃健脾、滋阴补肾、益气、强筋、活血止血、清热、止痢、消食、祛风除湿,用于反胃、泄泻、腰脚酸软、肾虚腰痛、吐血、衄血、便血、金疮、折伤肿痛、筋骨扭伤、瘰疬。总苞健脾、止泻,用于丹毒、红肿、百日咳。花收敛、止泻,用于便血、瘰疬、小儿消化不良、痢疾、久泻不止。树皮用于癞疮、口疮、漆疮。根行血调经,用于偏坠疝气、血痹、风湿性腰腿痛。外果皮养胃、止血,用于反胃、鼻衄、便血。内果皮用于瘰疬、骨鲠。叶收敛解毒,用于喉疔火毒,外用于漆疮。

水青冈

[异名]长柄山毛榉。

[拉丁名]*Fagus longipetiolata* Seem.

[形态特征]高达25 m的乔木,小枝的皮孔狭长圆形或兼有近圆形。壳斗4(3)瓣裂,裂瓣长20～35 mm;坚果比壳斗裂瓣稍短或等长,脊棱顶部有狭而略伸延的薄翅。

[自然生境]生于海拔1 000～2 500 m的阴湿山坡、林中。

[地理分布]万源市等地。

[入药部位]壳斗。

[功能主治]健脾、消食、理气止痛,用于目赤肿痛、疝气、胃脘胀痛。

槲栎

[异名]大叶栎树、白栎树、白栎、细皮青冈、大叶青冈、青冈。

[拉丁名]*Quercus aliena* Bl.

[形态特征]落叶乔木,高达30 m;树皮暗灰色,深纵裂。老枝暗紫色,具多数灰白色突起的皮孔;小枝灰褐色,近无毛,具圆形淡褐色皮孔;芽卵形,芽鳞具缘毛。叶片长椭圆状倒卵形至倒卵形,顶端微钝或短渐尖,基部楔形或圆形,叶缘具波状钝齿,叶背被灰棕色细绒毛。坚果椭圆形至卵形,果脐微凸起。

[自然生境]生于海拔800～2 600 m的向阳山地。

[地理分布]通川区、达川区、渠县。

[入药部位]根、树皮、壳斗、叶。

[功能主治]根、树皮与壳斗收敛、止泻,用于痢疾。叶用于恶疮。

匙叶栎

[异名]青檀、匙叶栎青檀、匙叶山栎。

[拉丁名]*Quercus dolicholepis* A. Camus.

[形态特征]绿乔木,高达16 m;小枝幼时被灰黄色星状柔毛,后渐脱落。叶革质,叶片倒卵状匙形、倒卵状长椭圆形,顶端圆形或钝尖,基部宽楔形、圆形或心形,叶缘上部有锯齿或全缘,幼叶两面有黄色单毛或束毛,老时叶背有毛或脱落,侧脉每边7～8条。雄花序轴被苍黄色绒毛。壳斗杯形,包着坚果;小苞片线状披针形,赭褐色,被灰白色柔毛,先端向外反曲。坚果卵形至近球形,顶端有绒毛,果脐微凸起。

[自然生境]生于海拔500～2 800 m的山地森林中。

[地理分布]万源市等地。

[入药部位]壳斗。

[功能主治]收敛、止泻,用于痢疾。

巴东栎

[异名]贡山栎、青树栎。

[拉丁名]*Quercus engleriana* Seemen.

[形态特征]常绿或半常绿乔木,高达25 m,树皮灰褐色,条状开裂。小枝幼时被灰黄色绒毛,后渐脱落。叶片椭圆形、卵形、卵状披针形。雄花序生于新枝基部,花序轴被绒毛,雄蕊4～6。坚果长卵形,无毛,柱座长2～3 mm,果脐凸起。

[自然生境]生于海拔700～2 700 m的山坡、山谷疏林中。

[地理分布]万源市等地。

[入药部位]树皮。

[功能主治]解毒消肿、涩肠、止血,用于疮痈肿痛、溃破不敛、瘰疬、痔疮、痢疾、肠风下血。

白栎

[异名]青杠、青杠碗、饭青杠。

[拉丁名]*Quercus fabri* Hance

[形态特征]落叶乔木或灌木状,高可达20 m,树皮灰褐色,冬芽卵状圆锥形,芽鳞多数,叶片倒卵形、椭圆状倒卵形,叶缘具波状锯齿或粗钝锯齿,叶柄被棕黄色绒毛。花序轴被绒毛,壳斗杯形,包着坚果;小苞片卵状披针形,排列紧密,在坚果长椭圆形或卵状长椭圆形,果脐凸起。

[自然生境]生于海拔1 500～1 800 m的河滩灌丛、林中。

[地理分布]通川区、开江县、大竹县。

[入药部位]带虫瘿总苞、果实。

[功能主治]健脾消积、理气、清火、清热明目,用于疝气、疳积、火眼赤痛、急性结膜炎。

尖叶栎

[异名]铁橿树。

[拉丁名]*Quercus oxyphylla* (E. H. Wils.) Hand. –Mazz.

[形态特征]常绿乔木,高达20 m,树皮黑褐色,纵裂;小枝密被苍黄色星状绒毛,常有细纵棱。叶片卵状披针形、长圆形或长椭圆形,顶端渐尖或短渐尖,基部圆形或浅心形,叶缘上部有浅锯齿或全缘,幼叶两面被星状绒毛,老时仅叶背被毛。侧脉每边6～12条。坚果长椭圆形或卵形,顶端被苍黄色短绒毛;果脐微凸起。

[自然生境]生于海拔200～2 900 m的山坡、山谷地带及山顶阳处或疏林中。

[地理分布]万源市等地。

[入药部位]树皮。

[功能主治]解毒消肿、涩肠、止血,用于疮痈肿痛、溃破不敛、瘰疬、痔疮、痢疾、肠风下血。

枹栎

[异名]枹树、绒毛枹栎、短柄枹栎。

[拉丁名]*Quercus serrata* Thunb.

[形态特征]常落叶乔木,高达25 m,树皮灰褐色,深纵裂。幼枝被柔毛,不久即脱落;冬芽长卵形,芽鳞多数,棕色,无毛或有极少毛。叶片薄革质,倒卵形或倒卵状椭圆形。雄花序长8～12 cm,花序轴密被白毛,雄蕊8;雌花序长1.5～3 cm。壳斗杯状,包着坚果1/4～1/3,小苞片长三角形,贴生,边缘具柔毛。坚果卵形至卵圆形,果脐平坦。

[自然生境]生于海拔200～2 000 m的山地或沟谷林中。

[地理分布]开江县、渠县、万源市。

[入药部位]树皮。

[功能主治]同尖叶栎。

短柄枹栎(变种)

[异名]柞树。

[拉丁名]*Quercus serrata* var. *brevipetiolata* (A. DC.) Nakai

[形态特征]落叶乔木,高15～20 m,树皮暗灰褐色,不规则深纵裂。幼枝有黄色绒毛,后变无毛。叶常聚生于枝顶,叶片较小,长椭圆状倒卵形或卵状披针形;叶缘具内弯浅锯齿,齿端具腺;叶柄较短或近无柄。叶片长椭圆状披针形或披针形,叶边缘具粗锯齿,齿端微内弯,叶片下面灰白色,被平伏毛。

[自然生境]生于海拔60～2 000 m的山地。

[地理分布]万源市等地。

[入药部位]树皮。

[功能主治]同尖叶栎。

刺叶高山栎

[异名]铁橡树、铁匠子。

[拉丁名]*Quercus spinosa* David ex Franch.

[形态特征]常绿乔木或灌木,高达15 m。小枝幼时被黄色星状毛,后渐脱落。叶面皱褶不平,叶片倒卵形、椭圆形,长2.5～7.0 cm,宽1.5～4.0 cm,顶端圆钝,基部圆形或心形,叶缘有刺状锯齿或全缘,幼叶两面被腺状单毛和束毛,老叶仅叶背中脉下段被灰黄色星状毛,其余无毛,中脉、侧脉在叶面均凹陷,中脉之字形曲折,侧脉每边4～8条;叶柄长2～3 mm。雄花序长4～6 cm,花序轴被疏毛;雌花序长1～3 cm。壳斗杯形,包着坚果1/4～1/3,直径1.0～1.5 cm,高6～9 mm;小苞片三角形,长1.0～1.5 mm,排列紧密。坚果卵形至椭圆形,直径1.0～1.3 cm,高1.6～2.0 cm。

[自然生境]生于山坡或山谷森林中。

[地理分布]万源市。

[入药部位]叶。

[功能主治]止泻痢、止血,用于肝炎。

栓皮栎

[异名]青杠碗、白麻栎。

[拉丁名]*Quercus variabilis* Bl.

[形态特征]落叶乔木,高可达30 m,树皮黑褐色,小枝无毛;芽圆锥形,叶片卵状披针形或长椭圆形,顶端渐尖,叶柄无毛。雄花花序轴密被褐色绒毛,雄蕊较多;雌花序生叶腋,花柱包着坚果2/3,小苞片钻形,坚果近球形或宽卵形,顶端圆,果脐突起。

[自然生境]生于海拔600～1 900 m的林中。

[地理分布]万源市等地。

[入药部位]果实、果壳。

[功能主治]健胃、收敛、利湿消肿、止泻涩肠、止咳平喘、止痢,用于痔疮、恶疮、痈肿、哮喘、咳嗽、水泻,外用于头癣、湿疹。

榆科 Ulmaceae

紫弹树

[异名]沙楠子树、异叶紫弹、毛果朴、全缘叶紫弹树。

[拉丁名]*Celtis biondii* Pamp.

[形态特征]落叶乔木,树皮暗灰色。叶宽卵形、卵形至卵状椭圆形,长2.5～7.0 cm,宽2.0～3.5 cm,基部钝至近圆形,稍偏斜,先端渐尖至尾状渐尖,在中部以上疏具浅齿。果序单生叶腋,通常具2果(少有1或3果),由于总梗极短,很像果柄双生于叶腋,总梗连同果柄长1～2 cm,被糙毛;果幼时被疏或密的柔毛,后毛逐渐脱净,黄色至橘红色,近球形,直径约5 mm,核两侧稍压扁,侧面观近圆形,直径约4 mm,具4肋,表面具明显的网孔状。

[自然生境]生于山地灌丛或杂木林中。

[地理分布]宣汉县、万源市。

[入药部位]叶、根、茎枝。

[功能主治]叶清热解毒,用于疮毒溃烂;根解毒消肿,祛痰止咳,用于乳痈肿痛,痰多咳喘。茎枝通络止痛,用于腰背酸痛。

朴树

[异名]黄果朴、紫荆朴。

[拉丁名]*Celtis sinensis* Pers.

[形态特征]落叶乔木,树皮暗灰色。叶多为卵形或卵状椭圆形,但不带菱形,基部几乎不偏斜或仅稍偏斜,先端尖至渐尖,但不为尾状渐尖。果也较小,一般直径5～7 mm,很少有达8 mm的。

[自然生境]生于山地灌丛或杂木林中。

[地理分布]通川区、开江县、渠县。

[入药部位]枝叶、树根、树皮。

[功能主治]消肿止痛,用于烫伤,也可以用来治疗荨麻疹。

四蕊朴

[异名]昆明朴、西藏朴、凤庆朴。

[拉丁名]*Celtis tetrandra* Roxb.

[形态特征]乔木,高达30 m,树皮灰白色;当年生小枝幼时密被黄褐色短柔毛,老后毛常脱落。叶厚纸质至近革质,通常卵状椭圆形或带菱形,长5～13 cm,宽3.0～5.5 cm,基部多偏斜,一侧近圆形,一侧楔形,先端

渐尖至短尾状渐尖,边缘变异较大。果柄常2～3枚生于叶腋,其中一枚果柄常有2果,其他的具1果,无毛或被短柔毛,长7～17 mm;果成熟时黄色至橙黄色,近球形,直径约8 mm;核近球形,直径约5 mm,具4条肋,表面有网孔状凹陷。

[自然生境]多生于沟谷、河谷的林中或林缘。

[地理分布]通川区、开江县。

[入药部位]根皮。

[功能主治]消肿止痛、解毒治热,用于腰痛、漆疮。

榆树

[异名]榆、白榆、家榆。

[拉丁名]*Ulmus pumila* L.

[形态特征]落叶乔木,高达25 m。叶椭圆状卵形、长卵形、椭圆状披针形或卵状披针形,长2～8 cm,宽1.2～3.5 cm,先端渐尖或长渐尖,基部偏斜或近对称,侧脉每边9～16条,叶柄长4～10 mm,通常仅上面有短柔毛。花先叶开放,在去年生枝的叶腋成簇生状。翅果近圆形,稀倒卵状圆形,长1.2～2.0 cm,除顶端缺口柱头面被毛外,余处无毛,果核部分位于翅果的中部,上端不接近或接近缺口,成熟前后其色与果翅相同,初淡绿色,后白黄色,宿存花被无毛,4浅裂,裂片边缘有毛,果柄较花被为短,长1～2 mm,被(或稀无)短柔毛。

[自然生境]栽培植物。

[地理分布]通川区、开江县。

[入药部位]树皮、叶及翅果。

[功能主治]安神健脾、利尿消肿。

杜仲科 Eucommiaceae

杜仲

[异名]丝绵树皮、扯丝皮、思仲、丝绵皮。

[拉丁名]*Eucommia ulmoides* Oliv.

[形态特征]落叶乔木,高达20 m;树皮灰褐色,粗糙,内含橡胶,折断拉开有细丝。芽体卵圆形,红褐色,边缘被微毛。叶椭圆形、卵形或矩圆形,薄革质,长6～15 cm,宽3.5～6.5 cm;基部圆形或阔楔形,先端渐尖;初时有褐色柔毛,以后仅脉上有毛;叶柄有槽,被散生长毛。花生于当年枝基部,雄花无花被;花梗长约3 mm,无毛;苞片倒卵状匙形,顶端圆形,边缘有睫毛,早落;雄蕊长约1 cm,无毛,花丝约1 mm,药隔突出,花粉囊细长。雌花单生,苞片倒卵形,子房无毛,1室,扁而长,先端2裂。翅果扁平,长椭圆形,长3.0～3.5 cm,宽1.0～1.3 cm,先端2裂,基部楔形,周围具薄翅;坚果位于中央,稍凸起,子房柄长2～3 mm,与果柄相接处有关节。种子扁平,线形,长1.4～1.5 cm,宽3 mm,两端圆形。

[自然生境]生于海拔2 000 m以下的山坡、林中,栽培。

[地理分布]万源市、渠县、开江县、宣汉县。

[入药部位]树皮、叶。

[功能主治]补肝肾、平肝、强筋骨、安胎、降血压、镇痛,用于腰脊酸痛、足膝痿弱、小便余沥、小便频数、阴下湿痒、胎漏欲堕、早期高血压、胎动不安、习惯性流产、先兆流产。

桑科 Moraceae

藤构

[异名]谷皮藤、构皮麻。

[拉丁名]*Broussonetia kaempferi* Siebold var. *australis* Suzuki

[形态特征]蔓生藤状灌木;树皮黑褐色;小枝显著伸长,幼时被浅褐色柔毛,成长脱落。叶互生,螺旋状排列,近对称的卵状椭圆形,长3.5～8.0 cm,宽2～3 cm,先端渐尖至尾尖,基部心形或截形,边缘锯齿细,齿

尖具腺体, 不裂, 稀为2～3裂, 表面无毛, 稍粗糙; 叶柄长8～10 mm, 被毛。花雌雄异株, 雄花序短穗状, 长1.5～2.5 cm, 花序轴约1 cm; 雄花花被片3～4, 裂片外面被毛, 雄蕊3～4, 花药黄色, 椭圆球形, 退化雌蕊小; 雌花集生为球形头状花序。聚花果直径1 cm, 花柱线形, 延长。

[自然生境] 生于海拔1 500 m以下的山坡、溪边、林缘、林中。

[地理分布] 万源市、大竹县。

[入药部位] 果实、嫩枝叶、树汁、根皮。

[功能主治] 果实清肝明目、补肾壮阳。嫩枝叶、树汁解毒杀虫、利尿, 用于虚肿、神经性皮炎。根皮散瘀止痛、祛风活血, 用于跌打损伤、风湿痹痛、腰痛。

楮

[异名] 小构树。

[拉丁名] *Broussonetia kazinoki* Siebold

[形态特征] 灌木, 高2～4 m; 小枝斜上, 幼时被毛, 成长脱落。叶卵形至斜卵形, 长3～7 cm, 宽3.0～4.5 cm, 先端渐尖至尾尖, 基部近圆形或斜圆形, 边缘具三角形锯齿, 不裂或3裂, 表面粗糙, 背面近无毛; 叶柄长约1 cm; 托叶小, 线状披针形, 渐尖, 长3～5 mm, 宽0.5～1.0 mm。花雌雄同株; 雄花序球形头状, 直径8～10 mm, 雄花花被3～4裂, 裂片三角形, 外面被毛, 雄蕊3～4, 花药椭圆形; 雌花序球形, 被柔毛, 花被管状, 顶端齿裂, 或近全缘, 花柱单生, 仅在近中部有小突起。聚花果球形, 直径8～10 mm; 瘦果扁球形, 外果皮壳质, 表面具瘤体。

[自然生境] 多生长于中海拔以下, 低山地区山坡林缘、沟边、近住宅旁。

[地理分布] 万源市、开江县、通川区。

[入药部位] 嫩枝叶、树汁、根皮。

[功能主治] 祛风、活血、利尿, 用于风湿痹痛、虚肿、皮炎、跌打损伤。

构树

[异名] 楮实子、谷浆树、楮树。

[拉丁名] *Broussonetia papyrifera* (L.) L' hért. ex Vent.

[形态特征] 乔木, 高10～20 m; 树皮暗灰色; 小枝密生柔毛。叶螺旋状排列, 广卵形至长椭圆状卵形, 长6～18 cm, 宽5～9 cm, 先端渐尖, 基部心形, 两侧常不相等, 边缘具粗锯齿, 不分裂或3～5裂, 小树之叶常有明显分裂, 表面粗糙, 疏生糙毛, 背面密被绒毛, 基生叶脉三出, 侧脉6～7对; 叶柄长2.5～8.0 cm, 密被糙毛; 托叶大, 卵形, 狭渐尖, 长1.5～2.0 cm, 宽0.8～1.0 cm。花雌雄异株; 雄花序为柔荑花序, 粗壮, 长3～8 cm, 苞片披针形, 被毛, 花被4裂, 裂片三角状卵形, 被毛, 雄蕊4, 花药近球形, 退化雌蕊小; 雌花序球形头状, 苞片棍棒状, 顶端被毛, 花被管状, 顶端与花柱紧贴, 子房卵圆形, 柱头线形, 被毛。聚花果直径1.5～3.0 cm; 瘦果具与等长的柄, 表面有小瘤。

[自然生境] 生于海拔2 500 m以下的向阳的林中。

[地理分布] 万源市、大竹县、开江县、通川区、渠县。

[入药部位] 果实(楮实子)、树皮、树白皮、乳汁、叶、树枝。

[功能主治] 果实清肝明目、滋阴补肾、壮阳、利水消肿、清热、利消、强筋壮骨, 用于腰膝酸软、虚劳、肾虚阳痿、水肿腹胀、视力减退、目昏、目翳、水气浮肿、老年咳嗽、精少。树皮祛风活血、利尿, 用于风湿痹痛、跌打损伤、虚肿、皮炎。树白皮行血、止血, 用于水肿气满、气短咳嗽、肠风血痢、妇人血崩。乳汁利水消肿、解毒, 用于水肿, 外涂治癣疾。叶清热、凉血、利水, 用于吐血、衄血、外伤出血、水肿、痢疾。树枝清热利湿, 用于风疹、目赤肿痛、小便不利。

大麻

[异名] 火麻仁、火麻、索玛纳保。

[拉丁名]*Cannabis sativa* L.

[形态特征]一年生直立草本,高1～3 m,枝具纵沟槽,密生灰白色贴伏毛。叶掌状全裂,裂片披针形或线状披针形,长7～15 cm,中裂片最长,宽0.5～2.0 cm,先端渐尖,基部狭楔形,表面深绿,微被糙毛,背面幼时密被灰白色贴状毛后变无毛,边缘具向内弯的粗锯齿,中脉及侧脉在表面微下陷,背面隆起;叶柄长3～15 cm,密被灰白色贴伏毛;托叶线形。雄花序长达25 cm;花黄绿色,花被5,膜质,外面被细伏贴毛,雄蕊5,花丝极短,花药长圆形;小花柄长2～4 mm;雌花绿色;花被1,紧包子房,略被小毛;子房近球形,外面包于苞片。瘦果为宿存黄褐色苞片所包,果皮坚脆,表面具细网纹。

[自然生境]分布于海拔3 500 m以下的荒地、地边、林缘,有栽培。

[地理分布]万源市。

[入药部位]种仁、叶、根、花、果穗、茎叶、茎皮部。

[功能主治]种仁滋养润燥、滋阴、通便、滑肠、通淋、活血、养颜,用于肠燥津亏便秘、消渴、热淋、风痹、痢疾、月经不调、疥疮、癣癞以及热病后期、年老、体弱、产妇等津血亏损的肠燥便秘。叶用于痢疾、气喘、蛔虫病。根祛瘀、止血,用于淋病、血崩、带下、难产、胞衣不下、跌打损伤。花祛风、活血,用于风病肢体麻木、遍身苦痒、妇女经闭。果穗祛风止痛、镇痉,用于痛风痹症、癫狂、失眠喘咳。茎皮部纤维祛瘀、利水,用于跌打损伤、热淋胀痛。

水蛇麻

[异名]桑草、毛蟹草、桑麻。

[拉丁名]*Fatoua villosa* (Thunb.) Nakai

[形态特征]一年生草本,高30～80 cm,枝直立,纤细,少分枝或不分枝,幼时绿色后变黑色,微被长柔毛。叶膜质,卵圆形至宽卵圆形,长5～10 cm,宽3～5 cm,先端急尖,基部心形至楔形,边缘锯齿三角形,微钝,两面被粗糙贴伏柔毛,侧脉每边3～4条;叶片在基部稍下延成叶柄;叶柄被柔毛。花单性,聚伞花序腋生,直径约5 mm;雄花钟形;花被裂片长约1 mm,雄蕊伸出花被片外,与花被片对生;雌花,花被片宽舟状,稍长于雄花被片,子房近扁球形,花柱侧生,丝状,长1.0～1.5 mm,约长于子房2倍。瘦果略扁,具三棱,表面散生细小瘤体;种子1颗。

[自然生境]常生于园圃中、路旁和荒地上。

[地理分布]万源市。

[入药部位]全草、根皮、叶、叶汁。

[功能主治]全草清热解毒,用于刀伤、无名肿毒。根皮清热解毒、凉血止血,用于喉炎、流行性腮腺炎、无名肿毒、刀伤出血。叶用于风热感冒、头痛、咳嗽。叶汁用于腹痛。

无花果

[异名]奶浆果、蜜果、天生子。

[拉丁名]*Ficus carica* L.

[形态特征]落叶灌木,高3～10 m,多分枝;树皮灰褐色,皮孔明显;小枝直立,粗壮。叶互生,厚纸质,广卵圆形,长宽近相等,10～20 cm,通常3～5裂,小裂片卵形,边缘具不规则钝齿,表面粗糙,背面密生细小钟乳体及灰色短柔毛,基部浅心形,基生侧脉3～5条,侧脉5～7对;叶柄长2～5 cm,粗壮;托叶卵状披针形,长约1 cm,红色。雌雄异株,雄花和瘿花同生于一榕果内壁,雄花生于内壁口部,花被片4～5,雄蕊3,有时1或5,瘿花花柱侧生,短;雌花花被与雄花同,子房卵圆形,光滑,花柱侧生,柱头2裂,线形。榕果单生叶腋,大而梨形,直径3～5 cm,顶部下陷,成熟时紫红色或黄色,基生苞片3,卵形;瘦果透镜状。

[自然生境]生于海拔2 300 m以下的山坡、灌丛中。

[地理分布]万源市、大竹县、开江县。

[入药部位]花托、根、叶、果实。

[功能主治]花托清热解毒、通络下乳、健胃、止咳润肠,用于咳喘、肠炎、痢疾、便秘、痔疮、喉痛、痈疮疥癣、肠风下血。叶解毒止痛,用于痔疮、肿毒、心痛。根与叶舒筋散瘀、消肿、止泻,用于筋骨疼痛、瘰疬、痔疮、肠炎、腹泻,外用于疮肿。果实补血养阴、止血、通乳、润肠止咳、滋阴、止泻痢、抗癌,用于气短、头晕、痔疮下血、口苦咽干、大便秘结、妇女缺乳。

菱叶冠毛榕

[异名]树地瓜。

[拉丁名]*Ficus gasparriniana* Miq. var. *laceratifola* (Levl. & Vant.) Corner

[形态特征]灌木,高1.5～2.0 m。卵形,厚纸质至亚革质,叶背白绿色,微被柔毛或近无毛,叶上半部具数个不规则齿裂;瘦果直径2.5～3.5 mm。雌花无梗,花被4,子房球形,雄蕊2～3。榕果单生叶腋,球形。

[自然生境]生于林中。

[地理分布]万源市、大竹县、开江县。

[入药部位]根及果实。

[功能主治]根及果实下乳、收敛,用于红白痢疾、淋证肿痛、乳少、瘰疬溃烂、痔疮。

异叶榕

[异名]奶浆果、斑鸠果、异叶天仙果。

[拉丁名]*Ficus heteromorpha* Hemsl.

[形态特征]落叶灌木或小乔木,高2～5 m;树皮灰褐色;小枝红褐色,节短。叶多形,琴形、椭圆形、椭圆状披针形,长10～18 cm,宽2～7 cm,先端渐尖或为尾状,基部圆形或浅心形,表面略粗糙,背面有细小钟乳体,全缘或微波状,基生侧脉较短,侧脉6～15对,红色;叶柄长1.5～6.0 cm,红色;托叶披针形,长约1 cm。榕果成对生于短枝叶腋,稀单生,无总梗,球形或圆锥状球形,光滑,直径6～10 mm,成熟时紫黑色,顶生苞片脐状,基生苞片3枚,卵圆形,雄花和瘿花同生于一榕果中;雄花散生内壁,花被片4～5,匙形,雄蕊2～3;瘿花花被片5～6,子房光滑,花柱短;雌花花被片4～5,包围子房,花柱侧生,柱头画笔状,被柔毛。瘦果光滑。

[自然生境]生于海拔700～1 500 m的温暖湿润的林中。

[地理分布]万源市、大竹县、开江县、通川区。

[入药部位]根及果实。

[功能主治]根及果实补气健脾、清热、收敛、补血、下乳,用于脾胃虚弱、缺乳、痔疮出血、带下。

薜荔

[异名]爬墙果、巴岩藤。

[拉丁名]*Ficus pumila* L.

[形态特征]攀援或匍匐灌木,叶两型,不结果枝节上生不定根,叶卵状心形,长约2.5 cm,薄革质,基部稍不对称,尖端渐尖,叶柄很短;叶柄长5～10 mm;托叶2,披针形,被黄褐色丝状毛。榕果单生叶腋,瘿花果梨形,雌花果近球形,长4～8 cm,直径3～5 cm,顶部截平,略具短钝头或为脐状突起,基部收窄成一短柄,基生苞片宿存,三角状卵形,密被长柔毛,榕果幼时被黄色短柔毛,成熟黄绿色或微红;总梗粗短;雄花,生于榕果内壁口部,多数,排为几行,有柄,花被片2～3,线形,雄蕊2枚,花丝短;瘿花具柄,花被片3～4,线形,花柱侧生,短;雌花生于另一植株榕果内壁,花柄长,花被片4～5。瘦果近球形,有黏液。

[自然生境]生于海拔1 200 m以下的灌木林中。

[地理分布]渠县。

[入药部位]果实、茎叶、根茎。

[功能主治]果实通乳、利湿、益气补血、补肾固精、活血、消肿解毒,用于乳汁不下、阳痿、遗精、经闭、淋浊、乳糜尿、久痢、痔血、肠风下血、痈肿、疔疮、痔疮。茎叶祛风除湿、活血通络、祛风散热、解毒,用于风湿痹痛、泻痢、淋病、喉痛、关节痛、恶疮、疥癣、痈肿疮疖、跌打损伤。根茎祛风除湿、通经活络,用于风湿痹

痛、肾虚、腰膝疼痛、乳汁不通。

爬藤榕

[异名]网藤、吊岩风。

[拉丁名]*Ficus sarmentosa* var. *impressa* (Champ.) Corner

[形态特征]藤状匍匐灌木。叶革质，披针形，长4～7 cm，宽1～2 cm，先端渐尖，基部钝，背面白色至浅灰褐色，侧脉6～8对，网脉明显；叶柄长5～10 mm。榕果成对腋生或生于落叶枝叶腋，球形，直径7～10 mm，幼时被柔毛。

[自然生境]生于沟边、岩石。

[地理分布]万源市、开江县、通川区。

[入药部位]根茎。

[功能主治]祛风除湿、舒筋活血、行气消肿、止痛，用于风湿筋骨疼痛、神经痛、跌打损伤、消化不良、气血亏虚、慢性关节痛风。

地果

[异名]野地瓜。

[拉丁名]*Ficus tikoua* Bur.

[形态特征]匍匐木质藤本，茎上生细长不定根，节膨大；幼枝偶有直立的，高30～40 cm，叶坚纸质，倒卵状椭圆形，长2～8 cm，宽1.5～4.0 cm，先端急尖，基部圆形至浅心形，边缘具波状疏浅圆锯齿，基生侧脉较短，侧脉3～4对，表面被短刺毛，背面沿脉有细毛；叶柄长1～2 cm，幼枝的叶柄长达6 cm；托叶披针形，长约5 mm，被柔毛。榕果成对或簇生于匍匐茎上，常埋于土中，球形至卵球形，直径1～2 cm，基部收缩成狭柄，成熟时深红色，表面多圆形瘤点，基生苞片3，细小；雄花生于榕果内壁孔口部，无柄，花被片2～6，雄蕊1～3；雌花生于另一植株榕果内壁，有短柄。无花被，有黏膜包被子房。瘦果卵球形，表面有瘤体，花柱侧生，长，柱头2裂。

[自然生境]生于海拔2 500 m以下的荒坡、地坎、山坡、岩隙。

[地理分布]万源市、开江县、通川区。

[入药部位]全草、果实、根、茎叶、虫瘿、藤、花。

[功能主治]全草祛风除湿、通经活络、利水消肿、清热利湿、止泻，用于风湿身痛、关节疼痛、腹部肿胀、水积腹泻、乳汁不通、牙龈肿痛、痔疮、痈疽肿毒、急性胃肠炎、痢疾、白带异常、经闭、感冒、咳嗽、风湿筋骨疼痛、小儿消化不良、胃与十二指肠溃疡、尿路感染。果实清热解毒、祛风除湿，用于咽喉肿痛。根清热利湿、收敛，用于腹泻、痢疾、瘰疬、遗精、白带异常、痔疮。茎叶清热、利湿、活血、解毒，用于风热咳嗽、水肿、黄疸、风湿疼痛、经闭带下、跌打损伤、痢疾、痔疮出血、无名肿毒。虫瘿研末兑甜酒治痔疮。藤通经、止带，用于痛经。花用于遗精、滑精。

变叶榕

[异名]金不换。

[拉丁名]*Ficus variolosa* Lindl. ex Benth.

[形态特征]灌木或小乔木，光滑，高3～10 m，树皮灰褐色；小枝节间短。叶薄革质，狭椭圆形至椭圆状披针形，长5～12 cm，宽1.5～4.0 cm，先端钝或钝尖，基部楔形，全缘，侧脉7～11（～15）对，与中脉略成直角展出；叶柄长6～10 mm；托叶长三角形，长约8 mm。榕果成对或单生叶腋，球形，直径10～12 mm，表面有瘤体，顶部苞片脐状突起，基生苞片3，卵状三角形，基部微合生，总梗长8～12 mm；瘿花子房球形，花柱短，侧生；雌花生于另一植株榕果内壁，花被片3～4，子房肾形，花柱侧生，细长。瘦果表面有瘤体。

[自然生境]常生于溪边林下潮湿处。

[地理分布]万源市、通川区、开江县。

[入药部位]茎、叶、根。

[功能主治] 茎清热利尿。叶敷跌打损伤。根补肝肾，强筋骨，祛风湿。

黄葛树

[异名] 大叶榕。

[拉丁名] *Ficus virens* Ait.

[形态特征] 落叶乔木，高15～26 m，有乳汁。单叶互生；叶柄长3～5 cm；叶片坚纸质，近披针形，长可达20 cm，宽4～7 cm，先端渐尖，基部钝圆至微心形，全缘，叶面深绿色，有光泽。夏季开花，榕果单生或成对生于叶腋，或3～4个簇生于老枝上，无梗，近球形，径5～8 mm，熟时黄色或红色，基部有苞片3；雄花、瘿花和雌花生于同一花序托中。

[自然生境] 生于疏林及溪边。

[地理分布] 万源市、开江县、通川区。

[入药部位] 根、叶、树皮。

[功能主治] 祛风除湿、清热解毒、消肿止痛，根用于风湿骨痛、感冒、扁桃体炎、眼结膜炎，外用治跌打肿痛。

葎草

[异名] 锯锯藤、五匹叶。

[拉丁名] *Humulus scandens* (Lour.) Merr.

[形态特征] 缠绕草本，茎、枝、叶柄均具倒钩刺。叶纸质，肾状五角形，掌状5～7深裂稀为3裂，长、宽7～10 cm，基部心脏形，表面粗糙，疏生糙伏毛，背面有柔毛和黄色腺体，裂片卵状三角形，边缘具锯齿；叶柄长5～10 cm。雄花小，黄绿色，圆锥花序，长15～25 cm；雌花序球果状，径约5 mm，苞片纸质，三角形，顶端渐尖，具白色绒毛；子房为苞片包围，柱头2，伸出苞片外。瘦果成熟时露出苞片外。

[自然生境] 生于海拔2 200 m以下的荒坡、草丛、岩壁、河边。

[地理分布] 达川区、通川区、开江县、宣汉县、渠县、大竹县、万源市。

[入药部位] 全草、花、根、果穗。

[功能主治] 全草清热解毒、凉血、止痢、利尿祛痰、消瘀、健胃、消炎杀菌，用于感冒发热、淋病、小便不利、疟疾、腹泻、湿热痢疾、肺结核潮热、肺脓疡、肺炎、癞疮、痔疮、疮痈肿毒、瘰疬、急性胃炎、膀胱炎、湿疹、毒蛇咬伤、尿路结石、淋浊尿血、疝气、痧症腹痛、消化不良、水泻、肺结核潮热盗汗。花用于肺结核。根用于石淋、疝气、瘰疬。果穗用于肺结核、潮热、盗汗。

桑

[异名] 桑叶、达醒。

[拉丁名] *Morus alba* L.

[形态特征] 乔木或灌木，高3～10 m或更高，胸径可达50 cm，树皮厚，灰色，具不规则浅纵裂；小枝有细毛。叶卵形或广卵形，长5～15 cm，宽5～12 cm，先端急尖、渐尖或圆钝，基部圆形至浅心形，边缘锯齿粗钝，有时叶为各种分裂，表面鲜绿色，无毛；叶柄长1.5～5.5 cm，具柔毛；托叶披针形，早落，外面密被细硬毛。花单性，腋生或生于芽鳞腋内，与叶同时生出；雄花序下垂，长2.0～3.5 cm，密被白色柔毛，雄花。花被片宽椭圆形，淡绿色。雌花序长1～2 cm，被毛，总花梗长5～10 mm，被柔毛，雌花无梗，花被片倒卵形，顶端圆钝，外面和边缘被毛，两侧紧抱子房，无花柱，柱头2裂，内面有乳头状突起。聚花果卵状椭圆形，长1.0～2.5 cm，成熟时红色或暗紫色。

[自然生境] 栽培于田坎、山坡、路旁。

[地理分布] 万源市、大竹县、开江县、通川区、渠县。

[入药部位] 叶、芽、果实、嫩枝、根皮、虫瘿、桑沥。

[功能主治] 叶除风除湿、凉血、利水、清热明目、疏风散热，用于风热感冒、头痛、目赤、口渴、肺热咳嗽、咽痛、风热咳嗽、风痹、瘾疹、肝阳上亢引起的头痛头昏、下肢象皮肿。芽代茶饮，退热、明目。根治惊痫、筋

骨痛、高血压、目赤、鹅口疮。果实补肝益肾、息风滋补、滋阴补血、明目，用于血虚之头目眩晕、失眠健忘、肝肾阴亏、消渴、血虚津少之便秘、目暗、耳鸣、神经衰弱、瘰疬、关节不利、须发早白、贫血。虫瘿治鹤膝风。桑白皮泻肺、止咳平喘、行水消肿，用于肺热咳嗽、吐血、水肿腹胀、脚气、小便不利、糖尿病、伤口久而不愈。嫩枝祛风活络、清热利水、平肝、利关节，用于风湿性关节炎、风热痹痛、四肢拘挛、脚气、浮肿、肌体风痒、风湿麻木、高血压；作柴火煎药，可以增加药力。桑沥用于大风疥疮、生眉发。

鸡桑

[异名]岩桑、崖桑皮。

[拉丁名]*Morus australis* Poir.

[形态特征]灌木或小乔木，树皮灰褐色，冬芽大，圆锥状卵圆形。叶卵形，长5～14 cm，宽3.5～12.0 cm，先端急尖或尾状，基部楔形或心形，边缘具粗锯齿，不分裂或3～5裂，表面粗糙，密生短刺毛，背面疏被粗毛；叶柄长1.0～1.5 cm，被毛；托叶线状披针形，早落。雄花序长1.0～1.5 cm，被柔毛，雄花绿色，具短梗，花被片卵形，花药黄色；雌花序球形，长约1 cm，密被白色柔毛，雌花花被片长圆形，暗绿色，花柱很长，柱头2裂，内面被柔毛。聚花果短椭圆形，直径约1 cm，成熟时红色或暗紫色。

[自然生境]生于海拔2 500 m以下的河岸、田坎、山坡、路旁。

[地理分布]万源市。

[入药部位]叶、果实、枝、根皮。

[功能主治]叶清热解表、止咳，用于感冒咳嗽。果实用于骨热病。根泻肺火、利小便，用于肺热咳嗽、衄血、水肿、腹泻、黄疸。枝与根皮祛风除湿、清热止咳、泻肺、利水消肿，用于肺热咳嗽、头痛。

花叶鸡桑

[异名]岩桑、崖桑皮。

[拉丁名]*Morus australis* Poir. var. *inusitata* (Levl.) C. Y. Wu

[形态特征]叶宽卵形，叶缘具多个不规则缺刻状深裂。

[自然生境]生于海拔500～1 000 m的河岸、田坎、山坡、荒地、林缘。

[地理分布]万源市。

[入药部位]叶、果实、枝、根皮。

[功能主治]叶清热解表、止咳，用于感冒咳嗽。根泻肺火、利小便，用于肺热咳嗽、衄血、水肿、腹泻、黄疸。枝与根皮祛风除湿、清热止咳、泻肺、利水消肿，用于肺热咳嗽、头痛。

荨麻科 Urticaceae

序叶苎麻

[异名]合麻仁、水苎麻、水苏麻、米麻、野麻藤。

[拉丁名]*Boehmeria clidemioides* var. *diffusa* (Wedd.) Hand. –Mazz.

[形态特征]多年生草本或亚灌木；茎高0.9～3.0 m，多分枝，上部多少密被短伏毛。叶互生，同一对叶常不等大；叶片纸质或草质，卵形、狭卵形或长圆形，长5～14 cm，宽2.5～7.0 cm，顶端长渐尖或骤尖，基部圆形，稍偏斜，边缘自中部以上有小或粗牙齿，两面有短伏毛，上面常粗糙，基出脉3条，侧脉2～3对；叶柄长0.7～6.8 cm。穗状花序单生叶腋，通常雌雄异株，长4.0～12.5 cm，顶部有2～4叶；团伞花序直径2～3 mm，除在穗状花序上着生外，也常生于叶腋。雄蕊4，长约2 mm，花药长约0.6 mm；退化雌蕊椭圆形，长约0.5 mm。雌花花被椭圆形或狭倒卵形，长0.6～1.0 mm，果期长约1.5 mm，顶端有2～3小齿，外面上部有短毛；柱头长0.7～1.8 mm。

[自然生境]生于海拔300～1 700 m的丘陵或低山山谷林中、林边、灌丛中、草坡或溪边。

[地理分布]达川区、通川区、开江县、宣汉县、大竹县、渠县、万源市。

[入药部位]根及根茎、全草。

[功能主治]根及根茎祛风解毒，止痛消肿，止血安胎。全草祛风除湿，用于水肿。

苎麻

[异名]野麻、野苎麻、家麻（江西）、青麻、白麻。

[拉丁名]*Boehmeria nivea* (L.) Gaudich.

[形态特征]亚灌木或灌木，高0.5～1.5 m；茎上部与叶柄均密被开展的长硬毛和近开展和贴伏的短糙毛。叶互生；叶片草质，通常圆卵形或宽卵形，长6～15 cm，宽4～11 cm，顶端骤尖，基部近截形或宽楔形，边缘在基部之上有牙齿，上面稍粗糙，疏被短伏毛，下面密被雪白色毡毛。圆锥花序腋生，或植株上部的为雌性，其下的为雄性，或同一植株的全为雌性，长2～9 cm；雄花团伞花序直径1～3 mm，有少数雄花；雌花团伞花序直径0.5～2 mm，有多数密集的雌花。瘦果近球形，长约0.6 mm，光滑，基部突缩成细柄。

[自然生境]生于海拔200～1 700 m的山谷林边或草坡。

[地理分布]达川区、通川区、开江县、宣汉县、大竹县、渠县、万源市。

[入药部位]根、叶。

[功能主治]根清热利尿、凉血安胎，用于感冒发热、麻疹高热、尿路感染、肾炎水肿、孕妇腹痛、胎动不安、先兆流产，外用于跌打损伤、骨折、疮疡肿毒。叶止血、解毒，外用于创伤出血、虫、蛇咬伤。

悬铃叶苎麻

[异名]八角麻、野苎麻。

[拉丁名]*Boehmeria tricuspis* (Hance) Makino

[形态特征]亚灌木或多年生草本；茎高50～150 cm。叶对生；叶片纸质，扁五角形或扁圆卵形，茎上部叶常为卵形，长8～12 cm，宽7～14 cm，顶部三骤尖或三浅裂，基部截形、浅心形或宽楔形，边缘有粗牙齿。穗状花序单生叶腋，分枝呈圆锥状；团伞花序直径1.0～2.5 mm。雄花花被片4，椭圆形，长约1 mm，下部合生，外面上部疏被短毛；雄蕊4，长约1.6 mm，花药长约0.6 mm；退化雌蕊椭圆形，长约0.6 mm。雌花花被椭圆形，长0.5～0.6 mm，齿不明显，外面有密柔毛，果期呈楔形至倒卵状菱形，长约1.2 mm；柱头长1.0～1.6 mm。

[自然生境]生于海拔200～1 700 m的山谷林边或草坡。

[地理分布]通川区、开江县、万源市。

[入药部位]根、叶。

[功能主治]用于外伤出血、跌打肿痛、风疹、荨麻疹。

水麻

[异名]柳莓、水麻桑、水麻叶、沙连泡、赤麻、水冬瓜。

[拉丁名]*Debregeasia orientalis* C. J. Chen

[形态特征]灌木，高1～4 m，小枝纤细，暗红色。叶纸质或薄纸质，干时硬膜质，长圆状狭披针形或条状披针形，先端渐尖或短渐尖，基部圆形或宽楔形，长5～18 cm，宽1.0～2.5 cm。花序雌雄异株，生上年生枝和老枝的叶腋。雄花在芽时扁球形，径1.5～2.0 mm；花被片4，在下部合生，裂片三角状卵形，背面疏生微柔毛；雄蕊4；退化雌蕊倒卵形，长约0.5 mm，在基部密生雪白色绵毛。雌花几无梗，倒卵形，长约0.7 mm；花被薄膜质紧贴于子房，倒卵形，顶端有4齿，外面近无毛；柱头画笔头状，从一小圆锥体上生出一束柱头毛。瘦果小浆果状，倒卵形，长约1 mm，鲜时橙黄色，宿存花被肉质紧贴生于果实。

[自然生境]生于溪谷河流两岸潮湿地区。

[地理分布]达川区、通川区、开江县、宣汉县、大竹县、渠县、万源市。

[入药部位]全株。

[功能主治]消积、解毒，用于小儿疳积、小儿头疮、中耳炎。

楼梯草

[异名]半边伞、养血草。

[拉丁名]*Elatostema involucratum* Franch. & Sav.

[形态特征]多年生草本。茎肉质,高25～60 cm,不分枝或有1分枝。叶无柄或近无柄;叶片草质,斜倒披针状长圆形或斜长圆形,有时稍镰状弯曲,长4.5～16.0 cm,宽2.2～4.5 cm,叶脉羽状,侧脉每侧5～8条;托叶狭条形或狭三角形,长3～5 mm,无毛。花序雌雄同株或异株。雄花序有梗,直径3～9 mm。瘦果卵球形,长约0.8 mm,有少数不明显纵肋。

[地理分布]开江县、万源市。

[入药部位]全草。

[功能主治]清热除湿、活血散瘀、解毒消肿、利水消肿,用于湿热为患所致的腹痛、风湿性关节炎、痢疾、黄疸、风湿疼痛、骨折、痈疖肿毒、全身水肿、小便不利。

庐山楼梯草

[异名]接骨草、白龙骨、冷坑青、冷坑兰。

[拉丁名]*Elatostema stewardii* Merr.

[形态特征]多年生草本。茎高24～40 cm,常具球形或卵球形珠芽。叶具短柄;叶片草质或薄纸质,斜椭圆状倒卵形、斜椭圆形或斜长圆形,长7.0～12.5 cm,宽2.8～4.5 cm,顶端骤尖,叶脉羽状,侧脉在狭侧4～6条,在宽侧5～7条;托叶狭三角形或钻形,长约4 mm,无毛。花序雌雄异株,单生叶腋。雄花序具短梗,直径7～10 mm;花序梗长1.5～3 mm。雌花序无梗;花序托近长方形,长约3 mm;苞片多数,三角形,长约0.5 mm,密被短柔毛,较大的具角状突起;小苞片密集,匙形或狭倒披针形,长0.5～0.8 mm,边缘上部密被短柔毛。瘦果卵球形,长约0.6 mm,纵肋不明显。

[自然生境]生于山谷林下。

[地理分布]万源市。

[入药部位]全草。

[功能主治]活血祛瘀、消肿解毒、止咳,用于挫伤、扭伤、骨折、流行性腮腺炎、闭经、肺结核发热、咳嗽。

疣果楼梯草

[拉丁名]*Elatostema trichocarpum* Hand. –Mazz.

[形态特征]多年生草本,高12～25 cm。叶具短柄;叶片草质,茎下部叶小,长8～10 mm,上部的较大,斜椭圆状卵形或斜椭圆形,长2.0～4.8 cm,宽1.2～1.7 cm,顶端微尖或微钝,基部在狭侧钝,在宽侧心形或近耳形,边缘下部或中部之下全缘,其上有小牙齿。花序雌雄同株或异株,单生叶腋。雄花序无梗,直径5～10 mm;苞片约12,长圆状三角形,长达5 mm,在顶端之下有角状突起,有疏柔毛。雌花:花被片约3,披针形,长约0.3 mm。瘦果狭卵球形,长约1 mm,有数条不明显的纵肋和不明显的小突起,有疏毛或无毛。

[自然生境]生于山地阴湿处。

[地理分布]通川区。

[入药部位]全草。

[功能主治]清热解毒、祛风除湿,用于风湿疼痛、外伤感染。

糯米团

[异名]糯米草、小黏药、糯米藤、饭匐子、蔓苎麻。

[拉丁名]*Gonostegia hirta* (Bl.) Miq.

[形态特征]多年生草本;茎蔓生、铺地或渐升,长50～100 cm。叶对生;叶片草质或纸质,宽披针形至狭披针形,长3～10 cm,宽1.2～2.8 cm,顶端长渐尖至短渐尖,基部浅心形或圆形,边缘全缘,基出脉3～5条。团伞花序腋生,通常两性,有时单性,雌雄异株,直径2～9 mm;苞片三角形,长约2 mm。雄花花梗长1～4 mm;花蕾直径约2 mm,在内折线上有稀疏长柔毛;花被片5,分生,倒披针形,长2.0～2.5 mm,顶端短骤尖;雄蕊5,花丝条形,长2.0～2.5 mm,花药长约1 mm;退化雌蕊极小,圆锥状。雌花花被菱状狭卵形,长约1 mm,顶端有

2小齿,有疏毛,果期呈卵形,长约1.6 mm,有10条纵肋;柱头长约3 mm,有密毛。瘦果卵球形,长约1.5 mm,白色或黑色,有光泽。

[自然生境]生于海拔100~1 000 m的丘陵或低山林中、灌丛中、沟边草地。

[地理分布]达川区、通川区、开江县、宣汉县、大竹县、渠县、万源市。

[入药部位]根。

[功能主治]健脾消食、清热利湿、解毒消肿,用于消化不良、食积胃痛、白带异常,外用于治血管神经性水肿、疔疮疖肿、乳腺炎、跌打肿痛、外伤出血。

珠芽艾麻

[异名]零余子荨麻、铁秤铊、火麻、珠芽螫麻。

[拉丁名]*Laportea bulbifera* (Sieb. & Zucc.) Wedd.

[形态特征]多年生草本。根数条,丛生,纺锤状,红褐色。茎下部多少木质化,高50~150 cm;珠芽1~3个,常生于不生长花序的叶腋,木质化,球形,直径3~6 mm,多数植株无珠芽。叶卵形至披针形,有时宽卵形,长8~16 cm,宽3.5~8.0 cm,先端渐尖,基部宽楔形或圆形,稀浅心形,边缘自基部以上有牙齿或锯齿,上面生糙伏毛和稀疏的刺毛,下面脉上生短柔毛和稀疏的刺毛,尤其主脉上的刺毛较长。花序雌雄同株;雄花序生茎顶部以下的叶腋,具短梗,长3~10 cm,分枝多,开展;雌花序生茎顶部或近顶部叶腋,长10~25 cm,花序梗长5~12 cm,分枝较短,常着生于序轴的一侧。

[自然生境]生于海拔100~1 000 m的丘陵或低山林中、灌丛中、沟边草地。

[地理分布]万源市。

[入药部位]块根、全草。

[功能主治]块根祛风除湿、调经,用于风湿性关节炎、皮肤瘙痒、月经不调。全草用于疳积。

艾麻

[异名]活麻、山活麻、红活麻。

[拉丁名]*Laportea cuspidata* (Wedd.) Friis

[形态特征]多年生草本。茎下部多少木质化,不分枝或分枝,高40~150 cm。叶近膜质至纸质,卵形、椭圆形或近圆形,长7~22 cm,宽3.5~17.0 cm,先端长尾状,基部心形或圆形,基出脉3条,稀离基三出脉,其侧出的一对近直伸达中部齿尖,侧脉2~4对,斜出达齿尖。花序雌雄同株,雄花序圆锥状,生雌花序之下部叶腋,直立,长8~17 cm;雌花序长穗状,生于茎梢叶腋,在果时长15~25 cm,小团伞花簇稀疏着生于单一的序轴上,花序梗较短,长2~8 cm,疏生刺毛和短柔毛。

[自然生境]生于山坡林下或沟边。

[地理分布]宣汉县。

[入药部位]根。

[功能主治]祛风,解毒消肿。

毛花点草

[异名]雪药、泡泡草。

[拉丁名]*Nanocnide lobata* Wedd.

[形态特征]一年生草本。茎柔软,铺散丛生,自基部分枝,长17~40 cm,常半透明,有时下部带紫色,被向下弯曲的微硬毛。叶膜质,宽卵形至三角状卵形,长1.5~2.0 cm,宽1.3~1.8 cm,先端钝或锐尖,基出脉3~5条,两面散生短杆状钟乳体。雄花序常生于枝的上部叶腋,稀数朵雄花散生于雌花序的下部,具短梗,长5~12 mm;雌花序由多数花组成团聚伞花序,生于枝的顶部叶腋或茎下部裸茎的叶腋内(有时花枝梢也无叶),直径3~7 mm,具短梗或无梗。瘦果卵形,压扁,褐色,长约1 mm,有疣点状突起,外面围以稍大的宿存花被片。

[自然生境]生于山谷溪旁和石缝、路旁阴湿地区和草丛中。

[地理分布]万源市。

[入药部位]全草。

[功能主治]通经活血、清热解毒,用于肺病咳嗽、疮毒、痱疹。

紫麻

[异名]山麻、紫苎麻、白水苎麻、野麻、大麻条。

[拉丁名]*Oreocnide frutescens* (Thunb.) Miq.

[形态特征]灌木,高1~3 m;小枝褐紫色或淡褐色,上部常有粗毛或近贴生的柔毛,稀被灰白色毡毛,以后渐脱落。叶常生于枝的上部,草质,以后有时变纸质、卵形、狭卵形、稀倒卵形,长3~15 cm,宽1.5~6.0 cm,先端渐尖或尾状渐尖。花序生于上年生枝和老枝上,几无梗,呈簇生状,团伞花簇径3~5 mm。雄花在芽时径约1.5 mm;花被片3,在下部合生,长圆状卵形,内弯,外面上部有毛;雄蕊3;退化雌蕊棒状,长约0.6 mm,被白色绵毛。雌花无梗,长1 mm。瘦果卵球状,两侧稍压扁,长约1.2 mm;宿存花被变深褐色,外面疏生微毛,内果皮稍骨质,表面有多数细洼点;肉质花托浅盘状,围以果的基部,熟时则常增大呈壳斗状,包围着果的大部分。

[自然生境]生于海拔300~1 500 m的山谷和林缘半阴湿处或石缝。

[地理分布]通川区、达川区、开江县、万源市。

[入药部位]全草。

[功能主治]清热解毒、行气活血、透疹,用于感冒发热、跌打损伤、牙疼、麻疹不透、肿疡。

赤车

[异名]赤车使者、岩下青、坑兰。

[拉丁名]*Pellionia radicans* (Sieb. & Zucc.) Wedd.

[形态特征]多年生草本。茎下部卧地,在节处生根,长20~60 cm,通常分枝。叶具极短柄或无柄;叶片草质,斜狭菱状卵形或披针形,长2.4~5.0 cm,宽0.9~2.7 cm,边缘自基部之上有小牙齿,两面无毛或近无毛,半离基三出脉,侧脉在狭侧2~3条,在宽侧3~4条。花序通常雌雄异株。雄花序为稀疏的聚伞花序,长1~5 cm;花序梗长4~35 mm,与分枝无毛或有乳头状小毛;苞片狭条形或钻形,长1.5~2.0 mm。雄花花被片5,椭圆形,长约1.5 mm;雄蕊5;退化雌蕊狭圆锥形,长约0.6 mm。雌花序通常有短梗,直径3~5 mm,有多数密集的花;花序梗长0.5~3(~18~25)mm,有少数极短的毛;苞片条状披针形,长约1.6 mm。瘦果近椭圆球形,长约0.9 mm,有小瘤状突起。

[自然生境]生于海拔200~1 500 m的山地山谷林下、灌丛中阴湿处或溪边。

[地理分布]开江县、大竹县。

[入药部位]全草。

[功能主治]消肿、祛瘀、止血,用于风湿骨痛、跌打肿痛、骨折、疮疖、牙痛、骨髓炎、丝虫病引起的淋巴管炎、肝炎、支气管炎、毒蛇咬伤、烧烫伤。

湿生冷水花

[拉丁名]*Pilea aquarum* Dunn

[形态特征]多年生草本,具匍匐的根状茎。茎肉质,带红色,高10~30 cm,粗1.5~3 mm。叶膜质,同对的近等大,宽椭圆形或卵状椭圆形,长1.5~6.0 cm,宽1~4 cm,先端锐尖、钝尖或短渐尖,基部宽楔形或钝圆,边缘下部以上有钝圆齿,基出脉3条,在上面隆起,侧出的2条弧曲。花雌雄异株;雄花序聚伞圆锥状,具梗,花序梗长1.5~3.5 mm,连同花序梗长2~7 cm;雌花序聚伞状,无梗,密集成簇生状,或具短梗,长不过10 mm。花被片4,椭圆形;雄蕊4;退化雌蕊圆锥形,长约0.3 mm。雌花小,无梗;花被片3,不等大,在果时中间的一枚近船形,长约果的一半,侧生的二枚更小;退化雄蕊3,瘦果近圆形,双凸透镜状,顶端歪斜,长约0.7 mm,绿褐色,表面有细疣点。

[自然生境]生于海拔350～1 500 m的山沟水边阴湿处。

[地理分布]大竹县、开江县、万源市。

[入药部位]全草。

[功能主治]消炎止痛,用于疮疡肿毒。

山冷水花

[异名]山美豆、苔水花、华东冷水花。

[拉丁名]*Pilea japonica* (Maxim.) Hand. –Mazz.

[形态特征]草本。茎肉质,无毛,高(5～)30(～60)cm,不分枝或具分枝。叶对生,在茎顶部的叶密集成近轮生,同对的叶不等大,菱状卵形或卵形,稀三角状卵形或卵状披针形,长1～6(～10)cm,宽0.8～3.0(～5.0)cm。花单性,雌雄同株,常混生,或异株,雄聚伞花序具细梗,常紧缩成头状或近头状,长1.0～1.5 cm;雌聚伞花序具纤细的长梗,连同总梗长1～3(～5)cm,团伞花簇常紧缩成头状或近头状。雄花具梗,在芽时倒卵形或倒圆锥形,长约1 mm。雌花具梗;花被片5,近等大,长圆状披针形,与子房近等长,其中2～3枚在背面常有龙骨状突起,先端生稀疏短刚毛;子房卵形;退化雄蕊明显,鳞片状,长圆状披针形,在果时长约0.8 mm。瘦果卵形,稍扁,长1～1.4 mm,熟时灰褐色,外面有疣状突起,几乎被宿存花被包裹。

[自然生境]生于海拔500～1 900 m的山坡林下、山谷溪旁草丛中或石缝、树干长苔藓的阴湿处,常成片生长。

[地理分布]万源市。

[入药部位]全草。

[功能主治]清热解毒,渗湿利尿。

大叶冷水花

[拉丁名]*Pilea martinii* (Lévl.) Hand. –Mazz.

[形态特征]多年生草本。茎肉质,高30～100 cm,粗3～10 mm,单一或有分枝。叶近膜质,同对的常不等大,卵形、狭卵形或卵状披针形,长7～20 cm,宽3.5～12.0 cm,先端长渐尖,基部圆形或浅心形,稀钝形,基出脉3条,其侧出的二条弧曲,伸达先端的齿尖,侧脉多数,近横展,整齐,叶柄长1～8 cm,无毛或上部有稀疏的短柔毛;托叶薄膜质,褐色,披针形,长4～8 mm,后脱落。花雌雄异株,有时雌雄同株;花序聚伞圆锥状,单生于叶腋,长4～10 cm,花序梗长2～6 cm,有时雌花序呈聚伞总状,长1～2 cm,具短的花序梗。雄花无梗或有短梗,淡红色,在芽时长约1.2 mm。雌花花被片3,不等大。瘦果狭卵形,顶端歪斜,两侧微扁,长1 mm,熟时带绿褐色,光滑。

[自然生境]生于海拔1 100～3 500 m的山坡林下沟旁阴湿处。

[地理分布]万源市。

[入药部位]全草。

[功能主治]清热解毒、消肿止痛、利尿,用于扭伤、接骨。

小叶冷水花

[异名]透明草。

[拉丁名]*Pilea microphylla* (L.) Liebm.

[形态特征]纤细小草本,无毛。茎肉质,多分枝,高3～17 cm,粗1.0～1.5 mm,干时常变蓝绿色。叶很小,同对的不等大,倒卵形至匙形,长3～7 mm,宽1.5～3.0 mm,先端钝,基部楔形或渐狭,边缘全缘。雌雄同株,有时同序,聚伞花序密集成近头状,具梗,稀近无梗,长1.5～6.0 mm。雄花具梗,在芽时长约0.7 mm;花被片4,卵形,外面近先端有短角状突起;雄蕊4;退化雌蕊不明显。雌花更小;花被片3,稍不等长,果时中间的一枚长圆形,稍增厚,与果近等长,侧生二枚卵形,先端锐尖,薄膜质,较长的一枚短约1/4;退化雄蕊不明显。瘦果卵形,长约0.4 mm,熟时变褐色,光滑。

[自然生境]生于路边石缝和墙上阴湿处。

[地理分布]通川区、开江县。

[入药部位]全草。

[功能主治]清热解毒,用于痈疮肿毒、无名肿毒,外用于烧、烫伤。

冷水花

[异名]长柄冷水花。

[拉丁名]*Pilea notata* C. H. Wright

[形态特征]多年生草本,具匍匐茎。茎肉质,纤细,中部稍膨大,高25～70 cm,粗2～4 mm,无毛。叶纸质,同对的近等大,狭卵形、卵状披针形或卵形,长4～11 cm,宽1.5～4.5 cm,基出脉3条,其侧出的二条弧曲,伸达上部与侧脉环结,侧脉8～13对,稍斜展呈网脉。花雌雄异株;雄花序聚伞总状,长2～5 cm,有少数分枝,团伞花簇疏生于花枝上;雌聚伞花序较短而密集。雄花具梗或近无梗,在芽时长约1 mm;花被片绿黄色,4深裂,卵状长圆形,先端锐尖,外面近先端处有短角状突起。瘦果小,圆卵形,顶端歪斜,长近0.8 mm,熟时绿褐色,有明显刺状小疣点突起;宿存花被片3深裂,等大,卵状长圆形,先端钝,长约及果的1/3。

[自然生境]生于海拔300～1 500 m的山谷、溪旁或林下阴湿处。

[地理分布]开江县。

[入药部位]全草。

[功能主治]清热利湿、破瘀消肿,用于湿热黄疸、肺痨、跌打损伤、外伤感染。

石筋草

[异名]西南冷水花、血桐子草。

[拉丁名]*Pilea plataniflora* C. H. Wright

[形态特征]多年生草本,无毛,根茎长,匍匐生。茎肉质,高10～70 cm,粗1.5～5.0 mm,常被灰白色腊质,下部裸露,节间距0.5～3.0 cm,分枝或几无分枝。叶薄纸质或近膜质,同对的不等大或近等大,卵形、卵状披针形、椭圆状披针形,卵状或倒卵状长圆形,长1～15 cm,宽0.6～5.0 cm,先端尾状渐尖或长尾状渐尖,全缘。花雌雄同株或异株,有时雌雄同序;花序聚伞圆锥状,有时仅有少数分枝,呈总状,雄花序稍长过叶或近等长,花序梗长,纤细,团伞花序疏松着生于花枝上;雌花序在雌雄异株时常聚伞圆锥状,与叶近等长或稍短,花序梗长,纤细,团伞花序较密地着生于花枝上。瘦果卵形,顶端稍歪斜,双凸透镜状,长0.5～0.6 mm,熟时深褐色,有细疣点。

[自然生境]常生于半阴坡路边灌丛中石上或石缝内,有时生于疏林下湿润处。

[地理分布]万源市。

[入药部位]全草。

[功能主治]舒筋活血、消肿、利尿。

透茎冷水花

[异名]肥肉草。

[拉丁名]*Pilea pumila* (L.) A. Gray

[形态特征]一年生草本。茎肉质,直立,高5～50 cm。叶近膜质,同对的近等大,菱状卵形或宽卵形,长1～9 cm,宽0.6～5.0 cm,先端渐尖、短渐尖、锐尖或微钝,侧脉数对,不明显,上部的几对常网结;叶柄长0.5～4.5 cm,上部近叶片基部常疏生短毛;托叶卵状长圆形,长2～3 mm,后脱落。花雌雄同株并常同序,雄花常生于花序的下部,花序蝎尾状,密集,生于几乎每个叶腋,长0.5～5.0 cm,雌花枝在果时增长。瘦果三角状卵形,扁,长1.2～1.8 mm,初时光滑,常有褐色或深棕色斑点,熟时色斑多少隆起。

[自然生境]生于海拔400～2 200 m的山坡林下或岩石缝的阴湿处。

[地理分布]开江县、宣汉县、万源市。

[入药部位]全草。

[功能主治]利尿解热、安胎。

粗齿冷水花

[异名]宫麻、水麻。

[拉丁名]*Pilea sinofasciata* C. J. Chen

[形态特征]草本。茎肉质,高25～100 cm。叶同对近等大,卵形、椭圆状或长圆状披针形、稀卵形,长(2～)4～17 cm,宽(1～5～)2～7 cm,边缘在基部以上有粗大的牙齿或牙齿状锯齿;下部的叶常渐变小,有数枚粗钝齿,上面沿着中脉常有2条白斑带。花雌雄异株或同株;花序聚伞圆锥状,具短梗,长不过叶柄。瘦果圆卵形,顶端歪斜,长约0.7 mm,熟时外面常有细疣点,宿存花被片在下部合生,宽卵形,先端钝圆,边缘膜质,长约及果的一半;退化雄蕊长圆形,长约0.4 mm。

[自然生境]生于海拔700～2 500 m的山坡林下阴湿处。

[地理分布]宣汉县、万源市。

[入药部位]全草。

[功能主治]清热解毒、祛风止痛、理气止血,用于胃气痛、乳蛾、鹅口疮、消化不良、风湿骨痛。

荨麻

[异名]活麻、白蛇麻。

[拉丁名]*Urtica fissa* E. Pritz.

[形态特征]多年生草本。茎自基部多出,高40～100 cm,四棱形,密生刺毛和被微柔毛,分枝少。叶近膜质,宽卵形、椭圆形、五角形或近圆形轮廓,长5～15 cm,宽3～14 cm,边缘有5～7对浅裂片或掌状3深裂,疏生刺毛和糙伏毛,下面浅绿色,被稍密的短柔毛,在脉上生较密的短柔毛和刺毛;托叶草质,绿色,2枚在叶柄间合生,宽矩圆状卵形至矩圆形,长10～20 mm,先端钝圆。雌雄同株,雌花序生于上部叶腋,雄花序生于下部叶腋,稀雌雄异株;花序圆锥状,具少数分枝,有时近穗状,长达10 cm,序轴被微柔毛和疏生刺毛。

[自然生境]生于山坡、路旁或住宅旁半荫湿处。

[地理分布]开江县、大竹县、渠县、万源市。

[入药部位]全草。

[功能主治]祛风定惊、消食通便,用于风湿性关节炎、产后抽风、小儿惊风、小儿麻痹后遗症、高血压、消化不良、大便不通。外用治荨麻疹初起、蛇咬伤等。

桑寄生科 Loranthaceae

桑寄生

[异名]寄生。

[拉丁名]*Taxillus sutchuenensis* (Lecomte.) Danser

[形态特征]灌木,高0.5～1.0 m;嫩枝、叶密被褐色或红褐色星状毛,有时具散生叠生星状毛,小枝灰褐色,无毛,具散生皮孔。叶近对生或互生,革质,卵形、长卵形或椭圆形,长5～8 cm,宽3.0～4.5 cm,顶端圆钝,基部近圆形,上面无毛,下面被绒毛;侧脉4～5对,在叶上面明显;叶柄长6～12 mm,无毛。

[自然生境]寄生于桑树、青杠等树上。

[地理分布]万源市。

[入药部位]带叶茎枝。

[功能主治]祛风除湿、止痛。

枫香槲寄生

[异名]枫树寄生、螃蟹脚、桐树寄生。

[拉丁名]*Viscum liquidambaricolum* Hayata

[形态特征]灌木,高0.5～0.7 m,茎基部近圆柱状,枝和小枝均扁平;枝交叉对生或二歧地分枝,节间长

2～4 cm，宽4～6（～8）mm，干后边缘肥厚，纵肋5～7条，明显。叶退化呈鳞片状。聚伞花序，1～3个腋生，总花梗几无，总苞舟形，长1.5～2.0 mm，具花1～3朵，通常仅具一朵雌花或雄花，或中央一朵为雌花，侧生的为雄花；雄花花蕾时近球形，长约1 mm，萼片4枚，花药圆形，贴生于萼片下半部；雌花花蕾时椭圆状，长2～2.5 mm，花托长卵球形，长1.5～2 mm，基部具杯状苞片或无，萼片4枚，三角形，长0.5 mm；柱头乳头状。果椭圆状，长5～7 mm，直径约4 mm，有时卵球形，长6 mm，直径约5 mm，成熟时橙红色或黄色，果皮平滑。

［自然生境］生于海拔200～2 500 m的地区，常寄生于山地阔叶林、常绿阔叶林中的枫香、油桐、柿树或壳斗科等多种植物上，尚未由人工引种栽培。

［地理分布］万源市。

［入药部位］带叶茎枝。

［功能主治］祛风除湿、舒筋活血、止咳化痰、止血。

蓼科 Polygonaceae

金线草

［异名］锤氏金线莲、锤氏齿唇兰、西南开唇兰。

［拉丁名］*Antenoron filiformis* (Thunb.) Roberty & Vautier.

［形态特征］多年生直立草本，高50～100 cm。根茎横走，粗壮，扭曲。茎节膨大。叶互生；有短柄；托叶鞘筒状，抱茎，膜质；叶片椭圆形或长圆形，长6～15 cm，宽3～6 cm，先端短渐尖或急尖，基部楔形，全缘，两面有长糙伏毛，散布棕色斑点。穗状花序顶生或腋生；花小，红色；苞片有睫毛；花被4裂；雄蕊5；柱头2歧，先端钩状。瘦果卵圆形，棕色，表面光滑。

［自然生境］生于海拔500～1 200 m的溪边、草丛、杂木林下。

［地理分布］通川区、开江县、大竹县。

［入药部位］全草。

［功能主治］散瘀行血、祛风除湿、理气、凉血止血、消肿止痛，用于肺结核、风湿骨痛、跌打损伤、痨伤吐血、咯血、崩漏、子宫出血、淋巴结核、胃痛、痢疾、跌打损伤、骨折、腰痛。

短毛金线草（变种）

［异名］水陵七、四不像、宗子羊、老蛇莲、蓼子七。

［拉丁名］*Antenoron filiforme* (Thunb.) Rob. & Vaut. var. *neofiliforme* (Nakai) A. J. Li

［形态特征］多年生草本。根状茎粗壮。茎直立，具糙伏毛，有纵沟，节部膨大。叶椭圆形或长椭圆形，顶端短渐尖或急尖，基部楔形，全缘，两面均具糙伏毛；叶柄，具糙伏毛；托叶鞘筒状，膜质，褐色，具短缘毛。总状花序呈穗状，通常数个，顶生或腋生，花序轴延伸，花排列稀疏，苞片漏斗状，绿色，边缘膜质，具缘毛；花被4深裂，红色，花被片卵形，果时稍增大；雄蕊5；花柱2，果时伸长，硬化，顶端呈钩状，宿存，伸出花被之外。瘦果卵形，双凸镜状，褐色，有光泽，包于宿存花被内。

［自然生境］生于海拔600～1 200 m的杂木林下。

［地理分布］宣汉县、万源市。

［入药部位］全草、根。

［功能主治］活血通经、凉血止血、散瘀、抗菌、消炎、祛风除湿、理气止痛，用于月经不调、跌打损伤、痢疾、血崩、风湿骨痛。

金荞麦

［异名］苦荞麦、天荞麦、野南荞、野荞麦、野荞头、苦荞头、开金锁。

［拉丁名］*Fagopyrum dibotrys* (D. Don) Hara

［形态特征］多年生草本植物。根状茎木质化，茎直立，高可达100 cm，叶片三角形，顶端渐尖，基部近戟形，边缘全缘，托叶鞘筒状，膜质，花序伞房状，顶生或腋生；苞片卵状披针形，边缘膜质，花梗中部具关节，

与苞片近等长；花白色，花被片长椭圆形，瘦果宽卵形。

[自然生境]生于海拔600～1 200 m的阴湿、肥沃的路边、林下。

[地理分布]通川区、大竹县、万源市。

[入药部位]根茎。

[功能主治]清热解毒、活血散瘀、补脾健胃、祛风利湿、软坚散结，用于脾胃虚弱、胸中结块、小儿疳积、牙痛、肺脓肿、扁桃体炎、咽喉肿痛、痈疮、瘰疬、肝炎、肺痈、消化不良、淋巴结核、喉痹、乳痈、筋骨酸痛、头风、胃痛、菌痢、白带异常、胃瘤、胃炎、痛经、跌打损伤、疯狗咬伤、毒蛇咬伤、疖肿、皮肤外部感染、皮肤深部脓肿。

细柄野荞麦

[异名]普格荞麦、羌彩野荞麦、长花柱野生荞麦。

[拉丁名]*Fagopyrum gracilipes* (Hemsl.) Dammer ex Diels.

[形态特征]一年生草本。茎直立，高20～70 cm，自基部分枝，具纵棱，疏被短糙伏毛。叶卵状三角形，顶端渐尖，基部心形，两面疏生短糙伏毛，下部叶叶柄具短糙伏毛，上部叶叶柄较短或近无梗；托叶鞘膜质，偏斜，具短糙伏毛，顶端尖。花序总状，腋生或顶生，极稀疏，间断，花序梗细弱，俯垂；苞片漏斗状，上部近缘膜质，中下部草质，绿色，每苞内具2～3花，花梗细弱，比苞片长，顶部具关节；花被5深裂，淡红色，花被片椭圆形，背部具绿色脉，果时花被稍增大。瘦果宽卵形，具3锐棱，有时沿棱生狭翅，有光泽，突出花被之外。

[自然生境]生长在海拔300～3 400 m的山坡草地、山谷湿地、田埂、路旁。

[地理分布]万源市等地。

[入药部位]根茎。

[功能主治]清热解毒、活血散瘀、补脾健胃、祛风利湿、燥湿、软坚散结，用于脾胃虚弱、痈疮、瘰疬、肝炎、肺痈、消化不良。

苦荞麦

[异名]万年荞、野荞麦。

[拉丁名]*Fagopyrum tataricum* (L.) Gaertn.

[形态特征]一年生草本。茎直立，高30～70 cm，分枝，绿色或微呈紫色，有细纵棱，一侧具乳头状突起，叶宽三角形。花序总状，顶生或腋生，花排列稀疏；苞片卵形，每苞内具2～4花，花梗中部具关节。瘦果长卵形，具3棱及3条纵沟，上部棱角锐利，下部圆钝有时具波状齿，黑褐色，无光泽，比宿存花被长。

[自然生境]生于海拔700～3 000 m的林下、屋边、田边、草丛、山坡。

[地理分布]宣汉县、万源市。

[入药部位]根茎。

[功能主治]理气止痛、健胃利湿、解毒消肿，用于胃痛、消化不良、痢疾、劳伤、腰腿疼痛、跌打损伤、疮痈肿毒。

卷茎蓼

[异名]卷旋蓼、蔓首乌。

[拉丁名]*Fallopia convolvulus* (Linnaeus) A. Love

[形态特征]一年生草本。茎缠绕，长1.0～1.5 m，具纵棱，自基部分枝，具小突起。叶卵形或心形，顶端渐尖，基部心形，两面无毛，下面沿叶脉具小突起，边缘全缘，具小突起；叶柄沿棱具小突起；托叶鞘膜质，偏斜，无缘毛。花序总状，腋生或顶生，花稀疏，下部间断，有时成花簇，生于叶腋；苞片长卵形，顶端尖，每苞具2～4花；果时稍增大，雄蕊8，比花被短。瘦果椭圆形，具3棱，黑色，密被小颗粒，无光泽，包于宿存花被内。

[自然生境]生于海拔100～3 500 m的山坡草地、山谷灌丛、沟边湿地。

[地理分布]万源市。

[入药部位]根、根茎。

[功能主治]清热解毒。

毛脉蓼

[异名]朱砂莲、朱砂七。

[拉丁名]*Pleuropterus ciliinervis* Nakai

[形态特征]多年生草本。块根肥厚,长椭圆形,黑褐色。茎缠绕,多分枝,具纵棱,无毛,微粗糙,下部木质化。叶卵形或长卵形,顶端渐尖,基部心形或近心形,两面粗糙,边缘全缘;托叶鞘膜质,偏斜,无毛。花序圆锥状,顶生或腋生,分枝开展,具细纵棱,沿棱密被小突起;苞片三角状卵形,具小突起,顶端尖,每苞内具2~4花;花梗细弱,下部具关节,果时延长;花被5深裂,白色或淡绿色,花被片椭圆形,大小不相等,外面3片较大且背部具翅,果时增大,花被果时外形近圆形;雄蕊8,花丝下部较宽;花柱3,极短,柱头头状。瘦果卵形,具3棱,黑褐色,有光泽,包于宿存花被内。

[自然生境]生于海拔800~1 800 m的山坡、沟边、路旁、石缝。

[地理分布]万源市。

[入药部位]块茎。

[功能主治]清热解毒、活血镇痛,用于急性胃痛、急性菌痢、月经腹痛、吐血、便血、腹泻、蜂窝痈疖。

萹蓄

[异名]乌蓼、扁竹。

[拉丁名]*Polygonum aviculare* L.

[形态特征]一年生草本。茎平卧、上升或直立,高10~40 cm,自基部多分枝,具纵棱。叶椭圆形,狭椭圆形或披针形。花单生或数朵簇生于叶腋,遍布于植株。瘦果卵形。

[自然生境]生于海拔3 700 m以下的荒地、路旁、田野、水边湿地。

[地理分布]达川区、通川区、宣汉县、渠县、大竹县、万源市。

[入药部位]全草。

[功能主治]清热解毒、利尿、通淋、解毒杀虫、燥湿止痒,用于小便淋漓不畅、尿道热痛、热淋、癃闭、湿热黄疸、阴蚀、妇女阴疮、疮痈肿毒、白带异常、蛔虫腹痛、牙痛、疳积、痔肿、肾炎水肿、湿疮、泌尿系统感染、结石、细菌性痢疾、疥癣湿痒。

火炭母

[异名]晕药、黄鳝藤、铁栏杆、蛇下巴。

[拉丁名]*Polygonum chinense* L.

[形态特征]多年生草本,基部近木质。根状茎粗壮。茎直立,高70~100 cm,通常无毛,具纵棱,多分枝,斜上。叶卵形或长卵形,顶端短渐尖,基部截形或宽心形,边缘全缘,两面无毛,有时下面沿叶脉疏生短柔毛,下部叶具叶柄,叶柄通常基部具叶耳,上部叶近无柄或抱茎;托叶鞘膜质,无毛,具脉纹,顶端偏斜,无缘毛。花序头状,通常数个排成圆锥状,顶生或腋生,花序梗被腺毛。瘦果宽卵形,具3棱,黑色,无光泽,包于宿存的花被。

[自然生境]生于海拔1 200~2 200 m的向阳潮湿的荒地坎、林缘、水沟、青杠林下。

[地理分布]万源市。

[入药部位]全草、根。

[功能主治]清热解毒、利湿消滞、凉血、通淋、祛风、止痒、息风镇惊,用于感冒、咽喉炎、白喉、百日咳、血虚头昏、泄泻、黄疸、虚弱、头晕、小儿惊搐、白带异常、痈肿湿疮、跌打损伤、耳鸣、耳聋、痢疾、肠炎、肝炎、消化不良、扁桃体炎、风热咽痛、毒蛇咬伤、真菌性阴道炎、乳腺炎、疖肿疮疡、皮肤瘙痒。根用于气虚头昏、耳鸣、耳聋、跌打损伤。

虎杖

[异名]花斑竹、黄秧台、土地榆、川筋龙、酸汤杆。

[拉丁名]*Polygonum cuspidatum* Sieb. & Zucc.

[形态特征]多年生草本植物。根状茎粗壮，茎直立，高可达2 m，空心，叶宽卵形或卵状椭圆形，近革质，两面无毛，顶端渐尖，基部宽楔形、截形或近圆形，托叶鞘膜质，圆锥花序，花单性，雌雄异株，腋生；苞片漏斗状，花被淡绿色，瘦果卵形，有光泽，黑褐色。

[自然生境]生于海拔2 800 m以下的向阳湿润的水沟边、灌丛等阴湿处。

[地理分布]达州全域。

[入药部位]根状茎。

[功能主治]清热利湿、通淋、祛风解毒、凉血破瘀、活血、通经、收敛利尿、退黄，用于肺炎、风湿筋骨疼痛、湿热黄疸、黄疸型肝炎、淋浊带下、血滞经闭、产后恶露不下、癥瘕积聚、痔漏下血、痢疾、扁桃体炎、咽喉肿痛、尿路感染、阴道炎、热痢下重、跌打损伤、痈疖肿毒、头晕贫血、烫火伤、手足拘挛、筋骨痛。

大箭叶蓼

[异名]蛇见退。

[拉丁名]*Polygonum darrisii* Lévl.

[形态特征]一年生草本。茎蔓生，长1～2 m，暗红色，四棱形，沿棱具稀疏的倒生皮刺。叶长三角形或三角状箭形，顶端渐尖，基部箭形，边缘疏生刺状缘毛，上面无毛，下面沿中脉疏生皮刺；叶柄长3～6 cm，具倒生皮刺；托叶鞘筒状，边缘具1对叶状耳，耳披针形，草质，绿色。总状花序头状，顶生或腋生，花序梗通常不分枝，无腺毛，具稀疏的倒生短皮刺；苞片长卵形，顶端渐尖，每苞内通常具2花。瘦果近球形，微具3棱，黑褐色，有光泽。

[自然生境]生于海拔300～1 700 m的山地沟边路旁潮湿处。

[地理分布]万源市。

[入药部位]全草。

[功能主治]清热解毒，用于治毒蛇咬伤。

水蓼

[异名]辣蓼、拐子药、曲仔扎嘎、红辣蓼、水辣蓼。

[拉丁名]*Polygonum hydropiper* (L).

[形态特征]一年生草本植物，高可达70 cm。茎直立，多分枝，叶片披针形或椭圆状披针形，两面无毛，被褐色小点，具辛辣味，叶腋具闭花受精花；托叶鞘筒状，膜质，褐色，总状花序呈穗状，顶生或腋生，花稀疏，苞片漏斗状，绿色，边缘膜质，每苞内具5花；花梗比苞片长；花被绿色，花被片椭圆形，柱头头状。瘦果卵形。

[自然生境]生于海拔4 400 m以下的水沟边、灌丛下、湿地。

[地理分布]大竹县、万源市。

[入药部位]全草。

[功能主治]化湿行滞、祛风消肿、活血祛瘀、通络止痛、利尿、止痢，用于痧症腹痛、吐泻转筋、泄泻、痢疾、风湿痹痛、脚气、疮痈肿毒、疥癣、跌打损伤、功能性子宫出血。

蚕茧草

[异名]红蓼、蓼子草。

[拉丁名]*Polygonum japonicum* Meissn.

[形态特征]多年生直立草本，高可达1 m。茎棕褐色，单一或分枝，节部通常膨大；叶披针形，先端渐尖，两面有伏毛及细小腺点，有时无毛，但叶脉及叶缘往往有紧贴刺毛；托叶鞘筒状，外面亦有紧贴刺毛，边缘睫毛较长。穗状花序，长可在10 cm以上；苞片有缘毛，内有花4～6朵，花梗伸出苞外；花被5裂，白色或淡红色；

花柱3。瘦果卵圆形,两面凸出,黑色而光滑,全体包于宿存的花被内。

[自然生境]生于河滩、山坡、沟谷。

[地理分布]通川区、宣汉县、开江县、大竹县、渠县。

[入药部位]全草。

[功能主治]解毒、止痛、透疹,用于疮疡肿痛、诸虫咬伤、腹泻、痢疾、腰膝寒痛、麻疹透发不畅。

愉悦蓼

[异名]丁子蓼、红豇豆、喇叭草、水冬瓜、水丁香。

[拉丁名]*Polygonum jucundum* Meisn.

[形态特征]一年生草本。茎直立,基部近平卧,多分枝,无毛,高60～90 cm。叶椭圆状披针形,两面疏生硬伏毛或近无毛,顶端渐尖,基部楔形,边缘全缘,具短缘毛;托叶鞘膜质,淡褐色,筒状,疏生硬伏毛,顶端截形。总状花序呈穗状,顶生或腋生,花排列紧密;苞片漏斗状,绿色,每苞内具3～5花;花梗明显比苞片长。瘦果卵形,具3棱,黑色,有光泽,包于宿存花被内。

[自然生境]生于海拔300～2 700 m的山坡草丛、路旁、沟边。

[地理分布]通川区等地。

[入药部位]全草。

[功能主治]用于泄泻。

酸模叶蓼

[异名]旱田蓼、大蓼子草、辣蓼草、白辣蓼、大马蓼。

[拉丁名]*Polygonum lapathifolium* L.

[形态特征]一年生草本植物。高可达90 cm。茎直立,无毛,节部膨大。叶片披针形或宽披针形,顶端渐尖或急尖,基部楔形,上面绿色,叶柄短,托叶鞘筒状,膜质,淡褐色,无毛,总状花序呈穗状,顶生或腋生,花紧密,花序梗被腺体;苞片漏斗状,被淡红色或白色,花被片椭圆形,瘦果宽卵形,黑褐色,有光泽。

[自然生境]生于海拔500～3 000 m的水沟边、荒坡阴湿处。

[地理分布]宣汉县、大竹县、万源市。

[入药部位]全草。

[功能主治]活血祛瘀、消肿、通络止痛、散寒除湿、止痢、透疹,用于寒滞腹痛、痢疾、肠炎、急性扁桃体炎、麻疹不透、肿疡、跌打损伤、风湿痹痛、痈肿疮毒、蛇伤、蜂蜇伤。

长鬃蓼

[异名]水红花。

[拉丁名]*Polygonum longisetum* De Bruyn.

[形态特征]一年生草本植物,高30～50 cm,茎直立,分枝,下部平卧,节部略膨大。叶片披针形或宽披针形,托叶鞘筒形,疏生伏毛,有睫毛。花序穗状,花苞片漏斗状,有长睫毛,通常红色,苞片内有花3～6朵,花淡红色或紫红色。

[自然生境]生于海拔3 000 m以下的路边、荒坡。

[地理分布]达川区等地。

[入药部位]全草。

[功能主治]活血祛瘀、消肿、通络止痛、散寒,用于跌打损伤、风湿痹痛、痈肿疮毒、痢疾腹痛。

何首乌

[异名]马肝石、涩疙瘩、夜交藤。

[拉丁名]*Polygonum multiflora* (Thunb.) Harald.

[形态特征]多年生植物。块根肥厚,长椭圆形,黑褐色。茎缠绕,多分枝,具纵棱,无毛,微粗糙,下部木质

化。叶卵形或长卵形,顶端渐尖,基部心形或近心形,两面粗糙,边缘全缘;苞片三角状卵形,具小突起,顶端尖,每苞内具2~4花;花梗细弱,下部具关节,果时延长;花被5,深裂,白色或淡绿色,花被片椭圆形,大小不相等,外面3片较大背部具翅,果时增大,花被果时外形近圆形;花柱3,极短,柱头头状。瘦果卵形,具3棱,黑褐色,有光泽,包于宿存花被内。

[自然生境]生于海拔300~2 800 m的山坡、灌丛、荒坡、林下、屋侧、石缝。

[地理分布]达州全域。

[入药部位]叶、藤(夜交藤)、块根。

[功能主治]叶用于疮肿、疥癣、瘰疬。藤养心安神、祛风通络、养血,用于神经衰弱、失眠梦多、贫血、痨伤、周身酸痛、肤痒、多汗、血虚、身痛、瘰疬、风疮疥癣。块根生用润肠、解毒消痈、散结,用于血虚肠燥便秘、血虚风疹、痈疽、淋巴结核。

尼泊尔蓼

[异名]猫儿眼睛、水荞子、小昏药、拐脚兰、扬尘草、细脚兰、野荞子。

[拉丁名]*Polygonum nepalense* Meisn.

[形态特征]一年生草本。茎外倾或斜上,自基部多分枝,无毛或在节部疏生腺毛,高20~40 cm。茎下部叶卵形或三角状卵形,顶端急尖,基部宽楔形,沿叶柄下延成翅,两面无毛或疏被刺毛,疏生黄色透明腺点,茎上部较小;叶柄长1~3 cm,或近无柄,抱茎;托叶鞘筒状,膜质,淡褐色,顶端斜截形,无缘毛,基部具刺毛。

[自然生境]生于海拔2 500 m以下的沟边、草坡、地坎。

[地理分布]达川区、通川区、宣汉县、开江县、大竹县、万源市。

[入药部位]块根、叶、藤。

[功能主治]清热解毒、利水通淋、收敛涩肠,用于肠炎、喉痛目赤、牙龈肿痛、赤痢、大便失常、风湿性关节疼痛、肠痈、肺痈、跌打损伤、红白痢疾。

红蓼

[异名]水红花子、牛虱子、牛虱婆、荭草、蓼子草。

[拉丁名]*Polygonum orientale* L.

[形态特征]一年生草本植物。茎粗壮直立,高可达2 m,叶片宽卵形、宽椭圆形或卵状披针形,顶端渐尖,基部圆形或近心形,两面密生短柔毛,叶脉上密生长柔毛;叶柄长柔毛;托叶鞘筒状,膜质,总状花序呈穗状,顶生或腋生,花紧密,微下垂,苞片宽漏斗状,草质,绿色,花淡红色或白色;花被片椭圆形,花盘明显;瘦果近圆形。

[自然生境]生于海拔4 300 m以下的荒地、屋边、水边。

[地理分布]宣汉县、渠县。

[入药部位]全草、花、果实。

[功能主治]全草祛风利湿、活血、散瘀、消渴、消肿、清肺化痰、祛热明目、止痛、接骨,用于风湿关节炎、疟疾、疝气、脚气、疮肿、月经不调、经闭腹痛、跌打损伤,外用于接骨。花健脾开胃,用于心胃气痛、痢疾、痞块、小儿疳积。果实消瘀破积、健脾利湿、降气平喘、止痛、利尿,用于肋腹癥瘕、水臌、胃痛、食少腹胀、肝硬化腹水、颈淋巴结核、火眼、疮肿、瘰疬、咳嗽、糖尿病、小腹包块、大便秘结、痰鸣气喘、肝胃气痛、盆腔炎。

草血竭

[异名]红茎蓼。

[拉丁名]*Polygonum paleaceum* Wall. ex Hook. f.

[形态特征]多年生草本,高15~50 cm。根状茎肥厚,横生,常弯曲,外面棕黑色,内面粉红色,具多数坚韧须根。茎直立,不分枝,淡绿色,有棱,无毛。基生叶有长柄,有棱;叶片狭长披针形,先端渐尖或钝,基部渐狭,呈楔形,稍不对称,且不下延呈翅状,边缘有不明显细齿,且常反卷,中脉有时呈红色,网脉明显,尤以边

脉显著,两面无毛。总状花序穗状,单生于茎顶,近直立,小花粉红色,苞片卵状披针形,花被5深裂,裂片卵状椭圆形。瘦果扁卵形,红褐色或棕黑色,光亮,包藏于宿存花被内。

[自然生境]生于海拔1 800～3 700 m的高山草地、灌丛、荒坡、草丛。

[地理分布]万源市。

[入药部位]根、根状茎。

[功能主治]活血、散瘀、止痛、止血、祛痰、消肿、调经、止痢、下气止痛,用于慢性胃炎、胃与十二指肠溃疡、食积、癥瘕积聚、月经不调、浮肿、跌打损伤、外伤出血、无名肿毒、妇女火疳病。外用于蛇咬伤。

杠板归

[异名]蛇倒退、猫抓刺、贯叶蓼。

[拉丁名]*Polygonum perfoliatum* L.

[形态特征]一年生攀援草本。其茎略呈方柱形,有棱角,多分枝,直径可达0.2 cm;表面紫红色或紫棕色,棱角上有倒生钩刺,节略膨大,节间长2～6 cm,断面纤维性,黄白色,有髓或中空。叶互生,有长柄,盾状着生;叶片多皱缩,展平后呈近等边三角形,灰绿色至红棕色,下表面叶脉和叶柄均有倒生钩刺;托叶鞘包于茎节上或脱落。短穗状花序顶生或生于上部叶腋,苞片圆形,花小,多萎缩或脱落。

[自然生境]生于海拔1 700 m以下的荒坡、杂草丛、溪边。

[地理分布]达州全域。

[入药部位]全草。

[功能主治]清热解毒、利尿消肿、活血散瘀、利水、化脓生肌、止咳、止痒,用于风火赤眼、上呼吸道感染、肠炎、痢疾、湿热黄疸、百日咳、丹毒、疥癣、黄水疮、化管生肌、瘰疬、带下、肾盂肾炎、肾炎水肿、痔漏、瘘管。

习见蓼

[异名]腋花蓼、小萹蓄。

[拉丁名]*Polygonum plebeium* R. Br.

[形态特征]一年生草本。茎平卧,自基部分枝,具纵棱,沿棱具小突起,通常小枝的节间比叶片短。叶狭椭圆形或倒披针形,顶端钝或急尖,基部狭楔形,两面无毛,侧脉不明显;叶柄极短或近无柄;托叶鞘膜质,白色,透明,顶端撕裂。花3～6朵,簇生于叶腋,遍布于全植株;苞片膜质。瘦果宽卵形,具3锐棱或双凸镜状,黑褐色,平滑,有光泽,包于宿存花被内。

[自然生境]生于低山、丘陵的荒地、杂草丛、路旁。

[地理分布]通川区、开江县。

[入药部位]全草。

[功能主治]利水、通淋、化浊杀虫、清热解毒、除湿,用于尿路感染、淋浊、虫积腹痛。

丛枝蓼

[异名]簇蓼。

[拉丁名]*Polygonum posumbu* Buch. –Ham. ex D. Don

[形态特征]一年生草本。茎细弱,无毛,具纵棱,高30～70 cm,下部多分枝,外倾。叶卵状披针形或卵形,顶端尾状渐尖,基部宽楔形,纸质,两面疏生硬伏毛或近无毛,下面中脉稍凸出,边缘具缘毛;叶柄具硬伏毛;托叶鞘筒状,薄膜质,具硬伏毛,顶端截形,缘毛粗壮。总状花序呈穗状,顶生或腋生,细弱,下部间断,花稀疏;苞片漏斗状,无毛,淡绿色,边缘具缘毛,每苞片内含3～4花;花梗短,花被5深裂,淡红色,花被片椭圆形;雄蕊8,比花被短;花柱3,下部合生,柱头头状。瘦果卵形,具3棱,黑褐色,有光泽,包于宿存花被内。

[自然生境]生于海拔150～3 000 m的山坡林下、山谷水边。

[地理分布]达川区、万源市。

[入药部位]全草。

[功能主治]健脾、除湿、消积、清热解毒、活血散瘀、利水通淋,用于腹痛、泄泻、痢疾、跌打损伤、肠炎痢疾、小便短赤。

羽叶蓼

[异名]赤茎散、花脸晕药、散血丹。

[拉丁名]*Polygonum runcinatum* Buch. –Ham. ex D. Don.

[形态特征]多年生草本,具根状茎。茎近直立或上升,高30～60 cm,具纵棱,有毛或近无毛,节部通常具倒生伏毛,叶羽裂。花序头状,紧密,直径1.0～1.5 cm,顶生通常成对,花序梗具腺毛;苞片长卵形,边缘膜质。瘦果卵形,具3棱,黑褐色,无光泽,包于宿存花被内。

[自然生境]生于海拔1 000～3 500 m的沟边、林下、荒坡,有栽培。

[地理分布]开江县、万源市。

[入药部位]全草、根。

[功能主治]全草清热解毒、消炎、活络止痛、消肿、止血,用于痈疽、蛇咬伤、痢疾、白带异常、经闭腹痛、乳痈、蚊虫咬伤、跌打损伤、劳伤腰痛、无名肿毒、疮疖、风湿性关节炎。根散瘀消肿、补血调经,用于月经不调、跌打损伤。

支柱蓼

[异名]九牛造、红三七、扭子七、荞苗七、鸡血七。

[拉丁名]*Polygonum suffultum* Maxim.

[形态特征]多年生草本。根状茎粗壮,通常呈念珠状,黑褐色,茎直立或斜上,细弱,上部分枝或不分枝,通常数条自根状茎发,基生叶卵形或长卵形,顶端渐尖或急尖,基部心形,全缘,疏生短缘毛,两面无毛或疏生短柔毛;茎生叶卵形,较小具短柄,最上部的叶无柄,抱茎;苞片膜质,长卵形,顶端渐尖,每苞内具2～4花;花梗细弱,比苞片短;花被5深裂,白色或淡红色,花被片倒卵形或椭圆形。瘦果宽椭圆形,具3锐棱,黄褐色,有光泽,稍长于宿存花被。

[自然生境]生于海拔1 200～3 700 m的山区灌丛、路边、林缘的阴湿肥沃处,有栽培。

[地理分布]万源市等地。

[入药部位]根状茎。

[功能主治]散血、收敛止血、补中、利湿、行气、活血调经、止痛生肌、行瘀、接骨、祛风除湿,用于跌打损伤、风湿骨痛、内伤吐血、劳伤吐血、便血、崩漏、月经不调、外伤出血、痢疾、脱肛。

戟叶蓼

[异名]水麻。

[拉丁名]*Polygonum thunbergii* Sieb. & Zucc.

[形态特征]一年生草本。茎直立或上升,四棱形,沿棱有倒生刺,下部有时伏卧,具细长的匍匐枝。托叶鞘斜圆筒形,膜质,具脉纹,顶端有缘毛,或具向外反卷的叶状边,叶柄具狭翅及刺毛,茎上部叶近无柄;叶戟形;茎中部叶卵形,宽约3.5 cm,先端渐尖,下方两侧具叶耳,卵状三角形,钝圆,基部截形或微心形,边缘具短缘毛,表面疏被伏毛,背面沿脉被伏毛。

[自然生境]生于海拔1 800 m以下的山坡。

[地理分布]万源市等地。

[入药部位]根茎、全草。

[功能主治]根茎清热解毒、凉血止血。全草止泻、镇痛,用于偏头痛、湿热头痛、跌打损伤、闭经、腹泻。

蓼蓝

[异名]蓼大青。

[拉丁名]*Polygonum tinctorium* Ait.

［形态特征］一年生草本植物。茎直立，通常分枝，高50~80 cm，叶卵形或宽椭圆形，干后呈暗蓝绿色，顶端圆钝，基部宽楔形，边缘全缘，总状花序呈穗状，顶生或腋生，花被5深裂，淡红色，瘦果宽卵形，具3棱，褐色。

［自然生境］栽培于海拔4 200 m以下的地区。

［地理分布］宣汉县等地。

［入药部位］茎叶。

［功能主治］清热解毒、凉血消斑，用于温病发热、发斑发疹、肺热喘咳、吐血、衄血、喉痹、热痢、黄疸、痄腮、丹毒、口疮、痈肿。

药用大黄

［异名］大黄、南大黄、迥扎、曲迥、杂迥、拉迥。

［拉丁名］*Rheum officinale* Baill.

［形态特征］多年生高大草本植物。高可达2 m，根及根状茎内部黄色，粗壮，基生叶大型，叶片近圆形，稀极宽卵圆形，叶腋具花序分枝；大型圆锥花序，分枝开展，花成簇互生，绿色到黄白色；花梗细长，果实长圆状椭圆形。

［自然生境］生于海拔1 200~4 000 m的高山、草地，有栽培。

［地理分布］通川区、万源市。

［入药部位］根及根状茎。

［功能主治］清热解毒、通经、祛湿泻热、破积滞、行瘀血、泻下通里，用于实热便秘、谵语发狂、食积痞满里急后重、瘀停经闭、时行热疫、急性阑尾炎、急性传染性肝炎、血瘀经闭、暴眼赤痛、吐血、衄血、腹痛、牙痛、阴黄、水肿、淋浊、痈疡肿毒、疔疮、烫火伤、急性结膜炎。

酸模

［异名］牛耳大黄。

［拉丁名］*Rumex acetosa* L.

［形态特征］多年生草本植物，高可达100 cm，具深沟槽，通常不分枝。基生叶和茎下部叶箭形，顶端急尖或圆钝，基部裂片急尖，全缘或微波状；茎上部叶较小，具短叶柄或无柄；托叶鞘膜质，易破裂。花序狭圆锥状，顶生，分枝稀疏；花单性，雌雄异株；花梗中部具关节；雄花内花被片椭圆形，外花被片较小，近圆形，瘦果椭圆形，黑褐色，有光泽。

［自然生境］生于海拔4 000 m以下的灌丛、荒地、向阳山坡。

［地理分布］通川区、开江县、万源市。

［入药部位］全草。

［功能主治］清热解毒、利尿通便、凉血、杀虫、退黄、利湿、止痛，用于皮肤病、热痢、淋病、小便不通、便秘、吐血、内出血、内痔出血、恶疮、疥癣、疔疮、湿疹、神经性皮炎。

皱叶酸模

［异名］牛耳大黄、土大黄。

［拉丁名］*Rumex crispus* L.

［形态特征］多年生草本植物。高可达100 cm。根粗壮。茎直立，叶片披针形或长圆状披针形，两面无毛，花序由数个腋生的总状花序组成圆锥状，顶生狭长，花两性，瘦果椭圆形，褐色，有光泽。

［自然生境］生于海拔300~3 900 m的路边、沟边。

［地理分布］通川区、开江县、渠县。

［入药部位］根、叶。

［功能主治］根清热凉血、退黄、利湿、止痛、化痰、止咳、通便杀虫，用于急性肝炎、慢性气管炎、吐血、血

崩、功能性子宫出血、血小板减少性紫癜、大便结燥、痢疾、疥癣、疔疮、外痔、急性乳腺炎、黄水疮、疖肿。叶清热解毒、利大便,用于咳嗽无痰、头晕。

齿果酸模

[异名]牛耳大黄。

[拉丁名]*Rumex dentatus* L.

[形态特征]一年或多年生草本,高达1 m。茎直立,分枝;枝纤细,表面具沟纹,无毛。基生叶长圆形,先端钝或急尖,基部圆形或心形,边缘波状或微皱波状,两面均无毛;茎生叶渐小,具短柄,基部多为圆形;托叶鞘膜质,筒状。花序圆锥状,顶生,具叶;花两性,簇生于叶腋,呈轮状排列,无毛,果实稍伸长且下弯,基部具关节。瘦果卵状三棱形,具尖锐角棱,褐色,平滑。

[自然生境]生于海拔400~3 300 m的路边、荒坡。

[地理分布]达川区、宣汉县、开江县。

[入药部位]根。

[功能主治]清热解毒、润肠通便、杀虫、凉血止血,用于功能性子宫出血、吐血、咯血、鼻衄、牙龈出血、胃、十二指肠出血、便血、紫癜、便秘、水肿,外用于疥癣、疮疖、脂肪性皮炎。

羊蹄

[异名]牛耳大黄。

[拉丁名]*Rumex japonicus* Houtt.

[形态特征]多年生草本植物,茎直立,高可达100 cm,基生叶长圆形或披针状长圆形,顶端急尖,基部圆形或心形,边缘微波状,花序圆锥状,花两性,多花轮生;花梗细长,花被片淡绿色,网脉明显,瘦果宽卵形,两端尖。

[自然生境]生于海拔4 300 m以下的沟边、田坎、地边。

[地理分布]达川区、通川区、开江县、大竹县。

[入药部位]根、全草。

[功能主治]清热、通便、利水、止血、杀虫,用于大便结燥、淋浊、鼻衄、黄疸、吐血、肠风、功能性子宫出血、秃疮、疥癣、痈肿、跌打损伤、血小板减少性紫癜、慢性肝炎、肛门周围炎,外用于痔疮、急性乳腺炎、黄水疮、疖肿、皮癣。

尼泊尔酸模

[异名]血大黄、土大黄、牛耳大黄。

[拉丁名]*Rumex nepalensis* Spreng.

[形态特征]多年生草本。根粗壮。茎直立,高50~100 cm,具沟槽,无毛,上部分枝。基生叶长圆状卵形。花序圆锥状;花两性;花梗中下部具关节。瘦果卵形,具3锐棱,顶端急尖,褐色,有光泽。

[自然生境]生于海拔4 100 m以下的草地、路边、荒地、地旁、屋侧。

[地理分布]万源市。

[入药部位]全草、根、叶、果实。

[功能主治]全草清热解毒、润肠通便、利水、凉血止血、杀虫,用于大便燥结、淋浊、黄疸、吐血、衄血、白带异常、湿热痢疾、肠风、功能性子宫出血、神经性皮炎、秃疮、疥癣、痈肿、跌打损伤、烧伤、外伤出血、牙痛、顽癣。根清热、退黄、利湿、止痛。叶清热解毒、通便,用于肠风便秘、小儿疳积、舌肿、疥癣。果实用于赤白痢疾、妇人血气亏损。

长刺酸模

[异名]血大黄。

[拉丁名]*Rumex trisetifer* Stokes.

[形态特征]一年生草本。根粗壮,红褐色。茎直立,高30～80 cm,褐色或红褐色,具沟槽,分枝开展。茎下部叶长圆形或披针状长圆形,顶端急尖,基部楔形,边缘波状,茎上部的叶较小,狭披针形。花两性,多花轮生,上部较紧密,下部稀疏,间断。瘦果椭圆形,具3锐棱,两端尖,黄褐色,有光泽。

[自然生境]生于路边、荒坡。

[地理分布]渠县。

[入药部位]根。

[功能主治]清热解毒、润肠通便。

商陆科 Phytolaccaceae

商陆

[异名]水萝卜、山萝卜、山萝、见肿消。

[拉丁名]*Phytolacca acinosa* Roxb.

[形态特征]多年生草本,高0.5～1.5 m,全株无毛。根肥大,肉质,倒圆锥形,外皮淡黄色或灰褐色,内面黄白色。茎直立,圆柱形,有纵沟,肉质,绿色或红紫色,多分枝。叶片薄纸质,椭圆形、长椭圆形或披针状椭圆形,长10～30 cm,宽4.5～15.0 cm,顶端急尖或渐尖,基部楔形,渐狭,两面散生细小白色斑点(针晶体),背面中脉突起;叶柄长1.5～3.0 cm。总状花序顶生或与叶对生,圆柱状,直立;花序梗长1～4 cm;花梗基部的苞片线形,长约1.5 mm,上部2枚小苞片线状披针形,均膜质;花梗细,长6～10(～13) mm,基部变粗;花两性,直径约8 mm;花被片5,白色、黄绿色,椭圆形、卵形或长圆形,顶端圆钝,长3～4 mm,宽约2 mm,大小相等,花后常反折;雄蕊8～10。

[自然生境]生于海拔3 400 m以下的草丛、山坡、荒地、溪边、地边。

[地理分布]万源市、开江县、通川区、渠县、宣汉县。

[入药部位]块根、花、叶。

[功能主治]块根通二便、泻水、凉血散结、利水通淋、消肿、解毒,用于慢性支气管炎、水肿胀满之实症、肝硬化腹水、小便不利、肿毒、脚气、血小板减少性紫癜、喉痹、痈肿、恶疮、子宫颈糜烂;外敷用于痈肿疔疮、跌打损伤。花用于人心昏寒、多忘喜误。叶可作蔬菜,具有消肿的作用。

垂序商陆

[异名]商陆、美国商陆、十蕊商陆。

[拉丁名]*Phytolacca americana* L.

[形态特征]多年生草本,高1～2 m。根粗壮,肥大,倒圆锥形。茎直立,圆柱形,有时带紫红色。叶片椭圆状卵形或卵状披针形,长9～18 cm,宽5～10 cm,顶端急尖,基部楔形;叶柄长1～4 cm。总状花序顶生或侧生,长5～20 cm;花梗长6～8 mm;花白色,微带红晕,直径约6 mm;花被片5,雄蕊、心皮及花柱通常均为10,心皮合生。果序下垂;浆果扁球形,熟时紫黑色;种子肾圆形,直径约3 mm。

[自然生境]生于林间、荒地、路边。

[地理分布]万源市、大竹县、开江县、通川区、宣汉县。

[入药部位]根。

[功能主治]逐水解毒、利水消肿,用于慢性肾炎、肋膜炎、心囊水肿、腹水、脚气等一般水肿、白带异常。

紫茉莉科 Nyctaginaceae

叶子花

[异名]三角梅。

[拉丁名]*Bougainvillea spectabilis* Willd.

[形态特征]藤状灌木。枝、叶密生柔毛;刺腋生,下弯。叶片椭圆形或卵形,基部圆形,有柄。花序腋生或顶生;苞片椭圆状卵形,基部圆形至心形,长2.5～6.5 cm,宽1.5～4.0 cm,暗红色或淡紫红色;花被管狭筒形,

长1.6~2.4 cm，绿色，密被柔毛，顶端5~6裂，裂片开展，黄色，长3.5~5 mm；雄蕊通常8；子房具柄。果实长1.0~1.5 cm，密生毛。

[自然生境] 栽培。

[地理分布] 通川区、开江县、渠县、大竹县、万源市。

[入药部位] 花。

[功能主治] 解毒清热、调和气血，用于妇女月经不调、疽毒。

紫茉莉

[异名] 胭脂花。

[拉丁名] *Mirabilis jalapa* L.

[形态特征] 一年生草本。根肥粗，倒圆锥形，黑色或黑褐色。茎直立，圆柱形，节稍膨大。叶片卵形或卵状三角形，长3~15 cm，宽2~9 cm，顶端渐尖，基部截形或心形，全缘，两面均无毛，脉隆起。花常数朵簇生枝端；花梗长1~2 mm；花被紫红色、黄色、白色或杂色，高脚碟状，筒部长2~6 cm，檐部直径2.5~3 cm，5浅裂；花午后开放，有香气，次日午前凋萎；雄蕊5，花丝细长，常伸出花外，花药球形；花柱单生，线形，伸出花外，柱头头状。瘦果球形，直径5~8 mm，革质，黑色，表面具皱纹；种子胚乳白粉质。

[自然生境] 栽培。

[地理分布] 产通川区、宣汉县、开江县、渠县、大竹县、万源市。

[入药部位] 根。

[功能主治] 利尿、泻热、活血散瘀、去风、活血、利小便、消水肿、解热、缓下、破瘀、调经，用于淋浊、带下、痈疽发背、急性关节炎、乳痈、白浊、妇女崩漏、白带异常、疔癀、损伤及接骨、肺痨咯血、劳伤体瘦、头昏目眩、五淋。

番杏科 Aizoaceae

粟米草

[异名] 地杉树。

[拉丁名] *Mollugo stricta* L.

[形态特征] 一年生铺散草本，高达30 cm。茎纤细，多分枝，具棱，无毛，老茎常为淡红褐色；叶3~5，假轮生或对生，茎生叶披针形或线状披针形，长1.5~4.0 cm，基部窄楔形，全缘，中脉明显；叶柄短或近无柄；花小，聚伞花序梗细长，顶生或与叶对生；花梗长1.5~6.0 mm：花被5片，淡绿色，椭圆形或近圆形，长1.5~2.0 mm，雄蕊3，花丝基部稍宽；子房3室，花柱短线形；蒴果近球形，与宿存花被等长，3瓣裂；种子多数，肾形，深褐色，具多数颗粒状突起。

[自然生境] 生于海拔600 m左右的河边、田边旷野。

[地理分布] 大竹县。

[入药部位] 全草。

[功能主治] 清热解毒、利水除湿，用于感冒、腹痛、泄泻、红白痢疾、扁桃体炎、皮肤热疹、火眼、毒蛇咬伤、痈疮肿毒。

马齿苋科 Portulacaceae

马齿苋

[异名] 五行草、长命菜、五方草。

[拉丁名] *Portulaca oleracea* L.

[形态特征] 一年生草本；全株无毛；茎平卧或斜倚，铺散，多分枝，圆柱形，长10~15 cm，淡绿色或带暗红色；叶互生或近对生，扁平肥厚，倒卵形，长1~3 cm，先端钝圆或平截，有时微凹，基部楔形，全缘，上面暗绿色，下面淡绿色或带暗红色，中脉微隆起；叶柄粗短；花无梗，径4~5 mm，常3~5簇生枝顶，午时盛开；叶状膜

质苞片2~6,近轮生;萼片2,对生,绿色,盔形,长约4 mm,背部具龙骨状突起,基部连合;花瓣(4)5,黄色,长3~5 mm,基部连合;雄蕊8或更多,长约1.2 cm,花药黄色,子房无毛,花柱较雄蕊稍长;蒴果长约5 mm;种子黑褐色,径不及1 mm,具小疣。

[自然生境]生于海拔3 000 m以下的向阳、湿润、肥沃的田间、地边、路旁。

[地理分布]通川区、开江县、大竹县、渠县。

[入药部位]全草。

[功能主治]清热解毒、止痢、消炎、抗菌消肿、散血止血、利湿消积、杀虫,用于热痢脓血、热淋、血淋、带下、痈肿、恶疮、丹毒、瘰疬、菌痢、夜盲症、脚气、百日咳、痔疮出血、乳痈、子宫出血、带状疱疹。

土人参

[异名]水人参、参草。

[拉丁名]*Talinum paniculatum* (Jacq.) Gaertn.

[形态特征]一年生或多年生草本,高达1 m;茎肉质,基部近木质;叶互生或近对生,倒卵形或倒卵状长椭圆形,先端尖,有时微凹,具短尖头,基部窄楔形,全缘,稍肉质;圆锥花序顶生或腋生,常二叉状分枝,萼片卵形,紫红色,早落;花瓣粉红色或淡紫红色,倒卵形或椭圆形;雄蕊15~20,较花瓣短;蒴果近球形,3瓣裂,坚纸质;种子多数,扁球形,黑褐色或黑色,有光泽。

[自然生境]生于房前、屋后、耕地边。

[地理分布]通川区、开江县、大竹县、渠县、万源市。

[入药部位]根、叶。

[功能主治]补中益气、健脾消食、润肺、生津止咳、止渴、补气、催乳、调经、滋补强壮,用于热病伤津、气虚乏力、脾虚劳倦、泄泻、肺痨咳痰带血、眩晕潮热、盗汗、体虚自汗、月经不调、带下、乳汁不足。

落葵科 Basellaceae

落葵薯

[异名]藤三七、零余子。

[拉丁名]*Anredera cordifolia* (Ten.) Steenis

[形态特征]缠绕藤本,长可达数米。根状茎粗壮。叶具短柄,叶片卵形至近圆形,长2~6 cm,宽1.5~5.5 cm,顶端急尖,基部圆形或心形,稍肉质,腋生小块茎(珠芽);总状花序具多花,花序轴纤细,下垂,长7~25 cm;苞片狭,不超过花梗长度,宿存;花梗长2~3 mm,花托顶端杯状,花常由此脱落;下面1对小苞片宿存,宽三角形,急尖,透明,上面1对小苞片淡绿色,比花被短,宽椭圆形至近圆形;花直径约5 mm;花被片白色,渐变黑,开花时张开,卵形、长圆形至椭圆形,顶端钝圆,长约3 mm,宽约2 mm;雄蕊白色,花丝顶端在芽中反折,开花时伸出花外;花柱白色,分裂成3个柱头臂,每臂具1棍棒状或宽椭圆形柱头。果实、种子未见。

[自然生境]栽培于海拔1 500 m以下的地区。

[地理分布]通川区、渠县。

[入药部位]珠芽。

[功能主治]滋补、强腰膝、消炎止痛、补肾、活血调经、消肿散瘀、接筋骨,用于腰膝痹痛、病后体虚、跌打损伤、骨折。

落葵

[异名]西洋菜、豆腐菜、土三七、藤七、藤儿七。

[拉丁名]*Basella alba* L.

[形态特征]一年生缠绕草本,茎长达4 m;无毛,肉质,绿色或稍带紫红色;叶卵形或近圆形,长3~9 cm,先端短尾尖,基部微心形或圆形,全缘;叶柄长1~3 cm;穗状花序腋生,长3~15(~20) cm;苞片极小,早落,小苞片2,萼状,长圆形,宿存;花被片淡红色或淡紫色,卵状长圆形,全缘,顶端钝圆,内折,下部白色,连

合成筒; 雄蕊着生花被筒口, 花丝短, 基部宽扁, 白色, 花药淡黄色; 柱头椭圆形。果实球形, 直径5～6 mm, 红色至深红色或黑色, 多汁液, 外包宿存小苞片及花被。

[自然生境] 栽培于海拔1 600 m以下的地区。

[地理分布] 开江县、大竹县、渠县、万源市。

[入药部位] 全草、叶、花汁。

[功能主治] 全草接骨续筋、解毒止痛, 用于跌打损伤、骨折、脉管炎、烫火伤、脾虚水肿、痈肿疮毒。叶清热解毒、凉血滑肠、消肿、散热、利大小便, 用于大便秘结、小便短涩、痢疾、便血、斑疹、疔疮。花汁为清热解毒药, 可解痘毒, 又治乳头破裂。

石竹科 Caryophyllaceae

无心菜

[异名] 卵叶蚤缀、鹅不食草、蚤缀、小无心菜。

[拉丁名] *Arenaria serpyllifolia* L.

[形态特征] 一年生或二年生草本。茎丛生; 根纤细。叶片卵形; 聚伞花序; 花瓣5, 白色。蒴果卵圆形; 种子小, 肾形, 表面粗糙, 淡褐色。

[自然生境] 生于沙质或石质荒地、田野、园圃、山坡草地。

[地理分布] 达川区、渠县、万源市等地。

[入药部位] 全草。

[功能主治] 清热解毒, 用于麦粒肿和咽喉痛。

簇生卷耳

[拉丁名] *Cerastium fontanum* Baumg. subsp. *triviale* (E. H. L. Krause) Jalas

[形态特征] 多年生或一、二年生草本, 高15～30 cm。茎单生或丛生, 近直立, 被白色短柔毛和腺毛。基生叶叶片近匙形或倒卵状披针形, 基部渐狭呈柄状, 两面被短柔毛; 茎生叶近无柄, 叶片卵形、狭卵状长圆形或披针形, 长1～3 (～4) cm, 宽3～10 (～12) mm, 顶端急尖或钝尖, 两面均被短柔毛, 边缘具缘毛。聚伞花序顶生; 苞片草质; 花梗细, 长5～25 mm, 密被长腺毛, 花后弯垂; 萼片5, 长圆状披针形, 长5.5～6.5 mm, 外面密被长腺毛, 边缘中部以上膜质; 花瓣5, 白色, 倒卵状长圆形, 等长或微短于萼片, 顶端2浅裂, 基部渐狭, 无毛; 雄蕊短于花瓣, 花丝扁线形, 无毛; 花柱5, 短线形。蒴果圆柱形, 长8～10 mm, 长为宿存萼的2倍, 顶端10齿裂; 种子褐色, 具瘤状突起。

[自然生境] 生于海拔1 200～2 300 m的山地林缘杂草间或疏松沙质土壤。

[地理分布] 通川区、开江县等地。

[入药部位] 全草。

[功能主治] 消炎、止痛、止泻。

球序卷耳

[异名] 圆序卷耳、婆婆指甲菜。

[拉丁名] *Cerastium glomeratum* Thuill.

[形态特征] 一年生草本, 株高达20 cm。茎密被长柔毛, 上部兼有腺毛; 茎下部叶匙形, 上部叶倒卵状椭圆形, 长1.5～2.5 cm, 基部渐窄成短柄状, 两面被长柔毛, 具缘毛; 聚伞花序密集呈头状, 花序梗密被腺柔毛; 苞片卵状椭圆形, 密被柔毛; 花梗长1～3 mm, 密被柔毛; 萼片5, 披针形, 长约4 mm, 密被长腺毛, 花瓣5, 白色, 长圆形, 先端2裂, 基部疏被柔毛; 花柱5。蒴果长圆筒形, 长于宿存萼, 具10齿; 种子褐色, 扁三角形, 具疣状突起。

[自然生境] 生于山坡草地。

[地理分布] 达川区、通川区、开江县、宣汉县、渠县、大竹县、万源市。

[入药部位] 全草。

[功能主治]清热、利湿、凉血解毒，用于感冒发热、湿热泄泻、肠风下血、乳痈、疔疮、高血压。

鄂西卷耳

[异名]威氏卷耳。

[拉丁名]*Cerastium wilsonii* Takeda

[形态特征]多年生草本，高25~35 cm。根细长。茎上升，近无毛。基生叶叶片匙形，基部渐狭成长柄状；茎生叶叶片卵状椭圆形，无柄，长1.5~2.5 cm，宽8~12 mm，顶端急尖，沿中脉和基部被长毛。聚伞花序顶生，具多数花，花序梗细长，具腺柔毛；萼片5，长约6 mm；花瓣5，白色，狭倒卵形，长为萼片2倍，2裂至中部，裂片披针形，顶端尖，无毛；雄蕊稍长于萼片，无毛；花柱5，线形。蒴果圆柱形，长为宿存萼1/2，裂齿10，直伸；种子近三角状球形，直径约1 mm，稍扁，褐色，具疣状突起。

[自然生境]生于山坡或林缘。

[地理分布]万源市。

[入药部位]全草。

[功能主治]清热泻火，用于火疮。

狗筋蔓

[异名]白牛膝、抽筋草、筋骨草、小九股牛。

[拉丁名]*Cucubalus baccifer* L.

[形态特征]多年生草本，全株被逆向短绵毛。根簇生，长纺锤形，白色，断面黄色，稍肉质；根茎粗壮，多头。茎铺散，俯仰，长50~150 cm，多分枝。叶片卵形、卵状披针形或长椭圆形，基部渐狭成柄状，顶端急尖，边缘具短缘毛，两面沿脉被毛。圆锥花序疏松；花梗细，具1对叶状苞片；花萼宽钟形，长9~11 mm，草质，后期膨大呈半圆球形，沿纵脉多少被短毛；雌雄蕊柄长约1.5 mm，无毛；花瓣白色，轮廓倒披针形，长约15 mm，宽约2.5 mm，爪狭长，瓣片叉状浅2裂；副花冠片不明显呈乳头状；雄蕊不外露，花丝无毛；花柱细长，不外露。蒴果圆球形，呈浆果状，直径6~8 mm，成熟时薄壳质，黑色，具光泽，不规则开裂；种子圆肾形，肥厚，长约1.5 mm，黑色，平滑，有光泽。

[自然生境]生于林缘、灌丛或草地。

[地理分布]万源市及周边地区。

[入药部位]根、全草。

[功能主治]用于骨折、跌打损伤、风湿关节痛。

石竹

[异名]长萼石竹、丝叶石竹、北石竹、山竹子、大菊、瞿麦、蘧麦、三脉石竹、林生石竹、长苞石竹、辽东石竹、高山石竹、钻叶石竹、兴安石竹。

[拉丁名]*Dianthus chinensis* L.

[形态特征]多年生草本；株高达50 cm，茎疏丛生；叶线状披针形，长3~5 cm，宽2~4 cm，先端渐尖，基部稍窄，全缘或具微齿；花单生或成聚伞花序；花梗长1~3 cm；苞片4，卵形，长渐尖，长达花萼1/2以上；花萼筒形，长1.5~2.5 cm，径4~5 mm，具纵纹，萼齿披针形，长约5 mm，先端尖；花瓣长1.6~1.8 cm，瓣片倒卵状三角形，长1.3~1.5 cm，紫红色、粉红色、鲜红色或白色，先端不整齐齿裂，喉部具斑纹，疏生髯毛；蒴果圆筒形，包于宿存萼内，顶端4裂；种子扁圆形。

[自然生境]生于山坡、海边。

[地理分布]渠县、大竹县等地。

[入药部位]全草。

[功能主治]清热、利尿、破血通经。

瞿麦

[异名]石竹子花、十样景花、洛阳花。

[拉丁名]*Dianthus superbus* L.

[形态特征]多年生草本；株高达60 cm；茎丛生直立，绿色无毛，上部分枝；叶线状披针形，长5～10 cm，宽3～5 mm，基部鞘状，绿色，有时带粉绿色；花1～2朵顶生，有时顶下腋生；苞片2～3对，倒卵形，长0.6～1.0 cm；花萼筒形，长2.5～3.0 cm，径3～6 mm，常带红紫色，萼齿披针形，长4～5 mm；花瓣淡红色或带紫色，稀白色，长4～5 cm，爪长1.5～3.0 cm，内藏，瓣片宽倒卵形，边缘缝裂至中部或中部以上，喉部具髯毛；雄蕊及花柱微伸出；蒴果筒形，与宿存萼等长或稍长，顶端4裂；种子扁卵圆形，长约2 mm。

[自然生境]生于山坡林下、河边。

[地理分布]达川区、通川区、开江县、宣汉县、渠县、大竹县、万源市。

[入药部位]干燥地上部分。

[功能主治]利尿通淋、活血通经，用于热淋、血淋、石淋、小便不通、淋沥涩痛、经闭瘀阻。

鹅肠菜

[异名]鹅儿肠、大鹅儿肠、石灰菜、鹅肠草、牛繁缕。

[拉丁名]*Myosoton aquaticum* (L.) Moench

[形态特征]多年生草本，长达80 cm。茎外倾或上升，上部被腺毛。叶对生，卵形，长2.5～5.5 cm，先端尖，基部近圆形或稍心形，边缘波状；叶柄长0.5～1.0 cm，上部叶常无柄；花白色，聚伞花序顶生或腋生，苞片叶状，边缘具腺毛；花梗细，长1～2 cm，密被腺毛；萼片5，卵状披针形；长4～5 mm，被腺毛；花瓣5，2深裂至基部，裂片披针形，长3.0～3.5 mm；雄蕊10；子房1室，花柱5，线形；蒴果卵圆形，较宿存萼稍长，5瓣裂至中部，裂瓣2齿裂；种子扁肾圆形，直径约1 mm，具小疣。

[自然生境]生于河流两旁冲击沙地的低湿处或灌丛林缘和水沟旁。

[地理分布]达川区、通川区、开江县、宣汉县、渠县、大竹县、万源市。

[入药部位]茎、叶、种子。

[功能主治]清热化痰、软坚散结，用于甲状腺肿、淋巴结肿、肺结核。

漆姑草

[异名]腺漆姑草、日本漆姑草、星宿草、珍珠草、瓜槌草。

[拉丁名]*Sagina japonica* (Sw.) Ohwi

[形态特征]一至二年生小草本，株高达20 cm。茎纤细，丛生，上部疏被腺柔毛。叶线形，基部合生；单花顶生或腋生，萼片5，卵状椭圆形，花瓣5，白色，卵形，稍短于萼片，先端钝圆；雄蕊5，短于花瓣，花柱5。蒴果球形，稍长于宿存萼，5瓣裂；种子褐色，圆肾形，具尖疣。

[自然生境]生于河岸沙质地、撂荒地或路旁草地。

[地理分布]达川区、通川区、开江县、宣汉县、渠县、大竹县、万源市。

[入药部位]全草。

[功能主治]消肿散结、解毒止痒。

鹤草

[异名]野蚊子草、蚊子草、蝇子草。

[拉丁名]*Silene fortunei* Vis.

[形态特征]多年生草本，高50～80（～100）cm。根粗壮，木质化。茎丛生，直立，多分枝，被短柔毛或近无毛，分泌黏液。基生叶叶片倒披针形或披针形，基部渐狭，下延成柄状，顶端急尖，两面无毛或早期被微柔毛，边缘具缘毛，中脉明显。聚伞状圆锥花序，小聚伞花序对生，具1～3花，有黏质，花梗细，长3～12（～15）mm；苞片线形，被微柔毛；萼齿三角状卵形，长1.5～2.0 mm，顶端圆钝，边缘膜质，具短缘毛；雌雄蕊柄无毛，花瓣

淡红色,爪微露出花萼,倒披针形,长10~15 mm,无毛,瓣片平展,轮廓楔状倒卵形,长约15 mm,2裂达瓣片的1/2或更深,裂片呈撕裂状条裂,副花冠片小,舌状;雄蕊微外露,花丝无毛;花柱微外露。蒴果长圆形,长12~15 mm,直径约4 mm,比宿存萼短或近等长;种子圆肾形,微侧扁,深褐色,长约1 mm。

[自然生境]生于平原或低山草坡或灌丛草地。

[地理分布]万源市及周边地区。

[入药部位]全草。

[功能主治]用于痢疾、肠炎、蝮蛇咬伤、挫伤、扭伤。

蝇子草

[异名]西欧蝇子草、白花蝇子草、胀萼蝇子草。

[拉丁名]*Silene gallica* L.

[形态特征]一年生草本,高15~45 cm,全株被柔毛。茎单生,直立或上升,不分枝或分枝,被短柔毛和腺毛。叶片长圆状匙形或披针形,长1.5~3.0 cm,宽5~10 mm,顶端圆或钝,有时急尖,两面被柔毛和腺毛;单歧式总状花序;花梗长1~5 mm;苞片披针形,草质,长达10 mm;花萼卵形,长约8 mm,直径约2 mm,被稀疏长柔毛和腺毛,纵脉顶端多少连结,萼齿线状披针形,长约2 mm,顶端急尖,被腺毛;雌雄蕊柄几无;花瓣淡红色至白色,爪倒披针形,无毛,无耳,瓣片露出花萼,卵形或倒卵形,全缘,有时微凹缺;副花冠片小,线状披针形;雄蕊不外露或微外露,花丝下部具缘毛。蒴果卵形,长6~7 mm,比宿存萼微短或近等长;种子肾形,两侧耳状凹,长约1 mm,暗褐色。

[自然生境]生长于山坡、林下及杂草丛中。

[地理分布]开江县、万源市等地。

[入药部位]全草。

[功能主治]清热利湿、解毒消肿,用于痢疾、肠炎。外用治蝮蛇咬伤、扭挫伤、关节肌肉酸痛。

雀舌草

[异名]葶苈子、天蓬草、蛇查口、地耳草、田基黄。

[拉丁名]*Stellaria alsine* Grimm

[形态特征]一年生或二年生草本,高15~30 cm。茎纤细,丛生,下部平卧,上部斜升或直立,有多数疏散的分枝,绿色或带紫色,无毛。叶对生,无柄;叶片矩圆形至卵状披针形,长10~17 mm,宽2~4 mm,先端渐尖,基部楔形,全缘或边缘微波状,两面均无毛,叶脉显著;聚伞状花序,顶生,花较少,通常3朵或单朵腋生。花梗细,长8~10 mm;萼片5片,披针形,长约2 mm,边缘淡黄色,膜质,外被细毛;花瓣5瓣,白色,比花萼略短,2深裂,几达底部;雄蕊5枚,有时6~7枚,稍短于花瓣;子房卵形,花柱3个。短蒴果椭圆形,先端6瓣裂;种子多数,肾形,微扁,有疣状突起。

[自然生境]生于田间、溪岸以及潮湿地。

[地理分布]万源市及周边地区。

[入药部位]全草。

[功能主治]祛风散寒、续筋接骨、活血止痛、解毒,临床用于伤风感冒、风湿骨痛、疮疡肿毒、跌打损伤、骨折、蛇咬伤。

繁缕

[异名]鸡儿肠、鹅耳伸筋、鹅肠菜。

[拉丁名]*Stellaria media* (L.) Cyr.

[形态特征]一至二年生草本,高达30 cm。叶卵形,先端尖,基部渐窄,全缘;下部叶具柄,上部叶常无柄;聚伞花序顶生,或单花腋生,萼片5,卵状披针形,先端钝圆,花瓣5,短于萼片,2深裂近基部;雄蕊3~5,短于花瓣,花柱短线形。蒴果卵圆形,稍长于宿存萼,顶端6裂;种子多数,红褐色。

[自然生境] 生于田间路边或溪旁草地。

[地理分布] 达川区、通川区、开江县、宣汉县、渠县、大竹县、万源市。

[入药部位] 茎、叶、种子。

[功能主治] 清热解毒、化瘀止痛、催乳，用于肠炎、痢疾、肝炎、阑尾炎、产后瘀血腹痛、子宫收缩痛、牙痛、头发早白、乳汁不下、乳腺炎、跌打损伤、疮疡肿毒。

峨眉繁缕

[异名] 双蝴蝶、大鹅几肠。

[拉丁名] *Stellaria omeiensis* C. Y. Wu & Y. W. Tsui ex P. Ke

[形态特征] 一年生草本，高20～30 cm。根纤细。茎单生，具四棱，上部分枝，被疏长柔毛。叶片卵形、圆卵形或卵状披针形，长1.5～2.5（～4.5）cm，宽8～12（～15）mm，顶端渐尖，基部圆形，无柄，边缘基部具缘毛，上面近无毛，下面被疏毛，中脉明显突起，沿中脉毛较密；聚伞花序顶生，疏散，具多数花；苞片卵形，膜质；花梗长1～2 cm，近无毛；萼片5，披针形，长2.0～2.5 mm，顶端渐尖，边缘膜质，中脉明显；花瓣5，白色，顶端2深裂，短于萼片；雄蕊10，短于花瓣；花柱3。蒴果长圆状卵形，长为宿存萼的1.5倍，6齿裂；种子扁圆形，褐紫色，具不明显小疣。

[自然生境] 生于林内或草丛中。

[地理分布] 万源市及周边地区。

[入药部位] 全草。

[功能主治] 清热解毒。

柳叶繁缕

[拉丁名] *Stellaria salicifolia* Y. W. Tsui ex P. Ke

[形态特征] 多年生草本，高20～30 cm。根茎细。茎直立或上升，通常不分枝，具4棱，无毛。叶片披针形，长3～6 cm，宽4～12 mm，顶端渐尖，基部楔形，微抱茎，下面灰绿色，边缘软骨质，常皱波状，近基部被细毛。疏散的聚伞花序顶生，花序梗长至5 cm；花梗纤细，长1～2.5 cm，无毛；苞片膜质，披针形，长1～2 mm；萼片披针形，长4～5 mm，具明显的3脉，顶端长渐尖，基部稍圆形，边缘透明，膜质；花瓣白色，微短于萼片，2深裂几达基部，裂片狭线形；雄蕊10，略短于花瓣，花药褐色，长圆形；子房卵圆形，花柱3，线形。蒴果卵圆形，与宿存萼等长或稍短，顶端6裂；种子长卵圆形，深褐色，长不过1 mm，具皱纹。

[自然生境] 生于山坡及疏林下较湿润的地方。

[地理分布] 万源市及周边地区。

[入药部位] 全草。

[功能主治] 清热解毒。

箐姑草

[异名] 假石生繁缕、星毛繁缕、石生繁缕、疏花繁缕、石灰草、抽筋草、筋骨草、接筋草、石繁缕。

[拉丁名] *Stellaria vestita* Kurz

[形态特征] 多年生草本，株高60（～90）cm，全株被星状毛。叶卵形或卵状披针形，长1.0～3.5 cm，先端尖或渐尖，基部近圆或楔形，稀骤窄成短柄状，全缘，两面被星状毛；聚伞花序具长梗，密被星状毛，腋生或顶生；苞片草质，披针形；花梗细，长1～3 cm；萼片5，披针形，长4～6 mm，先端尖，被星状毛，灰绿色；花瓣5，短于萼片或近等长，2深裂近基部，裂片倒披针形；雄蕊10，与花瓣近等长；花柱长线形。蒴果卵圆形，与宿存萼近等长，6齿裂；种子多数，肾形或近圆形，约1.5 mm，近黑色，具小疣。

[自然生境] 生于草坡、石隙中、石滩或林下。

[地理分布] 达川区、通川区、开江县、宣汉县、渠县、大竹县、万源市。

[入药部位] 全草。

[功能主治]活血祛瘀、下乳催生、舒筋活血、解毒消疮。

巫山繁缕

[异名]武冈繁缕。

[拉丁名]*Stellaria wushanensis* Williams

[形态特征]高10～20 cm。茎疏丛生，基部近匍匐，上部直立，多分枝，无毛。叶片卵状心脏形至卵形，顶端尖或急尖，基部近心脏形或急狭呈长柄状，常左右不对称，下面灰绿色，有突起，两面均无毛或上面被疏短糙毛，边缘无毛或具缘毛；叶柄长1～2 cm。聚伞花序具少数花，常1～3朵，顶生或腋生；苞片草质；花梗长2～6 cm，长为花萼的4倍，无毛或被疏柔毛；萼片5，披针形，长5.5～6.0 mm，具1脉，顶端急尖，边缘膜质；花瓣5，倒心脏形，长约8 mm，顶端2裂深达花瓣1/3；雄蕊10，有时7～9，短于花瓣；花柱3，线形，有时为2或4；中下部的腋生花为雌花，常无雄蕊，有时缺花瓣和雄蕊，而只有2花柱。蒴果卵圆形，与宿存萼等长，具3～5种子；种子圆肾形，褐色，具尖瘤状突起。

[自然生境]生于山地和丘陵地。

[地理分布]万源市及周边地区。

[入药部位]全草。

[功能主治]利湿、活血止痛，用于小儿疳积、浮肿、白带异常、跌打损伤、风湿关节疼。

麦蓝菜

[异名]麦蓝子、王不留行。

[拉丁名]*Vaccaria segetalis* (Neck.) Garcke

[形态特征]一年生或二年生草本，株高30～70 cm，全株无毛，微被白粉，呈灰绿色。根为主根系。茎单生，直立，上部分枝。叶片卵状披针形或披针形，长3～9 cm，宽1.5～4.0 cm，基部圆形或近心形，微抱茎，顶端急尖，具3基出脉；伞房花序稀疏；花梗细，长1～4 cm；苞片披针形，着生花梗中上部；花萼卵状圆锥形，长10～15 mm，宽5～9 mm，后期微膨大呈球形，棱绿色，棱间绿白色，近膜质，萼齿小，三角形，顶端急尖，边缘膜质；雌雄蕊柄极短；花瓣淡红色，长14～17 mm，宽2～3 mm，爪狭楔形，淡绿色，瓣片狭倒卵形，斜展或平展，微凹缺，有时具不明显的缺刻；雄蕊内藏；花柱线形，微外露。蒴果宽卵形或近圆球形，长8～10 mm；种子近圆球形，直径约2 mm，红褐色至黑色。

[自然生境]生于草坡、撂荒地或麦田中。

[地理分布]宣汉县及周边地区。

[入药部位]种子。

[功能主治]活血通经、消肿止痛、催生下乳。

藜科 Chenopodiaceae

厚皮菜

[异名]莙荙菜、猪胆菜、海白菜、红叶甜菜、牛皮菜。

[拉丁名]*Beta vulgaris* L. var. *cicla* L.

[形态特征]二年生草本，株高因品种而异，矮生种30～50 cm，高生种60～110 cm。根部较粗短，入土亦浅。叶阔卵形，淡绿色或浓绿色，光滑，肥厚多肉质，叶柄长而宽。果实褐色，外皮粗糙而坚硬，内有一至数粒种子。成熟的果实发芽力可维持5～6年。

[自然生境]栽培于各地区。

[地理分布]大竹县、万源市。

[入药部位]全草。

[功能主治]行瘀止血、降血清脂。

藜

[异名] 灰灰菜。

[拉丁名] *Chenopodium album* L.

[形态特征] 一年生草本，高30～150 cm。茎直立，粗壮，具条棱及绿色或紫红色色条，多分枝；枝条斜升或开展。叶片菱状卵形至宽披针形，先端急尖或微钝，基部楔形至宽楔形，上面通常无粉，有时嫩叶的上面有紫红色粉，下面多少有粉，边缘具不整齐锯齿；叶柄与叶片近等长，或为叶片长度的1/2。花两性，花簇于枝上部排列成或大或小的穗状圆锥状或圆锥状花序。种子横生，双凸镜状，边缘钝，黑色，有光泽，表面具浅沟纹；胚环形。

[自然生境] 生于4 000 m以下的干燥、瘦瘠的路边、田边、荒地。

[地理分布] 达川区、通川区、宣汉县、开江县、大竹县、万源市。

[入药部位] 全草。

[功能主治] 清热利湿、疏风、解毒、杀虫、止泻、止痒透疹、祛风镇惊，用于风热感冒、痢疾、肠炎、腹泻、湿疮、皮肤湿热痒疹、毒虫咬伤、麻疹不透、齿弱、癫症、高热。

土荆芥

[异名] 苏青蒿、牛尿蒿、菊叶香藜、臭草。

[拉丁名] *Chenopodium ambrosioides* L.

[形态特征] 一年生或多年生草本，高50～80 cm，有强烈香味。茎直立，多分枝，有色条及钝条棱；枝通常细瘦。叶片矩圆状披针形至披针形，先端急尖或渐尖，边缘具稀疏不整齐的大锯齿。花两性及雌性，通常3～5个团集，生于上部叶腋。胞果扁球形，完全包于花被内。种子横生或斜生，黑色或暗红色，平滑，有光泽。

[自然生境] 生于海拔3 000 m以下的向阳田边、路边、草丛。

[地理分布] 通川区、开江县、大竹县、渠县。

[入药部位] 全草。

[功能主治] 祛风清热、解毒杀虫、通经止痛、除湿止痒、消肿，用于皮肤风湿痹症、痛经、皮肤湿疹、皮肤瘙痒、脱肛、子宫脱垂、蛇虫咬伤、驱钩虫、蛔虫、蛲虫。

地肤

[异名] 地肤子、铁扫把、黄蒿、地面草、白地草。

[拉丁名] *Kochia scoparia* (L.) Schrad.

[形态特征] 一年生草本，高50～100 cm。根略呈纺锤形。茎直立，圆柱状，淡绿色或带紫红色，有多数条棱，稍有短柔毛或下部几无毛；分枝稀疏，斜上。叶为平面叶，披针形或条状披针形，无毛或稍有毛，先端短渐尖，基部渐狭入短柄。花两性或雌性，通常1～3个生于上部叶腋，构成疏穗状圆锥状花序，花下有时有锈色长柔毛；花被近球形，淡绿色，花被裂片近三角形，无毛或先端稍有毛。胞果扁球形，果皮膜质，与种子离生。种子卵形，黑褐色，稍有光泽；胚环形，胚乳块状。

[自然生境] 生于海拔3 200 m以下的山坡、草丛，多栽培。

[地理分布] 通川区、开江县、渠县、万源市。

[入药部位] 果实。

[功能主治] 清湿热、利小便、通淋、祛风、除湿止痒、杀虫，用于湿热疮疡、荨麻疹、湿热小便不利、淋病、带下、疝气、湿疹、风疹、喉痛、疮毒、疥癣、阴部湿痒。

菠菜

[异名] 波斯菜、菠薐、菠柃、鹦鹉菜、红根菜、飞龙菜。

[拉丁名] *Spinacia oleracea* L.

[形态特征] 根圆锥状，带红色，较少为白色。茎直立，中空，脆弱多汁，不分枝或有少数分枝。叶戟形至卵

形, 鲜绿色, 柔嫩多汁, 稍有光泽, 全缘或有少数牙齿状裂片。雄花集成球形团伞花序, 再于枝和茎的上部排列成有间断的穗状圆锥花序; 花被片通常4, 花丝丝状, 扁平, 花药不具附属物; 雌花团集于叶腋; 小苞片两侧稍扁, 顶端残留2小齿, 背面通常各具1棘状附属物; 子房球形, 柱头4或5, 外伸。胞果卵形或近圆形, 两侧扁; 果皮褐色。

[自然生境] 栽培于各地。

[地理分布] 达州全域。

[入药部位] 全草、种子。

[功能主治] 全草养血、止血、润燥、敛阴、平肝止渴、滋阴补肾、润肠通便, 用于衄血、便血、高血压、坏血病、头痛、目眩、风火赤眼、消渴引饮、大便涩滞、糖尿病。种子祛风明目、利肠胃、通关开窍。

苋科 Amaranthaceae

土牛膝

[异名] 粗毛牛膝、倒扣草。

[拉丁名] *Achyranthes aspera* L.

[形态特征] 多年生草本, 高20～120 cm; 根细长, 直径3～5 mm, 土黄色; 茎四棱形, 有柔毛, 节部稍膨大, 分枝对生。叶片纸质, 宽卵状倒卵形或椭圆状矩圆形; 叶柄长5～15 mm, 密生柔毛或近无毛。穗状花序顶生, 直立, 长10～30 cm, 花期后反折; 雄蕊长2.5～3.5 mm; 退化雄蕊顶端截状或细圆齿状, 具分枝流苏状长缘毛。胞果卵形, 长2.5～3.0 mm。种子卵形, 不扁压, 长约2 mm, 棕色。

[自然生境] 生于海拔800～2 300 m的山坡疏林或村庄附近空旷地。

[地理分布] 达川区、宣汉县等地。

[入药部位] 根。

[功能主治] 清热解毒、利尿, 用于感冒发热、扁桃体炎、白喉、流行性腮腺炎、泌尿系统结石、肾炎水肿。

牛膝

[异名] 牛磕膝、倒扣草、怀牛膝。

[拉丁名] *Achyranthes bidentata* Blume

[形态特征] 多年生草本, 高70～120 cm; 根圆柱形, 直径5～10 mm, 土黄色; 茎有棱角或四方形, 绿色或带紫色, 有白色贴生或开展柔毛, 或近无毛, 分枝对生。叶片椭圆形或椭圆披针形, 少数倒披针形, 长4.5～12.0 cm, 宽2～7.5 cm, 顶端尾尖, 尖长5～10 mm, 基部楔形或宽楔形, 两面有贴生或开展柔毛; 叶柄长5～30 mm, 有柔毛。穗状花序顶生及腋生, 长3～5 cm, 花期后反折; 总花梗长1～2 cm, 有白色柔毛; 花多数, 密生, 长5 mm; 苞片宽卵形, 长2～3 mm, 顶端长渐尖; 小苞片刺状, 长2.5～3.0 mm, 顶端弯曲, 基部两侧各有1卵形膜质小裂片, 长约1 mm; 花被片披针形, 长3～5 mm, 光亮, 顶端急尖, 有1中脉; 雄蕊长2.0～2.5 mm; 退化雄蕊顶端平圆, 稍有缺刻状细锯齿。胞果矩圆形, 长2.0～2.5 mm, 黄褐色, 光滑。种子矩圆形, 长1 mm, 黄褐色。

[自然生境] 生于山坡林下。

[地理分布] 达川区、通川区、开江县、宣汉县、渠县、大竹县、万源市。

[入药部位] 根。

[功能主治] 生用可活血通经, 用于产后腹痛、月经不调、闭经、鼻衄、虚火牙痛、脚气水肿; 熟用可补肝肾、强腰膝, 用于腰膝酸痛、肝肾亏虚、跌打瘀痛。

柳叶牛膝

[异名] 山牛膝、剪刀牛膝。

[拉丁名] *Achyranthes longifolia* (Makino) Makino

[形态特征] 多年生草本, 高1.0～1.6 m。茎直立, 四方形, 节膨大。叶对生, 叶片披针形或狭披针形, 长4.5～15.0 cm, 宽0.5～3.6 cm, 先端及基部均渐尖, 全缘, 上面绿色, 下面常呈紫红色。穗状花序腋生或顶生;

花多数；苞片1，先端有齿；小苞片2，刺状，紫红色，基部两侧各有1卵圆形小裂片，长约0.6 mm；花被片5，绿色，线形，具3脉；雄蕊5，花丝基部合生，退化雄蕊方形，先端具不明显的齿；花柱长约2 mm。胞果长卵形。

[自然生境]生于山坡、沟边、路旁。

[地理分布]万源市及周边地区。

[入药部位]根和根茎。

[功能主治]活血散瘀、祛湿利尿、清热解毒，用于淋病、尿血、妇女经闭、癥瘕、风湿关节痛、脚气、水肿、痢疾、疟疾、白喉、痈肿、跌打损伤。

喜旱莲子草

[异名]空心莲子草、水花生、革命草、水蕹菜、空心苋、长梗满天星、空心莲子菜。

[拉丁名]*Alternanthera philoxeroides* (Mart.) Griseb.

[形态特征]多年生草本。茎基部匍匐，上部上升，管状，不明显4棱，长55～120 cm，具分枝，幼茎及叶腋有白色或锈色柔毛，茎老时无毛，仅在两侧纵沟内保留。叶片矩圆形、矩圆状倒卵形或倒卵状披针形，长2.5～5 cm，宽7～20 mm，顶端急尖或圆钝，具短尖，基部渐狭，全缘，两面无毛或上面有贴生毛及缘毛，下面有颗粒状突起；叶柄长3～10 mm，无毛或微有柔毛。花密生，呈具总花梗的头状花序，单生在叶腋，球形，直径8～15 mm；苞片及小苞片白色，顶端渐尖，具1脉；苞片卵形，长2.0～2.5 mm，小苞片披针形，长2 mm；花被片矩圆形，长5～6 mm，白色，光亮，无毛，顶端急尖，背部侧扁；雄蕊花丝长2.5～3.0 mm，基部连合成杯状；退化雄蕊矩圆状条形，和雄蕊约等长，顶端裂成窄条；子房倒卵形，具短柄，背面侧扁，顶端圆形。果实未见。

[自然生境]生于池沼、水沟内。

[地理分布]达川区、通川区、开江县、宣汉县、渠县、大竹县、万源市。

[入药部位]全草。

[功能主治]清热利水、凉血解毒。

绿穗苋

[异名]细长苋、平滑苋、平滑猪草、绿猪草、红苋。

[拉丁名]*Amaranthus hybridus* L.

[形态特征]一年生草本，高30～50 cm。茎直立，分枝，上部近弯曲，有开展柔毛。叶片卵形或菱状卵形，长3.0～4.5 cm，宽1.5～2.5 cm，顶端急尖或微凹，具凸尖，基部楔形，边缘波状或有不明显锯齿，微粗糙，上面近无毛，下面疏生柔毛；叶柄长1～2.5 cm，有柔毛。圆锥花序顶生，细长，上升稍弯曲，有分枝，中间花穗最长；苞片及小苞片钻状披针形，长3.5～4.0 mm，中脉坚硬，绿色，向前伸出成尖芒；花被片矩圆状披针形，长约2 mm，顶端锐尖，具凸尖，中脉绿色；雄蕊略和花被片等长或稍长；柱头3。胞果卵形，长2 mm，环状横裂，超出宿存花被片。种子近球形，直径约1 mm，黑色。

[自然生境]生于海拔400～1 100 m的田野、旷地、路旁、水沟边荒草地或低海拔山坡。

[地理分布]达川区、通川区、开江县、渠县等地。

[入药部位]全草。

[功能主治]清热解毒、利湿止痒。

反枝苋

[异名]野苋菜、苋菜、西风谷。

[拉丁名]*Amaranthus retroflexus* L.

[形态特征]一年生草本植物，高可达100 cm；茎粗壮直立，淡绿色，叶片菱状卵形或椭圆状卵形，顶端锐尖或尖凹，基部楔形，两面及边缘有柔毛，下面毛较密；叶柄淡绿色，有柔毛。圆锥花序顶生及腋生，直立，顶生花穗较侧生者长；苞片及小苞片钻形，白色，花被片矩圆形或矩圆状倒卵形，白色，胞果扁卵形，薄膜质，淡绿色，种子近球形，边缘钝。

[自然生境]生在田园内、农地旁、人家附近的草地上、瓦房上。

[地理分布]开江县、大竹县等地。

[入药部位]全草和种子。

[功能主治]祛风湿、清肝火,用于目赤肿痛、翳长障、高血压。

刺苋

[异名]勒苋菜、笋苋菜。

[拉丁名]*Amaranthus spinosus* L.

[形态特征]一年生草本植物,高可达100 cm。茎直立,多分枝,无毛或稍有柔毛。叶片菱状卵形或卵状披针形,无毛或幼时沿叶脉稍有柔毛;叶柄无毛,圆锥花序腋生及顶生,苞片在腋生花簇及顶生花穗的基部者变成尖锐直刺,在顶生花穗的上部者狭披针形,中脉绿色;小苞片狭披针形,花被片绿色。胞果矩圆形。种子近球形,黑色或带棕黑色。

[自然生境]生长在旷地、园圃、农耕地。

[地理分布]大竹县及周边地区。

[入药部位]全草。

[功能主治]清热解毒、散血消肿。

苋

[异名]三色苋、老来少、老少年、雁来红。

[拉丁名]*Amaranthus tricolor* L.

[形态特征]一年生草本,高80～150 cm。茎粗壮,绿色或红色,常分枝,幼时有毛或无毛。叶片卵形、菱状卵形或披针形,长4～10 cm,宽2～7 cm,绿色或常呈红色、紫色或黄色,或部分绿色夹杂其他颜色,顶端圆钝或尖凹,具凸尖,基部楔形,全缘或波状缘,无毛;叶柄长2～6 cm,绿色或红色。花簇腋生,直到下部叶,或同时具顶生花簇,形成下垂的穗状花序;花簇球形,直径5～15 mm,雄花和雌花混生;苞片及小苞片卵状披针形,长2.5～3 mm,透明,顶端有1长芒尖,背面具1绿色或红色隆起中脉;花被片矩圆形,长3～4 mm,绿色或黄绿色,顶端有1长芒尖,背面具1绿色或紫色隆起中脉;雄蕊比花被片长或短。胞果卵状矩圆形,长2～2.5 mm,环状横裂,包裹在宿存花被片内。种子近圆形或倒卵形,直径约1 mm,黑色或黑棕色,边缘钝。

[自然生境]栽培于海拔1 500 m以下的地区。

[地理分布]通川区、渠县等地。

[入药部位]根、果实及全草。

[功能主治]明目、利大小便、祛寒热。

青葙

[异名]狗尾草、百日红、鸡冠花、野鸡冠花、指天笔、海南青葙。

[拉丁名]*Celosia argentea* L.

[形态特征]一年生草本,高30～100 cm,全体无毛。茎直立,有分枝,绿色或红色,具明显条纹。叶片矩圆披针形、披针形或披针状条形,少数卵状矩圆形,长5～8 cm,宽1～3 cm,绿色常带红色,顶端急尖或渐尖,具小芒尖,基部渐狭;叶柄长2～15 mm,或无叶柄。花多数,密生,在茎端或枝端呈单一、无分枝的塔状或圆柱状穗状花序,长3～10 cm;苞片及小苞片披针形,长3～4 mm,白色,光亮,顶端渐尖,延长成细芒,具1中脉,在背部隆起;花被片矩圆状披针形,长6～10 mm,初为白色顶端带红色,或全部粉红色,后呈白色,顶端渐尖,具1中脉,在背面突起;花丝长5～6 mm,分离部分长2.5～3.0 mm,花药紫色;子房有短柄,花柱紫色,长3～5 mm。胞果卵形,长3～3.5 mm,包裹在宿存花被片内。种子凸透镜状肾形,直径约1.5 mm。

[自然生境]生于平原、田边、丘陵、山坡。

[地理分布]达川区、通川区、开江县、宣汉县、渠县、大竹县、万源市。

[入药部位]种子、茎叶、根。

[功能主治]清热明目、燥湿清热、杀虫止痒、凉血止血,用于湿热带下、小便不利、尿浊、泄泻、阴痒、疮疥、风瘙身痒、痔疮、衄血、创伤出血。

鸡冠花

[异名]鸡髻花、老来红、芦花鸡冠、笔鸡冠、小头鸡冠、凤尾鸡冠、大鸡公花、鸡角根、红鸡冠。

[拉丁名]*Celosia cristata* L.

[形态特征]一年生直立草本, 高30～80 cm。全株无毛, 粗壮。分枝少, 近上部扁平, 绿色或带红色, 有棱纹突起。单叶互生, 具柄; 叶片长5～13 cm, 宽2～6 cm, 先端渐尖或长尖, 基部渐窄呈柄状, 全缘。中部以下多花; 苞片、小苞片和花被片干膜质, 宿存。胞果卵形, 长约3 mm, 熟时盖裂, 包于宿存花被内。种子肾形, 黑色, 光泽。

[自然生境]栽培为主, 分布全域。

[地理分布]通川区、开江县、渠县、大竹县等地。

[入药部位]种子、花。

[功能主治]凉血、止血,用于痔漏下血、赤白下痢、吐血、咯血、血淋、妇女崩中、赤白带下。

仙人掌科 Cactaceae

昙花

[异名]琼花、昙华、鬼仔花、韦陀花。

[拉丁名]*Epiphyllum oxypetalum* (DC.) Haw.

[形态特征]附生肉质灌木, 高2～6 m, 老茎圆柱状, 木质化。分枝多数, 叶状侧扁, 披针形至长圆状披针形, 边缘波状或具深圆齿, 基部急尖、短渐尖或渐狭呈柄状, 深绿色, 无毛, 中肋粗大, 老株分枝产生气根。花单生于枝侧的小窠, 漏斗状, 于夜间开放, 芳香, 长25～30 cm, 直径10～12 cm; 花托绿色, 略具角, 被三角形短鳞片; 瓣状花被片白色, 倒卵状披针形至倒卵形, 长7～10 cm, 宽3～4.5 cm, 边缘全缘或啮蚀状。浆果长球形, 具纵棱脊, 无毛, 紫红色。种子多数, 卵状肾形, 亮黑色, 具皱纹, 无毛。

[自然生境]栽培为主, 分布全域。

[地理分布]开江县及周边地区。

[入药部位]花或嫩茎。

[功能主治]软便去毒、清热疗喘,用于大肠热症、便秘便血、肿疮、肺炎、痰中有血丝、哮喘。

木兰科 Magnoliaceae

红茴香

[异名]土八角。

[拉丁名]*Illicium henryi* Diels

[形态特征]灌木或乔木, 高3～8 m, 有时可达12 m; 树皮灰褐色至灰白色。芽近卵形。叶互生或2～5片簇生, 革质, 倒披针形、长披针形或倒卵状椭圆形, 长6～18 cm, 宽1.2～5.0（～6.0）cm, 先端长渐尖, 基部楔形; 中脉在叶上面下凹, 在下面突起, 侧脉不明显; 叶柄长7～20 mm, 直径1～2 mm, 上部有不明显的狭翅。花粉红至深红、暗红色, 腋生或近顶生, 单生或2～3朵簇生; 花梗细长, 长15～50 mm; 花被片10～15, 最大的花被片长圆状椭圆形或宽椭圆形, 长7～10 mm; 宽4.0～8.5 mm; 果柄长15～55 mm; 蓇葖7～9, 长12～20 mm, 宽5～8 mm, 厚3～4 mm, 先端明显钻形, 细尖, 尖头长3～5 mm。种子长6.5～7.5 mm, 宽5.0～5.5 mm, 厚2.5～3.0 mm。

[自然生境]生于海拔800 m左右的疏林中。

[地理分布]宣汉县、万源市。

[入药部位]果实。

[功能主治]镇咳、顺气止痛、温胃止呕、杀虫,用于胃寒作呕、膀胱疝气、胸前胀痛、小腹胀痛。

鹅掌楸

[异名]马褂木、鹅儿掌、鸭脚板。

[拉丁名]*Liriodendron chinense* (Hemsl.) Sarg.

[形态特征]乔木,高达40 m,胸径1 m以上,小枝灰色或灰褐色。叶马褂状,长4～12(～18)cm,近基部每边具1侧裂片,先端具2浅裂,下面苍白色,叶柄长4～8(～16)cm。花杯状,花被片9,外轮3片绿色,萼片状,向外弯垂,内两轮6片、直立,花瓣状倒卵形,长3～4 cm,绿色,具黄色纵条纹,花药长10～16 mm,花丝长5～6 mm,花期时雌蕊群超出花被之上,心皮黄绿色。聚合果长7～9 cm,具翅的小坚果长约6 mm,顶端钝或钝尖,具种子1～2颗。

[自然生境]生于海拔500～1 300 m的灌木林中。

[地理分布]万源市。

[入药部位]根、树皮。

[功能主治]根祛风散寒、除湿行水、强筋壮骨。树皮祛风除湿、止咳、行气,用于风湿关节痛、肌肉萎缩、风寒咳嗽、气急、呕吐、四肢浮肿、口渴。

望春玉兰

[异名]辛夷花。

[拉丁名]*Magnolia biondii* Pampan.

[形态特征]落叶乔木,高可达12 m。树皮淡灰色,光滑;小枝细长,灰绿色,直径3～4 mm,无毛。叶椭圆状披针形或卵状披针形,长10～18 cm,宽3.5～6.5 cm。花先叶开放,直径6～8 cm,芳香;花梗顶端膨大,长约1 cm,具3苞片脱落痕;花被9,外轮3片紫红色,近狭倒卵状条形,长约1 cm,中内两轮近匙形,白色,外面基部常紫红色,长4～5 cm,宽1.3～2.5 cm,内轮的较狭小。聚合果圆柱形,长8～14 cm,常因部分不育而扭曲;果柄长约1 cm,径约7 mm,残留长绢毛;蓇葖浅褐色,近圆形,侧扁,具突起瘤点;种子心形,外种皮鲜红色,内种皮深黑色,顶端凹陷,具"V"形槽,中部突起,腹部具深沟,末端短尖不明显。

[自然生境]生于海拔600～2 100 m的山林间。

[地理分布]万源市。

[入药部位]花蕾。

[功能主治]发散风寒、通鼻窍,用于风寒感冒、鼻塞、鼻渊。

玉兰

[异名]辛夷花。

[拉丁名]*Magnolia denudata* (Desr.)

[形态特征]落叶乔木,高达25 m,枝广展形成宽阔的树冠;树皮深灰色,粗糙开裂;小枝稍粗壮,灰褐色。叶纸质,倒卵形、宽倒卵形或倒卵状椭圆形,基部徒长枝叶椭圆形,长10～15(～18)cm,先端宽圆、平截或稍凹,具短突尖,中部以下渐狭呈楔形,叶上深绿色,嫩时被柔毛,后仅中脉及侧脉留有柔毛,下面淡绿色,沿脉上被柔毛;叶柄长1.0～2.5 cm,被柔毛,上面具狭纵沟;托叶痕为叶柄长的1/4～1/3。花蕾卵圆形,花先叶开放;花梗显著膨大,密被淡黄色长绢毛;花被片9片,白色,基部常带粉红色,近相似,长圆状倒卵形,长6～8(～10)cm;聚合果圆柱形,长12～15 cm;蓇葖厚木质,褐色,具白色皮孔;种子心形,侧扁,高约9 mm,宽约10 mm,外种皮红色,内种皮黑色。

[自然生境]栽培于海拔2 300 m以下的山区。

[地理分布]通川区、开江县。

[入药部位]花蕾。

[功能主治]清痰、益肺、理气、祛风散寒、开窍宣肺,用于咳嗽、痛经、鼻渊。

荷花玉兰

[异名]辛夷花。

[拉丁名]*Magnolia grandiflora* L.

[形态特征]常绿乔木,在原产地高达30 m;树皮淡褐色或灰色,薄鳞片状开裂;小枝粗壮,具横隔的髓心;小枝、芽、叶下面、叶柄均密被褐色或灰褐色短绒毛(幼树的叶下面无毛)。叶厚革质,椭圆形、长圆状椭圆形或倒卵状椭圆形,长10～20 cm,宽4～7(～10) cm,先端钝或短钝尖,基部楔形,叶面深绿色,有光泽;侧脉每边8～10条;叶柄长1.5～4.0 cm,无托叶痕,具深沟。花白色,有芳香,直径15～20 cm;花被片9～12,厚肉质,倒卵形,长6～10 cm,宽5～7 cm;聚合果圆柱状长圆形或卵圆形,长7～10 cm,径4～5 cm,密被褐色或淡灰黄色绒毛;蓇葖背裂,背面圆,顶端外侧具长喙;种子近卵圆形或卵形,长约14 mm,径约6 mm,外种皮红色,除去外种皮的种子,顶端延长成短颈。

[自然生境]栽培于海拔1 500 m左右的山区。

[地理分布]通川区、开江县。

[入药部位]花蕾。

[功能主治]祛风散寒、开窍宣肺,用于风寒头痛、鼻渊。

紫玉兰

[异名]辛夷。

[拉丁名]*Magnolia liliiflora* Desr.

[形态特征]落叶灌木,高达3 m,常丛生,树皮灰褐色,小枝绿紫色或淡褐紫色。叶椭圆状倒卵形或倒卵形,长8～18 cm,宽3～10 cm,先端急尖或渐尖,基部渐狭沿叶柄下延至托叶痕,上面深绿色,幼嫩时疏生短柔毛,下面灰绿色,沿脉有短柔毛;侧脉每边8～10条,叶柄长8～20 mm,托叶痕约为叶柄长之半。花蕾卵圆形,被淡黄色绢毛;花叶同时开放,瓶形,直立于粗壮、被毛的花梗上,稍有香气;花被片9～12,外轮3片萼片状,紫绿色,披针形,长2.0～3.5 cm,常早落,内两轮肉质,外面紫色或紫红色,内面带白色,花瓣状,椭圆状倒卵形,长8～10 cm,宽3.0～4.5 cm;聚合果深紫褐色,变褐色,圆柱形,长7～10 cm;成熟蓇葖近圆球形,顶端具短喙。

[自然生境]栽培于海拔1 000 m左右的山区。

[地理分布]大竹县、通川区、开江县。

[入药部位]花蕾。

[功能主治]祛风散寒、开窍宣肺,用于感冒头痛、鼻渊流臭脓、耳窍不通。

厚朴

[异名]川朴、油朴。

[拉丁名]*Magnolia officinalis* Rehd. & wils.

[形态特征]落叶乔木,高达20 m,树皮厚。顶芽窄卵状圆锥形,无毛;幼叶下面被白色长毛,革质,7～9聚生枝端,长圆状倒卵形,长22～45 cm,先端具短急尖或钝圆,基部楔形,全缘微波状,下面被灰色柔毛及白粉;叶柄粗,长2～4 cm,托叶痕长约为叶柄的2/3;聚合果长圆状卵圆形,长9～15 cm;蓇葖具长3～4 mm喙;种子三角状倒卵形,长约1 cm。

[自然生境]栽培于海拔600～2 100 m的山区。

[地理分布]宣汉县、开江县、万源市。

[入药部位]树皮、花、种子、果实。

[功能主治]树皮温中下气、燥湿消积、和胃止呕,用于胸腹痞满胀痛、反胃、呕吐、宿食不消、痰饮喘咳、寒湿泻痢。花、果实理气宽胸、化脾胃湿浊,用于胸闷、感冒咳嗽。种子理气、温中、消食。

凹叶厚朴

[异名]庐山厚朴。

[拉丁名]*Magnolia officinalis* Rehd. & Wils. var. *biloba* Rehd. & Wils.

[形态特征]落叶乔木,高达20 m。树皮厚,褐色,不开裂;小枝粗壮,淡黄色或灰黄色,幼时有绢毛;顶芽大,狭卵状圆锥形,无毛。叶大,近革质,7~9片聚生于枝端,长圆状倒卵形,长22~45 cm,宽10~24 cm,叶先端凹缺,成2钝圆的浅裂片,但幼苗之叶先端钝圆,并不凹缺;;叶柄粗壮,长2.5~4.0 cm,托叶痕长为叶柄的2/3。花白色,径10~15 cm,芳香;花梗粗短,被长柔毛,离花被片下1 cm处具包片脱落痕,花被片9~12(~17),厚肉质,外轮3片淡绿色,长圆状倒卵形,长8~10 cm,宽4~5 cm,盛开时常向外反卷,内两轮白色,倒卵状匙形,长8.0~8.5 cm,宽3.0~4.5 cm,基部具爪,最内轮7.0~8.5 cm,花盛开时中内轮直立;聚合果长圆状卵圆形,基部较窄;种子三角状倒卵形,长约1 cm。

[自然生境]栽培于海拔700~2 000 m的山地。

[地理分布]宣汉县、万源市。

[入药部位]树皮、花。

[功能主治]树皮温中下气、燥湿消积、芳香化湿,用于脾胃湿气阻滞、胸腹痞满胀痛、反胃、呕吐、宿食不消、痰饮喘咳、寒湿泻痢、纳呆。花理气、化脾胃湿浊,用于胸闷。

武当玉兰

[异名]辛夷、川姜朴、武汉木兰。

[拉丁名]*Magnolia sprengeri* Pamp.

[形态特征]落叶乔木,高可达21 m,树皮淡灰褐色或黑褐色,老干皮具纵裂沟,呈小块片状脱落。小枝淡黄褐色,后变灰色,无毛。叶倒卵形,长10~18 cm,宽4.5~10.0 cm,先端急尖或急短渐尖,基部楔形,上面仅沿中脉及侧脉疏被平伏柔毛,下面初被平伏细柔毛,叶柄长1~3 cm;托叶痕细小。花蕾直立,被淡灰黄色绢毛,花先叶开放,杯状,有芳香,花被片12(14),近相似,外面玫瑰红色,有深紫色纵纹,倒卵状匙形或匙形,长5~13 cm,宽2.5~3.5 cm;聚果圆柱形,长6~18 cm;蓇葖扁圆,成熟时褐色。

[自然生境]广泛分布。

[地理分布]通川区、开江县。

[入药部位]树皮、花蕾。

[功能主治]树皮温中和胃、止呕顺气。花蕾散寒解表、开窍,用于感冒头痛鼻塞、急性鼻炎、伏鼻窦炎、肥厚性鼻炎、鼻咽癌等。

白兰

[异名]白兰花、黄桷兰。

[拉丁名]*Michelia alba* DC.

[形态特征]常绿乔木,高达17 m,枝广展,呈阔伞形树冠;胸径30 cm;树皮灰色;揉枝叶有芳香;嫩枝及芽密被淡黄白色微柔毛,老时毛渐脱落。叶薄革质,长椭圆形或披针状椭圆形,长10~27 cm,宽4.0~9.5 cm,先端长渐尖或尾状渐尖,基部楔形,上面无毛,下面疏生微柔毛,干时两面网脉均很明显;叶柄长1.5~2 cm,疏被微柔毛;托叶痕几达叶柄中部。花白色,极香;花被片10片,披针形,长3~4 cm,宽3~5 mm;蓇葖熟时鲜红色。

[自然生境]栽培于海拔500~1 500 m的山区。

[地理分布]通川区、开江县、万源市。

[入药部位]花蕾。

[功能主治]止咳化痰、调气除秽、行气消胀、除湿止带、祛风通窍、收敛、消炎,用于支气管炎、妇女白带异常、白浊、气滞腹胀、急性鼻炎、冻疮。

含笑花

[异名]含笑。

[拉丁名]*Michelia figo* (Lour.) Spreng.

[形态特征]常绿灌木,高2～3 m,树皮灰褐色,分枝繁密;芽、嫩枝、叶柄、花梗均密被黄褐色绒毛。叶革质,狭椭圆形或倒卵状椭圆形,长4～10 cm,宽1.8～4.5 cm,先端钝短尖,基部楔形或阔楔形,上面有光泽,无毛,下面中脉上留有褐色平伏毛,余脱落无毛,叶柄长2～4 mm,托叶痕长达叶柄顶端。花直立,长12～20 mm,宽6～11 mm,淡黄色而边缘有时红色或紫色,具甜浓的芳香,花被片6,肉质,较肥厚,长椭圆形,长12～20 mm,宽6～11 mm;聚合果长2.0～3.5 cm;蓇葖卵圆形或球形,顶端有短尖的喙。

[自然生境]生于海拔1 300～1 500 m的向阳山坡杂木林中。

[地理分布]通川区、开江县。

[入药部位]花蕾、叶。

[功能主治]花蕾止咳化痰、调气除秽、行气消胀、除湿止带、祛风通窍、收敛、消炎,用于支气管炎、妇女白带异常、白浊、气滞腹胀、急性鼻炎、冻疮。叶用于跌打损伤。

深山含笑

[异名]光叶白兰花。

[拉丁名]*Michelia maudiae* Dunn

[形态特征]高达20 m;芽、幼枝、叶下面、苞片均被白粉;叶革质,宽椭圆形,稀卵状椭圆形,长7～18 cm,先端骤窄短渐尖或尖头钝,基部楔形、宽楔形或近圆形,上面深绿色,有光泽,下面灰绿色,被白粉;叶柄长1～3 cm,无托叶痕;花单生枝梢叶腋,芳香,径10～12 cm;花梗具3苞片痕;花被片9,白色,基部稍淡红色,外轮倒卵形,内两轮渐窄小,近匙形;雄蕊多数,药室内向开裂,药隔短尖,花丝淡紫色;雌蕊群长1.5～1.8 cm,柄长5～8 mm,心皮多数,窄卵圆形;聚合果长7～15 cm;蓇葖长圆形、倒卵圆形或卵圆形,顶端钝圆或具短骤尖,背缝开裂;种子红色,斜卵圆形,稍扁。

[自然生境]生于海拔600～1 500 m的密林中。

[地理分布]通川区、开江县。

[入药部位]花、根。

[功能主治]花散风寒、通鼻窍、行气止痛。根具有清热解毒、行气化浊,止咳。

翼梗五味子

[异名]北五味子。

[拉丁名]*Schisandra henryi* C. B. Clarke

[形态特征]落叶木质藤本;小枝具翅棱,被白粉;叶宽卵形、长圆状卵形或近圆形,先端短渐尖,基部宽楔形或近圆形,下延成薄翅;雌雄同株,花被片黄色,8～10,近圆形;雄花雄蕊群倒卵圆形,雄蕊30～40,离生,雌花雌蕊群长圆状卵圆形,单雌蕊约50;小浆果红色,球形,径4～5 mm,顶端花柱附属物白色;种子褐黄色,扁球形或扁长圆形,种皮具乳头状突起或皱突。

[自然生境]生于海拔600～2 200 m的向阳、肥沃的林中、灌木林中。

[地理分布]宣汉县、渠县。

[入药部位]根茎、藤、果实。

[功能主治]根茎与藤祛风除湿、通经活络、活血止痛、强筋壮骨,用于风湿关节痛、风湿骨痛、麻木拘挛、五劳七伤、血管鼻塞性脉管炎、跌打损伤、经闭。果实养血、敛肺滋肾、涩精止泻、生津敛汗、消瘀、理气、止咳,用于肺虚喘咳、遗精、遗尿、泄泻、阴虚盗汗、气虚精枯、消渴、失眠健忘、劳伤吐血、月经不调、跌打损伤。

铁箍散

[异名]小血藤、香巴戟。

[拉丁名]*Schisandra propinqua* var. *sinensis* Oliver

[形态特征]落叶木质藤本,全株无毛,当年生枝褐色或变灰褐色,有银白色角质层。叶坚纸质,卵形、长

圆状卵形或狭长圆状卵形,长7～11(～17)cm,宽2.0～3.5(～5.0)cm,先端渐尖或长渐尖,基部圆形或阔楔形,下延至叶柄,上面干时褐色,下面带苍白色;花橙黄色,常单生或2～3朵聚生于叶腋,或1花梗具数花的总状花序;花梗长6～16 mm,具约2小苞片;被片椭圆形,雄蕊6～9;小浆果10～30;种子肾形、近圆形,长4.0～4.5 mm,种皮灰白色,种脐窄"V"形;聚合果的果托干时黑色,长3～15 cm,直径1～2 mm,具10～45成熟心皮,成熟心皮近球形或椭圆体形,直径6～9 mm,具短柄;种子近球形或椭圆体形,长3.5～5.5 mm,宽3～4 mm,种皮浅灰褐色,光滑,种脐狭长,长约为宽的1/3,稍凹入。

[自然生境]生于海拔500～2 200 m的灌丛、岩壁或乱石堆上。

[地理分布]达川区、宣汉县、大竹县、开江县、渠县、万源市。

[入药部位]全草、根、叶。

[功能主治]全草与根行气活血、止痛散瘀、解毒消肿、祛风止痛、补肾、强筋壮骨,用于肾虚腰痛、筋骨痿软、遗精、阳痿、遗尿、白带异常、虚寒胃痛、痨伤吐血、风湿骨痛、跌打损伤。根清热解毒、行气化浊,用于虚咳、气喘。叶解毒消肿,用于疮痈肿毒。

华中五味子

[异名]大血藤。

[拉丁名]*Schisandra sphenanthera* Rehd. & Wils.

[形态特征]落叶木质藤本;芽鳞具长缘毛;叶纸质,倒卵形、宽倒卵形、倒卵状长椭圆形或圆形,稀椭圆形,长(3～)5～11 cm,先端短骤尖或渐尖,基部楔形或宽楔形,下延至叶柄成窄翅,下面淡灰绿色,具白点,稀脉疏被细柔毛,中部以上疏生胼胝质尖齿;花生于小枝近基部叶腋;花梗长2～4.5 cm,基部具长3～4 mm苞片;花被片5～9,橙黄色,近似椭圆形或长圆状倒卵形,中轮长0.6～1.2 cm,具缘毛,具腺点;雄花雄蕊群倒卵圆形,径4～6 mm,花托顶端圆钝;种子长圆形或肾形,长约4 mm,褐色光滑或背面微皱。

[自然生境]生于海拔1 200～2 300 m的林缘、路边、灌木林中。

[地理分布]宣汉县、万源市。

[入药部位]果实。

[功能主治]敛肺、滋肾、生津、止泻、止咳,用于虚咳、气喘、盗汗。

蜡梅科 Calycanthaceae

蜡梅

[异名]金梅、腊梅、蜡花、蜡梅花、蜡木、麻木紫、石凉茶、唐梅、香梅。

[拉丁名]*Chimonanthus praecox* (L.) Link

[形态特征]落叶小乔木或灌木状,高达4 m;幼枝四方形,老枝近圆柱形;鳞芽通常着生于第二年生的枝条叶腋内,芽鳞片近圆形。叶纸质至近革质,卵圆形、椭圆形、宽椭圆形至卵状椭圆形,有时长圆状披针形。花着生于第二年生枝条叶腋内,先花后叶,芳香;花被片圆形、长圆形、倒卵形、椭圆形或匙形;雄蕊长4 mm,花丝比花药长或等长,花药向内弯,无毛;心皮基部被疏硬毛,花柱长为子房3倍。果托近木质化,坛状或倒卵状椭圆形,口部收缩,并具有钻状披针形的被毛附生物。

[自然生境]生于山地林中。

[地理分布]通川区、开江县、大竹县、万源市。

[入药部位]根、叶、花。

[功能主治]根、叶理气止痛、散寒解毒,用于跌打损伤、腰痛、风湿麻木、风寒感冒,刀伤出血。花解暑生津,用于心烦口渴、气郁胸闷。

樟科 Lauraceae

阴香

[异名]桂树、山肉桂、香胶叶、山玉桂、野玉桂树、假桂树、野桂树。

[拉丁名] *Cinnamomum burmanni* (Nees & T. Nees) Blume

[形态特征] 乔木；树皮光滑，灰褐色至黑褐色。叶互生或近对生，长5.5～10.5 cm，宽2～5 cm，革质，上面绿色，下面粉绿色，两面无毛，具离基三出脉。圆锥花序腋生或近顶生，比叶短，长（2～）3～6 cm，少花，疏散，密被灰白微柔毛，最末分枝为3花的聚伞花序。花绿白色，长约5 mm；花梗纤细，长4～6 mm，被灰白微柔毛。果卵球形，长约8 mm，宽5 mm；果托长4 mm，顶端宽3 mm，具齿裂，齿顶端截平。

[自然生境] 栽培，主要为行道树。

[地理分布] 宣汉县。

[入药部位] 树皮。

[功能主治] 用于风湿骨痛、寒湿泻痢、腹痛。

樟

[异名] 香樟、芳樟、油樟、樟木。

[拉丁名] *Cinnamomum camphora* (L.) Presl.

[形态特征] 常绿大乔木；枝、叶及木材均有樟脑气味；树皮黄褐色，有不规则的纵裂。枝条圆柱形，淡褐色，无毛。叶互生，卵状椭圆形，长6～12 cm，宽2.5～5.5 cm，两面无毛或下面幼时略被微柔毛，具离基三出脉。圆锥花序腋生，长3.5～7 cm，具梗，总梗长2.5～4.5 cm，与各级序轴均无毛或被灰白色至黄褐色微柔毛，被毛时往往在节上尤为明显。花绿白色或带黄色，长约3 mm。花被外面无毛或被微柔毛，长约2 mm。能育雄蕊9，长约2 mm，花丝被短柔毛。果卵球形或近球形，直径6～8 mm，紫黑色；果托杯状，长约5 mm，顶端截平，宽达4 mm，基部宽约1 mm，具纵向沟纹。

[自然生境] 栽培。

[地理分布] 达川区、通川区、开江县、宣汉县、大竹县、万源市。

[入药部位] 根、果、枝和叶。

[功能主治] 祛风散寒、强心镇痉、杀虫。

狭叶山胡椒

[异名] 鸡婆子、小鸡条、见风消。

[拉丁名] *Lindera angustifolia* Cheng

[形态特征] 落叶灌木或小乔木，高2～8 m，幼枝条黄绿色，无毛。叶互生，椭圆状披针形，长6～14 cm，宽1.5～3.5 cm，先端渐尖，基部楔形，近革质，上面绿色无毛，下面苍白色，沿脉上被疏柔毛，羽状脉，侧脉每边8～10条。伞形花序2～3生于冬芽基部。雄花序有花3～4朵，花梗长3～5 mm，花被片6，能育雄蕊9。雌花序有花2～7朵；花梗长3～6 mm；花被片6；退化雄蕊9；子房卵形，无毛，花柱长1 mm，柱头头状。果球形，直径约8 mm，成熟时黑色，果托直径约2 mm；果柄长0.5～1.5 cm，被微柔毛或无毛。

[自然生境] 生于山坡灌丛或疏林中。

[地理分布] 万源市。

[入药部位] 全株。

[功能主治] 祛风利湿、舒筋活血、解毒消肿，用于感冒、头痛、食积气滞、泄泻、风湿麻木、跌打损伤。

香叶树

[异名] 香果树。

[拉丁名] *Lindera communis* Hemsl.

[形态特征] 常绿灌木或小乔木；树皮淡褐色。当年生枝条纤细，基部有密集芽鳞痕，一年生枝条粗壮，无毛，皮层不规则纵裂。叶互生，通常卵形或椭圆形，长（3.0～）4.0～9.0（～12.5）cm，宽（1.0～）1.5～3.0（～4.5）cm，薄革质至厚革质；上面绿色，无毛，下面灰绿色或浅黄色，被黄褐色柔毛，后渐脱落成疏柔毛或无毛；羽状脉，侧脉每边5～7条。伞形花序具5～8朵花，单生或2个同生于叶腋，总梗极短。果卵形，长约1 cm，

宽7～8 mm,也有时略小而近球形,无毛,成熟时红色;果柄长4～7 mm,被黄褐色微柔毛。

[自然生境]生于常绿阔叶林中。

[地理分布]宣汉县、大竹县、万源市。

[入药部位]枝叶。

[功能主治]解毒消肿、散瘀止痛,用于跌打肿痛、外伤出血、疮痈疔肿。

香叶子

[拉丁名]*Lindera fragrans* Oliv.

[形态特征]常绿小乔木;树皮黄褐色,有纵裂及皮孔。幼枝青绿色或棕黄色,纤细,光滑,有纵纹,无毛或被白色柔毛。叶互生,披针形至长狭卵形,先端渐尖,基部楔形或宽楔形;三出脉,第一对侧脉紧沿叶缘上伸,纤细而不甚明显,但有时几与叶缘并行而近似羽状脉。伞形花序腋生。雄花黄色,有香味;花被片6,近等长,外面密被黄褐色短柔毛;雄蕊9,花丝无毛。雌花未见。果长卵形,长1 cm,宽0.7 cm,幼时青绿色,成熟时紫黑色,果柄长0.5～0.7 cm,有疏柔毛,果托膨大。

[自然生境]海拔700～2 030 m的沟边、山坡灌丛中。

[地理分布]通川区、开江县、渠县。

[入药部位]树皮和枝叶。

[功能主治]树皮温经通脉、行气散结。枝叶顺气,用于胃脘痛、食积气滞。

山胡椒

[异名]雷公子、假死柴、野胡椒。

[拉丁名]*Lindera glauca* (Sieb. & Zucc.) Bl.

[形态特征]落叶灌木或小乔木;树皮平滑,灰色或灰白色。叶互生,长4～9 cm,宽2～4(～6) cm,上面深绿色,下面淡绿色,被白色柔毛,纸质,羽状脉。伞形花序腋生,总梗短或不明显,长一般不超过3 mm,生于混合芽中的总苞片绿色膜质,每总苞有3～8朵花。雄花花被片黄色,雄蕊9,近等长。雌花花被片黄色,长约2 mm;花梗长3～6 mm,果熟时黑褐色;果柄长1.0～1.5 cm。

[自然生境]生于海拔900 m左右的山坡、林缘、路旁。

[地理分布]通川区、开江县、宣汉县、大竹县、万源市。

[入药部位]全草。

[功能主治]祛风活络、消肿解毒、止血、止痛。

黑壳楠

[异名]楠木、八角香、花兰。

[拉丁名]*Lindera megaphylla* Hemsl.

[形态特征]常绿乔木。枝条圆柱形,粗壮,紫黑色,无毛。顶芽大,卵形,长1.5 cm。叶互生,倒披针形至倒卵状长圆形,有时长卵形,长10～23 cm,革质,两面无毛;羽状脉。伞形花序多花,雄的多达16朵,雌的12朵,通常着生于叶腋长3.5 mm具顶芽的短枝上,两侧各1,具总梗。果椭圆形至卵形,长约1.8 cm,宽约1.3 cm,成熟时紫黑色,无毛,果柄长1.5 cm,向上渐粗壮,粗糙,散布有明显栓皮质皮孔;宿存果托杯状,长约8 mm,直径达1.5 cm,全缘,略呈微波状。

[自然生境]生于海拔1 600～2 000 m的山坡、谷地湿润常绿阔叶林或灌丛中。

[地理分布]万源市。

[入药部位]根、枝、树皮。

[功能主治]祛风除湿、消肿止痛,用于风湿麻木疼痛、咽喉肿痛。

毛黑壳楠

[拉丁名]*Lindera megaphylla* Hemsl. form. trichoclada (Rehder) W. C. Cheng

[形态特征]与黑壳楠的不同在于幼枝、叶柄及叶片下面或疏或密被毛，后毛被渐脱落，但至少在叶脉上或多或少残存。

[自然生境]生于海拔1 600～2 000 m的山坡、谷地湿润常绿阔叶林或灌丛中。

[地理分布]万源市。

[入药部位]同黑壳楠。

[功能主治]同黑壳楠。

川钓樟

[异名]三条筋、香叶子、关桂。

[拉丁名]*Lindera pulcherrima* (Wall.) Benth. var. *hemsleyana* (Diels) H. P. Tsui

[形态特征]常绿乔木，高7～10 m；芽大，椭圆形，长7～8 mm，芽鳞密被白色贴伏柔毛。叶互生，长卵形、长圆形至长圆状披针形，长8～13 cm，宽2.0～4.5 cm，叶先端渐尖或有时尾状渐尖；三出脉，中、侧脉黄色，在叶上面略凸出，下面明显凸出。伞形花序无总梗或具极短总梗，3～5生于叶腋长1～3 mm的短枝先端，短枝偶有发育成正常枝。果椭圆形，幼果仍被稀疏白色柔毛，幼果顶部及未脱落的花柱密被白色柔毛，近成熟果长8 mm，直径6 mm。

[自然生境]生于海拔2 000 m左右的山坡、灌丛中或林缘。

[地理分布]通川区、开江县。

[入药部位]根、叶。

[功能主治]止血生肌、宽中顺气、消食止痛、排石。

豹皮樟

[异名]扬子黄肉楠、老鹰茶。

[拉丁名]*Litsea coreana* Lévl. var. *sinensis* (Allen) Yang & P. H. Huang

[形态特征]常绿乔木，树皮灰色，有斑块状脱落。顶芽卵圆形，叶片互生，长圆形或披针形，上面较光亮，幼时基部沿中脉有柔毛，叶柄上面有柔毛，下面无毛，羽状脉，叶柄无毛。伞形花序腋生，苞片交互对生，近圆形，花梗粗短，密被长柔毛；花被裂片卵形或椭圆形，果近球形，果柄颇粗壮。

[自然生境]生于山地杂林中。

[地理分布]万源市。

[入药部位]根、叶。

[功能主治]祛风除湿，行气止痛。

清香木姜子

[异名]毛梅桑。

[拉丁名]*Litsea euosma* W. W. Smith

[形态特征]落叶小乔木，高10 m；树皮灰绿色或灰褐色。叶互生，卵状椭圆形或长圆形，长6.5～14 cm，宽2.2～4.5 cm，纸质，下面粉绿色，被疏柔毛，沿中脉稍密，羽状脉，中脉在上面下陷，下面突起，侧脉每边8～12条。伞形花序腋生，常4个簇生于短枝上。果球形，直径5～7 mm，顶端具小尖，成熟时黑色；果柄长4 mm，先端不增粗，有稀疏短柔毛。

[自然生境]生于山地阔叶林中湿润处。

[地理分布]达川区。

[入药部位]果实。

[功能主治]温中行气止痛、燥湿健脾消食、解毒消肿，用于胃寒腹痛、暑湿吐泻、食滞饱胀、痛经、疝痛、疟疾、疮疡肿痛。

宜昌木姜子

[异名]狗酱子树。

[拉丁名]*Litsea ichangensis* Gamble

[形态特征]落叶灌木或小乔木；树皮黄绿色。叶互生，倒卵形或近圆形，长2～5 cm，宽2～3 cm，先端急尖或圆钝，下面粉绿色，幼时脉腋处有簇毛，老时变无毛，有时脉腋具腺窝穴，羽状脉，侧脉每边4～6条。伞形花序单生或2个簇生；总梗稍粗，长约5 mm，无毛；每一花序常有花9朵；花被裂片6，黄色，倒卵形或近圆形，先端圆钝，外面有4条脉，无毛或近于无毛；能育雄蕊9，花丝无毛。果近球形，直径约5 mm，成熟时黑色；果柄长1.0～1.5 cm，无毛，先端稍增粗。

[自然生境]生于山坡灌木丛中或密林中。

[地理分布]万源市。

[入药部位]果实。

[功能主治]用于胸胀腹满、食积气滞。外用于疮毒肿痛。

毛叶木姜子

[异名]香桂子、野木桨子、毕澄茄、山胡椒、猴香子、木香子。

[拉丁名]*Litsea mollis* Hemsl.

[形态特征]落叶灌木或小乔木，高达4 m。叶互生或聚生枝顶，长圆形或椭圆形，长4～12 cm，宽2.0～4.8 cm，先端凸尖，纸质，羽状脉，侧脉每边6～9条，纤细，叶柄长1.0～1.5 cm，被白色柔毛。伞形花序腋生，常2～3个簇生于短枝上，短枝长1～2 mm，花序梗长6 mm，有白色短柔毛，每一花序有花4～6朵，先叶开放或与叶同时开放；花被裂片6，黄色，宽倒卵形，能育雄蕊9，花丝有柔毛，第3轮基部腺体盾状心形，黄色；退化雌蕊无。果球形，直径约5 mm，成熟时蓝黑色；果柄长5～6 mm，有稀疏短柔毛。

[自然生境]生于山坡灌丛中或阔叶林中。

[地理分布]通川区、开江县、宣汉县。

[入药部位]果实。

[功能主治]温中行气止痛、燥湿健脾消食、解毒消肿，用于胃寒腹痛、暑湿吐泻、食滞饱胀、痛经、疝痛、疟疾、疮疡肿痛。

木姜子

[异名]木香子、山胡椒、猴香子、陈茄子、兰香树、生姜材。

[拉丁名]*Litsea pungens* Hemsl.

[形态特征]落叶小乔木；树皮灰白色。幼枝黄绿色，被柔毛，老枝黑褐色，无毛。顶芽圆锥形，鳞片无毛。叶互生，常聚生于枝顶，披针形或倒卵状披针形，长4～15 cm，宽2.0～5.5 cm，先端短尖，羽状脉，侧脉每边5～7条，叶脉在两面均凸起。伞形花序腋生；总花梗长5～8 mm，无毛；每一花序有雄花8～12朵，先叶开放；花梗长5～6 mm，被丝状柔毛；花被裂片6，黄色，倒卵形，长2.5 mm，外面有稀疏柔毛；能育雄蕊9；退化雌蕊细小，无毛。果球形，直径7～10 mm，成熟时蓝黑色；果柄长1.0～2.5 cm，先端略增粗。

[自然生境]生于溪旁和山地阳坡杂木林中或林缘。

[地理分布]通川区、开江县、大竹县、渠县。

[入药部位]果实。

[功能主治]健脾、燥湿、调气、消食，用于胃寒腹痛、泄泻、食滞饱胀。

红叶木姜子

[异名]野气辣子、山胡椒、大山胡椒、野木姜。

[拉丁名]*Litsea rubescens* Lec.

[形态特征]落叶灌木或小乔木；树皮绿色。叶互生，椭圆形或披针状椭圆形，长4～6 cm，宽1.7～3.5 cm，

两端渐狭或先端圆钝,膜质,两面均无毛,羽状脉,侧脉每边5～7条;嫩枝、叶脉、叶柄常为红色。伞形花序腋生;总梗长5～10 mm,无毛;每一花序有雄花10～12朵,先叶开放或与叶同时开放,花梗长3～4 mm,密被灰黄色柔毛;能育雄蕊9,花丝短,无毛,第3轮基部腺体小,黄色,退化雌蕊细小,柱头2裂。果球形,直径约8 mm;果柄长8 mm,先端稍增粗,有稀疏柔毛。

[自然生境]生于山谷常绿阔叶林中空隙处或林缘。

[地理分布]万源市。

[入药部位]根。

[功能主治]祛风散寒、消肿止痛,用于风寒感冒、头痛、风湿痹痛、跌打肿痛。

绒叶木姜子

[异名]山苍子。

[拉丁名]*Litsea wilsonii* Gamble

[形态特征]常绿乔木;树皮褐灰色,光滑。小枝褐色,略粗壮,有灰白色绒毛。叶互生,倒卵形,长5.5～14.0(～18.0)cm,宽3～6(～9)cm,先端短凸尖,基部渐尖或楔形,革质,幼叶刚发时两面具绒毛,老叶上面深绿色,无毛,下面黄褐色,有灰白色绒毛,羽状脉,侧脉每边6～10条。伞形花序单生或2～3个集生于叶腋长2～3 mm的短枝上;苞片4～6;每一雄花序有花6朵;花序梗长1 cm,花梗长5 mm,均被绒毛。果椭圆形,长1.3 cm,直径7～8 mm,成熟时由红色变深紫黑色,果托杯状,直径5～6 mm,深约3 mm,边缘有不规则裂片;果柄长6～7 mm。

[自然生境]生于山坡、路旁、灌丛或杂木林中。

[地理分布]通川区、开江县。

[入药部位]根皮。

[功能主治]祛风除湿。

小果润楠

[异名]毛楠。

[拉丁名]*Machilus microcarpa* Hemsl.

[形态特征]乔木。小枝纤细,无毛。叶倒卵形、倒披针形至椭圆形或长椭圆形,长5～9 cm,宽3～5 cm,先端尾状渐尖,基部楔形,革质,上面光亮,下面带粉绿色,侧脉每边8～10条。圆锥花序集生于小枝枝端,较叶为短,长3.5～9.0 cm;花梗与花等长或较长;花被裂片近等长,卵状长圆形,长4～5 mm,先端很钝,外面无毛,内面基部有柔毛,有纵脉;花丝无毛,第三轮雄蕊腺体近肾形,有柄,基部有柔毛;子房近球形;花柱略蜿蜒弯曲,柱头盘状。果球形,直径5～7 mm。

[自然生境]生于山地阔叶混交林中。

[地理分布]万源市。

[入药部位]果实。

[功能主治]止咳、消胀。

川鄂新樟

[异名]三条筋。

[拉丁名]*Neocinnamomum fargesii* (Lec.) Kosterm.

[形态特征]灌木或小乔木。枝条圆柱形,有纵向细条纹和褐色斑点,无毛。叶互生,宽卵圆形、卵状披针形或菱状卵圆形,长4.0～6.5 cm,宽3～4 cm,先端稍渐尖,两面无毛,下面淡绿色或白绿色,三出脉或近三出脉。团伞花序腋生,1～4花,近无梗,近伞形。花被裂片6,两面被微柔毛,近等大。能育雄蕊9,长约1 mm。果近球形,直径1.2～1.5 cm,先端具小突尖,成熟时红色;果托高脚杯状,顶端宽0.5～1.2 cm,花被片宿存,凋萎状;果柄向上略增粗,长0.5～1.5 cm。

[自然生境]生于灌丛中。

[地理分布]万源市。

[入药部位]根皮、果实。

[功能主治]用于骨痛、风湿痛、跌打损伤、出血。

领春木科 Eupteleaceae

领春木

[异名]扇耳树。

[拉丁名]*Euptelea pleiosperma* Hook. f. & Thoms.

[形态特征]落叶灌木或小乔木,高可达15 m;小枝无毛,芽卵形,鳞片深褐色,光亮。叶纸质,卵形或近圆形,少数椭圆卵形或椭圆披针形,先端渐尖,脉腋具丛毛,叶柄有柔毛后脱落。花丛生;苞片椭圆形,早落;花药红色,比花丝长,子房歪形,翅果棕色,种子卵形,黑色。

[自然生境]生长在海拔900～3 600 m的溪边杂木林中。

[地理分布]万源市、宣汉县。

[入药部位]花、皮。

[功能主治]清热、消痈定痛、接骨,用于各种疼痛、跌打损伤、无名肿毒。

毛茛科 Ranunculaceae

乌头

[异名]草乌、川乌、附子。

[拉丁名]*Aconitum carmichaelii* Debx.

[形态特征]茎高60～150(～200)cm,中部之上疏被反曲的短柔毛,等距离生叶,分枝;茎下部叶在开花时枯萎;顶生总状花序长6～10(～25)cm;轴及花梗多少密被反曲而紧贴的短柔毛;下部苞片3裂,其他的狭卵形至披针形;花梗长1.5～3.0(～5.5)cm;小苞片生于花梗中部或下部,长3～5(～10)mm,宽0.5～0.8(～2.0)mm;萼片蓝紫色,外面被短柔毛,上萼片高盔形,高2.0～2.6 cm,自基部至喙长1.7～2.2 cm,下缘稍凹,喙不明显,侧萼片长1.5～2.0 cm;花瓣无毛,瓣片长约1.1 cm,唇长约6 mm,微凹,距长(1.0～)2.0～2.5 mm,通常拳卷;种子长3.0～3.2 mm,3棱形,只在二面密生横膜翅。

[自然生境]生于山坡草地。

[地理分布]宣汉县、渠县、万源市。

[入药部位]母根、子根。

[功能主治]母根祛除湿、温经止痛,用于风寒湿痹、风湿关节疼痛、中风瘫痪、膝关节肿胀疼痛、局部麻痛、破伤风、头风、脘腹冷痛、痰癖、气块、冷痢、喉痹、痈疽、疔疮、瘰疬、风冷牙痛。子根回阳救逆、补火助阳、散寒止痛,为"回阳救逆第一品药",用于阴盛格阳、大汗亡阳、吐泻厥逆、肢冷脉微、心腹冷痛、冷痢、脚气水肿、风寒湿痹、阳痿、宫冷、虚寒吐泻、阴寒水肿、阳虚外感、阴疽疮疡以及一切沉寒痼冷之疾。

川鄂乌头

[异名]草乌。

[拉丁名]*Aconitum henryi* Pritz.

[形态特征]茎缠绕,无毛,分枝。茎中部叶有短或稍长柄;叶片坚纸质,卵状五角形,长4～10 cm,宽6.5～12.0 cm,三全裂,中央全裂片披针形或菱状披针形,渐尖,边缘疏生或稍密生钝牙齿,两面无毛,或表面疏被紧贴的短柔毛;叶柄长为叶片的1/3～2/3,无毛。花序有(1～)3～6花,轴和花梗无毛或有极稀疏的反曲短柔毛;苞片线形;花梗长1.8～3.5(～5.0)cm;小苞片生花梗中部,线状钻形,长3.5～6.5 mm;萼片蓝色,外面疏被短柔毛或几无毛,上萼片高盔形,高2.0～2.5 cm,中部粗6～9 mm,下缘长1.4～1.9 cm,稍凹,外缘垂直,在中部或中部之下稍缢缩,继与向外下方斜展的下缘形成尖喙,侧萼片长1.3～1.8 cm;花瓣无毛,唇长约

8 mm, 微凹, 距长4～5 mm, 向内弯曲; 雄蕊无毛, 花丝全缘; 心皮3, 无毛或子房疏被短柔毛。

[自然生境] 生于海拔1 000～2 000 m的灌丛、林缘。

[地理分布] 万源市。

[入药部位] 块根。

[功能主治] 补肾、壮阳、镇痛、祛风除湿、散寒止痛、镇痉, 用于风湿冷痛、跌打损伤、阴疽初起（骨结核）。

花葶乌头

[异名] 墨七。

[拉丁名] *Aconitum scaposum* Franch.

[形态特征] 茎高35～67 cm, 被反曲(稀开展)淡黄色短毛; 基生叶1～4, 具长柄; 叶片肾状五角形, 长5.5～11.0 cm, 宽8.5～22.0 cm, 基部心形, 3裂稍超过中部, 中裂片倒梯状菱形或菱形, 急尖, 稀渐尖, 不明显3浅裂, 有粗齿, 侧裂片斜扇形, 不等2浅裂, 两面被短伏毛; 叶柄长13～40 cm, 基部有鞘; 总状花序长（20～）25～40 cm, 有15～40花; 苞片披针形或长圆形; 花序下部花梗长2.0～2.4 cm, 中部以上长1.4～3.4 cm, 被开展淡黄色长毛; 小苞片似苞片, 较短, 萼片蓝紫色, 稀黄色, 疏被开展微糙毛, 上萼片圆筒形, 高1.3～1.8 cm, 外缘近直, 与向下斜展的下缘形成尖喙; 花瓣具长距, 疏被短毛或无毛, 比瓣片长2～3倍; 蓇葖不等长, 长0.75～1.30 cm; 种子倒卵圆形, 长约1.5 mm, 白色, 密生横窄翅。

[自然生境] 生于海拔1 100～2 300 m的阴湿沟边、草丛中。

[地理分布] 万源市。

[入药部位] 块根。

[功能主治] 祛风、除湿、镇痛、活血散瘀, 用于骨气痛、骨折、跌打损伤。

类叶升麻

[异名] 绿豆升麻。

[拉丁名] *Actaea asiatica* Hara

[形态特征] 根茎横走, 黑褐色, 具多数细长须根; 茎高达80 cm, 下部无毛, 中部以上被白色柔毛, 不分枝; 叶2～3, 茎下部叶为三回三出近羽状复叶, 具长柄; 叶片三角形, 宽达27 cm; 顶生小叶卵形或宽卵状菱形, 长4.0～8.5 cm, 3裂, 具锐锯齿, 先端尖, 侧生小叶卵形或斜卵形; 叶柄长10～17 cm; 茎上部叶形似下部叶, 较小, 具短柄; 总状花序长2.5～4.0（～6.0）cm; 序轴及花梗密被白色或灰色柔毛; 苞片线状披针形; 萼片倒卵形, 长约2.5 mm; 花瓣匙形, 长2.0～2.5 mm, 具爪; 果序长5～17 cm, 与茎上部叶等长或超出上部叶; 果柄径约1 mm; 果实紫黑色, 径约6 mm; 种子约6粒, 卵圆形。

[自然生境] 生于海拔500～2 300 m的灌木林下、沟边。

[地理分布] 万源市。

[入药部位] 根茎。

[功能主治] 清热解毒、止咳、祛风解表, 用于感冒头痛、百日咳。

鹅掌草

[异名] 蜈蚣三七、草乌子。

[拉丁名] *Anemone flaccida* Schmidt

[形态特征] 植株高达40 cm; 基生叶1～2, 具长柄; 叶草质, 心状五角形, 长3.5～7.5 cm, 宽达14 cm, 3全裂, 中裂片菱形, 3裂近中部, 具不等齿, 侧裂片不等2深裂, 上面疏被毛, 下面近无毛或被柔毛; 花葶上部被柔毛, 花2～3; 苞片3, 无柄, 菱状三角形或菱形, 长4.5～6.0 cm, 3深裂, 二回裂片浅裂; 花梗长4.2～7.5 cm; 萼片5, 白色, 倒卵形或椭圆形, 长0.7～1.0 cm; 花丝丝状。

[自然生境] 生于海拔1 200～2 300 m的山地、林边、灌丛。

[地理分布] 万源市。

［入药部位］根茎。

［功能主治］祛风胜湿、清热解毒，用于风湿痹痛、痈疽发背。

打破碗花花

［异名］野棉花。

［拉丁名］*Anemone hupehensis* Lemoine

［形态特征］多年生高大草本；植株高达1.2 m；根茎长约10 cm，径4～7 mm；基生叶3～5，具长柄；三出复叶，有时1～2枚或为单叶；顶生小叶具长柄，卵形或宽卵形，长4～11 cm，不裂或3～5浅裂，具锯齿，两面疏被糙毛，侧生小叶较小；花葶疏被柔毛，聚伞花序二至三回分枝，花较多；萼片5，紫红色，倒卵形；花药长圆形，心皮生于球形花托；瘦果具细柄。

［自然生境］生于海拔3 500 m以下的低山草坡、路旁、沟边、土坎。

［地理分布］通川区、达川区、开江县、大竹县、万源市。

［入药部位］全草、根。

［功能主治］全草有毒，清热解毒、杀虫、消积、活血消肿，用于顽癣、秃疮、子孑、钉螺、疣。根杀虫、消积、消肿解毒、清热、排脓生肌、散瘀利湿、止血，用于支气管炎、肺结核、牙痛、秃疮、疟疾、颈淋巴结结核、食积脘腹胀痛、瘀滞疼痛、子宫内膜炎、小儿疳积、痢疾、痈疥、疮肿、瘰疬、跌打损伤、蛔虫病。

野棉花

［异名］满天星。

［拉丁名］*Anemone vitifolia* Buch. –Ham.

［形态特征］植株高60～100 cm。根状茎斜，木质，粗0.8～1.5 cm。基生叶2～5，有长柄；叶片心状卵形或心状宽卵形，长（5.2～）11.0～22.0 cm，宽（6～）12～26 cm，顶端急尖3～5浅裂，边缘有小牙齿，表面疏被短糙毛，背面密被白色短绒毛；叶柄长（6.5～）25.0～60.0 cm，有柔毛。花葶粗壮，有密或疏的柔毛，聚伞花序长20～60 cm，二至四回分枝；苞片3，形状似基生叶，但较小，有柄（长1.4～7.0 cm）；花梗长3.5～5.5 cm，密被短绒毛；萼片5，白色或带粉红色，倒卵形，长1.4～1.8 cm，宽8～13 mm，外面有白色绒毛；聚合果球形，直径约1.5 cm；瘦果有细柄，长约3.5 mm，密被绵毛。

［自然生境］生于海拔1 200～2 300 m的溪边、高山山地。

［地理分布］通川区、达川区、开江县、渠县。

［入药部位］花、茎及叶。

［功能主治］清热除湿、活血祛痰，用于痢疾、肠炎、蛔虫病、钩虫、疟疾、跌打损伤、风湿关节痛、疮疡。

秦岭耧斗菜

［异名］灯笼草。

［拉丁名］*Aquilegia incurvata* Hsiao

［形态特征］茎高40～60 cm，疏被白色短柔毛。基生叶为二回三出复叶；中央小叶菱状倒卵形，长1.2～3.0 cm，宽1.1～2.4 cm，顶端钝或有小尖头，基部楔形，3裂，中央裂片有3个圆齿，侧生小叶无柄，斜倒卵形，比中央小叶稍小，常2裂，无毛或基部有疏柔毛；叶柄长4～10 cm。花序有2～5花；苞片3裂；花梗长6～10 cm，上部有2钻形小苞片；花直径约2.2 cm；萼片紫色，椭圆形或卵形，长1.4～1.8 cm，顶端急尖，无毛；花瓣紫色，无毛，瓣片长方形，长7～8 mm，末端向内螺旋状弯曲；蓇葖长1.4～1.5 cm，变无毛。

［自然生境］生于海拔800～2 300 m的草地、林下。

［地理分布］万源市。

［入药部位］全草。

［功能主治］祛瘀生新、镇痛祛风，用于瘀血、跌打损伤。

粗齿铁线莲

[异名] 木通。

[拉丁名] *Clematis argentilucida* (Lévl. & Vant.) W. T. Wang

[形态特征] 木质藤本; 枝密被柔毛; 羽状复叶具5小叶; 小叶纸质, 卵形、宽卵形或椭圆形, 长3.5～8.0 (～10.0) cm, 先端渐尖或长渐尖, 基部圆形或浅心形, 疏生粗牙齿, 上面疏被柔毛, 下面密被柔毛或绒毛; 叶柄长2.5～7.0 cm; 花序腋生并顶生, 腋生花序3～6花, 花序梗长2～6 cm; 苞片线形, 长0.5～1.1 cm, 有时似小叶; 花梗长1.2～3.0 cm; 萼片4～5, 白色, 开展, 倒卵状长圆形, 长1～1.5 cm, 密被短柔毛; 雄蕊无毛, 花药窄长圆形, 长1.2～2.0 mm, 顶端钝; 瘦果宽卵圆形, 长2.2～3.0 mm, 被毛; 宿存花柱长2.0～3.4 cm, 羽毛状。

[自然生境] 生于海拔450～3 200 m的高山灌丛中。

[地理分布] 通川区、开江县、大竹县、渠县。

[入药部位] 叶、藤茎。

[功能主治] 藤茎、叶清热利水、杀虫、解毒, 用于失音声嘶、虫疮久烂及难产横生。藤茎行气活血、祛风、止痛、通利血脉, 用于跌打损伤、瘀血疼痛、风湿性筋骨痛、肢体麻木。

小木通

[异名] 川木通、山木通。

[拉丁名] *Clematis armandii* Franch.

[形态特征] 木质藤本, 高达6 m。茎圆柱形, 有纵条纹, 小枝有棱, 有白色短柔毛, 后脱落。三出复叶; 小叶片革质, 卵状披针形、长椭圆状卵形至卵形, 长4～12 (～16) cm, 宽2～5 (～8) cm, 顶端渐尖, 基部圆形、心形或宽楔形, 全缘, 两面无毛。聚伞花序或圆锥状聚伞花序, 腋生或顶生, 通常比叶长或近等长; 腋生花序基部有多数宿存芽鳞, 为三角状卵形、卵形至长圆形, 长0.8～3.5 cm; 花序下部苞片近长圆形, 常3浅裂, 上部苞片渐小, 披针形至钻形; 萼片4 (～5), 开展, 白色, 偶带淡红色, 长圆形或长椭圆形, 大小变异极大, 长1.0～2.5 (～4.0) cm, 宽0.3～1.2 (～2.0) cm, 外面边缘密生短绒毛至稀疏。瘦果扁, 卵形至椭圆形, 长4～7 mm, 疏生柔毛, 宿存花柱长达5 cm, 有白色长柔毛。

[自然生境] 生于海拔2 300 m以下的山地林边。

[地理分布] 通川区、宣汉县、开江县、大竹县、渠县、万源市。

[入药部位] 藤茎。

[功能主治] 清热利水、除湿、活血通乳、通利血脉、清心降火、消肿, 用于小便赤涩热痛、口疮、心烦、口腔炎、脚气浮肿、湿热癃闭、肾炎水肿、尿路感染、咽喉痛、失音、耳聋、风湿关节炎、淋病、乳汁不通、月经闭止。

威灵仙

[异名] 灵仙。

[拉丁名] *Clematis chinensis* Osbeck

[形态特征] 木质藤本; 茎、小枝近无毛或疏生短柔毛; 一回羽状复叶有5小叶, 有时3或7; 小叶片纸质, 卵形至卵状披针形, 或为线状披针形、卵圆形, 长1.5～10.0 cm, 宽1～7 cm, 顶端锐尖至渐尖, 偶有微凹, 基部圆形、宽楔形至浅心形, 全缘, 两面近无毛, 或疏生短柔毛。常为圆锥状聚伞花序, 多花, 腋生或顶生; 花直径1～2 cm; 萼片4 (～5), 开展, 白色, 长圆形或长圆状倒卵形, 长0.5～1.0 (～1.5) cm, 顶端常凸尖, 外面边缘密生绒毛或中间有短柔毛; 瘦果扁, 3～7个, 卵形至宽椭圆形, 长5～7 mm, 有柔毛, 宿存花柱长2～5 cm。

[自然生境] 生于海拔2 300 m以下的向阳的山坡林边、路旁、沟边。

[地理分布] 宣汉县。

[入药部位] 根、根茎、叶。

[功能主治] 根与根茎行气活血、祛风除湿、通经活络、利水、消痰湿、散癖积、止痛, 用于风湿关节痛、风

湿骨痛、四肢麻木、经脉拘挛、屈伸不利、跌打损伤、痛风顽痹、腰膝冷痛、脚气、疟疾、癥瘕积聚、破伤风、扁桃体炎、肝炎、鱼骨哽喉、丝虫病。根泡酒用于牙痛、角膜溃疡。叶消炎解毒，用于咽喉炎、急性扁桃体炎。

小蓑衣藤

[异名] 小花木通。

[拉丁名] *Clematis gouriana* Roxb. ex DC.

[形态特征] 藤本。一回羽状复叶，有5小叶，有时3或7，偶尔基部一对2～3小叶；小叶片纸质，卵形、长卵形至披针形，长（4～）7～11 cm，宽（1.5～）3.0～5.0 cm，顶端渐尖或长渐尖，基部圆形或浅心形，常全缘，偶尔疏生锯齿状牙齿，两面无毛或近无毛，有时下面疏生短柔毛。圆锥状聚伞花序多花；花序梗、花梗密生短柔毛；萼片4，开展，白色，椭圆形或倒卵形，长5～9 mm，顶端钝，两面有短柔毛；瘦果纺锤形或狭卵形，不扁，顶端渐尖，有柔毛，长3～5 mm，宿存花柱长达3 cm。

[自然生境] 生于海拔1 800 m以下的山坡、溪边、林下、灌丛中。

[地理分布] 通川区、开江县。

[入药部位] 藤茎。

[功能主治] 行气活血、祛风湿、止痛，用于跌打损伤、瘀滞疼痛、风湿筋骨痛。

金佛铁线莲

[异名] 金佛山铁线莲。

[拉丁名] *Clematis gratopsis* W. T. Wang

[形态特征] 藤本。小枝、叶柄及花序梗、花梗均有伸展的短柔毛。一回羽状复叶，有5小叶，偶尔基部一对3全裂至3小叶；小叶片卵形至卵状披针形或宽卵形，长2～6 cm，宽1.5～4 cm，基部心形，常在中部以下3浅裂至深裂，中间裂片卵状椭圆形至卵状披针形，顶端锐尖至渐尖，侧裂片顶端圆或锐尖，边缘有少数锯齿状牙齿，两面密生贴伏短柔毛。聚伞花序常有3～9花，腋生或顶生，或成顶生圆锥状聚伞花序；花梗上小苞片显著，卵形、椭圆形至披针形；花直径1.5～2 cm；萼片4，开展，白色，倒卵状长圆形，顶端钝，长7～10 mm，外面密生绢状短柔毛，内面无毛；雄蕊无毛，花丝比花药长5倍。瘦果卵形，密生柔毛。

[自然生境] 生于海拔1 700 m以下的灌丛、山坡草丛中。

[地理分布] 万源市。

[入药部位] 全株。

[功能主治] 行气活血、祛风湿、止痛，用于风湿性筋骨痛、跌打损伤、瘀血疼痛、肢体麻木。

单叶铁线莲

[异名] 木通。

[拉丁名] *Clematis henryi* Oliv.

[形态特征] 木质藤本。单叶；叶片卵状披针形，长10～15 cm，宽3.0～7.5 cm，顶端渐尖，基部浅心形，边缘具刺头状的浅齿，两面无毛或背面仅叶脉上幼时被紧贴的绒毛；叶柄长2～6 cm，幼时被毛，后脱落。聚伞花序腋生，常只有1花，稀有2～5花，花序梗细瘦，与叶柄近于等长，无毛，下部有2～4对线状苞片，交叉对生；花钟状，直径2.0～2.5 cm；萼片4枚，较肥厚，白色或淡黄色，卵圆形或长方卵圆形，长1.5～2.2 cm，宽7～12 mm，顶端钝尖，外面疏生紧贴的绒毛，边缘具白色绒毛，内面无毛，但直的平行脉纹显著；瘦果狭卵形，长3 mm，粗1 mm，被短柔毛，宿存花柱长达4.5 cm。

[自然生境] 生于海拔2 400 m以下的山坡林中、溪边。

[地理分布] 万源市。

[入药部位] 根及根茎。

[功能主治] 清热、燥湿、利水、通利血脉、行气、通络止痛、活血消肿，用于风湿痹痛、破伤风、胃气痛、疝气、痛经、小儿惊风、跌打损伤、颈淋巴结结核、腮腺炎、失眠。

绣球藤

［异名］川木通、花木通、百花木通，山木通。

［拉丁名］*Clematis montana* Buch. –Ham. ex DC.

［形态特征］木质藤本。茎圆柱形，有纵条纹；小枝有短柔毛，后变无毛；老时外皮剥落。三出复叶，数叶与花簇生，或对生；小叶片卵形、宽卵形至椭圆形，长2～7 cm，宽1～5 cm，边缘缺刻状锯齿由细而锐至粗而钝，顶端3裂或不明显，两面疏生短柔毛，有时下面较密。花1～6朵与叶簇生，直径3～5 cm；萼片4，开展，白色或外面带淡红色，长圆状倒卵形至倒卵形，长1.5～2.5 cm，宽0.8～1.5 cm，外面疏生短柔毛，内面无毛；雄蕊无毛。瘦果扁，卵形或卵圆形，长4～5 mm，宽3～4 mm，无毛。

［自然生境］生于海拔1 200～2 300 m的林中、山坡灌丛中、路边。

［地理分布］万源市。

［入药部位］藤茎。

［功能主治］清热利湿、祛风除湿、通经活络、消炎、利尿、活血、利水通淋、通乳、消肿，用于湿热癃闭、肾炎水肿、小便涩痛、脚气湿肿、淋病、妇女乳痈、月经不调、经闭。

大花绣球藤

［异名］川木通。

［拉丁名］*Clematis montana* D. Don var. *grandiflora* Hook.

［形态特征］木质藤本。茎圆柱形，有纵条纹；三出复叶，数叶与花簇生，或对生，小叶片为长圆状椭圆形、狭卵形至卵形，少数为椭圆形或宽卵形，长3～9 cm，宽1.0～3.5（～5.0）cm，叶缘疏生粗锯齿至两侧各有1个牙齿以至全缘（少数云南标本锯齿较锐而多）；花大，直径5～11 cm，萼片长圆形至倒卵圆形，长2.5～5.5 cm，宽1.5～3.5 cm，顶端圆钝或凸尖，少数微凹，外面沿边缘密生短绒毛，中间无毛或少毛部分呈披针形至椭圆形或不明显，宽0.8～1.5 cm。

［自然生境］生于海拔1 000～3 600 m的山坡灌丛中。

［地理分布］万源市。

［入药部位］藤茎。

［功能主治］清热利湿、利水通淋、消炎、利尿，用于水肿、淋病、妇女乳痈。

钝萼铁线莲

［异名］云南小木通。

［拉丁名］*Clematis peterae* Hand. –Mazz.

［形态特征］木质藤本。枝被柔毛或脱落无毛；羽状复叶具5小叶；小叶纸质，卵形或椭圆状卵形，长2.0～9.5 cm，先端渐尖或长渐尖，基部圆形或宽楔形，全缘或具1～2对齿，不裂，稀2～3浅裂，上面无毛，稀疏被毛，下面疏被毛或近无毛；叶柄长1.5～5.4 cm；花序腋生并顶生，少花至多花；花序梗长1.3～7.0 cm；苞片似叶；花梗长0.7～1.5 cm；萼片4，白色，开展，倒卵状长圆形，长6～8 mm，被柔毛或无毛，内面被柔毛，边缘被绒毛；瘦果椭圆形，长2.0～3.5 mm，无毛；宿存花柱长约2 cm，羽毛状。

［自然生境］生于海拔600～3 500 m的草地、山坡阴湿处。

［地理分布］宣汉县。

［入药部位］全草。

［功能主治］清热、利尿、利湿、活血止痛，用于热淋、肾炎水肿、尿路感染、风湿痛、经闭、跌打损伤、小便不利、鼻塞不通、癣疥。

柱果铁线莲

［异名］小木通、木通。

［拉丁名］*Clematis uncinata* Champ.

［形态特征］藤本，干时常带黑色，除花柱有羽状毛及萼片外面边缘有短柔毛外，其余光滑。茎圆柱形，有纵条纹。一至二回羽状复叶，有5～15小叶，基部二对常为2～3小叶，茎基部为单叶或三出叶；小叶片纸质或薄革质，宽卵形、卵形、长圆状卵形至卵状披针形，长3～13 cm，宽1.5～7.0 cm，顶端渐尖至锐尖，偶有微凹，基部圆形或宽楔形，有时浅心形或截形，全缘，上面亮绿，下面灰绿色，两面网脉突出。圆锥状聚伞花序腋生或顶生，多花；萼片4，开展，白色，干时变褐色至黑色，线状披针形至倒披针形，长1.0～1.5 cm；雄蕊无毛。瘦果圆柱状钻形，干后变黑，长5～8 mm，宿存花柱长1～2 cm。

［自然生境］生于海拔2 300 m以下的山地疏林中。

［地理分布］宣汉县、渠县、万源市。

［入药部位］藤茎。

［功能主治］清热、消炎、通经、利湿、利水通淋、利尿，用于水肿、淋病、妇女乳痈。

皱叶铁线莲

［异名］革叶铁线莲。

［拉丁名］*Clematis uncinata* var. *coriacea* Pamp.

［形态特征］藤本，干时常带黑色，除花柱有羽状毛及萼片外面边缘有短柔毛外，其余光滑。茎圆柱形，有纵条纹。一至二回羽状复叶，有5～15小叶，基部二对常为2～3小叶，茎基部为单叶或三出叶；小叶片纸质或薄革质，宽卵形、卵形、长圆状卵形至卵状披针形，长3～13 cm，宽1.5～7.0 cm，顶端渐尖至锐尖，偶有微凹，基部圆形或宽楔形，有时浅心形或截形，全缘，上面亮绿色，下面灰绿色，两面网脉突出。圆锥状聚伞花序腋生或顶生，多花；萼片4，开展，白色，干时变褐色至黑色，线状披针形至倒披针形，长1.0～1.5 cm。瘦果圆柱状钻形，干后变黑，长5～8 mm，宿存花柱长1～2 cm。

［自然生境］生于海拔500～2 000 m的山谷林下。

［地理分布］万源市。

［入药部位］藤茎、全草。

［功能主治］藤茎清热、消炎、通经。全草祛风除湿、活血止痛，用于风湿骨痛、跌打损伤。

黄连

［异名］味连、鸡爪连。

［拉丁名］*Coptis chinensis* Franch.

［形态特征］根状茎黄色，常分枝，密生多数须根。叶有长柄；叶片稍带革质，卵状三角形，宽达10 cm，三全裂，中央全裂片卵状菱形，长3～8 cm，宽2～4 cm，顶端急尖，具长0.8～1.8 cm的细柄，3或5对羽状深裂，在下面分裂最深，深裂片彼此相距2～6 mm，边缘生具细刺尖的锐锯齿，侧全裂片具长1.5～5.0 mm的柄，斜卵形，比中央全裂片短，不等二深裂，两面的叶脉隆起，除表面沿脉被短柔毛外，其余无毛；叶柄长5～12 cm，无毛。花葶1～2条，高12～25 cm；二歧或多歧聚伞花序有3～8朵花；苞片披针形，三或五羽状深裂；萼片黄绿色，长椭圆状卵形，长9.0～12.5 mm，宽2～3 mm；花瓣线形或线状披针形，长5.0～6.5 mm，顶端渐尖，中央有蜜槽；蓇葖长6～8 mm，柄约与之等长；种子7～8粒，长椭圆形，长约2 mm，宽约0.8 mm，褐色。

［自然生境］生于海拔900～2 000 m的山地林下阴湿处。

［地理分布］万源市、宣汉县。

［入药部位］根茎。

［功能主治］清热燥湿、泻火解毒、消炎、杀虫、止泻、止痢，用于时行热毒、高热烦躁、神昏谵语、热盛心烦失眠、痞满呕逆、菌痢、热泻腹痛、肺结核、吐血、衄血、下血、消渴、疳积、蛔虫病、百日咳、咽喉肿痛、火眼、口疮、痈疽肿毒、湿疹、烫火伤。

［注］本品为国家三级保护植物。

还亮草

[异名]鱼灯苏、蛇含草。

[拉丁名]*Delphinium anthriscifolium* Hance

[形态特征]一年生草本, 茎高达78 cm; 二至三回近羽状复叶, 或三出复叶; 叶菱状卵形或三角状卵形, 长5~11 cm, 羽片2~4对, 对生, 稀互生, 窄卵形, 先端长渐尖, 常分裂近中脉, 小裂片窄卵形或披针形, 上面疏被柔毛, 下面无毛或近无毛; 叶柄长2.5~6.0 cm; 总状花序具(1~)2~15花; 序轴及花梗被反曲短柔毛; 小苞片披针状线形, 长2.5~4.0 mm; 花梗长0.4~1.2 cm; 花长1.0~1.8(~2.5) cm; 萼片堇色或紫色, 椭圆形, 长6~9(~11) mm, 疏被短柔毛, 萼距钻形或圆锥状钻形, 长5~9(~15) mm; 花瓣顶部宽, 退化雄蕊无毛, 蓝紫色, 瓣片斧形, 2深裂近基部, 雄蕊无毛; 心皮3, 花序疏被柔毛或近无毛; 种子球形, 具横窄膜。

[自然生境]生于海拔2 300 m以下的林下、荒坡林缘。

[地理分布]通川区、达川区、宣汉县、大竹县、万源市。

[入药部位]全草。

[功能主治]祛风利湿、解毒镇痛、活络通络, 用于风湿筋骨疼痛、鹤膝风、偏瘫、中风、半身不遂、痈疮癣癞。

翠雀

[异名]飞燕草。

[拉丁名]*Delphinium grandiflorum* L.

[形态特征]茎高达65 cm, 与叶柄均被反曲平伏柔毛; 基生叶及茎下部叶具长柄; 叶圆五角形, 长2.2~6.0 cm, 宽4.0~8.5 cm, 3全裂, 中裂片近菱形, 一至二回3裂至近中脉, 侧裂片扇形, 不等2深裂近基部, 两面疏被短柔毛或近无毛; 叶柄长为叶片3~4倍; 总状花序具3~15花; 花梗长1.5~3.8 cm, 与序轴密被平伏白色柔毛; 小苞片生于花梗中部或上部, 与花分开, 线形或丝形, 长3.5~7.0 mm; 萼片紫蓝色, 椭圆形或宽椭圆形, 长1.2~1.8 cm, 被短柔毛, 萼距钻形, 长1.7~2.0(~2.3) cm; 退化雄蕊的瓣片近圆形或宽倒卵形, 顶端全缘或微凹, 腹面中央被黄色髯毛, 雄蕊无毛; 心皮3; 种子沿棱具翅。

[自然生境]生于海拔2 700~4 000 m的高山草坡、林缘。

[地理分布]渠县。

[入药部位]全草、根。

[功能主治]清热泻火、止痛、杀虫, 用于风火牙痛、关节痛、疮痈。外用于灭虱、蝇、蛆。

黑水翠雀花

[拉丁名]*Delphinium potaninii* Huth

[形态特征]茎高60~120 cm, 无毛。茎中部叶较长柄; 叶片五角形, 长7.0~8.5 cm, 宽10~15 cm, 3深裂; 叶柄比叶片稍长, 无毛。顶生总状花序长20~30 cm, 有多数花; 轴和花梗无毛; 基部苞片叶状, 其他苞片极小, 线形至钻形, 长3~12 mm; 花梗长2~9 cm; 萼片蓝紫色, 倒卵形或椭圆状卵形, 长1.0~1.8 cm, 外面中部有短柔毛, 内面无毛, 距钻形, 长(1.6~)2.2~2.5(~3.0) cm, 下部稍向下弯曲至呈马蹄形弯曲; 花瓣紫色, 无毛; 退化雄蕊与萼片同色, 瓣片2裂至中部, 有短缘毛, 腹面中央密被黄色髯毛; 雄蕊无毛; 心皮3, 无毛。蓇葖长1.4~1.7 cm; 种子倒卵球形, 长约1.5 mm, 密生鳞状横翅。

[自然生境]生山地山坡或林中。

[地理分布]万源市。

[入药部位]根。

[功能主治]祛风除湿、通络止痛、消肿解毒, 用于风湿筋骨疼痛、胃痛、跌打损伤肿痛、痈疮、癣癞、痔疮。

小花人字果

[异名]人字果。

[拉丁名] *Dichocarpum franchetii* (Finet & Gagnep.) W. T. Wang & P. K. Hsiao

[形态特征] 草本全体无毛；基生叶少数，在花、果期时存在或有时枯萎，为鸟趾状复叶；叶片草质，长1.5～3.3 cm，宽1.2～3.2 cm；中央指片近扇形或近圆形，长6～12 mm，宽9～14 mm，中部以上有5个圆牙齿，牙齿顶端微凹，侧生指片有4或6枚小叶，小叶不等大，近扇形、斜卵形或近圆形，最大的小叶比中央指片略小，最小的长及宽均约2 mm；叶柄长2.5～7.0 cm；茎生叶通常1枚或不存在，似基生叶，有长达4.5 cm的叶柄；复单歧聚伞花序长5～11 cm，有3～7花；花梗纤细；下部苞片叶状，具细柄，上部苞片无柄或具短柄，3～5全裂；花小，直径4.2～6.0 mm；萼片白色，倒卵形，长3.5～4.5 mm，宽约2 mm，顶端钝；花瓣金黄色，长1.0～1.2 mm，瓣片近圆形，顶端微凹或全缘，爪与瓣片近等长或略长；种子7～8粒，圆球形，淡黄褐色，径约1 mm，光滑。

[自然生境] 生于海拔1 300～2 300 m的山地林下、沟边阴湿处。

[地理分布] 万源市。

[入药部位] 根、全草。

[功能主治] 根清热解毒。全草用于消化不良、目赤肿痛。

芍药

[异名] 白芍。

[拉丁名] *Paeonia lactiflora* Pall.

[形态特征] 多年生草本。根粗壮，分枝黑褐色。茎高40～70 cm，无毛。下部茎生叶为二回三出复叶，上部茎生叶为三出复叶；小叶狭卵形、椭圆形或披针形，顶端渐尖，基部楔形或偏斜，边缘具白色骨质细齿，两面无毛，背面沿叶脉疏生短柔毛。花数朵，生于茎顶和叶腋，有时仅顶端一朵开放，而近顶端叶腋处有发育不好的花芽，直径8.0～11.5 cm；苞片4～5，披针形，大小不等；萼片4，宽卵形或近圆形，长1.0～1.5 cm，宽1.0～1.7 cm；花瓣9～13，倒卵形，长3.5～6.0 cm，宽1.5～4.5 cm，白色，有时基部具深紫色斑块；蓇葖长2.5～3.0 cm，直径1.2～1.5 cm，顶端具喙。

[自然生境] 生于海拔2 300 m以下的山坡灌丛、山地林下。

[地理分布] 通川区、宣汉县、开江县、大竹县、渠县、万源市。

[入药部位] 根。

[功能主治] 养血柔肝、缓中止痛、敛阴收汗、平抑肝阳、凉血行瘀、消肿，用于血虚肝旺、头目眩晕、肝气不舒、胸痛、肋痛、胃痛、腹痛、痛经、泻痢、自汗、盗汗、阴虚发热、血虚月经不调、崩漏带下、腓肠肌痉挛、手足拘挛疼痛。

草芍药

[异名] 赤芍、山芍药、野芍药、土白芍。

[拉丁名] *Paeonia obovata* Maxim.

[形态特征] 多年生草本。根粗壮，长圆柱形。茎高30～70 cm，无毛，基部生数枚鞘状鳞片。茎下部叶为二回三出复叶；叶片长14～28 cm；顶生小叶倒卵形或宽椭圆形，长9.5～14.0 cm，宽4～10 cm，顶端短尖，基部楔形，全缘，表面深绿色，背面淡绿色，无毛或沿叶脉疏生柔毛，小叶柄长1～2 cm；侧生小叶比顶生小叶小，同形，长5～10 cm，宽4.5～7.0 cm，具短柄或近无柄；茎上部叶为三出复叶或单叶；叶柄长5～12 cm。单花顶生，直径7～10 cm；萼片3～5，宽卵形，长1.2～1.5 cm，淡绿色，花瓣6，白色、红色或紫红色，倒卵形，长3.0～5.5 cm，宽1.8～2.8 cm；蓇葖卵圆形，长2～3 cm，成熟时果皮反卷呈红色。

[自然生境] 生于海拔2 300 m以下的阴坡林下。

[地理分布] 万源市。

[入药部位] 根。

[功能主治] 清热、活血、行瘀、消肿止痛、凉血，用于月经不调、痛经、瘀滞经闭、疝瘕积聚、腹痛、肋痛、衄血、血痢、肠风下血、目赤痛肿、关节肿痛。

牡丹

[异名]丹皮、粉丹皮、木芍药、洛阳花。

[拉丁名]*Paeonia suffruticosa* Andr.

[形态特征]落叶灌木；茎高达2 m；分枝短而粗；叶常为二回三出复叶；顶生小叶宽卵形，长7～8 cm，3裂至中部，裂片不裂或2～3浅裂，上面绿色，无毛，下面淡绿色，有时具白粉，无毛，小叶柄长1.2～3.0 cm；侧生小叶窄卵形或长圆状卵形，长4.5～6.5 cm，不等2裂至3浅裂或不裂，近无柄；叶柄长5～11 cm，和叶轴均无毛；花单生枝顶，苞片5，萼片5，花瓣5，或为重瓣，玫瑰色、红紫色或粉红色至白色，倒卵形；心皮5，稀更多，密生柔毛；蓇葖长圆形，密生黄褐色硬毛。

[自然生境]栽培，生于海拔300～2 300 m的灌丛、林下。

[地理分布]大竹县。

[入药部位]根皮。

[功能主治]清热凉血、和血散瘀、调经、解毒、止痛，用于热入血分、温病发热、热病斑疹、失血症、热病后期、热伏阴分、夜热早凉、发斑、惊痫、吐血、衄血、便血、骨蒸劳热、经闭、月经不调、腹胀包块、疔疮痈肿、癥瘕、跌打损伤、中风、急性阑尾炎、血瘀痛经、高血压、神经性皮炎、过敏性鼻炎、动脉硬化、肿瘤。

毛茛

[异名]辣子草、鸭脚板草。

[拉丁名]*Ranunculus japonicus* Thunb.

[形态特征]多年生草本。须根多数簇生。茎直立，高30～70 cm，中空，有槽，具分枝，生开展或贴伏的柔毛。基生叶多数；叶片圆心形或五角形，长及宽为3～10 cm，基部心形或截形，通常3深裂不达基部；叶柄长达15 cm；下部叶与基生叶相似，渐向上叶柄变短，叶片较小，3深裂，裂片披针形；最上部叶线形，全缘，无柄。聚伞花序有多数花，疏散；花直径1.5～2.2 cm；花梗长达8 cm，贴生柔毛；萼片椭圆形，长4～6 mm，生白柔毛；花瓣5，倒卵状圆形，长6～11 mm，宽4～8 mm，基部有长约0.5 mm的爪；聚合果近球形，直径6～8 mm；瘦果扁平，长2.0～2.5 mm，上部最宽处与长近相等，约为厚的5倍以上，边缘有宽约0.2 mm的棱，无毛，喙短直或外弯，长约0.5 mm。

[自然生境]生于海拔2 300 m以下的沟边、湿地。

[地理分布]大竹县、通川区、开江县、万源市。

[入药部位]全草。

[功能主治]祛风除湿、消肿排脓、止痛、明目退翳、解毒、截疟、杀虫，用于胃痛（外敷胃俞、肾俞，灼热为止）、风湿关节痛、骨结核、瘰疬、疟疾（发作前6小时外敷大椎穴）、黄疸（外敷手臂三角肌下）、淋巴结结核、翼状胬肉、角膜云翳（外敷手腕脉门处，左眼敷左手，右眼敷右手，双眼敷双手）、外痔、痈疽未溃、跌打损伤、顽癣、头风痛。

石龙芮

[异名]胡草。

[拉丁名]*Ranunculus sceleratus* L.

[形态特征]一年生草本。须根簇生。茎直立，高10～50 cm，直径2～5 mm，有时粗达1 cm，上部多分枝，具多数节，下部节上有时生根，无毛或疏生柔毛。基生叶多数；叶片肾状圆形，长1～4 cm，宽1.5～5.0 cm，基部心形，3深裂不达基部，裂片倒卵状楔形，不等2～3裂，顶端钝圆，有粗圆齿，无毛；叶柄长3～15 cm，近无毛。茎生叶多数，上部叶较小，3全裂，裂片披针形至线形，全缘，无毛，基部扩大成膜质宽鞘抱茎。聚伞花序有多数花；花小，直径4～8 mm；花梗长1～2 cm，无毛；萼片椭圆形，长2.0～3.5 mm，外面有短柔毛，花瓣5，倒卵形，基部有短爪；聚合果长圆形，长8～12 mm，为宽的2～3倍；瘦果极多数，近百枚，紧密排列，倒卵球形，稍扁，长1.0～1.2 mm，无毛，喙短至近无，长0.1～0.2 mm。

[自然生境]生于溪边湿地。

[地理分布] 通川区、大竹县、开江县、万源市。

[入药部位] 全草。

[功能主治] 清热解毒、杀虫、消痈、行瘀止痛、消肿、散结、截疟,用于云翳、跌打损伤、顽癣、痈疖肿毒、淋巴结结核、疟疾（发作前6小时外敷大椎穴）、痈肿（外敷大椎穴）、下肢溃疡、肿毒、瘰疬、寄生虫。

扬子毛茛

[异名] 鹅脚板、辣子草、狗脚迹、水芹菜、山芹菜。

[拉丁名] *Ranunculus sieboldii* Miq.

[形态特征] 多年生草本；茎斜升或近铺地,长达50 cm,与叶柄被开展糙毛；基生叶3～7,三出复叶,小叶具柄,顶生小叶宽菱形或宽菱状卵形,3裂,具齿,侧生小叶斜宽倒卵形,不等2裂,茎生叶较小；花与上部茎生叶对生,萼片5,反折,窄卵形,花瓣5,窄倒卵形；雄蕊多数,花柱宿存；瘦果扁,斜倒卵圆形,具边。

[自然生境] 生于海拔2 300 m以下的溪边。

[地理分布] 通川区、达川区、宣汉县、开江县、大竹县、渠县、万源市。

[入药部位] 全草。

[功能主治] 清热解毒、消痈、活血行瘀、通络、止痛,用于疟疾（发作前6小时外敷大椎穴）、云翳、头风痛、瘰肿、外痔、毒疮、跌打损伤。

天葵

[异名] 天葵子。

[拉丁名] *Semiaquilegia adoxoides* (DC.) Makino

[形态特征] 茎1～5条,高10～32 cm,直径1～2 mm,被稀疏的白色柔毛,分枝。基生叶多数,为掌状三出复叶；叶片轮廓卵圆形至肾形,长1.2～3.0 cm；小叶扇状菱形或倒卵状菱形,长0.6～2.5 cm,宽1.0～2.8 cm,3深裂,深裂片又有2～3个小裂片,两面均无毛；叶柄长3～12 cm,基部扩大呈鞘状。茎生叶与基生叶相似,但较小。花小,直径4～6 mm；苞片小,倒披针形至倒卵圆形,不裂或3深裂；花梗纤细,长1.0～2.5 cm,被伸展的白色短柔毛；萼片白色,常带淡紫色,狭椭圆形,长4～6 mm,宽1.2～2.5 mm,顶端急尖；花瓣匙形,长2.5～3.5 mm,顶端近截形,基部突起呈囊状。蓇葖卵状长椭圆形,长6～7 mm,宽约2 mm,表面具突起的横向脉纹。种子卵状椭圆形,褐色至黑褐色,长约1 mm,表面有许多小瘤状突起。

[自然生境] 生于海拔600 m以上的山垭、田坎、乱石堆中。

[地理分布] 通川区、宣汉县、大竹县、万源市。

[入药部位] 块根。

[功能主治] 清热解毒、消肿散结、利水通淋、利尿,用于风湿骨痛、尿路结石、痈肿、瘰疬、气结、疔疮、乳腺炎、扁桃体炎、淋巴结核、小便不利、淋浊、带下、肺虚咳嗽、疝气腹痛、毒蛇咬伤、癫痫、疮毒、小儿惊风、跌打损伤。

西南唐松草

[拉丁名] *Thalictrum fargesii* Franch. ex Finet & Gagnep.

[形态特征] 植株通常全部无毛,偶尔在茎上有少数短毛。茎高达50 cm,纤细,分枝。基生叶在开花时枯萎。茎中部叶有稍长柄,为三至四回三出复叶；叶片长8～14 cm；小叶草质或纸质,顶生小叶菱状倒卵形、宽倒卵形或近圆形,长1～3 cm,宽1.0～2.5 cm,顶端钝,基部宽楔形、圆形,有时浅心形,在上部3浅裂,裂片全缘或有1～3个圆齿,脉在背面隆起,脉网明显,小叶柄长0.3～2.0 cm；叶柄长3.5～5.0 cm；托叶小,膜质。简单的单歧聚伞花序生于分枝顶端；花梗细,长1.0～3.5 cm；萼片4,白色或带淡紫色,脱落,椭圆形,长3～6 mm；瘦果纺锤形,长4～5 mm,基部有极短的心皮柄,宿存花柱长0.8～2.0 mm。

[自然生境] 生于海拔600～2 300 m的山地灌丛中。

[地理分布] 万源市。

[入药部位] 全草。

[功能主治] 清热解毒、燥湿泻火。

多叶唐松草

[异名] 马尾莲。

[拉丁名] *Thalictrum foliolosum* DC.

[形态特征] 植株全部无毛。茎高90～200 cm，上部有长分枝。茎中部以上叶为三回三出或近羽状复叶；叶片长达36 cm；小叶草质，顶生小叶菱状椭圆形或卵形，长1.0～2.5 cm，宽0.5～1.5 cm，顶端钝或圆形，基部浅心形或圆形，3浅裂，裂片有少数钝齿，脉平或背面稍隆起，脉网稍明显；叶柄长1.5～5.0 cm，有狭鞘。圆锥花序生茎或分枝顶端，有多数花，长约20 cm；萼片4，淡黄绿色，早落，狭椭圆形，长3.0～4.5 mm；瘦果纺锤形，长约3 mm，有8条纵肋。

[自然生境] 生于海拔1 500～3 500 m的林下、灌丛、山地草坡。

[地理分布] 渠县。

[入药部位] 全草。

[功能主治] 清热祛风，用于肝炎、痢疾、目赤、小儿热疖、痘疹难透。

盾叶唐松草

[异名] 岩扫把。

[拉丁名] *Thalictrum ichangense* Lecoy. ex Oliv.

[形态特征] 植株全部无毛。根状茎斜，密生须根；须根有纺锤形小块根。茎高14～32 cm，不分枝或上部分枝。基生叶长8～25 cm，有长柄，为一至三回三出复叶；叶片长4～14 cm；小叶草质，顶生小叶卵形、宽卵形、宽椭圆形或近圆形，长2～4 cm，宽1.5～4 cm，顶端微钝至圆形，基部圆形或近截形，3浅裂，边缘有疏齿，两面脉平，小叶柄盾状着生，长1.5～2.5 cm；叶柄长5～12 cm。茎生叶1～3个，渐变小。复单歧聚伞花序有稀疏分枝；花梗丝形，长0.3～2.0 cm；萼片白色，卵形，长约3 mm，早落；瘦果近镰刀形，长约4.5 mm，约有8条细纵肋，柄长约1.5 mm。

[自然生境] 生于海拔800～2 500 m的溪边、山谷沟边。

[地理分布] 万源市。

[入药部位] 根。

[功能主治] 清热泻火、解毒、活血消肿，用于小儿惊风抽搐、黄疸型肝炎、蛔虫腹痛、鹅口疮、丹毒、游风、跌打损伤、骨折肿痛、肠炎。

东亚唐松草

[异名] 水黄连、硬杆子黄连、黄脚鸡。

[拉丁名] *Thalictrum minus* L. var. *hypoleucum* (Siebold & Zucc.) Miq.

[形态特征] 植株全部无毛。茎下部叶有稍长柄或短柄，茎中部叶有短柄或近无柄，为四回三出羽状复叶；叶片长达20 cm；小叶纸质或薄革质，顶生小叶楔状倒卵形、宽倒卵形、近圆形或狭菱形，小叶较大，长和宽均为1.5～4.0 (～5.0) cm，背面有白粉，粉绿色，脉隆起，脉网明显；叶柄长达4 cm，基部有狭鞘。圆锥花序长达30 cm；花梗长3～8 mm；萼片4，淡黄绿色，脱落，狭椭圆形，长约3.5 mm；雄蕊多数，长约6 mm，花药狭长圆形，长约2 mm，顶端有短尖头，花丝丝形；心皮3～5，无柄，柱头正三角状箭头形。瘦果狭椭圆球形，稍扁，长约3.5 mm，有8条纵肋。

[自然生境] 生于丘陵、山地林缘、山谷沟边。

[地理分布] 宣汉县、万源市。

[入药部位] 根。

[功能主治] 清热解毒，用于牙痛、急性皮炎、湿疹。

峨眉唐松草

[异名] 倒水莲。

[拉丁名] *Thalictrum omeiense* W. T. Wang & S. H. Wang

[形态特征] 植株全部无毛；茎高50～80 cm，分枝；基生叶1，和茎下部叶均具长柄，为三回三出复叶；叶片长16～25 cm；小叶坚纸质，顶生小叶倒卵形、菱状倒卵形或宽卵形，长3.0～6.8 cm，宽2～5 cm，顶端圆形，基部宽楔形，3浅裂，有粗圆齿，表面脉平，背面脉隆起，脉网明显；叶柄长10～12 cm，基部稍变宽成狭鞘，托叶约与鞘同长，宽1.0～2.5 mm；花序圆锥状，两叉状分枝，有多少密集的花；花梗长4～5 mm；萼片4，白色，倒卵形，船形，长约3 mm，宽约2 mm，早落；瘦果狭卵球形，长1.5～2.5 mm，无柄，有6条纵肋，宿存花柱拳卷。

[自然生境] 生于海拔720～2 400 m的灌丛中。

[地理分布] 大竹县、万源市。

[入药部位] 根。

[功能主治] 清热解毒、祛风除湿，用于疟疾寒热、头晕、目痛及腹痛泻痢。

小檗科 Berberidaceae

堆花小檗

[异名] 三颗针。

[拉丁名] *Berberis aggregata* C. K. Schneid.

[形态特征] 半常绿或落叶灌木，高2～3 m。老枝暗棕色，无毛，具棱槽，幼枝淡褐色，微被短柔毛，具稀疏黑色疣点；茎刺三分叉，长8～15 mm，淡黄色。叶近革质，倒卵状长圆形至倒卵形，长8～25 mm，宽4～15 mm，先端圆钝，具1刺尖头，基部楔形，上面暗黄绿色，中脉微凹陷或扁平，背面淡黄绿色或灰白色，中脉隆起，两面网脉显著，叶缘平展，每边具2～8刺齿，有时全缘；叶柄短或近无柄。短圆锥花序具10～30朵花，紧密，长1～2.5 cm，近无总梗；花梗长1～3 mm；苞片稍长于花梗；花淡黄色；小苞片卵形，先端急尖，长约1 mm；胚珠2枚，近无柄。浆果近球形或卵球形，长6～7 mm，红色，顶端具明显宿存花柱，不被白粉。

[自然生境] 生于山谷灌丛中、山坡路旁、河滩、林中、林缘灌丛中。

[地理分布] 万源市及周边地区。

[入药部位] 根。

[功能主治] 清热解毒、消炎抗菌，用于目赤、咽喉肿痛、腹泻、牙痛。

川鄂小檗

[异名] 三颗针。

[拉丁名] *Berberis henryana* Schneid.

[形态特征] 落叶灌木，高2～3 m。老枝灰黄色或暗褐色，幼枝红色，近圆柱形，具不明显条棱；茎刺单生或三分叉，与枝同色，长1～3 cm，有时缺如。叶坚纸质，椭圆形或倒卵状椭圆形，先端圆钝，基部楔形，上面暗绿色，中脉微凹陷，侧脉和网脉微显，背面灰绿色，常微被白粉，中脉隆起，侧脉和网脉显著，两面无毛，叶缘平展，每边具10～20不明显的细刺齿；叶柄长4～15 mm。总状花序具10～20朵花，长2～6 cm，包括总梗长1～2 cm；花梗长5～10 mm，无毛；外萼片长圆状倒卵形，长2.5～3.5 mm，宽1.5～2.0 mm，内萼片倒卵形，长5～6 mm，宽4～5 mm；花瓣长圆状倒卵形，长5～6 mm，宽4～5 mm，先端锐裂，基部具2枚分离腺体；雄蕊长3.5～4.5 mm，药隔不延伸，先端平截；胚珠2枚。浆果椭圆形，长约9 mm，直径约6 mm，红色，顶端具短宿存花柱，不被白粉。

[自然生境] 生于山坡灌丛中、林缘、林下或草地。

[地理分布] 万源市及周边地区。

[入药部位] 根。

[功能主治] 清热泻火、解毒消炎，用于痢疾。

豪猪刺

[异名]拟变缘小檗、三棵针。

[拉丁名]*Berberis julianae* Schneid.

[形态特征]常绿灌木,高1～3 m。老枝黄褐色或灰褐色,幼枝淡黄色,具条棱和稀疏黑色疣点;茎刺粗壮,三分叉,腹面具槽,与枝同色,长1～4 cm。叶革质,椭圆形,披针形或倒披针形,长3～10 cm,宽1～3 cm,先端渐尖,基部楔形,上面深绿色,中脉凹陷,侧脉微显,背面淡绿色,中脉隆起,侧脉微隆起或不显,两面网脉不显,不被白粉,叶缘平展,每边具10～20刺齿;叶柄长1～4 mm。花10～25朵簇生;花梗长8～15 mm;花黄色;小苞片卵形,长约2.5 mm,宽约1.5 mm,先端急尖;萼片2轮,外萼片卵形,长约5 mm,宽约3 mm,先端急尖,内萼片长圆状椭圆形,长约7 mm,宽约4 mm,先端圆钝;花瓣长圆状椭圆形,长约6 mm,宽约3 mm,先端缺裂,基部缢缩呈爪,具2枚长圆形腺体;胚珠单生。浆果长圆形,蓝黑色,长7～8 mm,直径3.5～4.0 mm,顶端具明显宿存花柱,被白粉。

[自然生境]生于山坡、沟边、林中、林缘、灌丛中或竹林中。

[地理分布]万源市及周边地区。

[入药部位]果、根。

[功能主治]清热燥湿、泻火解毒,用于肺热咳嗽、心烦口渴、消渴利尿、湿疹瘙痒。

甘肃小檗

[异名]黄三刺、山黄檗。

[拉丁名]*Berberis kansuensis* Schneid.

[形态特征]落叶灌木,高达3 m。老枝淡褐色,幼枝带红色,具条棱;茎刺弱,单生或三分叉,长1～2.4 cm,与枝同色,腹面具槽。叶厚纸质,叶片近圆形或阔椭圆形,长2.5～5 cm,宽2～3 cm,先端圆形,基部渐狭呈状,上面暗绿色,中脉稍凹陷,背面灰色,微被白粉,中脉明显隆起,两面侧脉和网脉隆起,叶缘平展,每边具15～30刺齿;叶柄长1～2 cm,但老枝上的叶常近无柄。总状花序具10～30朵花,长2.5～7 cm,包括总梗长0.5～3 cm;苞片长1～1.5 mm;花梗长4～8 mm,常轮列;花黄色;小苞片带红色,长约1.4 mm,先端渐尖;花瓣长圆状椭圆形,长4.5 mm,宽约2 mm,先端缺裂,裂片急尖,基部缢缩呈短爪,具2枚分离倒卵形腺体;雄蕊长约3 mm,药隔稍延伸,先端圆形或平截;胚珠2枚,具柄。浆果长圆状倒卵形,红色,长7～8 mm,直径5～6 mm,顶端不具宿存花柱,不被白粉。

[自然生境]生于山坡灌丛中或杂木林中。

[地理分布]万源市及周边地区。

[入药部位]根。

[功能主治]清热燥湿、泻火解毒,用于热痢便血、湿热黄疸、下肢肿痛、潮热盗汗、风火目痛、舌疮、乳腺炎及痈疮等。

细叶小檗

[异名]三颗针、针雀、酸狗奶子。

[拉丁名]*Berberis poiretii* Schneid.

[形态特征]落叶灌木,高可达2 m。老枝灰黄色,幼枝紫褐色,具条棱。叶纸质,叶片倒披针形至狭倒披针形,偶披针状匙形,具小尖头,基部渐狭,上面深绿色,侧脉和网脉明显,两面无毛,叶缘平展。穗状总状花序具花,包括总梗,常下垂;花梗无毛;花黄色;苞片条形,小苞片披针形,外萼片椭圆形或长圆状卵形,内萼片长圆状椭圆形,花瓣倒卵形或椭圆形,胚珠通常单生。浆果长圆形,红色。

[自然生境]生于山地灌丛、砾质地、草原化荒漠、山沟河岸或林下。

[地理分布]宣汉县及周边地区。

[入药部位]根、茎。

[功能主治]用于痢疾、黄疸、关节肿痛。

假豪猪刺

[异名]三颗针。

[拉丁名]*Berberis soulieana* Schneid.

[形态特征]株高1~2 m,高者可达3 m。茎呈灰黄色,直立,表面具棱、刺,刺分3叉,长1.0~2.5 cm。叶厚革质,簇生,坚硬,长3.5~8.0 cm,宽1.0~2.5 cm,呈长圆状披针形,叶片边缘具有刺毛状锯齿;基部楔形,先端渐尖,具有1硬刺,中脉分布较为明显,叶片正面暗绿色,背面黄绿色。花呈黄色,5~15朵花簇生在刺腋处,萼片有6片,下有2~3枚小苞片;花瓣6枚;雄蕊6枚,花药开裂;子房上位,1室,室内含有多颗胚珠。果实浆果,成熟时红色,表面被附白粉,外形似倒卵状长圆形,内含有2枚种子。

[自然生境]生于河岸、沟旁或山坡等处。

[地理分布]达川区、大竹县及周边地区。

[入药部位]茎或根皮。

[功能主治]清热消炎、消肿止痛,用于肝炎、口舌生疮、小便淋痛、烫伤。

细梗小檗

[拉丁名]*Berberis tenuipedicellata* Ying

[形态特征]常绿灌木;株高1~2 m;老枝圆柱形,暗灰色或暗紫红色,具散生黑色疣点,无毛,幼枝暗紫红色,具条棱;茎刺单一或三分叉,长0.6~1.5 cm。叶薄革质,倒卵形或倒卵状椭圆形,长0.8~2.0(~3.5) cm,宽5~12 mm,先端圆钝或急尖,基部渐狭,上面绿色,中脉和侧脉微隆起,背面亮棕色,不被白粉,中脉和侧脉明显隆起,两面网脉显著隆起,叶缘平展,每边具10~25刺齿;叶柄长2~3 mm,有时近无柄。总状花序由3~10朵花组成,长1.0~3.5 cm,花序基部常有1~3朵花簇生;花梗很细弱,长5~12 mm,无毛;花未见。浆果近球形,红色,长9~10 mm,直径8~9 mm,顶端无宿存花柱,孔穴状,不被白粉;含种子2~3枚。

[自然生境]生于耕地边、河边、灌丛中、路旁。

[地理分布]万源市及周边地区。

[入药部位]茎或根皮。

[功能主治]清热消炎、消肿止痛,用于肝炎、口舌生疮、小便淋痛、烫伤。

芒齿小檗

[拉丁名]*Berberis triacanthophora* Fedde

[形态特征]常绿灌木;株高1~2 m;茎圆柱形,老枝暗灰色或棕褐色,幼枝带红色,具稀疏疣点;茎刺三分叉,长1~2.5 cm,与枝同色。叶革质,线状披针形、长圆状披针形或狭椭圆形,长2~6 cm,宽2.5~8.0 mm,先端渐尖或急尖,常有刺尖头,基部楔形,上面深绿色,有光泽,下面灰绿色,中脉隆起,两面侧脉和网脉不显,具乳头状突起,有时微被白粉,叶缘微向背面反卷,每边具2~8刺齿,偶有全缘;近无柄。花2~4朵簇生;花梗长1.5~2.5 cm,光滑无毛;花黄色;小苞片红色,卵形,长约1 mm;萼片3轮,外萼片卵状圆形,长2 mm,宽1.8 mm,中萼片卵形,长3.5 mm,宽2.5 mm,先端急尖,内萼片倒卵形,长约5 mm,宽约4 mm,先端钝;花瓣倒卵形,长约4 mm,宽约3 mm,先端浅缺裂,基部楔形,具2枚分离长圆形腺体;雄蕊长约2 mm,药隔延伸,先端平截;胚珠2~3枚。浆果椭圆形,长6~8 mm,直径4~5 mm,蓝黑色,微被白粉。

[自然生境]生于山坡杂木林中。

[地理分布]万源市及周边地区。

[入药部位]根。

[功能主治]清热泻火、燥湿、解毒,用于湿热泄泻、痢疾、口舌生疮。

红毛七

[异名]鸡骨升麻、海椒七、葳严仙、类叶牡丹。

[拉丁名]*Caulophyllum robustum* Maxim.

[形态特征]多年生草本，植株高达80 cm。根状茎粗短。茎生2叶，互生，二至三回三出复叶，下部叶具长柄；小叶卵形、长圆形或阔披针形，长4～8 cm，宽1.5～5.0 cm，先端渐尖，基部宽楔形，全缘，有时2～3裂，上面绿色，背面淡绿色或带灰白色，两面无毛；顶生小叶具柄，侧生小叶近无柄。圆锥花序顶生；花淡黄色，直径7～8 mm；苞片3～6；萼片6，倒卵形，花瓣状，长5～6 mm，宽2.5～3.0 mm，先端圆形；花瓣6，远较萼片小，蜜腺状，扇形，基部缢缩成爪；雄蕊6，长约2 mm，花丝稍长于花药；雌蕊单一，子房1室，具2枚基生胚珠，花后子房开裂，露出2枚球形种子。果熟时柄增粗，长7～8 mm。种子浆果状，直径6～8 mm，微被白粉，熟后蓝黑色，外被肉质假种皮。

[自然生境]生于林下、山沟阴湿处或竹林下，亦生银杉林下。

[地理分布]万源市及周边地区。

[入药部位]根及根茎。

[功能主治]活血散瘀、祛风止痛、清热解毒、降压止血，用于月经不调、产后瘀血、腹痛，跌打损伤、关节炎、扁桃体炎、高血压、胃痛、外痔。

八角莲

[异名]山荷叶、金魁莲、旱八角。

[拉丁名]*Dysosma versipellis* (Hance) M. Cheng

[形态特征]多年生草本，植株高40～150 cm。根状茎粗壮，横生，多须根；茎直立，不分枝，无毛，淡绿色。茎生叶2枚，薄纸质，互生，盾状，近圆形，直径达30 cm，4～9掌状浅裂，裂片阔三角形，卵形或卵状长圆形，长2.5～4.0 cm，基部宽5～7 cm，先端锐尖，不分裂，上面无毛，背面被柔毛，叶脉明显隆起，边缘具细齿；下部叶的柄长12～25 cm，上部叶柄长1～3 cm。花梗纤细、下弯、被柔毛；花深红色，5～8朵簇生于离叶基部不远处，下垂；萼片6，长圆状椭圆形，长0.6～1.8 cm，宽6～8 mm，先端急尖，外面被短柔毛，内面无毛；花瓣6，勺状倒卵形，长约2.5 cm，宽约8 mm，无毛；雄蕊6，长约1.8 cm，花丝短于花药，药隔先端急尖，无毛；子房椭圆形，无毛，花柱短，柱头盾状。浆果椭圆形，长约4 cm，直径约3.5 cm。种子多数。

[自然生境]生于山坡林下、灌丛中、溪旁阴湿处、竹林下或石灰山常绿林下。

[地理分布]宣汉县、大竹县、万源市等地。

[入药部位]根状茎。

[功能主治]化痰散结、祛瘀止痛，用于跌打损伤、半身不遂、关节酸痛、毒蛇咬伤等。

粗毛淫羊藿

[异名]淫羊藿。

[拉丁名]*Epimedium acuminatum* Franch.

[形态特征]多年生草本，植株高30～50 cm。根状茎有时横走，直径2～5 mm，多须根。一回三出复叶基生和茎生，小叶3枚，薄革质，狭卵形或披针形，长3～18 cm，宽1.5～7.0 cm，先端长渐尖，基部心形，顶生小叶基部裂片圆形，近相等，侧生小叶基部裂片极度偏斜，上面深绿色，无毛，背面灰绿色或灰白色，密被粗短伏毛，后变稀疏，基出脉7条，明显隆起，网脉显著，叶缘具细密刺齿；花茎具2枚对生叶，有时3枚轮生。圆锥花序长12～25 cm，具10～50朵花，无总梗，序轴被腺毛；花梗长1～4 cm，密被腺毛；花色变异大，黄色、白色、紫红色或淡青色；萼片2轮，外萼片4枚，外面1对卵状长圆形，长约3 mm，宽约2 mm，内面1对阔倒卵形，长约4.5 mm，宽约4 mm，内萼片4枚，卵状椭圆形，先端急尖，长8～12 mm，宽3～7 mm；花瓣远较内轮萼片长，呈角状距，向外弯曲，基部无瓣片，长1.5～2.5 cm；雄蕊长3～4 mm，花药长2.5 mm，瓣裂，外卷；子房圆柱形，顶端具长花柱。蒴果长约2 cm，宿存花柱长缘状；种子多数。

[自然生境]生于草丛、石灰山陡坡、林下、灌丛中或竹林下。

[地理分布]宣汉县及周边地区。

[入药部位]全草。

[功能主治] 强筋骨、祛风湿、补肾壮阳,用于治疗阳痿、小便失禁、风湿痛、虚劳久咳等症。

川鄂淫羊藿

[拉丁名] *Epimedium fargesii* Franch.

[形态特征] 多年生草本,植株高30～70 cm,有时可达80 cm。根状茎匍匐状,横走,质硬,多须根。一回三出复叶基生和茎生;茎生叶2枚对生,每叶具小叶3枚;小叶革质,狭卵形,长4～15 cm,宽1.3～7.0 cm,先端渐尖,基部深心形,顶生小叶基部裂片圆形,近等大,侧生小叶基部裂片不等大,内侧裂片圆形,外侧裂片三角形,急尖,上面暗绿色,无毛,背面苍白色,无毛或被疏柔毛,两面网脉显著,叶缘具刺锯齿;总状花序具7～15朵花,序轴被腺毛,无总梗;花梗长1.5～4.0 cm,被腺毛;花紫红色,长约2 cm;花瓣暗紫蓝色,呈钻状距,挺直,长约7 mm,瓣片2～3浅裂;雄蕊长约9 mm,显著伸出,花药长3～4 mm,紫色;子房长约1.3 cm。蒴果连同宿存花柱长约2 cm。

[自然生境] 生于山坡针阔叶混交林下或灌丛中。

[地理分布] 万源市及周边地区。

[入药部位] 全草、根茎。

[功能主治] 补肾壮阳、祛风除湿,用于慢性支气管炎、高血压、阳痿早泄、小便失禁、神经衰弱、失眠、风湿痹痛、慢性腰腿痛、四肢拘挛、麻木、小儿麻痹后遗症。

黔岭淫羊藿

[异名] 近裂淫羊藿。

[拉丁名] *Epimedium leptorrhizum* Stearn

[形态特征] 多年生草本,植株高12～30 cm;匍匐根状茎伸长达20 cm,直径1～2 mm,具节。一回三出复叶基生或茎生,叶柄被棕色柔毛;小叶柄着生处被褐色柔毛;小叶3枚,革质,狭卵形或卵形,先端长渐尖,基部深心形;顶生小叶基部裂片近等大,相互靠近;侧生小叶基部裂片不等大,极偏斜,上面暗色,无毛,背面沿主脉被棕色柔毛,常被白粉,具乳突,边缘具刺齿;花茎具2枚一回三出复叶。总状花序具4～8朵花,长13～20 cm,被腺毛;花梗长1.0～2.5 cm,被腺毛;花大,直径约4 cm,淡红色;萼片2轮,外萼片卵状长圆形,长3～4 mm,先端钝圆,内萼片狭椭圆形,长11～16 mm,宽4～7 mm;花瓣较内萼片长,长达2 cm,呈角距状,基部无瓣片;雄蕊长约4 mm,花药长约3 mm,瓣裂,裂片外卷。蒴果长圆形,长约15 mm,宿存花柱喙状。

[自然生境] 生于林下或灌丛中。

[地理分布] 大竹县及周边地区。

[入药部位] 叶、根茎。

[功能主治] 叶补肝肾、祛风湿。根茎苦、清火、祛风湿,用于风湿痛、劳伤、眩晕、骨质疏松。

柔毛淫羊藿

[异名] 淫羊藿。

[拉丁名] *Epimedium pubescens* Maxim.

[形态特征] 多年生草木,植株高20～70 cm。根状茎粗短,有时伸长,被褐色鳞片。一回三出复叶基生或茎生;茎生叶2枚对生,小叶3枚;小叶叶柄长约2 cm,疏被柔毛;小叶片革质,卵形、狭卵形或披针形,长3～15 cm,宽2～8 cm,先端渐尖或短渐尖,基部深心形,有时浅心形,顶生小叶基部裂片圆形,几近等大;侧生小叶基部裂片几不等大,急尖或圆形,上面深绿色,有光泽,背面密被绒毛,短柔毛和灰色柔毛,边缘具细密刺齿;花茎具2枚对生叶。圆锥花序具花30～100朵或更多,长10～20 cm,通常序轴及花梗被腺毛,有时无总梗;花梗长1～2 cm;花直径约1 cm;萼片2轮,外萼片阔卵形,长2～3 mm,带紫色,内萼片披针形或狭披针形,急尖或渐尖,白色,长5～7 mm,宽1.5～3.5 mm;花瓣远较内萼片短,长约2 mm,囊状,淡黄色;雄蕊长约4 mm,外露,花药长约2 mm;雌蕊长约4 mm,花柱长约2 mm。蒴果长圆形,宿存花柱长喙状。

[自然生境] 生于林下、灌丛中、山坡地边或山沟阴湿处。

[地理分布]通川区、宣汉县、渠县等地。

[入药部位]全草。

[功能主治]祛风除湿、固肾壮阳,用于腰痛、神经衰弱。

三枝九叶草

[拉丁名]*Epimedium sagittatum* (Sieb. & Zucc.) Maxim.

[形态特征]多年生草本,植株高30～50 cm。根状茎粗短,结节状,质硬,多须根。一回三出复叶基生和茎生,小叶3枚;小叶革质,卵形至卵状披针形,长5～19 cm,宽3～8 cm,但叶片大小变化大,先端急尖或渐尖,基部心形,顶生小叶基部两侧裂片近相等,圆形,侧生小叶基部高度偏斜,外裂片远较内裂片大,三角形,急尖,内裂片圆形,上面无毛,背面疏被粗短伏毛或无毛,叶缘具刺齿;花茎具2枚对生叶。圆锥花序长10～20(～30)cm,宽2～4 cm,具200朵花,通常无毛,偶被少数腺毛;花梗长约1 cm,无毛;花较小,直径约8 mm,白色;花瓣囊状,淡棕黄色,先端钝圆,长1.5～2.0 mm;雄蕊长3～5 mm,花药长2～3 mm;雌蕊长约3 mm,花柱长于子房。蒴果长约1 cm,宿存花柱长约6 mm。

[自然生境]生于海拔200～1 750 m的山坡草丛中、林下、灌丛中、水沟边或岩边石缝中。

[地理分布]达川区、通川区、开江县、宣汉县、渠县、大竹县、万源市。

[入药部位]全草。

[功能主治]补精强壮、祛风湿,用于阳痿、关节风湿痛、白带异常。

巫山淫羊藿

[异名]淫羊藿。

[拉丁名]*Epimedium wushanense* Ying

[形态特征]多年生草木,植株高20～70 cm;根状茎粗短,有时伸长,被褐色鳞片。一回三出复叶基生或茎生;茎生叶2枚对生,小叶3枚;小叶叶柄长约2 cm,疏被柔毛;小叶片革质,卵形、狭卵形或披针形,长3～15 cm,宽2～8 cm,先端渐尖或短渐尖,基部深心形,有时浅心形,顶生小叶基部裂片圆形,几等大;侧生小叶基部裂片极不等大,急尖或圆形,上面深绿色,有光泽,背面密被绒毛,短柔毛和灰色柔毛,边缘具细密刺齿;花茎具2枚对生叶。圆锥花序具30～100朵花,长10～20 cm,通常序轴及花梗被腺毛,有时无总梗;花梗长1～2 cm;花直径约1 cm;萼片2轮,外萼片阔卵形,长2～3 mm,带紫色,内萼片披针形或狭披针形,急尖或渐尖,白色,长5～7 mm,宽1.5～3.5 mm;花瓣远较内萼片短,长约2 mm,囊状,淡黄色;雄蕊长约4 mm,外露,花药长约2 mm;雌蕊长约4 mm,花柱长约2 mm,蒴果长圆形,宿存花柱长喙状。

[自然生境]生于林下、灌丛中、山坡地边或山沟阴湿处。

[地理分布]宣汉县、大竹县、万源市等地。

[入药部位]全草。

[功能主治]补肾壮阳、祛风除湿,用于阳痿不举、小便淋沥、筋骨挛急、半身不遂、腰膝无力、风湿痹痛、四肢不仁。

阔叶十大功劳

[异名]土黄柏、土黄连、八角刺、刺黄柏、黄天竹。

[拉丁名]*Mahonia bealei* (Fort.) Carr.

[形态特征]灌木或小乔木,株高0.5～4.0(～8.0)m;叶狭倒卵形至长圆形,长27～51 cm,宽10～20 cm,具4～10对小叶,最下一对小叶距叶柄基部0.5～2.5 cm,上面暗灰绿色,背面被白霜,有时淡黄绿色或苍白色,两面叶脉不显,叶轴粗2～4 mm,节间长3～10 cm;小叶厚革质,硬直,自叶下部往上小叶渐次变长而狭,最下一对小叶卵形,长1.2～3.5 cm,宽1～2 cm,具1～2粗锯齿,往上小叶近圆形至卵形或长圆形,长2.0～10.5 cm,宽2～6 cm,基部阔楔形或圆形,偏斜,有时心形,边缘每边具2～6粗锯齿,先端具硬尖,顶生小叶较大,长7～13 cm。总状花序直立,通常3～9个簇生;芽鳞卵形至卵状披针形,长1.5～4.0 cm,宽0.7～1.2 cm;花梗长

4～6 cm；苞片阔卵形或卵状披针形，先端钝，长3～5 mm，宽2～3 mm；花黄色；外萼片卵形，长2.3～2.5 mm，宽1.5～2.5 mm，中萼片椭圆形，长5～6 mm，宽3.5～4.0 mm，内萼片长圆状椭圆形，长6.5～7.0 mm，宽4.0～4.5 mm；花瓣倒卵状椭圆形，长6～7 mm，宽3～4 mm，基部腺体明显，先端微缺；雄蕊长3.2～4.5 mm，药隔不延伸，顶端圆形至截形；子房长圆状卵形，长约3.2 mm，花柱短，胚珠3。浆果卵形，长约1.5 cm，直径1.0～1.2 cm，深蓝色，被白粉。

［自然生境］生于阔叶林、竹林、杉木林及混交林下，林缘，草坡，溪边，路旁或灌丛中。

［地理分布］达川区、通川区、开江县、宣汉县、渠县、大竹县、万源市。

［入药部位］全草。

［功能主治］清热解毒、消肿、止泻，用于肺结核。

十大功劳

［异名］老鼠刺、猫刺叶、黄天竹、土黄柏。

［拉丁名］*Mahonia fortunei* (Lindl.) Fedde

［形态特征］灌木，高0.5～2.0（～4.0）m。叶倒卵形至倒卵状披针形，长10～28 cm，宽8～18 cm，具2～5对小叶，最下一对小叶外形与往上小叶相似，距叶柄基部2～9 cm，上面暗绿至深绿色，叶脉不显，背面淡黄色，偶稍苍白色，叶脉隆起，叶轴粗1～2 mm，节间1.5～4.0 cm，往上渐短；小叶无柄或近无柄，狭披针形至狭椭圆形，长4.5～14.0 cm，宽0.9～2.5 cm，基部楔形，总状花序4～10个簇生，长3～7 cm；芽鳞披针形至三角状卵形，长5～10 mm，宽3～5 mm；花梗长2.0～2.5 mm；苞片卵形，急尖，长1.5～2.5 mm，宽1.0～1.2 mm；花黄色；外萼片卵形或三角状卵形，长1.5～3 mm，宽约1.5 mm，中萼片长圆状椭圆形，长3.8～5.0 mm，宽2～3 mm，内萼片长圆状椭圆形，长4.0～5.5 mm，宽2.1～2.5 mm；花瓣长圆形，长3.5～4.0 mm，宽1.5～2.0 mm，基部腺体明显，先端微缺裂，裂片急尖；子房长1.1～2.0 mm，无花柱，胚珠2枚。浆果球形，直径4～6 mm，紫黑色，被白粉。

［自然生境］生于山坡林下及灌木丛处或较阴湿处。

［地理分布］达川区、通川区、开江县、宣汉县、渠县、大竹县、万源市。

［入药部位］全株、根、茎、叶。

［功能主治］清热补虚、止咳化痰，用于肺痨咯血、骨蒸潮热、头晕耳鸣、腰酸腿软、心烦、目赤。

峨眉十大功劳

［拉丁名］*Mahonia polyodonta* Fedde

［形态特征］灌木，株高0.5～2.0 m。叶长圆形，长15～30 cm，宽5～10 cm，具4～8对小叶，基部一对小叶距叶柄基部0.5～2.5（～4.0）cm，上面深绿色，微有光泽，叶脉显著，有时凹陷，背面淡黄绿色，网脉隆起。花亮黄色至硫黄色；外萼片卵形，长3～4 mm，宽2.0～2.5 mm，中萼片长圆状椭圆形，长4.0～4.5 mm，宽2.0～2.6 mm，内萼片长圆形，长约5 mm，宽2.6～3.0 mm；花瓣长圆形，长3.6～4.2 mm，宽2.0～2.1 mm，基部腺体显著，先端微缺裂，裂片圆形；雄蕊长约3 mm，花药长约1 mm，药隔不延伸，顶端截形；子房长2.7～3.0 mm，花柱极短，胚珠2枚。浆果倒卵形，长5.0～6.5 mm，直径3～4 mm，蓝黑色，微被白粉，宿存花柱长0.5～1.0 mm。

［自然生境］生于常绿落叶阔叶混交林或针叶林下、灌丛中、竹林下、路边或石山坡。

［地理分布］万源市及周边地区。

［入药部位］叶、根、茎。

［功能主治］叶滋阴清热，用于肺结核、感冒。根、茎清热解毒，用于细菌性痢疾、急性肠胃炎、传染性肝炎、肺炎、肺结核、支气管炎、咽喉肿痛，外用于眼结膜炎、痈疖肿毒、烧烫伤。

南天竹

［异名］南天竺、红杷子、天烛子、红枸子、钻石黄、天竹、兰竹。

［拉丁名］*Nandina domestica* Thunb.

［形态特征］常绿小灌木。茎常丛生而少分枝，高1～3 m，光滑无毛，幼枝常为红色，老后呈灰色。叶互生，

集生于茎的上部，三回羽状复叶，长30～50 cm；二至三回羽片对生；小叶薄革质，椭圆形或椭圆状披针形，长2～10 cm，宽0.5～2.0 cm，顶端渐尖，基部楔形，全缘，上面深绿色，冬季变红色，背面叶脉隆起，两面无毛；近无柄。圆锥花序直立，长20～35 cm；花小，白色，具芳香，直径6～7 mm；萼片多轮，外轮萼片卵状三角形，长1～2 mm，向内各轮渐大，最内轮萼片卵状长圆形，长2～4 mm；花瓣长圆形，长约4.2 mm，宽约2.5 mm，先端圆钝；雄蕊6，长约3.5 mm，花丝短，花药纵裂，药隔延伸；子房1室，具1～3枚胚珠。果柄长4～8 mm；浆果球形，直径5～8 mm，熟时鲜红色，稀橙红色。种子扁圆形。

[自然生境]生于山地林下沟旁、路边或灌丛中。

[地理分布]达川区、通川区、开江县、宣汉县、渠县、大竹县、万源市。

[入药部位]根、茎、果实。

[功能主治]根、茎清热除湿、通经活络，用于感冒发热、眼结膜炎、肺热咳嗽、湿热黄疸、急性胃肠炎、尿路感染、跌打损伤。果实止咳平喘，用于咳嗽、哮喘、百日咳。

木通科 Lardizabalaceae

木通

[异名]预知子。

[拉丁名]*Akebia quinata* (Houtt.) Decne.

[形态特征]落叶或半常绿木质藤本，长达10 m；幼枝淡红褐色，老枝具灰色或银白色皮孔；小叶5，稀3、4、6或7，叶柄长（2.5～）3.0～14.0 cm，小叶柄长（0.4～）0.7～1.7（～2.3）cm；小叶倒卵形或倒卵状椭圆形，顶生小叶长（1.6～）2.5～5.0（～6.8）cm，宽（0.8～）1.2～2.4（～3.2）cm，侧生小叶较小，先端圆而稍凹入，基部阔楔形或圆形，全缘或浅波状，叶薄革质；总状花序或伞房状花序，腋生，长（3～）6～13 cm，每花序具雄花4～8（～11），生于上部，雌花2，生于花序基部或无；雄花花梗长（0.5～）0.8～1.5 cm，萼片3（4～5），淡紫色，卵形或椭圆形，长（3～）5～8 mm；雄蕊6（7），紫黑色，长4～5 mm；雌花花梗长2.5～5.0 cm，萼片3或4，紫红色，长0.9～1.7（～2.2）cm，卵形或卵圆形。蓇葖果淡紫色，长6～9 cm，径3～5 cm；种子多数，长约6 mm，卵形。

[自然生境]生于海拔300～2 600 m的山坡疏林中。

[地理分布]宣汉县、通川区、开江县、渠县。

[入药部位]果实、根、茎。

[功能主治]果实疏肝理气、活血利尿、利水通淋，用于肝胃气痛、赤白痢疾、疝气、小便涩痛、水肿。根、茎清热利尿、通经活络、镇痛、排脓、通乳，用于泌尿系统感染、小便不利、风湿关节痛、月经不调、红崩白带、乳汁不通。

三叶木通

[异名]预知子。

[拉丁名]*Akebia trifoliata* (Thunb.) Koidz.

[形态特征]落叶木质藤本；冬芽卵圆形，具10～14个红褐色鳞片；掌状3小叶，稀4或5，小叶较大，柄较长，侧生小叶较小，柄较短；小叶卵形，椭圆形或披针形，长3～8 cm，宽2～6 cm，先端钝圆或微凹，基部宽楔形或圆形，波状或不规则浅裂，叶薄革质或纸质；总状花序生于短枝叶丛中，长6～16（～18）cm，雌花常2，稀3或无，花梗长1～4 cm，雄花12～35，花梗长2～4（～6）mm；雄花萼片3，淡紫色，卵圆形，长约3 mm，宽约1.5 mm；雄蕊6，稀7、8，紫红色，长2～3 mm，花丝很短，退化雌蕊3～6；雌花萼片3（4、5、6），暗紫红色，宽卵形或卵圆形，顶端钝圆，凹入，长1.0～1.5 cm，宽0.5～1.5 cm；蓇葖果长5～8（～11）cm，淡紫色或土灰色，光滑或被石细胞束形成的小颗粒突起。

[自然生境]生于海拔2 500 m以下的灌木林中。

[地理分布]宣汉县、开江县、万源市。

[入药部位]茎、果实、种子。

[功能主治] 茎泻火利水、通利血脉、通乳, 用于小便赤涩、淋浊、水肿、胸中烦热、喉痹、遍身拘痛、妇女经闭、乳汁不通、风湿性关节痛、红崩、白带异常。果实疏肝理气、健脾和胃、补肝益肾、活血止血、利尿止痛、除烦, 用于肝胃气痛、胃热食呆、消化不良、腹痛、痢疾、疝气、烦渴、赤白痢疾、腰痛、肋痛、痛经、子宫下坠、遗精、带下、月经不调。种子催生、解药毒, 用于五劳七伤、气块、发落、蛇虫咬伤。根祛风行气、利尿、活血, 用于风湿关节痛、小便不利、胃肠胀气、疝气、经闭、跌打损伤。种子还可补五劳七伤, 用于祛痞气块、天行温疾、消宿食、止烦渴、利小便、催生、解药毒、中恶失音、发落、一切蛇虫咬伤。

白木通

[异名] 预知子、八月瓜、八月扎。

[拉丁名] *Akebia trifoliata* (Thunb.) Koidz. subsp. *australis* (Diels) T. Shimizu

[形态特征] 小叶革质, 卵状长圆形或卵形, 长4~7 cm, 宽1.5~3.0(~5.0) cm, 先端狭圆, 顶端微凹入而具小凸尖, 基部圆形、阔楔形、截平或心形, 边通常全缘; 有时略具少数不规则的浅缺刻。总状花序长7~9 cm, 腋生或生于短枝上。雄花萼片长2~3 mm, 紫色; 雄蕊6, 离生, 长约2.5 mm, 红色或紫红色, 干后褐色或淡褐色。雌花: 直径约2 cm; 萼片长9~12 mm, 宽7~10 mm, 暗紫色; 心皮5~7, 紫色。果长圆形, 长6~8 cm, 直径3~5 cm, 熟时黄褐色; 种子卵形, 黑褐色。

[自然生境] 生于海拔3 000 m以下的肥沃、湿润的半向阳的荒野溪边、路旁、山坡林缘。

[地理分布] 宣汉县、渠县、万源市。

[入药部位] 茎、根、果实、种子。

[功能主治] 茎、根舒筋活络、祛风除湿、泻火利水、通利血脉, 用于风湿骨痛、关节屈伸不利、慢性腰背肌肉劳损、小便涩痛、肝胃气痛、膀胱炎、尿道炎、肾炎水肿、乳汁不通、跌打损伤。根还可止咳化痰, 用于咳嗽痰多。果实疏肝固肾、止痛, 用于胃痛、睾丸肿痛、腰痛、月经不调、子宫脱垂、疝气、白带异常、遗精。种子疏肝理气、活血止痛、散结、利尿, 用于脘胁、胀痛、痛经经闭、痰核痞块、小便不利。

猫儿屎

[异名] 猫屎瓜、猫儿子、矮杞树。

[拉丁名] *Decaisnea insignis* (Griff.) Hook. f. & Thoms.

[形态特征] 落叶灌木, 高达5 m; 冬芽卵圆形, 具2枚鳞片; 奇数羽状复叶着生茎顶, 叶长50~90 cm, 小叶对生, 下面具易脱落的单细胞柔毛。总状花序或组成圆状花序, 顶生或腋生, 长6~30 cm, 果时花序轴和花梗木质化。浆果圆柱状, 稍弯曲, 长5.0~7.5(~10.0) cm, 成熟时蓝色或蓝紫色, 被白粉, 具颗粒状小突起, 生长季结束后常沿腹缝线开裂, 稀不裂, 内果皮具乳管; 种子多数, 2列, 椭圆形, 长约1 cm, 两侧扁, 黑褐色。

[自然生境] 生于海拔900~3 600 m的山坡灌丛或沟谷杂木林下阴湿处。

[地理分布] 宣汉县、万源市。

[入药部位] 根、果。

[功能主治] 根、果清热解毒, 并用于疝气。

五月瓜藤

[异名] 五加藤、野人瓜。

[拉丁名] *Holboellia angustifolia* Wall.

[形态特征] 常绿木质藤本。茎与枝圆柱形, 灰褐色, 具线纹。掌状复叶有小叶(3~)5~7(~9)片; 叶柄长2~5 cm; 小叶近革质或革质, 线状长圆形、长圆状披针形至倒披针形, 基部钝、阔楔形或近圆形, 边缘略背卷, 上面绿色, 有光泽, 下面苍白色密布极微小的乳突; 中脉在上面凹陷, 在下面突起, 侧脉每边6~10条, 与基出2脉均至近叶缘处弯拱网结; 网脉和侧脉在两面均明显突起或在上面不显著下面微突起; 小叶柄长5~25 mm。花雌雄同株, 红色、紫红色、暗紫色、绿白色或淡黄色, 数朵组成伞房式的短总状花序; 总花梗短, 长8~20 mm, 多个簇生于叶腋, 基部为阔卵形的芽鳞片所包。果紫色, 长圆形, 长5~9 cm, 顶端圆而具凸

头；种子椭圆形，长5~8 mm，厚4~5 mm，种皮褐黑色，有光泽。

[自然生境]生于海拔500~3 000 m的山坡杂木林及沟谷林中。

[地理分布]宣汉县、万源市。

[入药部位]根、果实。

[功能主治]祛风除湿、活血止痛、宽胸行气，用于劳伤咳嗽。果实用于肾虚腰痛、疝气。

大血藤

[异名]血通、红藤。

[拉丁名]*Sargentodoxa cuneata* (Oliv.) Rehd.et Wils.

[形态特征]落叶木质藤本，长可超过10 m。藤径粗达9 cm，全株无毛；当年生枝条暗红色，老树皮有时纵裂。三出复叶，或兼具单叶，稀全部为单叶；叶柄长3~12 cm；小叶革质，顶生小叶近棱状倒卵圆形，长4.0~12.5 cm，宽3~9 cm，先端急尖，基部渐狭成6~15 mm的短柄，全缘，侧生小叶斜卵形，先端急尖，基部内面楔形，外面截形或圆形，上面绿色，下面淡绿色，干时常变为红褐色，比顶生小叶略大，无小叶柄。总状花序长6~12 cm；苞片1枚，长卵形，膜质，长约3 mm，先端渐尖；萼片6，花瓣状，长圆形，长0.5~1.0 cm，宽0.2~0.4 cm，顶端钝；花瓣6，小，圆形，长约1 mm，蜜腺性。浆果近球形，直径约1 cm，成熟时黑蓝色，小果柄长0.6~1.2 cm。种子卵球形，长约5 mm；种皮黑色，光亮，平滑；种脐显著。

[自然生境]生于海拔1 200 m的灌丛、山坡疏林潮湿处。

[地理分布]开江县、渠县、万源市。

[入药部位]茎、根。

[功能主治]祛风除湿、活血通经、补虚、败毒、清热消痈、杀虫，用于风湿痹痛、风湿骨痛、麻木拘挛、急慢性阑尾炎、赤痢、肠痈、血淋、月经不调、痛经、疳积、虫痛、跌打损伤。

防己科 Menispermaceae

木防己

[异名]药碗子、内消、钻山猫、土豆根、土巴戟、青藤。

[拉丁名]*Cocculus orbiculatus* (L.) DC.

[形态特征]木质藤本；小枝被绒毛至疏柔毛，有条纹。叶片纸质至近革质，形状变异极大，线状披针形至阔卵状近圆形或卵状心形，顶端短尖，边全缘至掌状5裂，长3~8 cm，两面被密柔毛至疏柔毛，或无毛；掌状脉3~5条，下面微突起；叶柄长1~3 cm。聚伞花序具少花，腋生，或具多花，组成窄聚伞圆锥花序，顶生或腋生，长达10 cm，被柔毛；雄花具1或2小苞片，被柔毛，萼片6，外轮卵形或椭圆状卵形，长1.0~1.8 mm，内轮宽圆形或近圆形，长达2.5 mm，花瓣6，长1~2 mm，下部边缘内折，包花丝，先端2裂，裂片叉开，雄蕊6，较花瓣短；雌花萼片及花瓣与雄花相同，退化雄蕊6，微小，心皮6；无毛。核果近球形，红色至紫红色，径7~8 mm；果核骨质，径5~6 mm，背部有小横肋状雕纹。

[自然生境]生于海拔300~2 300 m的路旁、林缘、岩壁及灌丛中。

[地理分布]大竹县、通川区、开江县。

[入药部位]根。

[功能主治]祛风利湿、解毒消肿、利尿、行气消肿、降压、止痛，用于痧症腹痛、风湿关节痛、半身不遂、肾炎水肿、尿路感染、风湿性关节炎、神经炎、心胃冷气痛、脚气肿痛、小便不利、高血压、疮痈肿毒、毒蛇咬伤。

轮环藤

[异名]药碗子、内消、钻山猫、土豆根、土巴戟、青藤。

[拉丁名]*Cyclea racemosa* Oliv.

[形态特征]藤本。枝被柔毛或近无毛。叶盾状或近盾状，卵状三角形或三角状圆形，长4~9 cm，先端短尖或尾尖，基部近平截或心形，全缘，上面疏被柔毛或近无毛，下面密被柔毛，或疏被柔毛，掌状脉9~11，

向下的4～5条纤细；叶柄较叶片短或近等长，被柔毛；聚伞圆锥花序窄长，花序轴密被柔毛；苞片卵状披针形，长约2 mm，尾尖，被柔毛；雄花花萼钟形，4深裂近基部，2片宽卵形，长2.5～4.0 mm，2片近长圆形，宽1.8～2.0 mm，顶部反折，花冠碟形或浅杯状，全缘或2～6深裂近基部，聚药雄蕊长约1.5 mm，具4花药；雌花萼片2，基部囊状，中部缢缩，上部稍反折，长1.8～2.2 mm，花瓣1或2，近圆形，宽约0.6 mm。核果扁球形，疏被刚毛；果核直径3.5～4.0 mm，背部中肋两侧各具3行圆锥状小凸体，胎座迹球形。

[自然生境]生于海拔300～2 300 m的林缘、地边。

[地理分布]渠县。

[入药部位]根。

[功能主治]清热解毒、顺气止痛、除湿、杀虫，用于咽喉肿痛、疮肿、胃炎、痈疽肿痛、牙痛、蛇虫咬伤、胃气痛、发痧、腹痛、腹泻。

秤钩风

[异名]小青藤。

[拉丁名]*Diploclisia affinis* (Oliv.) Diels

[形态特征]木质藤本，长7～8 m；当年生枝草黄色，有条纹，老枝红褐色或黑褐色，有许多纵裂的皮孔，均无毛；腋芽2个，叠生。叶革质，三角状扁圆形或菱状扁圆形，有时近菱形或阔卵形，长3.5～9.0 cm或稍过之，宽度通常稍大于长度，顶端短尖或钝而具小凸尖，基部近截平至浅心形，有时近圆形或骤短尖，边缘具明显或不明显的波状圆齿；掌状脉常5条，最外侧的一对几不分枝，连同网脉两面均突起。聚伞花序腋生，有花3至多朵，总梗直，长2～4 cm；雄花：萼片椭圆形至阔卵圆形，长2.5～3.0 mm，外轮宽约1.5 mm，内轮宽2.0～2.5 mm；花瓣卵状菱形，长1.5～2.0 mm，基部两侧反折呈耳状，抱着花丝；雄蕊长2.0～2.5 mm；雌花未见。核果红色，倒卵圆形，长8～10 mm，宽约7 mm。

[自然生境]生于山坡、灌丛、林下。

[地理分布]大竹县。

[入药部位]藤茎。

[功能主治]清热解毒、祛风除湿，用于风湿骨痛、尿路感染、蛇咬伤。

细圆藤

[异名]小广藤、广藤、椅子藤。

[拉丁名]*Pericampylus glaucus* (Lam.) Merr.

[形态特征]木质藤本，长可超过10 m，小枝通常被灰黄色绒毛，有条纹，常长而下垂，老枝无毛。叶纸质至薄革质，三角状卵形至三角状近圆形，长3.5～8.0 cm，很少超过10 cm，顶端钝或圆，有小凸尖，基部近截平至心形，边缘有圆齿或近全缘，两面被绒毛或上面被疏柔毛至近无毛；掌状脉5条，网状小脉稍明显；叶柄长3～7 cm，被绒毛，通常生叶片基部。聚伞花序伞房状，长2～10 cm，被绒毛；雄花萼片背面多少被毛，最外轮的狭，长0.5 mm，中轮倒披针形，长1～1.5 mm，内轮稍阔；花瓣6，楔形或有时匙形，长0.5～0.7 mm，边缘内卷；雄蕊6，花丝分离，聚合上升，或不同程度黏合，长0.75 mm；雌花萼片和花瓣与雄花相似；退化雄蕊6；子房长0.5～0.7 mm，柱头2裂。核果红色或紫色，果核径5～6 mm。

[自然生境]生于海拔700～1 300 m的灌丛。

[地理分布]大竹县。

[入药部位]藤茎、根。

[功能主治]藤茎调经活络、祛风除湿、镇惊、止痛，用于小儿惊风、破伤风。根祛风除湿、理气、解毒、杀虫，用于风湿麻木、肺病、咽喉肿痛、蛇咬伤（达州、宜宾）。根杀寸白虫。

风龙

[异名]青藤、毛青藤、青风藤、风藤。

[拉丁名] *Sinomenium acutum* (Thunb.) Rehd. & E. H. Wils.

[形态特征] 木质大藤本，长可达20 m；老茎灰色，树皮有不规则纵裂纹，枝圆柱状，有规则的条纹，被柔毛至近无毛。叶革质至纸质，心状圆形至阔卵形，长6~15 cm或稍过之，顶端渐尖或短尖，基部常心形，有时近截平或近圆，边全缘、有角至5~9裂；掌状脉5条，连同网状小脉均在下面明显突起；叶柄长5~15 cm，有条纹，无毛或被柔毛。圆锥花序长可达30 cm，通常不超过20 cm，花序轴和开展，有时平叉开的分枝均纤细，被柔毛或绒毛，苞片线状披针形。雄花小苞片2，紧贴花萼；萼片背面被柔毛，外轮长圆形至狭长圆形，长2.0~2.5 mm，内轮近卵形，与外轮近等长；花瓣稍肉质，长0.7~1.0 mm；雄蕊长1.6~2.0 mm；雌花：退化雄蕊丝状；心皮无毛。核果红色至暗紫色，径5~6 mm或稍超过6 mm。

[自然生境] 生于林中、林缘、沟边或灌木丛中，常攀援于树上或石山上。

[地理分布] 开江县、万源市、宣汉县。

[入药部位] 根、茎。

[功能主治] 利尿、消炎，用于风湿关节痛。

青牛胆

[异名] 金果榄、地苦胆、山慈菇、铁打杵、地胆、地苦胆。

[拉丁名] *Tinospora sagittata* (Oliv.) Gagnep.

[形态特征] 常绿草质藤本；块根连珠状，膨大部分不规则球形，黄色；枝纤细，被柔毛，皮孔小，透镜状，2纵裂。叶披针状箭形或披针状戟形，稀卵状或椭圆状箭形，长7~15（~20）cm，先端渐尖或尾尖，两面近无毛，掌状脉5，连同网脉均在下面突起；叶柄长2.5~5 cm，被柔毛或近无毛。聚伞或圆锥花序长2~10（~15）cm；花序梗及花梗均丝状；小苞片2；雄花萼片6，外轮卵形或披针形，内轮宽卵形、倒卵形、宽椭圆形或椭圆形，长达3.5 mm，花瓣6，肉质，具爪，瓣片近圆形或宽倒卵形，稀近菱形，基部边缘常反折；雄蕊6，与花瓣近等长或稍长；雌花萼片与雄花相似，花瓣楔形，长约0.4 mm，退化雄蕊6，棒状或3个稍宽扁，长约0.4 mm；心皮3，近无毛。核果红色，近球形；果核近半球形，径6~8 mm。

[自然生境] 生于海拔300~1 400 m的灌丛、石缝、林缘。

[地理分布] 大竹县、达川区、宣汉县、万源市。

[入药部位] 块根。

[功能主治] 清热解毒、消痈散结、止咳、利咽、止痛，用于急性扁桃体炎、咽喉肿痛、乳腺炎、喉炎、口腔炎、腮腺炎、阑尾炎、痈疽疔疮、淋巴结结核、急慢性肠炎、菌痢、胃痛腹痛、热咳失音、毒蛇咬伤、烫火伤、小便不通、瘰疬。

睡莲科 Nymphaeaceae

莲

[异名] 荷花、菡萏、芙蓉、芙蕖、莲花、碗莲、缸莲。

[拉丁名] *Nelumbo nucifera* Gaertn.

[形态特征] 多年生水生草本，根茎肥厚，横生地下，节长；叶盾状圆形，伸出水面，径25~90 cm；叶柄长1~2 m，中空，常具刺；花单生于花葶顶端，径10~20 cm；萼片4~5，早落；花瓣多数，红色、粉红色或白色，有时变形成雄蕊；雄蕊多数，花丝细长，药隔棒状，心皮多数，离生，嵌生于倒圆锥形花托穴内；坚果椭圆形或卵形，黑褐色，长1.5~2.5 cm。种子卵形或椭圆形，长1.2~1.7 cm，种子红色或白色。

[自然生境] 生于河流、深山池沼泽。

[地理分布] 达川区、通川区、开江县、宣汉县、渠县、大竹县、万源市。

[入药部位] 叶、花托、雄蕊、幼叶及胚根、根茎节部。

[功能主治] 叶清暑化湿、升发清阳、凉血止血，用于暑热烦渴、暑湿泄泻、脾虚泄泻、血热吐衄、便血崩漏。花托化瘀止血，用于崩漏、尿血、痔疮出血、产后瘀阻、恶露不尽。雄蕊固肾涩精，用于遗精滑精、带下、尿

频。幼叶及胚根清心安神、交通心肾、涩精止血,用于热入心包、神昏谵语、心肾不交、失眠遗精、血热吐血。根茎节部收敛止血、化瘀,用于吐血、咯血、衄血、尿血、崩漏。

睡莲

[异名]水浮莲、子午莲。

[拉丁名]*Nymphaea tetragona* Georgi

[形态特征]多年生水生草本。根茎粗短。叶漂浮,薄革质或纸质,心状卵形或卵状椭圆形,长5~12 cm,宽3.5~9.0 cm,基部具深弯缺,全缘,上面深绿色,光亮,下面带红或紫色,两面无毛,具小点;叶柄长达60 cm。花梗细长;萼片4,宽披针形或窄卵形,长2~3 cm,宿存;花瓣8~17,白色,宽披针形、长圆形或倒卵形,长2~3 cm;雄蕊约40;柱头辐射状裂片5~8;浆果球形,径2.0~2.5 cm,为宿存萼包被。种子椭圆形,长2~3 mm,黑色。

[自然生境]生于池沼地里、湖泊里或者池塘。

[地理分布]通川区及周边地区。

[入药部位]全草。

[功能主治]清热利湿、敛汗、祛风镇静,用于盗汗骨蒸、虚火牙痛、口渴心烦、肺痨咳嗽、月经不调、崩漏带下、小儿惊风、肺炎、疮毒。花清暑镇惊、安神,用于高血压。根状茎祛风、镇惊、安神,用于小儿惊风。

三白草科 Saururaceae

蕺菜

[异名]鱼腥草、猪屁股、侧耳根。

[拉丁名]*Houttuynia cordata* Thunb.

[形态特征]腥臭草本,高30~60 cm;茎下部伏地,节上轮生小根,上部直立,无毛或节上被毛,有时带紫红色。叶薄纸质,有腺点,背面尤甚,卵形或阔卵形,长4~10 cm,宽2.5~6.0 cm,顶端短渐尖,基部心形,两面有时除叶脉被毛外余均无毛,背面常呈紫红色;叶脉5~7条,全部基出或最内1对离基约5 mm从中脉发出,如为7脉时,则最外1对很纤细或不明显;叶柄长1.0~3.5 cm,无毛;托叶膜质,长1.0~2.5 cm,顶端钝,下部与叶柄合生而成长8~20 mm的鞘,且常有缘毛,基部扩大,略抱茎。花序长约2 cm,宽5~6 mm;总花梗长1.5~3.0 cm,无毛;总苞片长圆形或倒卵形,长10~15 mm,宽5~7 mm,顶端钝圆;雄蕊长于子房,花丝长为花药的3倍。蒴果长2~3 mm,顶端有宿存的花柱。

[自然生境]生于海拔2 500 m以下的潮湿的山坡、林下、田埂。

[地理分布]万源市、大竹县、开江县、通川区、渠县、宣汉县。

[入药部位]全草。

[功能主治]祛风湿、利尿、解热、驱虫、清热解毒、利水通淋、利尿消肿、除湿消痈、止咳、健胃、排脓,用于肺炎、肺脓疡、肺痈咳嗽吐血、气管炎、湿热疮毒、热淋、疟疾、水肿、淋病、白带、痈肿、痔疮、脱肛、湿疹、秃疮、疥癣、肠炎、痢疾、肾炎、扁桃体炎、蜂窝组织炎、中耳炎、肾结石、毒蛇咬伤。外用于疮毒红肿。

三白草

[异名]白面姑、三白根。

[拉丁名]*Saururus chinensis* (Lour.) Baill.

[形态特征]湿生草本,高约1 m;茎粗壮,有纵长粗棱和沟槽,下部伏地,常带白色,上部直立,绿色。叶纸质,密生腺点,阔卵形至卵状披针形,长10~20 cm,宽5~10 cm,顶端短尖或渐尖,基部心形或斜心形,两面均无毛,上部的叶较小,茎顶端的2~3片于花期常为白色,呈花瓣状;叶脉5~7条,均自基部发出,如为7脉时,则最外1对纤细,斜升2.0~2.5 cm即弯拱网结,网状脉明显;叶柄长1~3 cm,无毛,基部与托叶合生成鞘状,略抱茎。花序白色,长12~20 cm;总花梗长3.0~4.5 cm,无毛,但花序轴密被短柔毛;苞片近匙形,上部圆,无毛或有疏缘毛,下部线形,被柔毛,且贴生于花梗上;雄蕊6枚,花药长圆形,纵裂,花丝比花药略长。果近球形,

直径约3 mm, 表面多疣状突起。

[自然生境]生于沟边、水边等潮湿处。

[地理分布]万源市、渠县、宣汉县。

[入药部位]全草。

[功能主治]清热解毒、利湿消肿、化痰、健脾, 用于脾虚、水肿、脚气、黄疸、淋浊、带下、痈肿、疔毒、肾炎水肿、肺热咳嗽、尿路结石。

胡椒科 Piperaceae

石南藤

[异名]峨嵋胡椒。

[拉丁名]*Piper wallichii* (Miq.) Hand. –Mazz.

[形态特征]攀援藤本; 枝被疏毛或脱落变无毛, 干时呈淡黄色, 有纵棱。叶硬纸质, 干时淡黄色, 无明显腺点, 椭圆形, 或向下渐次为狭卵形至卵形, 长7～14 cm, 宽4.0～6.5 cm, 顶端长渐尖, 有小尖头, 基部短狭或钝圆, 两侧近相等, 有时下部的叶呈微心形; 叶脉5～7条, 最上1对互生或近对生, 离基1.0～2.5 cm从中脉发出, 弧形上升至叶片3/4处弯拱连接, 余者均基出; 叶柄长1.0～2.5 cm, 无毛或被疏毛; 叶鞘长8～10 mm。花单性, 雌雄异株, 聚集成与叶对生的穗状花序。雄花序于花期几与叶片等长, 稀有略长于叶片者; 总花梗与叶柄近等长或略长; 无毛或被疏毛; 苞片圆形。雌花序比叶片短; 总花梗远长于叶柄, 长2～4 cm; 花序轴和苞片与雄花序的相同, 但苞片柄于果期延长可达2 mm, 密被白色长毛; 子房离生。浆果球形, 直径3.0～3.5 mm, 无毛, 有疣状突起。

[自然生境]生于林中阴处或湿润地, 爬登于石壁上或树上。

[地理分布]万源市、宣汉县。

[入药部位]茎。

[功能主治]祛风寒、强腰膝、补肾壮阳, 用于风湿痹痛、腰腿痛。

金粟兰科 Chloranthaceae

宽叶金粟兰

[异名]四块瓦、四大天王、四儿风、血灵仙、银线草。

[拉丁名]*Chloranthus henryi* Hemsl.

[形态特征]多年生草本, 高40～65 cm; 根状茎粗壮, 黑褐色, 具多数细长的棕色须根; 茎直立, 单生或数个丛生, 有6～7个明显的节, 节间长0.5～3.0 cm, 下部节上生一对鳞状叶。叶对生, 通常4片生于茎上部, 纸质, 宽椭圆形、卵状椭圆形或倒卵形, 长9～18 cm, 宽5～9 cm, 顶端渐尖, 基部楔形至宽楔形, 边缘具锯齿, 齿端有一腺体, 背面中脉、侧脉有鳞屑状毛; 叶脉6～8对; 叶柄长0.5～1.2 cm; 鳞状叶卵状三角形, 膜质。托叶小, 钻形。穗状花序顶生, 常两歧或总状分枝, 长10～16 cm, 总花梗长5～8 cm; 苞片宽卵状三角形或近半圆形; 花白色; 雄蕊3枚, 中央药隔长3 cm, 有1个2室的花药, 两侧药隔稍短, 各有1个1室的花药, 药室在药隔的基部; 子房卵形, 无花柱。核果球形, 长约3 mm, 具短柄。

[自然生境]生于海拔600～1 500 m的灌丛、林下阴湿处。

[地理分布]渠县。

[入药部位]全草。

[功能主治]祛风除湿、消肿止痛、活血散瘀、散寒止咳、理气, 用于痛经、筋骨疼痛、风湿骨痛、牙痛、骨折、疮痈肿毒、跌打损伤、风寒咳嗽。

多穗金粟兰

[异名]四大天王。

[拉丁名]*Chloranthus multistachys* Pei

[形态特征] 多年生草本；高16～50 cm，根状茎粗壮，生多数细长须根；茎直立，单生，下部节上生一对鳞片叶；叶对生，通常4片，坚纸质，椭圆形至宽椭圆形、卵状椭圆形或宽卵形，长10～20 cm，宽6～11 cm，顶端渐尖，基部宽楔形至圆形，边缘具粗锯齿或圆锯齿；侧脉6～8对，网脉明显；叶柄长8～20 mm；穗状花序多条，粗壮，顶生和腋生，单一或分枝，连总花梗长4～11 cm；苞片宽卵形或近半圆形；花小，白色，排列稀疏；雄蕊1～3枚，着生于子房上部外侧；若为1个雄蕊，则花药卵形，2室；若为3（～2）个雄蕊时，则中央花药2室，而侧生花药1室，且远比中央的小；药隔与药室等长或稍长，稀短于药室；子房卵形，无花柱，柱头截平；核果球形，绿色，长2.5～3.0 mm，具长1～2 mm的柄，表面有小腺点。

[自然生境] 生于海拔1 000～1 500 m的林下阴湿处。

[地理分布] 宣汉县。

[入药部位] 全草。

[功能主治] 活血散瘀、祛风除湿、解毒、消肿止痛，用于跌打骨折、腰腿痛、感冒、白带异常、疖肿、皮肤瘙痒、毒蛇咬伤。

及己

[异名] 四块瓦。

[拉丁名] *Chloranthus serratus* (Thunb.) Roem. & Schult.

[形态特征] 多年生草本，高约30 cm。茎圆形，无毛。叶对生，4～6片，生于茎上部，卵形或卵状披针形，长4～8 cm，宽2.5～6.0 cm，顶端渐尖，基部楔形或阔楔形，边缘有圆锯齿，齿尖有1腺体。穗状花序单生或2～3分枝，长4～5 cm；苞片近半圆形，顶端有波状小齿；雄蕊3，下部合生，白色，中间一个雄蕊较长，花药2室，侧生的2个较短，花药1室；子房卵形。核果梨形，长约2 cm。

[自然生境] 生于林下阴湿处。

[地理分布] 万源市。

[入药部位] 全草。

[功能主治] 清热解毒、抗菌消炎、消肿止痛，用于风湿痹痛、牙痛、骨折、痈肿疮毒、跌打损伤。

草珊瑚

[异名] 接骨金粟兰、肿节风、铜脚灵仙、九节风、红金开喉箭、大排风草、独脚灵仙。

[拉丁名] *Sarcandra glabra* (Thunb.) Nakai

[形态特征] 常绿半灌木，高50～120 cm；茎与枝均有膨大的节。叶革质，椭圆形、卵形至卵状披针形，长6～17 cm，宽2～6 cm，顶端渐尖，基部尖或楔形，边缘具粗锐锯齿，齿尖有一腺体，两面均无毛；叶柄长0.5～1.5 cm，基部合生成鞘状；托叶钻形。穗状花序顶生，通常分枝，呈圆锥状，连总花梗长1.5～4.0 cm；苞片三角形；花黄绿色；雄蕊1枚，肉质，棒状至圆柱状，花药2室，生于药隔上部之两侧，侧向或有时内向；子房球形或卵形，无花柱，柱头近头状。核果球形，直径3～4 mm，熟时亮红色。

[自然生境] 生于海拔2 100 m的林下、山沟、路旁等阴湿处。

[地理分布] 渠县、大竹县。

[入药部位] 全草。

[功能主治] 清热解毒、祛风除湿、消肿止痛、抗菌消炎、消痈散结、活血、接骨，用于肺炎、咽喉肿痛、痈肿疮毒、急性阑尾炎、肠胃炎、菌痢、风湿骨痛、跌打损伤、痈疽肿毒、痞块、痔漏、肠风下血、喉痹、扁桃体炎、接骨。

马兜铃科 Aristolochiaceae

马兜铃

[异名] 蛇参。

[拉丁名] *Aristolochia debilis* Sieb. & Zucc.

[形态特征]草质藤本；根圆柱形，直径达1.5 cm；茎有腐肉味。叶卵状三角形、长圆状卵形或戟形，长3～6 cm，先端钝圆或短尖，基部宽1.5～3.5 cm，心形，两面无毛；叶柄长1～2 cm。花单生或2朵并生叶腋；花梗长1.0～1.5 cm；花被筒长3.0～3.5 cm，基部球形，与子房连接处具关节，径3～6 mm，向上收狭缩成长管，管长2.0～2.5 cm，径2～3 mm，口部漏斗状，黄绿色，具紫斑，檐部一侧延伸成卵状披针形舌片，长2～3 cm，先端钝；花药卵圆形，合蕊柱顶端6裂；蒴果近球形，长约6 cm；种子扁平，钝三角形，长约6 mm，边缘具白色膜质宽翅。

[自然生境]生于海拔1 500 m以下的稀疏灌丛中、林缘。

[地理分布]渠县、宣汉县。

[入药部位]根（青藤香）、藤（天仙藤）、果实（马兜铃）。

[功能主治]根行气止痛、解毒消痈、消肿、散瘰疬，用于胃脘气滞的脘腹疼痛、消化不良、呕吐、胸腹胀痛、腹泻、发痧、肠炎下痢、高血压、疝气、毒蛇咬伤、痈肿、瘰疬、疔疮、皮肤瘙痒或湿烂。藤行气化湿、活血止痛、强筋骨、祛风湿、消肿，用于胃痛、疝气痛、妊娠水肿、产后血瘀腹痛、风湿疼痛、肩壁疼痛。果实清肺、化痰止咳、降气平喘，用于肺热咳嗽、咯血、痰多、咳嗽失音、痰结喘促、痔漏肿痛。

宝兴马兜铃

[异名]木香马兜铃、淮木通、青木香。

[拉丁名]*Aristolochia moupinensis* Franch. *Aristolochia jinshanensis* Z. L. Yang & S. X. Tan

[形态特征]木质藤本；嫩枝和芽密被黄棕色或灰色长柔毛，老枝无毛；茎有纵棱。叶膜质或纸质，卵形或卵状心形，长6～16 cm，顶端短尖或短渐尖，基部深心形，两侧裂片下垂或稍内弯，弯缺深1.0～2.5 cm，边全缘，上面疏生灰白色糙伏毛，后变无毛，下面密被黄棕色长柔毛；叶柄长密被灰色或黄棕色长柔毛。花单生或2朵聚生于叶腋；花梗长3～8 cm，近基部向下弯垂，密被长柔毛，中部以下具小苞片；小苞片卵形，长1.0～1.5 cm，无柄，下面密被长柔毛；花被管中部急剧弯曲而略扁，外面疏被黄棕色长柔毛。蒴果长圆形，长6～8 cm，有6棱，棱通常波状弯曲，成熟时自顶端向下6瓣开裂；种子长卵形，长5～6 mm，背面平凸状，具皱纹及隆起的边缘，腹面凹入，中间具膜质种脊，灰褐色。

[自然生境]生于海拔1 600～2 300 m的阴湿林下、次生林灌丛中。

[地理分布]万源市。

[入药部位]藤、根。

[功能主治]藤、根清热除湿、排脓止痛、行水下乳、通经，用于湿热小便不利、尿血、阴道滴虫、湿疹、荨麻疹、风湿关节痛、湿热痹滞身肿、五淋、小便不利、恶疮。

藏医：清热、凉血，用于血病、肺热、六腑热以及由此引起的疼痛。

管花马兜铃

[异名]鸡肠细辛、九龙藤、青药。

[拉丁名]*Aristolochia tubiflora* Dunn

[形态特征]草质藤本；根长圆柱形，径3～4 cm；茎无毛，枝、叶折断后渗出淡红色汁液。叶卵状心形或三角状心形，稀肾状，长3～15 cm，先端钝具凸尖，基部心形，两面无毛或下面被短柔毛，密被油点；叶柄长2～10 cm；花单生或2朵并生叶腋；花梗长1～2 cm；花被筒长3～4 cm，基部球形，径约5 mm，向上骤缩缩成直管，径2～4 mm，口部漏斗状，檐部一侧延伸成卵状长圆形舌片，长2～4 cm，先端钝或凹具短尖头，深紫色；花药卵圆形，合蕊柱6裂。蒴果长圆形，长约2.5 cm；种子卵圆形或卵状三角形，长约4 mm，背面被疣点。

[自然生境]生于海拔1 700 m以下的灌丛中、林下。

[地理分布]万源市。

[入药部位]根。

[功能主治]清热解毒、理气止痛、止咳平喘、止血消肿，用于痢疾、伤暑腹痛、痈肿疮毒、肺热咳嗽、蛇咬伤。

川北细辛

[异名]中国细辛。

[拉丁名]*Asarum chinense* Franch.

[形态特征]多年生草本。叶椭圆状卵形,长3~7 cm,先端渐尖,基部深心形,上面绿色,有时具白色网纹,下面淡绿色或带紫红色;叶柄长5~15 cm,芽苞叶卵形。花紫红色或紫绿色;花梗长约1.5 cm;花被筒球形或卵球形,径约1 cm,喉部缢缩具短颈,膜环宽约1 mm,内壁具格状网眼,花被片宽卵形,长圆形;花丝极短,药隔不伸出或稍伸出;子房近上位或半下位,花柱离生,柱头近侧生。

[自然生境]生于海拔1 300~1 500 m的林下或山谷阴湿地。

[地理分布]万源市。

[入药部位]全草。

[功能主治]祛风散寒、止痛、温肺化饮,用于风寒感冒、牙痛、头痛、风湿痹痛、痰饮喘咳。

川滇细辛

[异名]牛蹄细辛。

[拉丁名]*Asarum delavayi* Franch.

[形态特征]多年生草本。叶卵形或近戟形,长7~12 cm,先端长渐尖,基部深心形,两侧裂片常外展,上面有时具白斑,疏被短毛;叶柄长达21 cm,无毛或疏被毛,芽苞叶长卵形或卵形,边缘具睫毛;花紫绿色,径4~6 cm;花梗长1.0~3.5 cm,无毛;花被筒圆筒状,长约2 cm,中部径约1.5 cm,内壁具格状网眼,喉部极缢缩,膜环宽约2 mm,花被片宽卵形,长2~3 cm,基部具乳突状皱褶;药隔伸出,宽卵形或锥尖;子房近上位或半下位,花柱6,离生,顶端2裂,柱头侧生。

[自然生境]生于海拔800~1 600 m的林下阴湿处、岩石上。

[地理分布]渠县。

[入药部位]全草。

[功能主治]祛风散寒、发表、镇咳祛痰、止痛、开窍利水,用于风寒头痛、齿痛、鼻渊。

铜钱细辛

[异名]胡椒七、铜钱乌金、毛细辛。

[拉丁名]*Asarum debile* Franch.

[形态特征]多年生草本,植株通常矮小,高10~15 cm;根状茎横走,粗1~2 mm;根纤维状。叶2片对生于枝顶,叶片心形,长2.5~4.0 cm,宽3~6 cm,先端急尖或钝,基部心形,两侧裂片长7~20 mm,宽10~25 mm,顶端圆形,叶缘在中部常内,叶面深绿色,散生柔毛,脉上较密。花紫色;花梗长1.0~1.5 cm,无毛;花被在子房以上合生成短管,直径约8 mm,裂片宽卵形,被长柔毛,长约10 mm,宽8 mm,先端渐窄,有时成长约1 mm的短尖头;雄蕊12,稀较少;子房下位,近球状,具6棱,初有柔毛,后逐渐脱落,花柱合生,顶端辐射6裂,柱头顶生。

[自然生境]生于海拔1 300~2 300 m的林下石缝或溪边湿地上。

[地理分布]万源市。

[入药部位]全草。

[功能主治]祛湿、理气、止痛。

大叶马蹄香

[异名]马蹄细辛、苕叶细辛、荞叶细辛、大花细辛。

[拉丁名]*Asarum maximum* Hemsl.

[形态特征]多年生草本。叶卵形或近戟形,长6~13 cm,先端尖,基部心形,上面偶具白斑,脉上及边缘被短毛,下面无油点;叶柄长10~23 cm,芽苞叶卵形,边缘密被睫毛。花紫黑色,径4~6 cm;花梗长1~5 cm;

花被筒钟状,长约2.5 cm,径1.5～2.0 cm,中部具突起圆环,内壁具纵皱褶,喉部宽圆形,径约1 cm,无膜环或仅具膜环状皱褶,花被片宽卵形,长2～4 cm,基部具垫状斑块及横列乳突状皱褶;药隔伸出,钝尖;子房半下位,花柱6,顶端2裂,柱头侧生。

[自然生境]生于海拔600～800 m的潮湿灌木林下、竹林草丛。

[地理分布]达川区、宣汉县、万源市。

[入药部位]全草。

[功能主治]祛风止痛、发表散寒、开窍利水、止咳平喘、活血解毒,用于风寒感冒、头痛、肺寒咳喘、风湿骨痛、跌伤、鼻渊、齿痛、淋巴结结核、瘰疬(全草研末,调蛋清敷)。

汉城细辛

[异名]西细辛、北细辛。

[拉丁名]*Asarum sieboldii* Miq.

[形态特征]多年生草本;根状茎直立或横走,直径2～3 mm,节间长1～2 cm,有多条须根。叶通常2枚,叶片心形或卵状心形,长4～11 cm,宽4.5～13.5 cm,先端渐尖或急尖,基部深心形,两侧裂片长1.5～4.0 cm,宽2.0～5.5 cm,顶端圆形,叶面疏生短毛,脉上较密,叶背仅脉上被毛;叶柄长8～18 cm,光滑无毛;芽苞叶肾圆形,长与宽各约13 mm,边缘疏被柔毛。花紫黑色;花梗长2～4 cm;花被管钟状,直径1.0～1.5 cm,内壁有疏离纵行脊皱;花被裂片三角状卵形,长约7 mm,宽约10 mm,直立或近平展;雄蕊着生子房中部,花丝与花药近等长或稍长,药隔突出,短锥形;子房半下位或几近上位,球状,花柱6,较短,顶端2裂,柱头侧生。果近球状,直径约1.5 cm,棕黄色。

[自然生境]生于海拔1 500～2 500 m的灌丛、林下阴湿处。

[地理分布]宣汉县、万源市。

[入药部位]全草。

[功能主治]祛风胜湿、发表散寒、温肺祛痰、行水、开窍、活血止痛、镇痛,用于风寒感冒头痛、身痛、鼻渊、齿痛、肺寒咳嗽、痰多气喘、风湿筋骨疼痛、腰酸背痛。

[注]本品为国家三级保护植物。

猕猴桃科 Actinidiaceae

硬齿猕猴桃

[异名]京梨。

[拉丁名]*Actinidia callosa* Lindl.

[形态特征]大型落叶藤本;着花小枝皮孔相当显著,髓淡褐色。叶卵形或长圆状卵形,两侧不对称,长80 cm,先端骤尖、长渐尖、钝或圆,基部宽楔形、圆形、平截或心形,细锯齿短斜,下面侧脉脉腋具髯毛,或沿中脉及叶柄疏被绒毛,叶脉较明显,在上面凹下;叶柄长2～8 cm。花序具1(～3)花,花序梗长0.7～1.1 cm;花梗长1.1～1.7 cm;花白色,径约1.5 cm;萼片5,卵形,两面密被绒毛。花瓣5,倒卵形,长0.8～1.0 cm;花药黄色,长1.5～2.0 mm;子房被灰白色绒毛;果墨绿色,近球形或卵圆形,长1.5～4.5 cm,被淡褐色斑点,宿存萼片反折。

[自然生境]生于灌丛林中。

[地理分布]宣汉县、大竹县、万源市。

[入药部位]根皮。

[功能主治]清热消肿,用于周身肿亮、背痛红肿、肠绞痛。

京梨猕猴桃

[异名]水梨藤、硬皮猕猴桃。

[拉丁名]*Actinidia callosa* Lindl. var. *henryi* Maxim.

[形态特征]小枝较坚硬,干后土黄色,洁净无毛;叶卵形至倒卵形,边缘锯齿细小,背面脉腋上有髯毛;果

乳头状至矩圆圆柱状,为本种中果实最长、最大者。叶纸质,卵形,长6~9 cm,宽4.0~5.5 cm,顶端钝,基部微心形,边缘有突出的瘤足状重锯齿,齿端尖锐,背面脉腋无髯毛。花序无毛;萼片内面和外面靠边部分薄被短茸毛。果小,褐绿色,球状卵珠形,长约1 cm。

[自然生境]生于海拔1 000 m以下的灌丛林中。

[地理分布]达川区、渠县。

[入药部位]根皮。

[功能主治]清热解毒、消肿散结,用于周身浮肿、背痈红肿、肠痈绞痛、项背痛。

城口猕猴桃

[异名]水梨藤,硬皮猕猴桃。

[拉丁名]*Actinidia chengkouensis* C. Y. Chang

[形态特征]中型落叶藤本。叶纸质,团扇状倒卵形,长6~12 cm,宽7~12 cm,顶端截平并稍凹陷,或具凸尖,基部截平状浅心形,边缘具睫状小齿,腹面遍被小糙伏毛,长在中脉和侧脉上的较长较硬,背面中脉和侧脉比小枝上的毛较软弱,侧脉7~8对,常在上端分歧,横脉较发达,常有少量完全或不完全的星状毛;叶柄长2.5~4.5 cm,密被比小枝上的稍弱的长硬毛。花序1~3花,多数1花,总花梗10~15 mm,花梗7~10 mm;小苞片钻形,长4 mm,均密被黄褐色茸毛;花白色,直径约2 cm;萼片4 枚,长方卵形,长6 mm,内外面均被黄褐色茸毛;花瓣6枚,倒卵形,长12 mm。幼果球形或球状卵珠形,密被泥黄色长硬毛,宿存花柱红褐色,宿存萼片外反;成熟果未见。

[自然生境]生于灌丛林中。

[地理分布]宣汉县。

[入药部位]根、根皮。

[功能主治]根、根皮清热利湿、活血消肿、解毒、祛风,用于跌打损伤、肝炎水肿、风湿关节痛、消化不良、淋浊带下、疮疖、痢疾、淋巴结结核、瘰疬、胃肠系统、乳腺癌等癌症。

中华猕猴桃

[异名]阳桃、羊桃、羊桃藤、藤梨、猕猴桃。

[拉丁名]*Actinidia chinensis* Planch.

[形态特征]落叶藤本;幼枝被灰白色茸毛、褐色长硬毛或锈色硬刺毛,后脱落无毛;髓白色至淡褐色,片层状;芽鳞密被褐色茸毛。叶纸质,倒阔卵形至倒卵形或阔卵形至近圆形,先端短渐尖或骤尖;花枝之叶近圆形,先端钝圆、微凹或平截;叶长6~17 cm,宽7~15 cm,基部楔状稍圆形、平截至浅心形,具睫状细齿,上面无毛或中脉及侧脉疏被毛,下面密被灰白色或淡褐色星状茸毛;叶柄长3.0~6.0(~12.7)cm,被灰白或黄褐色毛。聚伞花序1~3花,花序梗长0.7~1.5 cm;苞片卵形或钻形,被灰白或黄褐色茸毛;花初白色,后橙黄;花梗长0.9~1.5 cm;萼片(3~)5(~7),宽卵形或卵状长圆形,长0.6~1 cm,密被平伏黄褐色茸毛;花瓣(3~)5(~7),宽倒卵形,长1~2 cm。果黄褐色,近球形,长4~6 cm,被灰白色茸毛,易脱落,具淡褐色斑点,宿存萼片反折。

[地理分布]达川区、宣汉县、大竹县、开江县、渠县、万源市。

[入药部位]果实、根皮。

[功能主治]果实解热通淋、止咳,用于消化不良、食欲缺乏、呕吐、烧烫伤。根皮清热解毒、活血消肿,用于风湿关节痛、跌打损伤、丝虫病、肝炎、痢疾、痈肿、癌症。

黑蕊猕猴桃

[异名]黑蕊羊桃。

[拉丁名]*Actinidia melanandra* Franch.

[形态特征]落叶藤本;小枝无毛,皮孔不明显;髓灰褐色,片层状;叶坚纸质,椭圆形或卵圆形,长

5～11 cm,宽2.5～5.0 cm,先端骤尖或短渐尖,基部楔形、圆形或平截,具细齿,下面微被白粉,脉腋具簇毛,叶脉不明显;叶柄无毛,长1.5～5.5 cm。雄聚伞花序具3～5花,花序梗长1.0～1.2 cm,花梗长0.7～1.5 cm;雌花单生,白色,径1.5～2.5 cm,萼片(4)5,卵形或长方状卵形,长3～6 mm,缘毛流苏状,花瓣(4)5(6),匙状倒卵形,长0.6～1.3 cm;果椭圆形或卵圆形,长2.5～3.0 cm,径2.5 cm,无毛,无斑点,具喙,无宿存萼片;种子长短不一,长2.5～3.5 mm。

[自然生境]生于海拔1 000 m以下的灌木林中。

[地理分布]万源市。

[入药部位]根、叶、根皮、果实。

[功能主治]根、叶清热利湿,用于各种久病体弱。根皮清热解毒、活血消肿,用于风湿关节痛、跌打损伤、丝虫病、肝炎、痢疾、瘰疬、痈肿、癌症。果实解热、通淋、止渴,用于消化不良。

葛枣猕猴桃

[异名]马枣子。

[拉丁名]*Actinidia polygama* (Sieb. & Zucc.)Maxim.

[形态特征]落叶藤本;小枝近无毛,髓实心,白色。叶膜质至薄纸质,卵形或卵状椭圆形,长7～14 cm,先端渐尖,基部圆形或宽楔形,具细锯齿,上面疏生小刺毛,下面沿中脉及侧脉被卷曲微柔毛,有时中脉疏被小刺毛,叶脉较显著;叶柄近无毛或疏被刚毛,长1.5～4.5 cm。雄聚伞花序具1～3花,花序梗密被褐色绢毛,花梗微被柔毛,中部具节;雌花单生;苞片小,长约1 mm;花白色,径2.0～2.5 cm;萼片(4)5,卵形或椭圆形,长5～7 mm,被毛或近无毛;花瓣5,倒卵形或长圆状卵圆形,长0.8～1.3 cm;花药黄或褐色,卵状箭头形,长1.0～1.5 mm;子房长4～6 mm,花柱长3～4 mm。果卵球形或柱状卵球形,长2.5～3.0 cm,无毛,无斑点,具短喙,成熟时淡橘色,具宿存萼片。

[自然生境]生于海拔500～2 100 m的灌木林中。

[地理分布]万源市。

[入药部位]根、叶、虫瘿果。

[功能主治]根与叶顺气止痛、活血祛瘀,用于腹胀、风湿痹痛、瘰疬。虫瘿果理气、止痛,用于疝气及腰痛。

革叶猕猴桃

[异名]红茶藤、牛奶奶。

[拉丁名]*Actinidia rubricaulis* Dunn var. *coriacea* (Finet & Gagnep.) C. F. Liang

[形态特征]较大的中型半常绿藤本;全体洁净无毛;着花小枝较坚硬,红褐色,长3～15 cm,一般10 cm左右,直径2.5 mm,皮孔较显著,髓污白色,实心;隔年枝深褐色,直径4.0～4.5 mm,具纵行棱脊。叶革质,倒披针形,顶端急尖,上部有若干粗大锯齿;叶柄水红色,长1～3 cm。花序通常单花,绝少2～3花,花序柄长2～10 mm,花柄长5～12 mm;花红色,径约1 cm;萼片4～5片,卵圆形至矩卵形,长4～5 mm,基本洁净或内面和靠边部分短茸毛;花瓣5片,瓢状倒卵形,长5～6 mm。果暗绿色,卵圆形至柱状卵珠形,长1.0～1.5 cm,幼时被有茶褐色茸毛,成熟时无毛,有枯褐色斑点,晚期仍有反折的宿存萼片。

[自然生境]生于海拔700～1 500 m的灌丛林中。

[地理分布]大竹县、通川区、开江县。

[入药部位]果实、茎秆、根。

[功能主治]果实、茎秆清热解毒、止渴、通淋、消肿、抗肿瘤,用于消渴、石淋、湿热黄疸、痈疽、瘰疬、肿瘤、癌症。根祛风除湿、解热、通经络、行气活血、消肿止痛,用于风湿麻木、跌打损伤、内伤吐血、腰痛。果实行气活血,用于跌打损伤、腰背酸痛、内伤吐血。

红茎猕猴桃

[拉丁名]*Actinidia rubricaulis* Dunn

［形态特征］半常绿藤本；除子房外，余无毛；茎髓实心，灰白色；叶纸质或坚纸质，椭圆状披针形，稀长圆状卵形，长7～12 cm，近先端无粗齿，基部钝圆或宽楔状钝圆，具细齿，上面叶脉稍凹下或平；叶柄长1～3 cm；花单生，白色，径约1 cm；萼片4～5，卵圆形或长圆状卵形，长4～5 mm；花瓣5，瓢状倒卵形，长5～6 mm；花丝粗短，花药长1.5～2.0 mm；子房长约2 mm；果暗绿色，卵圆形或柱状卵圆形，长1.0～1.5 cm，幼时被绒毛，后无毛，无喙，具斑点，具宿存萼片。

［自然生境］生于海拔1 000 m以上的山地阔叶林中。

［地理分布］开江县。

［入药部位］根、茎。

［功能主治］祛风活络、消肿止痛、行气散瘀。

山茶科 Theaceae

山茶

［异名］红茶花。

［拉丁名］*Camellia japonica* L.

［形态特征］灌木或小乔木，高9 m，嫩枝无毛。叶革质，椭圆形，长5～10 cm，宽2.5～5.0 cm，先端略尖，或急短尖而有钝尖头，基部阔楔形，上面深绿色，干后发亮，无毛，下面浅绿色，无毛，侧脉7～8对，在上下两面均能见，边缘有相隔2.0～3.5 cm的细锯齿。叶柄长8～15 mm，无毛。花顶生，红色，无柄；苞片及萼片约10片，组成长2.5～3.0 cm的杯状苞被，半圆形至圆形，长4～20 mm，外面有绢毛，脱落；花瓣6～7片，外侧2片近圆形，内侧5片基部连生约8 mm，倒卵圆形，长3.0～4.5 cm，无毛；雄蕊3轮，长2.5～3.0 cm，花丝管长1.5 cm，无毛；内轮雄蕊离生，稍短，子房无毛，花柱长2.5 cm，先端3裂。蒴果圆球形，直径2.5～3.0 cm，2～3室，每室有种子1～2个，3片裂开，果爿厚木质。

［自然生境］生于海拔1 500 m以下的半阴湿处，有栽培。

［地理分布］万源市、开江县、通川区。

［入药部位］花。

［功能主治］凉血、收敛止血、散瘀、消肿，用于吐血、衄血、折伤溢血、血崩、肠风、血痢、血淋、跌打损伤、烫伤、白痢、红崩、白带异常。

油茶

［异名］油茶子。

［拉丁名］*Camellia oleifera* Abel.

［形态特征］灌木或中乔木；嫩枝有粗毛。叶革质，椭圆形、长圆形或倒卵形，先端尖而有钝头，有时渐尖或钝，基部楔形，长5～7 cm，宽2～4 cm。花顶生，近于无柄，苞片与萼片约10片，由外向内逐渐增大，阔卵形，长3～12 mm；花瓣白色，5～7片，倒卵形，长2.5～3.0 cm，宽1～2 cm，有时较短或更长，先端凹入或2裂，基部狭窄，近于离生，背面有丝毛，至少在最外侧的有丝毛；雄蕊长1.0～1.5 cm，外侧雄蕊仅基部略连生，偶有花丝管，长达7 mm，无毛，花药黄色，背部着生。蒴果球形或卵圆形，直径2～4 cm，3室或1室，3片或2片裂开，每室有种子1粒或2粒，果爿厚3～5 mm，木质，中轴粗厚；苞片及萼片脱落后留下的果柄长3～5 mm，粗大，有环状短节。

［自然生境］生于海拔400～1 200 m的荒山坡。

［地理分布］万源市、大竹县、开江县。

［入药部位］茶油、根、花、根皮、果实、种子。

［功能主治］茶油清热、化湿、杀虫、解毒，用于痧气腹痛、急性蛔虫阻塞性肠梗阻、疥癣、烫火伤。根清热解毒、活血散瘀、止痛，用于心脏病、口疮、银屑病、急性咽炎、胃痛、扭挫伤。花凉血、止血，用于胃肠出血、咯血、肠风下血、子宫出血。根皮治骨折。果实润燥、滑肠、杀虫。种子行气、疏滞，用于气滞、腹痛、皮肤瘙痒；制饼收湿杀虫，用于阴囊湿痒。

茶

[异名]茶叶。

[拉丁名]*Camellia sinensis* (L.) O. Kuntze

[形态特征]灌木或小乔木,嫩枝无毛。叶革质,长圆形或椭圆形,长4～12 cm,宽2～5 cm,先端钝或尖锐,基部楔形,上面发亮,下面无毛或初时有柔毛,侧脉5～7对,边缘有锯齿,叶柄长3～8 mm,无毛。花1～3朵,腋生,白色,花柄长4～6 mm,有时稍长;苞片2片,早落;萼片5片,阔卵形至圆形,长3～4 mm,无毛,宿存;花瓣5～6片,阔卵形,长1.0～1.6 cm,基部略连合,背面无毛,有时有短柔毛;雄蕊长8～13 mm,基部连生1～2 mm;子房密生白毛;花柱无毛,先端3裂,裂片长2～4 mm。蒴果3球形或1～2球形,高1.1～1.5 cm,每球有种子1～2粒。

[自然生境]生于海拔300～2 000 m的山坡。

[地理分布]万源市、大竹县、开江县、通川区。

[入药部位]嫩叶、果实、根。

[功能主治]嫩叶清热解毒、除烦、化痰利水、降火、止咳、消食、利尿、兴奋,用于白痢、高血压、头痛、目昏、多睡、善寐、心烦口渴、食积痰滞、疟疾、痢疾、肠炎、小儿支气管炎。果实用于喘急咳嗽、去痰垢。根强心利尿、抗菌消炎、收敛止泻,用于肝炎、心脏病水肿。

短柱柃

[拉丁名]*Eurya brevistyla* Kobuski

[形态特征]灌木或小乔木,高2～8(～12)m,全株除萼片外均无毛;树皮黑褐色或灰褐色,平滑;顶芽披针形,无毛,或偶在芽鳞边缘有纤毛。叶革质,倒卵形或椭圆形至长圆状椭圆形,长5～9 cm,宽2.0～3.5 cm,边缘有锯齿,上面深绿色,有光泽,下面淡黄绿色,两面无毛,中脉在上面凹下,下面突起,侧脉9～11对,稍纤细,两面均甚明显;叶柄长3～6 mm。花1～3朵,腋生,花梗长约1.5 mm,无毛。雄花小苞片2,卵圆形;萼片5,膜质,近圆形,长1.5～2.0 mm,顶端有小凸尖或微凹,外面无毛,但边缘有纤毛;花瓣5,白色,长圆形或卵形,长约4 mm;雄蕊13～15枚,花药不具分格,退化子房无毛。雌花的小苞片和萼片与雄花同;花瓣5,卵形,长2.0～2.5 mm。果实圆球形,直径3～4 mm,成熟时蓝黑色。

[自然生境]生于海拔800～2 600 m的阴湿山坡、常绿阔叶林下。

[地理分布]万源市。

[入药部位]全草、叶。

[功能主治]全草豁痰镇咳、消肿止痛(凉山州)。叶用于烧烫伤。

细枝柃

[异名]松木。

[拉丁名]*Eurya loquaiana* Dunn

[形态特征]灌木或小乔木,高2～10 m;树皮灰褐色或深褐色,平滑;枝纤细,嫩枝圆柱形,黄绿色或淡褐色,密被微毛,小枝褐色或灰褐色,无毛或几近无毛;顶芽狭披针形,除密被微毛外,其基部和芽鳞背部的中脉上还被短柔毛。叶薄革质,窄椭圆形或长圆状窄椭圆形,有时为卵状披针形,长4～9 cm,宽1.5～2.5 cm,顶端长渐尖,基部楔形,有时为阔楔形,上面暗绿色,有光泽,无毛,下面干后常变为红褐色,除沿中脉被微毛外,其余无毛,中脉在上面凹下,下面突起,侧脉约10对,纤细,两面均稍明显;叶柄长3～4 mm,被微毛。花1～4朵簇生于叶腋,花梗长2～3 mm,被微毛。

[自然生境]生于海拔770 m以下的灌丛中。

[地理分布]万源市、开江县。

[入药部位]果实、叶。

[功能主治]果实、叶祛风除湿、消肿,用于风湿骨痛。

钝叶柃

[异名]钝头茶、野茶子。

[拉丁名]*Eurya obtusifolia* H. T. Chang

[形态特征]灌木或小乔木状, 高1～3 m, 有时可达7 m; 嫩枝圆柱形, 淡褐色, 被微毛, 小枝灰褐色, 无毛或几近无毛; 顶芽披针形, 密被微毛和黄褐色短柔毛。叶革质, 长圆形或长圆状椭圆形, 长3.0～5.5(～7.0)cm, 宽1.0～2.2(～3.0)cm; 叶柄长1.0～1.5 mm, 被微毛。花1～4朵腋生, 花梗长1.0～1.5 mm, 被微毛或疏生短柔毛。雄花: 小苞片2, 近圆形, 长约0.5 mm, 被微毛和短柔毛; 萼片5, 近膜质, 卵圆形, 长1.0～1.5 mm, 顶端圆, 有小凸尖, 被微毛, 边缘无纤毛, 外层的1～2片, 除被微毛外; 花瓣5, 白色, 长圆形或椭圆形, 长约3 mm; 雄蕊约10枚, 花药不具分格, 退化子房无毛。雌花的小苞片和萼片与雄花同, 但略小; 花瓣5, 卵形或椭圆形, 长约2 mm。果实圆球形, 直径3～4 mm, 成熟时蓝黑色。

[自然生境]生于灌丛中。

[地理分布]万源市、大竹县。

[入药部位]果实。

[功能主治]清热、止渴、利尿、醒神、醒酒, 用于暑热口渴、热淋、泻痢。

藤黄科 Guttiferae

扬子小连翘

[异名]过路黄、肝红。

[拉丁名]*Hypericum faberi* R. Keller

[形态特征]多年生草本, 叶卵状长圆形或长圆形, 长1.0～2.5 cm, 宽6～8 mm, 基部宽楔形或圆, 侧脉2～3对, 叶柄长1～3 mm, 边缘具黑色腺体。蝎尾状二歧聚伞花序, 具5～7花。蒴果卵球形, 长5～6 mm, 褐色, 具纵腺纹。

[自然生境]生于山坡草地、灌丛、沟边。

[地理分布]宣汉县、大竹县、万源市等地。

[入药部位]果实。

[功能主治]凉血止血、消肿止痛, 用于肺热感冒、风湿痛、跌打损伤、内出血。

地耳草

[异名]田基黄、香草、雀舌草。

[拉丁名]*Hypericum japonicum* Thunb. ex Murray

[形态特征]一年生或多年生草本, 高2～45 cm。茎单一或多少簇生, 直立或外倾或匍地而在基部生根。叶无柄, 叶片通常卵形或卵状三角形至长圆形或椭圆形, 长0.2～1.8 cm, 宽0.1～1.0 cm, 先端近锐尖至圆形, 基部心形抱茎至截形, 边缘全缘, 坚纸质, 上面绿色, 下面淡绿色但有时带苍白色, 具1～3条基生主脉和1～2对侧脉, 但无明显脉网, 无边缘生的腺点, 全面散生透明腺点。花瓣白色、淡黄色至橙黄色, 椭圆形或长圆形, 长2～5 mm, 宽0.8～1.8 mm, 先端钝形, 无腺点, 宿存。雄蕊5～30枚, 不成束, 长约2 mm, 宿存, 花药黄色, 具松脂状腺体。蒴果短圆柱形至圆球形, 长2.5～6.0 mm, 宽1.3～2.8 mm, 无腺条纹。种子淡黄色, 圆柱形, 长约0.5 mm, 两端锐尖, 无龙骨状突起和顶端的附属物, 全面有细蜂窝纹。

[自然生境]生于田边、沟边、草地以及撂荒地上。

[地理分布]达川区、通川区、开江县、宣汉县、渠县、大竹县、万源市。

[入药部位]全草。

[功能主治]清热解毒, 止血消肿, 用于肝炎、跌打损伤以及疮毒。

金丝桃

[异名]土连翘。

[拉丁名]*Hypericum monogynum* L.

[形态特征]灌木,株高达1.3 m。叶倒披针形、椭圆形或长圆形,稀披针形或卵状三角形,具小凸尖,基部楔形或圆形,上部叶有时平截至心形,侧脉4～6对,网脉密,明显;近无柄。花序近伞房状,具1～15(～30)花,蒴果宽卵球形,稀卵状圆锥形或近球形,长0.6～1.0 cm,径4～7 mm。

[自然生境]生于山坡、灌丛。

[地理分布]达川区、通川区、开江县、宣汉县、渠县、大竹县、万源市。

[入药部位]根、茎、叶、花、果实。

[功能主治]清热解毒、祛风除湿、消肿,用于急性咽喉炎、眼结膜炎、肝炎、风湿腰痛、痈疮肿毒、蛇咬伤。

金丝梅

[异名]金丝桃、猪拇柳、土连翘、芒种花、黄花香、山栀子、打破碗花、过路黄、大叶黄、大田边黄、黄木、金香、端午花。

[拉丁名]*Hypericum patulum* Thunb.

[形态特征]灌木,高0.3～1.5 m。全株无毛。枝条具2或4纵线棱,褐色或红褐色。单叶对生;叶柄短;叶片卵圆形、卵状长圆形或披针状长圆形,长1.5～6.0 cm,宽0.5～3.0 cm,上面绿色,下面粉绿色,网脉隐约可见,全面散布透明腺点。花序聚伞状或为单生,具1～15花;萼片宽卵圆形至圆形,先端圆或微凹,通常具小凸尖,边缘干膜质,具细齿或缘毛,果时直伸;花瓣黄色或金黄色,宽卵形至长圆状倒卵形或宽倒卵形,脱落;雄蕊5束,每束50～70枚,花药淡黄色;子房卵球形,5室,花柱与子房近等长或略短于子房,自基部分离,近先端向下弯曲。蒴果卵球形。种子圆柱形,黑褐色,一侧具细长膜质的狭翅,表面有不明显的细蜂窝纹。

[自然生境]生于向阳的灌丛、田坎、地边、山坡。

[地理分布]达川区、通川区、开江县、宣汉县、渠县、大竹县、万源市。

[入药部位]全草。

[功能主治]清热解毒、活血通经、散寒、消炎、下乳、行瘀、利尿、舒筋活络、凉血止血。

元宝草

[异名]相思、灯台、双合合、对月草、大叶对口莲、穿心箭、排草、对经草、对口莲、刘寄奴、铃香、对叶草、蛇喳口、对月莲、穿心草、红元宝、尖金花、王不留行、大甲母猪香、叶抱枝、红旱莲、宝塔草、蛇开口、莽子草、野旱烟、叫珠草、翳子草、烂肠草、蜻蜓草、大刘寄奴、哨子草、散血丹、黄叶连翘、蜡烛灯台。

[拉丁名]*Hypericum sampsonii* Hance

[形态特征]多年生草本,叶披针形、长圆形或倒披针形,长(2.0～)2.5～7.0(～8.0)cm,宽(0.7～)1.0～3.5 cm,先端钝或圆形,基部合生,边缘密生黑色腺点,侧脉4对。伞房状花序顶生,多花组成圆柱状圆锥花序。蒴果宽卵球形或卵球状圆锥形,长6～9 mm,被黄褐色囊状腺体。

[自然生境]生于向阳的田坎、地边、草坡。

[地理分布]达川区、通川区、开江县、宣汉县、渠县、大竹县、万源市。

[药用部位]全草。

[功能主治]活血止血、解毒、调经止痛、通经活络、下乳、凉血止血,用于吐血、尿血、跌打损伤和痈毒等。

罂粟科 Papaveraceae

白屈菜

[异名]小人血七、小野人血草、雄黄草、见肿消、水黄连、观音草。

[拉丁名]*Chelidonium majus* L.

[形态特征]多年生草本,高30～60 cm。主根粗壮,圆锥形,侧根多,暗褐色。茎聚伞状多分枝。基生叶少,早凋落,叶片倒卵状长圆形或宽倒卵形,长8～20 cm,羽状全裂,全裂片2～4对,倒卵状长圆形。伞形花序多

花；花梗纤细，长2～8 cm，幼时被长柔毛，后变无毛；苞片小，卵形，长1～2 mm。花芽卵圆形，直径5～8 mm；萼片卵圆形，舟状，长5～8 mm，无毛或疏生柔毛，早落；花瓣倒卵形，长约1 cm，全缘，黄色。蒴果狭圆柱形，长2～5 cm，粗2～3 mm，具通常比果短的柄。种子卵形，长约1 mm或更小，暗褐色，具光泽及蜂窝状小格。

[自然生境] 生于山坡、山谷林缘草地或路旁、石缝。

[地理分布] 万源市。

[入药部位] 全草。

[功能主治] 解痉止痛、止咳平喘，用于胃脘挛痛、咳嗽气喘、百日咳。

川东紫堇

[异名] 老鼠花、堇花还阳、牛角花。

[拉丁名] *Corydalis acuminata* Franch.

[形态特征] 多年生草本，高20～50 cm。须根多数，具少数纤维状细根；根茎短，盖以残枯的叶基，增厚。茎直立，上部具少数分枝。基生叶数枚，三回羽状分裂；茎生叶2～3枚，疏离，互生。总状花序顶生和侧生，长5～8 cm，有8～12花；花瓣紫色，上花瓣长2.0～2.3 cm，花瓣片舟状卵形，先端极尖；雄蕊束长0.6～0.8 cm，花药极小，花丝狭披针形。蒴果狭椭圆形，长1.5～2.0 cm，成熟时自果柄先端反折，具多数种子。种子近圆形，直径约1.5 mm，黑色，具光泽。

[自然生境] 生于海拔1 600～2 100 m的常绿、落叶阔叶混交林破坏后的草地或荒地。

[地理分布] 万源市。

[入药部位] 全草。

[功能主治] 清热解毒、活血消肿。

地柏枝

[异名] 地白子、碎米蕨叶黄堇、石菜子、雀雀菜、地黄连。

[拉丁名] *Corydalis cheilanthifolia* Hemsl.

[形态特征] 丛生草本，高10～25（～45）cm，具主根。茎花葶状，约与叶等长或稍长，侧枝基部具苞片。基生叶具长柄，叶片披针形，宽约5 cm，二回羽状全裂。总状花序疏具多花。苞片狭披针形，约与花梗等长或稍长。花黄色，长1.2～1.6 cm，近"U"字形，有时伴生有较小的败育的无距花。外花瓣渐尖，无鸡冠状突起；距向上斜伸，约占花瓣全长的1/3。内花瓣具浅鸡冠状突起，爪短于瓣片。雄蕊束披针形。子房线形，约与花柱等长；柱头宽浅，具4乳突，顶生2枚广角状叉分，侧生2枚二臂状伸向两侧，先下延，后弧形上弯。蒴果线形，伸展或弧形下弯，具1列种子。

[自然生境] 生于海拔850～1 700 m的阴湿山坡或石隙。

[地理分布] 宣汉县、万源市。

[入药部位] 全草。

[功能主治] 滋补，用于肺热咯血、哮喘、头晕目眩等。

紫堇

[异名] 蝎子花、麦黄草、断肠草、闷头花。

[拉丁名] *Corydalis edulis* Maxim.

[形态特征] 一年生灰绿色草本，高20～50 cm，具主根。茎分枝，具叶；花枝花葶状，常与叶对生。基生叶具长柄，长5～9 cm，上面绿色，下面苍白色，一至二回羽状全裂。总状花序疏具3～10花。苞片狭卵圆形至披针形，约与花梗等长或稍长。花梗长约5 mm。萼片小，近圆形，直径约1.5 mm，具齿。花粉红色至紫红色，平展。蒴果线形，下垂，长3.0～3.5 cm，具1列种子。种子直径约1.5 mm，密生环状小凹点；种阜小，紧贴种子。

[自然生境] 生于海拔400～1 200 m的丘陵、沟边或多石地。

[地理分布] 达川区、通川区、开江县、宣汉县、大竹县、渠县、万源市。

[入药部位]全草。

[功能主治]清热解毒、杀虫止痒,用于疮疡肿毒、耳流脓、咽喉疼痛、顽癣、秃疮、毒蛇咬伤。

蛇果黄堇

[异名]弯果黄堇、断肠草。

[拉丁名]*Corydalis ophiocarpa* Hook. f. & Thoms.

[形态特征]丛生灰绿色草本,高30~120 cm,具主根。茎常多条,具叶,分枝,枝条花葶状,对叶生。基生叶多数,长10~50 cm;叶片长圆形,一回至二回羽状全裂,一回羽片4~5对,具短柄,二回羽片2~3对,无柄。总状花序长10~30 cm,多花,具短花序轴。花淡黄色至苍白色,平展。外花瓣顶端着色较深,渐尖。上花瓣长9~12 mm;距短囊状,约占花瓣全长的1/3~1/4,多少上升。蒴果线形,长1.5~2.5 cm,宽约1 mm,蛇形弯曲,具1列种子。种子小,黑亮,具伸展狭直的种阜。

[自然生境]生于沟谷林缘。

[地理分布]万源市。

[入药部位]全草。

[功能主治]活血止痛、祛风止痒,用于跌打损伤、皮肤瘙痒症。

小花黄堇

[异名]黄花地锦苗、断肠草、白断肠草。

[拉丁名]*Corydalis racemosa* (Thunb.) Pers.

[形态特征]灰绿色丛生草本,高30~50 cm,具主根。茎具棱,分枝,具叶,枝条花葶状,对叶生。基生叶具长柄,常早枯萎。茎生叶具短柄,叶片三角形,上面绿色,下面灰白色,二回羽状全裂,一回羽片3~4对,具短柄,二回羽片1~2对,卵圆形至宽卵圆形,约长2 cm,宽1.5 cm。总状花序长3~10 cm,密具多花,后渐疏离。花黄色至淡黄色。蒴果线形,具1列种子。种子黑亮,近肾形,具短刺状突起,种阜三角形。

[自然生境]生于海拔400~2 070 m的林缘阴湿地或多石溪边。

[地理分布]产达川区、宣汉县、大竹县、万源市。

[入药部位]全草。

[功能主治]杀虫解毒、外敷治疮疖和蛇伤,用于湿热泄泻、目赤肿痛。

地锦苗

[异名]断肠草、鹿耳草、高山羊不吃、牛屎草、铁板道人、大流尿草、牛奶七。

[拉丁名]*Corydalis sheareri* S. Moore

[形态特征]多年生草本,高20~40 cm。主根明显,棕褐色;根茎粗壮,干时黑褐色,被以残枯的叶基。茎1~2,多汁液,上部具分枝,下部裸露。基生叶数枚,长12~30 cm,具带紫色的长柄,二回羽状全裂。总状花序生于茎及分枝先端,长4~10 cm,有10~20花,通常排列稀疏;花瓣紫红色,平伸,上花瓣长2.0~2.5(~3.0)cm,花瓣片舟状卵形,边缘有时反卷,背部具短鸡冠状突起。蒴果狭圆柱形,长2~3 cm,粗1.5~2.0 mm。种子近圆形,直径约1 mm,黑色,具光泽,表面具多数乳突。

[自然生境]生于海拔400~1 600 m的水边或林下潮湿地。

[地理分布]万源市。

[入药部位]根。

[功能主治]活血化瘀。

大叶紫堇

[异名]城口紫堇、闷头花、冷草、山臭草、断肠草。

[拉丁名]*Corydalis temulifolia* Franch.

[形态特征] 多年生草本，高30～60 cm。根纤细，具多数纤维状细根；根茎粗壮，密盖以残枯的叶基。茎2～3，具叶。基生叶数枚，叶片轮廓三角形，长4～10(～18)cm，二回三出羽状全裂；茎生叶2～4枚，与基生叶同形，但叶片较小和具较短的叶柄。总状花序生于茎及分枝先端，长3～7(～12)cm，多花，排列稀疏；花瓣紫蓝色，平伸，上花瓣长2.5～3.0 cm，下花瓣匙形，长1.5～1.8 cm。蒴果线状圆柱形，长4～5 cm，粗1.5～2.0 mm，劲直，近念珠状。种子近圆形，直径1.0～1.5 mm，黑色，具光泽。

[自然生境] 生于常绿阔叶林或混交林下、灌丛中或溪边。

[地理分布] 万源市。

[入药部位] 全草。

[功能主治] 止痛止血，常用于治坐板疮。

血水草

[异名] 水黄莲、片莲、鸡爪莲、扒山虎、捆仙绳(四川)、黄水草。

[拉丁名] *Eomecon chionantha* Hance

[形态特征] 多年生无毛草本，具红黄色液汁。根橙黄色，根茎匍匐。叶全部基生，叶片心形或心状肾形，稀心状箭形，长5～26 cm，宽5～20 cm，先端渐尖或急尖，基部耳垂，边缘呈波状。花葶灰绿色略带紫红色，高20～40 cm，有3～5花，排列成聚伞状伞房花序；花梗直立，长0.5～5.0 cm。花瓣倒卵形，长1.0～2.5 cm，宽0.7～1.8 cm，白色；花丝长5～7 mm，花药黄色，长约3 mm。蒴果狭椭圆形，长约2 cm，宽约0.5 cm，花柱延长达1 cm。

[自然生境] 生于海拔1 400～1 800 m的林下、灌丛下或溪边、路旁。

[地理分布] 万源市。

[入药部位] 全草。

[功能主治] 用于劳伤咳嗽、跌打损伤、毒蛇咬伤、便血、痢疾。

[注] 有毒。

荷青花

[异名] 拐枣七、大叶老鼠七、乌筋七。

[拉丁名] *Hylomecon japonica* (Thunb.) Prantl & Kündig

[形态特征] 多年生草本，高15～40 cm，具黄色液汁，疏生柔毛，老时无毛。根茎斜生，长2～5 cm。茎直立，不分枝。基生叶少数，叶片长10～15(～20)cm，羽状全裂，裂片2～3对；茎生叶通常2，稀3，叶片同基生叶，具短柄。花1～2(～3)朵排列成伞房状，顶生，有时也腋生；花瓣倒卵圆形或近圆形，长1.5～2.0 cm，芽时覆瓦状排列，花期突然增大，基部具短爪；雄蕊黄色，长约6 mm，花丝丝状，花药圆形或长圆形；子房长约7 mm，花柱极短，柱头2裂。蒴果长5～8 cm，粗约3 mm，无毛，2瓣裂，具长达1 cm的宿存花柱。种子卵形，长约1.5 mm。

[自然生境] 生于海拔1 800～2 400 m的林下、林缘或沟边。

[地理分布] 万源市。

[入药部位] 根茎。

[功能主治] 祛风湿、止血、止痛、舒筋活络、散瘀消肿，用于劳伤过度、风湿性关节炎、跌打损伤及经血不调。

多裂荷青花

[异名] 一枝花、菜子七。

[拉丁名] *Hylomecon japonica* (Thunb.) Prantl & Kündig var. *dissecta* (Franch. & Sav.) Fedde

[形态特征] 与荷青花的区别在于叶最下部的全裂片通常一侧或两侧具深裂或缺刻。

[自然生境] 生于海拔1 800～2 400 m的林下、林缘或沟边。

[地理分布] 万源市。

[入药部位] 根茎。

[功能主治] 同荷青花。

博落回

[异名] 勃逻回、勃勒回、落回。

[拉丁名] *Macleaya cordata* (Willd.) R. Br.

[形态特征] 直立草本，基部木质化，具乳黄色浆汁。茎高1~4 m，绿色，光滑，多白粉，中空，上部多分枝。叶片宽卵形或近圆形，长5~27 cm，宽5~25 cm，先端急尖、渐尖、钝或圆形，通常7或9深裂或浅裂。大型圆锥花序多花，长15~40 cm，顶生和腋生；花瓣无；雄蕊24~30，花丝丝状，长约5 mm，花药条形，与花丝等长。蒴果狭倒卵形或倒披针形，长1.3~3.0 cm，粗5~7 mm，先端圆或钝，基部渐狭，无毛。种子4~6(~8)枚，卵珠形，长1.5~2.0 mm，生于缝线两侧，无柄。

[自然生境] 生于海拔1 800~2 400 m的林下、林缘或沟边。

[地理分布] 万源市。

[入药部位] 全草。

[功能主治] 用于跌打损伤、关节炎、汗斑、恶疮、蜂蜇伤及麻醉镇痛、消肿。

[注] 有大毒，不可内服。

山柑科 Capparaceae

鱼木

[异名] 镰叶鱼木。

[拉丁名] *Crateva formosensis* (Jacobs) B. S. Sun

[形态特征] 灌木或乔木，高2~20 m，小枝与节间长度平均数均较其他种为大，有稍栓质化的纵皱肋纹。小叶干后淡灰绿色至淡褐绿色，质地薄而坚实，不易破碎，两面稍异色，侧生小叶基部两侧很不对称，花枝上的小叶长10~11.5 cm，宽3.5~5.0 cm，顶端渐尖至长渐尖，有急尖的尖头，侧脉纤细，4~6(~7)对，干后淡红色，叶柄长5~7 cm，干后褐色至浅黑色，腺体明显，营养枝上的小叶略大，长13~15 cm，宽6 cm，叶柄长8~13 cm。花序顶生，花枝长10~15 cm，花序长约3 cm，有花10~15朵；花梗长2.5~4 cm；花不完全了解；雌蕊柄长3.2~4.5 cm。果球形至椭圆形，红色。

[自然生境] 生于林间。

[地理分布] 开江县、通川区。本种为四川新分布。

[入药部位] 叶。

[功能主治] 清热解毒、健胃，用于瘰疬热症。外用洗烂疮。

十字花科 Cruciferae

圆锥南芥

[拉丁名] *Arabis panicalata* Franch.

[形态特征] 二年生草本，高35~50 cm，全株被单毛、2~3叉毛及星状毛。主根圆锥状，顶端具侧根，褐色。茎丛生，自基部常分枝。基生叶簇生，叶片长倒卵形或匙形，长2.5~5.0 cm，宽0.8~1.5 mm，与茎生叶顶端均为钝形或渐尖，边缘具疏齿，基部下延成翅状的叶柄；茎生叶多数，叶片长椭圆形至卵形，长1.5~3.5 cm，宽7~15 mm，边缘具疏锯齿，基部呈耳状，半抱茎；无柄。总状花序顶生或腋生，有花10~20朵；萼片长卵形，约3.5 mm，背面无毛；花瓣白色，长匙形，长4.0~4.5 mm，基部呈爪状；子房长2~3 mm，柱头浅2裂。长角果狭线形，长2~4 cm，宽约0.8 mm，向上外展；果瓣弧曲状，中脉不明显，宿存花柱短，长约0.2 mm；果柄外展，长5~10 mm。种子每室1行，种子卵圆形，黄褐色，长1.0~1.2 mm，表面具颗粒状突起，边缘具狭翅。

[自然生境] 生于林下或沟边、路边草丛中。

[地理分布] 万源市及周边地区。

[入药部位]种子。

[功能主治]解热、退热,用于发热。

芸薹

[异名]胡菜、寒菜、薹菜、芸薹菜、薹芥、青菜、红油菜。

[拉丁名]*Brassica rapa* var.*oleifera* DC.

[形态特征]一年生或二年生草本,高1 m左右。茎粗壮,无毛或稍被微毛。基生叶及下部茎生叶呈琴状分裂,长18～25 cm,宽4～8 cm,先端裂片长卵圆形或长方状圆形;茎中部及上部的叶倒卵状椭圆形或长方形,先端锐尖,基部心形,半抱茎。花序呈疏散的总状花序;萼片4,绿色,微向外伸展,排列为2轮,内轮萼片基部稍膨大;花瓣4,鲜黄色,呈倒卵形,上具明显的网脉,排列成十字形,全缘,具长爪;雄蕊6,4强2弱,排列为2轮;雌蕊1,上位子房,1室,由1层膜质隔膜隔成假2室。长角果,长2～4 cm,直径约5 mm,先端具一长喙。种子多数,黑色或暗红褐色,有时亦有黄色,近圆球形,直径约3 mm。

[自然生境]在我国栽培较广,以长江流域和以南各地为最多。

[地理分布]达川区、通川区、开江县、宣汉县、渠县、大竹县、万源市。

[入药部位]种子。

[功能主治]散血消肿。

芥菜

[异名]盖菜、芥、挂菜。

[拉丁名]*Brassica juncea* (L.) Czern.

[形态特征]一年生草本,高30～150 cm,常无毛,有时幼茎及叶具刺毛,带粉霜,有辣味;茎直立,有分枝。基生叶宽卵形至倒卵形,长15～35 cm,顶端圆钝,基部楔形,大头羽裂,具2～3对裂片,或不裂,边缘均有缺刻或牙齿,叶柄长3～9 cm,具小裂片;茎下部叶较小,边缘有缺刻或牙齿,有时具圆钝锯齿,不抱茎;茎上部叶窄披针形,长2.5～5.0 cm,宽4～9 mm,边缘具不明显疏齿或全缘。总状花序顶生,花后延长;花黄色,直径7～10 mm;花梗长4～9 mm;萼片淡黄色,长圆状椭圆形,长4～5 mm,直立开展;花瓣倒卵形,长8～10 mm,长4～5 mm。长角果线形,长3.0～5.5 cm,宽2.0～3.5 mm,果瓣具1突出中脉,喙长6～12 mm;果柄长5～15 mm。种子球形,直径约1 mm,紫褐色。

[自然生境]生于海拔230～1 450 m的路旁、田边、园圃、河边、屋边墙角及山坡路旁等较潮湿处。

[地理分布]大竹县及周边地区。

[入药部位]种子、全草。

[功能主治]种子、全草化痰平喘、消肿止痛。

欧洲油菜

[异名]洋油菜、甘蓝型油菜、香油菜。

[拉丁名]*Brassica napus* L.

[形态特征]一年或二年生草本,高30～50 cm,具粉霜;茎直立,有分枝,仅幼叶有少数散生刚毛。下部叶大头羽裂,长5～25 cm,宽2～6 cm,顶裂片卵形,长7～9 cm,顶端圆形,基部近截平,边缘具钝齿,侧裂片约2对,卵形,长1.5～2.5 cm;叶柄长2.5～6.0 cm,基部有裂片;中部及上部茎生叶由长圆椭圆形渐变成披针形,基部心形,抱茎。总状花序伞房状;花直径10～15 mm;花梗长6～12 mm;萼片卵形,长5～8 mm;花瓣浅黄色,倒卵形,长10～15 mm,爪长4～6 mm。长角果线形,长40～80 mm,果瓣具1中脉,喙细,长1～2 cm;果柄长约2 cm。种子球形,直径约1.5 mm,黄棕色,近种脐处常带黑色,有网状窠穴。

[自然生境]各地广泛种植。

[地理分布]达川区、通川区、开江县、宣汉县、渠县、大竹县、万源市。

[入药部位]全草。

[功能主治]在西班牙可做解热剂。

荠

[异名]枕头草、粽子菜、三角草、荠荠菜、菱角菜、地菜、上巳菜。

[拉丁名]*Capsella bursa-pastoris* (L.) Medic.

[形态特征]一年或二年生草本;叶基生叶丛生呈莲座状,大头羽状分裂,顶裂片卵形至长圆形,侧裂片长圆形至卵形;茎生叶窄披针形或披针形,基部箭形,抱茎,边缘有缺刻或锯齿。总状花序顶生及腋生,萼片长圆形,花瓣白色,卵形,有短爪、短角果倒三角形或倒心状三角形,扁平,顶端微凹;种子2行,长椭圆形,浅褐色。

[自然生境]生于山坡、田边及路旁。

[地理分布]达川区、通川区、开江县、宣汉县、渠县、大竹县、万源市。

[入药部位]全草。

[功能主治]通鼻、通肾脏经络、利九窍、明耳目、安中。

光头山碎米荠

[异名]大叶山芥碎米荠。

[拉丁名]*Cardamine engleriana* O. E. Schulz

[形态特征]多年生草本,高达26 cm,有1至数条线形根状匍匐茎。茎单一,通常不分枝,表面有沟棱,下部有白色柔毛,上部光滑无毛。生于匍匐茎上的叶小,单叶,肾形;边缘波状,质薄,叶柄柔弱,长2～10 mm;顶端钝圆,基部心形或阔楔形,通常向叶柄下延,边缘有3～7个波状圆齿,顶端有小尖头,侧生的1对小叶着生于顶生小叶的基部,形小,略呈菱状卵形,有时肾形,边缘具波状钝齿;全部小叶无毛。总状花序有花3～10朵,花梗细,长5～16 mm;萼片卵形,长约2.5 mm,边缘膜质,内轮萼片基部呈囊状;花瓣白色,倒卵状楔形,长约7 mm;雌蕊柱状,花柱细,与子房近于等长,柱头头状,比花柱宽大。长角果稍扁平,长15～20 mm,宽约1 mm,无毛;果柄纤细,直立或微弯,长11～16 mm。种子长圆形,稍扁平,长约1.8 cm,宽约0.7 mm,黄褐色,一端有窄翅。

[自然生境]生于海拔800～2 400 m的山坡林下阴处或山谷沟边、路旁潮湿地方。

[地理分布]万源市。

[入药部位]全草。

[功能主治]止咳平喘、利水。

山芥碎米荠

[异名]山芥菜。

[拉丁名]*Cardamine griffithii* Hook. f. & Thomson

[形态特征]多年生草本;除叶缘外,各部无毛;根状茎匍匐,无匍匐茎;茎直立,单一或上部分枝,有纵棱;基生叶柄长约2 cm,小叶2～4对,向下渐小;茎生叶无柄,羽状,顶生小叶圆卵形,长0.7～3 cm,基部圆形或宽楔形,全缘或波状浅裂,柄长0.2～1.6 cm,侧生小叶2～6对,与顶生小叶相似,但较小,有或无柄,近轴的1对侧生小叶抱茎。花序顶生;萼片长约3 mm;花瓣紫或淡红色,倒卵状楔形,长5～7 mm,先端微凹;柱头扁球形。长角果长2.5～3.0 cm;果柄长1～2 cm,斜升或开展;种子长约1.5 mm;

[自然生境]生于山坡林下、山沟溪边及多岩石的阴湿处。

[地理分布]万源市及周边地区。

[入药部位]全草。

[功能主治]清火解热。

碎米荠

[异名]白带草、宝岛碎米荠、见肿消、毛碎米荠、雀儿菜。

[拉丁名]*Cardamine hirsuta* L.

[形态特征]一年生小草本,高15～35 cm。茎直立或斜升,下部有时淡紫色,上部毛渐少。基生叶具叶柄,顶生小叶肾形或肾圆形;茎生叶具短柄;全部小叶两面稍有毛。总状花序生于枝顶,花小,花梗纤细;萼片绿色或淡紫色,长椭圆形,外面有疏毛;花瓣白色,倒卵形。长角果线形,稍扁,无毛;果柄纤细,直立开展。种子椭圆形,顶端有的具明显的翅。

[自然生境]生于山坡、路旁、荒地及耕地的草丛中。

[地理分布]达川区、通川区、开江县、宣汉县、渠县、大竹县、万源市。

[入药部位]全草。

[功能主治]清热祛湿。

弹裂碎米荠

[异名]水菜花、水花菜、狭叶碎米荠。

[拉丁名]*Cardamine impatiens* L.

[形态特征]二年或一年生草木,高20～60 cm。茎直立,表面有沟棱,有少数短柔毛或无毛,着生多数羽状复叶。基生叶叶柄长1～3 cm,两缘通常有短柔毛,基部稍扩大,总状花序顶生和腋生,花多数,形小,直径约2 mm,果期花序极延长,花梗纤细,长2～6 mm;萼片长椭圆形,长约2 mm;花瓣白色,狭长椭圆形,长2～3 mm,基部稍狭;雌蕊柱状,无毛,花柱极短,柱头较花柱稍宽。长角果狭条形而扁,长20～28 mm;果瓣无毛,成熟时自下而上弹性开裂;果柄直立开展或水平开展,长10～15 mm,无毛。种子椭圆形,长约1.3 mm,边缘有极狭的翅。

[自然生境]生于山坡、路旁、沟谷、水边或阴湿地。

[地理分布]宣汉县、万源市。

[入药部位]全草。

[功能主治]活血调经、清热解毒、利尿通淋,常用于妇女月经不调、痈肿、淋证。

紫花碎米荠

[异名]石荠菜。

[拉丁名]*Cardamine tangutorum* O. E. Schulz

[形态特征]多年生草本,高15～50 cm;根状茎细长呈鞭状,匍匐生长。茎单一,不分枝。基部倾斜,上部直立,表面具沟棱,下部无毛,上部有少数柔毛。基生叶有长叶柄,总状花序有十几朵花,花梗长10～15 mm;外轮萼片长圆形,内轮萼片长椭圆形,基部囊状,长5～7 mm,边缘白色膜质,外面带紫红色,有少数柔毛;花瓣紫红色或淡紫色,倒卵状楔形,长8～15 mm,顶端截形,基部渐狭成爪;花丝扁而扩大,花药狭卵形;雌蕊柱状,无毛,花柱与子房近于等粗,柱头不显著。长角果线形,扁平,长3.0～3.5 cm,宽约2 mm,基部具长约1 mm的子房柄;果柄直立,长15～20 mm。种子长椭圆形,长2.5～3.0 mm,宽约1 mm,褐色。

[自然生境]生于高山山沟草地及林下阴湿处。

[地理分布]万源市及周边地区。

[入药部位]全草。

[功能主治]清热利湿,用于黄水疮、筋骨疼痛。

柔毛岩荠

[异名]柔毛阴山荠。

[拉丁名]*Cochleaia henryi* (Oliv.) O. E. Schulz

[形态特征]一年生草本,高20～30 cm,具白色长柔毛;茎外倾,分枝。基生叶为具3或5小叶的羽状复叶,顶生小叶菱状卵形,长1.5～2.0 cm,羽状深裂,裂片卵形或椭圆形,顶端圆钝,基部宽楔形,边缘有钝齿,侧生小叶较小,长6～10 mm,渐狭成长2～3 mm的小叶柄,或无柄;叶柄长1.5～6.0 cm。总状花序顶生,伸长,总梗之字形;花白色,直径约1.5 mm;花梗长2～3 mm;萼片长圆形,长约1 mm;花瓣倒卵形,长1.5～2.0 mm,顶端

圆形。短角果长圆形或长圆状卵形,长约2 mm。宽约1 mm,初有毛,后脱落;果瓣舟形;花柱长约1 mm;果柄开展,长5～8 mm。种子每室2个,卵形,长约0.5 mm,棕色。

[自然生境]生于山坡岩洞石上。

[地理分布]万源市。

[入药部位]全草。

[功能主治]清热解毒,用于痈疽肿痛、红肿疮毒。

小花糖芥

[拉丁名]*Erysimum cheiranthoides* L.

[形态特征]一年生草本,高达50 cm;茎具2叉毛。基生叶莲座状,叶长2～4 cm,有2～3叉毛,柄长0.7～2.0 cm;茎生叶披针形或线形,长2～6 cm,具波状疏齿或近全缘,两面具3叉毛。总状花序;萼片长圆形或线形,长2～3 mm,外面有3叉毛;花瓣淡黄色,匙形,长4～5 mm,先端圆或平截,基部具爪;长角果圆柱形,具4棱,长2～4 cm,具3叉毛;花柱长约1 mm,柱头果柄粗,长0.5～1.3 cm;种子卵圆形,长1.0～1.3 mm,淡褐色。

[自然生境]生于山坡、山谷、路旁及村旁荒地。

[地理分布]达川区、通川区、开江县、宣汉县、渠县、大竹县、万源市。

[入药部位]全草。

[功能主治]强心利尿、健脾胃、消食,用于心力衰竭、心悸、浮肿、消化不良。

山萮菜

[拉丁名]*Eutrema yunnanense* Franch.

[形态特征]多年生草本植物,高可达80 cm。根茎横卧,多数须根。近地面处生数茎,表面有纵沟,下部无毛,基生叶具柄,叶片近圆形,基部深心形,茎生叶具柄,叶片向上渐小,长卵形或卵状三角形,顶端渐尖,基部浅心形。花序密集呈伞房状,果期伸长;萼片卵形。花瓣白色,长圆形,角果长圆筒状,两端渐窄;果瓣中脉明显;果柄纤细,种子长圆形,褐色。

[自然生境]生长在林下或山坡草地潮湿处。

[地理分布]万源市。

[入药部位]根莲、嫩叶。

[功能主治]止痛、发汗、清血、利尿。

萝卜

[异名]菜头、白萝卜、莱菔、莱菔子、水萝卜、蓝花子。

[拉丁名]*Raphanus sativus* L.

[形态特征]二年或一年生草本,高20～100 cm;直根肉质,长圆形、球形或圆锥形,外皮绿色、白色或红色;茎有分枝,无毛,稍具粉霜。基生叶和下部茎生叶大头羽状分裂,长8～30 cm,宽3～5 cm,顶裂片卵形,侧裂片4～6对,长圆形,有钝齿,疏生粗毛,上部叶长圆形,有锯齿或近全缘。总状花序顶生及腋生;花白色或粉红色,直径1.5～2.0 cm;花梗长5～15 mm;萼片长圆形,长5～7 mm;花瓣倒卵形,长1.0～1.5 cm,具紫纹,下部有长5 mm的爪。长角果圆柱形,长3～6 cm,宽10～12 mm,在相当种子间处缢缩,并形成海绵质横隔;顶端喙长1.0～1.5 cm;果柄长1.0～1.5 cm。种子1～6个,卵形,微扁,长约3 mm,红棕色,有细网纹。

[自然生境]普遍栽培。

[地理分布]达川区、通川区、开江县、宣汉县、渠县、大竹县、万源市。

[入药部位]种子、鲜根、枯根、叶。

[功能主治]种子消食化痰。鲜根止渴、助消化。枯根利二便。叶用于初痢,并预防痢疾。

蔊菜

[异名]印度蔊菜。

[拉丁名]*Rorippa indica* (L.) Hiern

[形态特征]一、二年生直立草本,高20～40 cm,植株较粗壮,无毛或具疏毛。茎单一或分枝,表面具纵沟。叶互生,基生叶及茎下部叶具长柄,叶形多变化,通常大头羽状分裂,长4～10 cm,宽1.5～2.5 cm,顶端裂片大,卵状披针形,边缘具不整齐牙齿,侧裂片1～5对;茎上部叶片宽披针形或匙形,边缘具疏齿,具短柄或基部耳状抱茎。总状花序顶生或侧生,花小,多数,具细花梗;萼片4,卵状长圆形,长3～4 mm;花瓣4,黄色,匙形,基部渐狭成短爪,与萼片近等长;雄蕊6,2枚稍短。长角果线状圆柱形,短而粗,长1～2 cm,宽1.0～1.5 mm,直立或稍内弯,成熟时果瓣隆起;果柄纤细,长3～5 mm,种子每室2行,多数,细小,卵圆形而扁,一端微凹,表面褐色,具细网纹;子叶缘倚胚根。

[自然生境]生于路旁、田边、园圃、河边、屋边墙角及山坡路旁等较潮湿处。

[地理分布]达川区、通川区、开江县、宣汉县、渠县、大竹县、万源市。

[入药部位]全草。

[功能主治]内服用于解表健胃、止咳化痰、平喘、清热解毒、散热消肿,外用于痈肿疮毒及烫火伤。

悬铃木科 Platanaceae

三球悬铃木

[异名]法国梧桐。

[拉丁名]*Platanus orientalis* L.

[形态特征]落叶大乔木,高达30 m,树皮薄片状脱落;嫩枝被黄褐色绒毛,老枝秃净,干后红褐色,有细小皮孔。叶大,轮廓阔卵形,宽9～18 cm,长8～16 cm,基部浅三角状心形,或近于平截,上部掌状5～7裂;叶柄长3～8 cm,圆柱形,被绒毛,基部膨大;托叶小,短于1 cm,基部鞘状。花4数;雄性球状花序无柄,基部有长绒毛,萼片短小,雄蕊远比花瓣长,花丝极短,花药伸长,顶端盾片稍扩大;雌性球状花序常有柄,萼片被毛,花瓣倒披针形,心皮4个,花柱伸长,先端卷曲。果枝长10～15 cm,有圆球形头状果序3～5个,稀为2个;头状果序直径2.0～2.5 cm,宿存花柱突出呈刺状,长3～4 mm,小坚果之间有黄色绒毛,突出头状果序外。

[自然生境]栽培,行道树。

[地理分布]通川区、开江县、大竹县。

[入药部位]叶、果实。

[功能主治]叶滋补、退热、发汗。果实清热解毒、明目、利尿,用于目赤红肿、风湿关节炎、脘腹痛。

金缕梅科 Hamamelidaceae

中华蚊母树

[异名]水浆柯子。

[拉丁名]*Distylium chinense* (Franch. ex Hemsl.) Diels

[形态特征]常绿灌木,高约1 m;嫩枝粗壮,节间长2～4 mm,被褐色柔毛,老枝暗褐色,秃净无毛;芽体裸露,有柔毛。叶革质,矩圆形,长2～4 cm,宽约1 cm,先端略尖,基部阔楔形,上面绿色,稍发亮,下面秃净无毛;侧脉5对,在上面不明显,在下面隐约可见,网脉在上下两面均不明显;边缘在靠近先端处有2～3个小锯齿;叶柄长2 mm,略有柔毛;托叶披针形,早落。雄花穗状花序长1.0～1.5 cm,花无柄;萼筒极短,萼齿卵形或披针形,长1.5 mm;雄蕊2～7个,长4～7 mm,花丝纤细,花药卵圆形。蒴果卵圆形,长7～8 mm,外面有褐色星状柔毛,宿存花柱长1～2 mm,干后4片裂开。种子长3～4 mm,褐色,有光泽。

[自然生境]生于河溪旁。

[地理分布]万源市。

[入药部位]根。

[功能主治]活血祛瘀、抗肿瘤、祛风通络、消肿、利水渗湿,用于水肿、手足浮肿、风湿骨节疼痛、跌打损伤。

枫香树

[异名]路路通、山枫香树。

[拉丁名]*Liquidambar formosana* Hance

[形态特征]落叶乔木,高达30 m,胸径可达1 m,树皮灰褐色;小枝干后灰色,被柔毛;芽体卵形,长约1 cm。叶薄革质,阔卵形,掌状3裂,中央裂片较长,先端尾状渐尖;两侧裂片平展;基部心形;掌状脉3~5条,在上下两面均显著,网脉明显可见;边缘有锯齿,齿尖有腺状突;叶柄长达11 cm,常有短柔毛;托叶线形,长1.0~1.4 cm,红褐色,被毛。雄性短穗状,雄蕊多数,花丝不等长,花药比花丝略短。雌性头状花序有花24~43朵,花序柄长3~6 cm,偶有皮孔,无腺体;萼齿4~7个,针形,长4~8 mm,子房下半部藏在头状花序轴内,上半部游离,有柔毛,花柱长6~10 mm。头状果序圆球形,木质,直径3~4 cm;蒴果下半部藏于花序轴内,有宿存花柱及针刺状萼齿。种子多数,褐色,多角形或有窄翅。

[自然生境]生于平地、村落附近及低山的次生林。

[地理分布]通川区、开江县、宣汉县、渠县。

[入药部位]根、叶、果实。

[功能主治]祛风除湿、通络活血、止血、行气止痛、解毒。

檵木

[异名]桎木柴、坚漆。

[拉丁名]*Loropetalum chinense* (R. Br.) Oliv.

[形态特征]灌木,有时为小乔木,多分枝,小枝有星毛。叶革质,卵形,长2~5 cm,宽1.5~2.5 cm,先端尖锐,基部钝,不等侧。花3~8朵簇生,有短花梗,白色,比新叶先开放,或与嫩叶同时开放。蒴果卵圆形,长7~8 mm,宽6~7 mm。种子圆卵形,长4~5 mm,黑色,发亮。

[自然生境]生于向阳的丘陵及山地。

[地理分布]达川区、通川区、开江县、万源市。

[入药部位]叶、花、根。

[功能主治]叶止血、止泻、止痛、生肌,用于子宫出血,腹泻;外用于烧伤、外伤出血。花清热、止血,用于鼻衄、外伤出血。根行血祛瘀,用于血瘀经闭、跌打损伤、慢性关节炎、外伤出血。

红花檵木

[异名]红继木、红桎木。

[拉丁名]*Loropetalum chinense* var. *rubrum* Yieh

[形态特征]灌木,有时为小乔木,多分枝,小枝有星毛。叶革质,卵形,长2~5 cm,宽1.5~2.5 cm,先端尖锐,基部钝,不等侧,侧脉约5对,在上面明显,在下面突起,全缘;叶柄长2~5 mm,有星毛;托叶膜质,三角状披针形,长3~4 mm,宽1.5~2.0 mm,早落。花3~8朵簇生,有短花梗,紫红色,花序柄长约1 cm,被毛;苞片线形,长3 mm;萼筒杯状,被星毛,萼齿卵形,长约2 mm,花后脱落;花瓣4片,带状,长1~2 cm,先端圆或钝;雄蕊4个,花丝极短,药隔突出成角状;退化雄蕊4个,鳞片状,与雄蕊互生;子房完全下位,被星毛;花柱极短,长约1 mm;胚珠1个,垂生于心皮内上角。蒴果卵圆形,长7~8 mm,宽6~7 mm,先端圆,被褐色星状绒毛,萼筒长为蒴果的2/3。种子圆卵形,长4~5 mm,黑色,发亮。

[自然生境]栽培。

[地理分布]通川区、开江县、大竹县、万源市、宣汉县、渠县、达川区。

[入药部位]花、根和叶子。

[功能主治]止痛、止血和消炎,用于风湿骨痛、跌打损伤、扭伤、烫伤以及蚊虫叮咬。

列当科 Orobanchaceae

火焰草

[异名]金串子、雷打不死。

[拉丁名]*Castilleja pallida* (L.) Spreng.

[形态特征]多年生直立草本,全体被白色柔毛。茎通常丛生,不分枝,高20～30 cm。叶最下部的对生,其余的互生,长条形至条状披针形,长2～8 cm,宽0.2～0.5 cm,全缘,基出三大脉。花序长3～12 cm;苞片卵状披针形,黄白色,长1～3 cm,宽0.5～1.2 cm;花萼长约2 cm,前后两方裂达一半,两侧裂达1/4,裂片条形;花冠淡黄色或白色,长2.5～3.0 cm,筒部长管状;药室一长一短。蒴果无毛,长约1 cm,顶端钩状尾尖。

[自然生境]生于海拔400～2 300 m的山坡、山谷、石缝。

[地理分布]万源市。

[入药部位]全草。

[功能主治]镇静安神、活血、止血,用于头目眩晕、高性能子宫出血、白带过多。捣敷疮毒。嚼烂用童便吞服治跌打损伤。炖鸡服治妇女红崩。

景天科 Crassulaceae

费菜

[异名]大三七、见血散、指甲七、大打不死、强盗药、火胆草、土三七、长生三七、景天三七、紫云七、呷雄。

[拉丁名]*Phedimus aizoon* (Linnaeus)′ t Hart

[形态特征]多年生草本。根状茎短,粗茎高20～50 cm,有1～3条茎,直立,无毛,不分枝。叶互生,狭披针形、椭圆状披针形至卵状倒披针形,长3.5～8.0 cm,宽1.2～2.0 cm,先端渐尖,基部楔形,边缘有不整齐的锯齿;叶坚实,近革质。聚伞花序有多花,水平分枝,平展,下托以苞叶。萼片5,线形,肉质,不等长,长3～5 cm,先端钝;花瓣5,黄色,长圆形至椭圆状披针形,长6～10 cm,有短尖;雄蕊10,较花瓣短;鳞片5,近正方形,长0.3 cm,心皮5,卵状长圆形,基部合生,腹面凸出,花柱长钻形。蓇葖星芒状排列,长7 mm;种子椭圆形,长约1 mm。

[自然生境]生于海拔2 000～2 300 m的山坡草地、沟边。

[地理分布]万源市。

[入药部位]全草。

[功能主治]清热解毒、活血、凉血止血、化瘀、安神镇静,用于肺热咳嗽、跌打损伤、吐血、便血、衄血、尿血、崩漏、消化道出血、子宫出血、牙龈出血、红白痢疾、血小板减少性紫癜、心悸、烦躁失眠。外用于跌打损伤、外伤出血。鲜叶贴火眼,花明目。捣烂外敷烫火伤。

菱叶红景天

[异名]接骨丹、豌豆七、一代宗、白三七。

[拉丁名]*Rhodiola henryi* (Diels) S. H. Fu

[形态特征]多年生草本。根茎直立,粗7～10 mm,先端被披针状三角形鳞片。花茎直立,高30～40 cm,不分枝。3叶轮生,卵状菱形至椭圆状菱形,长1～3 cm,宽0.8～2.0 cm,先端急尖,基部宽楔形至圆形,边缘有疏锯齿3～6个,膜质,干后带黄绿色,无柄。聚伞圆锥花序,高3～7 cm,宽2～7 cm;雌雄异株;萼片4,线状披针形,长1 mm,花瓣4,黄绿色,长圆状披针形,长2 mm,宽1 mm;雄蕊8,长1.6 mm,淡黄绿色;鳞片4,匙状四方形,长0.5 mm,宽0.2 mm,先端有微缺;雌花心皮4,黄绿色,长圆状披针形,长2 mm,花柱长0.5 mm在内。蓇葖上部叉开,呈星芒状。

[自然生境]生于海拔1 000～2 300 m的阴湿荒地、岩石。

[地理分布]万源市。

[入药部位]全草、根。

[功能主治]全草活血、止血、镇痛、强筋、长骨,用于跌打损伤、骨折、风湿疼痛。根理气、收涩、活血化

瘀、消肿,用于痢疾、腹泻、吐血、咯血、痔疮出血、衄血、跌打损伤、瘀肿疼痛、喉炎、劳伤、红肿疼痛。

珠芽景天

[异名]佛甲草、小豆瓣草、狗牙草、还阳草、小箭草、马尿花。

[拉丁名]*Sedum bulbiferum* Makino

[形态特征]多年生草本。根须状。茎高7～22 cm,茎下部常横卧。叶腋常有圆球形、肉质、小型珠芽着生。基部叶常对生,上部叶互生,下部叶卵状匙形,上部叶匙状倒披针形,长10～15 mm,宽2～4 mm,先端钝,基部渐狭。花序聚伞状,分枝3,常再二歧分枝;萼片5,披针形至倒披针形,长3～4 mm,宽达1 mm,有短距,先端钝;花瓣5,黄色,披针形,长4～5 mm,宽1.25 mm,先端有短尖;雄蕊10,长3 mm;心皮5,略叉开,基部1 mm合生,全长4 mm,连花柱长1 mm在内。

[自然生境]生于海拔1 000 m以下的山地、荒地、岩石。

[地理分布]大竹县。

[入药部位]全草。

[功能主治]理气散寒、止痛、截疟,用于寒热疟疾、食积腹痛、风湿瘫痪、麻疹、瘟疫。加少量盐捣敷疮毒。还可清热解毒,用于暑热泄泻、风火牙痛、疮痈肿毒。

细叶景天

[异名]白瓦松、小豆瓣草。

[拉丁名]*Sedum elatinoides* Franch.

[形态特征]一年生草本,无毛,有须根。茎单生或丛生,高5～30 cm。3～6叶轮生,叶狭倒披针形,长8～20 mm,宽2～4 mm,先端急尖,基部渐狭,全缘,无柄或几近无柄。花序圆锥状或伞房状,分枝长,下部叶腋也生有花序;花稀疏;花梗长5～8 mm,细;萼片5,狭三角形至卵状披针形,长1.0～1.5 mm,先端近急尖;花瓣5,白色,披针状卵形,长2～3 mm,急尖;雄蕊10,较花瓣短;鳞片5,宽匙形,长0.5 mm,先端有缺刻;心皮5,近直立,椭圆形,下部合生,有微乳头状突起。蓇葖成熟时上半部斜展;种子卵形,长0.4 mm。

[自然生境]生于海拔400～2 300 m山坡、岩石上、石缝中。

[地理分布]万源市。

[入药部位]全草。

[功能主治]清热解毒,用于小儿丹毒、细菌性痢疾、阿米巴痢疾、烫火伤、睾丸炎、白带异常。单用或加蚕豆叶捣敷治狗咬伤。

凹叶景天

[异名]六月雪、园佛指甲、水佛甲、马牙半枝。

[拉丁名]*Sedum emarginatum* Migo

[形态特征]多年生草本。茎细弱,高10～15 cm。叶对生,匙状倒卵形至宽卵形,长1～2 cm,宽5～10 mm,先端圆,有微缺,基部渐狭,有短距。花序聚伞状,顶生,宽3～6 mm,有多花,常有3个分枝;花无梗;萼片5,披针形至狭长圆形,长2～5 mm,宽0.7～2.0 mm,先端钝;基部有短距;花瓣5,黄色,线状披针形至披针形,长6～8 mm,宽1.5～2.0 mm;鳞片5,长圆形,长0.6 mm,钝圆,心皮5,长圆形,长4～5 mm,基部合生。蓇葖略叉开,腹面有浅囊状隆起;种子细小,褐色。

[自然生境]生于海拔300～2 300 m阴湿岩上、阴湿处。

[地理分布]通川区、开江县、大竹县。

[入药部位]全草。

[功能主治]清热解毒、止血利湿、凉血,用于痈肿、风火赤眼、丹毒、肝炎、痢疾、肠炎、疔疮、吐血、衄血、血崩、带下、瘰疬、黄疸、功能性子宫出血、带状疱疹、跌扑损伤、疮毒红肿。全草炒蛋用于止咳、小儿中耳炎。外敷用于刀伤。捣汁解箭毒。

佛甲草

[异名]豆瓣菜、小打不死、万年草、石指甲、还魂草。

[拉丁名]*Sedum lineare* Thunb.

[形态特征]多年生草本,无毛。茎高10～20 cm。3叶轮生,少有4叶轮或对生的,叶线形,长20～25 mm,宽约2 mm,先端钝尖,基部无柄,有短距。花序聚伞状,顶生,疏生花,宽4～8 cm,中央有一朵有短梗的花,另有2～3分枝,分枝常再2分枝,着生花无梗,萼片5,线状披针形,长1.5～7.0 mm,不等长,不具距,有时有短距,先端钝;花瓣5,黄色,披针形,长4～6 mm,先端急尖,基部稍狭;雄蕊10,较花瓣短;鳞片5,宽楔形至近四方形,长0.5 mm,宽0.5～0.6 mm。菁葵略叉开,长4～5 mm,花柱短;种子小。

[自然生境]生于海拔1 000 m以下的潮湿岩上。

[地理分布]通川区、开江县、大竹县。

[入药部位]全草。

[功能主治]清热解毒、利湿、止血消炎、消肿止痛、接骨,用于咽喉肿痛、痈肿、肝炎、疔疮、丹毒、烫伤、蛇咬伤、黄疸、痢疾、骨折、扭伤、劳伤咳嗽、带状疱疹、疮疡肿毒、外伤出血。抗癌,用于肺癌、胰腺癌。

垂盆草

[异名]黄瓜米草、石黄瓜、打不死、土还魂、小拐子药、强盗药、铁胡豆、山胡豆、鸡眼草、狗牙草、瓜子草、指甲草、佛指甲、石指甲、半枝莲。

[拉丁名]*Sedum sarmentosum* Bunge

[形态特征]多年生草本。不育枝及花茎细,匍匐而节上生根,直到花序之下,长10～25 cm。3叶轮生,叶倒披针形至长圆形,长15～28 mm,宽3～7 mm,先端近急尖,基部急狭,有距。聚伞花序,有3～5分枝,花少,宽5～6 cm;花无梗;萼片5,披针形至长圆形,长3.5～5.0 mm,先端钝,基部无距;花瓣5,黄色,披针形至长圆形,长5～8 mm,先端有稍长的短尖;雄蕊10,较花瓣短;鳞片10,楔状四方形,长0.5 mm,先端稍有微缺;心皮5,长圆形,长5～6 mm,略叉开,有长花柱。种子卵形,长0.5 mm。

[自然生境]生于海拔500～2 300 m的灌丛阴湿处、山坡、岩石上、路旁。

[地理分布]通川区、开江县、渠县、大竹县。

[入药部位]全草。

[功能主治]清热解毒、消肿排脓、祛瘀散结、凉血、止血,用于血热所致的咯血、衄血、外伤出血、咽喉肿痛、风火牙痛、牙龈炎、口腔溃疡、乳腺炎、带状疱疹、阑尾炎、痢疾、肝炎、热淋、烫火伤、蛇虫咬伤、臌胀、食管癌、疮痈肿毒、痈肿疮疖、跌打损伤。并治赤白痢疾。泡酒服治跌打腰痛。

石莲

[异名]红花岩松、瓦片草、石指甲、石莲花。

[拉丁名]*Sinocrassula indica* (Decne.) A. Berger

[形态特征]二年生草本,无毛。根须状。花茎高15～60 cm,直立,常被微乳头状突起。基生叶莲座状,匙状长圆形,长3.5～6.0 cm,宽1.0～1.5 cm;茎生叶互生,宽倒披针状线形至近倒卵形,上部的渐缩小,长2.5～3.0 cm,宽4～10 mm,渐尖。花序圆锥状或近伞房状,总梗长5～6 cm;苞片似叶而小;萼片5,宽三角形,长2 mm,宽1 mm,先端稍急尖,花瓣5,红色,披针形至卵形,长4～5 mm,宽2 mm,先端常反折;雄蕊5,长3～4 mm;鳞片5,正方形,长0.5 mm,先端有微缺;心皮5,基部0.5～1.0 mm合生,卵形,长2.5～3.0 mm,先端急狭,花柱长不及1 mm。菁葵的喙反曲;种子平滑。

[自然生境]生于海拔400～2 300 m的林下、山坡岩石上。

[地理分布]万源市。

[入药部位]全草。

[功能主治]清热解毒、消炎止咳、收敛止血、止痢、消肿止痛、收敛生肌、止泻,用于肺热咳嗽、慢性支气

管炎、便血、功能性子宫出血、肝炎、中耳炎、腮腺炎、烫火伤、咽喉肿痛、痢疾、崩漏、便血、泌尿系统感染、子宫出血、疮疡久不收口。清肺热、止咳嗽；煎水加甜酒服治红崩、白带异常；泡酒服治风湿；炖肉服治痔疮出血。

虎耳草科 Saxifragaceae

七叶鬼灯檠

[异名]岩陀。

[拉丁名]*Rodgersia aesculifolia* Batal.

[形态特征]多年生草本，高0.8～1.2 m。根状茎圆柱形，横生，直径3～4 cm，内部微紫红色。茎具棱，近无毛。掌状复叶具长柄，柄长15～40 cm，基部扩大呈鞘状，具长柔毛，腋部和近小叶处，毛较多；小叶片5～7，草质，倒卵形至倒披针形，长7.5～30.0 cm，宽2.7～12.0 cm。多歧聚伞花序圆锥状，长约26 cm，花序轴和花梗均被白色膜片状毛，并混有少量腺毛；花梗长0.5～1.0 mm；萼片5～6，开展，近三角形，长1.5～2.0 mm，宽约1.8 mm，先端短渐尖，腹面无毛或具极少（1～3枚）近无柄之腺毛，背面和边缘具柔毛和短腺毛，具羽状脉和弧曲脉，脉于先端不汇合、半汇合至汇合（同时存在）；雄蕊长1.2～2.6 mm；子房近上位，长约1 mm，花柱2，长0.8～1.0 mm。蒴果卵形，具喙；种子多数，褐色，纺锤形，微扁，长1.8～2.0 mm。

[自然生境]生于林下、灌丛、草甸和石隙。

[地理分布]宣汉县、万源市。

[入药部位]根茎。

[功能主治]清热凉血、调经止痛、祛风除湿，用于月经不调、痛经、月经过多、风湿性关节炎、刀伤出血、肠炎、痢疾、跌打损伤等。外治外伤出血、阴囊湿疹等。

卵心叶虎耳草

[异名]虎耳草、石旱草、巴地虎耳草。

[拉丁名]*Saxifraga epiphylla* Gornall & H. Ohba

[形态特征]多年生草本，高20～36 cm。根状茎较短。茎不分枝，被褐色腺毛。基生叶具长柄，稀阔卵形至肾形，长1.2～10 cm，宽1～8.4 cm，边缘具波状粗齿和腺睫毛，基部心形（与叶柄连接处具芽），两面被糙腺毛和斑点，叶柄长1.5～12 cm，被褐色腺毛；茎生叶1～4枚，披针形至卵形，长2.5～5.0 mm，宽约1.1 mm，单脉。聚伞花序圆锥状，长13～23 cm，具12～30花，花两侧对称；萼片花期开展或反曲，卵形，长1.6～4.0 mm，腹面无毛，背面和边缘具腺毛；花瓣白色，5枚，3枚较短，卵形，长2.0～4.5 mm，基部具长0.2～1.0 mm之爪，具（1.0～）3～5脉，1枚较长，披针形或线状披针形，长0.4～2.0 cm，3～5（～12）脉，另1枚最长，线状披针形或披针形，长1.3～3.0 cm，5～9（～15）脉；雄蕊长4.5～5.5 mm，花丝棒状；子房近上位，卵球形，长2.0～3.3 mm，花柱2，长1.8～3.2 mm。蒴果长3.0～4.6 mm，2果瓣叉开。

[自然生境]生于海拔2 300 m以下的阴湿灌丛、岩石边。

[地理分布]万源市。

[入药部位]全草。

[功能主治]清热解毒、消炎利湿、祛风、凉血，用于风疹、湿疹、中耳炎、咳嗽吐血、肺痈、崩漏、痔疮。煎水煮醪糟用于丹毒。

球茎虎耳草

[异名]北京虎耳草。

[拉丁名]*Saxifraga sibirica* L.

[形态特征]多年生草本，高6.5～25 cm，具鳞茎。茎密被腺柔毛。基生叶具长柄，叶片肾形，长0.7～1.8 cm，宽1～27 cm，7～9浅裂，裂片卵形、阔卵形至扁圆形，两面和边缘均具腺柔毛，叶柄长1.2～4.5 cm，基部扩大，被腺柔毛；茎生叶肾形、阔卵形至扁圆形，长0.45～1.50 cm，宽0.5～2.0 cm，基部肾形、截形至楔形，5～9浅裂，两面和边缘均具腺毛，叶柄长1～9 mm。聚伞花序伞房状，长2.3～17.0 cm，具2～13花，稀单花；花梗纤细，

长1.5～4.0 cm, 被腺柔毛; 萼片直立, 披针形至长圆形, 长3～4 mm, 宽0.6～1.8 mm, 先端急尖或钝, 腹面无毛, 背面和边缘具腺柔毛; 花瓣白色, 倒卵形至狭倒卵形, 长6.0～14.5 mm, 宽1.5～4.7 mm, 基部渐狭呈爪状, 3～8脉, 无痂体; 雄蕊长2.5～5.5 mm, 花丝钻形; 2心皮中下部合生, 长2.6～4.9 mm; 子房卵球形, 长1.8～3.0 mm, 花柱2, 长0.8～2.0 mm, 柱头小。

[自然生境]生于林下、灌丛、高山草甸和石隙。

[地理分布]万源市。

[入药部位]全草。

[功能主治]清热解毒、消肿、凉血、止血, 用于疮痈肿毒、小儿发热、咳嗽气喘、湿疹、皮肤过敏、烫火伤、冻疮溃烂。

虎耳草

[异名]天青地红、通耳草、耳朵草、丝棉吊梅。

[拉丁名]*Saxifraga stolonifera* Meerb.

[形态特征]多年生草本, 高8～45 cm。鞭匐枝细长, 密被卷曲长腺毛, 具鳞片状叶。茎被长腺毛, 具1～4枚苞片状叶。基生叶具长柄, 叶片近心形、肾形至扁圆形, 长1.5～7.5 cm, 宽2～12 cm, 叶柄长1.5～21 cm, 被长腺毛; 茎生叶披针形, 长约6 mm, 宽约2 mm。聚伞花序圆锥状, 长7.3～26.0 cm, 具7～61花; 花序分枝长2.5～8.0 cm, 被腺毛, 具2～5花; 花梗长0.5～1.6 cm, 细弱, 被腺毛; 花两侧对称; 萼片在花期开展至反曲, 卵形, 长1.5～3.5 mm, 宽1.0～1.8 mm; 花瓣白色, 中上部具紫红色斑点, 基部具黄色斑点, 5枚。雄蕊长4.0～5.2 mm, 花丝棒状; 花盘半环状, 围绕于子房一侧, 边缘具瘤突; 2心皮下部合生, 长3.8～6.0 mm; 子房卵球形, 花柱2, 叉开。

[自然生境]生于海拔1 900 m以下山地、岩石阴湿处。

[地理分布]达川区、通川区、开江县、宣汉县、大竹县。

[入药部位]全草。

[功能主治]清热解毒、祛风除湿、凉血止血、止咳, 用于风疹、湿疹、荨麻疹、中耳炎、咯血、肿痛、崩漏、痔疾、风热咳嗽、痈疮肿毒、冻疮溃烂、淋巴结结核、毒蛇咬伤。

黄水枝

[异名]鸭鹅甲、博落。

[拉丁名]*Tiarella polyphylla* D. Don

[形态特征]多年生草本, 高20～45 cm; 根状茎横走, 深褐色, 直径3～6 mm。茎不分枝, 密被腺毛。基生叶具长柄, 叶片心形, 长2～8 cm, 宽2.5～10.0 cm, 先端急尖, 基部心形, 掌状3～5浅裂, 边缘具不规则浅齿, 两面密被腺毛; 叶柄长2～12 cm, 基部扩大呈鞘状, 密被腺毛; 托叶褐色; 茎生叶通常2～3枚, 与基生叶同型, 叶柄较短。总状花序长8～25 cm, 密被腺毛; 花梗长达1 cm, 被腺毛; 萼片在花期直立, 卵形, 长约1.5 mm, 宽约0.8 mm, 先端稍渐尖, 腹面无毛, 背面和边缘具短腺毛, 3至多脉; 无花瓣; 雄蕊长约2.5 mm, 花丝钻形; 心皮2, 不等大, 下部合生, 子房近上位, 花柱2。蒴果长7～12 mm; 种子黑褐色, 椭圆球形, 长约1 mm。

[自然生境]生于海拔1 000～2 300 m的灌丛林缘。

[地理分布]宣汉县。

[入药部位]全草。

[功能主治]清热解毒、消肿止痛、散寒解表、活血祛瘀、发汗, 用于肺结核、肝炎、经闭腹痛、无名肿毒、疮疖、大小便不利、跌打损伤、耳聋、气喘、咳嗽。

落新妇

[异名]小升麻、土苍术、红升麻、马尾参、术活、铁杆升麻。

[拉丁名]*Astilbe chinensis* (Maxim.) Franch. & Sav.

[形态特征]多年生草本，高50～100 cm。根状茎暗褐色，粗壮，须根多数。茎无毛。基生叶为二至三回三出羽状复叶；顶生小叶片菱状椭圆形，侧生小叶片卵形至椭圆形，长1.8～8.0 cm，宽1.1～4.0 cm，先端短渐尖至急尖，边缘有重锯齿，基部楔形、浅心形至圆形，腹面沿脉生硬毛，背面沿脉疏生硬毛和小腺毛；叶轴仅于叶腋部具褐色柔毛；茎生叶2～3，较小。圆锥花序长8～37 cm，宽3～4（～12）cm；下部第一回分枝长4.0～11.5 cm；花序轴密被褐色卷曲长柔毛；苞片卵形，几无花梗；花密集；萼片5，卵形，长1.0～1.5 mm，宽约0.7 mm，两面无毛，边缘中部以上生微腺毛；花瓣5，淡紫色至紫红色，线形，长4.5～5.0 mm，宽0.5～1.0 mm，单脉；雄蕊10，长2.0～2.5 mm；心皮2，仅基部合生，长约1.6 mm。蒴果长约3 mm；种子褐色，长约1.5 mm。

[自然生境]生于海拔1 500～2 300 m的阴湿沟边、路旁、灌丛中。

[地理分布]万源市。

[入药部位]全草。

[功能主治]祛风发表、活络镇痛、清热解毒、止咳祛痰、敛汗，用于风热感冒、头身疼痛、烫火伤、咳嗽、跌打损伤、偏头痛、风湿疼痛。

大落新妇

[异名]华南落新妇、红升麻、毛头寒药。

[拉丁名]*Astilbe grandis* Stapf ex E. H. Wilson

[形态特征]多年生草本，高0.4～1.2 m。根状茎粗壮。茎通常不分枝，被褐色长柔毛和腺毛。二至三回三出复叶至羽状复叶；叶轴长3.5～32.5 cm，与小叶柄均多少被腺毛，叶腋近旁具长柔毛；小叶片卵形、狭卵形至长圆形，顶生者有时为菱状椭圆形，长1.3～9.8 cm，宽1～5 cm，先端短渐尖至渐尖，边缘有重锯齿；小叶柄长0.2～2.2 cm。圆锥花序顶生，通常塔形，长16～40 cm，宽3～17 cm；花序轴与花梗均被腺毛；小苞片狭卵形，长约2.1 mm，宽约1 mm，全缘或具齿；花梗长1.0～1.2 mm；萼片5，卵形、阔卵形至椭圆形，长1～2 mm，宽1.0～1.2 mm，先端钝或微凹且具微腺毛、边缘膜质，两面无毛；花瓣5，白色或紫色，线形，先端急尖，单脉；雄蕊10，长1.3～5.0 mm；雌蕊长3.1～4.0 mm，心皮2，仅基部合生，子房半下位，花柱稍叉开。幼果长约5 mm。

[自然生境]生于海拔450～2 000 m的林下、灌丛或沟谷阴湿处。

[地理分布]宣汉县。

[入药部位]根状茎。

[功能主治]散瘀止痛、祛风除湿，用于跌打损伤、劳伤、筋骨酸痛、慢性关节炎、术后止痛、胃痛、肠炎、毒蛇咬伤。

肾萼金腰

[异名]岩风菜。

[拉丁名]*Chrysosplenium delavayi* Franch.

[形态特征]多年生草本，高4.5～13.0 cm。不育枝出自茎下部叶腋，基叶对生，近扁圆形，长约7 mm，宽8.2～9.2 mm，先端钝圆，基部宽楔形，边缘具8圆齿，齿端具1褐色乳头突起，两面无毛；叶柄长约5 mm，顶生者扁阔卵形至近扁钝，基部阔楔形至稍心形，上面无毛，下面密被褐色乳头突起，边缘具7～10圆齿，叶柄长约3 mm；花茎无毛。茎生叶对生，倒卵形、近圆形至扇形，长达1.5 cm，宽约1.6 cm，先端钝，基部宽楔形，边缘具7～12圆齿，先端具乳头突起，叶柄长2.0～5.6 mm。苞腋具褐色乳头突起；花梗长2.5～19.0 mm，无毛；花黄绿色；萼片在花期开展，近扁圆形，先端微凹；雄蕊8；子房近下位；花盘8裂。蒴果先端近平截而微凹，果瓣水平状叉开，具极短的喙。种子卵球形，黑褐色，具纵肋13～15条，肋上有横纹。

[自然生境]生于海拔2 000～2 300 m的山坡草丛中。

[地理分布]万源市。

[入药部位]全草。

[功能主治]清热解毒，外用拔毒。

绵毛金腰

[异名]脱叶金腰。

[拉丁名]*Chrysosplenium lanuginosum* Hook. f.

[形态特征]多年生小草本，高8～25 cm。有根茎。基生叶有长1～2 cm的叶柄；叶片卵形至椭圆形，长1.5～4.5 cm，宽1.5～3.0 cm，先端钝或圆，基部楔形，上面有稀疏短柔毛，下面近无毛，边缘每边有5～7粗圆齿。不孕枝有锈色长柔毛，尤其在近顶部较密而显著，叶在顶部密集；茎生叶互生，叶片退化变小，长2～3 mm，叶柄短小。聚伞花序分枝并铺散，直径5～10 cm，有疏毛或近于无毛；苞片叶状，肾状圆形，绿色，宽4～7 mm；花直径约4 mm，绿色；萼片4，开展，肾状圆形；无花瓣；雄蕊8，极短，花丝和花药长度略相等，心皮2，成1室，子房半下位。蒴果向上膨大，先端微凹，有极短而分叉的花柱。种子卵形，长0.8 mm，褐色，光滑，有极微小的乳头状突起。

[自然生境]生于海拔2 000～2 300 m的山地树林、竹林、灌丛中。

[地理分布]万源市。

[入药部位]全草。

[功能主治]清热解毒、生肌收敛、活血通络，用于臁疮、烫火伤、劳伤、跌打损伤、黄疸。

大叶金腰

[异名]大叶虎耳草、岩白菜、大虎耳草、虎舌草、马耳朵、大叶肺心草、小牛耳朵。

[拉丁名]*Chrysosplenium macrophyllum* Oliv.

[形态特征]多年生草本，高17～21 cm；不育枝长23～35 cm，其叶互生，具柄，叶片阔卵形至近圆形，长0.3～1.8 cm，宽0.4～1.2 cm，边缘具11～13圆齿，叶柄长0.8～1.0 cm，具褐色柔毛。花茎疏生褐色长柔毛。基生叶数枚，具柄，叶片革质，倒卵形，长2.3～19.0 cm，宽1.3～11.5 cm，先端钝圆；茎生叶通常1枚，叶片狭椭圆形，长1.2～1.7 cm，宽0.50～0.75 cm，边缘通常具13圆齿，背面无毛，腹面和边缘疏生褐色柔毛。多歧聚伞花序长3.0～4.5 cm；苞叶卵形至阔卵形，长0.6～2.0 cm，宽0.5～1.4 cm，先端钝状急尖，边缘通常具9～15圆齿，基部楔形，柄长3～10 mm；萼片近卵形至阔卵形，先端微凹，无毛；雄蕊高出萼片，长4.0～6.5 mm；子房半下位，花柱长约5 mm，近直上；无花盘。蒴果长4.0～4.5 mm，微凹，2果瓣近等大，喙长3～4 mm；种子黑褐色，近卵球形，长约0.7 mm，密被微乳头突起。

[自然生境]生于林下沟边、阴湿处。

[地理分布]万源市。

[入药部位]全草。

[功能主治]清热、平肝、解毒、去腐生肌，用于小儿惊风、臁疮、烫火伤。外用于中耳炎。还可润肺、止咳，用于肾炎。敷瘰疬。炖猪肉服治肺痈。捣汁兑酒服治聤耳、耳炎。

绣球花科 Hydrangeaceae

赤壁木

[异名]罩壁木、十出花、赤壁藤。

[拉丁名]*Decumaria sinensis* Oliv.

[形态特征]攀援灌木，长2～5 m；小枝圆柱形，灰棕色，嫩枝疏被长柔毛，老枝无毛，节稍肿胀。叶薄革质，椭圆形或倒披针状椭圆形，长3.5～7.0 cm，宽2.0～3.5 cm，先端钝或急尖，基部楔形，侧脉每边4～6条，常纤细而不明显；叶柄长1～2 cm。伞房状圆锥花序长3～4 cm，宽4～5 cm；花序梗长1～3 cm，疏被长柔毛；花白色，芳香；花梗长5～10 mm，果期更长，疏被长柔毛；萼筒陀螺形，高约2 mm，无毛，裂片卵形或卵状三角形，长约1 mm；花瓣长圆状椭圆形，长3～4 mm；雄蕊20～30，花丝纤细，长3～4 mm，花药卵形或近球形；花柱粗短，长不及1 mm，柱头扁盘状，7～9裂。蒴果钟状或陀螺状，长约6 mm，直径约5 mm，先端截形，具宿存花柱和柱头，暗褐色，有隆起的脉纹或棱条10～12；种子细小，两端尖，长约3 mm，有白翅。

[自然生境] 生于海拔600～1 300 m山坡岩石缝的灌丛中。

[地理分布] 万源市。

[入药部位] 叶或全草。

[功能主治] 叶消肿、止血。全草祛风湿、强筋骨。

四川溲疏

[异名] 川溲疏。

[拉丁名] *Deutzia setchuenensis* Franch.

[形态特征] 灌木，高约2 m；老枝灰色或灰褐色，表皮常片状脱落，无毛；花枝长8～12 cm，具4～6叶，褐色或黄褐色，疏被紧贴星状毛。叶纸质，卵形、卵状长圆形或卵状披针形，长2～8 cm，宽1～5 cm，先端渐尖或尾尖，基部圆形或宽楔形，具细锯齿，上面被3～6辐线星状毛，下面被4～8辐线星状毛；叶柄长3～5 mm，被星状毛。伞房状聚伞花序长1.5～4.0 cm，直径2～5 cm，有花6～20朵；花蕾长圆形或卵状长圆形；花冠直径1.5～1.8 cm；花梗长3～10 mm；花瓣白色，卵状长圆形，长5～8 cm，宽2～3 cm；萼筒杯状，长宽均约3 mm；外轮雄蕊长5～6 mm，花丝先端2齿，齿长圆形，扩展，约与花药等长或较长，花药具短柄，从花丝裂齿间伸出，内轮雄蕊较短，花丝先端2浅裂；花柱3，长约3 mm。蒴果球形，直径4～5 mm，宿存萼裂片内弯。

[自然生境] 生于海拔300～2 000 m的山地灌丛中。

[地理分布] 达川区、开江县。

[入药部位] 枝、叶和果实。

[功能主治] 清热除烦、利尿消积，用于外感暑湿、身热烦渴、热淋涩痛、小便不利、热结膀胱、小儿疳积、风湿痹痛、湿热疮毒。

多花溲疏

[拉丁名] *Deutzia setchuenensis* var. *corymbiflora* (Lemoine ex André) Rehd.

[形态特征] 灌木，高约2 m；老枝灰色或灰褐色，表皮常片状脱落，无毛；花枝长8～12 cm，具4～6叶，褐色或黄褐色，叶下面被毛较密。叶纸质，卵形、卵状长圆形或卵状披针形，长2～8 cm，宽1～5 cm，先端渐尖或尾尖，基部圆或宽楔形，具细锯齿，上面被3～6辐线星状毛，下面被4～8辐线星状毛；叶柄长3～5 mm，被星状毛。聚伞花序长4～6 cm，径5～8 cm，有花20～50朵；花蕾长圆形或卵状长圆形；花冠直径1.5～1.8 cm；花梗长3～10 mm；花白色，卵状长圆形，长5～8 cm，宽2～3 cm；萼筒杯状，长宽均约3 mm；外轮雄蕊长5～6 mm，花丝先端2齿，齿长圆形，扩展，约与花药等长或较长，花药具短柄，从花丝裂齿间伸出，内轮雄蕊较短，花丝先端2浅裂；花柱3，长约3 mm。蒴果球形，直径4～5 mm，宿存萼裂片内弯。

[自然生境] 生于海拔800～1 500 m的密林中。

[地理分布] 大竹县。

[入药部位] 叶、根。

[功能主治] 退热、利尿。

常山

[异名] 鸡骨常山、六合子、黄常山、对节兰。

[拉丁名] *Dichroa febrifuga* Lour.

[形态特征] 灌木，高1～2 m；小枝圆柱状或稍具四棱，无毛或被稀疏短柔毛，常呈紫红色。叶椭圆形、倒卵形、椭圆状长圆形或披针形，长6～25 cm，宽2～10 cm，先端渐尖，基部楔形，具锯齿，稀波状，两面绿色或下面紫色，无毛或叶脉被皱卷柔毛，稀下面散生长柔毛，侧脉8～10对；叶柄长1.5～5.0 cm，无毛或疏被毛。伞房状圆锥花序顶生，花蓝色或白色；花蕾倒卵形，盛开时直径6～10 mm；花梗长3～5 mm；花萼倒圆锥形，4～6裂；裂片阔三角形，急尖，无毛或被毛；花瓣长圆状椭圆形，稍肉质，花后反折；雄蕊10～20枚，一半与花瓣对生，花丝线形，扁平，初与花瓣合生，后分离，花药椭圆形；花柱4（5～6），棒状，柱头长圆形，子房3/4下位。浆

果直径3～7 mm,蓝色,干时黑色;种子长约1 mm,具网纹。

[自然生境]生于海拔600～1 600 m的灌丛、林缘、常绿阔叶林下。

[地理分布]达川区、开江县、宣汉县、渠县、大竹县市。

[入药部位]根。

[功能主治]解热、催吐、消积、除痰、截疟,用于疟疾、阿米巴痢疾、瘰疬、胸中积饮、癫痫。还可化腐生肌、杀虫,用于牙痛、接骨。

冠盖绣球

[异名]蔓生八仙花。

[拉丁名]*Hydrangea anomala* D. Don

[形态特征]攀援藤本,长2～4 m;小枝粗壮,淡灰褐色,无毛,树皮薄而疏松,老后呈片状剥落。叶纸质,椭圆形、长卵形或卵圆形,长6～17 cm,宽3～10 cm,先端渐尖,基部楔形、近圆形或有时浅心形,边缘有密而小的锯齿;侧脉6～8对,上面微凹或平坦,下面突起,小脉密集,网状,下面突起;叶柄长2～8 cm,无毛或被疏长柔毛。伞房状聚伞花序结果时直径达30 cm;不育花萼片4;孕性花多数,密集,萼筒钟状,长1～1.5 mm,基部略尖,无毛,萼齿阔卵形或三角形,长0.5～0.8 mm,先端钝;花瓣连合成一冠盖状花冠;雄蕊9～18枚,近等长,花药小,近圆形;子房下位,花柱2,少有3,结果时长约1.5 mm,外反。蒴果坛状,不连花柱长3.0～4.5 mm,宽4.0～5.5 mm,顶端截平;种子淡褐色,椭圆形或长圆形,周边具薄翅。

[自然生境]生于海拔2 000～2 300 m的荒山坡、沟边。

[地理分布]万源市。

[入药部位]花、叶和树皮。

[功能主治]花清热解毒、利湿,用于咽喉肿痛。叶清热抗疟。树皮内皮收敛。

莼兰绣球

[异名]盘果绣球、长柄绣球、莼兰。

[拉丁名]*Hydrangea longipes* Franch.

[形态特征]灌木,高1～3 m;小枝被黄色短柔毛,老后树皮不剥落。叶膜质,卵形或倒卵形,长8～20 cm,先端骤尖或渐尖,具短尖头,基部平截、微心形或宽楔形,具不规则粗齿,两面疏被伏毛,下面被细柔毛,脉上毛较密,侧脉6～8对;侧脉6～8对;叶柄长3～15 cm,被短疏柔毛。伞房状聚伞花序顶生,直径12～20 cm;不育花白色,萼片4,倒卵形、阔倒卵形或近圆形,近等大,长1.3～2.2 cm,宽1.0～2.2 cm,先端圆,具小凸尖或有时微凹;孕性花白色,萼筒杯状,萼齿三角形,长约0.5 mm;花瓣长卵形,先端急尖,早落;雄蕊10枚,细小,花药阔长圆形或近圆形;子房下位,花柱2,结果时长1.0～1.5 mm,外反。蒴果杯状,不连花柱长2.0～2.5 mm,宽2.5～3.5 mm,顶端截平;种子淡棕色,倒长卵形或狭椭圆形,两端具短翅。

[自然生境]生于海拔1 300～2 300 m的山沟疏林或密林下,或较湿润的山坡灌丛中。

[地理分布]万源市。

[入药部位]根、叶。

[功能主治]清热解毒、除湿退黄、止血。

绣球

[异名]八仙花、绣球花。

[拉丁名]*Hydrangea macrophylla* (Thunb.) Ser. ex DC

[形态特征]灌木,高1～4 m;茎常于基部发出多数放射枝而形成一圆形灌丛;枝圆柱形,粗壮,紫灰色至淡灰色,无毛,具少数长形皮孔。叶倒卵形或宽椭圆形,长6～15 cm,先端骤尖,具短尖头,基部钝圆或宽楔形,具粗齿,两面无毛或下面中脉两侧疏被卷曲柔毛,脉腋有髯毛,侧脉6～8对;叶柄粗,长1.0～3.5 cm,无毛。伞房状聚伞花序近球形,直径8～20 cm,具短的总花梗,分枝粗壮,近等长,花密集,多数不育;不育花萼

片4;孕性花极少数,具2~4 mm长的花梗;萼筒倒圆锥状,长1.5~2.0 mm,与花梗疏被卷曲短柔毛,萼齿卵状三角形,长约1 mm;花瓣长圆形,长3.0~3.5 mm;雄蕊10枚;子房大半下位,花柱3,结果时长约1.5 mm,柱头稍扩大。蒴果未成熟,长陀螺状,连花柱长约4.5 mm,顶端突出部分长约1 mm。

[自然生境]生于海拔380~1 700 m山谷溪旁或山顶疏林中。

[地理分布]通川区、达川区、开江县、宣汉县、渠县、大竹县、万源市。

[入药部位]花、根和叶。

[功能主治]花、根、叶皆可除痰、截疟、清热解毒、消积,用于疟疾、阴囊湿疹、风湿痹痛。花退热。叶用于疥癣、惊悸、烦躁。根消肿止痒,用于喉炎、肾囊风。

蜡莲绣球

[异名]阔叶蜡莲绣球。

[拉丁名]*Hydrangea strigosa* Rehd.

[形态特征]灌木,高1~3 m;小枝圆柱形或微具四钝棱,灰褐色,密被糙伏毛,无皮孔,老后色较淡,树皮常呈薄片状剥落。叶纸质,倒卵状倒披针形,长8~28 cm,宽2~10 cm,先端渐尖,基部楔形、钝形或圆形;中脉粗壮,上面平坦,下面隆起,侧脉7~10对;叶柄长1~7 cm,被糙伏毛。伞房状聚伞花序大,直径达28 cm,顶端稍拱,分枝扩展,密被灰白色糙伏毛;不育花萼片4~5,近圆形,结果时长1.3~2.7 cm,宽1.1~2.5 cm;孕性花淡紫红色,萼筒钟状,长约2 mm,萼齿三角形,长约0.5 mm;花瓣卵形,长2.0~2.5 mm;雄蕊不等长,花药长圆形,长约0.5 mm;子房下位,花柱2,结果时长约2 mm,近棒状,直立或外弯。蒴果坛状,不连花柱长和宽3.0~3.5 mm,顶端截平,基部圆;种子褐色,阔椭圆形,两端各具长0.20~0.25 mm的翅。

[自然生境]生于海拔500~1 800 m的山谷密林或山坡路旁疏林或灌丛中。

[地理分布]通川区、达川区、开江县、宣汉县、渠县、大竹县、万源市。

[入药部位]根。

[功能主治]消积和中、截疟退热,用于食积不化、胸腹胀满、疟疾、风湿麻木、月经不调。

马桑绣球

[异名]踏地消、土常山。

[拉丁名]*Hydrangea aspera* D.Don

[形态特征]灌木,高4(~10)m;小枝常具钝棱,与其叶柄、花序密被灰白色短柔毛或黄褐色、扩展的粗长毛。叶纸质,卵状披针形、卵形或长椭圆形,长5~23 cm,宽2~8 cm,先端渐尖,基部阔楔形或圆形,两侧略不相等或明显不相等,且一侧稍弯拱,边缘具密的小齿;侧脉6~10对,弯拱,下面突起,叶柄长1.0~4.5 cm。伞房状聚伞花序直径10~20 cm,顶端常弯拱,总花梗粗壮,分枝较短,密集,紧靠,彼此间隔小,一般长0.5~2.0 cm,个别的有时较长;不育花萼片4,少有5,淡红色,倒卵圆形或卵圆形;孕性花紫蓝色或紫红色,萼筒钟状;花瓣卵形或长卵形,长2.0~2.2 mm,先端略尖,基部截平;雄蕊10枚;子房下位,花柱2;种子褐色,椭圆形或纺锤形,长0.4~0.5 mm,稍扁,具突起的纵脉纹,两端各具0.15~0.25 mm长的翅。

[自然生境]生于海拔1 500~2 300 m的灌丛、林下。

[地理分布]大竹县。

[入药部位]根。

[功能主治]清热解毒、利湿退黄、抗疟、活血,用于风热头痛、咽喉肿痛、疟疾、骨折、妇女腹中包块。

绢毛山梅花

[异名]土常山。

[拉丁名]*Philadelphus sericanthus* Koehne

[形态特征]灌木,高1~3 m;二年生小枝黄褐色,表皮纵裂,片状脱落,当年生小枝褐色,无毛或疏被毛。叶纸质,长3~11 cm,宽1.5~5.0 cm,先端渐尖,基部楔形或阔楔形,具锯齿,上面疏被糙伏毛,下面仅沿主

脉和脉腋被长硬毛;叶脉稍离基3~5条;叶柄长8~12 mm,疏被毛。总状花序有花7~15(~30)朵,下面1~3对分枝顶端具3~5花呈聚伞状排列;花序轴长5~15 cm;花梗长6~14 mm;花萼褐色,外面疏被糙伏毛,裂片卵形,长6~7 mm,宽约3 mm;花冠盘状,直径2.5~3.0 cm;花瓣白色,倒卵形或长圆形,长1.2~1.5 cm,宽8~10 mm;雄蕊30~35,最长的长达7 mm,花药长圆形,长约1.5 mm;花盘和花柱均无毛或稀疏被白色刚毛;花柱长约6 mm,柱头桨形或匙形,长1.5~2.0 mm。蒴果倒卵形,长约7 mm,直径约5 mm;种子长3.0~3.5 mm,具短尾。

[自然生境]生于海拔1 500~2 300 m的向阳溪边、林缘、山坡。

[地理分布]万源市。

[入药部位]根皮。

[功能主治]活血、止痛,用于疟疾、头痛、腰挫伤、胃气痛。

山梅花

[异名]毛叶木通。

[拉丁名]*Philadelphus incanus* Kochne

[形态特征]灌木,高1.5~3.5 m;二年生小枝灰褐色,表皮呈片状脱落。叶卵形或阔卵形,长6.0~12.5 cm,宽8~10 cm,先端急尖,基部圆形,花枝上叶较小,椭圆形至卵状披针形,长4.0~8.5 cm,宽3.5~6.0 cm,先端渐尖,基部阔楔形,具疏锯齿,上面被刚毛,下面密被白色长粗毛;叶柄长5~10 mm。总状花序有花5~7(~11)朵;花序轴长5~7 cm,疏被长柔毛或无毛;花梗长5~10 mm,上部密被白色长柔毛;花萼外面密被紧贴糙伏毛;萼筒钟形,裂片卵形,长约5 mm,宽约3.5 mm,先端骤渐尖;花冠盘状,直径2.5~3.0 cm,花瓣白色,卵形或近圆形,长13~15 mm,宽8~13 mm;雄蕊30~35,最长的长达10 mm;花盘无毛;花柱长约5 mm,无毛,近先端稍分裂,柱头棒形,长约1.5 mm,较花药小。蒴果倒卵形,长7~9 mm,直径4~7 mm;种子长1.5~2.5 mm,具短尾。

[自然生境]生于海拔1 000~1 700 m的山地灌丛、林下。

[地理分布]万源市。

[入药部位]根皮。

[功能主治]清热利湿,用于挫伤、腰胁痛、胃痛、头痛。

鼠刺科 Iceaceae

鼠刺

[异名]老鼠刺。

[拉丁名]*Itea chinensis* Hook. & Arn.

[形态特征]灌木或小乔木,高4~10 m,稀更高;幼枝黄绿色,无毛;老枝棕褐色,具纵棱条。叶薄革质,倒卵形或卵状椭圆形,长5~12(~15)cm,宽3~6 cm,先端尖,基部楔形,边缘上部具不明显圆齿状小锯齿,呈波状或近全缘,侧脉4~5对,弧状上弯,在近缘处相连接,两面无毛;叶柄长1~2 cm,无毛。腋生总状花序,通常短于叶,长3~7(~9)cm,单生或稀2~3束生,直立;花序轴及花梗被短柔毛;花多数,2~3个簇生,稀单生;花梗细,长约2 mm,被短毛;苞片线状钻形,长1~2 mm;萼筒浅杯状,被疏柔毛,萼片三角状披针形,长1.5 mm,被微毛;花瓣白色,披针形,长2.5~3.0 mm,花时直立;雄蕊与花瓣近等长或稍长于花瓣;花丝有微毛;子房上位,被密长柔毛;柱头头状。蒴果长圆状披针形,长6~9 mm,被微毛。

[自然生境]生于海拔1 000 m以上的山坡。

[地理分布]大竹县。

[入药部位]根和花。

[功能主治]滋补强壮、清热、止咳、消炎,用于痈疽肿毒、干咳无痰、风湿痛、跌打肿痛。

冬青叶鼠刺

[异名] 月月青。

[拉丁名] *Itea ilicifolia* Oliv.

[形态特征] 灌木, 高2～4 m; 小枝无毛。叶厚革质, 阔椭圆形至椭圆状长圆形, 稀近圆形, 长5.0～9.5 cm, 宽3～6 cm, 先端锐尖或尖刺状, 基部圆形或楔形, 干时, 常反卷, 上面深绿色, 有光泽, 下面淡绿色, 两面无毛; 侧脉5～6对, 斜上, 中脉及侧脉在下面明显突起, 网脉不明显; 叶柄长5～10 mm, 无毛。顶生总状花序, 下垂, 长达25～30 cm; 花序轴被短柔毛; 苞片钻形, 长约1 mm; 花多数, 通常3个簇生; 花梗短, 长约1.5 mm, 无毛; 萼筒浅钟状, 萼片三角状披针形, 长约1 mm; 花瓣黄绿色, 线状披针形, 长2.5 mm, 顶端具硬小尖, 花开放后, 直立; 雄蕊短于花瓣约为花瓣之半; 花丝无毛, 长约1.5 mm; 花药长圆形; 子房半下位, 心皮2枚, 紧贴; 花柱单生, 柱头头状。蒴果卵状披针形, 长约5 mm, 下垂, 无毛。

[自然生境] 生于海拔1 500～1 650 m的山坡、灌丛或林下、山谷、河岸和路旁。

[地理分布] 万源市。

[入药部位] 根、花。

[功能主治] 清热止咳、滋补肝肾, 可用于劳虚咳嗽、咽喉干痛、目赤。根、花用于跌打损伤、扭伤以及外伤出血。

峨眉鼠刺

[异名] 鸡骨柴、山渣子、紫荆花。

[拉丁名] *Itea omeiensis* C. K. Schneid

[形态特征] 灌木或小乔木, 高1.5～10.0 m, 稀更高; 幼枝黄绿色, 无毛; 老枝棕褐色, 有纵棱。叶薄革质, 长圆形, 稀椭圆形, 长6～12（～16）cm, 宽2.5～5.0（～6.0）cm, 先端尾状尖或渐尖, 基部圆形或钝, 边缘有极明显的密集细锯齿, 近基部近全缘, 上面深绿色, 下面淡绿色, 两面无毛, 侧脉5～7对; 中脉和侧脉在下面显著突起, 细网脉明显; 叶柄长1.0～1.5 cm, 粗壮, 无毛, 上面有浅槽沟。腋生总状花序, 通常长于叶; 花梗长2～3 mm, 被微毛, 基部有叶状苞片; 苞片三角状披针形或倒披针形, 长达1.1 cm, 宽约1 mm; 萼筒浅杯状, 被疏柔毛, 萼片三角状披针形, 长1.5～2.0 mm, 宽约1 mm; 花瓣白色, 披针形, 长3.0～3.5 mm; 雄蕊与花瓣等长或长于花瓣; 花丝被细毛; 花药长圆状球形; 子房上位, 密被长柔毛。蒴果长6～9 mm, 被柔毛。

[自然生境] 生于海拔1 000 m以上的灌丛中。

[地理分布] 达川区。

[入药部位] 根、干花和种子。

[功能主治] 根滋补、祛风除湿、止咳、解毒、消肿, 用于身体虚弱、劳伤脱力、产后风痛、跌打损伤、腰痛白带, 加白马骨同煎服。干花清热、止咳、化痰, 6～7钱煎汁兑黄酒加砂糖服, 用于咳嗽兼喉痛、风湿痹痛。种子熬水润肺。

扯根菜科 Penthoraceae

扯根菜

[异名] 赶黄草、水泽兰、红筷子、水杨柳。

[拉丁名] *Penthorum chinense* Pursh

[形态特征] 多年生草本, 高为65（～90）cm。根状茎分枝; 茎不分枝, 稀基部分枝, 具多数叶, 中下部无毛, 上部疏生黑褐色腺毛。叶互生, 无柄或近无柄, 披针形至狭披针形, 长4～10 cm, 宽0.4～1.2 cm, 先端渐尖, 边缘具细重锯齿, 无毛。聚伞花序具多花, 长1.5～4.0 cm; 花序分枝与花梗均被褐色腺毛; 苞片小, 卵形至狭卵形; 花梗长1.0～2.2 mm; 花小型, 黄白色; 萼片5, 革质, 三角形, 长约1.5 mm, 宽约1.1 mm, 无毛, 单脉; 无花瓣; 雄蕊10, 长约2.5 mm; 雌蕊长约3.1 mm, 心皮5（～6）, 下部合生; 子房5（～6）室, 胚珠多数, 花柱5（～6）, 较粗。蒴果红紫色, 直径4～5 mm; 种子多数, 卵状长圆形, 表面具小丘状突起。

[自然生境] 生于海拔300～1 500 m的沟边潮湿处。

[地理分布]大竹县。

[入药部位]全草。

[功能主治]活血祛瘀、除湿利水、退黄消肿、清热解暑,用于黄疸型肝炎、水肿、跌打损伤、妇女崩带、瘰疬、小便不利、湿热黄疸、伤暑口渴、水肿串皮、解酒保肝。

茶藨子科 Grossulariaceae

冰川茶藨子

[异名]冰川茶藨、奶浆子。

[拉丁名]*Ribes glaciale* Wall.

[形态特征]落叶灌木,高2～3(～5)m;小枝无毛或微具短柔毛,无刺。叶长卵圆形,稀近圆形,长3～5 cm,宽2～4 cm;叶柄长1～2 cm,无毛,稀疏生腺毛。花单性,雌雄异株,直立总状花序;雄花序长2～5 cm,具花10～30朵;雌花序短,长1～3 cm,具花4～10朵;花序轴和花梗具短柔毛和短腺毛;花梗长2～4 mm;苞片卵状披针形或长圆状披针形,长3～5 mm,宽1.0～1.5 mm,具单脉;花萼近辐状,褐红色,外面无毛;萼筒浅杯形,长1～2 mm,宽大于长;萼片卵圆形或舌形,长1.0～2.5 mm,宽0.7～1.3 mm,先端圆钝或微尖,直立;花瓣近扇形或楔状匙形;雌花的雄蕊退化,长约0.4 mm,花药无花粉;子房倒卵状长圆形,无柔毛,稀微具腺毛,雄花中子房退化;花柱先端2裂。果实近球形或倒卵状球形,直径5～7 mm,红色,无毛。

[自然生境]生于山坡或山谷丛林及林缘或岩石上。

[地理分布]万源市。

[入药部位]根。

[功能主治]清热解毒、燥湿健胃,用于肝炎、烧烫伤、漆疮、胃痛、四肢无力。

宝兴茶藨子

[异名]穆坪茶藨子、穆坪醋果。

[拉丁名]*Ribes moupinense* var. *moupinense*.

[形态特征]落叶灌木,高2～3(～5)m;小枝暗紫褐色,皮稍呈长条状纵裂或不裂,嫩枝棕褐色,无毛,无刺;芽卵圆形或长圆形,长4～5 mm,宽2～3 mm,先端稍钝,具数枚棕褐色鳞片,外面无毛。叶卵圆形或宽三角状卵圆形,长5～9 cm,宽几与长相似,基部心脏形;叶柄长5～10 cm,沿槽微具柔毛。花两性,开花时直径4～6 mm;总状花序长5～10(～12)cm,下垂,具9～25朵疏松排列的花;花序轴具短柔毛;花梗极短或几无,稀稍长;苞片宽卵圆形或近圆形;花萼绿色而有红晕,外面无毛;萼筒钟形,长2.5～4.0 mm,宽稍大于长;萼片卵圆形或舌形,长2.0～3.5 mm,宽1.5～2.2 mm;花瓣倒三角状扇形,长1.0～1.8 mm,宽短于长,下部无突出体;雄蕊几与花瓣等长;子房无毛;花柱短于雄蕊,先端2裂。果实球形,直径5～7 mm,黑色,无毛。

[自然生境]生于山坡路边杂木林下、岩石坡地及山谷林下。

[地理分布]万源市。

[入药部位]根、茎皮、果实、叶。

[功能主治]根祛风除湿、活血调经。茎皮、果实清热燥湿、健胃。叶用于烧烫伤、漆疮、胃痛。

细枝茶藨子

[异名]茶藨子、光醋栗、锦葡萄。

[拉丁名]*Ribes tenue* Jancz.

[形态特征]落叶灌木,高1～4 m;枝细瘦,小枝灰褐色或灰棕色,常具腺毛,无刺;芽卵圆形或长卵圆形,长4～6 mm,先端急尖,具数枚紫褐色鳞片。叶长卵圆形,稀近圆形,长2.0～5.5 cm,宽2～5 cm,基部截形至心脏形,上面无毛或幼时具短柔毛和紧贴短腺毛,下面幼时具短柔毛;叶柄长1～3 cm,无柔毛或具稀疏腺毛。花单性,雌雄异株;总状花序直立;雄花序长3～5 cm,具花10～20朵;雌花序长1～3 cm,具花5～15朵;花序轴和花梗具短柔毛和疏腺毛;花梗长2～6 mm;苞片披针形或长圆状披针形;花萼近辐状;萼筒碟形;萼片舌

形或卵圆形,直立;花瓣楔状匙形或近倒卵圆形,暗红色;雄蕊短,雌花的花药不发育;子房无毛;花柱先端2裂;雄花中花柱退化成短棒状,子房败育。果实球形,直径4～7 mm,暗红色,无毛。

[自然生境]生于海拔1 400～2 300 m的山坡和山谷灌丛或沟旁路边。

[地理分布]万源市。

[入药部位]根。

[功能主治]清虚热、调经止痛,用于阴虚发热、骨蒸劳瘵、手足心热、妇女五心烦热、月经不调、痛经、四肢无力、烧烫伤。

海桐科 Pittosporaceae

皱叶海桐

[异名]山枝仁。

[拉丁名]*Pittosporum crispulum* Gagnep.

[形态特征]常绿灌木,高3 m,嫩枝无毛,干后红褐色。叶簇生于枝顶,二年生,薄革质,倒披针形或披针形,长8～18 cm,宽3～5 cm,先端渐尖,基部楔形,无毛,侧脉13～20对,在下面稍突起,网脉在下面明显,边缘略皱折或呈微波状;叶柄长1.0～1.5 cm。伞形花序2～4束簇生于枝顶叶腋,每束有花2～5朵,花梗长1～2 cm,无毛;萼片三角状卵形,长3 mm,基部略相连合,无毛,边缘有睫毛;花瓣长1.5 cm,宽2.0～2.5 mm;雄蕊长1 cm;雌蕊长8～10 mm,子房被毛,子房壁厚0.5 mm;侧膜胎座3～5个,每个胎座有胚珠10～15个,排成4列,花柱比子房稍短。蒴果椭圆形或梨形,长2.5～3.0 cm,外面被毛,3～5片裂开,果片木质,厚2.5 mm,种子约45个,排成2～4列,种柄长1.0～1.5 mm。

[自然生境]生于海拔500～1 000 m的沟边阴湿处、林中。

[地理分布]达川区。

[入药部位]种子。

[功能主治]清热利湿、生津止渴,用于咽喉肿痛、泻痢、痈肿疮毒、热淋下重、高血压、头昏、虚弱遗精。

狭叶海桐

[异名]山枝仁、黄栀子。

[拉丁名]*Pittosporum glabratum* Lindl. var. *neriifolium* Rehd. & Wils.

[形态特征]常绿灌木,高1.5 m,嫩枝无毛,叶带状或狭窄披针形,长6～18 cm,或更长,宽1～2 cm,无毛,叶柄长5～12 mm。伞形花序顶生,有花多朵,花梗长约1 cm,有微毛,萼片长2 mm,有睫毛;花瓣长8～12 mm;雄蕊比花瓣短;子房无毛。蒴果长2.0～2.5 cm,子房柄不明显,3片裂开,种子红色,长6 mm。

[自然生境]生于灌木林中。

[地理分布]万源市。

[入药部位]种子、根、全草。

[功能主治]种子清热、生津止渴、除湿,用于虚弱心烦、口渴咽痛、泻痢后重、倦怠乏力。根补肺肾、祛风湿、活血通络、镇静、祛痰,用于虚劳咳嗽、遗精早泄、失眠头昏、高血压、风湿性关节疼痛、小儿瘫痪。全草清热除湿,用于黄疸、子宫脱垂。

海金子

[异名]山枝仁、崖花海桐、崖花子。

[拉丁名]*Pittosporum illicioides* Makino

[形态特征]常绿灌木,高达5 m,嫩枝无毛,老枝有皮孔。叶生于枝顶,3～8片簇生呈假轮生状,薄革质,倒卵状披针形或倒披针形,5～10 cm,宽2.5～4.5 cm,先端渐尖,基部窄楔形,无毛;侧脉6～8对,在上面不明显,在下面稍突起,网脉在下面明显,边缘平展,或略皱折;叶柄长7～15 mm。伞形花序顶生,有花2～10朵,花梗纤细,无毛,常向下弯;苞片细小,早落;萼片卵形,长2 mm,先端钝,无毛;花瓣长8～9 mm;雄蕊长

6 mm;子房长卵形,被糠秕或有微毛,子房柄短;侧膜胎座3个,每个胎座有胚珠5～8个,生于子房内壁的中部。蒴果近圆形,多少三角形,或有纵沟3条,子房柄长1.5 mm,3片裂开,果片薄木质;种子8～15个,种柄短而扁平,长1.5 mm;果柄纤细,长2～4 cm,常向下弯。

[自然生境]生于林中。

[地理分布]通川区、开江县。

[入药部位]种子、根、叶。

[功能主治]种子涩肠、收敛、止泻,用于咽痛、肠炎、白带异常、滑精。根祛风活络、散瘀止痛,用于风湿性关节炎、坐骨神经痛、骨折、胃痛、牙痛、高血压、神经衰弱、梦遗滑精。叶解毒、止血,用于毒蛇咬伤、疮疖、外伤出血。

海桐

[异名]海桐花、山矾、七里香、宝珠香、山瑞香。

[拉丁名]*Pittosporum tobira* (Thunb.) Ait.

[形态特征]常绿灌木或小乔木;幼枝被柔毛;叶聚生枝顶,革质,初两面被柔毛,后脱落无毛,倒卵形,长4～7 cm,宽1.5～4.0 cm,先端圆或钝,凹入或微心形,基部窄楔形,侧脉6～8对,全缘;叶柄长达2 cm;伞形或伞房花序顶生,密被褐色柔毛;苞片披针形,长4～5 mm;小苞片长2～3 mm,均被褐色毛;花白色,有香气,后黄色;花梗长1～2 cm;萼片卵形,长3～4 mm,被柔毛;花瓣倒披针形,长1～1.2 cm,离生;雄蕊2型,退化雄蕊花丝长2～3 mm,花药几不育,发育雄蕊花丝长5～6 mm,花药长2 mm,黄色:子房长卵形,被毛,侧膜胎座3,胚珠多数,2列着生胎座中段;蒴果球形,有棱或三角状,径1.2 cm,子房柄长1～2 mm,3瓣裂,果瓣厚1.5 mm;种子多数,长4 mm,红色,种柄长2 mm。

[自然生境]生于山坡,栽培。

[地理分布]通川区、开江县、大竹县、达川区、万源市。

[入药部位]叶、根、果实。

[功能主治]叶外用于疥疮。根祛风活络、散瘀止痛。果实用于疝痛。

崖花子

[异名]山枝条、满山香、菱叶海桐。

[拉丁名]*Pittosporum truncatum* Pritz.

[形态特征]常绿灌木,高2～3 m,多分枝,嫩枝有灰毛,不久变秃净。叶簇生于枝顶,硬革质,倒卵形或菱形,长5～8 cm,宽2.5～3.5 cm,中部以上最宽;先端宽而有一个短急尖,有时有浅裂,中部以下急剧收窄而下延;上面深绿色,发亮,下面初时有白毛,不久变秃净;侧脉7～8对,在上面明显,在下面稍突起,网脉在上面不明显,在下面能见;叶柄长5～8 mm。花单生或数朵成伞形状,生于枝顶叶腋内,花梗纤细,无毛,或略有白绒毛,长1.5～2.0 cm;萼片卵形,长2 mm,无毛,边缘有睫毛;花瓣倒披针形,长8 mm;雄蕊长6 mm;子房被褐毛,卵圆形,侧膜胎座2个,胚珠16～18个。蒴果短椭圆形,长9 mm,宽7 mm,2片裂开,果片薄,内侧有小横格;种子16～18个,种柄扁而细,长1.5 mm。

[自然生境]生于海拔2 000 m以下的山坡、林中。

[地理分布]大竹县。

[入药部位]根、叶、种子。

[功能主治]种子清热、生津止渴、涩肠固精,用于虚弱心烦、口渴咽痛、泻痢后重、倦怠乏力、肠炎、白带、滑精。根补肺肾、祛风湿、活血通络、镇静祛痰、散瘀止痛,用于虚劳咳嗽、遗精早泄、失眠头昏、高血压、风湿性关节疼痛、小儿瘫痪、骨折、胃痛、牙痛、神经衰弱。叶解毒止血。外用于毒蛇咬伤、疮疖、外伤出血。

木果海桐

[异名]山枝条、山枝茶。

[拉丁名]*Pittosporum xylocarpum* Hu & Wang

[形态特征]常绿灌木,高3 m,嫩枝纤细,无毛,老枝有皮孔。叶聚生于枝顶,二年生,薄革质,倒披针形或狭长椭圆形,长6~13 cm,宽2.0~4.5 cm,先端渐尖,基部楔形,侧脉11~15对,在上面隐约可见,在下面稍突起,网脉不明显,边缘平展。伞房或伞形花序顶生,无毛,有长约5 mm的花序柄,花梗长4~12 mm,纤细,苞片细小,膜质,早落。花黄色,有香气;萼片卵形,大小不等,基部略相连;花瓣狭披针形,长1.2 cm,下部2/3紧贴或连生成管状;雄蕊长约8 mm,花药长2 mm;子房长卵形,有短的子房柄,被毛,花柱长3 mm;侧膜胎座3个,有时2个,每个胎座有胚珠2~5个。蒴果卵圆形,长约15 mm,3片(2片)裂开,果片木质,内侧有横格,种子4~8个,长3~4 mm,红色,种柄短,长1.0~1.5 mm。

[自然生境]生于海拔400~1 500 m的山坡、林中。

[地理分布]达川区。

[入药部位]种子、根皮。

[功能主治]种子清热、生津止渴。根皮补肺肾、祛风湿、通经活络。

蔷薇科 Rosaceae

龙芽草

[异名]仙鹤草,黄花草。

[拉丁名]*Agrimonia pilosa* Ledeb.

[形态特征]多年生草本。根多呈块茎状,周围长出若干侧根,根茎短,基部常有1至数个地下芽。茎高30~120 cm。叶为间断奇数羽状复叶,通常有小叶3~4对,稀2对,向上减少至3小叶,叶柄被稀疏柔毛或短柔毛;小叶片无柄或有短柄,倒卵形,长1.5~5.0 cm,宽1.0~2.5 cm,顶端急尖至圆钝,有显著腺点;托叶草质,绿色,镰形,顶端急尖或渐尖,边缘有尖锐锯齿或裂片。花序穗状总状顶生,分枝或不分枝,花序轴被柔毛,花梗长1~5 mm,被柔毛;苞片通常深3裂,裂片带形;花直径6~9 mm;萼片5,三角卵形;花瓣黄色,长圆形;雄蕊(5~)8~15枚;花柱2,丝状,柱头头状。果实倒卵圆锥形,外面有10条肋,被疏柔毛,顶端有数层钩刺,幼时直立,成熟时靠合,连钩刺长7~8 mm。

[自然生境]生于海拔3 800 m以下的灌丛、向阳山坡、路边肥沃处。

[地理分布]万源市、大竹县、开江县、通川区、渠县、宣汉县。

[入药部位]全草、根、冬芽。

[功能主治]全草收敛止血、凉血、消炎、止痢、健胃、强壮、止泻、祛风、驱虫,用于呕血、咯血、衄血、尿血、便血、肠风下血、功能性子宫出血、崩漏、带下、赤白痢疾、劳伤脱力、胃肠炎、肠道滴虫、痈肿、跌打、创伤出血、阴道滴虫、肺痨咯血、久泻不止。根驱绦虫,用于赤白痢疾、经闭、肿毒。冬芽用于绦虫病。

唐棣

[异名]枕栘、红栒子。

[拉丁名]*Amelanchier sinica* (C. K. Schneid.) Chun

[形态特征]小乔木,高3~5 m,稀达15 m,枝条稀疏;小枝细长,圆柱形,紫褐色或黑褐色,冬芽长圆锥形,鳞片边缘有柔毛。叶片卵形或长椭圆形,叶柄偶有散生柔毛;总状花序,多花,花梗细,苞片膜质,线状披针形,早落;花萼筒杯状,外被柔毛,萼片披针形或三角披针形,花瓣细长,长圆披针形或椭圆披针形,白色;雄蕊远比花瓣短;花柱基部密被黄白色绒毛,柱头头状,果实近球形或扁圆形。

[自然生境]生于海拔1 000~2 000 m的山坡、灌木丛中。

[地理分布]万源市。

[入药部位]树皮。

[功能主治]活血、补虚、祛瘀止痛,用于风湿脚气痛、损伤瘀血、妇女崩漏。

假升麻

[异名]升麻草、铁耙梳。

[拉丁名]*Aruncus sylvester* Kostel. ex Maxim

[形态特征]多年生草本，基部木质化；茎圆柱形，无毛。大型羽状复叶，总叶柄无毛；小叶片3～9，菱状卵形、卵状披针形或长椭圆形，长5～13 cm，宽2～8 cm，先端渐尖，基部宽楔形，边缘有不规则的尖锐重锯齿；小叶柄长4～10 mm或近于无柄；不具托叶。大型穗状圆锥花序，长10～40 cm，外被柔毛与稀疏星状毛，逐渐脱落，果期较少；花梗长约2 mm；苞片线状披针形；花直径2～4 mm；萼筒杯状，微具毛；萼片三角形，先端急尖，全缘；花瓣倒卵形，先端圆钝，白色；雄花具雄蕊20，着生在萼筒边缘，花丝比花瓣长约1倍，有退化雌蕊；花盘盘状，边缘有10个圆形突起；雌花心皮3～4，稀5～8，花柱顶生，雄蕊短于花瓣。蓇葖果并立，无毛，果柄下垂；萼片宿存。

[自然生境]生于海拔1 000～3 800 m的山坡疏林、阴湿林下。

[地理分布]万源市。

[入药部位]根。

[功能主治]发汗、活血散瘀、通经活络、解毒，用于风寒头痛、身痛、跌打损伤、劳伤、筋骨疼痛。

微毛樱桃

[异名]西南樱桃、微毛野樱桃、微毛樱。

[拉丁名]*Cerasus clarofolia* (C. K. Schneid.) T. T. Yu & C. L. Li

[形态特征]灌木或小乔木，高2.5～20.0 m，树皮灰黑色。小枝灰褐色，嫩枝紫色或绿色，无毛或多少被疏柔毛。冬芽卵形，无毛。叶片卵形，卵状椭圆形，或倒卵状椭圆形，长3～6 cm，宽2～4 cm，先端渐尖或骤尖，基部圆形，边有单锯齿或重锯齿；叶柄长0.8～1.0 cm，无毛或被疏柔毛；托叶披针形，边有腺齿或有羽状分裂腺齿。花序伞形或近伞形，有花2～4朵，花叶同开；总苞片褐色，匙形，长约0.8 mm，宽3～4 mm，外面无毛，内面被疏柔毛；总梗长4～10 mm，无毛或被疏柔毛；花瓣白色或粉红色，倒卵形至近圆形；雄蕊20～30枚；花柱基部有疏柔毛，比雄蕊稍短或稍长，柱头头状。核果红色，长椭圆形，纵径7～8 mm，横径4～5 mm；核表面微具棱纹。

[自然生境]生于海拔800～3 600 m的山坡林中或灌丛中。

[地理分布]万源市、通川区。

[入药部位]种仁。

[功能主治]润肠利水。

西南樱桃

[异名]云南樱、云南樱花。

[拉丁名]*Cerasus duclouxii* (Koehne) T. T. Yu & C. L. Li

[形态特征]乔木或灌木。小枝灰色或灰褐色，被稀疏柔毛或无毛。叶片倒卵椭圆形或椭圆形，长3.5～5.0 cm，宽2.0～3.5 cm，先端骤尖，边有尖锐锯齿，齿端有小腺体、上面绿色，疏被短毛或无毛，下面淡绿色，疏被柔毛或仅脉腋有簇毛，侧脉7～9对；叶柄长0.8～1.0 cm，疏被短毛或无毛；托叶线形，边有腺齿。花序近伞形，有花3～5朵；总苞椭圆形，长3.5～4.0 mm，宽2～3 mm，外面无毛，内面密被柔毛；总梗长0.4～3.0 mm，密被开展柔毛；苞片很小，长约1 mm，边有腺齿；花梗长3～4 mm，从总苞中伸出，密被短柔毛；萼筒钟状，长3～4 mm，宽2～3 mm，被短柔毛，萼片卵状三角形；花瓣白色，卵形；雄蕊约33枚；花柱与雄蕊近等长。核果卵球形或椭球形，纵径长7～8 mm，横径长5～6 mm；

[自然生境]生于海拔2 300 m的山谷林中或有栽培。

[地理分布]万源市。

[入药部位]根、枝、叶、果实。

[功能主治]解毒、杀虫。

樱桃

[异名]车厘子、莺桃、英桃。

[拉丁名] *Cerasus pseudocerasus* (Lindl.) Loudon

[形态特征] 乔木,树皮灰白色。小枝灰褐色,嫩枝绿色,无毛或被疏柔毛。叶片卵形或长圆状卵形,长5～12 cm,宽3～5 cm,侧脉9～11对;叶柄长0.7～1.5 cm,被疏柔毛,先端有1或2个大腺体;托叶早落,披针形,有羽裂腺齿。花序伞房状或近伞形,有花3～6朵,先叶开放;总苞倒卵状椭圆形,褐色,长约5 mm,宽约3 mm,边有腺齿;花梗长0.8～1.9 cm,被疏柔毛;萼筒钟状,长3～6 mm,宽2～3 mm,外面被疏柔毛,萼片三角卵圆形或卵状长圆形,先端急尖或钝,边缘全缘,长为萼筒的一半或过半;花瓣白色,卵圆形,先端下凹或2裂;雄蕊30～35枚,栽培者可达50枚;花柱与雄蕊近等长,无毛。核果近球形,红色,直径0.9～1.3 cm。

[自然生境] 生于山坡林中、林缘、灌丛中或草地。

[地理分布] 万源市、开江县、通川区。

[入药部位] 枝、叶、根、花。

[功能主治] 美白、补血、排毒通便。

崖樱桃

[异名] 岩樱。

[拉丁名] *Cerasus scopulorum* (Koehne) T. T. Yu & C. L. Li

[形态特征] 乔木,树皮红褐色。小枝灰褐色。叶片长椭圆形或卵状椭圆形,长5～11 cm,宽3～6 cm;叶柄长5～12 mm,无毛;托叶狭带形,比叶柄短,边有腺齿,早落。花序伞形,有花3～7朵,先叶开放;总苞片褐色,倒卵状长圆形,长约8 mm,宽约5 mm,外面被稀疏柔毛,内面密被伏生长柔毛;总梗长2～9 mm,被疏柔毛;苞片小,长1～2.5 mm,边有缺刻状锯齿,早落。花梗长1～2 cm,疏被长柔毛;萼筒管形钟状,长6～7 mm,宽3～4 mm,外面伏生疏毛,萼片卵圆形,长2～3 mm,先端圆钝或急尖,边全缘,有缘毛,开花后反折;花瓣白色,长椭圆形,先端2裂;雄蕊34～48枚;花柱无毛。核果红色,卵球形,长约1.2 cm。

[自然生境] 生于山谷林中,海拔700～1 200 m。

[地理分布] 万源市、大竹县。

[入药部位] 果实、种子。

[功能主治] 果实清热、益肾,捣汁内服治咽喉肿痛、声哑。种子透疹,用于麻疹初起、疹出不透。

木瓜

[异名] 文冠果、文官果。

[拉丁名] *Chaenomceles sinensis* (Thouin) Koehne

[形态特征] 灌木或小乔木,树皮成片状脱落;小枝无刺,圆柱形。叶片椭圆卵形或椭圆长圆形,稀倒卵形,长5～8 cm,宽3.5～5.5 cm,先端急尖,基部宽楔形或圆形,边缘有刺芒状尖锐锯齿,齿尖有腺;叶柄长5～10 mm,微被柔毛,有腺齿;托叶膜质,卵状披针形,先端渐尖,边缘具腺齿,长约7 mm。花单生于叶腋,花梗短粗,长5～10 mm,无毛;花直径2.5～3.0 cm;萼筒钟状外面无毛;萼片三角披针形,长6～10 mm,先端渐尖,边缘有腺齿,外面无毛,内面密被浅褐色绒毛,反折;花瓣倒卵形,淡粉红色;雄蕊多数,长不及花瓣之半;花柱3～5,基部合生,被柔毛,柱头头状,有不明显分裂,约与雄蕊等长或稍长。果实长椭圆形,长10～15 cm,暗黄色,木质,味芳香,果柄短。

[自然生境] 生于海拔800～3 200 m的山坡、沟边,有栽培。

[地理分布] 万源市。

[入药部位] 木材或枝叶。

[功能主治] 用于风湿性关节炎。

贴梗海棠

[异名] 铁脚海棠、铁杆海棠、皱皮木瓜、川木瓜。

[拉丁名] *Chaenomeles speciosa* (Sweet) Nakai

[形态特征] 落叶灌木,高达2 m,枝条直立开展,有刺。叶片卵形至椭圆形,稀长椭圆形,长3～9 cm,宽

1.5～5 cm, 先端急尖稀圆钝, 基部楔形至宽楔形, 边缘具有尖锐锯齿, 齿尖开展; 叶柄长约1 cm; 托叶大形, 草质, 肾形或半圆形, 稀卵形, 长5～10 mm, 宽12～20 mm, 边缘有尖锐重锯齿, 无毛。萼筒钟状, 外面无毛; 萼片直立, 半圆形稀卵形, 长3～4 mm。花瓣倒卵形或近圆形, 基部延伸成短爪, 长10～15 mm, 宽8～13 mm; 雄蕊45～50, 长约花瓣之半; 花柱5, 基部合生, 无毛或稍有毛, 柱头头状, 有不显明分裂, 约与雄蕊等长。果实球形或卵球形, 直径4～6 cm, 黄色或带黄绿色, 有稀疏不显明斑点, 味芳香; 萼片脱落, 果柄短或近于无柄。

[自然生境] 喜光又稍耐阴, 有一定耐寒能力, 对土壤要求不严, 耐瘠薄, 但喜排水良好的肥沃壤土。

[地理分布] 万源市、大竹县、通川区、宣汉县。

[入药部位] 花、果实。

[功能主治] 舒筋活络、和胃化湿。

川康栒子

[异名] 四川栒子。

[拉丁名] *Cotoneaster ambiguus* Rehd. & E. H. Wils.

[形态特征] 落叶灌木, 高达2 m; 枝条弯曲, 小枝细瘦, 灰褐色, 幼时被糙伏毛, 不久即脱落无毛或近无毛。叶片椭圆卵形至菱状卵形, 长2.5～6.0 cm, 宽1.5～3.0 cm, 先端渐尖至急尖, 基部宽楔形, 全缘, 上面幼嫩时具疏生柔毛, 不久脱落, 下面具柔毛, 老时具稀疏柔毛; 托叶线状披针形, 多数脱落, 有稀疏柔毛。聚伞花序有花5～10朵, 总花梗和花梗疏生柔毛; 苞片披针形, 稍具柔毛, 早落; 花梗长4～5 mm; 萼筒钟状, 外面无毛或稍有柔毛, 内面无毛; 萼片三角形, 先端急尖, 外面无毛或仅沿边缘微具柔毛, 内面常无毛; 花瓣直立, 宽卵形或近圆形, 长与宽各约3～4 mm, 先端圆钝, 基部具短爪, 白色带粉红; 果实卵形或近球形, 长8～10 mm, 直径6～7 mm, 黑色, 先端微具柔毛, 常具2～3(4～5)小核。

[自然生境] 生于海拔1 800～2 900 m的山地、半阳坡及稀疏林中。

[地理分布] 万源市。

[入药部位] 叶、果实。

[功能主治] 清热解毒、消肿止痛。

泡叶栒子

[异名] 大叶泡叶栒子、多花泡叶栒子、圣果栒子。

[拉丁名] *Cotoneaster bullatus* Bois

[形态特征] 落叶灌木; 小枝粗壮, 圆柱形, 稍弯曲, 灰黑色。叶片长圆卵形或椭圆卵形, 长3.5～7.0 cm, 宽2～4 cm, 先端渐尖, 有时急尖, 全缘, 上面有明显皱纹并呈泡状隆起, 无毛或微具柔毛, 下面具疏生柔毛, 沿叶脉毛较密; 叶柄长3～6 mm, 具柔毛; 托叶披针形, 有柔毛, 早落。花5～13朵成聚伞花序, 总花梗和花梗均具柔毛; 花梗长1～3 mm; 花直径7～8 mm; 萼筒钟状, 外面无毛或具稀疏柔毛, 内面无毛; 萼片三角形, 先端急尖, 外面无毛或有稀疏柔毛, 内面仅先端具柔毛; 花瓣直立, 倒卵形, 长约4.5 mm, 先端圆钝, 浅红色; 雄蕊约20～22, 比花瓣短; 花柱4～5, 离生, 甚短; 子房顶端具柔毛。果实球形或倒卵形, 长6～8 mm, 直径6～8 mm, 红色, 4～5小核。

[自然生境] 生于海拔2 000～3 200 m的灌丛中。

[地理分布] 万源市。

[入药部位] 根、叶。

[功能主治] 清热解毒、止痛。

木帚栒子

[异名] 狄氏栒子、石板柴、茅铁香、木帚子、维西栒子、西康栒子。

[拉丁名] *Cotoneaster dielsianus* E. Pritz. ex Diels

[形态特征] 落叶灌木, 枝条开展下垂; 小枝通常细瘦, 圆柱形, 灰黑色或黑褐色。叶片椭圆形至卵形, 长

1.0～2.5 cm, 宽0.8～1.5 cm, 先端多数急尖, 稀圆钝或缺凹, 基部宽楔形或圆形, 全缘, 上面微具稀疏柔毛, 下面密被带黄色或灰色绒毛; 叶柄长1～2 mm, 被绒毛; 托叶线状披针形, 幼时有毛, 至果期部分宿存。花3～7朵, 成聚伞花序, 总花梗和花梗具柔毛; 花梗长1～3 mm; 花直径6～7 mm; 萼筒钟状, 外面被柔毛; 萼片三角形, 先端急尖, 外面被柔毛, 内面先端有少数柔毛; 花瓣直立, 几圆形或宽倒卵形, 长与宽各约3～4 mm, 先端圆钝, 浅红色; 雄蕊15～20, 比花瓣短; 花柱通常3, 甚短, 离生; 子房顶部有柔毛。果实近球形或倒卵形, 直径5～6 mm, 红色, 具3～5小核。

[自然生境] 生于海拔1 500～3 300 m的路旁、灌丛、沟边。

[地理分布] 万源市。

[入药部位] 果实。

[功能主治] 清热利湿、止血, 用于湿热黄疸、泻痢、带下、吐血、功能性子宫出血。

小叶平枝栒子

[异名] 小叶栒刺木。

[拉丁名] *Cotoneaster horizontalis* var. *perpusillus* C. K. Schneid.

[形态特征] 高达2 m; 枝条细瘦开张, 小枝圆柱形, 深红褐色, 幼时密被带黄色柔毛, 老时无毛。叶片椭圆形至卵形, 长1.2～3.0 cm, 宽1～2 cm, 先端多数圆钝, 稀微缺, 基部圆形或宽楔形, 全缘, 上面具稀疏柔毛。本变种与原变种的异点在于枝干平铺, 叶形较小, 长6～8 mm, 果实椭圆形, 长5～6 mm。

[自然生境] 生于海拔1 500～2 400 m的山岩上或山坡多石地。

[地理分布] 万源市。

[入药部位] 叶。

[功能主治] 清热化湿、止血止痛。

平枝栒子

[异名] 山头姑娘、石生栒子。

[拉丁名] *Cotoneaster horizontalis* Decne.

[形态特征] 落叶或半常绿匍匐灌木, 高不超过0.5 m, 枝水平开张成整齐两列状; 小枝圆柱形, 幼时外被糙伏毛, 老时脱落, 黑褐色。叶片近圆形或宽椭圆形, 稀倒卵形, 长5～14 mm, 宽4～9 mm, 先端多数急尖, 基部楔形, 全缘, 上面无毛, 下面有稀疏平贴柔毛; 叶柄长1～3 mm, 被柔毛; 托叶钻形, 早落。花1～2朵, 近无梗, 直径5～7 mm; 萼筒钟状, 外面有稀疏短柔毛, 内面无毛; 萼片三角形, 先端急尖, 外面微具短柔毛, 内面边缘有柔毛; 花瓣直立, 倒卵形, 先端圆钝, 长约4 mm, 宽3 mm, 粉红色; 雄蕊约12, 短于花瓣; 花柱常为3, 有时为2, 离生, 短于雄蕊; 子房顶端有柔毛。果实近球形, 直径4～6 mm, 鲜红色, 常具3小核, 稀2小核。

[自然生境] 生于海拔2 000～3 700 m的荒坡灌丛中。

[地理分布] 万源市。

[入药部位] 根、叶、全草。

[功能主治] 全草表寒、发汗止咳, 用于湿热皮疹、过敏性皮疹(古蔺)。根与叶收敛、凉血止血、调经止带, 用于鼻衄、牙龈出血、月经过多、吐血、痛经、白带异常、红白痢疾(洪雅县)。

宝兴栒子

[异名] 木坪栒子。

[拉丁名] *Cotoneaster moupinensis* Franch.

[形态特征] 落叶灌木; 高达5 m; 小枝圆, 皮孔明显, 幼时被糙伏毛, 后渐脱落。叶片椭圆卵形或菱状卵形, 长4～12 cm, 宽2.0～4.5 cm, 先端渐尖, 基部宽楔形或近圆形, 全缘, 上面微被稀疏柔毛, 具皱纹和泡状隆起, 下面沿显明网状脉上被短柔毛; 叶柄长2～3 mm, 具短柔毛; 托叶早落。聚伞花序有多数花朵, 通常9～25朵, 总花梗和花梗被短柔毛; 苞片披针形, 有稀疏短柔毛; 花梗长2～3 mm; 花直径8～10 mm; 萼筒钟状, 外

面具短柔毛, 内面无毛; 萼片三角形, 先端急尖, 外面微具短柔毛, 内面近无毛; 花瓣直立, 卵形或近圆形, 长3～4 mm, 宽2～3 mm, 先端圆钝, 粉红色。果近球形或倒卵圆形, 径6～8 mm, 成熟时黑色, 4～5小核, 较平滑。

[自然生境] 生于海拔1 200～2 300 m的灌丛中。

[地理分布] 万源市。

[入药部位] 全草。

[功能主治] 清热化湿, 用于风湿关节痛等。

柳叶栒子

[异名] 翻白柴、狭叶栒子。

[拉丁名] *Cotoneaster salicifolius* Franch.

[形态特征] 半常绿或常绿灌木; 枝条开张, 小枝灰褐色, 一年生枝红褐色。叶片椭圆长圆形至卵状披针形, 长4.0～8.5 cm, 宽1.5～2.5 cm, 先端急尖或渐尖, 基部楔形, 全缘, 上面无毛, 侧脉12～16对下陷, 具浅皱纹, 下面被灰白色绒毛及白霜, 叶脉明显突起; 叶柄粗壮, 长4～5 mm, 具绒毛, 通常红色。花多而密生成复聚伞花序, 总花梗和花梗密被灰白色绒毛, 长3～5 cm; 花梗长2～4 mm; 花直径5～6 mm; 萼筒钟状, 外面密生灰白色绒毛, 内面无毛; 萼片三角形, 先端短渐尖, 外面密被灰白色绒毛; 花瓣平展, 卵形或近圆形, 直径约3～4 mm, 先端圆钝, 基部有短爪, 白色; 雄蕊20, 花药紫色; 花柱2～3, 离生; 子房顶端具柔毛。果实近球形, 直径5～7 mm, 深红色, 2～3小核。

[自然生境] 生于海拔1 000～3 500 m的灌丛中、山地、沟边杂木林。

[地理分布] 万源市。

[入药部位] 全草、果实。

[功能主治] 全草、果实除风湿、清热、止咳, 用于咳嗽失音、脾湿发黄、湿热黄疸、肠风下血及小便短少。

毛叶水栒子

[异名] 毛叶栒子、乌斯图-牙日钙。

[拉丁名] *Cotoneaster submultiflorus* Popov

[形态特征] 落叶直立灌木; 小枝细, 圆柱形, 棕褐色或灰褐色, 幼时密被柔毛, 逐渐脱落以后无毛。叶片卵形, 长2～4 cm, 宽1.2～2.0 cm, 先端急尖或圆钝, 基部宽楔形, 全缘, 上面无毛或幼时微具柔毛, 下面具短柔毛, 无白霜; 叶柄长4～7 mm; 托叶披针形, 有柔毛, 多数脱落。花多数, 成聚伞花序, 总花梗和花梗具长柔毛; 花梗长4～6 mm; 苞片线形, 有柔毛; 花直径8～10 mm; 萼筒钟状, 外面被柔毛, 内面无毛; 萼片三角形, 先端急尖, 外面被柔毛, 内面无毛; 花瓣平展, 卵形或近圆形, 长3～5 mm, 先端圆钝或稀微缺, 白色; 雄蕊15～20, 短于花瓣; 花柱2, 离生, 稍短于雄蕊; 子房先端有短柔毛。果实近球形, 直径6～7 mm, 亮红色, 有由2心皮合生的1小核。

[地理分布] 万源市。

[入药部位] 枝叶、果实。

[功能主治] 用于牲畜关节炎、肌肉风湿关节积液、牙龈出血等。

湖北山楂

[异名] 野山楂。

[拉丁名] *Crataegus hupehensis* Sarg.

[形态特征] 乔木或灌木; 高达5 m; 枝条开展, 枝少, 常无刺; 小枝圆柱形, 无毛, 紫褐色, 冬芽三角状卵圆形或卵圆形, 紫褐色, 无毛; 叶卵形至卵状长圆形, 长4～9 cm, 先端短渐尖, 基部宽楔形或近圆形, 有圆钝锯齿, 中上部有2～4对浅裂片, 裂片卵形, 先端短渐尖, 无毛或下面脉腋有髯毛; 叶柄长3.5～5.0 cm, 无毛, 托叶草质, 披针形或镰刀状, 有腺齿, 早落; 伞房花序径3～4 cm, 有多花, 花梗长4～5 mm, 总花梗和花梗均无毛; 苞片膜质, 线状披针形; 果近球形, 径约2.5 cm, 深红色, 有斑点, 宿存萼片反折。

[自然生境]生于海拔500~2 000 m的荒坡灌丛中。

[地理分布]通川区、开江县。

[入药部位]果实。

[功能主治]消食化积、散瘀,用于肉食不消、癥瘕、产后瘀滞腹痛。

山楂

[异名]山里果、山里红、酸里红、山里红果、酸枣、红果、红果子、山林果。

[拉丁名]*Crataegus pinnatifida* Bunge.

[形态特征]落叶乔木;刺长1~2 cm,有时无刺;小枝圆柱形,当年生枝紫褐色,无毛或近于无毛。叶片宽卵形或三角状卵形,长5~10 cm,宽4.0~7.5 cm;叶柄长2~6 cm,无毛;托叶草质,镰形,边缘有锯齿。伞房花序具多花,直径4~6 cm,总花梗和花梗均被柔毛,花梗长4~7 mm;苞片膜质,线状披针形,长6~8 mm;花直径约1.5 cm;萼筒钟状,长4~5 mm,外面密被灰白色柔毛;萼片三角卵形至披针形,先端渐尖,全缘;花瓣倒卵形或近圆形,长7~8 mm,宽5~6 mm,白色;雄蕊20;花柱3~5,基部被柔毛,柱头头状。果实近球形或梨形,直径1.0~1.5 cm,深红色,有浅色斑点;小核3~5,外面稍具棱,内面两侧平滑;萼片脱落很迟,先端留一圆形深洼。

[自然生境]栽培于海拔1 500 m以下的地区。

[地理分布]万源市、大竹县。

[入药部位]果实、叶、根。

[功能主治]果实消食化滞、散瘀止痛、驱绦虫,用于肉积、消化不良、痰饮、吞酸、肠风、腰痛、产后腹痛、恶露不尽、高血压、绦虫病。叶用于降血压。根用于风湿性关节痛、痢疾、水肿。

华中山楂

[异名]野山楂。

[拉丁名]*Crataegus wilsonii* Sarg.

[形态特征]落叶灌木,高达7 m;刺粗壮,光滑,长1.0~2.5 cm;当年生枝被白色柔毛,老枝无毛或近于无毛,冬芽三角状卵圆形,紫褐色,无毛;叶片卵形或倒卵形,长4.0~6.5 cm,边缘有尖锐锯齿,通常在中部以上有3~5对浅裂片,裂片近圆形或卵形,先端急尖或圆钝,幼嫩时上面散生柔毛,下面中脉或沿侧脉微具柔毛;叶柄长2.0~2.5 cm,幼时被白色柔毛;托叶披针形、镰刀形或卵形,边缘有腺齿,脱落很早。伞房花序具多花,直径3~4 cm;总花梗和花梗均被白色绒毛;苞片草质至膜质,披针形,先端渐尖,边缘有腺齿,脱落较迟;花直径1.0~1.5 cm;萼筒钟状,外面通常被白色柔毛或无毛;萼片卵形成三角卵形,外面被柔毛;花瓣近圆形,白色;果实椭圆形,红色,肉质,外面光滑无毛;萼片宿存,反折。

[自然生境]生于海拔1 000~2 300 m的荒坡灌丛中。

[地理分布]万源市。

[入药部位]果实。

[功能主治]消食化积、散瘀,用于肉食不消、癥瘕、产后瘀滞腹痛。

蛇莓

[异名]三匹风、蛇泡草。

[拉丁名]*Duchesnea indica* (Andrews) Teschem Engler & Prantl

[形态特征]多年生草本;根茎短,粗壮;匍匐茎多数,长30~100 cm,有柔毛。小叶片倒卵形至菱状长圆形,长2.0~3.5(~5.0) cm,宽1~3 cm,先端圆钝,边缘有钝锯齿,两面皆有柔毛,或上面无毛,具小叶柄;叶柄长1~5 cm,有柔毛;托叶窄卵形至宽披针形,长5~8 mm。花单生于叶腋;直径1.5~2.5 cm;花梗长3~6 cm,有柔毛;萼片卵形,长4~6 mm,先端锐尖,外面有散生柔毛;副萼片倒卵形,长5~8 mm,比萼片长,先端常具3~5锯齿;花瓣倒卵形,长5~10 mm,黄色,先端圆钝;雄蕊20~30;心皮多数,离生;花托在果期膨大,海绵

质, 鲜红色, 有光泽, 直径10～20 mm, 外面有长柔毛。瘦果卵形, 长约1.5 mm, 光滑或具不显明突起, 鲜时有光泽。

[自然生境]生于海拔4 000 m以下的草坡、田坎、沟边、灌丛。

[地理分布]万源市、大竹县、开江县、通川区。

[入药部位]全草。

[功能主治]清热解毒、凉血、散结、通经、破积、祛风、止咳化痰、散瘀消肿, 用于感冒风热咳嗽、小儿高热、白喉、急性扁桃体炎、百日咳、慢性气管炎、热病惊痫、吐血、咽喉肿痛、腮腺炎、中耳炎、菌痢、月经过多、痈肿、疔疮、烫伤、湿疹、腹泻。外敷疮毒、蛇虫咬伤。

枇杷

[异名]金丸、芦橘、芦枝。

[拉丁名]*Eriobotrya japonica* (Thunb.) Lindl.

[形态特征]常绿小乔木; 小枝粗壮, 黄褐色, 密生锈色或灰棕色绒毛。叶片革质, 披针形、倒披针形、倒卵形或椭圆长圆形, 长12～30 cm, 宽3～9 cm, 上部边缘有疏锯齿, 基部全缘, 上面光亮, 多皱, 下面密生灰棕色绒毛, 侧脉11～21对; 叶柄短或几无柄; 托叶钻形, 长1.0～1.5 cm, 先端急尖, 有毛。圆锥花序顶生, 长10～19 cm, 具多花; 总花梗和花梗密生锈色绒毛; 花梗长2～8 mm; 苞片钻形, 长2～5 mm, 密生锈色绒毛; 花直径12～20 mm; 花瓣白色, 长5～9 mm, 宽4～6 mm; 雄蕊20; 花柱5, 离生, 柱头头状, 无毛, 子房顶端有锈色柔毛, 5室, 每室有2胚珠。果实球形或长圆形, 直径2～5 cm, 黄色或橘黄色; 种子1～5, 球形或扁球形, 直径1.0～1.5 cm, 褐色, 光亮, 种皮纸质。

[自然生境]生于海拔1 500 m以下的地边、路旁, 有栽培。

[地理分布]万源市、大竹县、开江县、通川区、渠县、宣汉县。

[入药部位]果实、叶、花、核、根、木白皮。

[功能主治]果实清热、止渴、和胃下气、止呕逆、止消渴, 用于肺痿咳嗽吐血、衄血、烦渴、呕逆。叶清肺和胃、降气化痰、止咳平喘, 用于肺热咳嗽、久咳痰多、支气管炎、咯血、衄血、胃热呕秽。花清肺热、止咳喘, 用于风热咳嗽、气喘、伤风感冒、咳嗽痰血。核化痰止咳、疏肝理气, 用于咳嗽、疝气、水肿、瘰疬。根用于虚劳咳嗽、久年咳嗽、乳汁不足、关节疼痛。木白皮下气、敷疮、止咳、下乳、止吐, 用于虚劳咳嗽、逆不下食。

草莓

[异名]红泡儿。

[拉丁名]*Fragaria×ananassa* (Weston) Duchesne ex Rozier

[形态特征]多年生草本; 高10～40 cm。叶三出, 小叶具短柄, 质较厚, 倒卵形或菱形, 稀几圆形, 长3～7 cm, 先端圆钝, 基部宽楔形, 侧生小叶基部偏斜, 具缺刻状锯齿, 上面深绿色, 几无毛, 下面淡白绿色, 疏生毛, 沿脉较密; 叶柄长2～10 cm, 密被黄色柔毛。花两性, 直径1.5～2.0 cm; 萼片卵形, 比副萼片稍长, 副萼片椭圆状披针形, 全缘, 稀2深裂; 花瓣白色, 近圆形或倒卵状椭圆形, 基部爪不明显; 雌蕊极多; 聚合果径达3 cm, 熟时鲜红色, 宿存萼片直立, 紧贴果实。瘦果尖卵圆形, 光滑。

[自然生境]生于海拔1 200～2 300 m的湿热肥沃的田坎、路旁、荒坡。

[地理分布]万源市。

[入药部位]果实、全草。

[功能主治]果实清热解毒、生津、止渴, 用于肺热咳嗽、肺结核、衄血、咯血、消渴、筋骨疼痛等。全草祛风止咳、清热解毒, 用于风热咳嗽、百日咳、口腔炎、痢疾、尿血、疮疖。

黄毛草莓

[异名]白草莓、白泡儿、锈毛草莓、黄花草莓、孜孜洒珍。

[拉丁名]*Fragaria nilgerrensis* Schltdl. ex J. Gay

[形态特征]多年生草本, 密集成丛; 高5～25 cm。茎、叶背及叶柄密被黄棕色绢状柔毛; 叶三出, 小叶具短

柄, 质较厚, 倒卵形或椭圆形, 具缺刻状锯齿。花两性, 直径1～2 cm; 萼片卵状披针形, 比副萼片宽或近相等, 副萼片披针形, 全缘或2裂, 果时增大; 花瓣白色, 圆形, 基部有短爪; 聚合果圆形, 白色、淡白黄色或红色, 宿存萼片直立, 紧贴果实。瘦果卵圆形, 光滑。

[自然生境]生于海拔700～4 000 m的草丛、林缘。

[地理分布]万源市。

[入药部位]果实、全草。

[功能主治]果实清热解毒、生津、止渴, 用于肺热咳嗽、衄血、咯血、消渴、筋骨疼痛等。全草祛风、清热解毒、续筋接骨, 用于风热咳嗽、百日咳、口腔炎、痢疾、尿血、疮疖、泌尿系统感染。

路边青

[异名]水杨梅、见肿消、蓝布正、五气朝阳草。

[拉丁名]*Geum aleppicum* Jacq.

[形态特征]多年生草本。须根簇生。茎直立, 高30～100 cm, 被开展粗硬毛, 稀几无毛。基生叶为大头羽状复叶, 通常有小叶2～6对, 连叶柄长10～25 cm, 叶柄被粗硬毛, 小叶大小极不相等, 顶生小叶最大, 长4～8 cm, 宽5～10 cm, 顶端急尖或圆钝, 基部宽心形至宽楔形, 边缘常浅裂, 有不规则粗大锯齿; 茎生叶羽状复叶, 有时重复分裂, 向上小叶逐渐减少; 茎生叶托叶大, 绿色, 叶状, 卵形, 边缘有不规则粗大锯齿。花序顶生, 疏散排列, 花梗被短柔毛或微硬毛; 花直径1.0～1.7 cm; 花瓣黄色, 几圆形; 萼片卵状三角形, 顶端渐尖, 副萼片狭小, 披针形; 花柱顶生, 在上部1/4处扭曲。聚合果倒卵球形, 瘦果被长硬毛, 花柱宿存部分无毛, 顶端有小钩; 果托被短硬毛, 长约1 mm。

[自然生境]生于海拔300～4 000 m的灌丛、草坡、荒地、洼地。

[地理分布]万源市、开江县、渠县、宣汉县。

[入药部位]全草、根。

[功能主治]皆可祛风除湿、清热解毒、活血消肿、行气止痛、滋阴补肾、镇惊, 用于腰痛痹痛、跌打损伤、小儿惊风、痢疾、肠炎、乳痈、月经不调、崩漏、白带异常、痈疽、疮疡、咽痛、瘰疬。

柔毛路边青

[异名]柔毛水杨梅。

[拉丁名]*Geum japonicum* var. *chinense* F. Bolle

[形态特征]多年生草本。须根, 簇生。茎直立, 高25～60 cm, 被黄色短柔毛及粗硬毛。基生叶为大头羽状复叶, 通常有小叶1～2对, 连叶柄长5～20 cm, 顶生小叶最大, 卵形或广卵形, 长3～8 cm, 宽5～9 cm; 茎生叶托叶草质, 绿色, 边缘有不规则粗大锯齿。花序疏散, 顶生数朵, 花梗密被粗硬毛及短柔毛; 花直径1.5～1.8 cm; 萼片三角卵形, 顶端渐尖, 副萼片狭小, 椭圆披针形, 顶端急尖, 比萼片短1倍多, 外面被短柔毛; 花瓣黄色, 几圆形, 比萼片长; 花柱顶生, 在上部1/4处扭曲, 成熟后自扭曲处脱落, 脱落部分下部被疏柔毛。聚合果卵球形或椭球形, 瘦果被长硬毛, 花柱宿存部分光滑, 顶端有小钩, 果托被长硬毛, 长2～3 mm。

[自然生境]生于海拔200～2 300 m的山坡草地、田边、柯边、灌丛及疏林下。

[地理分布]万源市、开江县、通川区。

[入药部位]全草。

[功能主治]降压、镇痉、止痛、消肿解毒, 用于小儿惊风、高血压、跌打损伤、风湿痹痛、疮疖肿毒。

棣棠

[异名]小通花。

[拉丁名]*Kerria japonica* (L.) DC.

[形态特征]落叶灌木, 高1～2 m, 稀达3 m; 小枝绿色, 圆柱形, 无毛, 常拱垂, 嫩枝有棱角。叶互生, 三角状卵形或卵圆形, 顶端长渐尖, 基部圆形、截形或微心形, 边缘有尖锐重锯齿, 两面绿色, 上面无毛或有稀疏

柔毛,下面沿脉或脉腋有柔毛;叶柄长5～10 mm,无毛;托叶膜质,带状披针形,有缘毛,早落。单花,着生在当年生侧枝顶端,花梗无毛;花直径2.5～6.0 cm;萼片卵状椭圆形,顶端急尖,有小尖头,全缘,无毛,果时宿存;花瓣黄色,宽椭圆形,顶端下凹,比萼片长1～4倍。瘦果倒卵形至半球形,褐色或黑褐色,表面无毛,有皱褶。

[自然生境]生于海拔400～2 300 m的湿润沟边、路旁。

[地理分布]宣汉县、渠县。

[入药部位]根、嫩叶、茎髓。

[功能主治]根与嫩叶补脾健胃、祛痰止咳、利水、祛风、调经、清热解毒、行气消食,用于老年慢性支气管炎、肺热咳嗽、痈疽肿毒、湿疹、久咳不止、消化不良、小儿荨麻疹、关节痛。茎髓祛风通淋、通络、止咳、行气、消食、利水调经,用于风湿骨痛、水肿、小便赤涩。

垂丝海棠

[异名]海棠花。

[拉丁名]*Malus halliana* Koehne

[形态特征]乔木;高达5 m;小枝微弯曲,初有毛,旋脱落;冬芽卵圆形,无毛或仅鳞片边缘有柔毛。叶卵形、椭圆形至长椭圆状卵形,长3.5～8.0 cm,先端长渐尖,基部楔形至近圆形,边缘有圆钝细锯齿,沿脉有时被短柔毛,上面有光泽,常带紫晕;叶柄长0.5～2.5 cm,幼时被疏柔毛,老时无毛,托叶披针形,早落。花4～6,组成伞房花序;花梗细弱,下垂,长2～4 cm,紫色,有稀疏柔毛;花直径3.0～3.5 cm;萼筒外面无毛,萼片三角状卵形,长3～5 mm,先端钝,全缘,外面无毛,内面密被绒毛,与被丝托等长或稍短,花瓣常5数以上,粉红色,倒卵形,长约1.5 cm,基部有短爪。果梨形或倒卵圆形,径6～8 mm,稍带紫色,萼片脱落。

[自然生境]栽培于海拔500～2 300 m的地区。

[地理分布]通川区、开江县。

[入药部位]果实。

[功能主治]活血调经、止痛,用于风湿骨痛、月经不调。

湖北海棠

[异名]小石枣、茶海棠、秋子、花红茶、野花红、野海棠。

[拉丁名]*Malus hupehensis* (Pamp.) Rehd.

[形态特征]乔木;高达8 m;小枝有柔毛,不久脱落;冬芽卵圆形,鳞片边缘疏生短柔毛。叶卵形至卵状椭圆形,长5～10 cm,先端渐尖,基部宽楔形,稀近圆形,边缘有细锐锯齿,幼时疏生柔毛,不久脱落,常紫红色;叶柄长1～3 cm,幼时被疏柔毛,渐脱落,托叶草质至膜质,线状披针形,早落。花4～6,组成伞房花序;花梗长3～6 cm,无毛或稍有长柔毛;苞片膜质,披针形,早落;花直径3.5～4.0 cm;被丝托外面无毛或稍有长柔毛,萼片三角状卵形,先端渐尖或急尖,与被丝托等长或稍短,外面无毛,内面有柔毛;花瓣粉白色或近白色,倒卵形,长约1.5 cm。果椭圆形或近球形,径约1 cm,黄绿色,稍带红晕,萼片脱落;果柄长2～4 cm。

[自然生境]栽培于海拔2 900 m以下的山坡、山谷丛林。

[地理分布]达川区。

[入药部位]果实、根。

[功能主治]活血、健胃,用于食滞、筋骨扭伤。

陇东海棠

[异名]甘肃海棠。

[拉丁名]*Malus kansuensis* (Batalin) C. K. Schneid.

[形态特征]灌木至小乔木;小枝粗壮,圆柱形。老时紫褐色或暗褐色;冬芽卵形,先端钝,鳞片边缘具绒毛,暗紫色。叶片卵形或宽卵形,长5～8 cm,宽4～6 cm,边缘有细锐重锯齿,通常3浅裂,稀有不规则分裂或不裂,裂片三角卵形,先端急尖;叶柄长1.5～4.0 cm,有疏生短柔毛;托叶草质,线状披针形,先端渐尖,边缘有

疏生腺齿, 长6～10 mm, 稍有柔毛。伞形总状花序, 具花4～10朵, 直径5.0～6.5 cm; 苞片膜质, 线状披针形; 萼筒外面有长柔毛; 萼片三角卵形至三角披针形, 先端渐尖, 全缘, 外面无毛, 内面具长柔毛; 花瓣宽倒卵形, 基部有短爪; 雄蕊20, 花丝长短不一; 花柱3, 稀4或2, 基部无毛。果实椭圆形或倒卵形, 直径1～1.5 cm, 黄红色, 果柄长2～3.5 cm。

[自然生境] 生于海拔2 000～3 200 m的山坡灌丛、林中。

[地理分布] 万源市。

[入药部位] 叶。

[功能主治] 健胃消食、降血脂。

西府海棠

[异名] 海红、子母海棠、小果海棠、解语花。

[拉丁名] *Malusmicromalus* Makino

[形态特征] 小乔木, 高达2.5～5.0 m, 树枝直立性强; 小枝细弱圆柱形, 嫩时被短柔毛, 老时脱落, 紫红色或暗褐色, 具稀疏皮孔; 冬芽卵形, 先端急尖, 无毛或仅边缘有绒毛, 暗紫色。叶片长椭圆形或椭圆形, 长5～10 cm, 宽2.5～5.0 cm; 叶柄长2.0～3.5 cm; 托叶膜质, 线状披针形, 先端渐尖, 边缘有疏生腺齿, 近于无毛, 早落。伞形总状花序, 有花4～7朵, 集生于小枝顶端, 花梗长2～3 cm; 花直径约4 cm; 萼筒外面密被白色长绒毛; 萼片三角卵形, 三角披针形至长卵形, 先端急尖或渐尖, 全缘, 长5～8 mm, 萼片与萼筒等长或稍长; 花瓣近圆形或长椭圆形, 长约1.5 cm, 基部有短爪, 粉红色。果实近球形, 直径1.0～1.5 cm, 红色, 萼洼、梗洼均下陷, 萼片多数脱落, 少数宿存。

[自然生境] 生于海拔100～2 400 m的地区。

[地理分布] 万源市、通川区。

[入药部位] 果实。

[功能主治] 生津止渴、清热除烦、益脾、开胃, 用于中气不足、消化不良、气壅不通、轻度腹泻、便秘、烦热口渴、饮酒过度。

苹果

[异名] 平安果、智慧果、严波、超凡子、天然子、苹婆、滔婆。

[拉丁名] *Malus pumila* Mill.

[形态特征] 乔木; 小枝短而粗, 圆柱形, 幼嫩时密被绒毛, 老枝紫褐色, 无毛。叶片椭圆形、卵形至宽椭圆形, 长4.5～10.0 cm, 宽3.0～5.5 cm, 边缘具圆钝锯齿, 幼嫩时两面具短柔毛, 长成后上面无毛; 叶柄粗壮, 长约1.5～3.0 cm, 被短柔毛; 托叶草质, 披针形, 先端渐尖, 全缘, 密被短柔毛, 早落。伞房花序, 具花3～7朵, 集生于小枝顶端, 花梗长1.0～2.5 cm, 密被绒毛; 苞片膜质, 线状披针形, 全缘, 被绒毛; 花直径3～4 cm; 萼筒外面密被绒毛; 萼片三角披针形或三角卵形, 长6～8 mm, 先端渐尖, 全缘, 内外两面均密被绒毛, 萼片比萼筒长; 花瓣倒卵形, 长15～18 mm, 基部具短爪, 白色; 雄蕊20; 花柱5, 下半部密被灰白色绒毛。果实扁球形, 直径在2 cm以上, 萼片永存。

[自然生境] 生于海拔300～3 300 m的山地, 多为栽培。

[地理分布] 万源市。

[入药部位] 果实、叶、果皮。

[功能主治] 果实生津、润肺、除烦、解暑、升胃、醒酒、补中益气、消火降邪, 用于肺热咳嗽、中暑、口渴心烦、食欲下降、肺胃虚弱、齿痛、消渴。叶敷肚脐上用于阴证、产后血迷、经血不调、蒸热发烧。果皮用于反胃吐痰。

三叶海棠

[异名] 山茶果、野黄子、山楂子。

[拉丁名] *Malus sieboldii* (Regel) Rehd.

[形态特征]灌木;小枝圆柱形,稍有棱角,嫩时被短柔毛,老时脱落,暗紫色或紫褐色。叶片卵形、椭圆形或长椭圆形,长3.0～7.5 cm,宽2～4 cm,先端急尖,基部圆形或宽楔形,边缘有尖锐锯齿;叶柄长1.0～2.5 cm,有短柔毛;托叶草质,窄披针形,先端渐尖,全缘,微被短柔毛。花4～8朵,集生于小枝顶端,花梗长2.0～2.5 cm,有柔毛或近于无毛;苞片膜质,线状披针形,先端渐尖,全缘;花直径2～3 cm;萼筒外面近无毛或有柔毛;萼片三角卵形,全缘,长5～6 mm,外面无毛,内面密被绒毛,约与萼筒等长或稍长;花瓣长椭倒卵形,长1.5～1.8 cm,基部有短爪;雄蕊20;花柱3～5,基部有长柔毛,较雄蕊稍长。果实近球形,直径6～8 mm,红色或褐黄色,萼片脱落,果梗长2～3 cm。

[自然生境]生于海拔150～2 000 m的山坡杂木林或灌木丛中。

[地理分布]万源市。

[入药部位]果实。

[功能主治]消食健胃,常用于饮食积滞。

中华绣线梅

[异名]黑渣子、秤杆梢。

[拉丁名]*Neillia sinensis* Oliv.

[形态特征]灌木;小枝圆柱形,无毛。叶片卵形至卵状长椭圆形,长5～11 cm,宽3～6 cm,两面无毛或在下面脉腋有柔毛;叶柄长7～15 mm,微被毛或近于无毛;托叶线状披针形或卵状披针形,先端渐尖或急尖,全缘,长0.8～1.0 cm,早落。顶生总状花序,长4～9 cm,花梗长3～10 mm,无毛;花直径6～8 mm;萼筒筒状,长1.0～1.2 cm,外面无毛,内面被短柔毛;萼片三角形,先端尾尖,全缘,长3～4 mm;花瓣倒卵形,长约3 mm,宽约2 mm,先端圆钝,淡粉色;雄蕊10～15,花丝不等长,着生于萼筒边缘,排成不规则的2轮;心皮1～2,子房顶端有毛,花柱直立,内含4～5胚珠。蓇葖果长椭圆形,萼筒宿存,外被疏生长腺毛。

[自然生境]生于海拔1 000～1 800 m的山坡、荒坡、路边。

[地理分布]万源市。

[入药部位]枝叶、根。

[功能主治]枝叶行水消肿、止咳、止痛、助消化。根清热、除湿、止血,用于水肿、咯血。

短梗稠李

[异名]短柄稠李。

[拉丁名]*Padus brachypoda* Batalin.

[形态特征]乔木;高达10 m;小枝被绒毛或近无毛;冬芽无毛。叶长圆形,稀椭圆形,长8～16 cm先端急尖或渐尖,稀短尾尖,基部圆形或微心形,平截,有贴生或开展锐锯齿,齿尖带短芒,两面无毛或下面脉腋有髯毛;叶柄长1.5～2.3 cm,无毛,顶端两侧各有1腺体。总状花序长16～30 cm,基部有1～3叶;花序梗和花梗均被柔毛;花梗长5～7 mm;花直径5～7 mm;萼筒钟状,萼片三角状卵形,有带腺细锯齿;花瓣白色,倒卵形;雄蕊25～27。核果球形,径5～7 mm,幼时紫红色,老时黑褐色,无毛;果柄被柔毛;萼片脱落;核光滑。

[自然生境]生于海拔1 000～2 300 m的山坡、山沟、林中。

[地理分布]万源市。

[入药部位]根叶、果实。

[功能主治]根与叶用于筋骨扭伤。果实止痢。

石楠

[异名]石岩树。

[拉丁名]*Photinia serratifolia* (Desf.) Kalkman

[形态特征]常绿灌木或小乔木;枝褐灰色,无毛;冬芽卵形,鳞片褐色,无毛。叶片革质,长椭圆形、长倒卵形或倒卵状椭圆形,长9～22 cm,宽3.0～6.5 cm,边缘有疏生带腺细锯齿,近基部全缘,上面光亮,中

脉显著，侧脉25～30对；叶柄粗壮，长2～4 cm。复伞房花序顶生，直径10～16 cm；总花梗和花梗无毛，花梗长3～5 mm；花密生，直径6～8 mm；萼筒杯状，长约1 mm，无毛；萼片阔三角形，长约1 mm，先端急尖，无毛；花瓣白色，近圆形，直径3～4 mm，内外两面皆无毛；雄蕊20，花药带紫色；花柱2，有时为3，基部合生，柱头头状，子房顶端有柔毛。果实球形，直径5～6 mm，红色，后呈褐紫色，有1粒种子；种子卵形，长2 mm，棕色，平滑。

[自然生境]生于海拔700～3 000 m的林中。

[地理分布]万源市、通川区。

[入药部位]叶。

[功能主治]祛风除湿、活血通络、止痛，用于风湿痹痛、偏头痛、风疹。

皱叶委陵菜

[异名]钩叶委陵菜。

[拉丁名]*Potentilla ancistrifolia* Bunge

[形态特征]多年生草本。根粗壮，圆柱形，木质。花茎直立，高10～30 cm，被稀疏柔毛，上部有时混生腺毛。基生叶为羽状复叶，有2～4对小叶，下面一对常小形，连叶柄长5～15 cm，叶柄被稀疏柔毛；基生叶托叶膜质，褐色，外被长柔毛；茎生叶托叶草质，绿色，卵状披针形或披针形，边缘有1～3齿稀全缘。伞房状聚伞花序顶生，疏散，花梗长0.5～1.0 cm，密被长柔毛和腺毛；花直径8～12 cm；萼片三角卵形，顶端尾尖，副萼片狭披针形，顶端锐尖，与萼片近等长，外面常带紫色，被疏柔毛；花瓣黄色，倒卵长圆形，顶端圆形，比萼片长0.5～1倍；花柱近顶生，丝状，柱头不扩大，子房脐部密被长柔毛。成熟瘦果表面有脉纹，脐部有长柔毛。

[自然生境]生于海拔300～2 400 m的山坡草地、岩石缝中、多砂砾地及灌木林下。

[地理分布]万源市。

[入药部位]全草。

[功能主治]清热解毒、凉血止痛、止痢，用于赤痢腹痛、久痢不止、痔疮出血、痈肿疮毒。

翻白草

[异名]鸡爪爪、鸡脚爪。

[拉丁名]*Potentilla discolor* Bunge

[形态特征]多年生草本。基生叶有2～4对小叶，连叶柄长4～20 cm，叶柄密被白色绵毛，有时并有长柔毛，小叶长圆形或长圆状披针形，长1～5 cm，先端圆钝，稀急尖，基部楔形、宽楔形或偏斜圆，具圆钝稀急尖锯齿，上面疏被白色绵毛或脱落近无毛，下面密被白色或灰白色绵毛；茎生叶1～2，有掌状3～5小叶。花茎直立，上升或微铺散，高达45 cm，密被白色绵毛。瘦果近肾形，宽约1 mm。

[自然生境]生于海拔3 200 m以下的高山草地、山坡、山野、路旁。

[地理分布]大竹县、渠县。

[入药部位]全草、根。

[功能主治]全草清热解毒、凉血止血、消肿，用于痢疾、疟疾、肠炎、菌痢、肺痈咳嗽、咯血、吐血、下血、崩漏、疮癣、瘰疬、结核、阿米巴痢疾、白带异常、痈疖肿毒、创伤出血。根补气益脾、清热解毒、止血、通乳，用于脾胃虚弱、食欲下降、白带异常、肺虚咳嗽、崩漏。

三叶委陵菜

[异名]三叶地蜂子、地蜂子。

[拉丁名]*Potentilla freyniana* Bornm.

[形态特征]多年生草本。根分枝多，簇生。花茎纤细，直立或上升，高8～25 cm。基生叶掌状，3出复叶，连叶柄长4～30 cm，宽1～4 cm；小叶片长圆形、卵形或椭圆形，边缘有多数急尖锯齿，两面绿色，疏生平铺柔毛，下面沿脉较密；茎生叶1～2，小叶与基生叶小叶相似，唯叶柄很短；基生叶托叶膜质，褐色，外面被稀疏长柔

毛,茎生叶托叶草质,绿色。伞房状聚伞花序顶生,多花,松散,花梗纤细,长1.0~1.5 cm,外被疏柔毛;花直径0.8~1.0 cm;萼片三角卵形,顶端渐尖;副萼片披针形,顶端渐尖,与萼片近等长,外面被平铺柔毛;花瓣淡黄色,长圆倒卵形,顶端微凹或圆钝;花柱近顶生,上部粗,基部细。成熟瘦果卵球形,直径0.5~1.0 mm,表面有显著脉纹。

[自然生境]生于海拔300~3 900 m以上的向阳山坡。

[地理分布]万源市、大竹县。

[入药部位]全草、根茎。

[功能主治]清热解毒、散瘀止血、消肿止痛,用于肠炎、痢疾、牙痛、胃痛、腰痛、胃肠出血、月经过多、产后大出血、骨结核、骨蒸痨热、瘀痛、口腔炎、瘰疬、跌打损伤、外伤出血、烧烫伤、毒蛇咬伤。

蛇含委陵菜

[异名]五匹风、地五加、蛇含、五爪龙。

[拉丁名]*Potentilla kleiniana* Wight & Arn.

[形态特征]一年生、二年生或多年生宿根草本。多须根。花茎上升或匍匐,常于节处生根并发育出新植株,长10~50 cm,被疏柔毛或开展长柔毛。基生叶为近于鸟足状,5小叶,连叶柄长3~20 cm,叶柄被疏柔毛或开展长柔毛;小叶几无柄,稀有短柄,小叶片倒卵形或长圆倒卵形,长0.5~4.0 cm,宽0.4~2.0 cm,顶端圆钝,基部楔形;基生叶托叶膜质,淡褐色,外面被疏柔毛或脱落几无毛,茎生叶托叶草质,绿色,卵形至卵状披针形,全缘。聚伞花序密集枝顶如假伞形,花梗长1.0~1.5 cm;花直径0.8~1.0 cm;萼片三角卵圆形,顶端急尖或渐尖,副萼片披针形或椭圆披针形,顶端急尖或渐尖;花瓣黄色,倒卵形;花柱近顶生,圆锥形,基部膨大,柱头扩大。瘦果近圆形,直径约0.5 mm,具皱纹。

[自然生境]生于海拔3 500 m以下的向阳草坡、林缘、荒地、路旁。

[地理分布]万源市。

[入药部位]全草。

[功能主治]祛风散寒、清热解毒、止咳化痰、平喘、镇惊、收敛、消肿止痛、截疟,用于感冒风热头痛、小儿百日咳、干咳无痰、惊痫高热、疟疾、咳嗽气喘、小儿惊风、喉痛、湿痹、痈疽、癣疮、带状疱疹、丹毒、痒疹、蛇虫咬伤、乳蛾、口腔破溃、乳痈、眼结膜溃疡、急性咽喉痛。

杏

[异名]苦杏仁。

[拉丁名]*Prunus armeniaca* L.

[形态特征]乔木;树冠圆形、扁圆形或长圆形;树皮灰褐色纵裂。叶片宽卵形或圆卵形,长5~9 cm,宽4~8 cm,叶边有圆钝锯齿,两面无毛或下面脉腋间具柔毛;叶柄长2.0~3.5 cm,无毛。花单生,直径2~3 cm,先于叶开放;花梗短,长1~3 mm,被短柔毛;花萼紫绿色;萼筒圆筒形,外面基部被短柔毛;萼片卵形至卵状长圆形;花瓣圆形至倒卵形;雄蕊20~45;子房被短柔毛,花柱稍长或几与雄蕊等长,下部具柔毛。果实球形,稀倒卵形,直径约2.5 cm,白色、黄色至黄红色,常具红晕,微被短柔毛;果肉多汁;核卵形或椭圆形,两侧扁平,顶端圆钝,基部对称,稀不对称,表面稍粗糙或平滑,腹棱较圆,常稍钝,背棱较直,腹面具龙骨状棱;种仁味苦或甜。

[自然生境]生于海拔3 500 m以下的沟谷阳坡、半阴坡、灌丛、路旁,有栽培。

[地理分布]万源市、渠县。

[入药部位]种子、叶、树皮、树根、果实、花、树枝。

[功能主治]种子祛痰止咳、平喘、下气、宣肺、润肠通便,用于外感咳嗽、喘满、喉痹、肠燥便秘、痰吐不利、小便淋涩不通。叶用于目疾水肿。树皮、树根用于杏仁中毒。果实润肺定喘、生津止渴。花用于补不足、好伤中、寒热痹、晕厥、女子无子。树枝用于堕伤。树根还用于堕胎。

樱桃李

[异名]樱李、红叶李、野酸梅。

[拉丁名]*Prunus cerasifera* Ehrh.

[形态特征]灌木或小乔木；多分枝；小枝暗红色，无毛；冬芽卵圆形，先端急尖。叶片椭圆形、卵形或倒卵形，长（2～）3～6 cm，宽2～4（～6）cm，中脉和侧脉均突起，侧脉5～8对；叶柄长6～12 mm，通常无毛或幼时微被短柔毛，无腺。花1朵，稀2朵；花梗长1.0～2.2 cm，无毛或微被短柔毛；花直径2.0～2.5 cm；花瓣白色，长圆形或匙形，边缘波状，基部楔形，着生在萼筒边缘；雄蕊25～30，花丝长短不等，紧密地排成不规则2轮，比花瓣稍短；雌蕊1，心皮被长柔毛，柱头盘状，花柱比雄蕊稍长，基部被稀长柔毛。核果近球形或椭圆形，长宽几相等，直径2～3 cm；核椭圆形或卵球形，浅褐带白色，表面平滑或粗糙或有时呈蜂窝状，背缝具沟。

[自然生境]生于海拔800～2 000 m的山坡林中或多石砾的坡地以及峡谷水边等处。

[地理分布]万源市、通川区。

[入药部位]果实。

[功能主治]镇咳、活血、止痢、润肠。

梅

[异名]乌梅、红梅、酸梅子。

[拉丁名]*Prunus mume* Siebold. & Zucc.

[形态特征]落叶小乔木。小枝光绿无毛。叶卵形或椭圆形，长4～8 cm，先端尾尖，基部宽楔形或圆形，具尖锯齿，叶柄长1～2 cm。花单生，近无梗，白色、淡红或紫红色，直径2.0～2.5 cm，有浓香，先叶开放。果近球形，径2～3 cm，黄色或绿白色，被柔毛，味酸少汁，果肉不易与核分离；核卵圆形，有蜂窝状点纹。

[自然生境]生于海拔100～3 350 m的林下、林缘、灌丛及山谷湿地。

[地理分布]万源市、开江县、通川区。

[入药部位]果实、须根、叶、花、未成熟果实盐制品、花蕾、梗、种仁。

[功能主治]果实收敛、生津止渴、涩肠、驱虫、镇咳、止痢、止泻，用于肺虚久咳、津液亏损、虚热烦渴、久疟、久泻、痢疾、便血、尿血、血崩、胆道蛔虫、蛔厥腹痛、呕吐、钩虫病、银屑病、胬肉、月经过多。叶煎水用于间隙痢及霍乱、月水不止。须根用于风痹、胆囊炎、瘰疬。种仁清暑、明目、除烦。花开胃散瘀、生津化痰。未成熟果实盐制品用于喉痹、泄痢、烦渴、梅核膈气、痈疽肿毒、外伤出血。花蕾疏肝和胃、化痰，用于梅核气、肝胃气痛、食欲下降、头晕、瘰疬。梗用于妇女习惯性小产，用梅梗煎浓汤饮，复饮龙眼汤。

桃

[异名]桃仁、康里、毛桃。

[拉丁名]*Prunus persica* (L.) Batsch

[形态特征]落叶小乔木，高达8 m。小枝绿色，阳处变红色。叶卵状披针形或长圆状披针形，长8～12 cm，长渐尖，具细锯齿；叶柄有时具腺体。花单生，梗极短，先叶开放，花粉红色，稀白色，直径2.5～3.5 cm。核果卵球形，径5～7 cm，腹缝明显，果肉白色至红色；核大，表面具深沟纹或呈蜂窝状。

[自然生境]生于草原、荒漠草原、阳坡、山沟、灌丛。

[地理分布]万源市、大竹县、通川区。

[入药部位]种子。

[功能主治]缓泻、利尿、消肿，用于大便燥结、腹水、小便不利。

李

[异名]李仁。

[拉丁名]*Prunus salicina* Lindl.

[形态特征]落叶乔木；树皮灰褐色；老枝紫褐色或红褐色，无毛；小枝黄红色，无毛。叶片长圆倒卵形、长

椭圆形,长6～8(～12)cm,宽3～5 cm,先端渐尖,边缘有圆钝重锯齿,上面深绿色,有光泽,侧脉6～10对,不达到叶片边缘,与主脉呈45°角,两面均无毛;叶柄长1～2 cm,通常无毛。花通常3朵,并生;花梗长1～2 cm,通常无毛;萼筒钟状;萼片长圆卵形,萼筒和萼片外面均无毛;花瓣白色,长圆倒卵形,有明显带紫色脉纹;雄蕊多数,花丝长短不等,排成不规则2轮,比花瓣短;雌蕊1,柱头盘状。核果球形、卵球形或近圆锥形,直径3.5～5.0 cm,栽培品种可达7 cm,黄色或红色,梗凹陷人,顶端微尖,基部有纵沟,外被蜡粉;核卵圆形或长圆形,有皱纹。

[自然生境]生于海拔3 000 m以下的山沟、灌木林,有栽培。

[地理分布]万源市、大竹县、开江县、通川区。

[入药部位]果实、核仁、胶、根皮、种子、叶、树脂、根。

[功能主治]果实清肝涤热、生津、利水,用于虚劳骨蒸、消渴腹水。核仁活血散瘀行水、润燥滑肠,用于跌打瘀血作痛、痰饮咳嗽、水气肿满、大便秘结、虫蝎螫痛。胶用于目翳、定痛消肿。根皮下气清热,用于消渴心烦、奔豚气逆、带下、齿痛。种子活血散瘀、利水润肠、通便,用于跌打瘀血作痛、痰饮咳嗽、水气肿满、大便燥结、虫蝎螫痛、脚气浮肿。叶用于小儿壮热、惊痫、水肿、金疮。树脂用于目翳、定痛消肿。根清热解毒、利水止痛,用于消渴、淋病、痢疾、丹毒、牙痛、白带异常。

全缘火棘

[异名]救兵粮。

[拉丁名]*Pyracantha loureiroi* (Kostel.) Merr.

[形态特征]常绿灌木或小乔木;通常有枝刺。叶片椭圆形或长圆形,稀长圆倒卵形,长1.5～4.0 cm,宽1.0～1.6 cm,先端微尖或圆钝叶边通常全缘或有时具不明显的细锯齿,幼时有黄褐色柔毛,老时两面无毛,上面光亮,叶脉明显,下面微带白霜,中脉明显突起;叶柄长2～5 mm,通常无毛,有时具柔毛。花集成复伞房花序,直径3～4 cm,花梗和花萼外被黄褐色柔毛;花梗长5～10 mm,花直径7～9 mm;萼筒钟状,外被柔毛;萼片浅裂,广卵形,先端钝,外被稀疏柔毛;花瓣白色,卵形,长4～5 mm,宽3～4 mm,先端微尖,基部具短爪;雄蕊20,花丝长约3 mm,花药黄色;花柱5,与雄蕊等长,子房上部密生白色绒毛。梨果扁球形,直径4～6 mm,亮红色。

[自然生境]生于海拔500～1 700 m的灌丛、山坡。

[地理分布]万源市。

[入药部位]根、果实、叶。

[功能主治]根清热、凉血、活血、镇痛,用于虚劳骨蒸、风火牙痛、崩漏、跌打损伤、肠风下血。果实清热除湿、止血、止泻,用于肠炎、痢疾、红崩白带。叶清热解毒、止血,用于痈疮肿毒、外伤出血。

火棘

[异名]救兵粮、救军粮、水渣子、水楂子。

[拉丁名]*Pyracantha fortuneana* (Maxim.) H. L. Li

[形态特征]常绿灌木,高达3 m;侧枝短,先端呈刺状,嫩枝外被锈色短柔毛,老枝暗褐色,无毛;芽小,外被短柔毛。叶片倒卵形或倒卵状长圆形,长1.5～6.0 cm,宽0.5～2.0 cm,先端圆钝或微凹,有时具短尖头,基部楔形,下延连于叶柄,边缘有钝锯齿,齿尖向内弯,近基部全缘,两面皆无毛;叶柄短,无毛或嫩时有柔毛。花集成复伞房花序,直径3～4 cm,花梗和总花梗近于无毛,花梗长约1 cm;花直径约1 cm;萼筒钟状,无毛;萼片三角卵形,先端钝;花瓣白色,近圆形,长约4 mm,宽约3 mm;雄蕊20,花丝长3～4 mm,花药黄色;花柱5,离生,与雄蕊等长,子房上部密生白色柔毛。果实近球形,直径约5 mm,橘红色或深红色。

[自然生境]生于海拔2 800 m以下的低山、中山的向阳灌丛、山坡。

[地理分布]万源市、大竹县、开江县、通川区。

[入药部位]果实、根、叶。

[功能主治]果实收敛固精、止痛、止渴、健脾、消积、活血、消肿、止血,用于痞块、食积、泄泻、痢疾、崩

漏、产后瘀血、白带异常、瘀血作痛。根清热凉血、活血、镇痛，用于虚劳骨蒸、肝炎、淋浊、白带异常、闭经、跌打损伤、吐血、便血、风火牙痛、龋齿、劳伤腰痛、盗汗、腹胀、消化不良。叶清热解毒、消痈，用于暴发火眼、疮疡肿毒。

白梨

[异名]白挂木、金川雪梨。

[拉丁名]*Pyrus bretschneideri* Rehder.

[形态特征]乔木；高达8 m；小枝幼时密被柔毛，不久脱落，老枝紫褐色，疏生皮孔；冬芽卵圆形；叶卵形或椭圆状卵形，长5～11 cm，先端渐尖，稀急尖，基部宽楔形，稀近圆形，边缘有尖锐锯齿，齿尖有刺芒，微向内合拢，两面均有绒毛，不久脱落；托叶膜质，线形至线状披针形，疏被柔毛，早落；花7～10，组成伞形总状花序，直径4～7 cm，花梗长1.5～3.0 cm；和花序梗被绒毛；苞片膜质，早落；果卵球形或近球形，长2.5～3.0 cm，直径2.0～2.5 cm，先端萼片脱落，果柄肥厚，黄色，有细密斑点，4～5室；种子倒卵圆形。

[自然生境]生于海拔2 200 m以下的山地。

[地理分布]宣汉县。

[入药部位]果实。

[功能主治]生津、润燥、清热、止咳化痰，用于热病伤津烦渴、肺热咳嗽、消渴、热咳、痰热惊狂、便秘。

褐梨

[异名]杜梨。

[拉丁名]*Pyrus phaeocarpa* Rehder.

[形态特征]乔木，高5～8 m；小枝幼时具白色绒毛，二年生枝条紫褐色，无毛；冬芽长卵形，先端圆钝，鳞片边缘具绒毛。叶片椭圆卵形至长卵形，长6～10 cm，宽3.5～5.0 cm，先端具长渐尖头，基部宽楔形，边缘有尖锐锯齿，齿尖向外，幼时有稀疏绒毛，不久全部脱落；叶柄长2～6 cm，微被柔毛或近于无毛；托叶膜质，线状披针形，边缘有稀疏腺齿，内面有稀疏绒毛，早落。伞形总状花序，花5～8朵，总花梗和花梗嫩时具绒毛，逐渐脱落，花梗长2.0～2.5 cm；苞片膜质，线状披针形，很早脱落。花直径约3 cm；萼筒外面具白色绒毛；萼片三角披针形，长2～3 mm，内面密被绒毛；花瓣卵形，长1.0～1.5 cm，宽0.8～1.2 cm，基部具有短爪，白色；果实球形或卵形，直径2.0～2.5 cm，褐色，有斑点，萼片脱落；果柄长2～4 cm。

[自然生境]生于海拔100～1 200 m的山坡或黄土丘陵地杂木林中。

[地理分布]万源市。

[入药部位]果实。

[功能主治]止咳平喘。

沙梨

[异名]梨。

[拉丁名]*Pyrus pyrifolia* (Burm. F.) Nakai.

[形态特征]乔木；小枝嫩时具黄褐色长柔毛或绒毛。叶片卵状椭圆形或卵形，长7～12 cm，宽4.0～6.5 cm，边缘有刺芒锯齿。叶柄长3.0～4.5 cm；托叶膜质，线状披针形，长1.0～1.5 cm，先端渐尖，全缘，边缘具有长柔毛，早落。伞形总状花序，具花6～9朵，直径5～7 cm；总花梗和花梗幼时微具柔毛，花梗长3.5～5.0 cm；苞片膜质，线形，边缘有长柔毛；花直径2.5～3.5 cm；萼片三角卵形，长约5 mm，边缘有腺齿；外面无毛，内面密被褐色绒毛；花瓣卵形，长15～17 mm，先端啮齿状，基部具短爪，白色；雄蕊20；花柱5，稀4，光滑无毛。果实近球形，浅褐色，有浅色斑点，萼片脱落；种子卵形，微扁，长8～10 mm，深褐色。

[自然生境]栽培于海拔2 900 m以下的地区。

[地理分布]万源市、大竹县。

[入药部位]叶、果实、根、树木灰、树皮、根皮。

[功能主治]果实生津止渴、润燥、清热、止咳化痰,用于肺热咳嗽、热病伤津、烦渴、消渴、热咳、痰热、惊狂、噎膈、便秘。叶用于食菌中毒,捣汁服。根用于疝气、咳嗽。梨木灰用于结气咳逆。树皮与根皮清热止痢,用于热病、咳嗽呕吐、腹泻、疝气。果皮清热解暑、生津止咳、收敛止泻,用于热病、津伤烦渴、咳嗽呕吐、腹泻、痢疾。

麻梨

[异名]黄皮梨。

[拉丁名]*Pyrus serrulata* Rehd.

[形态特征]乔木;小枝圆柱形;冬芽肥大,卵形,先端急尖,鳞片内面具有黄褐色绒毛。叶片卵形至长卵形,长5~11 cm,宽3.5~7.5 cm,先端渐尖,边缘有细锐锯齿,齿尖常向内合拢,侧脉7~13对,网脉明显;叶柄长3.5~7.5 cm;托叶膜质,线状披针形,先端渐尖。伞形总状花序,有花6~11朵,花梗长3~5 cm;苞片膜质,线状披针形,长5~10 mm,先端渐尖,边缘有腺齿,内面具褐色绵毛;花直径2~3 cm;萼片三角卵形,长约3 mm,先端渐尖或急尖,边缘具有腺齿;花瓣宽卵形,长10~12 cm,先端圆钝,基部具有短爪,白色;雄蕊20;花柱3,稀4,和雄蕊近等长。果实近球形或倒卵形,长1.5~2.2 cm,深褐色,有浅褐色果点,3~4室,萼片宿存,果梗长3~4 cm。

[自然生境]栽培于海拔2 700 m以下的地区。

[地理分布]万源市。

[入药部位]种子、果皮。

[功能主治]种子生津、润燥、清热、化痰止咳,用于肺热咳嗽、热病生津、消渴。果皮清暑除烦、生津收敛,用于久痢不止、烦咳等症。

单瓣木香花

[异名]七里香蔷薇、香水花。

[拉丁名]*Rosa banksiae* var. *normalis* Regel

[形态特征]攀援小灌木,高可达6 m;小枝圆柱形,无毛,有短小皮刺;老枝上的皮刺较大,坚硬,经栽培后有时枝条无刺。小叶3~5,稀7,连叶柄长4~6 cm;小叶片椭圆状卵形或长圆披针形,长2~5 cm,宽8~18 mm,先端急尖或稍钝,基部近圆形或宽楔形,边缘有紧贴细锯齿,上面无毛,深绿色,下面淡绿色,中脉突起,沿脉有柔毛;小叶柄和叶轴有稀疏柔毛和散生小皮刺;托叶线状披针形,膜质,离生,早落。花小形,多朵组成伞形花序,花直径1.5~2.5 cm;花梗长2~3 cm,无毛;花白色,单瓣,味香。果球形至卵球形,直径5~7 mm,红黄色至黑褐色,萼片脱落。

[自然生境]生于海拔500~1 500 m的山坡、灌丛。

[地理分布]通川区、渠县。

[入药部位]根皮、根。

[功能主治]根皮活血、调经、消肿、散瘀,用于月经不调、外伤红肿。根收敛止痛、止血,用于肠炎、痢疾、月经过多、肠风下血、小儿腹胀、消化不良、腹泻、外伤出血、疮疖。

木香花

[异名]七里香。

[拉丁名]*Rosa banksiae* Aiton

[形态特征]攀援小灌木,高可达6 m;小枝圆柱形,无毛,有短小皮刺;老枝上的皮刺较大,坚硬,经栽培后有时枝条无刺。小叶3~5,稀7,连叶柄长4~6 cm;小叶片椭圆状卵形或长圆披针形,长2~5 cm,宽8~18 mm,先端急尖或稍钝,基部近圆形或宽楔形,边缘有紧贴细锯齿,上面无毛,深绿色,下面淡绿色,中脉突起,沿脉有柔毛;小叶柄和叶轴有稀疏柔毛和散生小皮刺;托叶线状披针形,膜质,离生,早落。花小形,多朵组成伞形花序,花直径1.5~2.5 cm;花梗长2~3 cm,无毛;萼片卵形,先端长渐尖,全缘,萼筒和萼片外面

均无毛,内面被白色柔毛;花瓣重瓣至半重瓣,白色,倒卵形,先端圆,基部楔形;心皮多数,花柱离生,密被柔毛,比雄蕊短很多。

[自然生境]生于海拔500~1 300 m的溪边、路旁、山坡、灌丛。

[地理分布]万源市、通川区。

[入药部位]根皮、根。

[功能主治]根皮活血、调经、消肿、散瘀。根泻热、解毒。

月季花

[异名]月月开、绒格甲赛、月月红。

[拉丁名]*Rosa chinensis* Jacq.

[形态特征]直立灌木;小枝粗壮,圆柱形,近无毛,有短粗的钩状皮刺或无刺。小叶3~5,连叶柄长5~11 cm,小叶片宽卵形至卵状长圆形,长2.5~6.0 cm,宽1~3 cm,顶生小叶片有柄,侧生小叶片近无柄,总叶柄较长,有散生皮刺和腺毛;托叶大部贴生于叶柄,仅顶端分离部分成耳状,边缘常有腺毛。花几朵集生,稀单生,直径4~5 cm;花梗长2.5~6.0 cm,近无毛或有腺毛,萼片卵形,先端尾状渐尖,有时呈叶状,边缘常有羽状裂片,稀全缘,外面无毛,内面密被长柔毛;花瓣重瓣至半重瓣,红色、粉红色至白色,倒卵形,先端有凹缺,基部楔形;花柱离生,伸出萼筒口外,约与雄蕊等长。果卵球形或梨形,长1~2 cm,红色,萼片脱落。

[自然生境]栽培于海拔3 000 m以下的地区。

[地理分布]万源市。

[入药部位]花、叶、根。

[功能主治]花活血调经、消肿散瘀、清热解毒、生新、止痛,用于肝郁气滞、月经不调、经来腹痛、跌打损伤、血瘀肿痛、痈疽肿毒、痈疮红肿、红白带下、血崩、吐血、痔疮下血。叶活血消肿,用于瘰疬、跌打损伤、血瘀肿痛。根活血舒筋、消肿散瘀,用于骨折、月经不调、带下、瘰疬、遗精。

伞房蔷薇

[异名]伞花蔷薇。

[拉丁名]*Rosa corymbulosa* Rolfe

[形态特征]小灌木;小枝圆柱形,无毛,无刺或有散生小皮刺。小叶3~5,稀7,连叶柄长5~13 cm;小叶片卵状长圆形或椭圆形,长2.5~6.0 cm,宽1.5~3.5 cm,边缘有重锯齿或单锯齿,上面深绿色,无毛,下面灰白色,有柔毛;小叶柄和叶轴有稀疏短柔毛和腺毛,有散生小皮刺;托叶扁平,边缘有腺毛。花多朵或数朵,排列成伞形的伞房花序;苞片卵形或卵状披针形,边缘有腺毛;花梗长2~4 cm,有柔毛和腺毛;花直径2.0~2.5 cm;萼片卵状披针形,先端扩展成叶状,内外两面均有柔毛,内面较密;花瓣红色,基部白色,宽倒心形,先端有凹缺,比萼片短;花柱密被黄白色长柔毛。果近球形或卵球形,直径约8 mm,萼片宿存直立。

[自然生境]多生于海拔1 600~2 000 m的灌丛中、山坡、林下或河边等处。

[地理分布]万源市。

[入药部位]根、果实。

[功能主治]根活血调经、止痛。果实收敛固涩。

小果蔷薇

[异名]七姐妹、倒挂树、白花七叶树。

[拉丁名]*Rosa cymosa* Tratt.

[形态特征]攀援灌木;小枝圆柱形,有钩状皮刺。小叶3~5;连叶柄长5~10 cm;小叶片卵状披针形或椭圆形,长2.5~6.0 cm,宽8~25 mm,边缘有紧贴或尖锐细锯齿,两面均无毛,上面亮绿色,下面颜色较淡,中脉突起,沿脉有稀疏长柔毛;小叶柄和叶轴无毛或有柔毛,有稀疏皮刺和腺毛;托叶膜质,离生,线形,早落。花多朵组成复合伞房花序;花直径2.0~2.5 cm,花梗长约1.5 cm,幼时密被长柔毛,老时逐渐脱落近于无毛;萼

片卵形,先端渐尖,常有羽状裂片,外面近无毛,稀有刺毛,内面被稀疏白色绒毛,沿边缘较密;花瓣白色,倒卵形,先端凹,基部楔形;花柱离生,稍伸出花托口外,与雄蕊近等长,密被白色柔毛。果球形,直径4～7 mm,红色至黑褐色,萼片脱落。

[自然生境]生于海拔400～2 000 m的灌木林、林缘。

[地理分布]万源市、大竹县、开江县、通川区。

[入药部位]根、嫩叶。

[功能主治]根及嫩叶行气活血、消肿解毒、散瘀止痛、止血止痛、收敛固脱、祛风除湿,用于妇女血虚、月经不调、子宫脱垂、痔疮、脱肛、疮毒、腹泻、外伤出血、风湿性关节痛、跌打损伤、老年尿频、鼻衄、盗汗、牙痛、口腔炎。

绣球蔷薇

[异名]密集蔷薇、铺散灌木。

[拉丁名]*Rosa glomerata* Rehder & E. H. Wilson

[形态特征]铺散灌木,有长匍枝,圆柱形,无毛。小叶5～7,稀3或9,连叶柄长10～15 cm;小叶片长圆形或长圆倒卵形,长4～7 cm,宽1.8～3 cm,边缘有细锐锯齿,上面深绿色,有明显褶皱,下面淡绿色至绿灰色,叶脉明显突起,密被长柔毛;叶柄有小钩状皮刺和密生柔毛;托叶长2～3 cm,膜质,全缘,有腺毛。伞房花序,密集多花,直径4～10 cm;总花梗长2～4 cm,花梗长1.0～1.5 cm;花直径1.5～2.0 cm;萼片卵状披针形,先端渐尖,全缘,内面密被柔毛,外面有柔毛和稀疏腺毛;花瓣宽倒卵形,外被绢毛;花柱结合成束,伸出,比雄蕊稍长,密被柔毛。果实近球形,直径8～10 mm,橘红色,有光泽;果梗有稀疏柔毛和腺毛;萼片最后脱落。

[自然生境]生于海拔1 300～3 000 m的山坡林缘、灌木丛中。

[地理分布]万源市、开江县。

[入药部位]根、茎、叶、花、果实。

[功能主治]皆可清暑和胃、利湿祛风、和血解毒。

金樱子

[异名]糖罐罐、糖罐子果、刺糖梨、糖梨果。

[拉丁名]*Rosa laevigata* Michx.

[形态特征]常绿攀援灌木;小枝粗壮,散生扁弯皮刺,无毛。小叶革质,通常3,连叶柄长5～10 cm;小叶片椭圆状卵形、倒卵形或披针状卵形,长2～6 cm,宽1.2～3.5 cm,先端急尖或圆钝,稀尾状渐尖,边缘有锐锯齿,上面亮绿色,无毛,下面黄绿色;小叶柄和叶轴有皮刺和腺毛;托叶离生或基部与叶柄合生,披针形,边缘有细齿。花单生于叶腋,直径5～7 cm;花梗长1.8～2.5 cm,花梗和萼筒密被腺毛,随果实成长变为针刺;萼片卵状披针形,先端呈叶状,边缘羽状浅裂或全缘,常有刺毛和腺毛,内面密被柔毛;花瓣白色,宽倒卵形,先端微凹;雄蕊多数;心皮多数,花柱离生,有毛。果梨形、倒卵形,稀近球形,紫褐色,外面密被刺毛,果梗长约3 cm,萼片宿存。

[自然生境]生于海拔1 600 m以下的低山向阳的山坡、灌丛、路旁。

[地理分布]万源市、大竹县、开江县、通川区、渠县、宣汉县。

[入药部位]果实。

[功能主治]固精缩尿、固崩止带、涩肠止泻,用于遗精滑精、遗尿尿频、崩漏带下、久泻久痢。

亮叶月季

[异名]亮叶蔷薇。

[拉丁名]*Rosa lucidissima* H. Lév.

[形态特征]常绿或半常绿攀援灌木;小枝粗壮,老枝无毛,有基部压扁的弯曲皮刺。小叶通常3,极稀5;连叶柄长6～11 cm;小叶片长圆状卵形或长椭圆形,长4～8 cm,宽2～4 cm,边缘有尖锐或紧贴锯齿,两面

无毛；顶生小叶柄较长，侧生小叶柄短，总叶柄有小皮刺和稀疏腺毛。花单生，直径3.0～3.5 cm，花梗短，长6～12 mm，花梗和萼筒无毛，稀有腺毛，无苞片；萼片与花瓣近等长，长圆状披针形，先端尾状渐尖，全缘或稍有缺刻，外面近无毛，有时有腺，内面密被柔毛；花瓣紫红色，宽倒卵形，顶端微凹，基部楔形；雄蕊多数，着生在坛状花托口周围的突起花盘上；心皮多数，被毛，花柱紫红色，离生。果实梨形或倒卵球形，常呈黑紫色，平滑，果梗长5～10 mm。

[自然生境]多生于海拔400～1 400 m的山坡杂木林中或灌丛中。

[地理分布]万源市。

[入药部位]花。

[功能主治]活血调经，用于月经不调、痛经、腹痛、带下、跌打损伤、痈疽肿毒。

野蔷薇

[异名]多花蔷薇。

[拉丁名]*Rosa multiflora* Thunb.

[形态特征]攀援灌木；小枝圆柱形，通常无毛，有短、粗、稍弯曲皮束。小叶5～9，近花序的小叶有时3，连叶柄长5～10 cm；小叶片倒卵形、长圆形或卵形，长1.5～5.0 cm，宽8～28 mm，先端急尖或圆钝，基部近圆形或楔形，边缘有尖锐单锯齿，稀混有重锯齿，上面无毛，下面有柔毛；小叶柄和叶轴有柔毛或无毛，有散生腺毛；托叶篦齿状，大部贴生于叶柄，边缘有或无腺毛。花多朵，排成圆锥状花序，花梗长1.5～2.5 cm，无毛或有腺毛，有时基部有篦齿状小苞片；花直径1.5～2.0 cm，萼片披针形，有时中部具2个线形裂片，外面无毛，内面有柔毛；花瓣白色，宽倒卵形，先端微凹，基部楔形；花柱结合成束，无毛，比雄蕊稍长。果近球形，直径6～8 mm，红褐色或紫褐色，有光泽，无毛，萼片脱落。

[自然生境]耐瘠薄，忌低洼积水。

[地理分布]万源市、开江县、通川区。

[入药部位]花、叶、根和果实。

[功能主治]皆可化湿、顺气和胃、止血。

七姊妹

[异名]十姐妹。

[拉丁名]*Rosa multiflora* Thunb. var. *carnea* Thory

[形态特征]花重瓣，深粉红色，常7～10朵簇生在一起，具芳香。蔷薇是落叶或半常绿灌木，茎直立或攀援，通常有皮刺。叶互生，奇数羽状复叶，具托叶，小叶有锯齿。花单生或组成伞房花序，生于新梢顶端，花直径一般约2 cm。

[自然生境]喜阳光，耐寒、耐旱、耐水湿。

[地理分布]万源市。

[入药部位]根、叶。

[功能主治]清热化湿、疏肝利胆，用于黄疸、痞积、癥块、白带异常。

香水月季

[异名]芳香月季。

[拉丁名]*Rosa odorata* (Andr.) Sweet.

[形态特征]常绿或半常绿攀援灌木，有长匍匐枝，枝粗壮，无毛，有散生而粗短钩状皮刺。小叶5～9，连叶柄长5～10 cm；小叶片椭圆形、卵形或长圆卵形，长2～7 cm，宽1.5～3.0 cm，先端急尖或渐尖，稀尾状渐尖，基部楔形或近圆形，边缘有紧贴的锐锯齿，两面无毛，革质；托叶大部贴生于叶柄，无毛，边缘或仅在基部有腺，顶端小叶片有长柄，总叶柄和小叶柄有稀疏小皮刺和腺毛。花单生或2～3朵，直径5～8 cm；花梗长2～3 cm，无毛或有腺毛；萼片全缘，稀有少数羽状裂片，披针形，先端长渐尖，外面无毛，内面密被长柔毛；花

瓣芳香,白色或带粉红色,倒卵形;心皮多数,被毛;花柱离生,伸出花托口外,约与雄蕊等长。果实呈压扁的球形,稀梨形,外面无毛,果梗短。

[自然生境]生于海拔1 200～2 000 m的山坡、灌丛中。

[地理分布]万源市、大竹县、开江县、通川区。

[入药部位]根、叶。

[功能主治]调气活血、止痢、止咳、定喘、消炎、杀菌,用于痢疾、小儿疝气、哮喘、腹泻、白带异常。外用于疮、痈、疖。

缫丝花

[异名]刺梨、刺梨子。

[拉丁名]*Rosa roxburghii* Tratt.

[形态特征]开展灌木;树皮灰褐色,成片状剥落;小枝圆柱形,斜向上升,基部稍扁,常有成对皮刺。小叶9～15,连叶柄长5～11 cm,小叶片椭圆形或长圆形,长1～2 cm,宽6～12 mm,先端急尖或圆钝,基部宽楔形,边缘有细锐锯齿,两面无毛,下面叶脉突起,网脉明显;托叶大部贴生于叶柄,边缘有腺毛。花单生或2～3朵,生于短枝顶端;花直径5～6 cm;花梗短;小苞片2～3枚,卵形,边缘有腺毛;萼片通常宽卵形,有羽状裂片,内面密被绒毛,外面密被针刺;花瓣重瓣至半重瓣,倒卵形,外轮花瓣大,内轮较小;雄蕊多数着生在杯状萼筒边缘;心皮多数,着生在花托底部;花柱离生,被毛,不外伸,短于雄蕊。果扁球形,直径3～4 cm,绿红色,外面密生针刺;萼片宿存,直立。

[自然生境]生于海拔300～1 500 m的肥沃、湿润的沟边、路旁、灌丛。

[地理分布]万源市、大竹县。

[入药部位]果实、花、叶、根。

[功能主治]果实解暑、健胃、消食、收敛止泻、止带、清热利湿,用于暑月烦渴、食欲下降、白带、淋浊、维生素C缺乏症、食积饱胀,腹泻、消化不良。根收敛固精,用于胃痛、脾虚泄泻、遗精、遗尿、泻漏、白带异常、自汗、盗汗、久咳、血崩、慢性痢疾、痔疮下血。花止泻痢。叶用于疮、痈、刀伤。

悬钩子蔷薇

[异名]荼蘼。

[拉丁名]*Rosa rubus* H. Lév. & Vaniot

[形态特征]匍匐灌木;小枝圆柱形,通常被柔毛;皮刺短粗、弯曲。小叶通常5,近花序偶有3枚,连叶柄长8～15 cm;小叶片卵状椭圆形、倒卵形或和圆形,长3～6(～9) cm,宽2.0～4.5 cm,边缘有尖锐锯齿,向基部浅而稀,上面深绿色,通常无毛或偶有柔毛,下面密被柔毛或有稀疏柔毛;托叶大部贴生于叶柄,离生部分披针形,先端渐尖,全缘常带腺体,有毛。花10～25朵,排成圆锥状伞房花序;花梗长1.5～2.0 cm,总花梗和花梗均被柔毛和稀疏腺毛,花直径2.5～3.0 cm;萼筒球形至倒卵球形,外被柔毛和腺毛;萼片披针形,先端长渐尖,通常全缘,两面均密被柔毛;花瓣白色,倒卵形。果近球形,直径8～10 mm,猩红色至紫褐色,有光泽。

[自然生境]生于海拔250～2 200 m的山坡灌丛中、草丛中、杂木林中、溪边、山坡路边、阴地、林缘。

[地理分布]万源市、大竹县、通川区。

[入药部位]内皮、叶、花。

[功能主治]内皮敛毒、除湿,用于风湿肿痛、痒疹、脉管诸病。叶止血化瘀,用于吐血、外伤出血。花用于胃病。

玫瑰

[异名]玫瑰花。

[拉丁名]*Rosa rugosa* Thunb.

[形态特征]直立灌木;茎粗壮,丛生;小枝密被绒毛,并有针刺和腺毛。小叶5～9,连叶柄长5～13 cm;

小叶片椭圆形或椭圆状倒卵形, 长1.5～4.5 cm, 宽1.0～2.5 cm, 先端急尖或圆钝, 边缘有尖锐锯齿, 上面深绿色, 无毛; 叶柄和叶轴密被绒毛和腺毛。花单生于叶腋, 或数朵簇生, 苞片卵形, 边缘有腺毛, 外被绒毛; 花梗长5.0～22.5 mm, 密被绒毛和腺毛; 花直径4.0～5.5 cm; 萼片卵状披针形, 先端尾状渐尖, 常有羽状裂片而扩展成叶状, 上面有稀疏柔毛, 下面密被柔毛和腺毛; 花瓣倒卵形, 重瓣至半重瓣, 芳香, 紫红色至白色; 花柱离生, 被毛, 稍伸出萼筒口外, 比雄蕊短很多。果扁球形, 直径2.0～2.5 cm, 砖红色, 肉质, 平滑, 萼片宿存。

[自然生境]生于海拔300～2 800 m的山地, 有栽培。

[地理分布]万源市、通川区。

[入药部位]花。

[功能主治]理气解郁、活血散瘀、开胃进食, 用于肝郁气滞、脘闷食少、肾虚腰痛、肝胃气痛、新久风痹、吐血、咯血、月经不调、赤白带下、痢疾、乳痈、肿毒、上腹胀满。

橘红悬钩子

[拉丁名]*Rubus aurantiacus* Focke

[形态特征]灌木; 枝褐色或红褐色, 具稀疏钩状皮刺。小叶常3枚, 卵形或椭圆形, 长2～6 (～9) cm, 宽1.5～5.0 (～6.0) cm, 顶端急尖或短渐尖, 顶生小叶基部圆形至浅心形, 侧生小叶基部楔形, 上面具细柔毛或近无毛, 下面密被灰白色绒毛, 边缘有不规则粗锐锯齿或缺刻状重锯齿; 叶柄长2.5～5.0 cm, 顶生小叶柄长1～2 cm, 侧生小叶近无柄, 均被柔毛; 托叶线形, 具柔毛。花5～10朵; 总花梗和花梗均密被绒毛状柔毛和稀疏小皮刺; 苞片线形, 具柔毛; 花萼外面密被绒毛状柔毛和绒毛, 常无刺; 花瓣倒卵形或近圆形, 基部有柔毛和短爪; 花丝宽扁; 花柱基部和子房密被灰白色绒毛。果实半球形, 橘黄色或橘红色, 密被绒毛, 具少数小核果; 核有浅网纹。

[自然生境]生于海拔1 500～3 300 m的山谷、溪旁、山坡、疏密杂木林中及灌丛中。

[地理分布]万源市。

[入药部位]全草。

[功能主治]用于感冒。

竹叶鸡爪茶

[异名]竹叶泡、竹叶鸡爪菜、竹叶鸡爪莓。

[拉丁名]*Rubus bambusarum* Focke

[形态特征]常绿攀援灌木; 枝具微弯小皮刺, 幼时被绒毛状柔毛, 老时无毛。掌状复叶具3或5小叶, 革质, 小叶片狭披针形或狭椭圆形, 长7～13 cm, 宽1～3 cm, 顶端渐尖, 基部宽楔形, 上面无毛, 下面密被灰白色或黄灰色绒毛, 中脉突起而呈棕色, 边缘有不明显的稀疏小锯齿; 叶柄长2.5～5.5 cm, 幼时具绒毛, 逐渐脱落至无毛, 小叶几无柄。花成顶生和腋生总状花序, 总花梗和花梗具灰白色或黄灰色长柔毛, 并有稀疏小皮刺; 花梗长达1 cm; 苞片卵状披针形, 膜质, 有柔毛; 花萼密被绢状长柔毛; 花直径1～2 cm, 花瓣紫红色至粉红色, 倒卵形或宽椭圆形, 基部微具柔毛; 雄蕊有疏柔毛; 雌蕊25～40, 花柱有长柔毛。果实近球形, 红色至红黑色, 宿存花柱具长柔毛。

[自然生境]生于海拔1 550～2 450 m的山坡、溪边疏密林下或分水岭杂木林中。

[地理分布]万源市。

[入药部位]根。

[功能主治]凉血止血、活血调经、收敛解毒, 用于牙痛、疮漏、疔肿疮肿、月经不调。

粉枝莓

[异名]悬钩木。

[拉丁名]*Rubus biflorus* Buch. –Ham. ex Smin Rees

[形态特征]攀援灌木; 高1～3 m; 枝无毛, 具白粉霜, 疏生粗壮钩状皮刺; 小叶3 (～5), 长2.5～5.0 cm, 顶

生小叶宽卵形或近圆形,侧生小叶卵形或椭圆形,上面伏生柔毛,下面密被灰白色或灰黄色绒毛,沿中脉疏生小皮刺,具不整齐粗锯齿或重锯齿;叶柄长2～4(～5)cm,常无毛,疏生小皮刺,托叶窄披针形,常被柔毛和少数腺毛;顶生伞房花序具4～8花,腋生者花2～3朵,簇生;花梗长2～3 cm,无毛,疏生小皮刺;苞片线形或窄披针形;花径1.5～2.0 cm;花萼无毛、无针刺,萼片宽卵形或圆卵形,先端急尖并具针状短尖头,花果期直立;花瓣近圆形,白色;花柱基部及子房顶部密被白色绒毛;果球形,包于萼内,直径1.0～1.5(～2.0)cm,成熟时黄色,无毛,顶端常有具绒毛的残存花柱;核肾形,具细密皱纹。

[自然生境]生于海拔1 500～2 300 m的山坡林缘、林下。

[地理分布]万源市。

[入药部位]茎、枝。

[功能主治]清热解毒、活血止痛、收敛止泻、止带、止汗,用于腰痛、白带异常、瘰疬、黄水疮、盗汗。

寒莓

[异名]地莓。

[拉丁名]*Rubus buergeri* Miq.

[形态特征]直立或匍匐小灌木,茎常伏地生根,出长新株;匍匐枝长达2 m,同一枝上,往往嫩叶密被绒毛,老叶则下面仅具柔毛,边缘5～7浅裂,裂片圆钝,有不整齐锐锯齿,基部具掌状5出脉,侧脉2～3对;叶柄长4～9 cm,密被绒毛状长柔毛,无刺或疏生针刺;托叶离生,早落,掌状或羽状深裂,裂片线形或线状披针形,具柔毛。花呈短总状花序,顶生或腋生,或花数朵簇生于叶腋,总花梗和花梗密被绒毛状长柔毛,无刺或疏生针刺;花梗长0.5～0.9 cm;苞片与托叶相似,较小;花直径0.6～1.0 cm;花萼外密被淡黄色长柔毛和绒毛;萼片披针形或卵状披针形,顶端渐尖,外萼片顶端常浅裂,内萼片全缘,稀反折;花瓣倒卵形,白色,几与萼片等长;果实近球形,直径6～10 mm,紫黑色,无毛;核具粗皱纹。

[自然生境]生于灌丛、山坡、林下。

[地理分布]达川区、渠县。

[入药部位]根、叶、全草。

[功能主治]根活血凉血、清热解毒、和胃止痛,用于胃痛吐酸、黄疸、泄泻、带下病、痔疮。全草与叶补阴益精、强壮补身,用于肺痨咯血、黄水疮。

毛萼莓

[异名]三月泡、紫萼悬钩子。

[拉丁名]*Rubus chroosepalus* Focke

[形态特征]半常绿攀援灌木;枝细。单叶,近圆形或宽卵形,直径5.0～10.5 cm,顶端尾状短渐尖,基部心形,上面无毛,下面密被灰白色或黄白色绒毛,侧脉5～6对,基部有5条掌状脉;叶柄长4～7 cm,无毛,疏生微弯小皮刺;托叶离生,披针形。圆锥花序顶生,连总花梗长可达27 cm;总花梗和花梗均被绢状长柔毛;花梗长3～6 mm;苞片披针形,两面均被柔毛,全缘或顶端常3浅裂,早落;花直径1.0～1.5 cm;花萼外密被灰白色或黄白色绢状长柔毛;萼筒浅杯状;萼片卵形或卵状披针形,顶端渐尖,全缘,里面紫色而无毛;无花瓣;雄蕊多数,花丝钻形,短于萼片;雌蕊约15或较少,比雄蕊长,通常无毛。果实球形,直径约1 cm,紫黑色或黑色,无毛;核具皱纹。

[自然生境]生于海拔300～3 000 m的灌丛中。

[地理分布]万源市、大竹县。

[入药部位]根。

[功能主治]清热解毒、止泻,用于肺热咳嗽、痢疾、肿毒。

山莓

[异名]三月蔗、三月泡。

[拉丁名]*Rubus corchorifolius* L. f.

[形态特征]直立灌木；枝具皮刺。单叶，卵形至卵状披针形，长5~12 cm，宽2.5~5.0 cm，沿中脉疏生小皮刺，边缘不分裂或3裂，通常不育枝上的叶3裂，有不规则锐锯齿或重锯齿，基部具3脉；叶柄长1~2 cm，疏生小皮刺，幼时密生细柔毛；托叶线状披针形，具柔毛。花单生或少数生于短枝上；花梗长0.6~2.0 cm，具细柔毛；花直径可达3 cm；花萼外密被细柔毛，无刺；萼片卵形或三角状卵形，长5~8 mm，顶端急尖至短渐尖；花瓣长圆形或椭圆形，白色，顶端圆钝，长9~12 mm，宽6~8 mm，长于萼片；雄蕊多数，花丝宽扁；雌蕊多数，子房有柔毛。果实由很多小核果组成，近球形或卵球形，直径1.0~1.2 cm，红色，密被细柔毛；核具皱纹。

[自然生境]生于海拔2 500 m以下的灌丛中。

[地理分布]万源市、大竹县、开江县、通川区。

[入药部位]果实、根。

[功能主治]果醒酒止渴、祛痰解毒，用于痛风、丹毒、遗精。根清热解毒、消食、收敛、止泻、凉血止血、活血调经，用于肺结核、咯血、吐血、痔血、血崩、白带、泻痢、遗精、腰痛、疟疾。

插田泡

[异名]覆盆子、栽秧泡。

[拉丁名]*Rubus coreanus* Miq.

[形态特征]灌木；高1~3 m；枝被白粉，具近直立或钩状扁平皮刺。小叶（3~）5，卵形、菱状卵形或宽卵形，长（2~）3~8 cm，先端急尖，基部楔形或近圆，上面无毛或沿叶脉有短柔毛，下面疏被柔毛或沿叶脉被短柔毛，有不整齐粗锯齿或缺刻状粗锯齿，顶生小叶顶端有时3浅裂；叶柄长2~5 cm，顶生小叶柄长1~2 cm，与叶轴均被柔毛和疏生钩状小皮刺，托叶线状披针形，有柔毛。伞房花序顶生，具花数朵至三十几朵，花序轴和花梗均被灰白色短柔毛；花梗长0.5~1.0 cm；苞片线形，有短柔毛；花径0.7~1.0 cm；花萼被灰白色短柔毛，萼片长卵形或卵状披针形，边缘具绒毛，花时开展，果时反折；花瓣倒卵形，淡红色至深红色。果近球形，直径5~8 mm，成熟时深红色至紫黑色，无毛或近无毛；核具皱纹。

[自然生境]生于海拔500~1 700 m的灌丛中。

[地理分布]达川区、开江县、大竹县、渠县、万源市。

[入药部位]果实、叶、根。

[功能主治]果实补肾固精、补肝益脾、行气活血、止痛，用于劳伤吐血、月经不调、虚劳、阳痿、遗精、遗尿、白带。根调经活血、止血止痛，用于跌打损伤、骨折、月经不调、外伤出血。

毛叶插田泡

[异名]白绒复盆子。

[拉丁名]*Rubus coreanus* Miq. var. *tomentosus* Cardot

[形态特征]与插田泡区别为叶片下面密被短绒毛。

[自然生境]生于山坡、灌丛。

[地理分布]万源市、开江县、通川区。

[入药部位]根。

[功能主治]行气活血、补肾固精、助阳明目、缩小便，用于劳伤吐血、衄血、月经不调、跌打损伤。

无腺接叶悬钩子（变种）

[拉丁名]*Rubus eucalyptus* Focke var. *trullisatus* (Focke) Yu et. Lu

[形态特征]本变种常为3小叶，稀5小叶；叶柄、花枝和花萼仅具柔毛，无腺毛；花萼上具稀疏针刺。

[自然生境]生长于海拔1 000~2 500 m沟谷旁灌丛中。

[地理分布]万源市。

[入药部位]叶。

[功能主治] 消炎生肌。

大红泡

[异名] 红泡。

[拉丁名] *Rubus eustephanus* Focke ex Diels

[形态特征] 灌木；高0.5～2.0 m；小枝常有棱角，无毛，疏生钩状皮刺；小叶3～5，卵形、椭圆形、稀卵状披针形，长2～5 cm，先端渐尖至长渐尖，基部圆形；幼时两面疏生柔毛，老时仅下面沿叶脉有柔毛，沿中脉有小皮刺，具缺刻状尖锐重锯齿；叶柄长1.5～2.0 cm，顶生小叶柄长1.0～1.5 cm，和叶轴均无毛或幼时疏生柔毛，有小皮刺，托叶披针形，无毛或边缘稍有柔毛。花常单生，稀2～3朵；花梗长2.5～5.0 cm，无毛，疏生小皮刺，常无腺毛；苞片和托叶相似；花直径3～4 cm；花萼无毛，萼片长圆披针形，钻状长渐尖，花后开展，果时常反折；花瓣椭圆形或宽卵形，白色；雄蕊多数，花丝线形；雌蕊多数，子房和花柱无毛。果近球形，直径达1 cm，成熟时红色，无毛；核较平滑或微皱。

[自然生境] 生于海拔500～2 300 m的阴湿田地边。

[地理分布] 大竹县。

[入药部位] 叶、根、果实。

[功能主治] 根与叶消肿、止痛、收敛。果实益肾、固精、缩尿，用于肾虚尿频、遗尿、滑精。

凉山悬钩子

[异名] 匍匐悬钩子、倒牵牛。

[拉丁名] *Rubus fockeanus* Kurz

[形态特征] 多年生匍匐草本，无刺无腺；茎细，平卧，节上生根，有短柔毛。复叶具3小叶，小叶片近圆形至宽倒卵形，上面有疏柔毛，叶脉下陷，下面沿叶脉稍有柔毛，顶生小叶长达2.5 cm；叶柄长2～5 cm，被柔毛，顶生小叶具短柄，侧生小叶几无柄；托叶离生，膜质，椭圆形。花单生或1～2朵，顶生，直径达2 cm；花梗长2～5 cm，具柔毛，有时有刺毛；花萼外面被柔毛或混生红褐色稀疏刺毛；萼片5或超过5枚，卵状披针形至狭披针形，顶端长渐尖至尾状渐尖，不分裂；花瓣倒卵圆状长圆形至带状长圆形，白色，长7～11 mm，宽3～5 mm；雄蕊多数；雌蕊4～20；花柱无毛或基部稍具短毛。果实球形，红色，无毛，由半球形的小核果组成；核具皱纹。

[自然生境] 生于海拔2 000～4 000 m的灌丛中、路边。

[地理分布] 万源市。

[入药部位] 全草。

[功能主治] 清热解毒、消炎、消痈止痛，用于湿疹瘙痒、阴痒。

宜昌悬钩子

[异名] 黄泡子、牛尾泡。

[拉丁名] *Rubus ichangensis* Hemsl. Kuntze et Ktze

[形态特征] 落叶或半常绿攀援灌木；枝圆形，浅绿色，无毛或近无毛。单叶，近革质，卵状披针形，长8～15 cm，宽3～6 cm，两面均无毛，下面沿中脉疏生小皮刺；叶柄长2～4 cm，无毛，常疏生腺毛和短小皮刺；托叶钻形或线状披针形，全缘，脱落。顶生圆锥花序狭窄，长达25 cm，腋生花序有时形似总状；总花梗、花梗和花萼有稀疏柔毛和腺毛；花梗长3～6 mm；苞片与托叶相似，有腺毛；花直径6～8 mm；萼片卵形，顶端急尖或短渐尖，外面疏生柔毛和腺毛，边缘有时被灰白色短柔毛，故呈白色，里面密被白色短柔毛；花瓣直立，椭圆形，白色，短于或几与萼片等长；雄蕊多数，花丝稍宽扁；雌蕊12～30，无毛。果实近球形，红色，无毛，直径6～8 mm；核有细皱纹。

[自然生境] 生于海拔500～2 200 m的灌丛中。

[地理分布] 万源市、开江县、通川区。

[入药部位]叶、根。

[功能主治]叶与根祛风除湿、利尿、清热解毒、收敛止血、止汗、杀虫。根还可通经散瘀、收敛止血,用于吐血、痔疮出血。叶还可用于黄水疮、湿热疮毒。

白叶莓

[异名]刺泡。

[拉丁名]*Rubus innominatus* S. Moore

[形态特征]灌木;高1～3 m;小枝密被柔毛,疏生钩状皮刺;小叶3（～5）,长4～10 cm,先端急尖或短渐尖,顶生小叶斜卵状披针形或斜椭圆形,基部楔形或圆形,上面疏生平贴柔毛或几无毛,下面密被灰白色绒毛,沿叶脉混生柔毛,有不整齐粗锯齿或缺刻状粗重锯齿;叶柄长2～4 cm,与叶轴均密被柔毛,托叶线形,被柔毛;总状或圆锥状花序,腋生花序常为短总状,萼片卵形,花果期均直立,花瓣倒卵形或近圆形,紫红色,边啮蚀状;雄蕊稍短于花瓣;果近球形,成熟时橘红色,核具细皱纹。

[自然生境]生于海拔400～2 300 m的阴湿沟边、路边。

[地理分布]大竹县、万源市。

[入药部位]根。

[功能主治]止带、止泻、除湿。

无腺白叶莓

[拉丁名]*Rubus innominatus* S. Moore var. *kuntzeanus* (Hemsl.) Bailey

[形态特征]与白叶莓区别在于本种枝、叶柄、叶片下面、总花梗、花梗和花萼外面均无腺毛。

[自然生境]生长于海拔800～2 000 m的山坡路旁或灌丛中。

[地理分布]万源市。

[入药部位]根。

[功能主治]祛风、平喘止咳,用于小儿风寒咳逆、气喘。

灰毛泡

[异名]马刺泡。

[拉丁名]*Rubus irenaeus* Focke

[形态特征]常绿灌木;枝密被灰色绒毛状柔毛,疏生小皮刺或无刺。单叶,近革质,近圆形,直径8～14 cm,先端钝圆或急尖,基部深心形,上面无毛,下面密被灰色或黄灰色绒毛,具5出掌状脉,沿叶脉具长柔毛:叶柄长5～10 cm,密被绒毛状柔毛,无刺或具极稀小皮刺,托叶长圆形,长2～3 cm,被绒毛状柔毛,近先端缺刻状条裂。花数朵组成顶生伞房状或近总状花序,常单花或数朵生于叶腋;花序轴和花梗密被绒毛状柔毛;苞片与托叶相似,具绒毛状柔毛,先端分裂;花径1.5～2.0 cm;花萼密被绒毛状柔毛,萼片宽卵形,长0.6～1.0 cm,外萼片先端或边缘条裂,内萼片常全缘,果期反折;花瓣近圆形,白色,雄蕊多数,花药具长柔毛;雌蕊30～60,无毛。果球形,直径1.0～1.5 cm,成熟时红色,无毛;核具网纹。

[自然生境]生于海拔500～1 300 m的山坡、路旁、灌丛。

[地理分布]万源市。

[入药部位]根、皮、全草。

[功能主治]根及皮清热解毒、祛风活络、止痛、止血(高县)。根还可活血散瘀,用于跌打损伤(筠连)。全草清热解毒,用于烫火伤、天疱疮(万源市)。

光滑高粱

[拉丁名]*Rubus lambertianus* Ser. var. *glaber* Hemsl.

[形态特征]半落叶藤状灌木,高达3 m;枝幼时有细柔毛,有微弯小皮刺。单叶宽卵形,稀长圆状卵形,长5～10（～12）cm,顶端渐尖,基部心形,上面沿叶脉稍具柔毛;叶柄长2～4（～5）cm,具细柔毛或近于无毛,有

稀疏小皮刺；托叶离生，线状深裂，有细柔毛或近无毛，常脱落。圆锥花序顶生，生于枝上部叶腋内的花序常近总状，有时仅数朵花簇生于叶腋；总花梗、花梗和花萼无毛或近无毛；花梗长0.5～1 cm；苞片与托叶相似；花直径约8 mm；萼片卵状披针形，顶端渐尖、全缘，外面边缘和内面均被白色短柔毛，仅在内萼片边缘具灰白色绒毛；花瓣倒卵形，白色，稍短于萼片。果实小，近球形，果实黄色或橙黄色。

[自然生境]生于灌丛中。

[地理分布]万源市。

[入药部位]根。

[功能主治]收敛止血、消肿止痛。

白花悬钩子

[异名]白钩簕藤。

[拉丁名]*Rubus leucanthus* Hance

[形态特征]攀援灌木，高1～3 m；枝紫褐色，无毛，疏生钩状皮刺。小叶3枚，生于枝上部或花序基部的有时为单叶，革质，卵形或椭圆形，顶生小叶比侧生者稍长、大或几相等，长4～8 cm，宽2～4 cm，两面无毛；叶柄长2～6 cm，顶生小叶柄长1.5～2.0 cm，侧生小叶具短柄，均无毛，具钩状小皮刺；托叶钻形，无毛。花3～8朵形成伞房状花序，生于侧枝顶端，稀单花腋生；花梗长0.8～1.5 cm，无毛；苞片与托叶相似；花直径1.0～1.5 cm；萼片卵形，顶端急尖并具短尖头，内萼片边缘微被绒毛，在花果时均直立开展；花瓣长卵形或近圆形，白色，基部微具柔毛，具爪，与萼片等长或稍长。果实近球形，直径1.0～1.5 cm，红色，无毛，萼片包于果实；核较小，具洼穴。

[自然生境]生于低海拔至中海拔的疏林中或旷野。

[地理分布]开江县、渠县。

[入药部位]根。

[功能主治]用于泄泻、赤痢。

喜阴悬钩子

[异名]深山悬钩子。

[拉丁名]*Rubus mesogaeus* Focke

[形态特征]攀援灌木；老枝有稀疏基部宽大的皮刺，小枝红褐色或紫褐色。小叶常3枚，稀5枚，顶生小叶宽菱状卵形或椭圆卵形，侧生小叶斜椭圆形或斜卵形，长4～9 (～11) cm，宽3～7 (9) cm，上面疏生平贴柔毛，下面密被灰白色绒毛；叶柄长3～7 cm，顶生小叶柄长1.5～4.0 cm，侧生小叶有短柄或几无柄。伞房花序生于侧生小枝顶端或腋生，具花数朵至多于20朵；总花梗具柔毛；花梗长6～12 mm，密被柔毛；苞片线形，有柔毛。花直径约1 cm或稍大；花萼外密被柔毛；萼片披针形，顶端急尖至短渐尖，长5～8 mm；花瓣倒卵形、近圆形或椭圆形，基部稍有柔毛，白色或浅粉红色；花丝线形；花柱无毛。果实扁球形，直径6～8 mm，紫黑色，无毛；核三角卵球形。

[自然生境]生于海拔900～2 900 m的阴湿沟边、路边。

[地理分布]万源市。

[入药部位]根。

[功能主治]祛风、除湿。

乌泡子

[异名]乌泡根、小乌泡根。

[拉丁名]*Rubus parkeri* Hance

[形态特征]攀援灌木；枝细长，密被灰色长柔毛，疏生紫红色腺毛和微弯皮刺。单叶，卵状披针形或卵状长圆形，长7～16 cm，宽3.5～6.0 cm，下面密被灰色绒毛，沿叶脉被长柔毛，侧脉5～6对；叶柄通常长0.5～1.0 cm，密被长柔毛，疏生腺毛和小皮刺；托叶脱落，长达1 cm，常掌状条裂，被长柔毛。大型圆锥花序顶

生, 稀腋生, 总花梗、花梗和花萼密被长柔毛和长短不等的紫红色腺毛, 具稀疏小皮刺; 花梗长约1 cm; 苞片与托叶相似, 有长柔毛和腺毛; 花直径约8 mm; 花萼带紫红色; 萼片卵状披针形, 长5~10 mm, 顶端短渐尖, 全缘, 里面有灰白色绒毛; 花瓣白色, 但常无花瓣; 雄蕊多数, 花丝线形; 雌蕊少数, 无毛。果实球形, 直径4~6 mm, 紫黑色, 无毛。

[自然生境]生于海拔500~2 800 m的灌丛。

[地理分布]万源市、大竹县、开江县。

[入药部位]根、叶。

[功能主治]根行气、清热解毒、祛风、活血调经、破瘕止痛, 用于劳伤吐血、月经不调、经闭、腹中包块、血崩、癥瘕、月瘕病、风火虫牙痛。叶研末用于黄水疮。

茅莓

[异名]五月红、薅秧泡、黄豆泡、三月泡。

[拉丁名]*Rubus parvifolius* L.

[形态特征]灌木; 枝呈弓形弯曲, 被柔毛和稀疏钩状皮刺。小叶3枚, 在新枝上偶有5枚, 菱状圆形或倒卵形, 长2.5~6.0 cm, 宽2~6 cm, 顶端圆钝或急尖, 上面伏生疏柔毛, 下面密被灰白色绒毛; 叶柄长2.5~5.0 cm, 顶生小叶柄长1~2 cm, 均被柔毛和稀疏小皮刺; 托叶线形, 长5~7 mm, 具柔毛。伞房花序顶生或腋生, 稀顶生花序形成短总状, 具花数朵至多朵, 被柔毛和细刺; 花梗长0.5~1.5 cm, 具柔毛和稀疏小皮刺; 苞片线形, 有柔毛; 花直径约1 cm; 花萼外面密被柔毛和疏密不等的针刺; 萼片卵状披针形或披针形, 顶端渐尖, 在花果时均直立开展; 花瓣卵圆形或长圆形, 粉红至紫红色; 雄蕊花丝白色。果实卵球形, 直径1.0~1.5 cm, 红色, 无毛或具稀疏柔毛; 核有浅皱纹。

[自然生境]生于海拔500~2 600 m的灌丛、田坎、沟边、河边向阳处。

[地理分布]万源市。

[入药部位]根、全草。

[功能主治]根清热解毒、祛风利湿、活血消肿, 用于感冒高热、咽喉肿痛、风湿痹痛、肝炎、泄痢、肾炎水肿、尿路感染、结石、咯血、吐血、下血、痔疮、妇女血崩、跌打损伤、疔疮肿毒。全草清热解毒、散瘀止痛, 用于产后腹痛、跌打损伤、瘰疬。

多腺悬钩子

[异名]树莓。

[拉丁名]*Rubus phoenicolasius* Maxim.

[形态特征]灌木, 高1~3 m; 枝初直立后蔓生, 密生红褐色刺毛、腺毛和稀疏皮刺。小叶3枚, 稀5枚, 卵形、宽卵形或菱形, 稀椭圆形, 长4~8 (~10) cm, 宽2~5 (~7) cm, 上面或仅沿叶脉有伏柔毛, 下面密被灰白色绒毛, 沿叶脉有刺毛、腺毛和稀疏小针刺, 边缘具不整齐粗锯齿, 顶生小叶常浅裂; 侧生小叶近无柄, 均被柔毛、红褐色刺毛、腺毛和稀疏皮刺; 托叶线形, 具柔毛和腺毛。花较少数, 形成短总状花序, 顶生或部分腋生; 总花梗和花梗密被柔毛、刺毛和腺毛; 花梗长5~15 mm; 苞片披针形, 具柔毛和腺毛; 花萼外面密被柔毛、刺毛和腺毛; 萼片披针形, 顶端尾尖, 长1.0~1.5 cm; 花瓣直立, 倒卵状匙形或近圆形, 紫红色, 基部具爪并有柔毛。果实半球形, 直径约1 cm, 红色, 无毛。

[自然生境]生于海拔2 300 m以下的灌丛、山坡、林缘。

[地理分布]宣汉县。

[入药部位]茎、根、叶。

[功能主治]皆可祛风除湿、活血止痛, 用于风湿骨痛、跌打损伤。

红毛悬钩子

[异名]老熊泡、老虎泡。

[拉丁名]*Rubus pinfaensis* Lévl. & Vant.

[形态特征]攀援灌木;高1~2 m;小枝有棱,密被红褐色刺毛、柔毛和稀疏皮刺。小叶3,椭圆形、卵形、稀倒卵形,长4~9 cm,先端尾尖或急尖,稀圆钝,上面紫红色,无毛,下面沿叶脉疏生柔毛、刺毛和皮刺,有不整齐细锐锯齿;叶柄长2.0~4.5 cm,与叶轴均被红褐色刺毛、柔毛和稀疏皮刺,托叶线形,被柔毛和稀疏刺毛。花数朵在叶腋团聚成束,稀单生;花梗长4~7 mm,密被柔毛;苞片线形或线状披针形,被柔毛;花直径1.0~1.3 cm;花萼密被柔毛,萼片卵形,果期直立;花瓣长倒卵形,白色。果球形,直径5~8 mm,成熟时金黄色或红黄色,无毛;核有深皱纹。

[自然生境]生于海拔500~2 200 m的灌丛、沟边。

[地理分布]大竹县、开江县。

[入药部位]根、叶。

[功能主治]根与叶祛风除湿、散结、散瘀、散瘰疬。根还可清热解毒、利关节,用于风湿关节痛、风湿筋骨痛、淋巴结结核、月经不调、刀伤、吐血、瘰疬、目中流泪、跌打损伤。叶还可杀虫、止痒,用于皮肤湿疹、黄水疮、外伤出血。

川莓

[异名]乌泡根、大乌泡。

[拉丁名]*Rubus setchuenensis* Bur. & Franch.

[形态特征]落叶灌木,高2~3 m;小枝圆柱形,密被淡黄色绒毛状柔毛,老时脱落。单叶,近圆形或宽卵形,直径7~15 cm,顶端圆钝或近截形,基部心形,上面粗糙,无毛或仅沿叶脉稍具柔毛,下面密被灰白色绒毛,有时绒毛逐渐脱落,叶脉突起,基部具掌状5出脉,侧脉2~3对,边缘5~7浅裂,先端圆钝或急尖,常有浅裂或不明显的7裂,有不整齐浅钝锯齿;托叶离生,卵状披针形,顶端条裂,早落。花成狭圆锥花序,顶生或腋生或花少数簇生于叶腋;总花梗和花梗均密被浅黄色绒毛状柔毛;花直径1.0~1.5 cm;花萼外密被浅黄色绒毛和柔毛;萼片卵状披针形,顶端尾尖,全缘或外萼片顶端浅条裂;花瓣倒卵形或近圆形,紫红色,基部具爪,比萼片短很多。果实半球形,黑色,无毛,常包藏在宿存萼片内;核较光滑。

[自然生境]生于海拔500~2 300 m的灌丛、山坡。

[地理分布]通川区、达川区、宣汉县、开江县、渠县、万源市。

[入药部位]根、叶、果实。

[功能主治]根活血祛瘀、祛风除湿、凉血止血、止呕,用于劳伤吐血、咯血、口臭、月经不调、痢疾、瘰疬、骨折、疯狗咬伤。叶与果实研末敷黄水疮。

单茎悬钩子

[异名]单生莓。

[拉丁名]*Rubus simplex* Focke

[形态特征]低矮半灌木,高40~60 cm;茎木质,单一,直立,稀微具柔毛,有稀疏钩状短小皮刺,花枝自匍匐根上长出。小叶3枚,卵形至卵状披针形,长6.0~9.5 cm,宽2.5~5.0 cm,顶生小叶稍长于侧生者,上面具稀疏糙柔毛,下面仅沿叶脉有疏柔毛或具极疏小皮刺,边缘有不整齐尖锐锯齿;叶柄长5~10 cm,顶生小叶柄长达1 cm,侧生小叶几无柄或具极短柄,微被柔毛和钩状小皮刺;托叶基部与叶柄连生,线状披针形,全缘。花2~4朵,腋生或顶生,稀单生;花梗长0.6~1.2 cm,具稀疏柔毛和钩状小皮刺;花直径1.5~2.0 cm;花萼外有稀疏钩状小皮刺和细柔毛;萼片长三角形至卵圆形,顶端钻状,长渐尖,外面边缘及内面被绒毛;花瓣倒卵圆形,白色,被细柔毛,具短爪,几与萼片等长。果实橘红色,球形,常无毛。

[自然生境]生于海拔1 500~2 500 m山坡、路边或林中。

[地理分布]万源市。

[入药部位]根、叶。

[功能主治]根散血止痛、通经。叶止血。

红腺悬钩子

[异名]羊奶莓。

[拉丁名]*Rubus sumatranus* Miq.

[形态特征]直立或攀援灌木。小叶(3~)5~7,卵状披针形或披针形,长3~8 cm,先端渐尖,基部圆形,两面疏生柔毛,沿中脉较密,下面沿中脉有小皮刺,具不整齐尖锐锯齿;叶柄长3~5 cm,顶生小叶柄长达1 cm,托叶披针形或线状披针形,有柔毛和腺毛;花3朵或数朵组成伞房状花序,稀单生,萼片披针形,果期反折,花瓣长倒卵形或匙状,白色,具爪;花丝线形,雌蕊可达400。果长圆形,橘红色。

[自然生境]生于海拔2 300 m以下的半阴坡、灌丛、山坡灌丛。

[地理分布]万源市。

[入药部位]根。

[功能主治]疏风、利湿、行瘀、止血、清热解毒,用于妇女产后寒热、腹痛、食欲下降。

黄脉莓

[异名]黄脉悬钩子、地黄泡、黄脉泡。

[拉丁名]*Rubus xanthoneurus* Focke ex Diels

[形态特征]攀援灌木;小枝具灰白色或黄灰色绒毛。单叶,长卵形至卵状披针形,长7~12 cm,宽4~7 cm,顶端渐尖,基部浅心形或截形,上面沿叶脉有长柔毛,下面密被灰白色或黄白色绒毛,侧脉7~8对,棕黄色,边缘常浅裂;叶柄长2~3 cm,有绒毛,疏生小皮刺;托叶离生,长7~9 mm,边缘或顶端深条裂,裂片线形,有毛。圆锥花序顶生或腋生;总花梗和花梗被绒毛状短柔毛;花梗长达1.2 cm;苞片与托叶相似;花小,直径在1 cm以下;萼筒外被绒毛状短柔毛;萼片卵形,外被灰白色绒毛,顶端渐尖;花瓣小,白色,倒卵圆形,长约3 mm,比萼片短得多,有细柔毛;雄蕊多数,短于萼片,花丝线形;雌蕊10~35;无毛。果实近球形,暗红色,无毛;核具细皱纹。

[自然生境]生于海拔达2 000 m的荒野、山坡疏林阴处或密林中,或生于路旁沟边。

[地理分布]万源市。

[入药部位]根。

[功能主治]止血、消肿,用于跌打肿痛、外伤出血。

高丛珍珠梅

[异名]山高粱。

[拉丁名]*Sorbaria arborea* Schneid.

[形态特征]落叶灌木;高达6 m;幼枝微被星状毛或柔毛,渐脱落;冬芽被柔毛。羽状复叶具小叶13~17(~19),小叶披针形至长圆状披针形,长4~9 cm,先端渐尖,基部宽楔形或圆形,有重锯齿,两面无毛或下面微具星状绒毛,侧脉20~25对,小叶柄短或几无柄,托叶三角形,无毛。圆锥花序稀疏,分枝开展,径15~25 cm;花梗长2~3 mm,花梗和花序梗微被星状柔毛;苞片线状披针形至披针形,微被短柔毛;花直径6~7 mm;萼片长圆形至卵形,无毛;花瓣白色,近圆形;雄蕊20~30,长于花瓣;花盘环状;心皮5,无毛,花柱长不及雄蕊1/2。蓇葖果圆柱形,下垂,无毛,长约3 mm,萼片宿存,反折果柄弯曲。

[自然生境]生于海拔2 000~3 600 m的山坡林缘、灌丛。

[地理分布]宣汉县、万源市。

[入药部位]茎皮。

[功能主治]活血散瘀、消肿止痛,用于骨折、跌打损伤、关节扭伤红肿疼痛、风湿性关节炎。

水榆花楸

[异名]千筋树。

[拉丁名] *Sorbus alnifolia* (Sieb. & Zucc.) K. Koch

[形态特征] 乔木；小枝圆柱。叶片卵形至椭圆卵形，长5～10 cm，宽3～6 cm，上下两面无毛或在下面的中脉和侧脉上微具短柔毛，侧脉6～10（～14）对，直达叶边齿尖；叶柄长1.5～3.0 cm，无毛或微具稀疏柔毛。复伞房花序较疏松，具花6～25朵，总花梗和花梗具稀疏柔毛；花梗长6～12 mm；花直径10～14（～18）mm；萼筒钟状，外面无毛，内面近无毛；萼片三角形，先端急尖，外面无毛，内面密被白色绒毛；花瓣卵形或近圆形，长5～7 mm，宽3.5～6.0 mm，先端圆钝，白色；雄蕊20；花柱2，基部或中部以下合生，光滑无毛，短于雄蕊。果实椭圆形或卵形，直径7～10 mm，长10～13 mm，红色或黄色，不具斑点或具极少数细小斑点，2室，萼片脱落后果实先端残留圆斑。

[自然生境] 生于海拔500～2 300 m的山坡、山谷、灌丛、林中。

[地理分布] 万源市。

[入药部位] 果实、根皮。

[功能主治] 健脾、镇咳、祛痰，用于血虚劳倦、疲劳虚弱、咯血。

湖北花楸

[异名] 雪压花。

[拉丁名] *Sorbus hupehensis* Schneid.

[形态特征] 乔木；高达10 m；幼枝微被白色绒毛，旋脱落；冬芽无毛。奇数羽状复叶，连叶柄长10～15 cm，叶柄长1.5～3.5 cm；小叶4～8对，间隔0.5～1.5 cm，长圆状披针形或卵状披针形，长3～5 cm，宽1.0～1.8 cm，先端急尖或短渐尖，稀钝圆，中部以上有尖齿，下面沿中脉有白色绒毛，后脱落，侧脉7～16对；叶轴幼时具绒毛，托叶膜质，线状披针形，早落。复伞房花序无毛，稀具白色疏柔毛。果球形，直径5～8 mm，白色或带粉红色晕，无毛，萼片宿存。

[自然生境] 生于海拔1 500～2 300 m的林中。

[地理分布] 宣汉县。

[入药部位] 叶。

[功能主治] 止痒、杀虫、灭蛆，用于皮肤瘙痒、风癣疥癞。外用作洗涤剂。

绣球绣线菊

[异名] 珍珠绣线菊、珍珠菊、山茴香。

[拉丁名] *Spiraea blumei* G. Don

[形态特征] 灌木；小枝细，深红褐色或暗灰褐色，无毛。叶片菱状卵形至倒卵形，长2.0～3.5 cm，宽1.0～1.8 cm，边缘自中部以上有少数圆钝缺刻状锯齿或3～5浅裂，两面无毛，下面浅蓝绿色。伞形花序有总梗，无毛，具花10～25朵；花梗长6～10 mm，无毛；苞片披针形，无毛；花直径5～8 mm；萼筒钟状，外面无毛，内面具短柔毛；萼片三角形或卵状三角形，先端急尖或短渐尖，内面疏生短柔毛。花瓣宽倒卵形，先端微凹，长2.0～3.5 mm，宽几与长相等，白色；雄蕊18～20，较花瓣短；花盘由8～10个较薄的裂片组成，裂片先端有时微凹；子房无毛或仅在腹部微具短柔毛，花柱短于雄蕊。蓇葖果较直立，无毛，花柱位于背部先端，倾斜开展，萼片直立。

[自然生境] 生于海拔500～2 000 m的向阳山坡、林下。

[地理分布] 万源市。

[入药部位] 根、果。

[功能主治] 根调气止痛、散瘀，用于咽喉肿痛、跌打内伤、瘀血、白带、疮疖肿毒。果实用于腹胀痛。

华北绣线菊

[异名] 弗氏绣线菊。

[拉丁名] *Spiraea fritschiana* Schneid.

[形态特征]灌木;高达2 m;小枝具棱角,有光泽,嫩枝无毛或具疏短柔毛;冬芽有数枚褐色鳞片,幼时疏被短柔毛。叶卵形、椭圆状卵形或椭圆状长圆形,长3～8.0 cm,先端急尖或渐尖,基部宽楔形,有不整齐重锯齿或单锯齿,上面无毛,稀沿叶脉有疏柔毛,下面被短柔毛;叶柄长2～5 mm,幼时被柔毛。复伞房花序顶生于当年生直立新枝,多花,无毛;花梗长4～7 mm;苞片披针形或线形,微被短柔毛;花直径5～6 mm;花萼无毛,萼筒钟状,萼片三角形;花瓣卵形,先端钝圆,长2～3 mm,白色;雄蕊25～30,长于花瓣;花盘环状,有8～10个大小不等裂片;子房具短柔毛,花柱短于雄蕊。果序直径7～11 cm;蓇葖果几直立,开张,无毛或沿腹缝有柔毛,宿存花柱顶生,宿存萼片反折。

[自然生境]生于海拔1 000 m以下的岩石坡地、山谷、林下。

[地理分布]万源市。

[入药部位]根、果实。

[功能主治]清热止咳,用于发热、咳嗽。

粉花绣线菊

[异名]吹火筒、狭叶绣球菊。

[拉丁名]*Spiraea japonica* L. f.

[形态特征]直立灌木;高达1.5 m;小枝无毛或幼时被短柔毛;叶卵形或卵状椭圆形,长2～8 cm,先端急尖或短渐尖,基部楔形,具缺刻状重锯齿或单锯齿,上面无毛或沿叶脉微具短柔毛,下面常沿叶脉有柔毛;叶柄长1～3 mm,被短柔毛;复伞房花序生于当年生直立新枝顶端,密被短柔毛;花梗长4～6 mm;苞片披针形或线状披针形,下面微被柔毛;花直径4～7 mm:花萼有疏柔毛,萼片三角形;花瓣卵形或圆形,长2.5～3.5 mm,粉红色;雄蕊25～30,远长于花瓣;花盘环形,约有10个不整齐裂片。蓇葖果半开张,无毛或沿腹缝有疏柔毛,宿存花柱顶生,稍倾斜开展,宿存萼片常直立。

[自然生境]栽培。

[地理分布]达川区、大竹县、开江县。

[入药部位]根、叶。

[功能主治]根止咳、明目、镇痛,用于咳嗽、目赤、目翳、头痛。叶消肿解毒、去腐生肌,用于慢性骨髓炎。

渐尖叶粉花绣线菊

[异名]狭叶绣线菊。

[拉丁名]*Spiraea japonica* L. f. var. *acuminata* Franch.

[形态特征]直立灌木;高达1.5 m;小枝无毛或幼时被短柔毛。叶片长卵形至披针形,先端渐尖,基部楔形,长3.5～8.0 cm,边缘有尖锐重锯齿,下面沿叶脉有短柔毛。复伞房花序生于当年生直立新枝顶端,直径10～14 cm,有时达18 cm,密被短柔毛。花梗长4～6 mm;苞片披针形或线状披针形,下面微被柔毛;花直径4～7 mm:花萼有疏柔毛,萼片三角形;花瓣卵形或圆形,长2.5～3.5 mm,粉红色;雄蕊25～30,远长于花瓣;花盘环形,约有10个不整齐裂片。蓇葖果半开张,无毛或沿腹缝有疏柔毛,宿存花柱顶生,稍倾斜开展,宿存萼片,常直立。

[自然生境]生于海拔900～2 300 m的山坡。

[地理分布]通川区、宣汉县。

[入药部位]全草。

[功能主治]活血、通络、利尿、通便,用于腰膝疼痛、跌打损伤、血淋、闭经、月经不调、便结腹胀、小便不利。

光叶粉花绣线菊

[异名]日本绣线菊。

[拉丁名]*Spiraea japonica* L. f. var. *fortunei* (Planchon)Rehd.

[形态特征]直立灌木;高达1.5 m;小枝无毛或幼时被短柔毛。叶片长圆披针形,先端短渐尖,基部楔形,

边缘具尖锐重锯齿, 长5～10 cm, 上面有皱纹, 两面无毛, 下面有白霜。复伞房花序生于当年生直立新枝顶端, 直径4～8 cm; 密被短柔毛; 花梗长4～6 mm; 苞片披针形或线状披针形, 下面微被柔毛; 花直径4～7 mm; 花萼有疏柔毛, 萼片三角形; 花瓣卵形或圆形, 长2.5～3.5 mm, 粉红色; 雄蕊25～30, 远长于花瓣; 花盘环形, 约有10个不整齐裂片。蓇葖果半开张, 无毛或沿腹缝有疏柔毛, 宿存花柱顶生, 稍倾斜开展, 宿存萼片常直立。

[自然生境] 生于海拔700～2 300 m的山坡。

[地理分布] 万源市。

[入药部位] 全草、根、叶、果实。

[功能主治] 清肺化痰、止咳平喘、解毒止痛, 用于支气管炎、小儿肺热、骨髓炎、牙痛、椎间神经痛、流感、痢疾、少阳症往来寒热。

红果树

[异名] 斯脱兰威木、柳叶红果树。

[拉丁名] *Stranvaesia davidiana* Dcne.

[形态特征] 灌木或小乔木, 高达10 m; 幼枝密被长柔毛; 冬芽长卵圆形, 近无毛或鳞片边缘有柔毛。叶长圆形、长圆状披针形或倒披针形, 长5～12 cm, 先端尖或凸尖, 基部楔形或宽楔形, 全缘, 上面中脉下陷, 被灰褐色柔毛, 下面疏被柔毛, 侧脉8～16对; 叶柄长1.2～2.0 cm, 被柔毛, 渐脱落, 托叶膜质, 钻形, 早落。复伞房花序密集多花, 萼片三角状卵形, 长不及被丝托1/2, 花瓣白色, 近圆形, 基部具短爪; 雄蕊20, 花药紫红色, 花柱5, 大部合生。梨果近球形, 成熟时橘红色, 直径7～8 mm; 宿存萼片, 直立。种子长椭圆形。

[自然生境] 生于灌木林中。

[地理分布] 万源市。

[入药部位] 果实、根、皮。

[功能主治] 健脾、镇咳、祛痰, 用于肺热咳嗽、吐血、慢性支气管炎、肺结核。

豆科 Fabaceae

合萌

[异名] 水皂角、田皂角、关门草。

[拉丁名] *Aeschynomene indica* L.

[形态特征] 一年生草本或亚灌木状, 茎直立, 高0.3～1.0 m。多分枝, 圆柱形, 无毛, 稍粗糙。叶具20～30对小叶或更多; 托叶膜质, 卵形至披针形, 基部下延成耳状, 边缘有缺刻; 小叶薄纸质, 线状长圆形, 长5～15 mm, 宽2.0～3.5 mm, 上面密布腺点, 下面带白粉, 先端钝圆或微凹, 具细刺尖头, 基部歪斜, 全缘。总状花序比叶短, 腋生; 小苞片卵状披针形, 宿存; 花萼膜质, 具纵脉纹, 无毛; 花冠淡黄色, 具紫色的纵脉纹, 易脱落, 旗瓣大, 近圆形, 翼瓣篦状, 龙骨瓣长于翼瓣; 雄蕊二体; 子房扁平, 线形。荚果线状长圆形, 直或弯曲, 腹缝直, 背缝多少呈波状; 荚节4～8, 无毛, 不开裂, 成熟时逐节脱落。种子黑棕色, 肾形。

[自然生境] 生于田坎、草丛、溪边。

[地理分布] 大竹县。

[入药部位] 全草。

[功能主治] 清热解毒、祛风、除湿消肿、利水渗湿、通淋, 用于风热感冒、黄疸、肾炎水肿、痢疾、胃炎、腹胀、淋病、痈肿、皮炎、湿疹、痔疮。

合欢

[异名] 合欢皮、夜合树。

[拉丁名] *Albizia julibrissin* Durazz.

[形态特征] 落叶乔木, 高可达16 m, 树冠开展; 小枝有棱角, 嫩枝、花序和叶轴被绒毛或短柔毛。托叶线状披针形, 较小叶小, 早落。二回羽状复叶, 总叶柄近基部及最顶一对羽片着生处各有1枚腺体; 羽片4～12对,

栽培的有时可达20对；小叶10~30对，线形至长圆形，长6~12 mm，宽1~4 mm，向上偏斜，先端有小尖头，有缘毛，有时在下面或仅中脉上有短柔毛；中脉紧靠上边缘。头状花序于枝顶排成圆锥花序；花粉红色；花萼管状，长3 mm；花冠长8 mm，裂片三角形，长1.5 mm，花萼、花冠外均被短柔毛；花丝长2.5 cm。荚果带状，长9~15 cm，宽1.5~2.5 cm，嫩荚有柔毛，老荚无毛。

［自然生境］生于地边、林缘。

［地理分布］万源市、宣汉县、通川区、开江县、渠县。

［入药部位］树皮、花。

［功能主治］树皮与花宁心安神、开胃、理气解郁、调心脾、消痈肿、活血止痛、续筋骨，用于心神不安、郁结胸闷、失眠、健忘、风火眼疾、视物不清、跌打损伤、疼痛。花还可养心，用于神经衰弱、失眠健忘、眼雾不明、胸闷不舒。

山槐

［异名］山合欢、夜合欢。

［拉丁名］*Albizia kalkora* (Roxb.) Prain

［形态特征］落叶小乔木或灌木；高3~8 m；枝条暗褐色，被短柔毛，皮孔显著。二回羽状复叶；羽片2~4对；腺体密被黄褐色或灰白色短茸毛；小叶5~14对，长圆形或长圆状卵形，长1.8~4.5 cm，先端圆钝，有细尖头，基部不对称，两面均被短柔毛，中脉稍偏于上缘。头状花序2~7，生于叶腋或枝顶排成圆锥花序；花初时白色，后变黄色，花梗明显；花萼管状，长2~3 mm，5齿裂；花冠长6~8 mm，中下部连合呈管状，裂片披针形，花萼、花冠均密被长柔毛；雄蕊长2.5~3.5 cm，基部连合呈管状。荚果带状，长7~17 cm，深棕色，嫩荚密被短柔毛，老时无毛。种子4~12，倒卵圆形。

［自然生境］生于海拔1 100~2 500 m的山坡灌丛、疏林中。

［地理分布］开江县、大竹县、宣汉县。

［入药部位］根、树皮、花。

［功能主治］舒筋活络、活血、消肿止痛、解郁安神。用于心神不安、忧郁失眠、肺痈疮肿、跌扑伤痛。

紫穗槐

［异名］椒条、棉条、苕条。

［拉丁名］*Amorpha fruticosa* L.

［形态特征］落叶灌木；茎丛生，高1~4 m；小枝幼时密被短柔毛，后无毛。奇数羽状复叶，长10~15 cm；托叶线形，脱落；小叶11~25片，卵形或椭圆形，长1~4 cm，先端圆、急尖或微凹，有短尖，基部宽楔形或圆形，上面无毛或疏被毛，下面被白色短柔毛和黑色腺点。穗状花序顶生或生于枝条上部叶腋，长7~15 cm，花序梗与序轴均密被短柔毛；花多数，密生；花萼钟状，疏被毛或近无毛，萼齿5，三角形，近等长；花冠紫色，旗瓣心形，先端裂至瓣片的1/3，基部具短瓣柄，翼瓣与龙骨瓣均缺如；雄蕊10，花丝基部合生，与子房同包于旗瓣之中，成熟时伸出花冠之外；子房无柄，花柱被毛。荚果长圆形，下垂，微弯曲，具小凸尖，成熟时棕褐色，有疣状腺点。

［自然生境］生于林中。

［地理分布］万源市、渠县。

［入药部位］全草、根皮。

［功能主治］全草清热解毒、消肿。根皮清热解毒、凉血活血。

两型豆

［异名］阴阳豆、三籽两型豆、山巴豆、野毛扁豆。

［拉丁名］*Amphicarpaea edgeworthii* Benth.

［形态特征］一年生缠绕草本。茎纤细，长0.3~1.3 m，被淡褐色柔毛。羽状复叶具3小叶；小叶薄纸质或近膜质，顶生小叶菱状卵形或扁卵形，长2.5~5.5 cm，宽2~5 cm，两面常被贴伏的柔毛，基出脉3；侧生小叶稍

小, 常偏斜。花二型, 生在茎上部的为正常花, 排成腋生的总状花序, 被淡褐色长柔毛; 苞片膜质, 卵形至椭圆形, 腋内通常具花一朵; 花萼管状, 5裂; 花冠淡紫色或白色, 各瓣近等长, 旗瓣倒卵形, 两侧具耳, 翼瓣长圆形亦具瓣柄和耳, 龙骨瓣与翼瓣近似; 雄蕊二体, 子房被毛。生于下部为闭锁花, 无花瓣, 柱头弯至与花药接触, 子房伸入地下结实。荚果二型, 生于茎上部的为长圆形或倒卵状长圆形, 被淡褐色柔毛, 种子2～3颗, 肾状圆形, 黑褐色; 伸入地下的荚果呈椭圆形或近球形, 内含有种子1颗。

[自然生境]生于海拔300～1 800 m的山坡、路旁及旷野草地上山坡路旁、灌丛中、疏林中。

[地理分布]通川区、开江县。

[入药部位]种子。

[功能主治]种子清热明目、活血、消炎, 用于肺热咳嗽、咽喉肿痛、外伤出血。

肉色土栾儿

[异名]满塘红、山红豆花、鸭嘴花。

[拉丁名]*Apios carnea* (Wall.) Benth. ex Baker

[形态特征]缠绕藤本, 长3～4 m; 茎细长, 有条纹, 幼时被毛, 老则毛脱落而近于无毛; 奇数羽状复叶。叶柄长5～8 (～12) cm; 小叶通常5, 长椭圆形, 长6～12 cm, 宽4～5 cm, 先端渐尖, 成短尾状, 基部楔形或近圆形, 上面绿色, 下面灰绿色。总状花序腋生, 长15～24 cm; 苞片和小苞片小, 线形, 脱落; 花萼钟状, 二唇形, 绿色, 萼齿三角形, 短于萼筒; 花冠淡红色、淡紫红色或橙红色, 长为萼的2倍; 旗瓣最长, 翼瓣最短, 龙骨瓣带状, 弯曲成半圆形; 花柱弯曲成圆形或半圆形, 柱头顶生。荚果线形, 直, 长16～19 cm, 宽约7 mm, 疏被短柔毛; 种子12～21, 肾形, 黑褐色, 光亮。

[自然生境]生于海拔800～2 300 m的沟边杂木林中或溪边路旁。

[地理分布]达川区、万源市。

[入药部位]块根。

[功能主治]清热、活血、明目。

落花生

[异名]长生果、哇当、哈生。

[拉丁名]*Arachis hypogaea* Linn.

[形态特征]一年生草本。根部有丰富的根瘤; 茎直立或匍匐, 长30～80 cm, 茎和分枝均有棱, 被黄色长柔毛, 后无毛。叶具小叶2对; 托叶具纵脉纹, 被毛; 叶柄基部抱茎, 被毛; 小叶纸质, 卵状长圆形至倒卵形, 长2～4 cm, 宽0.5～2.0 cm, 具小刺尖头, 基部近圆形, 全缘, 两面被毛, 边缘具睫毛; 小叶柄长2～5 mm, 被黄棕色长毛; 花长约8 mm; 苞片2, 披针形; 小苞片披针形, 具纵脉纹, 被柔毛; 萼管细; 花冠黄色或金黄色, 旗瓣开展, 先端凹入; 翼瓣与龙骨瓣分离, 翼瓣长圆形或斜卵形, 细长; 龙骨瓣长卵圆形, 内弯, 先端渐狭成喙状, 较翼瓣短; 花柱延伸于萼管咽部之外, 柱头顶生, 疏被柔毛。荚果长2～5 cm, 宽1.0～1.3 cm, 膨胀, 荚厚。

[自然生境]主栽培。

[地理分布]达川区、通川区、开江县、宣汉县、渠县、大竹县、万源市。

[入药部位]果仁、种子、果壳、内红种皮、种子油、叶。

[功能主治]果仁和种子润肺、益脾、滋补、和胃, 用于燥咳、反胃、脚气、水肿、乳妇奶少、乳痈。果壳降气平喘、敛肺止咳, 用于咳嗽气喘、久咳及咳痰带血等。内红种皮止血、散瘀、消肿, 用于血友病、肝出血、术后出血、癌肿出血、肺胃肠出血、子宫出血、白细胞及血小板减少症。种子油润肠通便, 用于肠梗阻、大便燥结。叶用于失眠、痈肿。

紫云英

[异名]沙苑子、水豆瓣、狗狼草、水豌豆、螃蟹花、爬梳草、米布袋、沙蒺藜、马苕子、翘翘花、翘摇、莲花草、(油)苕子。

[拉丁名]*Astragalus sinicus* L.

[形态特征]二年生草本；茎匍匐，多分枝，高10～30 cm，疏被白色柔毛；羽状复叶长5～15 cm，有7～13小叶；托叶彼此离生，卵形，长3～6 mm；小叶倒卵形或椭圆形，长1.0～1.5 cm，先端钝，基部宽楔形，上面近无毛，下面散生柔毛；总状花序有5～10花，花密集呈伞形；花序梗较叶长；苞片三角状卵形，长不及1 mm，无小苞片；花萼钟状，长约4 mm，被白色柔毛，萼齿披针形，长为萼筒的1/2；花冠紫红色，稀橙黄色，旗瓣倒卵形，长1.0～1.1 cm，基部渐窄成瓣柄，翼瓣较旗瓣短，龙骨瓣与旗瓣近等长；子房无毛或疏被白色短柔毛，具短柄；荚果线状长圆形，稍弯曲，长1.2～2.0 cm，具短喙，成熟时黑色，具隆起的网纹；果柄不伸出宿萼外。

[自然生境]生于海拔400～2 300 m的砂质土壤，栽培或野生。

[地理分布]万源市。

[入药部位]全草、种子。

[功能主治]全草清热解毒、祛风消肿，用于带状疱疹、疮疖、痔疮、齿龈出血、喉痛、火眼、外伤出血。种子温肾壮阳、活血、补肝明目、清热解毒，用于肾虚阳痿、遗精早泄、肝肾虚弱、视力减退、目昏、咽喉肿痛、咳嗽、目赤肿痛。

鄂羊蹄甲（亚种）

[异名]双肾藤、猪腰子藤、马蹄血藤、蛾儿风、大夜关门。

[拉丁名]*Bauhinia glauca* (Wall. ex Benth.) Benth. subsp. *hupehana* (Craib) T. Chen

[形态特征]木质藤本，除花序稍被锈色短柔毛外其余无毛；卷须略扁，旋卷。叶纸质，近圆形，长5～9 cm，2裂是叶长的1/4～1/3，裂片阔圆，罅口阔，上面无毛，下面疏被柔毛；叶柄纤细。总状花序顶生或与叶对生，具密集花；总花梗长2.5～6.0 cm，被疏柔毛，渐变无毛；苞片与小苞片线形，锥尖；花序下部的花梗长可达2 cm；花蕾卵形，被锈色短毛；花托被疏毛；萼片卵形，急尖，外被锈色茸毛；花瓣玫瑰红色，倒卵形，各瓣近相等，具长柄，边缘皱波状，瓣柄长约8 mm；能育雄蕊3枚，花丝无毛，远较花瓣长；子房无毛，具柄，柱头盘状。荚果带状，无毛，不开裂；种子10～20颗，在荚果中央排成一纵列，卵形，极扁平。

[自然生境]生于海拔650～1 400 m的灌丛、沟边、林下、石缝。

[地理分布]达川区、大竹县、万源市。

[入药部位]根皮、藤或全草。

[功能主治]根清热、祛风胜湿、散结、散寒理气、消肿止痛，用于痢疾、膀胱炎、疝气腹痛、肾囊风痒、睾丸肿痛、风湿痛、跌打损伤。根皮泡酒服用于腰痛、劳伤。藤用于风湿、补肾、五劳七伤。全草润肺止咳、敛阴安神、止痛。

羊蹄甲

[异名]玲甲花。

[拉丁名]*Bauhinia purpurea* L.

[形态特征]乔木或直立灌木，高7～10 m；树皮厚，近光滑，灰色至暗褐色；枝初时略被毛，毛渐脱落，叶硬纸质，近圆形，长10～15 cm，宽9～14 cm，基部浅心形，先端分裂是叶长的1/3～1/2，裂片先端圆钝或近急尖，两面无毛或下面薄被微柔毛。总状花序侧生或顶生，少花，有时2～4个生于枝顶而成复总状花序，被褐色绢毛；花蕾纺锤形，具4～5棱或狭翅，顶钝；萼佛焰状，一侧开裂达基部成外反的2裂片，先端微裂，其中一片具2齿，另一片具3齿；花瓣桃红色，倒披针形，具脉纹和长的瓣柄；能育雄蕊3，花丝与花瓣等长；退化雄蕊5～6；子房具长柄，被黄褐色绢毛，柱头稍大，斜盾形。荚果带状，扁平，略呈弯镰状，成熟时开裂，木质的果瓣扭曲将种子弹出；种子近圆形，扁平，种皮深褐色。

[自然生境]主栽培。

[地理分布]通川区、开江县。

[入药部位]树皮、花、根。

[功能主治]树皮用于烫伤、脓疮。嫩叶用于咳嗽、跌打损伤、骨折。

[注]根皮有剧毒。

云实

[异名]阎王刺、大寒药、黄皂角、糠皂角、灯笼花、黄牛刺、倒钩刺、倒钩牛刺。

[拉丁名]*Caesalpinia decapetala* (Roth) Alston

[形态特征]藤本;树皮暗红色;枝、叶轴和花序均被柔毛和钩刺。二回羽状复叶长20~30 cm;羽片3~10对,对生,具柄,基部有刺1对;小叶8~12对,膜质,长圆形,长10~25 mm,宽6~12 mm,两端近圆钝,两面均被短柔毛,老时渐无毛;托叶小,斜卵形,先端渐尖,早落。总状花序顶生,直立,具多花;总花梗多刺;花梗被毛,在花萼下具关节,故花易脱落;萼片5,长圆形,被短柔毛;花瓣黄色,膜质,圆形或倒卵形,盛开时反卷,基部具短柄;雄蕊与花瓣近等长,花丝基部扁平,下部被绵毛;子房无毛。荚果长圆状舌形,长6~12 cm,宽2.5~3.0 cm,脆革质,栗褐色,无毛,有光泽,沿腹缝线膨胀成狭翅,成熟时沿腹缝线开裂,先端具尖喙;种子6~9颗,椭圆状,种皮棕色。

[自然生境]生于海拔500 m左右的灌丛、荒坡、河滩。

[地理分布]通川区、大竹县、开江县。

[入药部位]种子、根。

[功能主治]种子清热解毒、除湿、杀虫,用于痢疾、疟疾、肠炎、消渴、小儿疳积、驱蛔虫和钩虫。根祛风散寒、发汗解表、祛瘀消积、除湿痢、活络止痛、疏风,用于风寒感冒所致的头痛、风湿筋骨疼痛、咳嗽、身痛、腰痛、喉痛、风火牙痛、跌打损伤、鱼哽喉、产后腹痛、肢体筋骨疼痛。

筅子梢

[异名]杭子梢、多花杭子梢、披针叶杭子梢。

[拉丁名]*Campylotropis macrocarpa* (Bge) Rehd.

[形态特征]灌木,高1~3 m。小枝贴生柔毛,嫩枝毛密,老枝常无毛。羽状复叶具3小叶;托叶狭三角形、披针形或披针状钻形;叶柄稍密生柔毛;小叶椭圆形或宽椭圆形,长2~7 cm,宽1.5~4.0 cm,上面通常无毛,脉明显,下面常贴生柔毛,中脉明显隆起。总状花序单一(稀二)腋生并顶生,花序轴密生短柔毛或微柔毛;苞片卵状披针形,早落或花后逐渐脱落,小苞片近线形或披针形,早落;花梗具开展的微柔毛或短柔毛;花萼钟形,稍浅裂或近中裂,贴生柔毛,萼裂片狭三角形或三角形,渐尖;花冠紫红色或近粉红色,旗瓣椭圆形、倒卵形或近长圆形等,近基部狭窄,翼瓣微短于旗瓣或等长,龙骨瓣呈直角或微钝角内弯。荚果长圆形、近长圆形或椭圆形,无毛,具网脉,边缘生纤毛。

[自然生境]生于海拔150~1 900 m的山坡、山沟、草坡、林缘、路旁。

[地理分布]万源市。

[入药部位]茎、叶、花。

[功能主治]祛风散寒、舒筋活血,用于肢体麻木、半身不遂、感冒、水肿。

锦鸡儿

[异名]阳雀花、土黄芪、白癣皮。

[拉丁名]*Caragana sinica* (Buc′ hoz) Rehd.

[形态特征]灌木,高1~2 m。树皮深褐色;小枝有棱,无毛。托叶三角形,硬化成针刺,长5~7 mm;叶轴脱落或硬化成针刺,针刺长7~15(~25)mm;小叶2对,羽状,有时假掌状,上部一对常较下部的为大,厚革质或硬纸质,倒卵形或长圆状倒卵形,长1.0~3.5 cm,宽5~15 mm,先端圆形或微缺,具刺尖或无刺尖,基部楔形或宽楔形,上面深绿色,下面淡绿色。花单生,花梗长约1 cm,中部有关节;花萼钟状,长12~14 mm,宽6~9 mm,基部偏斜;花冠黄色,常带红色,长2.8~3.0 cm,旗瓣狭倒卵形,具短瓣柄,翼瓣稍长于旗瓣,瓣柄与瓣片近等长,耳短小,龙骨瓣宽钝;子房无毛。荚果圆筒状,长3.0~3.5 cm,宽约5 mm。

[自然生境] 生于海拔400～1 800 m的荒坡、灌丛、屋旁、林缘。

[地理分布] 万源市。

[入药部位] 根皮、树枝、花。

[功能主治] 树枝清热解毒、消痈,用于风湿痹痛、跌打损伤、皮肤瘙痒。根皮祛风活血、解热、利尿,用于风湿关节炎、跌打损伤、乳汁不足、浮肿、白带、痛经等。花补气益肾、止咳化痰,用于头痛头昏、耳鸣眼花、肺痨咳嗽、小儿疳积等。

双荚决明

[异名] 双荚槐、腊肠仔树。

[拉丁名] *Cassia bicapsularis* Linn.

[形态特征] 直立灌木,多分枝,无毛。叶长7～12 cm,有小叶3～4对;叶柄长2.5～4.0 cm;小叶倒卵形或倒卵状长圆形,膜质,长2.5～3.5 cm,宽约1.5 cm,顶端圆钝,基部渐狭,偏斜,下面粉绿色,侧脉纤细,在近边缘处呈网结;在最下方的一对小叶间有黑褐色线形而钝头的腺体1枚。总状花序生于枝条顶端的叶腋间,常集成伞房花序状,长度约与叶相等,花鲜黄色,直径约2 cm;雄蕊10枚,7枚能育,3枚退化而无花药,能育雄蕊中有3枚特大,高出于花瓣,4枚较小,短于花瓣。荚果圆柱状,膜质,直或微曲,长13～17 cm,直径1.6 cm,缝线狭窄;种子二列。

[自然生境] 栽培或野生。

[地理分布] 通川区、开江县。

[入药部位] 叶、种子。

[功能主治] 泻下导滞,用于便秘。

光叶决明

[异名] 光决明、怀花米。

[拉丁名] *Cassia floribunda* Cav.

[形态特征] 直立灌木,高1～2 m,无毛。叶长约15 cm,有小叶3～4对,在每对小叶间的叶轴上,均有1枚腺体,腺体圆形至线形;小叶卵形至卵状披针形,长5～8 cm,宽2.5～3.5 cm,顶端渐尖,基部楔形或狭楔形,有时偏斜,下面粉白色,有细洼点,上面有乳凸;侧脉纤细,两面稍突起,边全缘;小叶柄长2～3 mm;托叶线形,早落。总状花序生于枝条上部的叶腋或顶生,多少呈伞房式;总花梗长4～5 cm;萼片不相等;花瓣黄色,宽阔,钝头,长12～18 mm;能育雄蕊4枚,花丝长短不一。荚果长5～7 cm,果瓣稍带革质,呈圆柱形,2瓣开裂;种子多数。

[自然生境] 栽培或生于海拔300～1 700 m的山坡草地和灌丛。

[地理分布] 大竹县。

[入药部位] 根、叶。

[功能主治] 清肝明目、通便,用于感冒发热、肝热目赤、云翳障目、大便秘结。

紫荆

[异名] 紫荆皮、箩筐树皮。

[拉丁名] *Cercis chinensis* Bunge

[形态特征] 丛生或单生灌木,高2～5 m;树皮和小枝灰白色。叶纸质,近圆形或三角状圆形,长5～10 cm,宽与长相若或略短于长,先端急尖,基部浅至深心形,两面无毛,嫩叶绿色,叶柄略带紫色,叶缘膜质透明。花紫红色或粉红色,2～10余朵成束,簇生于老枝和主干上,主干上花束较多,越到上部幼嫩枝条则花越少,常先于叶开放,嫩枝或幼株上的花则与叶同时开放,花长1.0～1.3 cm;花梗长3～9 mm;龙骨瓣基部具深紫色斑纹;子房嫩绿色,花蕾时光亮无毛,后期则密被短柔毛,有胚珠6～7颗。荚果扁狭长形,绿色,长4～8 cm,宽1.0～1.2 cm,翅宽先端急尖或短渐尖,喙细而弯曲,基部长渐尖,两侧缝线对称或近对称;种子2～6颗,阔长

圆形,黑褐色,光亮。

[自然生境]生于海拔500～1 300 m的地区,有栽培。

[地理分布]达川区、通川区、开江县、宣汉县、渠县、大竹县、万源市。

[入药部位]树皮、茎秆、花、果。

[功能主治]树皮(紫荆皮)活血、行气、祛瘀、清热解毒、通便、活血消肿,用于风寒湿痹、风湿关节炎、妇女经闭、血气疼痛、喉痹、淋病、痈疮红肿、痈疽、癣疥、跌打损伤、蛇虫咬伤。茎秆活血、通淋,用于妇女痛经、瘀血腹痛、淋病。花清热、凉血、祛风解毒。果用于咳嗽及孕妇心痛。

湖北紫荆

[异名]箩筐树。

[拉丁名]*Cercis glabra* Pamp.

[形态特征]乔木,高6～16 m,胸径达30 cm;树皮和小枝灰黑色。叶较大,厚纸质或近革质,心形或三角状圆形,长5～12 cm,宽4.5～11.5 cm,先端钝或急尖,基部浅心形至深心形,幼叶常呈紫红色,成长后绿色,上面光亮,下面无毛或基部脉腋间常有簇生柔毛;基脉5～7条;叶柄长2～4.5 cm。总状花序短,总轴长0.5～1.0 cm,有花数至十余朵;花淡紫红色或粉红色,先于叶或与叶同时开放,稍大,长1.3～1.5 cm,花梗细长,长1.0～2.3 cm。荚果狭长圆形,紫红色,长9～14 cm,少数短于9 cm,宽1.2～1.5 cm,翅宽约2 mm,先端渐尖,基部圆钝,二缝线不等长,背缝稍长,向外弯拱,少数基部渐尖而缝线等长;果颈长2～3 mm;种子1～8颗,近圆形,扁,长6～7 mm,宽5～6 mm。

[自然生境]生于海拔600～1 900 m的石灰岩山地、路边或岩石上。

[地理分布]万源市、宣汉县。

[入药部位]心材、树皮。

[功能主治]破血、解毒,用于痈疽、肿毒、疮疖、产后血气痛。

大金刚藤

[异名]大金刚藤黄檀、土降香、降筋弯。

[拉丁名]*Dalbergia dyeriana* Prain ex Harms

[形态特征]大藤本。小枝纤细,无毛;羽状复叶长7～13 cm;小叶3～7对,薄革质,倒卵状长圆形或长圆形,长2.5～5.0 cm,宽1.0～2.5 cm,基部楔形,有时阔楔形,先端圆或钝,有时稍凹缺,上面无毛,有光泽,下面疏被紧贴柔毛,细脉纤细而密,两面明显隆起。圆锥花序腋生,总花梗、分枝与花梗均略被短柔毛;基生小苞片与副萼状小苞片长圆形或披针形,脱落;花萼钟状,略被短柔毛,渐变无毛,萼齿三角形,先端钝;花冠黄白色,各瓣均具稍长瓣柄,旗瓣长圆形,先端微缺,翼瓣倒卵状长圆形,无耳,龙骨瓣狭长圆形,内侧有短耳;雄蕊9,单体;子房具短柄,被短柔毛或近无毛,花柱短,无毛,柱头小,尖状。荚果长圆形或带状,扁平,具果颈,果瓣薄革质;种子长圆状肾形。

[自然生境]生于海拔700～1 500 m的荒坡灌丛、林中。

[地理分布]渠县、万源市。

[入药部位]根。

[功能主治]理气散寒、活络止痛,用于胸腹气滞疼痛、胃气上逆的噫气、呃逆、跌打损伤。

黄檀

[异名]白檀。

[拉丁名]*Dalbergia hupeana* Hance

[形态特征]乔木,高10～20 m;树皮暗灰色,呈薄片状剥落。幼枝无毛。羽状复叶长15～25 cm;小叶3～5对,近革质,椭圆形至长圆状椭圆形,长3.5～6.0 cm,宽2.5～4.0 cm,两面无毛,细脉隆起,上面有光泽。圆锥花序顶生或生于最上部的叶腋间,疏被锈色短柔毛;花密集,与花萼同疏被锈色柔毛;基生和副萼状小苞片

卵形, 被柔毛, 脱落; 花萼钟状, 萼齿5, 上方2枚阔圆形, 近合生, 侧方的卵形, 最下一枚披针形; 花冠白色或淡紫色, 各瓣均具柄, 旗瓣圆形, 先端微缺, 翼瓣倒卵形, 龙骨瓣关月形, 与翼瓣内侧均具耳; 雄蕊10, 成5+5的二体; 子房具短柄, 无毛, 花柱纤细, 柱头小, 头状。荚果长圆形或阔舌状, 种子肾形。

[自然生境]生于海拔600～1 400 m的荒坡草丛、灌丛。

[地理分布]万源市、通川区。

[入药部位]种子、根。

[功能主治]根强筋、活络、止痛、破积、祛风湿, 用于风湿骨痛。种子下气化痰, 用于咳嗽痰多。

象鼻藤

[异名]含羞草黄檀、含羞草叶黄檀、小黄檀。

[拉丁名]*Dalbergia mimosoides* Franch.

[形态特征]灌木或藤本; 高4～6 m; 幼枝密被褐色短粗毛; 羽状复叶长6～8 (～10) cm; 叶轴、叶柄和小叶柄初时密被柔毛, 后毛渐稀疏; 托叶卵形; 小叶10～17对, 线状长圆形, 长0.6～1.2 (～1.8) cm, 先端平截、钝或凹缺, 基部楔形或宽楔形, 嫩时两面略被褐色柔毛, 后无毛或近无毛; 花萼钟状, 萼齿除下方1枚为披针形外, 其余的卵形; 花冠白色或淡黄色, 花瓣具短瓣柄, 旗瓣长圆状倒卵形, 翼瓣倒卵状长圆形, 龙骨瓣椭圆形; 雄蕊9, 稀10, 单体; 子房具柄, 沿腹缝线疏被柔毛; 胚珠2～3; 荚果扁平, 长圆形或带状, 长3～6 cm, 宽1～2 cm, 果瓣对种子部分有网纹, 具1 (2) 种子; 种子肾形, 扁平, 长约1 cm, 宽约6 mm。

[自然生境]生于海拔800～2 000 m的山沟疏林或山坡灌丛中。

[地理分布]万源市。

[入药部位]叶。

[功能主治]消炎、解毒, 用于疔疮、痈疽、毒蛇咬伤、蜂窝织炎。

小槐花

[异名]蚂蟥草、清酒缸、山蚂蟥、草鞋板、畏草、饿蚂蟥、金钱草。

[拉丁名]*Desmodium caudatum* (Thunb) DC.

[形态特征]灌木或亚灌木; 高达2 m; 叶具3小叶; 叶柄长1.5～4.0 cm, 两侧具极窄的翅; 顶生小叶披针形或长圆形, 长5～9 cm, 侧生小叶较小, 先端渐尖、急尖或短渐尖, 基部楔形, 上面疏被极短柔毛, 老时渐无毛, 下面疏被贴伏短柔毛, 侧脉10～12对; 总状花序长5～30 cm, 花序轴密被柔毛并混生小钩状毛, 每节生2花, 具小苞片; 花梗长3～4 mm; 花萼窄钟形, 长3.5～4.0 mm, 裂片披针形; 花冠绿白或黄白色, 有明显脉纹, 长约5 mm, 旗瓣椭圆形, 翼瓣窄长圆形, 龙骨瓣长圆形, 均具瓣柄, 雌蕊长约7 mm; 荚果线形, 扁平, 长5～7 cm, 被伸展钩状毛, 背腹缝线浅缢缩, 有4～8荚节; 荚节长椭圆形, 长0.9～1.2 cm。

[自然生境]生于海拔700～1 800 m的林缘、路旁、灌丛下。

[地理分布]达川区。

[入药部位]全草、根、叶。

[功能主治]全草清热解毒、利湿、消积、散瘀、解表散寒、和胃止痛、健脾消食, 用于感冒、慢性支气管炎、小儿消化不良、脾虚腹泻、食欲下降、月经不调、胃痛吐酸、肺热咳嗽、吐血、水肿、小儿疳积、痈疮溃疡、跌打损伤、风湿疼痛、痢疾、肝炎、疮毒、蛇咬伤。根和叶祛湿、活血、利尿、杀虫。

锥蚂蟥

[异名]舞草、圆锥山蚂蟥。

[拉丁名]*Desmodium elegans* DC.

[形态特征]高1～2 m。小枝被短柔毛至渐变无毛。小叶3; 托叶早落, 狭卵形, 外面疏生柔毛, 边缘有睫毛; 叶柄被柔毛至渐变无毛; 小叶长2～7 cm, 宽1.5～5.0 cm, 侧生小叶略小, 上面被贴伏短柔毛或几无毛, 下面被密或疏的短柔毛至近无毛, 全缘或浅波状; 小托叶线形, 密被小柔毛; 小叶柄被柔毛。花序长5～20 cm

或更长, 总花梗密被或疏生小柔毛; 花通常2～3朵生于每一节上; 花梗被柔毛或近无毛, 苞片线状披针形, 早落, 被柔毛; 花萼钟形, 被柔毛或近无毛, 4裂, 裂片三角形; 花冠紫色或紫红色, 旗瓣宽椭圆形或倒卵形, 翼瓣、龙骨瓣均具瓣柄, 翼瓣具耳; 雄蕊长7～13 mm; 雌蕊长9～15 mm, 子房被贴伏短柔毛。荚果扁平, 线形, 长3～5 cm, 宽4～5 mm, 疏被贴伏短柔毛, 腹缝线近直, 背缝线圆齿状。

[自然生境]生于海拔1 000～2 300 m的灌丛下。

[地理分布]通川区、渠县。

[入药部位]根。

[功能主治]祛风湿、止咳、消炎、消痈, 用于风湿性关节炎、跌打损伤。

瓦子草

[异名]波叶山蚂蟥、长波叶饿蚂蟥。

[拉丁名]*Desmodium sequax* Wall.

[形态特征]直立灌木, 高1～2 m, 多分枝。幼枝和叶柄被锈色柔毛, 有时混有小钩状毛。叶为羽状三出复叶, 小叶3; 托叶线形, 外面密被柔毛, 有缘毛; 小叶纸质, 卵状椭圆形或圆菱形, 顶生小叶长4～10 cm, 宽4～6 cm, 侧生小叶略小, 先端急尖, 基部楔形至钝, 边缘自中部以上呈波状, 上面密被贴伏小柔毛或渐无毛, 下面被贴伏柔毛并混有小钩状毛; 小叶柄被锈黄色柔毛和混有小钩状毛。总状花序顶生和腋生, 顶生者通常分枝成圆锥花序; 花常2朵生于每节上; 苞片早落, 狭卵形, 被毛; 花冠紫色, 旗瓣椭圆形至宽椭圆形, 翼瓣狭椭圆形, 具瓣柄和耳, 龙骨瓣具长瓣柄, 微具耳; 雄蕊单体; 子房线形, 疏被短柔毛。荚果腹背缝线缢缩呈念珠状, 有荚节6～10, 密被开展褐色小钩状毛。

[自然生境]生于海拔1 000～2 300 m的山地草坡或林缘。

[地理分布]达川区。

[入药部位]全草、果实、根。

[功能主治]根用于肺痨咳嗽、盗汗、咳嗽痰喘、蛔虫病。果实微苦、涩, 性温, 止血, 用于内伤出血。全草用于目赤肿痛。

扁豆

[异名]白花扁豆、峨眉豆、茶豆、篱笆豆、软豆。

[拉丁名]*Lablab purpureus* (L.) Sweet

[形态特征]多年生缠绕藤本。全株几无毛, 茎长可达6 m, 常呈淡紫色。羽状复叶具3小叶; 小托叶线形; 小叶宽三角状卵形, 长6～10 cm, 宽约与长相等, 侧生小叶两边不等大, 偏斜, 先端尖, 基部近截平。总状花序直立, 花序轴粗壮; 小苞片2, 近圆形, 脱落; 花簇生于每一节上; 花萼钟状, 上方2裂齿几完全合生, 下方的3枚近相等; 花冠白色或紫色, 旗瓣圆形, 翼瓣宽倒卵形, 具截平的耳, 龙骨瓣呈直角弯曲, 基部渐狭成瓣柄; 子房线形, 无毛, 花柱比子房长, 弯曲不逾90°, 一侧扁平, 近顶部内缘被毛。荚果长圆状镰形, 近顶端最阔, 扁平, 直或稍向背弯曲, 顶端有弯曲的尖喙, 基部渐狭; 种子扁平, 长椭圆形, 在白花品种为白色, 在紫花品种为紫黑色, 种脐线形。

[自然生境]广泛栽培或野生生于路边、房前屋后、沟边。

[地理分布]达川区、通川区、开江县、大竹县、宣汉县、渠县、万源市。

[入药部位]种子、花、叶、根、豆荚。

[功能主治]种子养胃、健脾和中、消暑化湿、解毒, 用于暑湿吐泻、脾虚泄泻与呕逆、食少久泄、水停消渴、赤白带下、小儿疳积、夏感暑湿、腹痛呕吐。花健脾和胃、清暑化湿, 用于痢疾、泄泻、赤白带下、夏日感冒、痢疾、崩漏。根治便血、痔漏、淋浊。藤治风痰迷窍、癫狂乱语。叶治下肢溃疡。扁豆壳用于夏季腹泻、呕吐。

鸡冠刺桐

[异名]巴西刺桐、鸡冠豆、龙牙花、象牙红、海红豆。

[拉丁名]*Erythrina crista-galli* L.

[形态特征]落叶灌木或小乔木,茎和叶柄稍具皮刺。羽状复叶具3小叶;小叶长卵形或披针状长椭圆形,长7～10 cm,宽3.0～4.5 cm,先端钝,基部近圆形。花与叶同出,总状花序顶生,每节有花1～3朵;花深红色,长3～5 cm,稍下垂或与花序轴成直角;花萼钟状,先端2浅裂;雄蕊二体;子房有柄,具细绒毛。荚果长约15 cm,褐色,种子间缢缩;种子大,亮褐色。

[自然生境]主栽培。

[地理分布]通川区、开江县。

[入药部位]根、叶、全草。

[功能主治]根清热利湿、活血祛瘀,用于感冒、痢疾、肝脾肿大、跌打瘀肿。叶接骨,外用于骨折。全草开胃健脾,清热利湿,用于小儿疳积、肝炎、胸腹胀痛、风湿关节痛。

皂荚

[异名]猪牙皂、天丁、皂丁、牙皂、眉皂。

[拉丁名]*Gleditsia sinensis* Lam.

[形态特征]落叶乔木;高达30 m;刺圆柱形,常分枝,长达16 cm;叶为一回羽状复叶,长10～18(～26)cm;小叶(2～)3～9对,卵状披针形或长圆形,长2.0～8.5(～12.5)cm,先端急尖或渐尖,顶端圆钝,基部圆或楔形,中脉在基部稍歪斜,具细锯齿,上面网脉明显;花杂性,黄白色,组成5～14 cm长的总状花序;雄花直径0.9～1.0 cm,萼片4,长3 mm,两面被柔毛,花瓣4,长4～5 mm,被微柔毛,雄蕊(6～)8;退化雌蕊长2.5 mm;两性花直径1.0～1.2 cm,萼片长4～5 mm,花瓣长5～6 mm,雄蕊8,子房缝线上及基部被柔毛;荚果带状,肥厚,长12～37 cm,劲直,两面膨起;果颈长1.0～3.5 cm;果瓣革质,褐棕或红褐色,常被白色粉霜,有多数种子;或荚果短小,稍弯呈新月形,俗称猪牙皂,内无种子。

[自然生境]生于海拔1 800 m以下的山坡、林下,有栽培。

[地理分布]通川区、大竹县、开江县。

[入药部位]果实、刺(天丁)、畸形果实(猪牙皂)、根。

[功能主治]果实祛风除湿、拔毒、杀虫、通窍、消痰、搜风溃坚,用于中风昏迷、口眼㖞斜、痰涎窍闭、头风头痛、咳嗽、痰喘、肠风下血、噤口下痢、痈肿便毒、疮癣疥癞、腹痛、疮毒、便秘、风湿骨痛、喉痹肿塞、癫痫、肺痈痰鸣。刺(天丁)搜风、拔毒、消肿排脓、明目、活血、通乳、祛风杀虫,用于痈肿、疮毒、疠风、瘰疬、癣疮、胎衣不下、麻风、疮痈难溃、急性乳腺炎、产后缺乳。畸形果实(猪牙皂)通窍祛痰、催吐、搜风,用于瘟病发作、肺痈初起。根通关利窍、除湿解毒、明目祛痰,用于风湿骨痛、淋巴结核、痒疹疮毒、无名肿毒等。

大豆

[异名]大豆黄卷、黄豆。

[拉丁名]*Glycine max* (L.) Merr.

[形态特征]一年生草本,高30～90 cm。茎粗壮,直立,或上部近缠绕状。叶具3小叶;托叶宽卵形,渐尖,被黄色柔毛;叶柄嫩时散生疏柔毛或具棱并被长硬毛;小叶纸质,宽卵形,近圆形或椭圆状披针形,长5～12 cm,宽2.5～8.0 cm,先端渐尖或近圆形,侧生斜卵形;总状花序腋生,常5～8朵无柄而密生的花,植株下部的花单生或成对生于叶腋;花萼密被长硬毛,裂片披针形,上部2裂片合生至中部以上,其余分离,花紫色、淡紫色或白色,旗瓣倒卵状,反折,翼瓣蓖状,基部狭,龙骨瓣斜倒卵形;雄蕊二体;子房基部具腺体,被毛。荚果长圆形,密被褐黄色长毛;种子椭圆形、近球形,卵圆形至长圆形,种皮光滑,淡绿色、黄色、褐色和黑色等,因品种而异,种脐明显,椭圆形。

[自然生境]广泛栽培。

[地理分布]通川区、达川区、开江县、宣汉县、大竹县、渠县、万源市。

[入药部位]种子、豆芽、豆豉。

[功能主治]种子健脾宽中、润燥消水,用于疳积泻痢、腹胀虚弱、妊娠中毒、疮痈肿毒、外伤出血。豆芽解表除湿、消肿、清热解毒。豆豉解表、除烦、宣发郁热,用于感冒、寒热头痛、烦躁胸闷、虚烦不眠。

野大豆

[异名]黑豆、唠豆。

[拉丁名]*Glycine soja* Sieb. & Zucc.

[形态特征]一年生缠绕草本,长1~4 m。茎、小枝纤细,全体疏被褐色长硬毛。叶具3小叶,长可达14 cm;托叶卵状披针形,急尖,被黄色柔毛。顶生小叶卵圆形或卵状披针形,长3.5~6.0 cm,宽1.5~2.5 cm,全缘,两面均被绢状的糙伏毛,侧生小叶斜卵状披针形。总状花序通常短,稀长达13 cm;花小,长约5 mm;花梗密生黄色长硬毛;苞片披针形;花萼钟状,密生长毛,裂片5,三角状披针形,先端锐尖;花冠淡红紫色或白色,旗瓣近圆形,基部具短瓣柄,翼瓣斜倒卵形,有明显的耳,龙骨瓣密被长毛;花柱短而向一侧弯曲。荚果长圆形,两侧稍扁,密被长硬毛,种子间稍缢缩,干时易裂;种子2~3颗,椭圆形,稍扁,褐色至黑色。

[自然生境]生于海拔1 200~2 000 m的山坡、草地、路旁,有栽培。

[地理分布]通川区、开江县、大竹县。

[入药部位]种子、淡豆豉。

[功能主治]种子祛风解毒、活血利水、解表散寒,用于水肿、风毒脚气、黄疸浮肿、风痹筋挛、产后风疼、口噤、痈肿疮毒、解药中毒。淡豆豉发表除烦、下气调中,用于心中懊侬、风热感冒、小儿盘肠气。种子又益肾、强壮、解表散寒、利尿、平肝敛汗,用于脾虚水肿、肾虚腰痛、感冒咳嗽、脾虚泄泻、肺虚咳嗽、头晕目眩、风痹多汗。

河北木蓝

[异名]一味药、铁扫把、山绿豆、独站岗、山皂角、草马苕、马棘。

[拉丁名]*Indigofera pseudotinctoria* Matsum.

[形态特征]小灌木,高1~3 m;多分枝,枝细长,幼枝灰褐色,有棱,被毛。羽状复叶长3.5~6.0 cm;叶柄被平贴丁字毛;托叶小,狭三角形,早落;小叶(2~)3~5对,对生,椭圆形、倒卵形或倒卵状椭圆形,长1.0~2.5 cm,宽0.5~1.1(~1.5)cm,两面有白色丁字毛。总状花序,花密集;总花梗短于叶柄;花萼钟状,外面有白色和棕色平贴丁字毛,萼齿不等长;花冠淡红色或紫红色,旗瓣倒阔卵形,先端螺壳状,基部有瓣柄,外面有丁字毛,翼瓣基部有耳状附属物,龙骨瓣近等长,基部具耳;花药圆球形,子房有毛。荚果线状圆柱形,幼时密生短丁字毛,种子间有横隔,仅在横隔上有紫红色斑点;种子椭圆形。

[自然生境]生于海拔100~1 300 m的荒地、林边、灌丛、草坡。

[地理分布]达川区、开江县。

[入药部位]全草、根。

[功能主治]全草消积导滞、化痰、止咳、止血、活血祛瘀、行气、解毒消肿,用于痔疾、瘰疬、小儿食积、感寒咳嗽、咽喉肿痛、咯血、吐血、颈淋巴结结核、热毒疮疖、痒子初起、九子烂痒、扁桃体炎、无名肿毒、老年慢性气管炎、外伤出血。根活血祛瘀、清热解毒,用于哮喘、喉蛾、疔疮、瘰疬、跌打损伤。

鸡眼草

[异名]三叶人字草、野花生、斑鸠窝、地花生、人字草、鸡眼睛、虎筋草。

[拉丁名]*Kummerowia striata* (Thunb.) Schindl.

[形态特征]一年生草本,披散或平卧,多分枝,高5~45 cm,茎和枝上被倒生的白色细毛。叶为三出羽状复叶;膜质托叶大,卵状长圆形,具条纹,有缘毛;小叶纸质,倒卵形、长倒卵形或长圆形,较小,长6~22 mm,宽3~8 mm,先端圆形,基部近圆形或宽楔形,全缘;两面沿中脉及边缘有白色粗毛。花小,单生或2~3朵簇生于叶腋;花梗下端具2枚大小不等的苞片,萼基部具4枚小苞片,其中1枚极小,位于花梗关节处;花萼钟状,带紫色,5裂,裂片宽卵形,具网状脉,外面及边缘具白毛;花冠粉红色或紫色,较萼约长1倍,旗瓣椭圆形,具

耳, 龙骨瓣比旗瓣稍长或近等长, 翼瓣比龙骨瓣短。荚果圆形或倒卵形, 先端短尖, 被小柔毛。

[自然生境] 生于海拔500～1 800 m的低山之向阳荒坡、草地、路旁。

[地理分布] 通川区、开江县。

[入药部位] 全草。

[功能主治] 清热解毒、健脾消食、活血散瘀、利湿、止泻、散痧、利尿通淋、止痢, 用于风热感冒发热、暑湿吐泻、疟疾、赤白痢疾、肠炎、菌痢、红崩白带、发痧气痛、风火牙痛、目赤肿痛、痈疽肿毒、黄疸型肝炎、病毒性肝炎、热淋、白浊。

胡枝子

[异名] 随军茶、牡荆、荆条、楚子、扫皮、胡枝条、杭子梢、胡枝花、鹿鸣花、扫条。

[拉丁名] *Lespedeza bicolor* Turcz.

[形态特征] 灌木, 高1～3 m, 多分枝, 小枝被疏短毛; 芽卵形, 具数枚黄褐色鳞片。羽状复叶具3小叶; 托叶2枚, 线状披针形; 小叶质薄, 卵形、倒卵形或卵状长圆形, 长1.5～6.0 cm, 宽1.0～3.5 cm, 上面无毛, 下面被疏柔毛, 老时渐无毛。总状花序腋生, 比叶长, 常构成大型、较疏松的圆锥花序; 总花梗长4～10 cm; 小苞片2, 卵形, 长不到1 cm, 先端钝圆或稍尖, 黄褐色, 被短柔毛; 花梗短, 长约2 mm, 密被毛; 花萼5浅裂, 裂片通常短于萼筒, 上方2裂片合生成2齿, 裂片卵形或三角状卵形, 外面被白毛; 花冠红紫色, 极稀白色, 旗瓣倒卵形, 翼瓣较短, 近长圆形, 基部具耳和瓣柄, 龙骨瓣与旗瓣近等长, 基部具较长的瓣柄; 子房被毛。荚果斜倒卵形, 稍扁, 表面具网纹, 密被短柔毛。

[自然生境] 生于海拔150～1 000 m的山坡。

[地理分布] 万源市、通川区、开江县。

[入药部位] 根、茎叶。

[功能主治] 茎叶润肺清热、利水通淋, 用于肺热咳嗽、百日咳、鼻衄、淋病。根清热解毒, 用于感冒发热。

截叶铁扫帚

[异名] 夜关门、蛇蜕皮、风头草、铁扫把、头顶一颗珠、赶山鞭、坟飘草。

[拉丁名] *Lespedeza cuneata* (Dum. Cours.) G. Don

[形态特征] 小灌木, 高达1 m。茎直立或斜升, 被毛, 上部分枝; 分枝斜上举。叶密集, 柄短; 小叶楔形或线状楔形, 长1～3 cm, 宽2～5 (～7) mm, 先端截形成近截形, 具小刺尖, 基部楔形, 上面近无毛, 下面密被伏毛。总状花序腋生, 具2～4朵花; 总花梗极短; 小苞片卵形或狭卵形, 长1.0～1.5 mm, 先端渐尖, 背面被白色伏毛, 边具缘毛; 花萼狭钟形, 密被伏毛, 5深裂, 裂片披针形; 花冠淡黄色或白色, 旗瓣基部有紫斑, 有时龙骨瓣先端带紫色, 翼瓣与旗瓣近等长, 龙骨瓣稍长; 闭锁花簇生于叶腋。荚果宽卵形或近球形, 被伏毛, 长2.5～3.0 mm, 宽约2.5 mm。

[自然生境] 生于海拔2 500 m以下向阳的灌丛、荒坡、草地。

[地理分布] 通川区、开江县、大竹县。

[入药部位] 茎叶、全草。

[功能主治] 全草清热利湿、消食除积、补肝肾、明目、通经活血、消炎、益肺阴、固精、收敛止带、散瘀消肿, 用于夜梦遗精、肾虚遗尿、小儿遗尿、多尿、滑精、白浊、白带、哮喘、胃痛、劳伤、小儿疳积、泻痢、跌打损伤、视力减退、目赤肿痛、乳痈、老年慢性气管炎。

短梗胡枝子

[异名] 籽条、短序胡枝子、圆叶胡枝子。

[拉丁名] *Lespedeza cyrtobotrya* Miq.

[形态特征] 直立灌木, 高1～3 m, 多分枝。小枝褐色或灰褐色, 具棱, 贴生疏柔毛。羽状复叶具3小叶; 托叶2, 线状披针形, 暗褐色; 叶柄长1.0～2.5 cm; 小叶宽卵形, 卵状椭圆形或倒卵形, 长1.5～4.5 cm, 宽

1～3 cm, 先端圆或微凹, 具小刺尖, 上面无毛, 下面贴生疏柔毛。总状花序腋生, 比叶短, 稀与叶近等长; 总花梗短缩或近无总花梗, 密被白毛; 苞片小, 卵状渐尖, 暗褐色; 花梗短, 被白毛; 花萼筒状钟形, 5裂至中部, 裂片披针形, 渐尖, 表面密被毛; 花冠红紫色, 旗瓣倒卵形, 先端圆或微凹, 基部具短柄, 翼瓣长圆形, 比旗瓣和龙骨瓣短约1/3, 先端圆, 基部具明显的耳和瓣柄, 龙骨瓣顶端稍弯, 与旗瓣近等长, 基部具耳和柄。荚果斜卵形, 稍扁, 表面具网纹, 且密被毛。

[自然生境] 生于海拔1 500 m以下的山坡、林缘。

[地理分布] 达川区。

[入药部位] 茎叶、根或全草。

[功能主治] 润肺清热、利尿通淋、止血, 用于感冒发热、咳嗽、百日咳、眩晕头痛、小便不利、便血、尿血、吐血。

多花胡枝子

[异名] 胡枝子、三叶人字草、铁鞭草、米汤草。

[拉丁名] *Lepedeza floribunda* Bunge

[形态特征] 小灌木, 高30～100 cm。根细长; 茎常近基部分枝; 枝有条棱, 被灰白色绒毛。托叶线形, 先端刺芒状; 羽状复叶具3小叶; 小叶具柄, 倒卵形、宽倒卵形或长圆形, 长1～1.5 cm, 宽6～9 mm, 先端微凹、钝圆或近截形, 具小刺尖, 基部楔形, 上面被疏伏毛, 下面密被白色伏柔毛; 侧生小叶较小。总状花序腋生; 总花梗细长, 超出叶; 花多数; 小苞片卵形, 先端急尖; 花萼长4～5 mm, 被柔毛, 5裂, 上方2裂片下部合生, 上部分离, 裂片披针形或卵状披针形, 先端渐尖; 花冠紫色、紫红色或蓝紫色, 旗瓣椭圆形, 先端圆形, 基部有柄, 翼瓣稍短, 龙骨瓣长于旗瓣, 钝头。荚果宽卵形, 长约7 mm, 超出宿存萼, 密被柔毛, 有网状脉。

[自然生境] 生于海拔1 300 m以下的山坡、路旁、草地。

[地理分布] 通川区、开江县。

[入药部位] 全草。

[功能主治] 清肝热、消积食、健脾补虚、散瘀消积, 用于疳积、跌打损伤、疟疾。

铁马鞭

[异名] 野花生、假山豆、掐不齐。

[拉丁名] *Lespedeza pilosa* (Thunb.) Sieb. & Zucc.

[形态特征] 多年生草本。全株密被长柔毛, 茎平卧, 长60～80(100) cm。托叶钻形, 长约3 mm, 先端渐尖; 羽状复叶具3小叶; 小叶宽倒卵形或倒卵圆形, 长1.5～2 cm, 宽1～1.5 cm, 先端圆形、近截形或微凹, 有小刺尖, 两面密被长毛, 顶生小叶较大。总状花序腋生; 苞片钻形, 上部边缘具缘毛; 总花梗极短, 密被长毛; 小苞片2, 披针状钻形, 背部中脉具长毛, 边缘具缘毛; 花萼密被长毛, 5深裂, 上方2裂片基部合生, 上部分离, 裂片狭披针形, 长约3 mm, 先端长渐尖, 边缘具长缘毛; 花冠黄白色或白色, 旗瓣椭圆形, 长7～8 mm, 宽2.5～3 mm, 先端微凹, 具瓣柄, 翼瓣比旗瓣与龙骨瓣短; 闭锁花常1～3集生于茎上部叶腋, 无梗或近无梗, 结实。荚果广卵形, 长3～4 mm, 凸镜状, 两面密被长毛, 先端具尖喙。

[自然生境] 生于海拔1 000 m以下的山坡、路旁。

[地理分布] 大竹县。

[入药部位] 全草。

[功能主治] 清虚热、健脾除湿、补虚退热, 用于病后体虚、虚热不退、脾虚腹泻。

细梗胡枝子

[异名] 胡枝子、岩风草、掐不齐。

[拉丁名] *Lespedeza virgata* (Thunb.) DC.

[形态特征] 小灌木, 高25～50 cm, 有时可达1 m。基部分枝, 枝细, 带紫色, 被白色伏毛。托叶线形, 长5 mm; 羽状复叶具3小叶; 小叶椭圆形、长圆形或卵状长圆形, 稀近圆形, 长(0.6～)1.0～2.0(～3.0) cm, 宽4～10(～15)

mm，先端钝圆，有时微凹，有小刺尖，基部圆形，边缘稍反卷，上面无毛，下面密被伏毛，侧生小叶较小；叶柄长1~2 cm，被白色伏柔毛。总状花序腋生，通常具3朵稀疏的花；总花梗纤细，毛发状，被白色伏柔毛，显著超出叶；苞片及小苞片披针形，长约1 mm，被伏毛；花梗短；花萼狭钟形，长4~6 mm，旗瓣长约6 mm，基部有紫斑，翼瓣较短，龙骨瓣长于旗瓣或近等长；闭锁花簇生于叶腋，无梗，结实。荚果近圆形，通常不超出萼。

[自然生境]生于海拔800 m以下的山坡、路旁。

[地理分布]达川区。

[入药部位]全草。

[功能主治]清热解毒，用于疟疾、中暑、风湿、哮喘、蛇咬伤、痈疮肿毒。

百脉根

[异名]牛角花、小毛果、花堇菜。

[拉丁名]*Lotus corniculatus* L.

[形态特征]多年生草本，高15~50 cm，全株散生白色柔毛或秃净。具主根。茎丛生，近四棱形。羽状复叶小叶5枚；叶轴疏被柔毛，顶端3小叶，基部2小叶呈托叶状，纸质，斜卵形至倒披针状卵形，长5~15 mm，宽4~8 mm；小叶柄甚短，密被黄色长柔毛。伞形花序；总花梗长3~10 cm；花3~7朵集生于总花梗顶端；花梗短，基部有苞片3枚；苞片叶状，宿存；萼钟形，无毛或稀被柔毛，萼齿近等长，狭三角形，渐尖，与萼筒等长；花冠黄色或金黄色，旗瓣扁圆形，翼瓣和龙骨瓣均略短于旗瓣，龙骨瓣呈直角三角形弯曲，喙部狭尖；雄蕊两体，花丝分离部略短于雄蕊筒；花柱直，等长于子房成直角上指，柱头点状，子房线形，无毛。荚果直，线状圆柱形，褐色，二瓣裂，扭曲；种子细小，卵圆形，灰褐色。

[自然生境]生于山坡、荒地、路旁等阴湿处。

[地理分布]通川区、宣汉县、万源市。

[入药部位]根、花。

[功能主治]根下气、止渴、清热解毒、除虚劳、止血、止咳、平喘消痞，用于风热咳嗽、痰稠不利、胸部闷胀、胃脘痞满、胃痛、痔疮、乳汁不通。花清热明目，用于风热目赤、眼雾。

天蓝苜蓿

[异名]草苜蓿、豆瓣草、野花生、小黄花草。

[拉丁名]*Medicago lupulina* L.

[形态特征]1~2年生或多年生草本；羽状三出复叶；托叶卵状披针形，长达1 cm，常齿裂；下部叶柄较长，长1~2 cm，上部叶柄比小叶短，小叶倒卵形、宽倒卵形或倒心形，长0.5~2.0 cm，上半部边缘具不明显尖齿，两面被毛，侧脉近10对；顶生小叶较大，小叶柄长2~6 mm，侧生小叶柄甚短；花序小，头状，具10~20花；花序梗细，比叶长，密被贴伏柔毛；苞片刺毛状，甚小；花长2.0~2.2 mm；花梗长不及1 mm；花萼钟形，密被毛，萼齿线状披针形，稍不等长，比萼筒稍长或等长；花冠黄色，旗瓣近圆形，翼瓣和龙骨瓣近等长，均比旗瓣短；子房宽卵圆形，被毛，花柱弯曲，胚珠1粒，荚果肾形，长约3 mm，具同心弧形脉纹，被疏毛，有1种子；种子卵圆形，平滑。

[自然生境]生于海拔2 200~2 300 m的山地旷野、荒坡、草地。

[地理分布]大竹县、通川区。

[入药部位]全草。

[功能主治]清热解毒、凉血止血、利湿、补肾益脾、催乳、舒筋活络、止咳、活血消肿，用于黄疸型肝炎、坐骨神经痛、神经衰弱、风湿筋骨疼痛、喘咳、痔血、肠风下血、蜈蚣与毒蛇咬伤、蛇头疔。

南苜蓿

[异名]金花菜、草头、齐头、黄花草子。

[拉丁名]*Medicago polymorpha* L.

[形态特征]一、二年生草本；高20～90 cm；茎平卧、上升或直立，近四棱形，基部分枝，无毛或微被毛；羽状三出复叶；托叶大，卵状长圆形；叶柄细柔；小叶倒卵形或三角状倒卵形，几等大，长0.7～2.0 cm，边缘1/3以上具浅锯齿，上面无毛，下面被疏柔毛；花序头状伞形，腋生，具1～10花；花序梗通常比叶短，花序轴先端不呈芒状尖；苞片甚小；花长3～4 mm；花梗长不及1 mm；花萼钟形，萼齿披针形，与萼筒近等长；花冠黄色，旗瓣倒卵形，比翼瓣和龙骨瓣长，翼瓣长圆形，基部具耳和稍宽的瓣柄，齿突甚发达，龙骨瓣比翼瓣稍短；子房长圆形，镰状上弯，微被毛；荚果盘形，暗绿褐色，紧旋1.5～2.5圈，径0.4～1.0 cm，有辐射状脉纹，近边缘处环结，每圈外具棘刺或瘤突15，内具1～2种子；种子长肾形，平滑。

[自然生境]常栽培或野生。

[地理分布]开江县。

[入药部位]全草、根。

[功能主治]清脾胃、利大小肠、清热利尿、退黄，用于黄疸、尿路结石、膀胱结石。

苜蓿

[异名]连枝草、光风草、紫苜蓿。

[拉丁名]*Medicago sativa* L.

[形态特征]多年生草本，高30～100 cm。根粗壮，根茎发达。茎直立、丛生或平卧，四棱形，无毛或微被柔毛，枝叶茂盛。羽状三出复叶；托叶大，卵状披针形，先端锐尖，基部全缘或具1～2齿裂；小叶长卵形、倒长卵形至线状卵形，等大，长（5～）10～25（～40）mm，宽3～10 mm，纸质，先端钝圆，具由中脉伸出的长齿尖，基部狭窄，楔形，边缘三分之一以上具锯齿，上面无毛，下面被贴伏柔毛；花序总状或头状，具花5～30朵；苞片线状锥形；萼钟形，萼齿线状锥形，被贴伏柔毛；花冠各色，淡黄色、深蓝色至暗紫色，花瓣均具长瓣柄，旗瓣长圆形，明显较翼瓣和龙骨瓣长，翼瓣较龙骨瓣稍长；子房线形，具柔毛。荚果螺旋状紧卷2～4（～6）圈，中央无孔或近无孔，被柔毛或渐脱落，熟时棕色；种子卵形，平滑，黄色或棕色。

[自然生境]生于田间、路旁。

[地理分布]万源市。

[入药部位]全草。

[功能主治]清脾胃、利大小肠、下膀胱结石。

白花草木樨

[异名]白香草木蓿、白香草木犀、白甜车轴草。

[拉丁名]*Melilotus albus* Medic ex Desr.

[形态特征]一、二年生草本，高70～200 cm。茎直立，圆柱形，中空，多分枝，几无毛。羽状三出复叶；托叶尖刺状锥形，全缘；叶柄比小叶短，纤细；小叶长圆形或倒披针状长圆形，长15～30 cm，宽（4～）6～12 mm，先端钝圆，基部楔形，边缘疏生浅锯齿，下面被细柔毛，侧脉12～15对，平行直达叶缘齿尖，顶生小叶稍大，具较长小叶柄。总状花序长9～20 cm，腋生，具花40～100朵，排列疏松；苞片线形；花梗短，长1.0～1.5 mm；萼钟形，微被柔毛，萼齿三角状披针形，短于萼筒；花冠白色，旗瓣椭圆形，稍长于翼瓣，龙骨瓣与冀瓣等长或稍短；子房卵状披针形，上部渐窄至花柱，无毛，胚珠3～4粒。荚果椭圆形至长圆形，先端锐尖，具尖喙表面脉纹细，网状，棕褐色；有种子1～2粒。种子卵形，棕色，表面具细瘤点。

[自然生境]生于田边、路旁荒地及湿润的砂地。

[地理分布]达川区。

[入药部位]全草。

[功能主治]清热解毒、化湿杀虫、截疟、止痢，用于暑热胸闷、疟疾、痢疾、淋证、皮肤疮疡。

草木犀

[异名]鱼花草、臭虫草、臭蚊草、臭草、黄花草、辟汗草、野苜蓿、品川萩、菔萩、省头草、猴莫煞、铁扫把。

[拉丁名] *Melilotus officinalis* (L.) Pall.

[形态特征] 二年生草本, 高40~250 cm。茎直立, 粗壮, 多分枝, 具纵棱, 微被柔毛。羽状三出复叶; 托叶镰状线形, 中央有1条脉纹, 全缘或基部有1尖齿; 叶柄细长; 小叶倒卵形、阔卵形、倒披针形至线形, 长15~30 mm, 宽5~15 mm, 先端钝圆或截形, 基部阔楔形, 边缘具不整齐疏浅齿, 上面无毛, 粗糙, 下面散生短柔毛。总状花序腋生, 具花30~70朵, 初时稠密, 花开后渐疏松; 苞片刺毛状; 花梗与苞片等长或稍长; 萼钟形, 脉纹5条, 萼齿三角状披针形; 花冠黄色, 旗瓣倒卵形; 雄蕊筒在花后常宿存包于果外; 子房卵状披针形, 花柱长于子房。荚果卵形, 先端具宿存花柱, 表面具凹凸不平的横向细网纹, 棕黑色; 种子卵形, 黄褐色, 平滑。

[自然生境] 生于路旁、荒地草坪中。

[地理分布] 大竹县、渠县。

[入药部位] 全草。

[功能主治] 清热解毒、化湿化浊、截疟、杀虫、利小便, 用于中暑、胸闷、疟疾、痢疾、淋病、皮肤疮疡、头胀、头痛、尿路感染。

香花崖豆藤

[异名] 灰毛崖豆藤、鸡血藤、山鸡血藤、山胡豆。

[拉丁名] *Millettia dielsiana* Harms

[形态特征] 雌雄同株的攀援灌木, 根系发达, 主根粗壮。株高2~5 m, 茎皮灰褐色, 剥裂, 小枝无毛或疏被毛。羽状复叶长15~30 cm, 小叶数目为3~5叶, 叶轴被稀疏柔毛, 后秃净; 小叶纸质, 披针形、长圆形至长圆形, 长5.5~15.0 cm, 宽1.5~6.0 cm, 上面有光泽, 无毛, 下面被平伏柔毛或无毛, 小托叶锥刺状。圆锥花序顶生, 宽大, 长达40 cm, 生花枝伸展, 较短时近直生, 较长时呈扇形开展并下垂, 花序轴被黄褐色柔毛; 花单生, 近接; 苞片线形, 锥尖, 宿存, 小苞片线形, 早落; 花萼阔钟状, 与花梗同被细柔毛; 花冠紫红色, 旗瓣阔卵形至倒阔卵形, 翼瓣甚短, 锐尖头, 下侧有耳, 龙骨瓣镰形; 荚果线形至长圆形, 扁平, 密被灰色绒毛, 果瓣薄, 近木质, 瓣裂; 种子长圆状凸镜形。

[自然生境] 生于海拔100~2 300 m的山坡杂木林与灌丛中, 或谷地、溪沟和路旁。

[地理分布] 万源市、通川区。

[入药部位] 藤根、花。

[功能主治] 补血止血、活血通经络, 用于血虚体虚、劳伤筋骨、月经不调、闭经、产后腹痛、恶露不尽、各种出血、风湿痹痛、跌打损伤。

油麻藤

[异名] 常绿油麻藤、牛马藤、大血藤、棉麻藤、常春油麻藤。

[拉丁名] *Mucuna sempervirens* Hemsl.

[形态特征] 大攀援灌木, 长5~10 m, 稀有达20 m。茎直径可达30 cm, 棕色或棕黄色, 粗糙。小枝具明显的皮孔。三出复叶, 革质; 叶柄长9~15 cm; 叶片卵形或长卵形, 长7~12 cm, 宽5~7 cm, 先端渐尖, 基部楔形, 侧生小叶基部斜楔形。总状花序着生于老茎上, 萼宽钟形, 萼齿5, 上面2齿连合, 外面疏被锈色长硬毛, 内面密生绢质茸毛; 蝶形花冠, 深紫色, 长约6.5 cm; 雄蕊10, 二体, 花药异型; 子房无柄, 有锈色长硬毛。荚果条形, 木质, 长约60 cm, 种子间缢缩, 外被金黄色粗毛。种子10余颗, 肾形, 黑色, 直径约2 cm。

[自然生境] 生于海拔300~2 300 m的灌木丛、溪谷、河边。

[地理分布] 通川区、开江县。

[入药部位] 藤茎、花、种子。

[功能主治] 活血化瘀、舒筋活络。

红豆树

[异名] 红豆木、红豆树米。

[拉丁名] *Ormosia hosiei* Hemsl. & Wils.

[形态特征]常绿或落叶乔木,高20～30 m,胸径可达1 m;树皮灰绿色,平滑。小枝幼时有黄褐色细毛,后光滑;冬芽有褐黄色细毛。奇数羽状复叶,长12.5～23.0 cm;叶轴在最上部一对小叶处延长0.2～2.0 cm生顶小叶;小叶1～4对,薄革质,卵形或卵状椭圆形,长3.0～10.5 cm,宽1.5～5.0 cm,先端急尖或渐尖,基部圆形或阔楔形,幼叶疏被细毛;小叶柄圆形,无凹槽,小叶柄及叶轴疏被毛或无毛。圆锥花序顶生或腋生,下垂;花疏,有香气;花萼钟形,密被褐色短柔毛;花冠白色或淡紫色,旗瓣倒卵形,翼瓣与龙骨瓣均为长椭圆形;雄蕊10,花药黄色;子房光滑无毛,花柱紫色,线状,弯曲,柱头斜生。荚果近圆形,扁平,先端有短喙,果瓣近革质,无毛,内壁无隔膜,有种子1～2粒;种子近圆形或椭圆形。

[自然生境]生于海拔200～900 m的河边、林边、灌丛中。

[地理分布]通川区、开江县。

[入药部位]根、种子。

[功能主治]根祛风除湿、强筋、舒筋活络,用于风湿关节痛、风湿瘫痪、腰膝无力。种子活血调经、理气止痛,用于血滞经闭、气滞腹痛、疝气。

荷包豆

[异名]红花菜豆、龙爪豆。

[拉丁名]*Phaseolus coccineus* L.

[形态特征]多年生缠绕草本。在温带地区通常作一年生作物栽培,具块根;茎长2～4 m或过之,被毛或无毛。羽状复叶具3小叶;托叶小,不显著;小叶卵形或卵状菱形,长7.5～12.5 cm,宽有时过于长,先端渐尖或稍钝,两面被柔毛或无毛。花多朵生于较叶长的总花梗上,排成总状花序;苞片长圆状披针形,通常和花梗等长,多少宿存,小苞片长圆状披针形,与花萼等长或较萼长;花萼阔钟形,无毛或疏被长柔毛,萼齿远较萼管短;花冠通常鲜红色,偶为白色,长1.5～2 cm。荚果镰状长圆形;种子阔长圆形,顶端钝,深紫色而具红斑、黑色或红色,稀为白色。

[自然生境]常栽培。

[地理分布]万源市。

[入药部位]种子。

[功能主治]清凉消肿。

豌豆

[异名]雪豆、白豌豆、麻豌豆、毕豆、琭美麦朵。

[拉丁名]*Pisum sativum* L.

[形态特征]一年生攀援草本,高0.5～2.0 m。全株绿色,光滑无毛,被粉霜。叶具小叶4～6片,托叶比小叶大,叶状,心形,下缘具细牙齿。小叶卵圆形,长2～5 mm,宽1.0～2.5 mm;花于叶腋单生或数朵排列为总状花序;花萼钟状,深5裂,裂片披针形;花冠颜色多样,随品种而异,但多为白色和紫色,雄蕊(9+1)两体。子房无毛,花柱扁,内面有髯毛。荚果肿胀,长椭圆形,长2.5～10.0 mm,宽0.7～14.0 mm,顶端斜急尖,背部近于伸直,内侧有坚硬纸质的内皮;种子2～10颗,圆形,青绿色,有皱纹或无,干后变为黄色。

[自然生境]主栽培。

[地理分布]达川区。

[入药部位]种子、花。

[功能主治]种子和中、利水、清热、消肿散结、健脾利湿、下气、利小便、解疮毒,用于痈肿疮毒、脾虚泄泻、胃脘胀痛、霍乱转筋、脚气、痈肿。

藏医:益肾、止血,用于月经过多、鼻衄。

长柄山蚂蟥

[异名]长柄山蚂蟥。

[拉丁名]*Podocarpium podocarpum* (DC.) Y. C. Yang & P. H. Huang

[形态特征]直立草本; 高0.5~1.0 m; 茎被开展短柔毛; 叶具3小叶; 叶柄长2~12 cm, 疏被开展短柔毛; 顶生小叶宽倒卵形, 长4~7 cm, 宽3.5~6.0 cm, 最宽处在叶片中上部, 先端凸尖, 基部楔形或宽楔形, 两面疏被短柔毛或几无毛, 侧脉约4对; 侧生小叶斜卵形, 较小; 总状花序或圆锥花序, 长20~30 cm, 结果时延长至40 cm; 花序梗被柔毛和钩状毛; 通常每节生2花; 花梗结果时长5~6 mm; 花萼长约2 mm, 裂片极短, 较萼筒短; 花冠紫红色, 长约4 cm, 旗瓣宽倒卵形, 翼瓣窄椭圆形, 龙骨瓣与翼瓣相连, 均无瓣柄; 子房具子房柄; 荚果长约1.6 cm, 有2荚节, 背缝线弯曲, 节间深凹达腹缝线; 荚节略呈宽半倒卵形, 先端平截, 基部楔形, 被钩状毛和小直毛。

[自然生境]生于海拔120~2 100 m的山坡路旁、草坡、次生阔叶林下或高山草甸处。

[地理分布]通川区、大竹县、开江县。

[入药部位]根、叶。

[功能主治]散寒解表、止咳、止血, 主治风寒感冒、咳嗽、刀伤出血。

宽卵叶长柄山蚂蟥

[异名]东北山蚂蟥、假山绿豆、宽卵叶山蚂蟥。

[拉丁名]*Hylodesmum podocarpum* subsp. *fallax* (Schindl.) H. Ohashi & R. R. Mill

[形态特征]直立草本, 高50~100 cm。根茎稍木质; 茎具条纹, 疏被伸展短柔毛。叶为羽状三出复叶, 小叶3; 托叶钻形, 外面与边缘被毛; 叶柄疏被伸展短柔毛; 小叶纸质, 顶生小叶宽卵形或卵形, 长3.5~12.0 cm, 宽2.5~8.0 cm, 先端渐尖或急尖, 基部阔楔形或圆, 两面疏被短柔毛或几无毛, 侧生小叶斜卵形; 小叶柄被伸展短柔毛。总状花序或圆锥花序, 顶生或腋生; 总花梗被柔毛和钩状毛; 通常每节生2花; 苞片早落, 窄卵形, 被柔毛; 花萼钟形, 裂片极短, 被小钩状毛; 花冠紫红色, 旗瓣宽倒卵形, 翼瓣窄椭圆形, 龙骨瓣与翼瓣相似, 均无瓣柄; 雄蕊单体; 子房具子房柄。荚果通常有荚节2, 背缝线弯曲, 节间深凹达腹缝线; 荚节略呈宽半倒卵形, 先端截形, 基部楔形, 被钩状毛和小直毛。

[自然生境]生于海拔300~1 350 m的山坡路旁、灌丛中疏林中。

[地理分布]开江县。

[入药部位]全草。

[功能主治]清热解表、利湿退黄。

尖叶长柄山蚂蟥

[异名]山蚂蝗、小山蚂蟥。

[拉丁名]*Hylodesmum podocarpum* subsp. *oxyphyllum* (Candolle) H. Ohashi & R. R. Mill

[形态特征]直立草本, 高50~100 cm。根茎稍木质; 茎具条纹, 疏被伸展短柔毛。叶为羽状三出复叶, 小叶3; 托叶钻形, 外面与边缘被毛; 叶柄疏被伸展短柔毛; 小叶纸质, 顶生小叶菱形, 长4~8 cm, 宽2~3 cm, 先端渐尖, 尖头钝, 基部楔形, 全缘, 两面疏被短柔毛或几无毛, 侧生小叶斜卵形, 小托叶丝状; 小叶柄被伸展短柔毛。总状花序或圆锥花序, 顶生或腋生; 总花梗被柔毛和钩状毛; 通常每节生2花; 苞片早落, 窄卵形, 被柔毛; 花萼钟形, 裂片极短, 被小钩状毛; 花冠紫红色, 旗瓣宽倒卵形, 翼瓣窄椭圆形, 龙骨瓣与翼瓣相似, 均无瓣柄; 雄蕊单体; 子房具子房柄。荚果通常有荚节2, 背缝线弯曲, 节间深凹达腹缝线; 荚节略呈宽半倒卵形, 先端截形, 基部楔形, 被钩状毛和小直毛。

[自然生境]生于海拔400~2 190 m的山坡、林缘、灌丛、荒地。

[地理分布]宣汉县。

[入药部位]全草。

[功能主治]祛风活络、解毒消肿, 用于跌打损伤、风湿关节痛、腰痛、乳痈、毒蛇咬伤。

野葛

[异名]葛根、山葛、粉葛。

[拉丁名]*Pueraria lobata* (Willd) Ohwi

[形态特征]粗壮藤本，长可达8 m，全体被黄色长硬毛，茎基部木质，有粗厚的块状根。羽状复叶具3小叶；托叶卵状长圆形，具线条；小托叶线状披针形；小叶3裂，偶尔全缘，顶生小叶宽卵形或斜卵形，长7～15（～19）cm，宽5～12（～18）cm，侧生小叶斜卵形，稍小，上面被淡黄色平伏疏柔毛；小叶柄被黄褐色绒毛。总状花序长15～30 cm，中部以上有颇密集的花；苞片线状披针形至线形，早落；小苞片卵形；花2～3朵聚生于花序轴的节上；花萼钟形，被黄褐色柔毛，裂片披针形，渐尖；花冠紫色，旗瓣倒卵形，基部有2耳及一黄色硬痂状附属体，具短瓣柄，翼瓣镰状，较龙骨瓣为狭，基部有耳，龙骨瓣镰状长圆形，基部有耳；对旗瓣的1枚雄蕊上部离生；子房线形，被毛。荚果长椭圆形，扁平，被褐色长硬毛。

[自然生境]生于海拔300～2 300 m的灌木林中、山坡。

[地理分布]通川区、开江县、大竹县、宣汉县。

[入药部位]根、花、叶。

[功能主治]根升阳解肌、解表、生津止渴、透疹、止泻、除烦、退热，用于伤寒感冒、湿热头痛、项强、烦热、消渴、泄泻、痢疾、麻疹初起、瘢疹不透、高血压、心绞痛。花解酒醒脾、解渴、解酒毒，用于伤酒发热烦渴、不思饮食、胸膈饱胀、发呃呕吐酸痰、酒毒伤胃、吐血、呕血、口渴。叶敷刀伤出血。

苦葛

[异名]云南葛藤。

[拉丁名]*Pueraria peduncularis* Benth

[形态特征]缠绕草本，各部被疏或密的粗硬毛。羽状复叶具3小叶；托叶基着，披针形，早落；小托叶小，刚毛状；小叶卵形或斜卵形，长5～12 cm，宽3～8 cm，全缘，先端渐尖，基部急尖至截平，两面均被粗硬毛，稀可上面无毛；叶柄长4～12 cm。总状花序长20～40 cm，纤细，苞片和小苞片早落；花白色，3～5朵簇生于花序轴的节上；花梗纤细，长2～6 mm，萼钟状，长5 mm，被长柔毛，上方的裂片极宽，下方的稍急尖，较管为短；花冠长约1.4 cm，旗瓣倒卵形，基部渐狭，具2个狭耳，无痂状体，翼瓣稍比龙骨瓣长，龙骨瓣顶端内弯扩大，无喙，颜色较深；对旗瓣的1枚雄蕊稍宽，和其他的雄蕊紧贴但不连合。荚果线形，长5～8 cm，宽6～8 mm，直，光亮，果瓣近纸质，近无毛或疏被柔毛。

[自然生境]生于海拔500～2 300 m的灌木林、林间。

[地理分布]渠县、万源市。

[入药部位]根、花。

[功能主治]根解肌、透疹、生津止渴、升阳止泻、解表，用于外感项背强痛、咽喉肿痛、肠炎、痢疾、麻疹不透。花解酒毒。

甘葛藤

[异名]葛根、粉葛。

[拉丁名]*Pueraria thomsonii* (Graham ex Benth.) Benth.

[形态特征]多年生草质藤本，茎枝生褐色短毛并杂有长硬毛。三出复叶，互生，小叶菱状卵形至阔卵形，有时3裂，两面有黄色长硬毛；托叶宿存，披针状长椭圆形，有毛。总状花序腋生，小苞片卵形；花两性，两侧对称；萼钟状，萼齿5，披针形，有黄色长硬毛；花瓣5，紫色，蝶形花冠；雄蕊10，结合成9个花丝合生，一个花丝离生的二体雄蕊；心皮1，子房上位，1室，胚珠多数。荚果长椭圆形，扁平，长达15 cm，密生黄色硬毛；种子8～12粒，褐色，肾形或圆形。

[自然生境]生于海拔1 000～2 300 m的林中。

[地理分布]宣汉县、开江县。

[入药部位] 根。

[功能主治] 解肌退热、生津止渴、透疹、升阳止泻、通经活络、解酒毒,用于外感发热头痛、项背强痛、口渴、消渴、麻疹不透、热痢、泄泻、眩晕头痛、中风偏瘫、胸痹心痛、酒精中毒。

菱叶鹿藿

[异名] 野豆藤、山黄豆。

[拉丁名] *Rhynchosia dielsii* Harms

[形态特征] 缠绕草本。茎纤细,密被黄褐色长柔毛或有时混生短柔毛。叶具羽状3小叶;托叶小,披针形,长3~7 mm;叶柄长3.5~8 cm,被短柔毛,顶生小叶卵形、卵状披针形、宽椭圆形或菱状卵形,长5~9 cm,宽2.5~5 cm,先端渐尖或尾状渐尖,基部圆形,两面密被短柔毛,下面有松脂状腺点,基出脉3,侧生小叶稍小,斜卵形;小托叶刚毛状,长约2 mm;小叶柄均被短柔毛。总状花序腋生,长7~13 cm,被短柔毛;苞片披针形,脱落;花疏生,黄色,长8~10 mm;花萼5裂,裂片三角形,下面1裂片较长,密被短柔毛;花冠黄色,旗瓣倒卵状圆形,基部两侧具内弯的耳,翼瓣狭长椭圆形,具耳,龙骨瓣具长喙。荚果长圆形或倒卵形,扁平,成熟时红紫色,被短柔毛;种子2颗,近圆形。

[自然生境] 生于海拔500~1 000 m的灌丛、林间、草丛。

[地理分布] 大竹县、宣汉县。

[入药部位] 根、全草、茎。

[功能主治] 根与全草消积散结、消肿止痛、舒筋活络。茎与根祛风、清热解毒、利湿,用于老人心悸及小儿惊风、风湿、水肿。

鹿藿

[异名] 野豆子、野毛豆、红豆藤、耗儿藤、山黄豆藤。

[拉丁名] *Rhynchosia volubilis* Lour.

[形态特征] 缠绕草质藤本。全株各部多少被灰色至淡黄色柔毛;茎略具棱。叶为羽状或有时近指状3小叶;托叶小,披针形,被短柔毛;小叶纸质,顶生小叶菱形或倒卵状菱形,长3~8 cm,宽3.0~5.5 cm,先端钝,或为急尖,常有小凸尖,基部圆形或阔楔形,两面均被灰色或淡黄色柔毛,并被黄褐色腺点;基出脉3;侧生小叶较小,常偏斜。总状花序长1.5~4.0 cm,1~3个腋生;花排列稍密集;花萼钟状,裂片披针形,外面被短柔毛及腺点;花冠黄色,旗瓣近圆形,有宽而内弯的耳,翼瓣倒卵状长圆形,基部一侧具长耳,龙骨瓣具喙;雄蕊二体;子房被毛及密集的小腺点。荚果长圆形,红紫色,极扁平,在种子间略收缩,稍被毛或近无毛,先端有小喙;种子椭圆形或近肾形,黑色,光亮。

[自然生境] 生于海拔200~1 000 m的灌丛、林间、草丛。

[地理分布] 大竹县、达川区。

[入药部位] 种子、茎叶。

[功能主治] 茎叶凉血、解毒、杀虫、祛风、和血气、镇咳祛痰,用于风寒咳嗽、肠道寄生虫、肠痈、瘰疬、头痛、眼痛、腹痛、颈淋巴结核、小儿疳积、痈疖疮毒。种子镇咳、祛风和血、解毒杀虫。

刺槐

[异名] 洋槐。

[拉丁名] *Robinia pseudoacacia* L.

[形态特征] 落叶乔木,高10~25 m;树皮灰褐色至黑褐色,浅裂至深纵裂,稀光滑。小枝灰褐色,幼时有棱脊,微被毛,后无毛,具托叶刺。羽状复叶长10~40 cm;小叶2~12对,常对生,椭圆形、长椭圆形或卵形,长2~5 cm,宽1.5~2.2 cm,先端圆,微凹,基部圆形至阔楔形,全缘,幼时被短柔毛,后无毛;总状花序腋生,下垂,花芳香;花萼斜钟状,三角形至卵状三角形,密被柔毛;花冠白色,各瓣均具瓣柄,旗瓣近圆形,反折,翼瓣斜倒卵形,龙骨瓣镰状,三角形;雄蕊二体;子房线形,无毛,花柱钻形,上弯,顶端具毛,柱头顶生。荚果褐

色, 或具红褐色斑纹, 线状长圆形, 扁平, 沿腹缝线具狭翅; 花萼宿存; 种子褐色至黑褐色, 微具光泽, 有时具斑纹, 近肾形, 种脐圆形, 偏于一端。

[自然生境]生于海拔3 300 m的山坡、林下。

[地理分布]通川区、开江县。

[入药部位]根、叶、花、种子、树皮。

[功能主治]根与叶清热解毒、祛风止痛、祛痰止咳, 用于咽喉肿痛、牙痛、恶疮、阴痒、睾丸肿痛、痔疮肿痛、风湿疼痛、痈肿疮毒、瘰疬、头目眩晕。花凉血、止血, 用于大肠下血、咯血、血崩、脱肛。种子用于肠风泻血、心胸烦闷、风眩欲倒、阴疮湿痒。树皮用于祛风除湿、消肿止痛。

苦参

[异名]野槐、山槐、白茎地骨、地槐、牛参、好汉拔。

[拉丁名]*Sophora flavescens* Ait.

[形态特征]草本或亚灌木, 高1~2 m。茎具纹棱, 幼时疏被柔毛, 后无毛。羽状复叶长达25 cm; 托叶披针状线形, 渐尖, 长约6~8 mm; 小叶6~12对, 互生或近对生, 纸质, 形状多变, 椭圆形、卵形、披针形至披针状线形, 长3~4(~6) cm, 宽(0.5~)1.2~2.0 cm, 下面疏被灰白色短柔毛或近无毛。总状花序顶生; 花多数, 疏或稍密; 花梗纤细, 长约7 mm; 苞片线形; 花萼钟状, 明显歪斜, 具不明显波状齿, 疏被短柔毛; 花冠白色或淡黄白色, 旗瓣倒卵状匙形, 先端圆形或微缺, 基部渐狭成柄, 翼瓣单侧生, 皱褶几达顶部, 龙骨瓣与翼瓣相似, 稍宽, 雄蕊10, 分离或近基部稍连合; 子房近无柄, 被淡黄白色柔毛。荚果稍四棱形, 疏被短柔毛或近无毛, 成熟后开裂成4瓣; 种子长卵形, 稍压扁, 深红褐色或紫褐色。

[自然生境]生于海拔400~2 300 m的草丛、荒坡、灌丛, 有栽培。

[地理分布]万源市、宣汉县、渠县、大竹县。

[入药部位]根。

[功能主治]清热解毒、燥湿、除湿、杀虫、利尿, 用于热毒、血痢、湿热下痢、肠风下血、黄疸、赤白带下、小儿肺炎、疳积、急性病、痔漏、脱肛、疮疖、皮肤瘙痒、疥癞恶疮、阴囊湿疹、瘰疬、烫伤、消化不良、便秘、阴痒带下、麻风、阴道滴虫。

槐

[异名]槐花子、槐实、金药树、护房树、豆槐。

[拉丁名]*Sophora japonica* L.

[形态特征]乔木, 高达25 m; 树皮灰褐色, 具纵裂纹。当年生枝无毛。羽状复叶长达25 cm; 叶轴初被疏柔毛, 后脱净; 叶柄基部膨大, 包裹着芽; 托叶形状多变, 早落; 小叶4~7对, 对生或近互生, 纸质, 卵状披针形或卵状长圆形, 长2.5~6.0 cm, 宽1.5~3.0 cm, 下面灰白色, 初被疏短柔毛, 旋变无毛; 小托叶2枚, 钻状。圆锥花序顶生, 常呈金字塔形, 长达30 cm; 小苞片2枚, 形似小托叶; 花萼浅钟状, 萼齿5, 近等大, 圆形或钝三角形, 被灰白色短柔毛, 萼管近无毛; 花冠白色或淡黄色, 旗瓣近圆形, 具短柄, 有紫色脉纹, 翼瓣卵状长圆形, 无皱褶, 龙骨瓣阔卵状长圆形; 雄蕊近分离, 宿存; 子房近无毛。荚果串珠状; 种子卵球形, 淡黄绿色, 干后黑褐色。

[自然生境]主栽培。

[地理分布]渠县、通川区、万源市。

[入药部位]槐角果实、花蕾、槐枝、槐白皮、根。

[功能主治]槐角果实清热消炎、润肺、凉血止血、明目、降压、泻热, 用于肝热头昏、目赤肿痛、肠血、泻血、崩漏、血淋、血痢、心胸烦闷、风眩欲倒、阴疮湿痒、高血压。槐枝治崩漏带下、心痛目赤、疥疮、阴囊湿痒、痔疮、疥疮。槐根治痔疮、喉痹、蛔虫。槐白皮祛风除湿、消肿止痛, 用于痔疮下血、阴唇痒痛。槐花凉血、止血、清肝、泻热、解酒毒, 用于吐衄、便血、痔血、血痢、崩漏、尿血、高血压。根清热除湿、止血, 用于肠风下血、风火牙疼、阴囊湿痒、淋症、疔肿、烫火伤、阴囊湿痒。

红车轴草

[异名]红三叶。

[拉丁名]*Trifolium pratense* L.

[形态特征]短期多年生草本,生长期2～5(～9)年。主根深入土层达1 m。茎粗壮,具纵棱,疏生柔毛或秃净。掌状三出复叶;托叶近卵形,膜质,基部抱茎,先端离生部分渐尖,具锥刺状尖头;叶柄较长,被伸展毛或秃净;小叶卵状椭圆形至倒卵形,长1.5～3.5(～5.0)cm,宽1～2 cm,两面疏生褐色长柔毛,叶面上常有V字形白斑,侧脉约15对,作20°角展开在叶边处分叉隆起,伸出形成不明显的钝齿;小叶柄短。花序球状或卵状,顶生;托叶扩展成焰苞状,具花30～70朵,密集;萼钟形,被长柔毛,具脉纹10条,萼齿丝状,最下方1齿比其余萼齿长1倍,萼喉开张,具一多毛的加厚环;花冠紫红色至淡红色,旗瓣匙形,明显比翼瓣和龙骨瓣长,龙骨瓣稍比翼瓣短;子房椭圆形,花柱丝状细长。荚果卵形。

[自然生境]生于路边、灌丛。

[地理分布]万源市。

[入药部位]花、全草。

[功能主治]带花枝叶镇痉、镇咳、止喘,用于百日咳、支气管炎。制成软膏用于局部溃疡。

白车轴草

[异名]白花苜蓿。

[拉丁名]*Trifolium repens* L.

[形态特征]多年生草本,生长期达5年,高10～30 cm。主根短,侧根和须根发达。茎匍匐蔓生,上部稍上升,节上生根,全株无毛。掌状三出复叶;托叶卵状披针形,膜质,基部抱茎成鞘状,离生部分锐尖;小叶倒卵形至近圆形,长8～20(～30)mm,宽8～16(～25)mm,先端凹头至钝圆,基部楔形渐窄至小叶柄,中脉在下面隆起,侧脉两面均隆起,近叶边分叉并伸达锯齿齿尖;小叶柄微被柔毛。花序球形,顶生;总花梗甚长,具花20～50(～80)朵,密集;无总苞;苞片披针形,膜质,锥尖;花梗开花立即下垂;萼钟形,具脉纹10条,萼齿5,披针形,萼喉开张,无毛;花冠白色、乳黄色或淡红色,具香气。旗瓣椭圆形;子房线状长圆形,胚珠3～4粒。荚果长圆形;种子通常3粒。种子阔卵形。

[自然生境]生于海拔2 300 m以下的路边、灌丛。

[地理分布]通川区、大竹县、开江县、万源市、宣汉县、渠县、大竹县。

[入药部位]全草。

[功能主治]清热、凉血,用于脾胃虚弱、肠炎下痢、阴囊湿疹。

山野豌豆

[异名]透骨草、草藤。

[拉丁名]*Vicia amoena* Fisch. ex DC.

[形态特征]多年生草本,高0.3～1.0 m,全株疏被柔毛,稀近无毛;茎具棱,多分枝,斜升或攀援;偶数羽状复叶长5～12 cm,几无柄,卷须有2～3分支;托叶半箭头形,边缘有3～4裂齿,长1～2 cm;小叶4～7对,互生或近对生,革质,椭圆形或卵状披针形,长1.3～4.0 cm;上面被贴伏长柔毛,下面粉白色,沿中脉毛被较密,先端圆或微凹,侧脉羽状开展,直达叶缘;总状花序通常长于叶;具10～20(～30)朵密生的花;花冠红紫色、蓝紫色或蓝色;花萼斜钟状,萼齿近三角形,上萼齿明显短于下萼齿;旗瓣倒卵圆形,长1.0～1.6 cm,瓣柄较宽,翼瓣与旗瓣近等长,瓣片斜倒卵形,龙骨瓣短于翼瓣;子房无毛,花柱上部四周被毛,子房柄长约0.4 cm;荚果长圆形,长1.8～2.8 cm,两端渐尖,无毛;种子1～6,圆形,深褐色,具花斑。

[自然生境]生于海拔2 000～2 300 m的草原、路旁、砂地与沼泽地。

[地理分布]渠县。

[入药部位]全草。

[功能主治]祛风湿、活血舒筋、止痛，用于风湿痛、闪挫伤、无名肿毒、阴囊湿疹。

白花山野豌豆（变型）

[异名]野豌豆。

[拉丁名]*Vicia amoena* Fisch. ex Ser. form. albiflora P. Y. Fu & Y. A. Chen

[形态特征]主根粗壮，须根发达。茎具棱，多分枝，细软，斜升或攀援。偶数羽状复叶，几无柄，顶端卷须2～3分支；托叶半箭头形，边缘3～4裂齿；小叶4～7对，互生或近对生，椭圆形至卵披针形，长1.3～4.0 cm，宽0.5～1.8 cm；先端圆，基部近圆形，上面被贴伏长柔毛，下面粉白色；沿中脉毛被较密，侧脉扇状展开直达叶缘。总状花序长于叶；花10～20（～30）密集着生于花序轴上部；花冠红紫色、蓝紫色或蓝色花期颜色多变；花萼斜钟状，萼齿近三角形，上萼齿明显短于下萼齿；旗瓣倒卵圆形，先端微凹，瓣柄较宽，翼瓣与旗瓣近等长，瓣片斜倒卵形，龙骨瓣短于翼瓣；子房无毛，胚珠6，花柱上部四周被毛。荚果长圆形。两端渐尖，无毛。种子1～6，圆形；种皮革质，深褐色，具花斑；种脐内凹，黄褐色。

[自然生境]生于河滩、岸边、山坡、林缘、灌丛湿地。

[地理分布]渠县。

[入药部位]嫩茎、叶。

[功能主治]祛风湿、活血、舒筋、止痛，用于风湿病、闪挫伤、无名肿毒、阴囊湿疹。

广布野豌豆

[异名]野豌豆、透骨草、肥田草、细乌塞、那哇塞玛。

[拉丁名]*Vicia cracca* L.

[形态特征]多年生草本，高40～150 cm。根细长，多分支。茎攀援或蔓生，有棱，被柔毛。偶数羽状复叶，叶轴顶端卷须2～3分支；托叶半箭头形或戟形，上部2深裂；小叶5～12对互生，线形、长圆形或披针状线形，长1.1～3.0 cm，宽0.2～0.4 cm，全缘；叶脉稀疏，呈三出脉状，不甚清晰。总状花序与叶轴近等长，花10～40密集；花萼钟状，萼齿5，近三角状披针形；花冠紫色、蓝紫色或紫红色，长约0.8～1.5 cm；旗瓣长圆形，中部缢缩呈提琴形，瓣柄与瓣片近等长；翼瓣与旗瓣近等长，明显长于龙骨瓣；子房有柄，胚珠4～7，花柱弯与子房连接处呈大于90°的夹角，上部四周被毛。荚果长圆形或长圆菱形，先端有喙。种子3～6，扁圆球形，种皮黑褐色，种脐长相当于种子周长1/3。

[自然生境]生于海拔1 600～2 300 m的荒地、沟边、路旁。

[地理分布]大竹县、开江县、通川区。

[入药部位]全草。

[功能主治]清热利湿、祛风、凉血止血、止痛、舒筋、解毒、活血平胃、利脏明目、祛瘀生新，用于风湿痛、闪挫伤、无名肿毒、遗精、月经不调、咳嗽痰多、阴囊湿疹。外用于疮疡肿毒。

蚕豆

[异名]胡豆、佛豆。

[拉丁名]*Vicia faba* L.

[形态特征]一年生草本，高30～120 cm。主根短粗，根瘤粉红色，密集。茎粗壮，直立，具四棱，中空、无毛。偶数羽状复叶，叶轴顶端卷须短缩为短尖头；托叶戟头形或近三角状卵形，略有锯齿，具深紫色密腺点；小叶通常1～3对，互生，上部小叶可达4～5对，椭圆形、长圆形或倒卵形，稀圆形，长4～6（～10）cm，全缘，无毛。总状花序腋生，花梗近无；花萼钟形，萼齿披针形，下萼齿较长；花2～4（～6）朵簇生于叶腋，花冠白色，具紫色脉纹及黑色斑晕，旗瓣中部缢缩，翼瓣短于旗瓣，长于龙骨瓣；子房线形无柄，胚珠2～4（～6），花柱密被白柔毛，顶端远轴面有一束髯毛。荚果肥厚；绿色被绒毛，成熟后表皮变为黑色。种子2～4（～6），长方圆形、近长方形，种皮革质，青绿色、灰绿色至棕褐色，稀紫色或黑色。

[自然生境]广泛栽培。

[地理分布]大竹县、达川区。

[入药部位]种子、叶、壳、花、叶、茎、黑壳。

[功能主治]种子健脾、利湿,用于脾失健运、食积、丹毒、膈食水肿。叶清热消炎、健脾利湿,用于肺结核、咯血、消化道出血、外伤出血、臁疮、中耳炎。壳利水渗湿,用于水肿脚气、小便不通。花与叶降压、凉血、止血,用于咯血、鼻衄、血痢、带下、高血压、风丹。茎止血、止泻,用于各种内出血、水泻、烫伤。黑壳(干豆荚)用于咯血、衄血、尿血、消化道出血。烧炭研末调麻油,用于天疱疮及水火烫伤。

小巢菜

[异名]硬毛野豌豆、野苕子、野麻碗。

[拉丁名]*Vicia hirsuta* (L.) S.F.Gray

[形态特征]一年生草本,高15~90(~120)cm,攀援或蔓生。茎细柔有棱,近无毛。偶数羽状复叶末端卷须分支;托叶线形,基部有2~3裂齿;小叶4~8对,线形或狭长圆形,长0.5~1.5 cm,宽0.1~0.3 cm,先端平截,具短尖头,基部渐狭,无毛。总状花序明显短于叶;花萼钟形,萼齿披针形,长约0.2 cm;花2~4(~7)朵密集于花序轴顶端,花甚小,长0.3~0.5 cm;花冠白色、淡蓝青色或紫白色,稀粉红色,旗瓣椭圆形,长约0.3 cm,先端平截有凹,翼瓣近匀形,与旗瓣近等长,龙骨瓣较短;子房无柄,密被褐色长硬毛,胚珠2,花柱上部四周被毛。荚果长圆菱形,长0.5~1.0 cm,宽0.2~0.5 cm,表皮密被棕褐色长硬毛;种子2,扁圆形,直径0.15~0.25 cm,两面凸出,种脐长相当于种子圆周的1/3。

[自然生境]生于海拔400~2 300 m的溪边、荒地。

[地理分布]宣汉县。

[入药部位]全草。

[功能主治]解表利湿、活血止血、行血、破血、生血、镇痛,用于风湿痹痛、跌打损伤、湿热发黄、疟疾、鼻衄、白带。

救荒野豌豆

[异名]野菜豆、野麻豌豆、弯雀子、马豌豆、大巢菜、瓦布子。

[拉丁名]*Vicia sativa* L.

[形态特征]一年生或二年生草本,高15~90(~105)cm。茎斜升或攀援,单一或多分枝,具棱,被微柔毛。偶数羽状复叶长2~10 cm,叶轴顶端卷须有2~3分支;托叶戟形,通常2~4裂齿;小叶2~7对,长椭圆形或近心形,长0.9~2.5 cm,宽0.3~1.0 cm,先端圆或平截有凹,具短尖头,基部楔形,侧脉不甚明显,两面被贴伏黄柔毛。花1~2(~4)朵,腋生,近无梗;萼钟形,外面被柔毛,萼齿披针形或锥形;花冠紫红色或红色,旗瓣长倒卵圆形,先端圆,微凹,中部缢缩,翼瓣短于旗瓣,长于龙骨瓣;子房线形,微被柔毛,胚珠4~8,子房具柄短,花柱上部被淡黄白色髯毛。荚果线状长圆形,长约4~6 cm,宽0.5~0.8 cm,表皮土黄色,种间缢缩,有毛,成熟时背腹开裂,果瓣扭曲。种子4~8,圆球形,棕色或黑褐色,种脐长相当于种子圆周的1/5。

[自然生境]生于海拔1 000~2 300 m的灌丛、荒地,有栽培。

[地理分布]通川区、开江县、万源市。

[入药部位]全草。

[功能主治]清热利湿、祛瘀、生血活血、行血、破血、拔毒攻脓,用于黄疸浮肿、疟疾、鼻衄、心悸、梦遗、月经不调、水肿、痈疽肿毒、痔疮。全草补脾益肾、祛风除湿、止血、消痈、止痛、利水消肿、活血、解毒,用于风湿痹痛、无名肿毒、肾虚遗精、腰痛、脾虚带下、湿热黄疸、小便不利、水肿、血滞经闭、痛经、疮疖肿毒、咳嗽痰多。

贼小豆

[异名]狭叶菜豆、山绿豆、细茎豇豆、细叶小豇豆。

[拉丁名]*Vigna minima* (Roxb.) Ohwi & Ohashi

[形态特征]一年生缠绕草本;茎纤细,无毛或被疏毛;羽状复叶具3小叶;托叶盾状着生,披针形,长约

4 mm，被疏硬毛；小叶的形状和大小变化颇大，卵形、圆形、卵状披针形、披针形或线形，长2.5～7.0 cm，先端急尖或钝，基部圆形或宽楔形，两面近无毛或被极稀疏的糙伏毛；总状花序柔弱；花序梗远长于叶柄，常有3～4花；小苞片线形或线状披针形；花萼钟状，长约3 mm，具不等大的5齿，裂齿被硬缘毛；花冠黄色，旗瓣极外弯，近圆形，长约1 cm，龙骨瓣具长而尖的耳；荚果圆柱形，长3.5～6.5 cm，宽4 mm，无毛，开裂后旋卷；种子4～8，长圆形，深灰色，种脐线形，突起。

[自然生境]生于旷野、草丛或灌丛中。

[地理分布]万源市。

[入药部位]种子。

[功能主治]清热、利尿、消肿、行气、止痛。

赤小豆

[异名]赤豆。

[拉丁名]*Vigna umbellata* (Thunb.) Ohwi & Ohashi

[形态特征]一年生草本。茎纤细，长达1 m或过之，幼时被黄色长柔毛，老时无毛。羽状复叶具3小叶；托叶盾状着生，披针形或卵状披针形，长10～15 mm，两端渐尖；小托叶钻形，小叶纸质，卵形或披针形，长10～13 cm，宽2.0～7.5 cm，先端急尖，基部宽楔形或钝，全缘或微3裂，沿两面脉上薄被疏毛，有基出脉3条。总状花序腋生，短，有花2～3朵；苞片披针形；花梗短，着生处有腺体；花黄色，长约1.8 cm，宽约1.2 cm；龙骨瓣右侧具长角状附属体。荚果线状圆柱形，下垂，长6～10 cm，宽约5 mm，无毛，种子6～10颗，长椭圆形，通常暗红色，有时为褐色、黑色或草黄色，直径3.0～3.5 mm，种脐凹陷。

[自然生境]广泛栽培。

[地理分布]通川区、开江县。

[入药部位]种子。

[功能主治]利水消肿、解毒排脓、和血，用于水肿胀满、脚气浮肿、黄疸尿赤、风湿热痹、痈肿疮毒、肠痈腹痛。

豇豆

[异名]饭豆、红豆。

[拉丁名]*Vigna unguiculata* (Linn.) Walp.

[形态特征]一年生缠绕、草质藤本或近直立草本，有时顶端缠绕状。茎近无毛。羽状复叶具3小叶；托叶披针形，长约1 cm，着生处下延成一短距，有线纹；小叶卵状菱形，长5～15 cm，宽4～6 cm，先端急尖，全缘或近全缘，有时淡紫色，无毛。总状花序腋生，具长梗；花2～6朵聚生于花序顶端，花梗间常有肉质密腺；花萼浅绿色，钟状，裂齿披针形；花冠黄白色而略带青紫色，长约2 cm，各瓣均具瓣柄，旗瓣扁圆形，宽约2 cm，顶端微凹，基部稍有耳，翼瓣略呈三角形，龙骨瓣稍弯；子房线形，被毛。荚果下垂，直立或斜展，线形，长7.5～70.0（～90.0）cm，宽6～10 mm，稍肉质而膨胀或坚实，有种子多颗；种子长椭圆形、圆柱形或稍肾形，长6～12 mm，黄白色、暗红色或其他颜色。

[自然生境]主栽培。

[地理分布]达川区、通川区、开江县、大竹县、渠县、宣汉县、万源市。

[入药部位]种子、叶、根、壳。

[功能主治]种子健脾消食、滋阴补肾、止痢，用于脾胃虚弱、泻痢、吐逆、疳积、肠炎、泻痢、消渴、遗精、白带、白浊、小便频数、疝气。叶治淋证。壳利水消肿，治水肿、肾炎水肿、心脏水肿、腰疼。根健脾、益气、消食、解毒，用于食积腹痛、脾胃虚弱、淋浊、痔血、疔疮。

野豇豆

[异名]土人参、果果药、土黄芪、野绿豆、细壳纸、山马豆根。

［拉丁名］*Vigna vexillata* (L.) A. Rich.

［形态特征］多年生攀援或蔓生草本；茎被开展的棕色刚毛，老时渐变为无毛；羽状复叶具3小叶；托叶基着，卵形或卵状披针形，基部2裂呈心形或耳状，被缘毛；小叶膜质，形状变化较大，卵形至披针形，长4～9（～15）cm，通常全缘，稀微具3裂片，两面被棕色或灰色柔毛；花序腋生，近伞形，有2～4朵花生于花序轴顶部；花萼被棕色或白色刚毛，裂片线形或线状披针形，上方2枚基部合生；旗瓣黄色、粉红色或紫色，有时在基部内面具黄色或紫红色斑点，长2.0～3.5 cm，宽2～4 cm，先端凹缺，无毛，翼瓣紫色，龙骨瓣白色或淡紫色，镰状，先端的喙呈180°弯曲，左侧具明显的袋状附属物；荚果直立，线状圆柱形，被刚毛；种子10～18，长圆形或长圆状肾形，浅黄色至黑色，无斑点，或棕色至深红色而有黑色溅点。

［自然生境］生于海拔2 300 m以下的杂草丛中。

［地理分布］通川区、开江县、万源市。

［入药部位］根。

［功能主治］根补中气、敛汗、健脾、平肝、清热解毒、消肿止痛、利咽，用于风火牙痛、喉痛、肺结核、腹胀、胃痛、便秘、痈肿疮毒、小儿麻疹后余毒不尽、病后虚弱、跌打损伤、关节痛。

多花紫藤

［异名］日本紫藤。

［拉丁名］*Wisteria floribunda* (Willd.) DC.

［形态特征］落叶藤本；树皮赤褐色。茎右旋，枝较细柔，分枝密，叶茂盛，初密被褐色短柔毛，后秃净。羽状复叶长20～30 cm；托叶线形，早落；小叶5～9对，薄纸质，卵状披针形，长4～8 cm，宽1.0～2.5 cm，先端渐尖，基部钝或宽楔形，嫩时两面被平伏毛，后渐秃净；小叶柄被柔毛；小托叶刺毛状，易脱落。总状花序生于枝梢，长30～90 cm，直径5～7 cm，先叶后花，自下而上顺序开花；花序轴密生白色短毛；苞片披针形，早落；花梗细；花萼杯状，与花梗同被密绢毛，上方2萼齿甚钝，下方3齿锐尖，最下1齿甚长；花冠紫色至蓝紫色，旗瓣圆形，翼瓣狭长圆形，龙骨瓣较阔，近镰形；子房线形，密被绒毛，花柱上弯，无毛，胚珠8。荚果倒披针形，密被绒毛，种子紫褐色，具光泽，圆形。

［自然生境］各地有栽培。

［地理分布］万源市。

［入药部位］茎皮、花及种子。

［功能主治］解毒、止吐、止泻。

紫藤

［异名］藤萝树、土黄芪、假甘草、猪藤。

［拉丁名］*Wisteria sinensis* (Sims) Sweet.

［形态特征］大型藤本，长达20 m；茎粗壮，左旋；嫩枝黄褐色，被白色绢毛；羽状复叶长15～25 cm，小叶9～13，纸质，卵状椭圆形或卵状披针形，先端小叶较大，基部1对最小，长5～8 cm，宽2～4 cm，先端渐尖或尾尖，基部钝圆或楔形，或歪斜，嫩时两面被平伏毛，后无毛，小托叶刺毛状；总状花序生于去年短枝的叶腋或顶芽，长15～30 cm，直径8～10 cm，先叶开花；花梗细，长2～3 cm；花萼长5～6 mm，宽7～8 mm；密被细毛；花冠紫色，长2.0～2.5 cm，旗瓣反折，基部有2枚柱状胼胝体；子房密被茸毛，胚珠6～8；荚果线状倒披针形，成熟后不脱落，长10～15 cm，宽1.5～2.0 cm，密被灰色茸毛；种子1～3，褐色，扁圆形，直径1.5 cm，具光泽。

［自然生境］生于山坡和林缘地带。

［地理分布］万源市。

［入药部位］皮、根、花。

［功能主治］皮与花清热解毒、健脾除湿、杀虫、止泻，用于腹痛、腹泻、痢疾、吐泻、食积不化、蛔虫等症。根祛风除湿、舒筋活络，用于痛风、痹症。

酢浆草科 Oxalidaceae

酢浆草

[异名]酸味草、鸠酸、酸醋酱。

[拉丁名]*Oxalis corniculata* L.

[形态特征]草本,高10~35 cm,全株被柔毛。根茎稍肥厚。茎细弱,多分枝,匍匐茎节上生根。叶基生或茎上互生;小叶3,无柄,倒心形,长4~16 mm,宽4~22 mm,先端凹入。花单生或数朵集为伞形花序状;萼片5,披针形或长圆状披针形,长3~5 mm,背面和边缘被柔毛,宿存;花瓣5,黄色,长圆状倒卵形,长6~8 mm,宽4~5 mm;雄蕊10,花丝白色半透明,有时被疏短柔毛,基部合生,长、短互间,长者花药较大且早熟;子房长圆形,5室,被短伏毛,花柱5,柱头头状。蒴果长圆柱形,长1.0~2.5 cm,5棱。种子长卵形,长1.0~1.5 mm,褐色或红棕色,具横向肋状网纹。

[自然生境]生于山坡草池、河谷沿岸、路边、田边、荒地或林下阴湿处等。

[地理分布]通川区、开江县、达川区、渠县、宣汉县、万源市、大竹县。

[入药部位]全草。

[功能主治]解热利尿、消肿散瘀,用于感冒发热、肠炎、泄泻、痢疾、黄疸型肝炎、淋证、尿路感染、结石、神经衰弱、带下、瘾疹、吐血、衄血、咽喉痛、痈疖疔疮、湿疹、脚癣、疥癣、癞子、痔疾、脱肛、跌打损伤、劳伤、扭伤疼痛、烧烫伤、毒蛇咬伤。

红花酢浆草

[异名]大酸味草、铜锤草。

[拉丁名]*Oxalis corymbosa* DC.

[形态特征]多年生直立草本。无地上茎,地下部分有球状鳞茎,外层鳞片膜质,褐色。叶基生;叶柄长5~30 cm或更长,被毛;小叶3,扁圆状倒心形,长1~4 cm,宽1.5~6.0 cm,顶端凹入。总花梗基生,二歧聚伞花序,通常排列成伞形花序式,总花梗长10~40 cm或更长;花梗长5~25 mm,每花梗有披针形干膜质苞片2枚;萼片5,披针形,长约4~7 mm,先端有暗红色长圆形的小腺体2枚,顶部腹面被疏柔毛;花瓣5,倒心形,长1.5~2.0 cm,为萼长的2~4倍,淡紫色至紫红色,基部颜色较深;雄蕊10枚,长的5枚超出花柱,另5枚长至子房中部,花丝被长柔毛;子房5室,花柱5,被锈色长柔毛,柱头浅2裂。

[自然生境]生于低海拔的山地、路旁、荒地或水田中。

[地理分布]通川区、开江县、达川区、大竹县、渠县。

[入药部位]全草。

[功能主治]散瘀消肿、清热解毒、调经,用于咽喉肿痛、水泻、水肿、痢疾、白带、淋浊、疮疖、痔疮、痈肿、烧烫伤、跌打损伤、月经不调。

山酢浆草

[异名]三块瓦。

[拉丁名]*Oxalis griffithii* Edgew. & Hook. f.

[形态特征]多年生草本,高8~10 cm。根纤细。茎短缩不明显,基部围以残存覆瓦状排列的鳞片状叶柄基。叶基生;托叶阔卵形,被柔毛或无毛,与叶柄茎部合生;叶柄长3~15 cm,近基部具关节;小叶3,倒三角形或宽倒三角形,长5~20 mm,宽8~30 mm,先端凹陷,两侧角钝圆,基部楔形。总花梗基生,单花,与叶柄近等长或更长;花梗长2~3 cm,被柔毛;苞片2,对生,卵形,长约3 mm,被柔毛;萼片5,宿存;花瓣5,白色或稀粉红色,倒心形,长为萼片的1~2倍,先端凹陷,基部狭楔形,具白色或带紫红色脉纹;雄蕊10,长、短互间,花丝纤细,基部合生;子房5室,花柱5,细长,柱头头状。蒴果椭圆形或近球形,长3~4 mm。种子卵形,褐色或红棕色,具纵肋。

[自然生境]生于密林、灌丛和沟谷等阴湿处。

[地理分布]产万源市。

[入药部位]全草。

[功能主治]清热解毒、舒筋活络、止血止痛,用于目赤红痛、小儿口疮、小儿哮喘、咳嗽痰喘、泄泻、痢疾。

牻牛儿苗科 Geraniaceae

野老鹳草

[异名]老鹳草。

[拉丁名]*Geranium carolinianum* L.

[形态特征]一年生草本,高20～60 cm。基生叶早枯,茎生叶互生或最上部对生;托叶披针形或三角状披针形,长5～7 mm,宽1.5～2.5 mm,外被短柔毛;茎下部叶具长柄,柄长为叶片的2～3倍,被倒向短柔毛,上部叶柄渐短。花序腋生和顶生,长于叶,被倒生短柔毛和开展的长腺毛,每总花梗具2花,顶生总花梗常数个集生,呈伞形花序。蒴果长约2 cm,被短糙毛,果瓣由喙上部先裂向下卷曲。

[自然生境]生于平原和低山荒坡杂草丛中。

[地理分布]宣汉县。

[入药部位]全草。

[功能主治]清热解毒、祛风除湿、活血通经、祛瘀止泻,用于咽喉疼痛、筋骨酸痛、四肢发麻、关节炎。

尼泊尔老鹳草

[异名]老罐草、大老罐草。

[拉丁名]*Geranium nepalense* Sweet

[形态特征]多年生草本;高达50 cm;根纤维状;茎仰卧,被倒生柔毛;叶对生,五角状肾形,基部心形,掌状5深裂,裂片菱形或菱状卵形,先端钝圆;花序梗纤细,多每梗2花;萼片卵状披针形,花瓣紫红色,倒卵形,等于或稍长于萼片,先端截平或圆形,基部楔形;花柱不明显;蒴果果瓣被长柔毛,喙被短柔毛。

[自然生境]生于海拔2 300 m以下的草坡、路旁、林缘。

[地理分布]通川区、达川区、开江县。

[入药部位]全草。

[功能主治]清热解毒、祛风除湿、活血通经、强筋、止泻、止痛、疏风通络,用于风湿疼痛、拘挛麻木、四肢酸软、痈疽肿毒、肠炎、痢疾、风湿性关节炎、骨折、牙痛、跌打损伤、坐骨神经痛、月经不调、疱疹性结膜炎。

湖北老鹳草

[异名]血见愁老鹳草。

[拉丁名]*Geranium rosthornii* R. Knuth

[形态特征]多年生草本;高达60 cm;具纺锤形块根;茎直立或仰卧;叶对生,五角状圆形,掌状5深裂近基部,裂片菱形,下部全缘,上部羽状深裂,小裂片条形,下部小裂片具2～3齿,上面被伏毛,下面沿脉被柔毛;花序长于叶,被柔毛,花序梗具2花;萼片卵形或椭圆状卵形,长6～7 mm,被柔毛;花瓣倒卵形,紫红色,长不及1.5 cm,先端圆;雄蕊稍长于萼片,褐色;花柱分枝深紫色;蒴果长约2 cm,被柔毛。

[自然生境]生于海拔1 600～2 300 m的山地林下和山坡草丛。

[地理分布]万源市。

[入药部位]全草。

[功能主治]清热解毒、祛风除湿、活血通经、祛瘀止泻,用于咽喉疼痛、筋骨酸痛、四肢发麻、关节炎。

鼠掌老鹳草

[异名]老罐草、风露草、西伯利亚老罐草。

[拉丁名]*Geranium sibiricum* L.

[形态特征]一年生或多年生草本,高30～70 cm,茎纤细,仰卧或近直立,多分枝,具棱槽,被倒向疏柔毛。叶对生;托叶披针形,棕褐色,长8～12 cm,基部抱茎;基生叶和茎下部叶具长柄,柄长为叶片的2～3倍;下部叶片肾状五角形,基部宽心形,长3～6 cm,掌状5深裂,两面被疏伏毛,背面沿脉被毛较密;上部叶片具短柄,3～5裂。总花梗丝状,单生于叶腋,长于叶,被倒向柔毛或伏毛,具1花或偶具2花;苞片对生,棕褐色、钻伏、膜质,生于花梗中部或基部;萼片卵状椭圆形或卵状披针形,长约5 mm,先端急尖,具短尖头,背面沿脉被疏柔毛;花瓣倒卵形,淡紫色或白色,等于或稍长于萼片,先端微凹或缺刻状,基部具短爪;种子肾状椭圆形,黑色,长约2 mm,宽约1 mm。

[自然生境]生于海拔2 000～2 300 m的草坡、荒地、灌丛。

[地理分布]宣汉县、大竹县、万源市。

[入药部位]全草。

[功能主治]清热解毒、祛风除湿、活血通经、疏风止痛、强筋骨、止泻,用于风湿性关节炎、跌打损伤、坐骨神经痛、急性胃肠炎、痢疾、月经不调、疱疹性结膜炎、风湿痹痛、疮疖、瘀肿。

老鹳草

[异名]老鸦嘴、老牛筋、大老罐草。

[拉丁名]*Geranium wilfordii* Maxim.

[形态特征]多年生草本;高达50 cm;根茎粗壮,具簇生纤维状细长须根;茎直立;叶对生,圆肾形,长3～5 cm,宽4～9 cm,基生叶5深裂达2/3,裂片倒卵状楔形,下部全缘,上部不规则齿裂,上面被伏毛,下面沿脉和边缘被柔毛;茎生叶3裂;花序稍长于叶,花序梗短,被柔毛,有时混生腺毛,每梗具2花;萼片长卵形,长5～6 mm,背面被柔毛,有时混生开展腺毛;花瓣白色或淡红色,倒卵形,与萼片近等长;雄蕊稍短于萼片,花丝淡褐色,被缘毛;花柱与分枝紫红色;蒴果长约2 cm,被柔毛和糙毛。

[自然生境]生于海拔2 700 m以下的林缘、路边、山坡。

[地理分布]通川区、开江县、渠县。

[入药部位]全草。

[功能主治]祛风湿、清热解毒、止泻、活血通经、疏风通络、强筋、顺气止痛,用于咽炎、风湿性关节炎、跌打损伤、坐骨神经痛、急性胃肠炎、痢疾、月经不调、疱疹性结膜炎、风湿痹痛、顺气、疥癣。

旱金莲科 Tropaeolaceae

旱金莲

[异名]金莲花、旱莲花、金丝莲。

[拉丁名]*Tropaeolum majus* L.

[形态特征]一年生肉质草本,蔓生,无毛或被疏毛。叶互生;叶柄长6～31 cm,向上扭曲,盾状,着生于叶片的近中心处;叶片圆形,直径3～10 cm,有主脉9条。由叶柄着生处向四面放射,边缘为波浪形的浅缺刻,背面通常被疏毛或有乳凸点。单花腋生,花柄长6～13 cm;花黄色、紫色、橘红色或杂色,直径2.5～6.0 cm;花托杯状;萼片5,长椭圆状披针形,长1.5～2.0 cm,宽5～7 mm,基部合生,边缘膜质,其中一片延长成一长距,距长2.5～3.5 cm,渐尖;花瓣5,通常圆形,边缘有缺刻,上部2片通常全缘,长2.5～5.0 cm,宽1.0～1.8 cm,着生在距的开口处,下部3片基部狭窄成爪,近爪处边缘具睫毛;雄蕊8,长短互间,分离;子房3室,花柱1枚,柱头3裂,线形。果扁球形,成熟时分裂成3个具一粒种子的瘦果。

[自然生境]主栽培。

[地理分布]大竹县。

[入药部位]全草。

[功能主治]清热解毒,用于眼结膜炎、痈疖肿毒、目赤肿痛、恶疮。

亚麻科 Linaceae

石海椒

[异名]迎春柳、黄花香草。

[拉丁名]*Reinwardtia indica* Dumort.

[形态特征]小灌木，树皮灰色，无毛，枝干后有纵沟纹。叶纸质，椭圆形或倒卵状椭圆形，长2.0～8.8 cm，宽0.7～3.5 cm，先端急尖或近圆形，有短尖，基部楔形，全缘或有圆齿状锯齿，表面深绿色，背面浅绿色，干后表面灰褐色，背面灰绿色，背面中脉稍凸；叶柄长8～25 mm；托叶小，早落。花序顶生或腋生，或单花腋生；花有大有小，直径1.4～3.0 cm；萼片5，分离，披针形，宿存；同一植株的花的花瓣有5片的，有4片的，黄色，分离，旋转排列，长1.7～3.0 cm，宽1.3 cm，早萎；雄蕊5，长约13 mm，花丝下部两侧扩大成翅状或瓣状，基部合生成环，花药长约2 mm，退化雄蕊5，锥尖状，与雄蕊互生；腺体5，与雄蕊环合生；子房3室，每室有2小室，每小室有胚珠1枚；花柱3枚，长7～18 mm，下部合生，柱头头状。蒴果球形，3裂，每裂瓣有种子2粒；种子具膜质翅，翅长稍短于蒴果。

[自然生境]生于林下、山坡灌丛、路旁和沟坡潮湿处，常喜生于石灰岩土壤上。

[地理分布]通川区、开江县。

[入药部位]嫩枝叶。

[功能主治]清热利尿，用于小便不利、肾炎、黄疸型肝炎。

大戟科 Euphorbiaceae

铁苋菜

[异名]海蚌含珠、蚌壳草。

[拉丁名]*Acalypha australis* L.

[形态特征]一年生草本；高0.2～0.5 m，小枝被平伏柔毛；叶长卵形、近菱状卵形或宽披针形，长3～9 cm，先端短渐尖，基部楔形，具圆齿，基脉3出，侧脉3～4对；叶柄长2～6 cm，被柔毛，托叶披针形，具柔毛；花序长1.5～5.0 cm，雄花集成穗状或头状，生于花序上部，下部具雌花；雌花苞片1～2（～4），卵状心形，长1.5～2.5 cm，具齿；雄花花萼无毛；雌花1～3朵生于苞腋；萼片3，长1 mm；花柱长约2 mm，撕裂；蒴果绿色，直径4 mm，疏生毛和小瘤体；种子近卵状，长1.5～2.0 mm，种皮平滑，假种阜细长。

[自然生境]生于海拔20～1 200（～1 900）m的平原或山坡较湿润耕地和空旷草地，有时生于石灰岩山疏林下。

[地理分布]达川区、通川区、开江县、宣汉县、万源市、大竹县、渠县。

[入药部位]全草或地上部分。

[功能主治]清热解毒、利湿消积、收敛止血，用于肠炎、细菌性痢疾、阿米巴痢疾、小儿疳积、吐血、衄血、尿血、便血、子宫出血、痈疖疮疡、外伤出血、湿疹、皮炎、毒蛇咬伤。

山麻秆

[异名]野火麻、山麻杆。

[拉丁名]*Alchornea davidii* Franch.

[形态特征]落叶灌木；高达5 m；幼枝被灰白色绒毛；叶宽卵形或近圆形，长8～15 cm，先端渐尖，基部近平截或心形，具2或4斑状腺体，具锯齿，下面被绒毛，基脉3出，小托叶2，线形，被毛；叶柄长2～10 cm，具柔毛，托叶披针形；雌雄异株；雄花序穗状，花序梗几无；苞片卵形，长约2 mm；雄花5～6朵簇生于苞腋；花梗长约2 mm；萼片3～4；雄蕊6～8；雌花序总状顶生，长4～8 cm，被柔毛；苞片三角形，长3.5 mm；具花4～7朵；雌花花梗长约0.5 mm；萼片5，长三角形，长2.5～3.0 mm；花柱3，长1.0～1.2 cm，基部合生；蒴果近球形，直径1.0～1.2 cm，密生柔毛；种子卵状三角形，具小瘤体。

[自然生境]生于海拔2 300 m以下的向阳山坡、灌丛中。

[地理分布]渠县。

[入药部位]茎皮、叶。

[功能主治]清热解毒、杀虫止痛,用于疯狗咬伤、蛇咬伤、蛔虫病、腰痛。

秋枫

[异名]重阳木、红豆子、水梨树。

[拉丁名]*Bischofia javanica* Bl.

[形态特征]常绿或半常绿大乔木;高达40 m,胸径2.3 m;三出复叶,稀5小叶,总叶柄长8~20 cm;小叶片纸质,卵形、椭圆形、倒卵形或椭圆状卵形,长7~15 cm,宽4~8 cm,顶端急尖或短尾状渐尖,基部宽楔形至钝,边缘有浅锯齿,每1 cm长有2~3个,幼时仅叶脉上被疏短柔毛,老渐无毛;顶生小叶柄长2~5 cm,侧生小叶柄长5~20 mm;托叶膜质,披针形,长约8 mm,早落;花雌雄异株,圆锥花序腋生,雄花序长8~13 cm;雌花序长15~27 cm,下垂;雄花萼片膜质,半圆形,雄蕊5,退化雌蕊小,被柔毛;雌花萼片长圆状卵形;果浆果状,球形或近球形,直径0.6~1.3 cm,淡褐色。

[自然生境]生于山坡,有栽培。

[地理分布]大竹县、开江县、通川区。

[入药部位]枝叶和皮。

[功能主治]枝叶及皮驱风、活血、消肿,用于风湿骨痛、痢疾。

假奓包叶

[异名]艾桐、老虎麻、假奓苞叶。

[拉丁名]*Discocleidion rufescens* (Franch.) Pax & Hoffm.

[形态特征]灌木或小乔木,高1.5~5.0 m;小枝、叶柄、花序均密被白色或淡黄色长柔毛。叶纸质,卵形或卵状椭圆形;基出脉3~5条,侧脉4~6对:近基部两侧常具褐色斑状腺体2~4个;叶柄长3~8 cm,顶端具2枚线形小托叶,长约3 mm,被毛,边缘具黄色小腺体。总状花序或下部多分枝呈圆锥花序,长15~20 cm,苞片卵形,长约2 mm;雄花3~5朵簇生于苞腋,花梗长约3 mm;花萼裂片3~5,卵形,长约2 mm,顶端渐尖;雄蕊35~60枚,花丝纤细;腺体小,棒状圆锥形;雌花1~2朵生于苞腋,苞片披针形,长约2 mm,疏生长柔毛,花梗长约3 mm;花萼裂片卵形,长约3 mm;花盘具圆齿,被毛;子房被黄色糙伏毛,花柱长1~3 mm,2深裂至近基部,密生羽毛状突起。蒴果扁球形,直径6~8 mm,被柔毛。

[自然生境]生于路旁、乱石滩中。

[地理分布]万源市、渠县。

[入药部位]根皮。

[功能主治]清热解毒、泻水消积,用于水肿、食积、毒疮。

圆苞大戟

[异名]兰叶大戟、红毛大戟、紫星大戟、丝果大戟。

[拉丁名]*Euphorbia griffithii* Hook f.

[形态特征]多年生草本;根茎具不规则块根;茎高达70 cm,常无毛;叶互生,卵状长圆形或椭圆形;总苞叶3~7,长椭圆形或椭圆形,常淡红或黄红色;伞幅3~7,长2~4 cm,常淡红色或红紫色;苞叶2,近圆形,常黄红或红色;花序单生,无梗;总苞杯状,边缘4裂,裂片半圆形,边缘和内侧具白色柔毛,腺体4,半圆形,褐色;雄花多数,伸出总苞;雌花1,子房柄伸出总苞边缘2~3 mm;花柱3,分离,柱头盾状,微裂;蒴果球形,直径约4 mm,光滑;果柄长4~5 mm;种子卵圆形,长2.5~3.0 mm,种阜盾状。

[自然生境]生于林内、林缘、灌丛及草丛等。

[地理分布]万源市。

[入药部位]块根。

[功能主治] 舒筋活络、催乳，用于劳伤，有毒。

泽漆

[异名] 五朵云、癣草、塔穷洼、塔尔努。

[拉丁名] *Euphorbia helioscopia* L.

[形态特征] 一年生草本。根纤细，长7~10 cm，直径3~5 mm，下部分枝。茎直立，单一或自基部多分枝，高10~30（~50）cm，直径3~5（~7）mm，光滑无毛。叶互生，倒卵形或匙形；总苞叶5枚，倒卵状长圆形，长3~4 cm，宽8~14 mm，先端具牙齿，基部略渐狭，无柄；总伞幅5枚，长2~4 cm；苞叶2枚，卵圆形，先端具牙齿，基部呈圆形。花序单生，有柄或近无柄；总苞钟状，高约2.5 mm，直径约2 mm，光滑无毛，边缘5裂，裂片半圆形，边缘和内侧具柔毛；腺体4，盘状，中部内凹，基部具短柄，淡褐色。雄花数枚，明显伸出总苞外；雌花1枚，子房柄略伸出总苞边缘。蒴果三棱状阔圆形，光滑，无毛；具明显的三纵沟，长2.5~3.0 mm，直径3.0~4.5 mm；成熟时分裂为3个分果爿。种子卵状，长约2 mm，直径约1.5 mm，暗褐色，具明显的脊网；种阜扁平状，无柄。

[自然生境] 生于海拔2 300 m以下的向阳坡地、原野、草丛、林缘、路旁、耕地。

[地理分布] 达川区、大竹县、开江县、通川区、宣汉县、万源市。

[入药部位] 全草。

[功能主治] 行水、祛痰、清热解毒、散结消肿、杀虫、杀蛆、杀孑孓，用于肝炎、肝腹水肿大、淋巴结核、水气胀满、痰饮喘咳、疟疾、菌痢、瘰疬、癣疮、结核性瘘管、骨髓炎。外用于淋巴结结核、结核性瘘管、神经性皮炎。根通经逐水、化坚消肿、解毒驱虫、祛溲消饮。

地锦草

[异名] 地锦、红斑鸠窝、铁线马齿苋、蜈蚣草。

[拉丁名] *Euphorbia humifusa* Willd. ex Schltdl.

[形态特征] 木质落叶大藤本；小枝无毛或嫩时被极稀疏柔毛，老枝无木栓翅；单叶，倒卵圆形，通常3裂，幼苗或下部枝上叶较小，长4.5~20 cm，基部心形，有粗锯齿，两面无毛或下面脉上有短柔毛；叶柄长4~20 cm，无毛或疏生短柔毛；花序生短枝上，基部分枝，形成多歧聚伞花序，序轴不明显，花序梗长1~3.5 cm；花萼碟形，边缘全缘或呈波状，无毛；花瓣长椭圆形；果球形，成熟时蓝色，直径1~1.5 cm，有种子1~3。

[自然生境] 生于2 300 m以下的海拔草坡、山坡、河边。

[地理分布] 开江县、通川区。

[入药部位] 全草。

[功能主治] 清热解毒、活血祛瘀、凉血止血、通血脉、散血、消炎、生肌、利湿、通乳，用于急性细菌性痢疾、肠炎、吐血、便血、衄血、咯血、肝炎、尿路感染、子宫出血、崩漏、外伤出血、湿热黄疸、乳汁不通、痈肿疔疮、跌打肿痛、小儿疳积、下肢溃疡、皮肤湿疹、烧烫伤、毒蛇咬伤、鸡眼。

湖北大戟

[异名] 小五朵云、震天雷、野刮金板、搜山虎、红筷子、奶浆草。

[拉丁名] *Euphorbia hylonoma* Hand. –Mazz.

[形态特征] 多年生草本，全株光滑无毛。根粗线形，长10 cm，直径3~5 mm。茎直立，上部多分枝。高50~100 cm，直径3~7 mm。叶互生，长圆形至椭圆形，变异较大，长4~10 cm，宽1~2 cm，先端圆，基部渐狭，叶面绿色，叶背有时淡紫色或紫色；侧脉6~10对；叶柄长3~6 mm；总苞叶3~5枚，同茎生叶；伞幅3~5，长2~4 cm；苞叶2~3枚，常为卵形，长2.0~2.5 cm，宽1.0~1.5 cm，无柄花序单生于二歧分枝顶端，无柄；总苞钟状，高约2.5 mm，直径2.5~3.5 mm，边缘4裂，裂片三角状卵形，全缘，被毛；腺体4，圆肾形，淡黑褐色。雄花多枚，明显伸出总苞外；雌花1枚，子房柄长3~5 mm；子房光滑；花往3，分离；柱头2裂。蒴果球状，长3.5~4.0 mm，直径约4 mm，成熟时分裂为3个分果爿。种子卵圆状，灰色或淡褐色，长约2.5 mm，直径约

2 mm, 光滑, 腹面具沟纹; 种阜具极短柄。

[自然生境] 生于海拔800～2 300 m的路边、草坡。

[地理分布] 万源市。

[入药部位] 全草。

[功能主治] 通便、利水、泻下、消积、消食, 用于肝硬化腹水、肿毒、瘰疬、跌打损伤。

通奶草

[异名] 鱼刺草、铺地红、痢疾草、地马桑、飞蛇草。

[拉丁名] *Euphorbia hypericifolia* L.

[形态特征] 一年生草本, 根纤细, 长10～15 cm, 直径2.0～3.5 mm, 常不分枝, 少数由末端分枝; 茎直立, 自基部分枝或不分枝, 高15～30 cm, 直径1～3 mm, 无毛或被少许短柔毛; 叶对生, 狭长圆形或倒卵形, 长1.0～2.5 cm, 宽4～8 mm, 先端钝或圆, 基部圆形, 不对称, 边缘全缘或基部以上具细锯齿, 上面深绿色, 下面淡绿色, 有时略带紫红色, 两面被稀疏的柔毛, 或上面的毛早脱落; 叶柄极短, 长1～2 mm; 托叶三角形, 分离或合生; 苞叶2枚, 与茎生叶同形; 雄花数枚, 微伸出总苞外; 雌花1枚, 子房柄长于总苞; 子房三棱状, 无毛; 花柱3, 分离; 柱头2浅裂; 蒴果三棱状, 长约1.5 mm, 直径约2 mm, 无毛, 成熟时分裂为3个分果爿; 种子卵棱状, 长约1.2 mm, 直径约0.8 mm, 每个棱面具数个皱纹, 无种阜。

[自然生境] 生于海拔1 000 m的草坡。

[地理分布] 渠县、万源市。

[入药部位] 全草。

[功能主治] 清热解毒、利水通乳、散血止血、活血, 用于内出血、乳汁不足、吐血、便血、咯血、尿血、小儿腹胀、肠炎、赤痢。又具收敛、止痢、散血、祛瘀之功效, 用于红白痢疾、痈疽红肿、跌打扭伤、肾虚耳聋等。

续随子

[异名] 神仙对坐草、千金子、元宝叶、小巴豆。

[拉丁名] *Euphorbia lathyris* L.

[形态特征] 二年生草本; 无毛; 根柱状, 长20 cm以上, 直径3～7 mm, 侧根多而细; 茎微带紫红色, 顶部二歧分枝, 高达1 m; 叶交互对生, 茎下部叶密集, 茎上部叶稀疏, 线状披针形, 长6～10 cm, 先端渐尖或尖, 基部半抱茎, 全缘; 无叶柄; 苞叶2, 卵状长三角形, 长3～8 cm; 花序单生, 近钟状, 高约4 mm, 边缘5裂, 裂片三角状长圆形, 边缘浅波状, 腺体4, 新月形, 两端具短角, 暗褐色; 蒴果三棱状球形, 直径约1 cm, 光滑, 花柱早落, 具海绵质中果皮, 熟时不裂; 种子柱状至卵球状, 长6～8 mm, 直径4.5～6.0 mm, 褐色或灰褐色, 无皱纹, 具黑褐色斑点; 种阜无柄, 极易脱落。

[自然生境] 生于海拔300～2 300 m的向阳山坡, 有栽培。

[地理分布] 万源市。

[入药部位] 种子和叶。

[功能主治] 种子逐水消肿、破癥利水、杀虫、破血散结、攻积泻热, 用于水肿胀满、癥瘕、痰饮、便秘、血瘀经痛、宿滞、积聚、妇女经闭、疥癣疮毒、毒蛇咬伤、疣赘。叶捣敷蝎子蜇伤。

斑地锦草

[异名] 美洲地锦、斑地锦。

[拉丁名] *Euphorbia maculata* L.

[形态特征] 一年生草本; 根纤细, 长4～7 cm, 直径约2 mm; 茎匍匐, 长10～17 cm, 直径约1 mm, 被白色疏柔毛; 叶对生, 长椭圆形至肾状长圆形, 先端钝, 基部偏斜, 略呈渐圆形, 中部以上常具细小疏锯齿; 叶面绿色, 中部常具有一个长圆形的紫色斑点, 叶背淡绿色或灰绿色, 新鲜时可见紫色斑, 干时不清楚, 两面无毛; 叶柄极短, 长约1 mm; 托叶钻状, 不分裂, 边缘具睫毛; 花序单生于叶腋, 基部具短柄, 柄长1～2 mm; 总苞狭

杯状,高0.7~1.0 mm,直径约0.5 mm,外部具白色疏柔毛,边缘5裂,裂片三角状圆形;蒴果三角状卵形,长约2 mm,直径约2 mm,被稀疏柔毛,成熟时易分裂为3个分果爿;种子卵状四棱形,长约1 mm,直径约0.7 mm,灰色或灰棕色,每个棱面具5个横沟,无种阜。

［自然生境］生于草地、林缘。

［地理分布］大竹县、开江县、通川区。

［入药部位］全草。

［功能主治］清热解毒、凉血、通乳,用于细菌性痢疾、崩漏、乳汁不通。

大戟

［异名］京大戟、猫眼草、龙虎草、下马仙。

［拉丁名］*Euphorbia pekinensis* Rupr.

［形态特征］多年生草本;茎高80(~90)cm;叶互生,椭圆形,稀披针形或披针状椭圆形,先端尖或渐尖,基部楔形、近圆形或近平截,全缘,两面无毛或有时下面具柔毛;花序单生于二歧分枝顶端,无梗;总苞杯状,径3.5~4.0 mm,边缘4裂,裂片半圆形,腺体4,半圆形或肾状圆形,淡褐色;雄花多数,伸出总苞;雌花1,子房柄长3~5(~6)mm;蒴果球形,直径4.0~4.5 mm,疏被瘤状突起;种子卵圆形,暗褐色,腹面具浅色条纹。

［自然生境］生于海拔2 300 m以下的湿润的路旁、水边、草丛。

［地理分布］渠县。

［入药部位］根。

［功能主治］利水通便、消肿散结、攻下逐水,用于水肿胀满、水臌、肾炎水肿、痰饮积聚、瘰疬、痈疽肿毒、毒蛇咬伤。

钩腺大戟

［异名］白狼毒。

［拉丁名］*Euphorbia sieboldiana* Morr. & Decne.

［形态特征］多年生草本;根茎具不定根,径0.4~1.5 cm;茎高达70 cm;叶互生,椭圆形、倒卵状披针形或长椭圆形,长2~5(~6)cm,宽0.4~1.5 cm,基部窄楔形,全缘;叶柄极短;花序单生于二歧分枝顶端,无梗;总苞杯状,高3~4 mm,边缘4裂,裂片三角形或卵状三角形,内侧具短柔毛,腺体4,新月形,两端具角,角尖钝或长刺芒状,常黄褐色;蒴果三棱状球形,长3.5~4.0 mm,光滑;种子近长卵圆形,灰褐色,具不明显纹饰;种阜无柄。

［自然生境］生于海拔1 000~2 300 m的林下、路旁、草丛。

［地理分布］万源市。

［入药部位］根。

［功能主治］利水泻下,用于皮肤病。

黄苞大戟

［异名］刮金板、粉背刮金板、中尼大戟。

［拉丁名］*Euphorbia sikkimensis* Boiss.

［形态特征］多年生草本;全株无毛;茎高达80 cm;叶互生,长椭圆形,先端钝圆,基部极窄,全缘;各级苞叶2~5枚,长椭圆形至卵形,黄色;花序单生分枝顶端,梗长2~3 mm;总苞钟状,直径约3.5 mm,边缘4裂,裂片半圆形,内侧具白色柔毛,腺体4,半圆形,褐色;雄花多数,微伸出总苞;雌花1,伸出总苞;蒴果球状,直径约5 mm,花柱早落。

［自然生境］生于海拔600~2 300 m的山坡、疏林下或灌丛。

［地理分布］万源市。

［入药部位］根。

[功能主治]泻水、清热、解毒。

千根草

[异名]小飞扬草。

[拉丁名]*Euphorbia thymifolia* L.

[形态特征]一年生草本；根纤细，长约10 cm，具多数不定根；茎纤细，常匍匐状，基部极多分枝，长达20 cm，疏被柔毛；叶对生，椭圆形、长圆形或倒卵形，长4～8 mm，先端圆，基部偏斜，圆或近心形，有细齿，稀全缘，绿或淡红色，两面常疏被柔毛；叶柄长约1 mm；花序单生或数序簇生叶腋，具短梗，疏被柔毛；总苞窄钟状或陀螺状，外面疏被柔毛，边缘5裂，裂片卵形，腺体4，被白色附属物；雄花少数，微伸出总苞边缘；雌花1，子房柄极短：子房被贴伏短柔毛，花柱分离；蒴果卵状三棱形，长约1.5 mm，被贴伏短柔毛，熟时不完全伸出总苞；种子长卵状四棱形，长约0.7 mm，暗红色，棱面具4～5横沟；无种阜。

[自然生境]生于草丛。

[地理分布]万源市。

[入药部位]全草。

[功能主治]清热利湿、消肿解毒，用于肠炎、菌痢、皮疹、湿疹。

云南土沉香

[异名]草沉香、刮金板、风药、刮筋板。

[拉丁名]*Excoecaria acerifolia* Didr.

[形态特征]灌木至小乔木；各部无毛；叶互生，卵形或卵状披针形，稀椭圆形，长6～13 cm，宽2.0～5.5 cm，先端渐尖，有尖的腺状密锯齿，中脉两面突起，侧脉6～10对，网脉明显；叶柄长2～5 mm，无腺体，托叶腺体状；雌雄同株同序，花序长2.5～6.0 cm；雄花花梗极短；苞片宽卵形或三角形，基部两侧各具1近圆形腺体，每苞片有2～3花；萼片3，披针形，雄蕊3，花药球形，比花丝长；雌花花梗极短或不明显；苞片卵形，先端芒尖，基部两侧各具1圆形腺体；小苞片2，长圆形，先端具不规则3齿：萼片3，卵形，有不明显小齿；蒴果近球形，具3棱，直径约1 cm。

[自然生境]生于海拔2 300 m以下的灌丛、山坡，有栽培。

[地理分布]达川区。

[入药部位]全草。

[功能主治]祛风散寒、健脾开胃、利湿、解毒散瘀、止咳化痰、行气破血、消积导滞、止痛，用于风寒咳嗽、疟疾、黄疸型肝炎、消化不良、胃脘疼痛、肠鸣腹胀、小儿疳积、肝脾肿大、风湿骨痛、闭经、狂犬病、草乌毒蕈、食物中毒、癥瘕包块、积聚、臌胀、食积、吐血。

算盘子

[异名]火烧天、铁棱角、活血木、血巴木。

[拉丁名]*Glochidion puberum* (L.) Hutch.

[形态特征]灌木；全株大部密被柔毛；叶长圆形、长卵形或倒卵状长圆形，长3～8 cm，基部楔形，上面灰绿色，中脉被疏柔毛，下面粉绿色，侧脉5～7对，网脉明显；叶柄长1～3 mm，托叶三角形；花雌雄同株或异株，2～5朵簇生于叶腋，雄花束常生于小枝下部，雌花束在上部，有时雌花和雄花同生于叶腋；雄花花梗长0.4～1.5 cm；萼片6，窄长圆形或长圆状倒卵形，长2.5～3.5 mm；雄蕊3，合生成圆柱状；雌花花梗长约1 mm；花柱合生呈环状；蒴果扁球状，熟时带红色，花柱宿存。

[自然生境]生于海拔1 400 m以下的低山、丘陵的山坡疏林、荒坡、灌丛。

[地理分布]达川区、开江县、通川区、渠县、万源市。

[入药部位]叶、根。

[功能主治]叶清热利湿、利咽喉、活血散瘀、解毒消肿、祛风活络，用于痢疾、黄疸、淋浊、带下、感冒、

咽喉肿痛、痈疽、漆疮、皮肤瘙痒、感冒发烧、胃肠炎、消化不良、痢疾、风湿性关节炎、白带、痛经。根清热利湿、活血解毒、利咽、止血,用于痢疾、疟疾、黄疸、白浊、劳伤咳嗽、风湿痹痛、崩漏、带下、咽喉肿痛、吐血、衄血、盆腔炎、膀胱疝气、牙痛、痈肿、瘰疬、跌打损伤、狂犬病。

雀儿舌头

[异名]黑构叶。

[拉丁名]*Leptopus chinensis* (Bunge) Pojark.

[形态特征]灌木;除枝条、叶片、叶柄和萼片幼时被疏柔毛外,余无毛;叶卵形、近圆形或椭圆形,长1~5 cm,基部圆形或宽楔形,侧脉4~6对;叶柄长2~8 mm,托叶卵状三角形;花雌雄同株,单生或2~4朵簇生于叶腋;雄花花梗丝状,长0.6~1.0 cm;萼片卵形或宽卵形,长2~4 mm;花瓣白色,匙形,长1.0~1.5 mm;花盘腺体5,分离,顶端2深裂;雄蕊离生,花丝丝状;无退化雌蕊;雌花花梗长1.5~2.5 cm;花瓣倒卵形,长1.5 mm;花盘环状,10裂至中部;蒴果球形或扁球形,径6~8 mm,具宿存萼片。

[自然生境]生于海拔800~2 300 m的灌丛。

[地理分布]宣汉县、万源市。

[入药部位]全株。

[功能主治]清热解毒、祛风除湿、消食、利湿、杀虫,用于食积气滞、咽喉肿痛、瘰疬、虫积。

白背叶

[异名]酒药子树、野桐、白背桐、吊粟。

[拉丁名]*Mallotus apelta* (Lour.) Müll. Arg.

[形态特征]小乔木或灌木状;叶互生,卵形或宽卵形,长宽均6~16(~25)cm,先端骤尖或渐尖,基部平截或稍心形,疏生齿,下面被灰白色星状绒毛,散生橙黄色腺体,基脉5出,侧脉6~7对;叶柄长5~15 cm;穗状花序或雄花序有时为圆锥状,长15~30 cm;雄花苞片卵形,长约1.5 mm;花梗长1.0~2.5 mm;花萼裂片4,卵形或三角形,长约3 mm;雄蕊50~75;雌花苞片近三角形,长约2 mm;花梗极短;蒴果近球形,密生长0.5~1.0 cm线形软刺,密被灰白色星状毛。

[自然生境]生于海拔30~1 000 m的山坡或山谷灌丛中。

[地理分布]宣汉县、万源市。

[入药部位]根及叶。

[功能主治]根柔肝活血、健脾化湿、收敛固脱,用于慢性肝炎、肝脾肿大、子宫脱垂、脱肛、白带、妊娠水肿。叶消炎止血,外用治中耳炎、疖肿、跌打损伤、外伤出血。

毛桐

[异名]毛桐子、红合儿、瓦桐子、黄活、姜桐子树根。

[拉丁名]*Mallotus barbatus* (Wall. ex Baill.) Müll. Arg.

[形态特征]小乔木;高3~4 m;嫩枝、叶柄和花序均被黄棕色星状长绒毛。叶互生,纸质,卵状三角形或卵状菱形,先端渐尖,基部圆形或平截,具锯齿或波状;花雌雄异株,总状花序顶生,雄花序多分枝;苞片线形,花萼裂片卵形;雄花雄蕊75~85,雌花花柱3~5,基部稍合生;蒴果球形,直径1.3~2.0 cm,密被淡黄色星状毛及长约6 mm,紫红色软刺。

[自然生境]生于山坡灌丛。

[地理分布]开江县、通川区、渠县、万源市。

[入药部位]根、叶。

[功能主治]叶凉血、止血,用于刀伤出血、背癣、湿疹、压疮。根清热、凉血止血、收敛、止痛,用于肺热吐血、五劳七伤、肺痨咯血、肠炎腹痛、消化不良、尿道炎、白带异常。

尼泊尔野桐

[异名]山桐子、白毛桐子。

[拉丁名]*Mallotus nepalensis* Müll. Arg.

[形态特征]小乔木或灌木, 高3~6 m; 树皮褐色。嫩枝具纵棱, 枝、叶柄和花序轴均密被褐色星状毛。叶互生, 稀小枝上部有时近对生, 膜质或纸质, 三角状卵形或宽卵形, 长12~17 cm, 宽14~19 cm, 顶端急尖、凸尖或急渐尖, 基部圆形、楔形, 稀心形, 边全缘, 不分裂或上部每侧具1裂片或粗齿, 上面无毛, 下面稀疏被星状毛或无毛, 疏散橙红色腺点; 基出脉3条; 侧脉5~7对, 近叶柄具黑色圆形腺体2颗; 叶柄长6~14 cm。花雌雄异株, 雄花序总状, 不分枝, 长5~15 cm; 雌花序总状, 不分枝; 蒴果近扁球形, 钝三棱形, 直径8~10 mm, 密被有星状毛的软刺和红色腺点; 种子近球形, 直径约5 mm, 褐色或暗褐色, 具皱纹。

[自然生境]生于灌丛、林缘。

[地理分布]开江县。

[入药部位]根。

[功能主治]祛风除湿、清热、活血止痛, 用于肺痨咳嗽、五劳七伤、毒蚊咬伤、遗精、跌打损伤、骨折、骨结核。

山地野桐

[异名]绒毛野桐。

[拉丁名]*Mallotus oreophilus* Müll. Arg.

[形态特征]小乔木或灌木, 高2~4 m; 树皮褐色。嫩枝具纵棱, 枝、叶柄和花序轴均密被褐色星状毛。叶互生, 稀小枝上部有时近对生, 纸质, 形状多变, 卵形、卵圆形、卵状三角形、肾形或横长圆形, 长5~17 cm, 宽3~11 cm, 顶端急尖、凸尖或急渐尖, 基部圆形、楔形, 稀心形, 边全缘, 不分裂或上部每侧具1裂片或粗齿, 上面无毛, 下面仅叶脉稀疏被星状毛或无毛, 疏散橙红色腺点; 基出脉3条; 侧脉5~7对, 近叶柄具黑色圆形腺体2颗; 叶柄长5~17 mm。花雌雄异株, 花序总状或下部常具3~5分枝, 长8~20 cm; 蒴果近扁球形, 钝三棱形, 直径8~10 mm, 密被有星状毛的软刺和红色腺点; 种子近球形, 直径约5 mm, 褐色或暗褐色, 具皱纹。

[自然生境]生于灌丛、林缘。

[地理分布]大竹县、渠县。

[入药部位]根、茎皮。

[功能主治]根用于骨折。茎皮用于狂犬咬伤。

红叶野桐

[异名]山桐子。

[拉丁名]*Mallotus paxii* Pamp.

[形态特征]灌木; 高达3.5 m; 叶互生, 纸质, 卵状三角形, 稀卵形或圆心形, 长6~12 (~18) cm, 先端渐尖, 基部圆形或平截, 具不规则锯齿, 上部常具1~2裂片或粗齿, 干后上面暗褐或红褐色, 下面被灰白带红色星状绒毛及散生橘红色腺体, 基脉5出, 侧脉4~6对; 叶柄长8~10 cm; 小枝、叶柄及花序均被黄色星状短绒毛或间生星状长柔毛; 蒴果球形, 径约1.5 cm, 被星状毛及散生橙红色腺体, 疏生, 长6~8 mm, 紫红色软刺。

[自然生境]生于海拔100~1 200 m的山坡、路旁灌丛中。

[地理分布]万源市。

[入药部位]根、根皮、叶。

[功能主治]清热解毒、收敛止血、消肿、平肝, 用于慢性肝炎、肝脾肿大、白带、化脓性中耳炎。外用于刀伤出血。

石岩枫

[异名]倒挂藤、杠香藤、倒钩藤、穿破石、石岩乌、勾儿茶、毛青杠。

[拉丁名]*Mallotus repandus* (Willd.) Müll. –Arg.

[形态特征]攀援灌木；茎皮可供纤维；叶互生，纸质，卵形或椭圆状卵形，长3.5～8.0 cm，先端骤尖或渐尖，全缘或波状，老叶下面脉腋被毛及散生黄色腺体，基脉3出，侧脉4～5对；叶柄长2～6 cm；花雌雄异株，总状花序或下部有分枝，雄花序顶生，稀腋生，花萼裂片3～4，卵状长圆形，雄蕊40～75枚；雌花序顶生，花萼裂片5，卵状披针形；花柱2～3枚；蒴果具2(3)分果爿，径约1 cm，密被黄色粉状毛及腺体。

[自然生境]生于海拔800～1 500 m的山坡、山谷、灌丛。

[地理分布]万源市。

[入药部位]根或茎叶、全草、种子。

[功能主治]根及茎叶祛风除湿、止咳消痰、利水、通经止痛，用于毒蛇咬伤、风湿痹痛、慢性溃疡、风湿性关节炎、肺结核、腰痛、产后风疹，外用于跌打损伤。全草、种子除湿利水，用于风湿骨痛、水肿、顽癣疥疮等。

杠香藤

[拉丁名]*Mallotus repandus* var. *chrysocarpus* (Pamp.) S. M. Hwang

[形态特征]攀援状灌木；叶互生，纸质或膜质，卵形或椭圆状卵形，顶端急尖或渐尖，基部楔形或圆形，边全缘或波状；花雌雄异株，总状花序或下部有分枝，雄花序顶生，稀腋生，花萼裂片3～4，卵状长圆形，雄蕊40～75枚；雌花序顶生，花序梗粗壮，花萼裂片5，卵状披针形；花柱3枚；蒴果具3个分果爿；种子卵形，黑色，有光泽。

[自然生境]生于海拔300～600 m的山地疏林中或林缘。

[地理分布]万源市。

[入药部位]根、茎、叶。

[功能主治]祛风活络、舒筋止痛，用于风湿性关节炎、腰腿痛。外治跌打损伤。

山靛

[异名]方茎草。

[拉丁名]*Mercurialis leiocarpa* Sieb. et Zucc.

[形态特征]草本；高0.3～1.0 m；根状茎平卧，茎直立，不分枝。叶对生，干后膜质，卵状长圆形或卵状披针形，长3～13 cm，宽2.0～5.5 cm，顶端渐尖，基部钝或楔形，具疏毛，边缘具浅圆锯齿；叶柄长1.5～4.5 cm；托叶披针形，长约2.5 mm，反折。雌雄同株，雄花序穗状；雌花序总状；萼片3枚，卵形，长约2 mm；腺体2枚，线状，长约2 mm，花后稍伸长；子房近球形，直径1.5 mm，脊线两侧具2～4个小瘤或疏生小刚毛，花柱2枚，长约1 mm，近基部合生，开展，具乳头状突起。蒴果双球形，直径5～6 mm，分果爿背部具2～4个小瘤或短刺。种子球形，直径2.5 mm，种皮具小孔穴。

[自然生境]生于海拔1 300～2 300 m（西南部）的山地密林下或山谷水沟边。

[地理分布]万源市。

[入药部位]全草。

[功能主治]催吐、通便、有毒。

叶下珠

[异名]珍珠草、夜合珍珠、夜关门。

[拉丁名]*Phyllanthus urinaria* L.

[形态特征]一年生草本，高10～60 cm，茎通常直立，基部多分枝，枝倾卧而后上升；枝具翅状纵棱，上部被纵列疏短柔毛。叶片纸质，因叶柄扭转而呈羽状排列，长圆形或倒卵形，长4～10 mm，宽2～5 mm，顶端圆、钝或急尖而有小尖头，下面灰绿色，近边缘或边缘有1～3列短粗毛；侧脉每边4～5条，明显；叶柄极短；托叶卵状披针形，长约1.5 mm。花雌雄同株，直径约4 mm；蒴果圆球状，直径1～2 mm，红色，表面具小凸刺，有宿存的花柱和萼片，开裂后轴柱宿存；种子长1.2 mm，橙黄色。

[自然生境]生于低山的山坡、草地、田间、河滩、田埂。

[地理分布]开江县、通川区、渠县。

[入药部位]全草。

[功能主治]清热解毒、利尿消肿、止痢、清肝明目、消积,用于肾炎水肿、泌尿系统感染、结石、肠炎、痢疾、小儿疳积、眼角膜炎、风火赤眼、目翳、口疮、头疮、病毒性肝炎、黄疸型肝炎、肝腹水、无名肿毒。外用于青竹蛇咬伤。

蓖麻

[异名]蓖麻子、天麻子果、蓖麻仁、杜麻、草麻。

[拉丁名]*Ricinus communis* L.

[形态特征]一年生粗壮草本或草质灌木,高达5 m;小枝、叶和花序通常被白霜,茎多液汁。叶轮廓近圆形,长和宽达40 cm或更大,掌状7～11裂,裂缺几达中部,裂片卵状长圆形或披针形,顶端急尖或渐尖,边缘具锯齿;掌状脉7～11条。网脉明显;叶柄粗壮,中空,长可达40 cm,顶端具2枚盘状腺体,基部具盘状腺体;托叶长三角形,长2～3 cm,早落。总状花序或圆锥花序,长15～30 cm或更长;苞片阔三角形,膜质,早落;雄花:花萼裂片卵状三角形,长7～10 mm;雄蕊束众多;雌花:萼片卵状披针形,长5～8 mm,凋落;子房卵状,直径约5 mm,密生软刺或无刺,花柱红色,长约4 mm,顶部2裂,密生乳头状突起。蒴果卵球形或近球形,长1.5～2.5 cm,果皮具软刺或平滑;种子椭圆形,微扁平,长8～18 mm,平滑,斑纹淡褐色或灰白色;种阜大。

[自然生境]生于海拔2 300 m以下的山坡、路旁。

[地理分布]大竹县、渠县、宣汉县、万源市。

[入药部位]种子、种子油、根、叶。

[功能主治]种子润肠通便、提脓去腐、宣风利窍、消食、消肿排脓、清热拔毒、泻下通滞、催生,用于子宫脱垂、胎衣不下、痈疽、肿毒、瘰疬、喉痹、癣疥、疮癣、水肿、腹痛、大便燥结。种子油用于大便燥结、疥疮、烧伤。根镇静解痉、祛风除湿、通络、活血散瘀、镇痛,用于破伤风、癫痫、风湿疼痛、跌打损伤、瘰疬。叶清热利湿、拔毒消肿,用于疮痈肿毒、风湿痒疹、脚气、阴囊肿痛、咳嗽痰喘、鹅掌风、疔疮。

山乌桕

[异名]红乌桕。

[拉丁名]*Sapium discolor* (Champ. ex Benth.) Muell. Arg.

[形态特征]乔木或灌木;高12（～20）m,各部均无毛;小枝灰褐色,有皮孔;叶椭圆形或长卵形,长4～10 cm,先端钝或短渐尖,基部楔形,下面近缘常有数个圆形腺体,侧脉8～12对;叶柄长2.0～7.5 cm,顶端具2腺体;花雌雄同序,顶生总状花序长4～9 cm;雄花苞片卵形,基部两侧各具1腺体,每苞片5～7花;花萼杯状,具不整齐裂齿;雌花每苞片1花:花萼3深裂近基部,裂片三角形,有疏细齿;蒴果黑色,球形,直径1.0～1.5 cm,分果爿脱落,中轴宿存;种子近球形,长4～5 mm,薄被蜡质假种皮。

[自然生境]生于浅丘、山坡、山谷。

[地理分布]达川区、大竹县、万源市。

[入药部位]根皮、叶。

[功能主治]根皮利水消积、杀虫。叶用于毒蛇咬伤、痈肿。

乌桕

[异名]卷子树、木蜡树、木油树。

[拉丁名]*Sapium sebiferum* (L.) Roxb.

[形态特征]高大乔木;高达15 m;各部均无毛而具乳状汁液;树皮暗灰色,有纵裂纹;枝广展,具皮孔。叶菱形,先端骤尖,基部宽楔形,全缘;花雌雄同序,总状花序顶生,雌花常生于花序最下部,雄花生于花序上部或花序全为雄花;雄花花萼杯状;雄蕊2,伸出花萼,花丝分离;蒴果梨状球形,熟时黑色,直径1.0～1.5 cm,具3种子,分果脱落,中轴宿存;种子扁球形,黑色,长约8 mm,被白色、蜡质假种皮;种子黑色扁球形,被白色蜡

质假种皮。

[自然生境]生于海拔2 000 m以下的浅丘、山坡。

[地理分布]开江县、通川区、渠县。

[入药部位]根皮与种子、叶。

[功能主治]根皮、种子逐水、活血消肿、消积、清虚热、下气、杀虫、利尿通便,用于疥疮、虫积、营养不良水肿、食积饱胀、皮肤皲裂、水肿、便秘、血吸虫病、肝硬化腹水、大小便不利、跌打损伤、大便秘结。叶拔毒消肿、利尿泻下、通便,用于痈肿疔疮、疮疥、湿疹、蛇伤、阴道炎。

广东地构叶

[异名]透骨草、地构叶、蛋不老。

[拉丁名]*Speranskia cantonensis* (Hance) Pax & K. Hoffm.

[形态特征]草本;高50～70 cm;茎分枝较少,小枝圆柱形,被稍伏贴疏柔毛;叶纸质,卵形或卵状椭圆形,长2.5～9.0 cm,具圆钝齿,两面被柔毛,侧脉4～5对;叶柄长1.0～3.5 cm,顶端常具黄色腺体;花序上部具雄花5～15朵,下部雌花4～10朵;雄花1～2朵生于苞腋;花梗长1～2 mm;花萼裂片卵形,长1.5 mm;花瓣倒心形或倒卵形,长不及1 mm;花盘具5腺体;雌花花梗长约1.5 mm;花萼裂片卵状披针形,长1.0～1.5 mm,无花瓣;蒴果扁球形,径约7 mm,具瘤状突起;果柄长达6 mm。

[自然生境]生于海拔500～700 m的灌丛、沟边。

[地理分布]开江县、通川区。

[入药部位]全草。

[功能主治]祛风除湿、通经络、消痞块、止痛、活血,用于腹中包块、淋巴结结核、风湿骨痛、虚劳咳嗽、疮毒、肿瘤、小儿急惊风、白带、肺热咳嗽、痰湿壅滞。

油桐

[异名]油桐根、桐子树、光桐、三年桐、虎子桐、罂子桐。

[拉丁名]*Vernicia fordii* (Hemsl.) Airy Shaw

[形态特征]落叶乔木,高达10 m;树皮灰色,近光滑;枝条粗壮,无毛,具明显皮孔。叶卵圆形,长8～18 cm,宽6～15 cm,顶端短尖,基部截平至浅心形,全缘,稀1～3浅裂,嫩叶上面被很快脱落微柔毛,下面被渐脱落棕褐色微柔毛,成长叶上面深绿色,无毛,下面灰绿色,被贴伏微柔毛;掌状脉5(～7)条;叶柄与叶片近等长,几无毛,顶端有2枚扁平、无柄腺体。花雌雄同株,先叶或与叶同时开放;花萼长约1 cm,2(～3)裂,外面密被棕褐色微柔毛;花瓣白色,有淡红色脉纹,倒卵形,长2～3 cm,宽1.0～1.5 cm,顶端圆形,基部爪状;雄花,雄蕊8～12枚,2轮;外轮离生,内轮花丝中部以下合生;雌花,子房密被柔毛,3～5(～8)室,每室有1颗胚珠,花柱与子房室同数,2裂。核果近球状,直径4～6(～8)cm,果皮光滑;种子3～4(～8)颗,种皮木质。

[自然生境]生于海拔1 500 m以下的向阳肥沃的山坡、田坎、路边、林边。

[地理分布]达川区、大竹县、开江县、通川区、渠县、万源市。

[入药部位]根、叶、种子。

[功能主治]根行气消食、行气利水、除痞满、化痰、杀虫、祛风利湿,用于消化不良、小儿疳积、食少腹胀、食积痞满、水肿臌胀、哮喘、瘰疬、蛔虫病、风湿筋骨疼痛、湿气水肿。叶消肿、解毒、杀虫、生肌,用于痈肿丹毒、臁疮、冻疮、疥癣、烫伤、痢疾、疮疡。花清热解毒、生肌,外用治烧烫伤,泡酒涂癣癞、热毒疮、天疱疮。种子吐风痰、利二便,用于风痰喉痹、瘰疬、疥癣、烫伤、脓疱疮、丹毒、食积腹胀、大小便不通。

虎皮楠科 Daphniphyllaceae

交让木

[异名]半瓦枫、大叶泡、山枝仁、水红补。

[拉丁名]*Daphniphyllum macropodum* Miq.

[形态特征]灌木或小乔木,高3～10 m;小枝粗壮,暗褐色,具圆形大叶痕。叶革质,长圆形至倒披针形,长14～25 cm,宽3.0～6.5 cm,先端渐尖,顶端具细尖头,基部楔形至阔楔形,叶面具光泽,干后叶面绿色,叶背淡绿色,无乳突体,有时略被白粉,侧脉纤细而密,12～18对,两面清晰;叶柄紫红色,粗壮,长3～6 cm。雄花序长5～7 cm,雄花花梗长约0.5 cm;花萼不育;雄蕊8～10,花药长为宽的2倍,约2 mm,花丝短,长约1 mm,背部压扁,具短尖头;雌花序长4.5～8.0 cm;花梗长3～5 mm;花萼不育;子房基部具大小不等的不育雄蕊10;子房卵形,长约2 mm,多少被白粉,花柱极短,柱头2,外弯。果椭圆形,长约10 mm,直径5～6 mm,先端具宿存柱头,基部圆形,暗褐色,有时被白粉,具疣状皱褶,果柄长10～15 cm,纤细。

[自然生境]生于海拔800～1 500 m的林中。

[地理分布]大竹县。

[入药部位]叶、种子和皮。

[功能主治]叶与种子清热解毒、消炎、消肿止痛、杀虫,用于痈肿疮毒、慢性腹泻。皮煎水舒筋活血,用于疮癣。

芸香科 Rutaceae

臭节草

[异名]松风草、生风草、小黄药、白虎草、石胡椒。

[拉丁名]*Boenninghausenia albiflora* (Hook.) Rchb. ex Meisn.

[形态特征]常绿草本,分枝甚多,枝、叶灰绿色,稀紫红色,嫩枝的髓部大而空心,小枝多。叶薄纸质,小裂片倒卵形、菱形或椭圆形,长1.0～2.5 cm,宽0.5～2.0 cm,背面灰绿色,老叶常变褐红色。花序有花甚多,花枝纤细,基部有小叶;萼片长约1 mm;花瓣白色,有时顶部桃红色,长圆形或倒卵状长圆形,长6～9 mm,有透明油点;8枚雄蕊长短相间,花丝白色,花药红褐色;子房绿色,基部有细柄。分果瓣长约5 mm,子房柄在结果时长4～8 mm,每分果瓣有种子4粒,稀3或5粒;种子肾形,长约1 mm,褐黑色,表面有细瘤状突起。

[自然生境]生于山坡林缘及林下。

[地理分布]产通川区、开江县、万源市。

[入药部位]全草。

[功能主治]解表截疟、活血散瘀、解毒,用于疟疾、感冒发热、支气管炎、跌打损伤。外用于外伤出血、痈疖疮疡。

酸橙

[异名]枳壳。

[拉丁名]*Citrus aurantium* L.

[形态特征]小乔木,枝叶茂密,刺多,徒长枝的刺长达8 cm。叶色浓绿,质地颇厚,翼叶倒卵形,基部狭尖,长1～3 cm,宽0.6～1.5 cm。总状花序有花少数,有时兼有腋生单花,有单性花倾向,即雄蕊发育,雌蕊退化;花蕾椭圆形或近圆球形;花萼5或4浅裂,有时花后增厚;花大小不等,花直径2.0～3.5 cm;雄蕊20～25枚,通常基部合生成多束。果圆球形或扁圆形,果皮稍厚至甚厚,难剥离,橙黄色至朱红色,油胞大小不均匀,凹凸不平,果心实或半充实,瓤囊10～13瓣,果肉味酸,有时有苦味或兼有特异气味;种子多且大,常有肋状棱,子叶乳白色,单或多胚。

[自然生境]栽培。

[地理分布]渠县、万源市。

[入药部位]幼果。

[功能主治]理气宽中、行滞消胀,用于胸胁气滞、胀满疼痛、食积不化、痰饮内停、脏器下垂。

柚

[异名]柚子、气柑。

[拉丁名]*Citrus grandis* (L.) Osbeck

[形态特征]乔木。叶质颇厚,阔卵形或椭圆形,连冀叶长9～16 cm,宽4～8 cm,翼叶长2～4 cm,宽0.5～3.0 cm。总状花序,有时兼有腋生单花;花蕾淡紫红色,稀乳白色;花萼不规则3～5浅裂;花瓣长1.5～2.0 cm;雄蕊25～35枚,有时部分雄蕊不育;花柱粗长,柱头略较子房大。果圆球形,扁圆形,梨形或阔圆锥状,横径通常10 cm以上,果皮甚厚或薄,海绵质;种子多达200粒,亦有无子的,形状不规则,通常近似长方形,上部质薄且常截平,下部饱满,多兼有发育不全的,有明显纵肋棱,子叶乳白色,单胚。

[自然生境]栽培。

[地理分布]通川区、开江县、宣汉县、万源市。

[入药部位]未成熟或近成熟的干燥外层果皮。

[功能主治]理气宽中、燥湿化痰,用于咳嗽痰多、食积伤酒、呕恶痞闷。

甜橙

[异名]橙子。

[拉丁名]*Citrus sinensis* (L.) Osbeck

[形态特征]乔木,枝少刺或近于无刺。叶通常比柚叶略小,翼叶狭长,明显或仅具痕迹,叶片卵形或卵状椭圆形,很少披针形,长6～10 cm,宽3～5 cm,或有较大的。花白色,很少背面带淡紫红色,总状花序有花少数,或兼有腋生单花;花萼3～5浅裂,花瓣长1.2～1.5 cm;雄蕊20～25枚;花柱粗壮,柱头增大。果圆球形,扁圆形或椭圆形,橙黄至橙红色,果皮难或稍易剥离,瓢囊9～12瓣,果心实或半充实,果肉淡黄色、橙红色或紫红色,味甜或稍偏酸;种子少或无,种皮略有肋纹,子叶乳白色,多胚。

[自然生境]栽培。

[地理分布]万源市。

[入药部位]幼果(枳实)。

[功能主治]破气消积、化痰散痞,用于积滞内停、痞满胀痛、泻痢后重、大便不通、痰滞气阻、胸痹、结胸、脏器下垂。

吴茱萸

[异名]辣子、茶辣。

[拉丁名]*Tetradiu ruticarpu* (A. Juss.) T. G. Hartley

[形态特征]灌木。叶有小叶5～11片,卵形,椭圆形或披针形,长6～18 cm,宽3～7 cm,小叶两面及叶轴被长柔毛,毛密如毡状,或仅中脉两侧被短毛,油点大且多。花序顶生;雄花序的花彼此疏离,雌花序的花密集或疏离;雄花花瓣长3～4 mm,腹面被疏长毛,退化雌蕊4～5深裂;雌花花瓣长4～5 mm,腹面被毛,退化雄蕊鳞片状或短线状或兼有细小的不育花药,子房及花柱下部被疏长毛。果序宽(3～)12 cm,果密集或疏离,暗紫红色,有大油点,每分果瓣有1种子;种子近圆球形,一端钝尖,腹面略平坦,长4～5 mm,褐黑色,有光泽。

[自然生境]栽培。

[地理分布]宣汉县、大竹县、渠县、万源市。

[入药部位]近成熟果实。

[功能主治]散寒止痛、降逆止呕、助阳止泻,用于厥阴头痛、寒疝腹痛、寒湿脚气、经行腹痛、脘腹胀痛、呕吐吞酸、五更泄泻。

川黄檗

[异名]小黄连树、灰皮树、黄皮树、黄柏皮。

[拉丁名]*Phellodendron chinense* C. K. Schneid.

[形态特征]乔木。成年树有厚、纵裂的木栓层,内皮黄色,小枝粗壮,暗紫红色,无毛。叶轴及叶柄粗壮,通常密被褐锈色或棕色柔毛,有小叶7～15片,小叶纸质,长圆状披针形或卵状椭圆形,长8～15 cm,宽

3.5～6.0 cm，顶部短尖至渐尖，基部阔楔形至圆形。两侧通常略不对称，边全缘或浅波浪状，叶背密被长柔毛或至少在叶脉上被毛，叶面中脉有短毛或嫩叶被疏短毛；小叶柄长1～3 mm，被毛。花序顶生，花通常密集，花序轴粗壮，密被短柔毛。果多数密集成团，果的顶部略狭窄，椭圆形或近圆球形，直径约1 cm或大的可达1.5 cm，蓝黑色，有分核5～8个；种子5～8，很少10粒，长6～7 mm，厚5～4 mm，一端微尖，有细网纹。

　　[自然生境]栽培。

　　[地理分布]通川区、宣汉县、渠县、万源市。

　　[入药部位]树皮。

　　[功能主治]清热燥湿、泻火除蒸、解毒疗疮，用于湿热泻痢、黄疸尿赤、带下阴痒、热淋涩痛、脚气痿躄、骨蒸劳热、盗汗、遗精、疮疡肿毒、湿疹湿疮。盐黄柏滋阴降火，用于阴虚火旺、骨蒸盗汗。

秃叶黄檗

　　[异名]黄皮、黄柏、黄檗皮。

　　[拉丁名]*Phellodendron chinense* var. *glabriusculum* C. K. Schneid.

　　[形态特征]本变种与川黄檗甚相似，其区别仅在于毛被，本变种之叶轴、叶柄及小叶柄无毛或被疏毛，小叶叶面仅中脉有短毛，有时嫩叶叶面有疏短毛，叶背沿中脉两侧被疏少柔毛，有时几为无毛但有棕色甚细小的鳞片状体；果序上的果通常较疏散。

　　[自然生境]栽培。

　　[地理分布]万源市。

　　[入药部位]树皮。

　　[功能主治]清热燥湿、泻火除蒸、解毒疗疮，用于湿热泻痢、黄疸尿赤、带下阴痒、热淋涩痛、脚气痿躄、骨蒸劳热、盗汗、遗精、疮疡肿毒、湿疹湿疮。盐黄柏滋阴降火，用于阴虚火旺、骨蒸盗汗。

枳

　　[异名]枸橘、臭橘、臭杞、雀不站、铁篱寨。

　　[拉丁名]*Poncirus trifoliata* (L.) Raf.

　　[形态特征]小乔木。枝绿色，嫩枝扁，有纵棱，刺长达4 cm，刺尖干枯状，红褐色，基部扁平。叶柄有狭长的翼叶，通常指状3出叶，长2～5 cm，宽1～3 cm。花单朵或成对腋生，先叶开放，也有先叶后花的，有完全花及不完全花，后者雄蕊发育，雌蕊萎缩，花有大、小二型，花直径3.5～8.0 cm。果近圆球形或梨形，大小差异较大，通常纵径3.0～4.5 cm，横径3.5～6.0 cm，果顶微凹，有环圈，果皮暗黄色，粗糙，也有无环圈，果皮平滑的，油胞小而密，果心充实，瓢囊6～8瓣，汁胞有短柄，果肉含黏液，微有香橼气味，甚酸且苦，带涩味，有种子20～50粒；种子阔卵形，乳白色或乳黄色，有黏液，平滑或间有不明显的细脉纹，长9～12 mm。

　　[自然生境]栽培。

　　[地理分布]宣汉县、渠县、万源市。

　　[入药部位]果实。

　　[功能主治]舒肝止痛、破气散结、消食化滞、除痰镇咳，用于胃痛、消化不良、便秘、胸膈痰滞、胸痹、肋胀、胁肋疼痛、胸腹胀满、乳痈、乳癌、食积停滞、胃脘胀痛、肝脾肿大。

黑果茵芋

　　[异名]茵芋。

　　[拉丁名]*Skimmia melanocarpa* Rehd. & Wils.

　　[形态特征]灌木。小枝常中空，皮淡灰绿色，光滑，干后常有浅纵皱纹。叶长3～7 cm，宽1.5～2.5 cm，很少长达11 cm，顶部渐尖或短尖，叶面沿中脉密被短柔毛；叶柄长5～10 mm。花淡黄白色，单性或有时两性或杂性异株，花密集，组成长很少达4 cm的圆锥花序，几无柄，花序轴被微柔毛；苞片长约1 mm；萼片阔卵形，长1.0～1.5 mm，边缘被毛；花瓣5片，各瓣略不等大，雄花的花瓣常反折，倒披针形或长圆形，长3～4 mm；雄蕊

与花瓣等长或稍长,两性花的雄蕊比花瓣短,雌花的不育雄蕊比子房长;花柱圆柱状,子房近圆球形;雄花的退化雌蕊短棒状,长不及2 mm。果蓝黑色,近圆球形,直径约8 mm,通常5室,很少4室,有分核3～4个,果顶端中央有4或5个圆形、颜色灰白的小瘤状疤痕。

[自然生境]生于高海拔的密林或疏林下。

[地理分布]宣汉县巴山大峡谷。

[入药部位]茎叶。

[功能主治]祛风胜湿,用于风湿痹痛、四肢挛急、两足软弱。

飞龙掌血

[异名]三百棒、大救驾、三文藤、牛麻簕、鸡爪簕、黄大金根。

[拉丁名]*Toddalia asiatica* (L.) Lam.

[形态特征]老茎干有较厚的木栓层及黄灰色、纵向细裂且突起的皮孔,三四年生枝上的皮孔圆形而细小,茎枝及叶轴有甚多向下弯钩的锐刺,当年生嫩枝的顶部有褐色或红锈色甚短的细毛,或密被灰白色短毛。小叶无柄,对光透视可见密生的透明油点,揉之有类似柑橘叶的香气,长5～9 cm,宽2～4 cm,顶部尾状长尖或急尖而钝头,有时微凹缺,叶缘有细裂齿,侧脉甚多而纤细。花梗甚短,基部有极小的鳞片状苞片,花淡黄白色;萼片长不及1 mm,边缘被短毛;花瓣长2.0～3.5 mm;雄花序为伞房状圆锥花序;雌花序呈聚伞圆锥花序。果橙红色或朱红色,直径8～10 mm或稍较大,有4～8条纵向浅沟纹,干后甚明显;种子长5～6 mm,厚约4 mm,种皮褐黑色,有极细小的窝点。

[自然生境]生于灌木、小乔木的次生林中,攀援于它树上,石灰岩山地也常见。

[地理分布]宣汉县、渠县、万源市。

[入药部位]全株。

[功能主治]活血散瘀、祛风除湿、消肿止痛,用于感冒风寒、胃痛、肋间神经痛、风湿骨痛、跌打损伤、咯血等。

椿叶花椒

[异名]樗叶花椒、满天星、刺椒、食茱萸。

[拉丁名]*Zanthoxylum ailanthoides* Sieb. & Zucc.

[形态特征]落叶乔木;茎干有鼓钉状,基部宽达3 cm,长2～5 mm的锐刺。叶有小叶11～27片或稍多;小叶整齐对生,狭长披针形或位于叶轴基部的近卵形,长7～18 cm,宽2～6 cm,顶部渐狭长尖,基部近圆形,对称或一侧稍偏斜,叶缘有明显裂齿,油点多,肉眼可见,叶背灰绿色或有灰白色粉霜。花序顶生,多花,几无花梗;萼片及花瓣均5片;花瓣淡黄白色,长约2.5 mm;雄花的雄蕊5枚;退化雌蕊极短,2～3浅裂;雌花有心皮3个,稀4个,果柄长1～3 mm;分果瓣淡红褐色,干后淡灰色或棕灰色,顶端无芒尖,直径约4.5 mm,油点多,干后凹陷。

[自然生境]生于海拔500～1 500 m的山地杂木林中。

[地理分布]渠县。

[入药部位]树皮。

[功能主治]活血散瘀,用于风湿病、关节痛、跌打损伤、蛇伤肿痛和外伤出血。

竹叶花椒

[异名]狗椒、野花椒、崖椒、秦椒、蜀椒、藤椒。

[拉丁名]*Zanthoxylum armatum* DC.

[形态特征]小乔木;茎枝多锐刺,小叶背面中脉上常有小刺,仅叶背基部中脉两侧有丛状柔毛。叶有小叶3～9,稀11片,翼叶明显,稀仅有痕迹;小叶对生,长3～12 cm,宽1～3 cm,两端尖,有时基部宽楔形,干后叶缘略向背卷,叶面稍粗糙。花序近腋生或同时生于侧枝之顶,长2～5 cm,有花30朵以内;花被片6～8片,长约1.5 mm;雄花的雄蕊5～6枚;雌花有心皮3～2个,背部近顶侧各有1油点,花柱斜向背弯,不育雄蕊短线状。果

紫红色,有微突起,少数油点,单个分果瓣径4～5 mm;种子直径3～4 mm,褐黑色。

[自然生境]生于低丘陵坡地至海拔2 200 m的山地多类生境,石灰岩山地亦常见。

[地理分布]开江县、宣汉县、渠县、万源市。

[入药部位]果实。

[功能主治]温中止痛、杀虫止痒,用于脘腹冷痛、呕吐泄泻、虫积腹痛、蛔虫病、湿疹瘙痒。

花椒

[异名]秦椒、蜀椒。

[拉丁名]*Zanthoxylum bungeanum* Maxim.

[形态特征]小乔木;茎干上的刺常早落,枝有短刺。叶有小叶5～13片,叶轴常有甚狭窄的叶翼;小叶对生,无柄,长2～7 cm,宽1.0～3.5 cm,叶缘有细裂齿。花序顶生或生于侧枝之顶,花序轴及花梗密被短柔毛或无毛;花被片6～8片,黄绿色,形状及大小大致相同;雄花的雄蕊5枚或多至8枚;退化雌蕊顶端叉状浅裂;雌花很少有发育雄蕊,有心皮2或3个,间有4个,花柱斜向背弯。果紫红色,单个分果瓣直径4～5 mm,散生微突起的油点,顶端有甚短的芒尖或无;种子长3.5～4.5 mm。

[自然生境]栽培。

[地理分布]达川区、开江县、宣汉县、渠县、万源市。

[入药部位]果实。

[功能主治]温中散寒、除湿、止痛、杀虫、解鱼腥毒,用于积食停饮、心腹冷痛、呕吐、噫呃、咳嗽气逆、风寒湿痹、泄泻、痢疾、疝痛、齿痛、蛔虫病、蛲虫病、阴痒、疮疥。

蚬壳花椒

[异名]岩花椒、铁杆椒、单面针、钻山虎。

[拉丁名]*Zanthoxylum dissitum* Hemsl.

[形态特征]攀援藤本;老茎的皮灰白色,枝干上的刺多劲直,叶轴及小叶中脉上的刺向下弯钩,刺褐红色。叶有小叶5～9片,稀3片;小叶互生或近对生,长20 cm,宽1～8 cm或更宽,厚纸质或近革。花序腋生,通常长不超过10 cm,花序轴有短细毛;萼片及花瓣均4片;萼片紫绿色,宽卵形,长不及1 mm;花瓣淡黄绿色,宽卵形,长4～5 mm;雄蕊4枚,花丝长5～6 mm。果密集于果序上,果柄短;果棕色,外果皮比内果皮宽大,外果皮平滑,边缘较薄,干后显出弧形环圈,长10～15 mm,残存花柱位于一侧,长不超过1/3 mm;种子直径8～10 mm。

[自然生境]生于海拔300～1 500 m的坡地杂木林或灌木丛中,石灰岩山地及土山均有生长。

[地理分布]达川区、开江县、渠县、万源市。

[入药部位]根和茎。

[功能主治]祛风止痛、理气化痰、活血散瘀,用于多类痛症及跌打损伤。

刺异叶花椒

[异名]刺叶花椒、散血飞、青皮椒。

[拉丁名]*Zanthoxylum ovalifolium* var. *spinifolium* (Rehd. & Wils.) Huang

[形态特征]乔木;枝灰黑色,嫩枝及芽常有红锈色短柔毛。单小叶,指状3小叶,2～5小叶或7～11小叶,通常长4～9 cm,宽2.0～3.5 cm,叶缘有明显的钝裂齿,有针状小刺。花序顶生;花被片6～8片,稀5片,大小不相等,形状略不相同,上宽下窄,顶端圆,大的长2～3 mm;雄花的雄蕊常6枚;退化雌蕊垫状;雌花的退化雄蕊4或5枚,长约为子房高的一半,常有甚萎缩的花药但无花粉;心皮2～3个,花柱斜向背弯。分果瓣紫红色,幼嫩时常被疏短毛,直径6～8 mm;基部有甚短的狭柄,油点稀少,顶侧有短芒尖;种子直径5～7 mm。

[自然生境]生于山坡疏林或灌木丛中。

[地理分布]渠县、万源市。

[入药部位] 根皮和果。

[功能主治] 根皮舒筋活血、消肿、镇痛，用于风寒咳嗽、风湿麻木、跌打损伤、外伤出血、大便秘结。果健胃、驱虫。

花椒簕

[异名] 花椒藤、乌口簕。

[拉丁名] *Zanthoxylum scandens* Bl.

[形态特征] 攀援灌木，枝干有短沟刺，叶轴上的刺较多。叶有小叶5～25片；小叶互生或位于叶轴上部的对生，卵形、卵状椭圆形或斜长圆形，长4～10 cm，宽1.5～4 cm。花序腋生或兼有顶生；萼片及花瓣均4片；花瓣淡黄绿色，长2～3 mm；雄花的雄蕊4枚，长3～4 mm；退化雌蕊半圆形垫状突起，花柱2～4裂；雌花有心皮3或4个；退化雄蕊鳞片状。分果瓣紫红色，干后灰褐色或乌黑色，直径4.5～5.5 mm，顶端有短芒尖，油点通常不甚明显，平或稍突起，有时凹陷；种子近圆球形，两端微尖，径4～5 mm。

[自然生境] 生于灌木丛中。

[地理分布] 万源市。

[入药部位] 根及果实。

[功能主治] 活血散瘀、镇痛、消肿解毒、祛风行气，用于胃寒腹痛、牙痛、风寒痹痛、湿疹、龋齿疼痛。

狭叶花椒

[异名] 巴山花椒。

[拉丁名] *Zanthoxylum stenophyllum* Hemsl.

[形态特征] 小乔木或灌木；茎枝灰白色，小枝纤细，多刺，刺劲直且长，或弯钩则短小，小叶背面中脉上常有锐刺。叶有小叶9～23片，稀较少；小叶互生，披针形，长2～11 cm，宽1～4 cm。伞房状聚伞花序顶生，有花，稀超过30朵；果柄较短的较粗壮，长的则纤细，粗1/4～1/2 mm，紫红色，无毛；雄蕊4枚，药隔顶端无油点；退化雌蕊浅盆状，花柱短，不分裂；雌花无退化雄蕊，花柱甚短。果柄长1～3 cm，与分果瓣同色；分果瓣淡紫红色或鲜红色，直径4.5～5.0 mm，稀较大，顶端的芒尖长达2.5 mm，油点干后常凹陷；种子径约4 mm。

[自然生境] 生于灌木丛中。

[地理分布] 宣汉县、万源市。

[入药部位] 树皮和根皮。

[功能主治] 祛风湿、通经络、活血散瘀，用于风湿骨痛、跌打肿痛。

苦木科 Simaroubaceae

臭椿

[异名] 椿皮、樗、椿树。

[拉丁名] *Ailanthus altissima* (Mill.) Swingle.

[形态特征] 落叶乔木，株高达20 m，嫩枝被黄色或黄褐色柔毛，后脱落，叶为奇数羽状复叶，小叶13～27片，对生或近对生，花圆锥花序长达30 cm，果翅果长椭圆形。

[自然生境] 生于海拔2 900 m以下的林中。

[地理分布] 通川区、开江县。

[入药部位] 根皮、果实。

[功能主治] 根皮除热、清热燥湿、收敛止血、涩肠、杀虫、止泻、止带，用于肠风下血、痔疮出血、崩漏、肠炎、功能性子宫出血、慢性痢疾。果实清热利尿、止痛、止血，用于胃痛、便血、尿血。外用于阴道滴虫。

苦木

[异名] 苦树、苦皮树、苦木皮、石瓦树、苦桑、山黄柏、野椿、苦皮子。

[拉丁名] *Picrasma quassioides* (D. Don) Benn.

[形态特征]落叶乔木,高可达10 m;树皮紫褐色,全株有苦味。叶互生,卵状披针形或广卵形,叶面无毛,托叶披针形,花雌雄异株,组成腋生复聚伞花序,花瓣与萼片同数,卵形或阔卵形,核果成熟后蓝绿色,种皮薄,萼片宿存。

[自然生境]生于海拔800~2 500 m的山坡、林缘、溪边、林中。

[地理分布]万源市。

[入药部位]树皮、全株、根皮、叶。

[功能主治]树皮有毒,清热燥湿、解毒、消肿止痛、化痰、杀虫,用于菌痢、痈肿疮毒、胃肠炎、胆道感染、蛔虫病、急性化脓性感染、疥癣、湿疹、烧伤。全株清热解毒,用于湿热、泻火解毒、除湿止痒、驱虫。根皮清热解毒、祛湿化痰。叶用于稻田皮。

楝科 Meliaceae

樫木

[异名]葱臭木。

[拉丁名]*Dysoxylum excelsum* Blume.

[形态特征]乔木,高可达13 m;小枝无毛,褐色或红褐色。通常具小叶7~9枚;小叶互生,厚纸质至薄革质,椭圆形至长椭圆形,顶端急尖,基部楔形、宽楔形或稍带圆形,稍偏斜,两面均无毛,上面稍下陷,背面隆起;小叶柄长约1 cm。圆锥花序腋生,约与叶等长,分枝广展,无毛或被疏柔毛;花萼初时4齿裂,后深裂,外被微柔毛;花盘圆柱状,长于子房2倍,顶端有8圆齿,具睫毛,外面无毛,内面有倒毛;子房圆锥状。蒴果球形至近梨形,无毛,顶端下凹;种子有假种皮。

[自然生境]生于海拔130~1 000 m的山地沟谷雨林、常绿阔叶林或疏林中。

[地理分布]大竹县等地。

[入药部位]根。

[功能主治]活血行瘀、疏风祛湿,用于跌打损伤、骨折。

楝

[异名]苦楝皮、紫花树。

[拉丁名]*Melia azedarach* L.

[形态特征]乔木,高可达10 m;树皮灰褐色,分枝广展,叶为二至三回奇数羽状复叶,小叶对生,叶片卵形、椭圆形至披针形,顶生略大。圆锥花序约与叶等长,花芳香;裂片卵形或长圆状卵形,先端急尖,花瓣淡紫色,倒卵状匙形,两面均被微柔毛,花药着生于裂片内侧,且互生,子房近球形,无毛,每室有胚珠,花柱细长,柱头头状,核果球形至椭圆形,内果皮木质,种子椭圆形。

[自然生境]生于路边、山坡、河谷。

[地理分布]达州全域。

[入药部位]根皮或树皮、叶、果实。

[功能主治]清肝火、止痛、清热燥湿、杀虫、收敛止痢,用于蛔虫、蛲虫、风疹、疥癣、头癣、水田皮炎。

川楝

[异名]苦楝子、苦楝皮、金玲子。

[拉丁名]*Melia toosendan* side. & Zucc.

[形态特征]乔木,高10 m;幼枝密被褐色星状鳞片,老时无,暗红色,具皮孔,叶痕明显。小叶对生,具短柄或近无柄,膜质,椭圆状披针形,先端渐尖,基部楔形或近圆形,两面无毛,全缘或有不明显钝齿。圆锥花序聚生于小枝顶部之叶腋内,密被灰褐色星状鳞片;萼片长椭圆形至披针形,两面被柔毛,外面较密;花瓣淡紫色,匙形,外面疏被柔毛;雄蕊管圆柱状,紫色,无毛而有细脉,顶端有3裂的齿10枚,花药长椭圆形,无毛,略突出于管外;花盘近杯状。核果大,椭圆状球形,果皮薄,熟后淡黄色;核稍坚硬。

[自然生境]生于海拔2 200 m以下的路边,有栽培。

[地理分布]通川区、开江县。

[入药部位]果实、根皮、花、树皮、叶。

[功能主治]果实(金玲子)除湿热、泻火、疏肝理气、杀虫、止痛,用于肝胃气痛、腹痛、胁肋胀痛、热厥心痛、肋痛、疝气、虫积腹痛、钩虫、蛲虫、滴虫。花焙干研末擦热痱。树皮、根皮、叶驱虫及杀虫,用于蛔虫、蛲虫。

香椿

[异名]椿根皮、椿芽、春芽树、红椿、香铃子。

[拉丁名]*Toona sinensis* (A. Juss) Roem.

[形态特征]乔木。树皮粗糙,深褐色,叶具长柄,偶数羽状复叶,对生或互生,纸质,卵状披针形或卵状长椭圆形,两面均无毛,无斑点,背面常呈粉绿色,圆锥花序与叶等长或更长,小聚伞花序生于短的小枝上,多花;具短花梗;花萼外面被柔毛,且有睫毛;花瓣白色,长圆形,无毛;花盘无毛,近念珠状;子房圆锥形,柱头盘状。蒴果狭椭圆形。

[自然生境]生于海拔2 600 m以下的山坡,多栽培。

[地理分布]达州全域。

[入药部位]根皮、果、叶、嫩枝。

[功能主治]根皮清热燥湿、止血杀虫、收敛,用于痢疾、肠炎、泌尿系统感染、肠风下血、便血、血崩、白带、风湿腰腿痛。果祛风散寒、利湿、发表透疹、止痛、止血,用于风寒外感、心胃气痛、风湿关节痛、疝气、十二指肠溃疡、慢性胃炎、麻疹不透。椿白皮燥湿、涩肠、收敛止血、杀虫,用于久泻、久痢、肠风下血、崩漏带下、遗精、白浊、疳积、蛔虫、疮癣。叶及嫩枝消炎解毒、杀虫,用于痢疾。

远志科 Polygalaceae

荷包山桂花

[异名]黄花远志、阳雀花。

[拉丁名]*Polygala arillata* Buch. –Ham et D. Don

[形态特征]灌木。单叶互生,叶片纸质,长6.5~14.0 cm,宽2.0~2.5 cm,先端渐尖,基部楔形或钝圆,全缘,两面均疏被短柔毛,沿脉较密;叶柄长约1 cm,被短柔毛。总状花序与叶对生,下垂,密被短柔毛,长7~10 cm,果期长25(~30) cm;花长13~20 mm,花梗长约3 mm;萼片5,内萼片2枚,花瓣状,红紫色,长圆状倒卵形,长15~18 mm,与花瓣几成直角着生;花瓣3,肥厚,黄色,具丰富条裂的鸡冠状附属物;雄蕊8,花柱长8~12 mm,向顶端弯曲,先端呈喇叭状2裂,柱头生于下裂片内。蒴果阔肾形至略心形,浆果状,长约10 mm,宽13 mm,成熟时紫红色,先端微缺,具短尖头,边缘具狭翅及缘毛,果爿具同心圆状肋。种子球形,棕红色。

[自然生境]生于山坡林下或林缘。

[地理分布]万源市。

[入药部位]根皮。

[功能主治]清热解毒、祛风除湿、补虚消肿,用于风湿疼痛、跌打损伤、肺痨水肿、小儿惊风、肺炎、急性肾炎、急慢性胃肠炎、百日咳、泌尿系统感染、早期乳腺炎、上呼吸道感染、支气管炎。

瓜子金

[异名]金锁匙、神砂草、地藤草、远志草、日本远志。

[拉丁名]*Polygala japonica* Houtt.

[形态特征]多年生草本,高15~20 cm;茎、枝直立或外倾。单叶互生,叶片厚纸质或亚革质。卵形或卵状披针形,稀狭披针形,长1.0~2.3(~3.0) cm,宽(3~)5~9 mm,先端钝,具短尖头,基部阔楔形至圆形,全缘。总状花序与叶对生,或腋外生,最上一个花序低于茎顶。花梗细,长约7 mm,被短柔毛,基部具一披针形、早落的苞片;花瓣3,白色至紫色,基部合生,侧瓣长圆形,长约6 mm,基部内侧被短柔毛,龙骨瓣舟状,具流苏

状鸡冠状附属物。种子2粒, 卵形, 长约3 mm, 直径约1.5 mm, 黑色, 密被白色短柔毛, 种阜2裂下延, 疏被短柔毛。

[自然生境]生于山坡草地或田埂上。

[地理分布]通川区、大竹县、万源市。

[入药部位]全草。

[功能主治]祛痰止咳、活血消肿、解毒止痛, 用于咳嗽痰多、咽喉肿痛。外治跌打损伤、疔疮疖肿、蛇虫咬伤。

西伯利亚远志

[异名]大远志、辰砂草、瓜子草。

[拉丁名]*Polygala sibirica* L.

[形态特征]多年生草本, 高10～30 cm; 根直立或斜生, 木质。茎丛生, 通常直立, 被短柔毛。叶互生, 叶片纸质至亚革质, 下部叶小卵形, 长约6 mm, 宽约4 mm。总状花序腋外生或假顶生, 通常高出茎顶, 被短柔毛, 具少数花; 花长6～10 mm; 花瓣3, 蓝紫色, 侧瓣倒卵形, 长5～6 mm, 2/5以下与龙骨瓣合生, 先端圆形, 微凹, 基部内侧被柔毛, 具流苏状鸡冠状附属物; 雄蕊8, 柱头2, 间隔排列。蒴果近倒心形, 径约5 mm, 顶端微缺, 具狭翅及短缘毛。种子长圆形, 扁, 长约1.5 mm, 黑色, 密被白色柔毛, 具白色种阜。

[自然生境]生于砂质土、石砾和石灰岩山地灌丛, 林缘或草地。

[地理分布]万源市。

[入药部位]根。

[功能主治]安神益智、祛痰、解郁、消肿的功效, 用于心肾不交、失眠多梦、健忘惊悸、神志恍惚、咳痰不爽、疮疡毒肿、乳房疼痛。

长毛籽远志

[异名]大毛籽黄山桂、山桂花、西南远志。

[拉丁名]*Polygala wattersii* Hance

[形态特征]灌木; 小枝圆柱形, 具纵棱槽, 幼时被腺毛状短柔毛。叶聚集于小枝顶部, 叶片近革质, 长4～10 cm, 宽1.5～3.0 cm, 先端渐尖至尾状渐尖, 全缘, 波状。总状花序2～5个成簇生于小枝近顶端的数个叶腋内, 长3～7 cm, 被白色腺毛状短细毛; 花长12～20 mm, 疏松地排列于花序上; 花瓣3, 黄色, 具2兜状、先端圆形或2浅裂的鸡冠状附属物; 雄蕊8, 花丝长约15 mm, 花柱长约12 mm。种子卵形, 棕黑色, 长约2 mm, 直径约1.5 mm, 被长达7 mm的棕色或白色长毛, 无种阜。

[自然生境]生于海拔1 000～1 500 m的石山阔叶林中或灌丛中。

[地理分布]万源市。

[入药部位]根。

[功能主治]清热解毒、滋补强壮、舒筋活血, 用于乳痈、无名肿毒、跌打损伤。

马桑科 Coriariaceae

马桑

[异名]马桑根、千年红、马鞍子、醉鱼草、上天梯。

[拉丁名]*Coriaria nepalensis* Wall.

[形态特征]灌木, 水平开展; 高1.5～2.5 m; 小枝四棱形或成4窄翅, 幼枝疏被微柔毛, 后变萼片卵形, 边缘半透明, 上部具流苏状细齿; 无毛, 老枝紫褐色, 具突起的圆形皮孔; 叶对生, 纸质或薄革质, 椭圆形或宽椭圆形, 长2.5～8.0 cm, 先端急尖, 基部圆形, 全缘, 两面无毛或脉上疏被毛, 基出3脉, 弧形伸至顶端; 叶柄短, 紫色, 基部具垫状突起物; 总状花序生于二年生的枝条上, 花瓣肉质, 龙骨状; 雄花序先叶开放, 多花密集; 萼片卵形, 边缘半透明, 上部具流苏状细齿; 雄蕊10, 花丝花时伸长; 存在不育雌蕊; 果可提酒精, 种子含油, 茎叶可提栲胶, 全株有毒, 可作土农药。

［自然生境］生于海拔3 000 m以下的荒坡、沟边、山坡、灌丛。

［地理分布］通川区、达川区、宣汉县、大竹县、开江县、渠县、万源市。

［入药部位］根、叶。

［功能主治］鲜叶清热解毒、祛风、止痛、收敛、杀虫，用于痈疽、肿毒、疥癣、黄水疮、烫伤。根清热解毒、消瘰、祛瘀止痛、化痰散结、接骨，用于风湿麻木、风火牙痛、精神分裂症、疮痈、癫痫、淋巴结核、牙痛、疯狗咬伤、痰饮痞块、瘰疬、跌打损伤、急性结膜炎、湿疹、癣、烫火伤。

漆树科 Anacardiaceae

毛脉南酸枣

［异名］山枣子。

［拉丁名］*Choerospondias axillaris* var. *pubinervis* (Rehder & E. H. Wilson) B. L. Burtt & A. W. Hill

［形态特征］落叶乔木，高8～20 m；树皮灰褐色，片状剥落，小枝粗壮，暗紫褐色，无毛，具皮孔。奇数羽状复叶，长25～40 cm，有小叶3～6对，小叶背面脉上以及小叶柄、叶轴及幼枝被灰白色微柔毛；雄花序长4～10 cm，被微柔毛或近无毛；苞片小；花萼外面疏被白色微柔毛或近无毛，裂片三角状卵形或阔三角形，先端钝圆，长约1 mm，边缘具紫红色腺状睫毛，里面被白色微柔毛；花瓣长圆形，长2.5～3.0 mm，无毛，具褐色脉纹，开花时外卷；雄蕊10，与花瓣近等长，花丝线形，长约1.5 mm，无毛，花药长圆形，长约1 mm，花盘无毛；核果椭圆形或倒卵状椭圆形，成熟时黄色，长2.5～3.0 cm，径约2 cm，果核长2.0～2.5 cm，直径1.2～1.5 cm，顶端具5个小孔。小叶背面脉上以及小叶柄、叶轴及幼枝被灰白色微柔毛而与原变种相区别。

［自然生境］生于沟边、林中。

［地理分布］通川区。

［入药部位］树皮、根皮、果实。

［功能主治］消炎、解毒、收敛止血、消食滞，用于烫火伤、外伤出血、食滞腹泻、疮疡溃烂、疝气。

欧黄栌

［异名］黄道栌、栌木、黄栌。

［拉丁名］*Cotinus coggygria* Scop.

［形态特征］灌木；株高3～5 m；叶柄可达3.5 cm；叶片宽椭圆形到倒卵形，两面灰色的短柔毛或背面较明显的灰色短柔毛，基部圆形到宽楔形，边缘全缘，先端圆形到微凹，侧脉6～11对；圆锥花序；花杂性，花梗长7～10 mm，花萼无毛，裂片卵状三角形；花瓣卵形或卵状披针形，无毛；雄蕊5，花药卵形，与花丝等长，花盘5裂，紫褐色；子房近球形，花柱3，分离，不等长，果肾形，无毛；果肾形，长约4.5 mm，宽约2.5 mm，无毛。

［自然生境］生于海拔1 500 m以下的山坡、路旁。

［地理分布］万源市、宣汉县。

［入药部位］根、枝叶。

［功能主治］根、枝叶祛风解毒、活血散瘀，用于肝炎、皮肤瘙痒、跌打损伤、骨折、食管癌。

黄连木

［异名］楷树、黄楝树、石莲、黄连茶。

［拉丁名］*Pistacia chinensis* Bunge

［形态特征］落叶乔木；高达25 m，胸径1 m；偶数羽状复叶具10～14小叶，叶轴及叶柄被微柔毛；小叶近对生，纸质，披针形或窄披针形，长5～10 cm，宽1.5～2.5 cm，先端渐尖或长渐尖，基部窄楔形或近圆形，侧脉两面突起；小叶柄长1～2 mm；雌花花萼7～9裂，长0.7～1.5 mm，外层2～4片，披针形或线状披针形，内层5片卵形或长圆形，无退化雄蕊；核果红色均为空粒，不能成苗，绿色果实含成熟种子，可育苗。

［自然生境］生于海拔2 300 m以下的山坡、灌木林中。

［地理分布］通川区、开江县、渠县、宣汉县、万源市。

[入药部位]根、枝叶、树皮。

[功能主治]根、枝叶与树皮清热解毒、利湿消肿,用于痢疾、皮肤瘙痒、疮疡、癣癞、小儿头疮。叶芽清热解毒、止渴,用于暑热口渴、目赤肿痛、痧症、痢疾、咽喉肿痛、口舌糜烂、风湿疮、漆疮。树皮收敛止血,用于外伤出血。

盐肤木

[异名]五倍子。

[拉丁名]*Rhus chinensis* Mill.

[形态特征]小乔木或灌木状;小枝被锈色柔毛;复叶具7～13小叶,叶轴具叶状宽翅,小叶椭圆形或卵状椭圆形,具粗锯齿;圆锥花序被锈色柔毛,雄花序较雌花序长;花白色,苞片披针形,花萼被微柔毛,裂片长卵形,花瓣倒卵状长圆形,外卷;雌花退化雄蕊极短;核果红色,扁球形,直径4～5 mm,被柔毛及腺毛。

[自然生境]生于海拔2 300 m以下的向阳的沟边、林中。

[地理分布]通川区、达川区、宣汉县、开江县、渠县、万源市。

[入药部位]虫瘿、果实、叶、根、花、树白皮、树白皮、茎。

[功能主治]虫瘿(五倍子)收敛、止泻、润肺、止血、涩肠,用于肺虚久咳、虚汗、盗汗、消渴、久泻止痢、便血、滑精、遗尿、子宫脱垂、脱肛、便血、血崩,外用于口腔溃疡、烧烫伤、外伤出血、脱肛、痔疮。果实生津、润肺、降火化痰、敛汗、止痢,用于痰咳、喉痹、黄疸、盗汗、痢疾、顽癣、痈毒、头风白屑。叶化痰止咳、收敛解毒,用于痰咳、便血、血痢、疮疡。根去风、化湿、消肿、软坚,用于感冒发热、咳嗽、腹泻、水肿、风湿痹痛、跌打伤痛、乳痈顽癣、消酒毒。花用于鼻疳积、痈毒溃烂。树白皮用于血痢、肿毒、疮疥。根白皮与茎消炎、利尿、祛风除湿、散瘀血、清热解毒、消肿,用于跌打损伤、湿疹瘙痒、痔疮。

青麸杨

[异名]五倍子。

[拉丁名]*Rhus potaninii* Maxim.

[形态特征]落叶乔木,高5～8 m;树皮灰褐色,小枝无毛,复叶具7～11小叶,叶轴无翅,被微柔毛;小叶卵状长圆形或长圆状披针形,长5～10 cm,先端渐尖,基部偏斜,近圆,全缘,两面沿中脉被微柔毛或近无毛;具短柄;圆锥花序长10～20 cm,被微柔毛;花白色,苞片钻形;花梗长约1 mm,被微柔毛;萼片卵形,被微柔毛;花瓣卵形或卵状长圆形,长1.5～2.0 mm,被微柔毛;花盘厚;雄蕊与花瓣等长;果近球形,稍扁,直径3～4 mm,红色,密被具节柔毛及腺毛。

[自然生境]生于海拔800～2 300 m的向阳沟边、林中、荒坡、路旁。

[地理分布]宣汉县、渠县。

[入药部位]虫瘿、根。

[功能主治]虫瘿收敛、止泻、止痢、润肺、止血,用于痰饮、菌痢、食积气滞。根消炎、利尿、祛风解毒,用于小儿缩阳症、九子烂疮。

红麸杨

[异名]五倍子。

[拉丁名]*Rhus punjabensis* var. *sinica* (Diels) Rehd. & Wils

[形态特征]落叶乔木或小乔木;高4～15 m,树皮灰褐色,小枝被微柔毛;奇数羽状复叶有小叶3～6对,叶轴上部具狭翅,极稀不明显;叶卵状长圆形或长圆形,长5～12 cm,宽2.0～4.5 cm,先端渐尖或长渐尖,基部圆形或近心形,全缘,叶背疏被微柔毛或仅脉上被毛,侧脉较密,约20对,不达边缘,在叶背明显突起;叶无柄或近无柄;圆锥花序长15～20 cm,密被微绒毛;苞片钻形,长1～2 cm,被微绒毛;花小,直径约3 mm,白色;花梗短,长约1 mm;花萼外面疏被微柔毛,裂片狭三角形,边缘具细睫毛,花瓣长圆形,两面被微柔毛,边缘具细睫毛,开花时先端外卷;花丝线形,长约2 mm,中下部被微柔毛,在雌花中较短,长约1 mm;花盘厚,紫红

色,无毛;种子小。

[自然生境]生于海拔1 500～2 700 m的山坡、沟边、林中。

[地理分布]宣汉县。

[入药部位]虫瘿、根。

[功能主治]虫瘿(五倍子)收敛、止泻、润肺、止血、止痢。根消炎、利尿。

漆

[异名]干漆、漆树。

[拉丁名]*Toxicodendron vernicifluum* (Stokes) F. A. Barkley

[形态特征]落叶乔木;叶奇数羽状复叶互生,常螺旋状排列,小叶薄纸质,卵形至长圆形,先端急尖,基部偏斜,全缘;圆锥花序与叶近等长,疏花,花黄绿色,单性,花萼裂片卵形,花瓣长圆形,开花时外卷;核果肾形或椭圆形,外果皮黄色,中果皮蜡质;果核棕色,坚硬。

[自然生境]生于海拔2 300 m以下的山坡、疏林、灌丛。

[地理分布]宣汉县、通川区、开江县、万源市。

[入药部位]树皮的渗出物(干树脂、干漆)、树皮、根、种子、叶。

[功能主治]干树脂活血祛瘀、消积、通经、破积、杀虫,用于经痛、癥瘕、瘀血、干血痨、虫积。树皮接骨。根用于胸部跌打损伤、久积病痛,用鲜根炖鸡服。种子用于下血。叶用于外伤出血、疮疡溃烂。

槭树科 Aceraceae

三角槭

[异名]三角枫。

[拉丁名]*Acer buergerianum* Miq.

[形态特征]落叶乔木,株高达20 m;树皮灰褐色,裂成薄条片剥落;幼枝被柔毛,后脱落无毛,稍被蜡粉;叶纸质,卵形或倒卵形,长6～10 cm,3裂或不裂,先端短渐尖,基部圆形,全缘或上部疏生锯齿,幼叶下面及叶柄密被柔毛,下面被白粉,基脉3出;花多数常成顶生伞房花序,开花在叶长大以后;萼片5,黄绿色,卵形,花瓣5,淡黄色;翅果黄绿色;小坚果特别突起,翅与小坚果共长2.0～2.5 cm,张开成锐角或近于直立。

[自然生境]生于海拔300～1 000 m的阔叶林中。

[地理分布]万源市。

[入药部位]根、根皮、茎皮。

[功能主治]根用于风湿关节痛。根皮与茎皮清热解毒、消暑。

青榨槭

[异名]大卫槭。

[拉丁名]*Acer davidii* Franch.

[形态特征]落叶乔木;株高达15 m;树皮暗褐色或灰褐色,纵裂成蛇皮状;幼枝紫绿色,无毛,老枝黄褐色;叶纸质,卵形或长卵形,先端渐尖,基部近心形或圆形,具不整齐锯齿;总状花序顶生,下垂;雄花与两性花同株;雄花序长4～7 cm,具9～12花,花梗长3～5 mm;雌花序长7～12 cm,具15～30花;花梗长1.0～1.5 cm,萼片椭圆形,长约4 mm;花瓣倒卵形;子房被红褐色柔毛;翅果黄褐色,两翅呈钝角或近水平。

[自然生境]生于海拔500～3 200 m的林中。

[地理分布]宣汉县。

[入药部位]皮。

[功能主治]消炎、止痛、止血、祛风除湿、活血化瘀,用于风湿腰痛、骨痛骨折、跌打损伤。

光叶槭

[异名]长叶槭树。

[拉丁名]*Acer laevigatum* Wall.

[形态特征]常绿乔木;高达15 m;小枝绿或淡紫绿色,老枝淡褐绿或深绿色;叶革质,披针形或长圆状披针形,长10～15 cm,宽4～5 cm,先端渐尖,基部楔形或宽楔形,全缘或近顶端疏生细齿,下面幼时脉腋具簇生毛,后脱落无毛,侧脉7～8对;叶柄长1.0～1.5 cm,无毛;伞房花序顶生,花杂性,雄花与两性花同株;萼片长圆卵形,淡紫绿色;花瓣倒卵形,先端凹缺,白色,雄蕊6～8;花盘紫色,无毛;子房紫色,微被柔毛;小坚果椭圆形,连翅长3.0～3.7 cm,翅宽1 cm,两翅呈钝角。

[自然生境]生于海拔2 200 m的林中。

[地理分布]大竹县、通川区、开江县。

[入药部位]树皮、根。

[功能主治]树皮、根祛风除湿、活血,用于劳伤痛。

五尖槭

[异名]马斯槭。

[拉丁名]*Acer maximowiczii* Pax

[形态特征]落叶乔木;株高5(～12)m;树皮黑褐色,平滑;小枝无毛;叶卵圆形或角状卵形,长8～11 cm,宽6～9 cm,5裂,中裂片;角状卵形,先端尾尖,侧裂片卵形,先端锐尖,基部两个小裂片先端钝尖,下面脉腋被红褐色柔毛;叶柄长5～7(～10)cm,紫绿色,无毛;雄花萼片长圆卵形,花瓣倒卵形;雌花萼片椭圆形,花瓣卵状长圆形,子房紫色,无毛;翅果熟后黄褐色,长2.3～2.5 cm,翅果张开成钝角,无毛;果柄长6 mm。

[自然生境]生于海拔1 800～2 400 m疏林中。

[地理分布]万源市。

[入药部位]枝、叶。

[功能主治]清热解毒、理气止痛,用于腹痛、背疽、痈疮。

飞蛾槭

[异名]飞蛾树。

[拉丁名]*Acer oblongum* Wall. ex DC.

[形态特征]常绿乔木,高10 m,稀达20 m。树皮粗糙,裂成薄片脱落。小枝细瘦,嫩枝紫绿色,近无毛;叶革质,长圆卵形,全缘,幼叶有时3裂,下面有白粉;侧脉6～7对,基部一对较长;花绿色或黄绿色,雄花与两性花同株,伞房花序被短毛,顶生;萼片5,花瓣5,雄蕊8;翅果嫩时绿色,熟时淡黄褐色,长1.8～2.5 cm,宽8 mm,果翅张开近于直角。

[自然生境]生于海拔1 000～1 500 m的林中。

[地理分布]宣汉县、通川区、万源市。

[入药部位]根皮。

[功能主治]祛风除湿。

鸡爪槭

[异名]鸡爪枫。

[拉丁名]*Acer Palmatum* Thunb.

[形态特征]落叶小乔木,高5～8 m;树冠伞形,枝条开张,细弱。单叶对生,近圆形,薄纸质,掌状7～9深裂,裂深常为全叶片的1/3～1/2,基部心形,裂片卵状长椭圆形至披针形,先端尖,有细锐重锯齿,背面脉腋有白色丛毛。伞房花序,径6～8 mm,萼片暗红色,花瓣紫色。果长1.0～2.5 cm,两翅开展成钝角。

[自然生境]生于海拔3 000 m以下的林中。

[地理分布]通川区、开江县、渠县。

[入药部位]皮、根。

[功能主治]祛风除湿、活血、活络通经、止痛,用于关节疼痛、风湿痹痛、骨折、跌打损伤。

中华槭

[异名]华槭。

[拉丁名]*Acer sinense* Pax

[形态特征]落叶乔木;株高5(～10)m;树皮平滑,淡黄褐色或深黄褐色。小枝细,无毛,叶近革质,近圆形,长10～14 cm,宽12～15 cm,基部心形,常5深裂,裂片长圆卵形,先端尖,具紧贴细圆齿,近基部全缘,下面淡绿色,稍被白粉,脉腋具黄色丛毛,余无毛;叶柄粗,长3～5 cm,无毛;叶近革质,近圆形,基部心形,常5深裂,裂片长圆卵形,先端尖,具紧贴细圆齿;圆锥花序顶生,下垂,长5～9 cm;花杂性,萼片淡绿色,卵状长圆形,边缘具纤毛;花瓣长圆形,白色;雄蕊5～8,花盘肥厚,微被疏柔毛;子房被白色疏柔毛,花柱无毛,2裂;翅果淡黄色,两翅近水平或近钝角。

[自然生境]生于海拔500～3 000 m的林中。

[地理分布]通川区、开江县。

[入药部位]果实、根、根皮。

[功能主治]果实与根祛风除湿、活血。根及根皮祛风除湿、活络通经、止痛,用于风湿痹痛、跌打损伤、关节疼痛、骨折。

无患子科 Sapindaceae

栾

[异名]灯笼树、摇钱树、大夫树、灯笼果、黑叶树、石栾树、黑色叶树、乌拉胶、乌拉、五乌拉叶、栾华、木栾、马安乔、栾树。

[拉丁名]*Koelreuteria paniculata* Laxm.

[形态特征]落叶乔木或灌木;树皮厚,灰褐色至灰黑色,老时纵裂;一回或不完全二回或偶为二回羽状复叶,小叶(7～)11～18,无柄或柄极短,对生或互生,卵形、宽卵形或卵状披针形,长(3～)5～10 cm,先端短尖或短渐尖,基部钝或近平截,有不规则钝锯齿,齿端具小尖头,有时近基部有缺刻,或羽状深裂达中肋呈二回羽状复叶,上面中脉散生皱曲柔毛,下面脉腋具髯毛,有时小叶下面被茸毛;聚伞圆锥花序长达40 cm,密被微柔毛,分枝长而广展;苞片窄披针形,被粗毛;花淡黄色,稍芳香;花梗长2.5～5.0 mm;萼裂片卵形,具腺状缘毛,呈啮蚀状;花瓣4,花时反折,线状长圆形,长5～9 mm,瓣爪长1.0～2.5 mm,被长柔毛,瓣片基部的鳞片初黄色,花时橙红色,被疣状皱曲毛;雄蕊8,雄花的长7～9 mm,雌花的长4～5 mm,花丝下部密被白色长柔毛;花盘偏斜,有圆钝小裂片;蒴果圆锥形,具3棱,长4～6 cm,顶端渐尖,果瓣卵形,有网纹;种子近球形,直径6～8 mm。

[自然生境]生于海拔400～3 200 m的杂木林、灌丛。

[地理分布]万源市。

[入药部位]果实。

[功能主治]清肝明目,用于目赤肿痛、多泪。

七叶树科 Hippocastanaceae

七叶树

[异名]猴板栗、婆罗子、梭罗子。

[拉丁名]*Aesculus chinensis* Bunge

[形态特征]小枝无毛或嫩时有微柔毛;冬芽有树脂;叶乔木,高达25 m;花序近圆柱形,长21～25 cm,基宽(3～)4～5 cm,花序轴有微柔毛,小花序具花5～10朵,长2.0～2.5 cm;花萼管状钟形,长3～5 mm,外面有微柔毛,不等5裂;花瓣4,白色,长倒卵形或长倒披针形,长0.8～1.2 cm,边缘有纤毛;雄蕊6,长1.8～3.0 cm;子房在两性花中卵圆形,花柱无毛;果球形或倒卵形,直径3～4 cm,黄褐色,无刺,密被斑点,果壳干后厚5～6 mm;种子1～2,近球形,栗褐色;种脐白色,约占种子1/2。

[自然生境]生于海拔2 300 m以下的灌丛。

[地理分布]万源市。

[入药部位]种子。

[功能主治]宽中下气、平胃消食、通经络、理气止痛、截疟、杀虫、美容,用于胃痛、腹部胀痛、疳积、痢疾、疟疾。

清风藤科 Sabiaceae

泡花树

[异名]降龙树、黑果木。

[拉丁名]*Meliosma cuneifolia* Franch.

[形态特征]落叶灌木或乔木,高可达9 m,树皮黑褐色;小枝暗黑色,无毛。叶为单叶,纸质,倒卵状楔形或狭倒卵状楔形,长8～12 cm,宽2.5～4.0 cm,先端短渐尖,中部以下渐狭,约3/4以上具侧脉伸出的锐尖齿,叶面初被短粗毛,叶背被白色平伏毛;侧脉每边16～20条,劲直,达齿尖,脉腋具明显髯毛;叶柄长1～2 cm。圆锥花序顶生,直立,长和宽15～20 cm,被短柔毛,具3(～4)次分枝;花梗长1～2 mm;萼片5,宽卵形,长约1 mm,外面2片较狭小,具缘毛;外面3片花瓣近圆形,宽2.2～2.5 mm,有缘毛,内面2片花瓣,长1.0～1.2 mm,2裂,达中部,裂片狭卵形,锐尖,外边缘具缘毛;雄蕊长1.5～1.8 mm;花盘具5细尖齿;雌蕊长约1.2 mm,子房高约0.8 mm。

[自然生境]生于海拔700～3 300 m的灌丛、林中。

[地理分布]万源市。

[入药部位]根皮。

[功能主治]清热解毒、消痈止痛、镇痛利水,用于无名肿毒、毒蛇咬伤、臌胀水肿。

四川清风藤

[异名]石钻子、女儿藤、钻石风。

[拉丁名]*Sabia schumanniana* Diels

[形态特征]落叶攀援木质藤本,长2～3 m;当年生枝黄绿色,有纵条纹,二年生枝褐色,无毛。芽鳞卵形,无毛,边有缘毛。叶纸质,长圆状卵形,长3～13 cm,宽1.5～3.5 cm,先端急尖或渐尖,基部圆或阔楔形,两面均无毛,叶面深绿色,叶背淡绿色;侧脉每边3～5条,向上弯拱在近叶缘处分叉网结,网脉稀疏,在叶面不明显;叶柄长2～10 mm。聚伞花序有花1～3朵,长4～5 cm;总花梗长2～3 cm,小花梗长8～15 mm;花淡绿色,萼片5,三角状卵形,长约0.5 mm;花瓣5片,长圆形或阔倒卵形,长4～5 mm,有7～9条脉纹;雄蕊5枚,长3～5 mm,花丝扁平,花药卵形,内向开裂;花盘肿胀,圆柱状,边缘波状;子房无毛,花柱长约4 mm。

[自然生境]生于海拔1 000～2 400 m的林中。

[地理分布]万源市。

[入药部位]根、茎。

[功能主治]根与茎祛风除湿、活血止痛、通经、通络、止咳化痰,用于慢性气管炎、关节炎、风湿腰腿痛、风寒咳嗽、跌打损伤、陈旧腰痛、小便涩痛。

尖叶清风藤

[拉丁名]*Sabia swinhoei* Hemsl.

[形态特征]常绿攀援木质藤本;小枝纤细,被长而垂直的柔毛。叶纸质,椭圆形、卵状椭圆形、卵形或宽卵形,长5～12 cm,宽2～5 cm,先端渐尖或尾状尖,基部楔形或圆形,叶面除嫩时中脉被毛外余无毛,叶背被短柔毛或仅在脉上有柔毛;侧脉每边4～6条,网脉稀疏;叶柄长3～5 mm。被柔毛。聚伞花序有花2～7朵,被疏长柔毛,长1.5～2.5 cm;总花梗长0.7～1.5 cm,花梗长2～4 mm;萼片5,卵形,长1.0～1.5 mm,外面有不明显的红色腺点,有缘毛;花瓣5片,浅绿色,卵状披针形或披针形,长3.5～4.5 mm;雄蕊5枚,花丝稍扁,花药内向

开裂；花盘浅杯状；子房无毛。分果片深蓝色，近圆形或倒卵形，基部偏斜，长8～9 mm，宽6～7 mm；核的中肋不明显，两侧面有不规则的条块状凹穴。

[自然生境]生于海拔400～2 300 m的山谷林间。

[地理分布]万源市。

[入药部位]茎叶或根。

[功能主治]祛风利湿、活血解毒，用于风湿痹痛、跌打损伤。

凤仙花科 Balsaminaceae

凤仙花

[异名]急性子、透骨草、胭脂花、催子、指甲花。

[拉丁名]*Impatiens balsamina* L.

[形态特征]一年生草本，高60～100 cm。茎粗壮，肉质，直立，无毛或幼时被疏柔毛，下部节常膨大。叶互生；叶片披针形、狭椭圆形或倒披针形，长4～12 cm、宽1.5～3.0 cm，边缘有锐锯齿，向基部常有数对无柄的黑色腺体，两面无毛或被疏柔毛；叶柄有浅沟，两侧具数对具柄的腺体。花单生或2～3朵簇生于叶腋，白色、粉红色或紫色，单瓣或重瓣；花梗密被柔毛；苞片线形；侧生萼片2，卵形或卵状披针形，唇瓣深舟状，被柔毛，基部急尖成内弯的距；旗瓣圆形，兜状，背面中肋具狭龙骨状突起，顶端具小尖，翼瓣具短柄，2裂，下部裂片小，倒卵状长圆形，上部裂片近圆形，先端2浅裂，外缘近基部具小耳；雄蕊5，花丝线形，花药卵球形，顶钝；子房纺锤形，密被柔毛。蒴果宽纺锤形，密被柔毛。

[自然生境]生于海拔2 300 m以下的山坡、草地、路旁，多栽培。

[地理分布]达川区、通川区、开江县、渠县、宣汉县、万源市、大竹县。

[入药部位]全草、根、种子。

[功能主治]全草祛风、活血通络、散瘀消肿、镇痛、催生、解毒，用于风湿关节痛、跌打损伤、瘰疬、痈疽肿毒、丹毒、疔疮、痈疽发背。根活血通经、软坚破积、催生、解毒消肿，用于风湿筋骨疼痛、跌扑肿痛、咽喉骨鲠、经闭、梅核气、疮痈肿毒、蛇咬伤、难产。种子破血消积、软坚散结、降气行瘀、调经止痛，用于经闭、积块、噎膈、疮疡坚肿、骨鲠不下、食管癌。花调经、活血，用于跌打损伤、腰肋疼痛、瘀血疼痛、风湿关节炎、妇女经闭、产后瘀血未尽、痈疮疔肿、鹅掌风、灰指甲、蛇咬伤。

鸭跖草状凤仙花

[异名]凤仙花。

[拉丁名]*Impatiens commelinoides* Hand. –Mazz.

[形态特征]草本植物，高可达40 cm，茎纤细，平卧，叶互生；叶片卵形或卵状菱形，上面深绿色，下面灰绿色，总花梗被短糙毛，仅具1花，苞片草质，披针形或线状披针形，花蓝紫色；侧生萼片宽卵形，旗瓣圆形，翼瓣具柄，唇瓣宽漏斗状，基部渐狭成长约15 mm内弯或螺旋状卷曲的距；花丝线形，花药卵形，子房纺锤形，蒴果线状圆柱形，种子褐色长圆状球形。

[自然生境]生于海拔300～900 m的田边或山谷沟边、沟旁。

[地理分布]达川区。

[入药部位]全草。

[功能主治]有小毒。祛风、活血、消肿、止痛，用于风湿关节痛、屈伸不利。外用于疮疡肿毒、跌打损伤、瘀血肿痛、瘰疬。

齿萼凤仙花

[异名]凤仙花。

[拉丁名]*Impatiens dicentra* Franch. ex Hook. f

[形态特征]一年生草本，高60～90 cm。茎直立，有分枝。叶互生，卵形或卵状披针形，长8～15 cm，宽

3～7 cm，先端尾状渐尖，基部楔形，边缘有圆锯齿，齿端有小尖，基部边缘有数个具柄腺体，侧脉6～8对，叶柄长2～5 cm。花梗较短，腋生，中上部有卵形苞片，仅1朵花；花大，长达4 cm，黄色；侧生萼片2，宽卵状圆形，渐尖，边缘有粗齿，少有全缘，背面中肋有狭龙骨突；旗瓣圆形，背面中肋龙骨突呈喙状；翼瓣无柄，2裂，裂片披针形，先端有细丝，背面有小耳；唇瓣囊状，基部延长成内弯的短距，距2裂；花药钝。蒴果条形，先端有长喙。

[自然生境] 生于海拔300～1 400 m的灌丛、石缝、林缘。

[地理分布] 万源市。

[入药部位] 全株。

[功能主治] 祛风活血、消肿。

心萼凤仙花

[异名] 神农架凤仙花。

[拉丁名] *Impatiens henryi* Priz. ex Diels

[形态特征] 一年生草本，高60～90 cm。茎直立，有分枝。叶互生，卵形或卵状披针形，长8～15 cm，宽3～7 cm，先端尾状渐尖，基部楔形，边缘有圆锯齿，齿端有小尖，基部边缘有数个具柄腺体，侧脉6～8对，叶柄长2～5 cm。花梗较短，腋生，中上部有卵形苞片，仅1朵花；花大，长达4 cm，黄色；侧生萼片2，宽卵状圆形，渐尖，边缘有粗齿，少有全缘，背面中肋有狭龙骨突；旗瓣圆形，背面中肋龙骨突呈喙状；翼瓣无柄，2裂，裂片披针形，先端有细丝，背面有小耳；唇瓣囊状，基部延长成内弯的短距，距2裂；花药钝。蒴果条形，先端有长喙。

[自然生境] 生于海拔1 000～2 300 m的山沟溪边、林下草丛中。

[地理分布] 万源市。

[入药部位] 全草。

[功能主治] 用于风湿痛。

水金凤

[异名] 花儿草、白花菜、辉花菜。

[拉丁名] *Impatiens noli-tangere* L.

[形态特征] 一年生草本，高40～70 cm。茎较粗壮，肉质，直立，上部多分枝，无毛，下部节常膨大，有多数纤维状根。叶互生；叶片卵形或卵状椭圆形，长3～8 cm，宽1.5～4.0 cm，先端钝，基部圆钝或宽楔形，边缘有粗圆齿状齿，两面无毛；叶柄纤细。排列成总状花序，具2～4花；苞片草质，披针形，宿存；花黄色；侧生2萼片卵形或宽卵形，先端急尖；旗瓣圆形或近圆形，背面中肋具绿色鸡冠状突起，顶端具短喙尖；翼瓣2裂，下部裂片小，长圆形，上部裂片宽斧形，近基部散生橙红色斑点，外缘近基部具钝角状的小耳；唇瓣宽漏斗状，喉部散生橙红色斑点，基部渐狭成内弯的距。雄蕊5，花丝线形，花药卵球形，顶端尖；子房纺锤形，直立，具短喙尖。蒴果线状圆柱形。种子多数，长圆球形，褐色，光滑。

[自然生境] 生于海拔1 600～2 300 m的草丛中、路边、荒山沟边潮湿处。

[地理分布] 开江县。

[入药部位] 全草。

[功能主治] 理气活血、舒筋活络，用于筋骨疼痛、疥癞、癣疮、蛇咬伤。

湖北凤仙花

[异名] 冷水七。

[拉丁名] *Impatiens pritzelii* Hook. f.

[形态特征] 年生草本，高20～70 cm，全株无毛，具串珠状横走的地下茎。茎肉质，不分枝，中、下部节膨大，长裸露。叶互生，常密集于茎端，无柄或具短柄，长圆状披针形或宽卵状椭圆形，长5～18 cm，宽2～5 cm，顶端渐尖或急尖，基部楔状下延于叶柄，边缘具圆齿状齿，齿间具小刚毛，侧脉7～9对，中脉及侧脉两面明显。总花梗生于上部叶腋，长于叶或与叶等长，劲直，具3～8 (～13) 花。花总状排列，花梗细，基部有苞片，苞

片卵形或舟形, 革质, 顶端渐尖, 早落。花黄色或黄白色; 侧生萼片4; 旗瓣宽椭圆形或倒卵形, 膜质; 翼瓣具宽柄, 2裂, 基部裂片倒卵形, 背部有反折三角形小耳; 唇瓣囊状, 内弯, 具淡棕红色斑纹, 基部渐狭成内弯或卷曲的距; 子房纺锤形, 具长喙尖; 蒴果未成熟。

[自然生境]生于海拔400～1 600 m的山坡林下阴湿处、草丛。

[地理分布]达川区。

[入药部位]根状茎。

[功能主治]祛风除湿、散瘀消肿、止痛止血、清热解毒, 用于风湿痛、四肢麻木、关节肿大、腹痛、食积腹胀、泄泻、月经不调、痛经、痢疾。

冬青科 Aquifoliaceae

冬青

[异名]四季青。

[拉丁名]*Ilex chinensis* Sims.

[形态特征]常绿乔木, 高达13 m; 树皮灰黑色, 当年生小枝浅灰色, 圆柱形, 具细棱; 二至多年生枝具不明显的小皮孔, 叶痕新月形, 突起。叶片薄革质至革质, 椭圆形或披针形, 稀卵形, 长5～11 cm, 宽2～4 cm, 先端渐尖, 基部楔形或钝, 具圆齿, 有光泽, 主脉在背面隆起, 侧脉6～9对, 在叶背明显, 无毛; 叶柄长8～10 mm, 上面平或有时具窄沟。雄花, 花序具3～4回分枝, 总花梗长7～14 mm, 二级轴长2～5 mm, 无毛; 花淡紫色或紫红色; 花萼浅杯状, 裂片阔卵状三角形, 具缘毛; 花冠辐状, 花瓣卵形。雌花, 花序具1～2回分枝, 总花梗长约3～10 mm, 二级轴发育不好; 果长球形, 成熟时红色; 分核4～5, 狭披针形, 背面平滑, 凹形, 断面呈三棱形, 内果皮厚革质。

[自然生境]生于海拔500～1 000 m的荒山、阔叶林中、林缘。

[地理分布]大竹县、通川区、开江县。

[入药部位]果实、叶、树皮、根、根皮。

[功能主治]果实祛风除湿、补虚、强壮, 用于风湿痹痛、痔疮、血晕、头晕。叶凉血、止血, 用于烫伤、炭疽、溃疡久不愈合、闭塞性脉管炎、急慢性支气管炎、肺炎、尿路感染、菌痢、外伤出血、冻疮皲裂。树皮用于烫伤。根与叶清热解毒、活血止痛。根皮与树皮生血、补益肌肤, 用于烧烫伤。

珊瑚冬青

[异名]红果冬青。

[拉丁名]*Ilex corallina* Franch.

[形态特征]常绿灌木或乔木, 高3～10 m; 小枝具纵棱, 无毛或被微柔毛, 三年生枝具小皮孔及稍突起狭三角形叶痕。叶片革质, 卵状椭圆形或卵状披针形, 长4～10 (～13) cm, 宽1.55～3.00 (～5.00) cm, 先端渐尖或急尖, 基部圆形或钝, 边缘波状, 具圆齿状锯齿, 无毛, 主脉背面隆起, 侧脉在两面均突起; 叶柄上面具浅槽, 无毛或被微柔毛。花序簇生于二年生枝叶腋内, 花黄绿色, 4基数。雄花; 单个聚伞花序具1～3花, 其基部具2枚具缘毛小苞片, 卵形; 花萼盘状, 4深裂, 裂片卵状三角形, 具缘毛; 花瓣长圆形, 基部合生; 退化子房近球形。雌花; 单花簇生于二年生枝叶腋内, 基部具2枚卵状三角形小苞片; 花萼裂片圆形, 具缘毛; 花瓣分离, 卵形; 子房卵球形, 柱头薄盘状。果近球形, 成熟时紫红色。

[自然生境]生于海拔400～2 300 m的灌木林中。

[地理分布]万源市。

[入药部位]根、叶。

[功能主治]清热解毒、活血止痛, 用于牙痛、风湿骨痛、痈肿疮毒。

狭叶冬青

[拉丁名]*Ilex fargesii* Franch.

[形态特征]常绿乔木，高4～8 m，全株无毛；小枝褐色或栗褐色，无毛，具横皱纹，三角形突起的叶痕和皮孔，具纵棱脊；叶生于1～3年生枝上，叶片近革质，倒披针形或线状倒披针形，长5～13（～16）cm，宽1.5～2.5（～3.7）cm，先端渐尖，边缘中部具疏细锯齿，中下部全缘，主脉在叶背面隆起，侧脉明显，背面突起，网状脉在背面明显；叶柄具槽，无毛。花序簇生于二年生枝叶腋内，花白色，芳香。雄花，单个分枝具3花的聚伞花序；花萼盘状，4浅裂，倒卵状长圆形，具缘毛，基部稍合生；退化子房卵状圆锥形，先端钝，微4裂。雌花，单个分枝具1花，花梗中下部具2枚小苞片；花萼与雄花相同；花瓣长圆形，分离；退化雄蕊长不及花瓣，败育花药箭头形；子房卵球形，柱头盘状。果序簇生，果柄无毛；果球形，成熟时红色。

[自然生境]生于海拔1 600～2 300 m的荒山、丛林。

[地理分布]宣汉县。

[入药部位]根、叶。

[功能主治]清热解毒、活血止痛。

大果冬青

[异名]苦丁茶。

[拉丁名]*Ilex macrocarpa* Oliv.

[形态特征]落叶乔木；高达15 m；有长枝和短枝；叶卵形或卵状椭圆形，稀长圆状椭圆形，长4～15 cm，先端渐尖，基部圆或纯，具浅锯齿，无毛或幼时疏被微柔毛，侧脉8～10对；叶柄长1.0～1.2 cm，疏被微柔毛；雄花单花或为具2～5花的聚伞花序，单生或簇生于叶腋；花序梗长2～3 mm，花梗长3～7 mm，均无毛；花5～6基数，白色；花萼裂片卵状三角形；花瓣基部稍合生；雄蕊与花瓣近等长；退化子房垫状；雌花单生叶腋或鳞片腋内；花梗长0.6～1.8 cm；花7～9基数；花萼径5 mm；花瓣基部稍合生；退化雄蕊长为花瓣的2/3；花柱明显，柱头柱状；果球形，直径1.0～1.4 cm，熟时黑色；分核7～9，长圆形，背部具3棱2沟，侧面具网状棱沟，内果皮石质。

[自然生境]生于海拔400～2 300 m的荒山、丛林。

[地理分布]通川区、万源市。

[入药部位]叶。

[功能主治]清热解毒、祛瘀。青城山地区加工过后的茶叶又名苦丁茶，清热解暑、除烦消渴，可预防和治疗头昏、目眩、高血压、急慢性肝炎、胆囊炎等。

猫儿刺

[异名]老鼠刺、狗骨头、裴氏冬青。

[拉丁名]*Ilex pernyi* Franch.

[形态特征]高1～8 m；树皮银灰色，纵裂；幼枝黄褐色，具纵棱槽，被短柔毛，二至三年小枝圆形或近圆形，密被污灰色短柔毛；顶芽卵状圆锥形，急尖，被短柔毛。叶片革质，卵形或卵状披针形，长1.5～3.0 cm，宽5～14 mm，先端三角形渐尖，基部截形或近圆形，边缘具深波状刺齿，叶面具光泽，两面均无毛，中脉在叶面凹陷，近基部被微柔毛；托叶三角形，急尖。花序簇生于二年生枝的叶腋内，多为2～3花聚生成簇，每分枝仅1花；花淡黄色，全部4基数。雄花，花梗无毛，小苞片具缘毛；花萼4裂，裂片阔三角形或半圆形，具缘毛；花冠辐状，花瓣椭圆形，近先端具缘毛。雌花，花瓣卵形；宿存花萼四角形，具缘毛，宿存柱头厚盘状，4裂。内果皮木质。

[自然生境]生于海拔1 050～2 300 m的山坡疏林。

[地理分布]宣汉县。

[入药部位]根。

[功能主治]清热解毒、润肺止咳，用于带下病、遗精、头痛、牙痛、耳鸣、中耳炎、目赤。

卫矛科 Celastraceae

苦皮藤

[异名]苦树皮、马断肠、老虎麻、棱枝南蛇藤、苦皮树、老麻藤。

[拉丁名] *Celastrus angulatus* Maxim.

[形态特征] 藤状灌木, 小枝常具4～6纵棱, 皮孔密生; 叶长圆状宽椭圆形、宽卵形或圆形, 长7～17 cm, 宽5～13 cm, 先端圆, 具渐尖头, 基部圆形, 具钝锯齿, 两面无毛, 稀下面主侧脉被柔毛, 侧脉5～7对; 叶柄长1.5～3.0 cm; 聚伞圆锥花序顶生, 花梗短, 关节在顶部, 花萼裂片三角形或卵形, 花瓣长圆形, 边缘不整齐, 花盘肉质; 雄花雄蕊生于花盘之下, 具退化雌蕊; 雌花子房球形, 柱头反曲, 具退化雌蕊; 蒴果近球形, 直径0.8～1.0 cm; 种子椭圆形。

[自然生境] 生于山地丛林及山坡灌丛中。

[地理分布] 宣汉县、万源市等地。

[入药部位] 根或根皮。

[功能主治] 清热解毒、消肿止痛、舒筋活络、祛湿活血, 用于小儿麻疹不透、风湿、劳伤、关节疼痛、经闭、秃疮、黄水疮、头癣、骨折肿痛、阴痒、阴道滴虫。

南蛇藤

[异名] 金银柳、金红树、过山风。

[拉丁名] *Celastrus orbiculatus* Thunb.

[形态特征] 小枝光滑无毛, 灰棕色或棕褐色, 具稀而不明显的皮孔; 腋芽小, 卵状到卵圆状, 长1～3 mm。叶通常阔倒卵形, 近圆形或长方椭圆形, 长5～13 cm, 宽3～9 cm, 先端圆阔, 具有小尖头或短渐尖, 基部阔楔形到近钝圆形, 边缘具锯齿, 两面光滑无毛或叶背脉上具稀疏短柔毛, 侧脉3～5对; 叶柄细长1～2 cm。聚伞花序腋生, 间有顶生, 花序长1～3 cm, 小花1～3朵, 偶仅1～2朵, 小花梗关节在中部以下或近基部; 雄花萼片钝三角形; 花瓣倒卵椭圆形或长方形, 长3～4 cm, 宽2.0～2.5 mm; 花盘浅杯状, 裂片浅, 顶端圆钝; 雄蕊长2～3 mm, 退化雌蕊不发达; 雌花花冠较雄花窄小, 花盘稍深厚, 肉质, 退化雄蕊极短小; 子房近球状, 花柱长约1.5 mm, 柱头3深裂, 裂端再2浅裂。蒴果近球状, 直径8～10 mm; 种子椭圆状稍扁, 长4～5 mm, 直径2.5～3.0 mm, 赤褐色。

[自然生境] 生于海拔450～2 200 m的山坡灌丛。

[地理分布] 大竹县及周边地区。

[入药部位] 根、藤、果实、叶。

[功能主治] 根、藤祛风活血、消肿止痛, 用于风湿关节炎、跌打损伤、腰腿痛、闭经。果实安神镇静, 用于神经衰弱、心悸、失眠、健忘。叶解毒、散瘀, 用于跌打损伤、多发性疖肿、毒蛇咬伤。

短梗南蛇藤

[异名] 白花藤、南蛇藤、环花藤、劳氏南蛇藤、棉藤、南藤、少果南蛇藤、省油藤。

[拉丁名] *Celastrus rosthornianus* Loes.

[形态特征] 藤状灌木, 叶椭圆形或倒卵状椭圆形, 长3.5～9 cm, 宽1.5～4.5 cm, 先端骤尖或短渐尖, 基部楔形或宽楔形, 具疏浅锯齿或基部近全缘, 侧脉4～6对; 叶柄长5～8 mm。顶生总状聚伞花序, 长2～4 cm, 腋生花序短小, 具1至数花, 花序梗短; 花梗长2～6 mm, 关节在中部或稍下; 雄花萼片长圆形, 长约1 mm, 边缘啮蚀状; 花瓣近长圆形, 长3.0～3.5 mm; 花盘浅裂; 雄蕊较花冠稍短; 退化雌蕊细小; 雌花中子房球形, 柱头3裂, 每裂再2深裂; 退化雄蕊长1.0～1.5 mm。蒴果近球形, 直径5.5～8.0 mm, 平滑。种子宽椭圆形, 长3～4 mm。

[自然生境] 生于海拔500～1 800 m的山坡林缘和丛林下。

[地理分布] 宣汉县、大竹县、万源市等。

[入药部位] 根皮。

[功能主治] 清热解毒、消肿止痛, 用于蛇咬伤、痈肿疮毒。

皱叶南蛇藤

[异名] 南蛇藤。

[拉丁名]*Celastrus rugosus* Rehd. & Wils.

[形态特征]藤状灌木;小枝紫褐色,光滑,皮孔小,较稀或稍密,椭圆形或长椭圆形,较平坦;冬芽球状或卵球状,直径约2 mm。叶在花期薄纸质,果期纸质,稀坚纸质,长6~13 cm,宽3~8(~9)cm,侧脉4~6对,叶面光滑,叶背白绿色,脉上被黄白色短柔毛,果期常变稀或近无毛,侧脉间的小脉平行展开,常连接成不规则的稍突起的长方脉网。花序顶生及腋生,顶生花序长3~6 cm,腋生花序多具3~5花,花序梗长2~5 mm,小花梗长2~6 mm,关节通常在中部偏下。蒴果球状,直径8~10 mm;种子椭圆状,长4~5 mm,直径1.5~2.5 mm,棕褐色。

[自然生境]生于山坡路旁或灌木丛中。

[地理分布]万源市。

[入药部位]根。

[功能主治]透发麻疹、祛风通络,用于小儿麻疹、风湿痹痛、劳伤。

卫矛

[异名]鬼箭羽、艳龄茶、南昌卫矛、毛脉卫矛。

[拉丁名]*Euonymus alatus* (Thunb.) Sieb

[形态特征]灌木,高1~3 m;小枝常具2~4列宽阔木栓翅;冬芽圆形,长2 mm左右,芽鳞边缘具不整齐细坚齿。叶卵状椭圆形、窄长椭圆形,偶为倒卵形,长2~8 cm,宽1~3 cm,边缘具细锯齿,两面光滑无毛;叶柄长1~3 mm。聚伞花序1~3花;花序梗长约1 cm,小花梗长5 mm;花白绿色,直径约8 mm,4数;萼片半圆形;花瓣近圆形;雄蕊着生花盘边缘处,花丝极短,开花后稍增长,花药宽阔长方形,2室顶裂。蒴果1~4深裂,裂瓣椭圆状,长7~8 mm;种子椭圆状或阔椭圆状,长5~6 mm,种皮褐色或浅棕色,假种皮橙红色,全包种子。

[自然生境]生于山坡、沟地边沿。

[地理分布]开江县、万源市、宣汉县。

[入药部位]带栓翅枝条。

[功能主治]行血通经、散瘀止痛,用于经闭、症瘕、产后瘀滞腹痛、虫积腹痛、漆疮。

角翅卫矛

[拉丁名]*Euonymus cornutus* Hemsl.

[形态特征]常绿灌木,株高1~2.5 m,老枝紫红色,叶对生,厚纸质或薄革质,披针形或窄披针形,稀近线形,长6~11 cm,宽0.8~1.5 cm,先端窄长渐尖,基部楔形或宽楔形,边缘有细密浅锯齿,侧脉7~11对;叶柄长3~6 mm;聚伞花序常仅1次分枝,具3花,稀2次分枝,具5~7花,花序梗长3~5 cm;花梗长1.0~1.2 cm;花4数及5数并存;紫红色或暗紫带绿色,直径约1 cm;萼片肾圆形;花瓣倒卵形或近圆形;花盘近圆形;雄蕊生于花盘边缘,无花丝;子房无花柱,柱头小盘状,4~5室;蒴果近球形,直径2.0~2.5 cm,成熟时紫红色以或带灰色,具4或5翅;翅长0.5~1 cm,向先端渐窄,微呈钩状;种子宽椭圆形,长约6 mm,包于橙色假种皮内。

[自然生境]生于海拔900~3 600 m的山地灌丛中。

[地理分布]万源市及周边地区。

[入药部位]枝条。

[功能主治]祛风解毒,用于皮肤痒疮、漆疮。

冬青卫矛

[异名]扶芳树、正木、大叶黄杨、日本卫矛、四季青、苏瑞香、万年青、大叶卫矛。

[拉丁名]*Euonymus japonicus* Thunb.

[形态特征]绿灌木,株高达3 m。小枝具4棱,叶对生,革质,倒卵形或椭圆形,长3~5 cm,先端圆钝,基部楔形,具浅细钝齿,侧脉5~7对;叶柄长约1 cm。聚伞花序2~3次分枝,具5~12花;花序梗长2~5 cm;花白绿色,直径5~7 mm。花萼裂片半圆形;花瓣近卵圆形;花盘肥大,直径约3 mm;花丝长1.5~4.0 mm,常弯曲。子

房每室2胚珠,着生中轴顶部;蒴果近球形,直径约8 mm,熟时淡红色;种子每室1,顶生,椭圆形,长约6 mm,假种皮橘红色,全包种子。

[自然生境]生于山地。

[地理分布]达川区、通川区、开江县、宣汉县、渠县、大竹县、万源市。

[入药部位]根、茎皮及枝、叶。

[功能主治]用于月经不调、痛经、跌打损伤、骨折、小便淋痛。

大果卫矛

[异名]白鸡槿、青得方。

[拉丁名]*Euonymus myrianthus* Hemsl.

[形态特征]常绿灌木;株高达6 m;幼枝微具4棱;叶对生,革质,倒卵形、窄倒卵形或窄椭圆形,有时窄披针形,长5~13 cm,先端渐尖,基部楔形,边缘常波状或具明显钝锯齿,侧脉5~7对;叶柄长0.5~1.0 cm;聚伞花序多聚生于小枝上部,有2~4次分枝;花序梗长2~4 cm,4棱;花4数,黄色,直径达1 cm;花萼裂片近圆形;花瓣近倒卵形;花盘四角有圆形裂片,雄蕊着生于花盘裂片中央小突起上,花丝极短或无;子房锥状,有短花柱;蒴果多倒卵圆形,长1.5 cm,熟时黄色,4瓣开裂,4室,每室1种子,有时不发育;种子近圆形;假种皮橘黄色。

[自然生境]生于山坡溪边沟谷较湿润处。

[地理分布]宣汉县。

[入药部位]根。

[功能主治]活血化瘀、益肾壮腰、化瘀利湿,用于肾虚腰痛、胎动不安、慢性肾炎、产后恶露不尽、跌打骨折、风湿痹痛、带下。

石枣子

[异名]披针叶石枣子。

[拉丁名]*Euonymus sanguineus* Loes. ex Diels

[形态特征]灌木,高达8 m。叶厚纸质至近革质,卵形、卵状椭圆形或长方椭圆形,长4~9 cm,宽2.5~4.5 cm,先端短渐尖或渐尖,基部阔楔形或近圆形,常稍平截,叶缘具细密锯齿;叶柄长5~10 mm。聚伞花序具长梗,梗长4~6 cm,顶端有3~5细长分枝,除中央枝单生花,其余常具一对3花小聚伞;小花梗长8~10 mm;花白绿色,4数,直径6~7 mm。蒴果扁球状,直径约1 cm,4翅略呈三角形,长4~6 mm,先端略窄而钝。

[自然生境]生于山地林缘或丛灌中。

[地理分布]万源市。

[入药部位]全草。

[功能主治]养阴退热、润肺化痰、祛风除湿、活血、活络、行气止痛,用于肺燥咳嗽、肺痨咯血、热病烦渴、骨蒸潮热、劳伤跌损。

陕西卫矛

[异名]金丝吊蝴蝶、金线系蝴蝶、金丝吊燕。

[拉丁名]*Euonymus schensianus* Maxim.

[形态特征]藤本灌木,高达数米;枝条稍带灰红色。叶花时薄纸质,果时纸质或稍厚,披针形或窄长卵形,长4~7 cm,宽1.5~2.0 cm,先端急尖或短渐尖,边缘有纤毛状细齿,基部阔楔形;叶柄细,长3~6 mm。花序长大细柔,多数集生于小枝顶部,形成多花状,每个聚伞花序具一细柔长梗,长4~6 cm,在花梗顶端有5数分枝,中央分枝一花,长约2 cm,内外一对分枝长达4 cm,顶端各有一三出小聚伞;小花梗长1.5~2.0 cm,最外一对分枝一般长仅达内侧分枝之半,聚伞的小花梗也稍短;花4数,黄绿色;花瓣常稍带红色,直径约7 mm。蒴果方形或扁圆形,直径约1 cm,4翅长大,长方形,基部与先端近等高,或稍变窄,稀翅较短;每室只1个种子成

熟, 种子黑色或棕褐色, 全部被橘黄色假种皮包围。

[自然生境] 生于沟边丛林中。

[地理分布] 万源市。

[入药部位] 带翅枝。

[功能主治] 破血通经、祛风止痛, 用于跌打损伤、经行腹痛、风湿痹痛。

曲脉卫矛

[异名] 显脉卫矛。

[拉丁名] *Euonymus venosus* Hemsl.

[形态特征] 灌木或小乔木, 高达6 m; 小枝黄绿色, 被细密瘤凸。叶革质, 平滑光亮, 椭圆披针形或窄椭圆形, 长5～11 cm, 宽3～5 cm, 先端圆钝或急尖, 边缘全缘或近全缘, 侧脉明显, 常折曲1～3次, 小脉明显, 并结成纵向的不规则菱形脉岛, 叶背常呈灰绿色; 叶柄短, 长3～5 mm。聚伞花序多为1～2次分枝, 小花3～5(～7), 稀达9朵; 花序梗长1.5～2.5 cm, 中央小花梗长约5 mm, 两侧小花梗长约2 mm; 花淡黄色, 直径6～8 mm, 4数; 雄蕊花丝长1 mm以上。蒴果球状, 有4浅沟, 直径达15 mm, 果皮极平滑, 黄白色带粉红色; 种子每室1个, 稍肾状, 假种皮橘红色。

[自然生境] 生于山间林下或岩石山坡林丛中。

[地理分布] 万源市。

[入药部位] 茎皮。

[功能主治] 行气活血、止血清瘀、利湿止泻, 用于腰膝酸痛、风湿痹痛、咯血、吐血、血崩、月经不调、子宫脱垂、水肿、久泻、创伤出血、跌打骨折。

省沽油科 Staphyleaceae

野鸦椿

[异名] 鸡眼睛。

[拉丁名] *Euscaphis japonica* (Thunb.) Dippel

[形态特征] 落叶小乔木或灌木, 高(2～)3～6(～8) m, 树皮灰褐色, 具纵条纹, 小枝及芽红紫色, 枝叶揉碎后发出恶臭气味。叶对生, 奇数羽状复叶, 长(8～)12～32 cm, 叶轴淡绿色, 小叶5～9, 稀3～11, 厚纸质, 长卵形或椭圆形, 稀为圆形, 长4～6(～9) cm, 宽2～3(～4) cm, 先端渐尖, 基部钝圆, 边缘具疏短锯齿, 齿尖有腺体, 两面除背面沿脉有白色小柔毛外余无毛, 主脉在上面明显, 在背面突出, 侧脉8～11, 在两面可见, 小叶柄长1～2 mm, 小托叶线形, 基部较宽, 先端尖, 有微柔毛。圆锥花序顶生, 花梗长达21 cm, 花多, 较密集, 黄白色, 直径4～5 mm, 萼片与花瓣均5, 椭圆形, 萼片宿存, 花盘盘状, 心皮3, 分离。种子近圆形, 直径约5 mm, 假种皮肉质, 黑色, 有光泽。

[自然生境] 生于海拔500～1 400 m的灌丛中。

[地理分布] 万源市、宣汉县、大竹县、开江县、通川区。

[入药部位] 种子、根。

[功能主治] 种子温中理气、消肿止痛, 用于痛痛、膀胱疝气、寒疝、泻痢、脱肛、子宫下垂、睾丸肿痛。根祛风、除湿、活血调经、祛瘀止痛、健脾调营, 用于月经不调、痢疾、泄泻、疝痛、崩漏及风湿疼痛、跌打损伤。

省沽油

[异名] 双蝴蝶。

[拉丁名] *Staphylea bumalda* DC.

[形态特征] 落叶灌木, 高约2 m, 稀达5 m, 树皮紫红色或灰褐色, 有纵棱; 枝条开展, 绿白色复叶对生, 有长柄, 柄长2.5～3.0 cm, 具三小叶; 小叶椭圆形、卵圆形或卵状披针形, 长(3.5～)4.5～8.0 cm, 宽(2.0～)2.5～5.0 cm, 先端锐尖, 具尖尾, 尖尾长约1 cm, 基部楔形或圆形, 边缘有细锯齿, 齿尖具尖头, 上面无毛, 背

面青白色, 主脉及侧脉有短毛; 中间小叶柄长5～10 mm, 两侧小叶柄长1～2 mm。圆锥花序顶生, 直立, 花白色; 萼片长椭圆形, 浅黄白色, 花瓣5, 白色, 倒卵状长圆形, 较萼片稍大, 长5～7 mm, 雄蕊5, 与花瓣略等长。蒴果膀胱状, 扁平, 2室, 先端2裂; 种子黄色, 有光泽。

［自然生境］生于海拔500～1 300 m的灌丛中。

［地理分布］万源市。

［入药部位］果实。

［功能主治］活血通络、理气止痛, 用于产后瘀血、恶露不尽、腹痛。

膀胱果

［异名］大果省沽油。

［拉丁名］*Staphylea holocarpa* Hemsl.

［形态特征］落叶灌木或小乔木, 高3（～10）m, 幼枝平滑, 三小叶, 小叶近革质, 无毛, 长圆状披针形至狭卵形, 长5～10 cm, 基部钝, 先端突渐尖, 上面淡白色, 边缘有硬细锯齿, 侧脉10, 有网脉, 侧生小叶近无柄, 顶生小叶具长柄, 柄长2～4 cm。广展的伞房花序, 长5 cm或更长, 花白色或粉红色, 在叶后开放。果为3裂、梨形膨大的蒴果, 长4～5 cm, 宽2.5～3.0 cm, 基部狭, 顶平截, 种子近椭圆形, 灰色, 有光泽。

［自然生境］生于海拔500～2 400 m的灌丛中。

［地理分布］万源市。

［入药部位］果实、根。

［功能主治］活血止痛、止咳祛痰、健脾利湿, 用于干咳、妇女产后瘀血不净。

黄杨科 Buxaceae

小叶黄杨（变种）

［异名］野黄杨、百日红。

［拉丁名］*Buxus sinica* var. *parvifolia* M. Cheng

［形态特征］常绿灌木或小乔木; 树皮灰色, 有规则剥裂; 茎枝有4棱; 小枝和冬芽的外鳞有短毛。叶薄革质, 阔椭圆形或阔卵形, 长7～10 mm, 宽5～7 mm, 叶面无光或光亮, 侧脉明显凸出背面主脉的基部和叶柄有微细毛。花簇生于叶腋或枝端, 无花瓣; 雄花萼片4, 长2.0～2.5 mm; 雄蕊是萼片长的两倍; 雌花生于花簇顶端, 萼片6, 两轮; 花柱3, 柱头粗厚, 子房3室。蒴果球形, 长6～7 mm, 无毛, 熟时黑色, 沿室背3瓣裂。

［自然生境］生于海拔1 000 m的岩上。

［地理分布］开江县、万源市。

［入药部位］根、茎、叶。

［功能主治］祛风除湿、理气止痛、清热解毒, 用于风湿疼痛、胸腹气胀、牙痛、疝痛、难产、跌打损伤、热疖等。根用于筋骨疼痛、目赤肿痛、吐血。

黄杨

［异名］千年矮、瓜子黄杨、黄杨木、山黄杨、白日红、万年青。

［拉丁名］*Buxus sinica* (Rehder & E. H. Wilson) M. Cheng

［形态特征］灌木或小乔木, 高1～6 m; 枝圆柱形, 有纵棱, 灰白色; 小枝四棱形, 被短柔毛, 节间长0.5～2.0 cm。叶革质, 阔倒卵形、卵状椭圆形或长圆形, 大多数长1.5～3.5 cm, 宽0.8～2.0 cm, 顶端圆或钝, 叶面光亮, 中脉凸出, 下半段常有微细毛, 侧脉明显, 叶背中脉平坦或稍凸出, 中脉上常密被白色短线状钟乳体, 全无侧脉, 叶柄长1～2 mm, 上面被毛。花序腋生, 头状, 花密集, 花序轴长3～4 mm, 被毛, 苞片阔卵形, 长2.0～2.5 mm, 背部多少有毛; 雄花, 约10朵, 无花梗, 外萼片卵状椭圆形, 内萼片近圆形, 长2.5～3.0 mm, 无毛, 雄蕊连花药长4 mm, 不育雌蕊有棒状柄, 末端膨大, 高2 mm左右; 雌花, 萼片长3 mm, 子房较花柱稍长, 无毛, 花柱粗扁, 柱头倒心形。蒴果近球形, 长6～8（～10）mm, 宿存花柱长2～3 mm。

[自然生境]生于海拔2 300 m以下的山地、多石处。

[地理分布]通川区、开江县、渠县。

[入药部位]根和叶。

[功能主治]祛风除湿、行气活血、镇痛、避孕、解毒止血,用于风湿性关节痛、风湿骨痛、肝痛、痢疾、胃痛、疝痛、腹胀、牙痛、痔疮出血、暑热疖疮、跌打损伤、疮痈肿毒。

板凳果

[异名]破墙风。

[拉丁名]*Pachysandra axillaris* Franch.

[形态特征]亚灌木,茎下部匍匐,生须状不定根,上部直立,高30～50 cm;枝上被极匀细的短柔毛。叶坚纸质,形状不一,或为卵形、椭圆状卵形,较阔,基部浅心形、截形,一般长5～8 cm,宽3～5 cm;叶柄长2～4 cm,被同样的细毛。花序腋生,长1～2 cm,直立,未开放前往往下垂,花轴及苞片均密被短柔毛;花白色或蔷薇色;雄花5～10,无花梗,几乎占花序轴的全部,雌花1～3,生于花序轴基部;雄花,苞片卵形,萼片椭圆形或长圆形,长2.0～2.5(～3.0)mm,花药长椭圆形,受粉后向下弓曲,不育雌蕊短柱状,顶膨大,高约0.5 mm;雌花,连柄长近4 mm,萼片覆瓦状排列,卵状披针形或长圆状披针形,长2～3 mm,无毛,花柱受粉后伸出花外甚长,上端旋卷。果熟时黄色或红色,球形,和宿存花柱各长1 cm。

[自然生境]生于海拔1 800～2 300 m的林下、灌丛中,有栽培。

[地理分布]大竹县、万源市。

[入药部位]全株。

[功能主治]祛风除湿、理气止痛,用于风湿痹痛、牙痛、疝气、跌打损伤。

羽脉野扇花

[异名]铁角兰、云南野扇花。

[拉丁名]*Sarcococca hookeriana* Baill.

[形态特征]灌木或小乔木,高可达3 m,有根茎;小枝具纵棱,被短柔毛。叶披针形,或近倒披针形,长5～8 cm,宽13～18 mm,先端渐尖,基部狭而急尖(但非楔形),叶面深绿,中脉凹陷,稍被微细毛,叶背淡绿色,光滑,中脉凸出,叶脉羽状,两面均不甚明显,叶面两侧贴近边缘处各有一条基出纤弱的纵脉(但非离基三出脉);叶柄细瘦,长6～8 mm。花序总状,长约1 cm,苞卵形或卵状披针形,钻状尖头,花序轴、苞片、萼片外面均被极细毛;花白色;雄花5～8,占花序轴上部,不密集,雌花1～2,生花序轴基部;雄花,有短梗,无小苞片,萼片4,内方的阔椭圆形或近圆形,长3～3.5 mm,外方的稍短,卵状长圆形;雌花,连柄长6～7 mm,小苞多片,卵形,覆瓦状排列,萼片和末梢小苞形状相似。果实球形,宿存花柱3,直立,先端外曲。

[自然生境]生于海拔1 000～1 600 m的水沟边、灌丛中。

[地理分布]宣汉县。

[入药部位]全株。

[功能主治]清热解毒、行气活血、消肿止痛、祛风除湿、通络,用于风湿麻痹、跌打损伤。

野扇花

[异名]铁角兰、小陵青、千年矮、丝叶矮沱沱、八爪龙。

[拉丁名]*Sarcococca ruscifolia* Stapf

[形态特征]灌木,高1～4 m,分枝较密;小枝被密或疏的短柔毛。叶阔椭圆状卵形、卵形、椭圆状披针形、披针形或狭披针形,较小的长2～3 cm,宽7～12 mm,较狭的长4～7 cm,宽7～14 mm,较大的长6～7 cm,宽2.5～3.0 cm。叶面亮绿色,叶背淡绿色,叶面中脉凸出,无毛;叶柄长3～6 mm。花序短总状,长1～2 cm,花序轴被微细毛;苞片披针形或卵状披针形;花白色,芳香;雄花2～7,雌花2～5,生于花序轴下部,通常下方雄花有长约2 mm的花梗,具2小苞片,小苞片卵形,长为萼片的1/3～2/3;雄花,萼片通常4,亦有3或5,内方的阔

椭圆形或阔卵形,雄蕊连花药长约7 mm;雌花,连柄长6～8 mm,柄上小苞多片,狭卵形,覆瓦状排列,萼片长1.5～2.0 mm。果实球形,直径7～8 mm,熟时猩红色至暗红色,宿存花柱3或2,长2 mm。

[自然生境]生于海拔1 600～2 300 m的向阳山坡、灌丛中。

[地理分布]通川区、开江县。

[入药部位]全株、根和果实。

[功能主治]全株清热解毒、行气止痛、活血通络、消肿,用于胃脘痛、胁肋胀痛、跌打损伤。根祛风活络、活血舒筋、消肿止痛,用于跌打损伤、风湿关节痛、胃炎、胃溃疡。果实养肝安神、补血,用于头晕、心悸、视力减退。

鼠李科 Rhamnaceae

多花勾儿茶

[异名]牛鼻角秧、牛鼻拳、扁担果、扁担藤、金刚藤、牛儿藤、牛鼻圈、勾儿茶。

[拉丁名]*Berchemia floribunda* (Wall.) Brongn.

[形态特征]藤状或直立灌木;幼枝黄绿色,光滑无毛。叶纸质,上部叶较小,卵形或卵状椭圆形至卵状披针形。花多数,通常数个簇生排成顶生宽聚伞圆锥花序,或下部兼腋生聚伞总状花序。核果圆柱状椭圆形,长7～10 mm,直径4～5 mm;果柄长2～3 mm,无毛。

[自然生境]生于山地林下。

[地理分布]万源市及周边地区。

[入药部位]根部。

[功能主治]祛风除湿、散瘀消肿、止痛,用于脾虚食少、小儿疳积、胃痛、风湿痹痛、黄疸、水肿、淋浊、痛经。

多叶勾儿茶

[异名]金刚藤、小通花。

[拉丁名]*Berchemia polyphylla* Wall. ex M. A. Lawsen

[形态特征]藤状灌木;小枝被柔毛,叶卵状椭圆形、卵状长圆形或椭圆形,长1.5～4.5 cm,先端圆或钝,稀尖,常有小尖头,基部圆形,稀宽楔形,两面无毛,侧脉7～9对;叶柄长3～6 mm,被柔毛,托叶披针状钻形,基部合生,宿存;花淡绿色或白色,无毛,2～10朵簇生成具短总梗的聚伞总状,稀下部具短分枝的窄聚伞圆锥花序,花序顶生,长达7 cm,花序轴被柔毛;花梗长2～5 mm;萼片卵状三角形或三角形;花瓣近圆形;核果圆柱形,长7～9 mm,顶端尖,熟时红色,后黑色,花盘和萼筒宿存。果柄长3～6 mm。

[自然生境]生于山地灌丛或林中。

[地理分布]渠县、大竹县、万源市等地。

[入药部位]全株。

[功能主治]根清热理气、消炎、消饱胀、通淋、解表、活血通络,用于红白痢疾、跌打损伤。全株清热解毒、祛风除湿,用于风湿骨痛、痢疾、红崩白带、跌打损伤、止咳化痰、痨伤、牙痛、哮喘。

勾儿茶

[异名]铁包金、光背勾儿茶、光枝勾儿茶。

[拉丁名]*Berchemia Sinica* C. K. Schneid.

[形态特征]灌木,高达3 m。老枝灰褐色或黄褐色,平滑,幼枝互生,密被淡褐色短柔毛。叶近革质,卵形、卵状椭圆形或卵状长圆形,长2～3 cm,宽1～2 cm,先端圆形,有短尖,基部圆形,全缘,上面绿色,有光泽,下面灰绿色,两面均无毛;羽状脉干后黄褐色,7～9对,在下面隆起;叶柄长5 mm,上面被褐色短柔毛,花黄绿色,单生,或2～3朵束生于叶腋,或排成总状花序,花序轴密被褐色短柔毛。核果近圆柱形,长达7 mm,直径约3 mm,红褐色,具宿存花盘和花萼。

[自然生境]生于山坡、山谷灌丛或林下。

[地理分布]渠县及周边地区。

[入药部位]地上茎和根。

[功能主治]止咳、祛痰、平喘、安神,用于急、慢性支气管炎,精神分裂症。

枳椇

[异名]南枳椇、金果梨、鸡爪树、万字果、枸、鸡爪子、拐枣。

[拉丁名]*Hovenia acerba* Lindl.

[形态特征]高10～25 m,小枝褐色或黑紫色,叶互生,厚纸质至纸质,宽卵形、椭圆状卵形或心形,叶柄长2～5 cm,二歧式聚伞圆锥花序,顶生和腋生,花两性,萼片具网状脉或纵条纹,花瓣椭圆状匙形,浆果状核果近球形,成熟时黄褐色或棕褐色,种子暗褐色或黑紫色。

[自然生境]生于开旷地、山坡林缘或疏林中。

[地理分布]通川区、开江县、渠县、大竹县、万源市等地。

[入药部位]种子。

[功能主治]解酒毒,用于热病消渴、酒醉、烦渴、呕吐、发热。

北枳椇

[异名]甜半夜、拐枣、枳椇子、鸡爪梨、枳椇。

[拉丁名]*Hovenia dulcis* Thunb.

[形态特征]高大乔木,稀灌木,高达10 m;小枝褐色或黑紫色,无毛,有不明显的皮孔。叶纸质或厚膜质,卵圆形、宽矩圆形或椭圆状卵形,长7～17 cm,宽4～11 cm,顶端短渐尖或渐尖,基部截形,少有心形或近圆形,边缘有不整齐的锯齿或粗锯齿,稀具浅锯齿,无毛或仅下面沿脉被疏短柔毛;叶柄长2.0～4.5 cm,无毛。花黄绿色,直径6～8 mm,排成不对称的顶生,稀兼腋生的聚伞圆锥花序;花序轴和花梗均无毛;萼片卵状三角形,具纵条纹或网状脉,无毛,长2.2～2.5 mm,宽1.6～2.0 mm;花瓣倒卵状匙形,长2.4～2.6 mm,宽1.8～2.1 mm,向下渐狭成爪部,长0.7～1.0 mm;花盘边缘被柔毛或上面被疏短柔毛;子房球形,花柱3浅裂,长2.0～2.2 mm,无毛。浆果状核果近球形,直径6.5～7.5 mm,无毛,成熟时黑色;花序轴结果时稍膨大;种子深栗色或黑紫色,直径5.0～5.5 mm。

[自然生境]生于次生林中或庭园栽培。

[地理分布]开江县及周边地区。

[入药部位]种子,亦有带花序轴的果实。

[功能主治]解酒毒、止渴除烦、止呕、利大小便,用于醉酒、烦热、口渴、呕吐、二便不利。

铜钱树

[异名]刺凉子、摇钱树、金钱树、钱串树、鸟不宿。

[拉丁名]*Paliurus hemsleyanus* Rehd.

[形态特征]乔木,稀灌木,高达13 m,小枝黑褐色或紫褐色,无毛。叶互生,纸质或厚纸质,宽椭圆形、卵状椭圆形或近圆形,长4～12 cm,宽3～9 cm,顶端长渐尖或渐尖,基部偏斜,宽楔形或近圆形,边缘具圆锯齿或钝细锯齿,两面无毛,基生三出脉;叶柄长0.6～2.0 cm,近无毛或仅上面被疏短柔毛;无托叶刺,但幼树叶柄基部有2个斜向直立的针刺。聚伞花序或聚伞圆锥花序,顶生或兼有腋生,无毛;萼片三角形或宽卵形,长2 mm,宽1.8 mm;花瓣匙形,长1.8 mm,宽1.2 mm;雄蕊长于花瓣;花盘五边形,5浅裂;子房3室,每室具1胚珠,花柱3深裂。核果草帽状,周围具革质宽翅,红褐色或紫红色,无毛,直径2.0～3.8 cm;果柄长1.2～1.5 cm。

[自然生境]生于山地林中。

[地理分布]万源市及周边地区。

[入药部位]根、全株。

[功能主治]根祛风湿、消炎、止痹痛、解毒,用于风湿关节痛、手足麻木、劳伤乏力、跌打损伤、痢疾、先

天不足、病后失调、久病失治、肌体失养、眩晕失眠。全株调血补气、自汗心悸, 用于痢疾、风湿痹痛。

多脉猫乳

[异名]青叶树。

[拉丁名]*Rhamnella martinii* (Lévl.) Schneid.

[形态特征]灌木或小乔木, 株高可达8 m; 幼枝纤细, 黄绿色, 无毛, 老枝黑褐色, 具多数黄色皮孔; 幼枝无毛, 叶长椭圆形、披针状椭圆形或长圆状椭圆形, 长4~11 cm, 先端尖或渐尖, 基部近圆, 具细齿, 无毛, 侧脉6~8对; 叶柄长2~4 mm, 无毛或被疏柔毛, 托叶钻形, 基部宿存; 叶纸质, 长椭圆形、披针状椭圆形或矩圆状椭圆形, 长4~11 cm, 宽1.5~4.2 cm, 顶端锐尖或渐尖, 基部圆形或近圆形, 稍偏斜, 边缘具细锯齿, 两面无毛, 稀下面沿脉被疏柔毛, 侧脉每边6~8条; 叶柄长2~4 mm, 无毛或被疏柔毛; 托叶钻形, 基部宿存; 聚伞花序腋生, 花序梗长不及2 mm; 花小, 黄绿色: 萼片卵状三角形, 先端尖; 花瓣倒卵形, 先端微凹; 花梗长2~3 mm; 核果近圆柱形, 长8 mm, 直径3.0~3.5 mm, 熟时或干后黑紫色; 果柄长3~4 mm。

[自然生境]生于山地灌丛或杂木林中。

[地理分布]万源市。

[入药部位]根部。

[功能主治]补脾益肾、疗疮, 用于体质虚弱、劳伤乏力、疥疮等。

长叶冻绿

[异名]长叶绿柴、冻绿、绿柴、山绿篱、绿篱柴、山黑子。

[拉丁名]*Rhamnus crenata* Sieb. & Zucc.

[形态特征]落叶灌木或小乔木; 幼枝带红色, 被毛, 后脱落, 小枝被疏柔毛。叶纸质, 长4~14 cm, 宽2~5 cm, 顶端渐尖、尾状长渐尖或骤缩成短尖, 基部楔形或钝, 边缘具圆齿状齿或细锯齿, 上面无毛, 下面被柔毛或沿脉多少被柔毛, 侧脉每边7~12条。花数个或10余个密集成腋生聚伞花序, 总花梗长4~10 mm, 稀15 mm, 被柔毛, 花梗长2~4 mm, 被短柔毛; 萼片三角形与萼管等长, 外面有疏微毛。核果球形或倒卵状球形, 绿色或红色, 成熟时黑色或紫黑色, 长5~6 mm, 直径6~7 mm, 果柄长3~6 mm, 无或有疏短毛, 具3分核, 各有种子1个; 种子无沟。

[自然生境]生于山地林中或灌木丛。

[地理分布]万源市。

[入药部位]根。

[功能主治]清热解毒、利湿、杀虫止痒, 用于疥疮、顽癣、湿疹足癣、湿热性黄疸、脓疱疮、小儿蛔虫、水肿、麻风、内伤、肺痨。

刺鼠李

[异名]李子。

[拉丁名]*Rhamnus dumetorum* C. K. Schneid.

[形态特征]高3~5 m, 树皮粗糙, 枝端和分叉处有细针刺。叶纸质, 对生或近对生, 或在短枝上簇生, 椭圆形, 稀倒卵状、倒披针状椭圆形或矩圆形, 边缘具不明显的波状齿或细圆齿, 叶柄长2~7 mm; 托叶披针形。花单性, 雌雄异株; 雄花数个; 雌花数个至10余个簇生于短枝顶端。核果球形, 种子黑色或紫黑色。

[自然生境]生于山坡灌丛或林下。

[地理分布]万源市及周边地区。

[入药部位]果实、根、树皮。

[功能主治]清热利湿、消积杀虫, 用于水肿腹胀、疝气、癥瘕、瘰疬、疥癣、齿痛。

木子花

[拉丁名]*Rhamnus esquirolii* var. *glabrata* Y. L. Chen & P. K. Chou

[形态特征]叶下面无毛或仅腋脉被簇毛。

[自然生境]生于山地林缘、林下或灌丛中。

[地理分布]通川区、开江县等地。

[入药部位]叶或果实。

[功能主治]敷用于刀伤。

淡黄鼠李

[异名]生等（藏名）。

[拉丁名]*Rhamnus flavescens* Y. L. Chen & P. K. Chou

[形态特征]高1～2 m。叶小，纸质，矩圆形或卵状椭圆形，稀卵形，边缘具不明显的细圆齿，叶柄长1～3 mm；托叶线状钻形，宿存。花单性，雌雄异株，雌花黄绿色，钟状；萼片卵状三角形，花瓣极小，子房球形。核果近球形，红褐色；种子矩圆状倒卵形，淡黄色。

[自然生境]生于亚高山山坡灌丛中。

[地理分布]万源市及周边地区。

[入药部位]果实、根、树皮。

[功能主治]清热利湿、消积杀虫，用于水肿腹胀、疝气、癥瘕、瘰疬、疥癣、齿痛。

亮叶鼠李

[异名]冬青鼠李、亮叶山茱萸、非洲山茱萸、卡姆德玻臭木。

[拉丁名]*Rhamnus hemsleyana* C. K. Schneid.

[形态特征]常绿乔木，稀灌木；枝无刺；芽具鳞片；叶互生，长椭圆形，稀窄长圆形或倒披针状长椭圆形，长6～20 cm，宽2.5～6.0 cm，先端渐尖或长渐尖，稀钝圆，基部楔形或圆形，具锯齿，上面无毛，下面淡绿色，脉腋具髯毛，侧脉9～15对；叶柄粗，长3～8 mm，疏被柔毛，托叶线形，长0.8～1.2 cm，早落；花杂性，2～8朵簇生于叶腋，4基数；萼片三角形，具3脉；无花瓣；雄蕊短于萼片；两性花的子房球形，花柱4裂；雄花具退化雌蕊，子房球形，不发育，花柱短，不裂；花盘盘状，边缘离生；核果球形，熟时红色，后变黑色，长4～5 mm，直径4～5 mm，具4分核；种子腹面具棱，背面具与种子等长纵沟。

[自然生境]生于山谷林缘或林中。

[地理分布]万源市及周边地区。

[入药部位]根、皮。

[功能主治]清热利湿、凉血、止血，用于肺痈咯血、衄血。

异叶鼠李

[异名]异地鼠李、紫果叶、女儿茶、崖枣树、岩枣树、异叶李鼠、岩果紫。

[拉丁名]*Rhamnus heterophylla* Oliv.

[形态特征]矮小灌木，高2 m，枝无刺，幼枝和小枝细长，被密短柔毛。叶纸质，大小异形，在同侧交替互生，小叶近圆形或卵圆形，长0.5～1.5 cm，大叶矩圆形、卵状椭圆形或卵状矩圆形，长1.5～4.5 cm，宽1.0～2.2 cm，顶端锐尖或短渐尖，常具小尖头，基部楔形或圆形，边缘具细锯齿或细圆齿，干时多少背卷，上面浅绿色，两面无毛或仅下面脉腋被簇毛，稀沿脉被疏短柔毛，侧脉每边2～4条，上面不明显，下面稍突起，叶柄长2～7 mm，有短柔毛；托叶钻形或线状披针形，短于叶柄，宿存。花单性，雌雄异株，5基数，花梗长1～2 mm，被疏微柔毛；萼片外面被疏柔毛，内面具3脉；核果球形，基部有宿存的萼筒，成熟时黑色，具3分核；果柄长1～2 mm；种子背面具长为种子4/5、上窄下宽的纵沟。

[自然生境]生于山坡灌丛或林缘。

[地理分布]万源市及周边地区。

[入药部位]根、枝叶。

[功能主治]清热解毒、凉血止血,用于痢疾、疮痈、吐血、咯血、痔疮出血、崩漏、白带、暑热烦渴。

小冻绿树

[异名]小叶冻绿、小冻绿、绿皮刺、黑果刺、冻绿树、紫背药、椒李子、山黑子、小冻绿柴。

[拉丁名]*Rhamnus rosthornii* E. Pritz. ex Diels

[形态特征]灌木或小乔木,高达3 m;小枝互生和近对生,顶端具钝刺,幼枝绿色,被短柔毛,老枝灰褐色或黑褐色,无毛,树皮粗糙,有纵裂纹。叶革质或薄革质,互生,顶端截形或圆形,稀锐尖,基部楔形,稀近圆形,边缘具圆齿或钝锯齿,干时常背卷,上面暗绿色,无毛或沿中脉被短柔毛,下面淡绿色,仅脉腋有簇毛,稀沿脉被疏柔毛,叶柄长2~4 mm,被短柔毛;托叶线状披针形,有微毛,宿存。花单性,雌雄异株,4基数,有花瓣;雌花数个簇生于短枝端或当年生枝下部叶腋,退化的雄蕊极小,花柱2浅裂或半裂;花梗长2~3 mm。核果球形,直径3~4 mm,长4~5 mm,成熟时黑色,具2分核,基部有宿存的萼筒。种子倒卵圆形,红褐色,有光泽,背面有长为种子4/5或近全长下部宽、中部狭的纵沟。

[自然生境]生于山坡阳处、灌丛或沟边林中。

[地理分布]万源市及周边地区。

[入药部位]叶子、根、果实。

[功能主治]活血消积、理气止痛、收敛,用于腹痛、食积、消化不良、月经不调、烧烫伤。

冻绿

[异名]鼠李、大脑头、冻绿柴、冻绿树、冻木树、绿皮刺、黑狗丹、狗李、油葫芦子、红冻。

[拉丁名]*Rhamnus utilis* Decne.

[形态特征]灌木或小乔木,高可达4 m;幼枝无毛,小枝褐色或紫红色,叶纸质,叶片对生或近对生,或在短枝上簇生,椭圆形、矩圆形或倒卵状椭圆形,顶端凸尖或锐尖,基部楔形或稀圆形,边缘具细锯齿或圆齿状锯齿,侧脉两面均突起,具明显的网脉,叶柄上面具小沟,有疏微毛或无毛;托叶披针形,常具疏毛,宿存。花单性,雌雄异株,具花瓣;花梗无毛;雄花数个簇生于叶腋,雌花簇生于叶腋或小枝下部;退化雄蕊小,花柱较长,核果圆球形或近球形,成熟时黑色,具2分核,种子背侧基部有短沟。

[自然生境]生于山地、丘陵、山坡草丛、灌丛或疏林下。

[地理分布]大竹县、万源市等地。

[入药部位]果实。

[功能主治]清热解毒、泻下杀虫、止咳祛痰,用于疮痈、便秘、腹胀、痰喘、咳嗽、牙齿疼痛、口中生疮等。

梗花雀梅藤

[异名]红雀梅藤、红藤、皱锦藤。

[拉丁名]*Sageretia henryi* auct. mon J. R. Drumm. & Sprague

[形态特征]藤状灌木,稀小乔木,高达2.5 m,无刺或具刺;小枝红褐色,无毛,老枝灰黑色。叶互生或近对生,纸质,矩圆形、长椭圆形或卵状椭圆形,长5~12 cm,宽2.5~5.0 cm,顶端尾状渐尖,稀锐尖或钝圆,基部圆形或宽楔形,边缘具细锯齿,两面无毛,上面干时栗色,稍下陷,下面突起,侧脉每边5~6(~7)条;叶柄长5~13 mm,无毛或被微柔毛;托叶钻形,长1.0~1.5 mm。花具1~3 mm长的梗,白色或黄白色,无毛,单生或数个簇生排成疏散的总状或稀圆锥花序,腋生或顶生;花序轴无毛,长3~17 cm;萼片卵状三角形,顶端尖;花瓣白色,匙形,顶端微凹,稍短于雄蕊;子房3室,每室具1胚珠。核果椭圆形或倒卵状球形,长5~6 mm,直径4~5 mm,成熟时紫红色,具2~3分核;果柄长1~4 mm;种子2,扁平,两端凹入。

[自然生境]生于山地灌丛或密林中。

[地理分布]万源市及周边地区。

[入药部位]根、叶、果实。

[功能主治] 行气、止痰、解毒、消肿、止痛。

枣

[异名] 老鼠屎、贯枣、枣子树、红枣树、大枣、枣子、枣树、扎手树、红卵树。

[拉丁名] *Ziziphus jujuba* (L.) Lam.

[形态特征] 落叶小乔木, 稀灌木, 高达10 m, 树皮褐色或灰褐色, 叶柄长1～6 mm, 或在长枝上的可达1 cm, 无毛或有疏微毛, 托叶刺纤细, 后期常脱落。花黄绿色, 两性, 无毛, 具短总花梗, 单生或密集成腋生聚伞花序。核果矩圆形或是长卵圆形, 长2.0～3.5 cm, 直径1.5～2.0 cm, 成熟后由红色变红紫色, 中果皮肉质、厚、味甜。种子扁椭圆形, 长约1 cm, 宽8 mm。

[自然生境] 生于山区、丘陵或平原。

[地理分布] 达川区、通川区、开江县、宣汉县、渠县、大竹县、万源市。

[入药部位] 果实、果仁、花、皮、根、刺。

[功能主治] 补脾胃、益气血、安心神、调营卫、和药性, 用于脾虚食少、食少便溏、妇人脏躁。

无刺枣

[异名] 大甜枣、大枣、红枣、枣子、枣树。

[拉丁名] *Ziziphus jujuba* var. *inermis* (Bunge) Rehder

[形态特征] 落叶小乔木, 稀灌木, 高达10 m; 树皮褐色或灰褐色; 有长枝, 紫红色或灰褐色, 呈之字形曲折, 具2个托叶刺, 长刺粗直, 短刺下弯; 叶纸质, 卵形, 卵状椭圆形, 顶端钝或圆形, 稀锐尖, 具小尖头, 基部稍不对称, 近圆形, 边缘具圆齿状锯齿, 上面深绿色, 无毛, 下面浅绿色, 无毛或仅沿脉多少被疏微毛, 基生三出脉; 托叶刺纤细, 后期常脱落。花黄绿色, 两性, 5基数, 无毛, 具短总花梗, 单生或2～8个密集成腋生聚伞花序; 萼片卵状三角形; 花瓣倒卵圆形, 基部有爪, 与雄蕊等长; 每室有1胚珠, 花柱2半裂。核果矩圆形或长卵圆形, 长2.0～3.5 cm, 直径1.5～2.0 cm, 成熟时红色, 后变红紫色, 核顶端锐尖, 基部锐尖或钝, 2室, 具1或2种子, 种子扁椭圆形。

[自然生境] 生于村庄、屋旁。

[地理分布] 宣汉县及周边地区。

[入药部位] 果实、果核、根、树皮。

[功能主治] 果实补脾和胃、益气生津、调营卫、解药毒, 用于胃虚食少、脾弱便溏、气血津液不足、营卫不和、胫疮、走马牙疳。根用于关节酸痛、胃痛、吐血、血崩、月经不调、风疹、丹毒。树皮用于痢疾、肠炎、慢性气管炎、目昏不明、烧烫伤、外伤出血。

葡萄科 Vitaceae

蓝果蛇葡萄

[异名] 闪光蛇葡萄、过山龙、上山龙。

[拉丁名] *Ampelopsis bodinieri* (Lévl. & Vant.) Rehd

[形态特征] 木质藤本; 小枝圆柱形, 有纵棱纹, 无毛; 单叶, 卵圆形或卵椭圆形, 不分裂或上部微3浅裂, 两侧裂片较短或不明显, 长7.0～12.5 cm, 基部心形, 具三角形或宽三角形浅齿, 两面无毛, 基出脉5, 侧脉4～6对; 叶柄长2～6 cm; 复二歧聚伞花序疏散, 花序梗长2.5～6.0 cm; 花萼浅碟形, 萼齿不明显, 边缘波状; 花盘明显, 5浅裂; 子房圆锥形, 花柱明显, 柱头不明显扩大; 果近球形, 直径6～8 mm, 有种子3～4; 种子倒卵椭圆形, 腹面两侧洼沟向上达种子中上部。

[自然生境] 生于海拔1 000～2 300 m的山地、林中、灌丛。

[地理分布] 宣汉县、渠县、万源市。

[入药部位] 根皮。

[功能主治] 祛风除湿、消肿止痛、止血接骨、清热解毒、排脓生肌, 用于跌打损伤、骨折、风湿性关节炎、

风湿痹痛、腰腿痛、便血、崩漏、白带。

三裂蛇葡萄

[异名]见肿消。

[拉丁名]*Ampelopsis delavayana* Planch.

[形态特征]木质藤本;小枝圆柱形,有纵棱纹,疏生短柔毛,后脱落;3小叶复叶,中央小叶披针形或椭圆披针形,长5~13 cm,先端渐尖,基部近圆形,侧生小叶卵椭圆形或卵披针形,长4.5~11.5 cm,宽2~4 cm,基部不对称或分裂,粗锯齿,齿端尖细,侧脉5~7对;叶柄长3~10 cm,被疏柔毛,小叶有柄或无柄;花萼碟形,边缘波状浅裂;花瓣卵状椭圆形,花盘明显,5浅裂;子房下部与花盘合生;果近球形,直径约8 mm,有种子2~3;种子腹面两侧洼穴向上达种子中上部。

[自然生境]生于海拔800~2 600 m的湿润山坡岩壁、林中、灌丛。

[地理分布]达川区。

[入药部位]全株、根。

[功能主治]全株、根祛风除湿、活络散瘀、活血消肿、利水通淋、解毒、消炎止痛、接骨止血、生肌,用于风湿痹痛、风湿关节痛、湿热淋病、便血、水肿、跌打损伤、骨折、痈肿疔疮、外伤出血。

毛三裂蛇葡萄(变种)

[异名]五裂叶葡萄、毛叶赤角、金刚散、大叶母猪藤、山葡萄、小赤葛。

[拉丁名]*Ampelopsis delavayana* Planch. var. *setulosa* (Diels & Gilg) C. L. Li

[形态特征]木质藤本;卷须分枝,间断与叶对生;3小叶,卵椭圆形至披针形;多歧聚伞花序与叶对生,萼碟形,花瓣5,卵椭圆形,雄蕊5,子房下部与花盘合生;果实近球形;种子倒卵圆形。

[自然生境]生于灌丛。

[地理分布]通川区、开江县。

[入药部位]根。

[功能主治]消痈毒、散瘀血、祛风除湿、解毒消肿,用于痈疮肿毒、急性乳腺炎、风湿性关节炎、瘰疬、溃烂、黄疸、小便带血。外敷毒疮及跌打损伤。

葎叶蛇葡萄

[异名]七角白蔹。

[拉丁名]*Ampelopsis humulifolia* Bunge

[形态特征]木质藤本;小枝圆柱形,有纵棱纹,无毛;叶卷须2叉分枝;单叶,3~5浅裂或中裂,裂片宽阔,上部裂缺凹呈钝角或锐角,稀不裂,心状五角形或肾状五角形,长6~12 cm,先端基部心形,具粗锯齿,通常齿尖,下面无毛或沿脉被疏柔毛;叶柄长3~5 cm;多歧聚伞花序与叶对生;花序梗长3~6 cm,无毛或被稀疏无毛;花梗长2~3 mm,伏生短柔毛;花蕾卵圆形,高1.5~2.0 mm,顶端圆形;萼碟形,边缘呈波状,外面无毛;花瓣5,卵椭圆形,高1.3~1.8 mm,外面无毛;雄蕊5,花药卵圆形,长宽近相等,花盘明显,波状浅裂;子房下部与花盘合生,花柱明显,柱头不扩大;果近球形,径0.6~1.0 cm,有种子2~4;种子腹面两侧洼穴向上达种子上部1/3处。

[自然生境]生于海拔600~800 m的荒坡、灌丛。

[地理分布]万源市。

[入药部位]根。

[功能主治]活血散瘀、消炎解毒、生肌长骨、祛风除湿,用于跌打损伤、骨折、疮痈肿毒、风湿性关节炎。

乌蔹莓

[异名]小母猪藤、大五匹风、母猪藤。

[拉丁名]*Cayratia japonica* (Thunb.) Gagnep.

[形态特征] 草质藤本；枝卷须2～3叉分枝；鸟足状5小叶复叶，椭圆形至椭圆披针形，先端渐尖，基部楔形或宽圆，具疏锯齿，中央小叶显著狭长；复二歧聚伞花序腋生，花萼碟形，花瓣二角状宽卵形，花盘发达；果近球形，直径约1 cm，有种子2～4；种子倒三角状卵圆形，腹面两侧洼穴从近基部向上过种子顶端。

[自然生境] 生于海拔1 500 m以下的灌丛。

[地理分布] 宣汉县、通川区、渠县、开江县。

[入药部位] 全草及根。

[功能主治] 全草及根清热解毒、活血散瘀、利湿消肿、利水、止咳化痰，用于痈肿、疔疮、痄腮、丹毒、风湿关节痛、黄疸、痢疾、喉痛、尿血、白浊、瘰疬、跌打损伤。

尖叶乌蔹莓

[异名] 母猪藤。

[拉丁名] *Cayratia japonica* var. *pseudotrifolia* (W. T. Wang) C. L. Li

[形态特征] 草质藤本。小枝圆柱形，有纵棱纹，无毛或微被疏柔毛。卷须2～3叉分枝，相隔2节间段与叶对生。叶多为3小叶；叶柄长1.5～10.0 cm，中央小叶柄长0.5～2.5 cm，侧生小叶无柄或有短柄，侧生小叶总柄长0.5～1.5 cm，无毛或微被毛；托叶早落。花序腋生，复二歧聚伞花序；花序梗长1～13 cm，无毛或微被毛；花梗长1～2 mm，几无毛；花蕾卵圆形，高1～2 mm，顶端圆形；萼碟形，边缘全缘或波状浅裂，外面被乳突状毛或几无毛；花瓣4，三角状卵圆形，高1.0～1.5 mm，外面被乳突状毛；果实近球形，直径约1 cm，有种子2～4颗；种子三角状倒卵形，顶端微凹，基部有短喙，种脐在种子背面近中部呈带状椭圆形，上部种脊突出，表面有突出肋纹，腹部中棱脊突出，两侧洼穴呈半月形，从近基部向上达种子近顶端。

[自然生境] 生于海拔1 000～2 200 m的山坡林下、沟谷。

[地理分布] 宣汉县、大竹县、万源市。

[入药部位] 根。

[功能主治] 清热解毒，外用于蛇咬伤、疮毒、跌打损伤。

华中拟乌蔹莓

[异名] 大母猪藤、华中乌蔹莓。

[拉丁名] *Pseudocayratia oligocarpa* (H. Lév. & Vaniot) J. Wen & L. M. Lu

[形态特征] 草质藤本。小枝圆柱形，有纵棱纹，被褐色节状长柔毛，卷须2叉分枝，相隔2节间断与叶对生。叶为鸟足状5小叶，中央小叶长椭圆披针形或长椭圆形，顶端尾状渐尖，基部楔形，边缘有（5～）7～14（～17）个锯齿，侧生小叶卵椭圆形或卵圆形，顶端急尖或渐尖，基部楔形或近圆形，边缘每侧有5～10个锯齿，上面绿色，伏生疏柔毛或近无毛，下面浅绿褐色，密被节状毛，在中脉上的毛平展；侧生小叶总柄长0.5～1.5 cm，密被褐色节状长柔毛；托叶膜质，褐色，狭披针形。花序腋生，复二歧聚伞花序；花梗密被褐色节状长柔毛；花蕾卵圆形，高1.5～2.0 mm；萼浅碟形，萼齿不明显，外面被褐色节状毛；花瓣4，卵圆形，高1.0～1.5 mm，外面被节状毛；果近球形，直径0.8～1.0 cm，有种子2～4颗；种子倒卵长椭圆形。

[自然生境] 生于海拔1 000～1 500 m的灌丛。

[地理分布] 通川区、开江县。

[入药部位] 根、叶。

[功能主治] 根及叶除风湿、通经络、清热解毒、利湿消肿，用于牙痛、风湿性关节炎、湿热黄疸、痈肿、疮毒、风湿痹痛、无名肿毒。

苦郎藤

[异名] 风叶藤、左边藤、苦朗藤。

[拉丁名] *Cissus assamica* (M. A. Lawson) Craib

[形态特征] 木质藤本；小枝圆柱形，有纵棱纹，伏生稀疏丁字毛或近无毛；卷须2叉分枝；叶宽心形，长

5～7 cm, 先端短尾尖, 基部心形, 每边有20～44尖锐锯齿, 下面脉上伏生丁字毛或脱落至近无毛, 网脉下面较明显; 叶柄长2～9 cm; 花序与叶对生, 二级分枝集生成伞形; 花序梗长2.0～2.5 cm; 花萼碟形, 全缘或波状; 花瓣三角状卵形, 无毛, 花盘明显, 4裂, 子房无毛; 果倒卵圆形, 直径6～7 mm, 成熟时紫黑色, 有种子1; 种子表面棱纹尖锐, 腹面两侧洼穴向上达种子上部的1/3处。

[自然生境] 生于山坡灌丛中。

[地理分布] 大竹县。

[入药部位] 根。

[功能主治] 拔脓消肿、散瘀止痛, 用于跌打损伤、扭伤、风湿性关节疼痛、骨折、痈疮肿毒。

异叶地锦

[异名] 草叶藤。

[拉丁名] *Parthenocissus dalzielii* Gagnep.

[形态特征] 木质藤本; 小枝无毛; 叶卷须总状5～8分枝, 嫩时顶端膨大呈圆球形, 遇附着物时扩大为吸盘状; 叶两型, 侧出较小的长枝上常散生较小的单叶, 叶卵圆形, 长3～7 cm; 主枝或短枝上集生3小叶复叶, 中央小叶长椭圆形, 长6～21 cm, 先端渐尖, 基部楔形, 侧生小叶卵状椭圆形, 长5.5～19.0 cm, 有不明显小齿, 两面无毛; 多歧聚伞花序常生于短枝顶端叶腋, 较叶柄短; 花萼碟形, 边缘波状或近全缘; 花瓣4～5, 倒卵状椭圆形; 果球形, 直径0.8～1.0 cm, 成熟时紫黑色, 有种子1～4。

[自然生境] 生于海拔200～2 300 m的山崖陡壁、山坡、山谷林中或灌丛岩石缝中。

[地理分布] 万源市。

[入药部位] 根、茎、叶。

[功能主治] 根与茎祛风除湿、通络解毒、止血、活血止痛。用于风湿筋骨痛、偏头痛、带下病、产后瘀血腹痛、骨折、跌打肿痛、疮疖。叶清热解毒、收敛生肌, 外用于毒蛇咬伤、疮疡肿毒。

花叶地锦

[异名] 大叶蛇葡萄。

[拉丁名] *Parthenocissus henryana* (Hemsl.) Diels & Gilg

[形态特征] 木质藤本; 茎和小枝明显四棱形, 无毛; 嫩叶绿色或绿褐色, 卷须总状4～7分枝, 顶端嫩时膨大呈块状, 遇附着物时扩大为吸盘状; 5小叶掌状复叶, 叶柄长2.5～8.0 cm; 小叶倒卵形、倒卵状长圆形或倒卵状披针形, 长3～10 cm, 先端急尖或圆钝, 基部楔形, 上半部有锯齿, 上面沿脉色浅或有花斑, 小叶柄长0.3～1.5 cm; 圆锥状多歧聚伞花序假顶生, 序轴明显, 花序上常有退化较小的单叶, 花序梗长1.5～9.0 cm; 果近球形, 直径0.8～1.0 cm, 有种子1～3。

[自然生境] 生于海拔1 300～2 300 m的山地、林中、灌丛。

[地理分布] 万源市。

[入药部位] 藤叶。

[功能主治] 消肿散痈, 用于疮疖肿毒。

崖爬藤

[异名] 毛叶崖爬藤。

[拉丁名] *Tetrastigma obtectum* (Wall.) Planch.

[形态特征] 草质藤本; 枝卷须4～7集生呈伞状; 掌状5小叶复叶, 小叶菱状椭圆形或椭圆状披针形, 长1～4 cm, 每边有3～8锯齿, 两面无毛; 叶柄长1～4 cm, 小叶柄极短或几无柄; 托叶褐色, 常宿存; 花序顶生或假顶生于具有1～2叶的短枝上, 多数花集生成单伞形; 萼浅碟形, 边缘呈波状浅裂; 花瓣长椭圆形, 先端有短角; 花盘明显, 4浅裂; 子房锥形, 花柱短, 柱头扩大呈碟形, 边缘不规则分裂; 果球形, 直径0.5～1.0 cm, 有种子1; 种子椭圆形, 腹面两侧洼穴呈沟状, 向上斜展达种子顶端1/4处; 种子椭圆形。

[自然生境]生于灌丛、树上、岩上。

[地理分布]渠县、万源市。

[入药部位]全草、根。

[功能主治]祛风除湿、活血祛瘀、解毒、行血导滞、强筋骨,用于头痛、身痛、风湿筋骨痛、风湿麻木、风湿痹痛、流注、疮毒、黄水疮、骨折、跌打损伤、流感。用本品加排风藤、三角枫煎水洗患处及服用治巴骨流痰。

葛藟葡萄

[异名]千岁藟。

[拉丁名]*Vitis flexuosa* Thunb.

[形态特征]木质藤本。小枝圆柱形,有纵棱纹,嫩枝疏被蛛丝状绒毛,以后脱落无毛。叶卵形、三角状卵形、卵圆形或卵椭圆形,顶端急尖或渐尖,基部浅心形或近截形,心形者基缺顶端凹成钝角,边缘每侧有微不整齐5~12个锯齿,上面绿色,无毛,下面初时疏被蛛丝状绒毛,以后脱落;基生脉5出,中脉有侧脉4~5对,网脉不明显;叶柄被稀疏蛛丝状绒毛或几无毛;托叶早落;圆锥花序疏散,与叶对生,基部分枝发达或细长而短,花序梗长2~5 cm,被蛛丝状绒毛或几无毛;花梗无毛;花蕾倒卵圆形,萼浅碟形,边缘呈波状浅裂,无毛;花瓣5,呈帽状粘合脱落;果实球形;种子倒卵椭圆形,基部有短喙,种脐在种子背面中部呈狭长圆形,种脊微凸出,腹面中棱脊微突起。

[自然生境]生于海拔600~2 800 m的灌丛。

[地理分布]宣汉县、大竹县。

[入药部位]根、藤汁、果实。

[功能主治]根祛风除湿、行气活血、消积、消肿胀、补五脏、续筋骨、长肌肉、消食积,用于病后体虚、关节酸痛、跌打损伤、体虚白浊、咳嗽、吐血、食积。藤汁补五脏、益气止渴、续筋骨。果实润肺、止咳、清热、凉血、消食。

毛葡萄

[异名]野葡萄。

[拉丁名]*Vitis heyneana* Roemer & Schultes

[形态特征]木质藤本;枝卷须2叉分枝,密被绒毛;叶卵圆形、长卵状椭圆形或五角状卵形,长4~12 cm,先端急尖或渐尖,基部浅心形,每边有9~19尖锐锯齿,上面初疏被蛛丝状绒毛,下面密被灰或褐色绒毛,基出脉3~5,叶柄长2.5~6.0 cm,密被蛛丝状绒毛;圆锥花序疏散,分枝发达,花萼碟形,边缘近全缘,花瓣呈帽状粘合脱落,花盘5裂;果可生食;种子倒卵圆形。

[自然生境]生于海拔600~2 500 m的沟边、岩石边、灌丛。

[地理分布]通川区、开江县、万源市。

[入药部位]全株、根皮、叶。

[功能主治]全株止血、祛风除湿、安胎解热,用于麻疹。根皮调经活血、补虚止带、舒筋活血,用于月经不调、白带、筋骨疼痛。叶止血,用于外伤出血。

杜英科 Elaeocarpaceae

杜英

[异名]假杨梅、梅擦饭、青果、野橄榄、胆八树、橄榄、缘瓣杜英。

[拉丁名]*Elaeocarpus decipiens* Hemsl.

[形态特征]常绿乔木,高5~15 m;嫩枝及顶芽初时被微毛,后变秃净。叶革质,披针形或倒披针形,长7~12 cm,宽2.0~3.5 cm,先端渐尖,尖头钝,基部楔形,常下延,侧脉7~9对,上面不明显,下面稍突起,边缘有小钝齿;叶柄长1 cm,初时有微毛,结实时变秃净。总状花序多生于叶腋及无叶的去年枝条上,长5~10 cm,花序轴纤细,有微毛;花柄长4~5 mm;花白色,萼片披针形,长5.5 mm,宽1.5 mm,先端尖,两侧有微毛;花瓣倒卵形,与萼片等长,上半部撕裂,外侧无毛,内侧近基部有毛;雄蕊25~30枚,长3 mm,花丝极短,花

药顶端无附属物;花盘5裂,有毛;子房3室,花柱长3.5 mm,胚珠每室2颗。核果椭圆形,长2.0~2.5 cm,宽1.3~2.0 cm,外果皮无毛,表面有多数沟纹,1室,种子1颗,长1.5 cm。

[自然生境]生于海拔400~2 000 m的山谷林中。

[地理分布]开江县、万源市。

[入药部位]根。

[功能主治]散瘀消肿,用于跌打损伤、瘀肿。

山杜英

[异名]杜英、羊屎树、胆八树、杜莺。

[拉丁名]*Elaeocarpus sylvestris* (Lour.) Poir.

[形态特征]小乔木,高约10 m;小枝纤细,常秃净无毛。叶纸质,倒卵形或倒披针形,长4~8 cm,宽2~4 cm,幼态叶长达15 cm,宽达6 cm,上下两面均无毛,先端钝,或略尖,基部窄楔形,下延,侧脉5~6对,上面隐约可见,在下面稍突起,网脉不明显,边缘有钝锯齿或波状钝齿。叶柄长1.0~1.5 cm,无毛。总状花序生于枝顶叶腋内,长4~6 cm,花序轴纤细,无毛,有时被灰白色短柔毛;花柄长3~4 mm,纤细,常秃净;萼片5片,披针形,长4 mm,无毛;花瓣倒卵形,上半部撕裂,外侧基部有毛;雄蕊13~15枚,长约3 mm,花药有微毛,顶端无毛丛,无附属物;花盘5裂,圆球形,完全分开,被白色毛;子房被毛,2~3室,花柱长2 mm。核果细小,椭圆形,长1.0~1.2 cm,内果皮薄骨质,有腹缝沟3条。

[自然生境]生于海拔350~2 000 m的常绿林中。

[地理分布]开江县、通川区。

[入药部位]根。

[功能主治]散瘀消肿,用于跌打损伤、瘀肿。

锦葵科 Malvaceae

咖啡黄葵

[异名]越南芝麻、羊角豆、糊麻。

[拉丁名]*Abelmoschus esculentus* (L.) Moench

[形态特征]一年生草本,高1~2 m;茎圆柱形,疏生散刺。叶掌状3~7裂,直径10~30 cm,裂片阔至狭,边缘具粗齿及凹缺,两面均被疏硬毛;叶柄长7~15 cm,被长硬毛;托叶线形,长7~10 mm,被疏硬毛。花单生于叶腋间,花梗长1~2 cm,疏被糙硬毛;小苞片8~10,线形,长约1.5 cm,疏被硬毛;花萼钟形,较长于小苞片,密被星状短绒毛;花黄色,内面基部紫色,直径5~7 cm,花瓣倒卵形,长4~5 cm。蒴果筒状尖塔形,长10~25 cm,直径1~2 cm,顶端具长喙,疏被糙硬毛;种子球形,多数,直径4~5 mm,具毛脉纹。

[自然生境]主栽培。

[地理分布]大竹县。

[入药部位]根、叶、花、种子。

[功能主治]利咽、通淋、下乳、调经,用于咽喉肿痛、小便淋痛、产后乳汁稀少、月经不调。

黄蜀葵

[异名]漏芦花、青活麻、草帽花、滑药、大野棉花、棋盘花。

[拉丁名]*Abelmoschus manihot* (L.) Medicus

[形态特征]年生或多年生草本,高1~2 m,疏被长硬毛。叶掌状5~9深裂,直径15~30 cm,裂片长圆状披针形,长8~18 cm,宽1~6 cm,具粗钝锯齿,两面疏被长硬毛;叶柄长6~18 cm,疏被长硬毛;托叶披针形,长1.1~1.5 cm。花单生于枝端叶腋;小苞片4~5,卵状披针形,长15~25 mm,宽4~5 mm,疏被长硬毛;萼佛焰苞状,5裂,近全缘,较长于小苞片,被柔毛,果时脱落;花大,淡黄色,内面基部紫色,直径约12 cm;雄蕊柱长1.5~2.0 cm,花药近无柄;柱头紫黑色,匙状盘形。蒴果卵状椭圆形,长4~5 cm,直径2.5~3.0 cm,被硬毛;种

子多数, 肾形, 被柔毛组成的条纹多条。

　　[自然生境]生于海拔2 300 m以下的湿热、肥沃地区。

　　[地理分布]开江县、渠县、大竹县、宣汉县。

　　[入药部位]花、根、叶和种子。

　　[功能主治]叶消肿止痛、托疮解毒、排脓生肌, 用于疮疖。根健胃消食、散结、清热解毒、滑肠、利湿, 用于尿路感染。种子利尿、通淋、消肿、解毒、通乳、退翳, 用于淋病、水肿、乳汁不通、痈肿、跌扑损伤、骨折、小儿食积、疝气、角膜云翳。花滋阴补血、下乳、排脓、通血脉、通淋、消肿解毒, 用于血虚头晕、跌打损伤、疔疮肿毒、便秘、淋病、痈疽肿毒、烫火伤。

箭叶秋葵

　　[异名]五指山参、小红芙蓉、岩酸。

　　[拉丁名]*Abelmoschus sagittifolius* (Kurz) Merr.

　　[形态特征]多年生草本, 高40~100 cm, 具萝卜状肉质根, 小枝被糙硬长毛。叶形多样, 下部的叶卵形, 中部以上的叶卵状戟形、箭形至掌状, 3~5浅裂或深裂, 裂片阔卵形至阔披针形, 长3~10 cm, 先端钝, 基部心形或戟形, 边缘具锯齿或缺刻, 上面疏被刺毛, 下面被长硬毛; 叶柄长4~8 cm, 疏被长硬毛。花单生于叶腋, 花梗纤细, 长4~7 cm, 密被糙硬毛; 小苞片6~12, 线形, 宽1.0~1.7 mm, 长约1.5 cm, 疏被长硬毛; 花萼佛焰苞状, 长约7 mm, 先端具5齿, 密被细绒毛; 花红色或黄色, 直径4~5 cm, 花瓣倒卵状长圆形, 长3~4 cm; 雄蕊柱长约2 cm, 平滑无毛; 花柱枝5, 柱头扁平。蒴果椭圆形, 长约3 cm, 直径约2 cm, 被刺毛, 具短喙; 种子肾形, 具腺状条纹。

　　[自然生境]生于山坡草丛。

　　[地理分布]渠县。

　　[入药部位]根。

　　[功能主治]滋阴润肺、和胃, 用于肺燥咳嗽、肺痨、胃痛、疳积、神经衰弱。

金铃花

　　[异名]灯笼花、风铃花、网花苘麻、纹瓣悬铃花。

　　[拉丁名]*Abutilon pictum* (Gillies ex Hook. & Arn.) Walp.

　　[形态特征]常绿灌木, 高达1 m。叶掌状3~5深裂, 直径5~8 cm, 裂片卵状渐尖形, 先端长渐尖, 边缘具锯齿或粗齿, 两面均无毛或仅下面疏被星状柔毛; 叶柄长3~6 cm, 无毛; 托叶钻形, 长约8 mm, 常早落。花单生于叶腋, 花梗下垂, 长7~10 cm, 无毛; 花萼钟形, 长约2 cm, 裂片5, 卵状披针形, 深裂达萼长的3/4, 密被褐色星状短柔毛; 花钟形, 橘黄色, 具紫色条纹, 长3~5 cm, 直径约3 cm, 花瓣5, 倒卵形, 外面疏被柔毛; 雄蕊柱长约3.5 cm, 花药褐黄色, 多数, 集生于柱端; 子房钝头, 被毛, 花柱分枝10, 紫色, 柱头头状, 凸出于雄蕊柱顶端。果未见。

　　[自然生境]主栽培。

　　[地理分布]大竹县。

　　[入药部位]叶和花。

　　[功能主治]活血祛瘀、舒筋通络, 用于跌打损伤。外用鲜品捣烂敷患处。

苘麻

　　[异名]冬葵子、红桐麻、野棉花、磨盘花、顷麻。

　　[拉丁名]*Abutilon theophrasti* Medic.

　　[形态特征]一年生亚灌木状草本, 高1~2 m, 茎枝被柔毛。叶互生, 圆心形, 长5~10 cm, 先端长渐尖, 基部心形, 边缘具细圆锯齿, 两面均密被星状柔毛; 叶柄长3~12 cm, 被星状细柔毛; 托叶早落。花单生于叶腋, 花梗长1~13 cm, 被柔毛, 近顶端具节; 花萼杯状, 密被短绒毛, 裂片5, 卵形, 长约6 mm; 花黄色, 花瓣倒卵形, 长约

1 cm; 雄蕊柱平滑无毛, 心皮15～20, 长1.0～1.5 cm, 顶端平截, 具扩展、被毛的长芒2, 排列成轮状, 密被软毛。蒴果半球形, 直径约2 cm, 长约1.2 cm, 分果爿15～20, 被粗毛, 顶端具长芒2; 种子肾形, 褐色, 被星状柔毛。

[自然生境] 生于海拔600～1 000 m的向阳山坡、田边、草坡。

[地理分布] 宣汉县。

[入药部位] 全草、种子、叶和根。

[功能主治] 全草与种子清热解毒、明目、利尿通乳、祛风解毒, 用于痢疾、中耳炎、耳鸣、耳聋、关节酸痛。种子除湿热、散翳膜, 用于赤白痢疾、眼翳、痈肿、瘰疬。种子润肠通便、下乳。叶用于痈疽肿毒。根用于痢疾、小便淋漓。

蜀葵

[异名] 棋盘花、茄花、一丈红、水芙蓉、侧金盏、麻杆花、哈洛没朵、泡江。

[拉丁名] *Althaea rosea* (L.) Cavan.

[形态特征] 二年生直立草本, 高达2 m, 茎枝密被刺毛。叶近圆心形, 直径6～16 cm, 掌状5～7浅裂或波状棱角, 裂片三角形或圆形; 叶柄长5～15 cm, 被星状长硬毛; 托叶卵形, 长约8 mm, 先端具3尖。花腋生, 单生或近簇生, 花梗长约5 mm; 小苞片杯状, 常6～7裂, 裂片卵状披针形, 长10 mm, 密被星状粗硬毛, 基部合生; 萼钟状, 直径2～3 cm, 5齿裂, 裂片卵状三角形, 长1.2～1.5 cm, 密被星状粗硬毛; 花大, 直径6～10 cm, 有红、紫、白、粉红、黄和黑紫等色, 单瓣或重瓣, 花瓣倒卵状三角形, 长约4 cm, 先端凹缺, 基部狭, 爪被长髯毛; 雄蕊柱无毛, 长约2 cm, 花丝纤细, 长约2 mm, 花药黄色; 花柱分枝多数, 微被细毛。果盘状, 直径约2 cm, 被短柔毛, 分果爿近圆形, 多数, 背部厚达1 mm, 具纵槽。

[自然生境] 生于海拔2 300 m以下的屋侧、路旁。

[地理分布] 万源市。

[入药部位] 花、种子、根、苗和全株。

[功能主治] 种子利水、通淋、滑肠, 用于水肿、淋病、便秘、疮疥、尿路结石、小便不利。花及全株活血润燥、通利二便、解毒散结、清热止血、止带, 用于大小便不利、梅核气、痢疾、吐血、血崩、带下、疟疾、鼻衄、风湿骨痛、小儿风疹、解河豚毒, 外用于烫火伤、无名肿毒。苗治热毒、下痢、淋病、金疮。根清热解毒、凉血、利尿、通淋、活血通经、排脓, 用于淋病、带下、尿血、吐血、血崩、肠痈、疮肿、肠炎、痢疾、尿路感染、子宫颈炎。根还可用于乳腺炎。

木芙蓉

[异名] 芙蓉花、七星花。

[拉丁名] *Hibiscus mutabilis* L.

[形态特征] 落叶灌木或小乔木, 高2～5 m; 小枝、叶柄、花梗和花萼均密被星状毛与直毛相混的细绵毛。叶宽卵形至圆卵形或心形, 直径10～15 cm, 常5～7裂, 裂片三角形, 先端渐尖, 具钝圆锯齿, 上面疏被星状细毛和点, 下面密被星状细绒毛; 主脉7～11条; 叶柄长5～20 cm; 托叶披针形, 长5～8 mm, 常早落。花单生于枝端叶腋间, 花梗长约5～8 cm, 近端具节; 小苞片8, 线形, 长10～16 mm, 宽约2 mm, 密被星状绵毛, 基部合生; 萼钟形, 长2.5～3.0 cm, 裂片5, 卵形, 渐尖头; 花初开时白色或淡红色, 后变深红色, 直径约8 cm, 花瓣近圆形, 直径4～5 cm, 外面被毛, 基部具髯毛; 雄蕊柱长2.5～3.0 cm, 无毛; 花柱枝5, 疏被毛。蒴果扁球形, 直径约2.5 cm, 被淡黄色刚毛和绵毛, 果爿5; 种子肾形, 背面被长柔毛。

[自然生境] 主栽培。

[地理分布] 通川区、开江县。

[入药部位] 花、叶和根。

[功能主治] 叶清热解毒、散瘀消肿、凉血、疏风、止痛排脓, 用于痈疽癣肿、缠身蛇丹、烫火伤、目赤肿痛、痒疹、带下、淋浊、跌打损伤。花清热凉血、活血调经、消肿解毒, 用于痈肿、疔疮、烫伤、肺热咳嗽、吐血、

血崩、带下、脓疱疮、风丹。根用于痈肿秃疮、瘰疬、咳嗽气喘、妇女带下。

木芙蓉（变型）

[异名]芙蓉花、酒醉芙蓉、重瓣木芙蓉。

[拉丁名]*Hibiscus mutabilis* form. *plenus* S. Y. Hu

[形态特征]植株高5～60 cm。根状茎短而直立，先端被全缘的黑褐色鳞片。叶多数，密而簇生；柄长3～6（～20）cm，纤细，直立或开展，连同叶轴均为栗褐色，粗糙；叶片长圆状卵形或阔三角形，一回羽状；营养叶片有侧生羽片1～2对，对生，顶生三叉羽片的基部不下延或略下延，裂片狭线形，通常长约10 cm，宽4～5 mm，边缘有尖锯齿；孢子叶片通常有侧生羽片2～4对，对生，基部一对2～4叉并有短柄，顶生三叉羽片的基部略下延或不下延，裂片狭线形，叶缘除不育的先端有尖锯齿外，余均全缘。主脉两面均隆起，浅禾秆色；侧脉两面均明显，稀疏，单一或分叉，先端棕色的水囊直达叶边。孢子囊群狭线形，沿能育羽片的叶缘延伸，仅近基部及有锯齿的先端不育；囊群盖同形，略较阔，灰白色，薄膜质，全缘。

[自然生境]主栽培。

[地理分布]万源市。

[入药部位]叶、花。

[功能主治]清肺、凉血、散热、解毒，用于疔痈肿毒、肺脓肿、阑尾炎、小儿黄癣、脚癣。

木槿

[异名]川槿皮、染盏莲、软炸雷、木锦、猪油花。

[拉丁名]*Hibiscus syriacus* L.

[形态特征]落叶灌木，高3～4 m，小枝密被黄色星状绒毛。叶菱形至三角状卵形，长3～10 cm，宽2～4 cm，具深浅不同的3裂或不裂，先端钝，基部楔形，边缘具不整齐齿缺，下面沿叶脉微被毛或近无毛；叶柄长5～25 mm，上面被星状柔毛；托叶线形，长约6 mm，疏被柔毛。花单生于枝端叶腋间，花梗长4～14 mm，被星状短绒毛；小苞片6～8，线形，长6～15 mm，宽1～2 mm，密被星状疏绒毛；花萼钟形，长14～20 mm，密被星状短绒毛，裂片5，三角形；花钟形，淡紫色，直径5～6 cm，花瓣倒卵形，长3.5～4.5 cm，外面疏被纤毛和星状长柔毛；雄蕊柱长约3 cm；花枝无毛。蒴果卵圆形，直径约12 mm，密被黄色星状绒毛；种子肾形，背部被黄白色长柔毛。

[自然生境]生于海拔1 800 m以下的田边、沟渠、屋侧，栽培。

[地理分布]达川区、通川区、大竹县。

[入药部位]树皮、花、果实、根、根皮和叶。

[功能主治]树皮、根皮活血润燥、杀虫、清热解毒、利湿止痒，用于肠风下血、痢疾、脱肛、带下、疥癣、痔疮、牛皮癣。叶主治肠风、痢后热渴。花清热解毒、润燥、利湿、利尿、凉血、杀虫止痒，用于肠风痢疾、白带、淋浊。根与花清热解毒、除湿、消肿，用于咳嗽、肺痈、肠痈、肠风下血、痔疮、肿痛、湿热白带、带下、疥癣。果实用于偏正头风，烧烟熏患处。

白花单瓣木槿（变型）

[异名]木槿花。

[拉丁名]*Hibiscus syriacus* form. *totus-albus* T. Moore

[形态特征]落叶灌木，高3～4 m，小枝密被黄色星状绒毛。叶菱形至三角状卵形，长3～10 cm，宽2～4 cm，具深浅不同的3裂或不裂，先端钝，基部楔形，边缘具不整齐齿缺，下面沿叶脉微被毛或近无毛；叶柄长5～25 mm，上面被星状柔毛；托叶线形，长约6 mm，疏被柔毛。花单生于枝端叶腋间，花梗长4～14 mm，被星状短绒毛；小苞片6～8，线形，长6～15 mm，宽1～2 mm，密被星状疏绒毛；花萼钟形，长14～20 mm，密被星状短绒毛，裂片5，三角形；花纯白色，单瓣。花瓣倒卵形，长3.5～4.5 cm，外面疏被纤毛和星状长柔毛；雄蕊柱长约3 cm；花柱枝无毛。蒴果卵圆形，直径约12 mm，密被黄色星状绒毛；种子肾形，背部被黄白色长柔毛。

[自然生境] 栽培。

[地理分布] 通川区、开江县。

[入药部位] 花、茎皮、根皮、种子。

[功能主治] 花清热解毒、凉血消肿,用于小便不利、痢疾、痔疮出血、带下,外敷疮疖痈肿、烧伤、烫伤、还用于明目。茎皮、根皮清热利湿、杀虫止痒,用于痢疾、带下,外用于妇女阴痒、体癣、脚癣。种子清肺化痰、解毒止痛,用于痰喘咳嗽、神经性头痛。外用于黄水疮。

锦葵

[异名] 荆葵、钱葵、小钱花。

[拉丁名] *Malva sinensis* Cav.

[形态特征] 二年生或多年生直立草本,高50～90 cm,分枝多,疏被粗毛。叶圆心形或肾形,具5～7圆齿状钝裂片,长5～12 cm,宽几相等,基部近心形至圆形,边缘具圆锯齿,两面均无毛或仅脉上疏被短糙伏毛;叶柄长4～8 cm,近无毛,但上面槽内被长硬毛;托叶偏斜,卵形,具锯齿,先端渐尖。花3～11朵簇生,花梗长1～2 cm,无毛或疏被粗毛;小苞片3,长圆形,长3～4 mm,宽1～2 mm,先端圆形,疏被柔毛;萼状,长6～7 mm,萼裂片5,宽三角形,两面均被星状疏柔毛;花紫红色或白色,直径3.5～4.0 cm,花瓣5,匙形,长2 cm,先端微缺,爪具髯毛;雄蕊柱长8～10 mm,被刺毛,花丝无毛;花柱分枝9～11,被微细毛。果扁圆形,直径5～7 mm,分果爿9～11,肾形,被柔毛;种子黑褐色,肾形,长2 mm。

[自然生境] 主栽培。

[地理分布] 万源市。

[入药部位] 种子、茎、叶和花。

[功能主治] 清热利湿、理气、润肠通便、通淋下乳、利水,用于便秘、脐腹痛、瘰疬、带下病、淋巴结结核。

冬葵

[异名] 葵菜、冬寒菜、蕲菜。

[拉丁名] *Malva verticillata* var. *crispa* L.

[形态特征] 一年生草本,高1 m;不分枝,茎被柔毛。叶圆形,常5～7裂或角裂,直径5～8 cm,基部心形,裂片三角状圆形,边缘具细锯齿,并极皱缩扭曲,两面无毛至疏被糙伏毛或星状毛,在脉上尤为明显;叶柄瘦弱,长4～7 cm,疏被柔毛。花小,白色,直径约6 mm,单生或几个簇生于叶腋,近无花梗至具极短梗;小苞片3,披针形,长4～5 mm,宽1 mm,疏被糙伏毛;萼浅杯状,5裂,长8～10 mm,裂片三角形,疏被星状柔毛;花瓣5,较萼片略长。果扁球形,直径约8 mm,分果爿11,网状,具细柔毛;种子肾形,直径约1 mm,暗黑色。

[自然生境] 主栽培。

[地理分布] 通川区、开江县、大竹县。

[入药部位] 全株、种子、叶和根。

[功能主治] 全株利尿、止血、补气、止汗。种子用于水肿、淋浊。叶外用于刀伤出血。根用于气虚自汗。

地桃花

[异名] 肖梵天花、刀伤药、苍耳子、寄马桩、野大力、格豆子、化痰草、汤粑叶。

[拉丁名] *Urena lobata* L.

[形态特征] 直立亚灌木状草本,高达1 m,小枝被星状绒毛。茎下部的叶近圆形,长4～5 cm,宽5～6 cm,先端浅3裂,基部圆形或近心形,边缘具锯齿;中部的叶卵形,长5～7 cm,宽3.0～6.5 cm;上部的叶长圆形至披针形,长4～7 cm,宽1.5～3.0 cm;叶上面被柔毛,下面被灰白色星状绒毛;叶柄长1～4 cm,被灰白色星状毛;托叶线形,长约2 mm,早落。花腋生,单生或稍丛生,淡红色,直径约15 mm;花梗长约3 mm,被绵毛;小苞片5,长约6 mm,基部1/3合生;花萼杯状,裂片5,较小苞片略短,两者均被星状柔毛;花瓣5,倒卵形,长约15 mm,外面被星状柔毛;雄蕊柱长约15 mm,无毛;花柱枝10,微被长硬毛。果扁球形,直径约1 cm,分果爿被星状短

柔毛和锚状刺。

[自然生境]生于海拔300～1 400 m的草丛、路旁、荒坡。

[地理分布]通川区、开江县、大竹县。

[入药部位]根或全草。

[功能主治]全草清热解毒、祛风利湿、止咳平喘、散血止血、化痰散结、散瘀、消肿排脓,用于肺痨咳嗽吐血、哮喘、急性支气管炎、瘰疬、感冒发热、风湿关节痛、痛症、风湿痹痛、痢疾、水肿、淋病、带下、吐血、痈肿、外伤出血、跌打损伤、乳腺炎、疮毒、蛇咬伤,用于风湿关节痛、感冒、疟疾、肠炎、痢疾、小儿消化不良、带下。

梵天花

[异名]虱麻头、小桃花、小叶田芙蓉。

[拉丁名]*Urena procumbens* L.

[形态特征]小灌木,高80 cm,枝平铺,小枝被星状绒毛。下部叶掌状3～5深裂,裂口深达中部以下,圆形而狭,长1.5～6.0 cm,宽1～4 cm,裂片菱形或倒卵形,呈葫芦状,先端钝,基部圆形至近心形,具锯齿,两面均被星状短硬毛,叶柄长4～15 mm,被绒毛;托叶钻形,长约1.5 mm,早落。花单生或近簇生,花梗长2～3 mm;小苞片长约7 mm,基部1/3处合生,疏被星状毛;萼短于小苞片或近等长,卵形,尖头,被星状毛;花冠淡红色,花瓣长10～15 mm;雄蕊柱无毛,与花瓣等长。果球形,直径约6 mm,具刺和长硬毛,刺端有倒钩,种子平滑无毛。

[自然生境]生于山坡小灌丛中。

[地理分布]达川区。

[入药部位]全草。

[功能主治]祛风除湿、清热解毒,用于风湿痹痛、泄泻、痢疾、感冒、咽喉肿痛、肺热咳嗽、风毒流注、疮痈肿毒、跌打损伤、毒蛇咬伤。

椴树科 Tiliaceae

田麻

[异名]毛果田麻。

[拉丁名]*Corchoropsis tomentosa* (Thunb.) Makino

[形态特征]一年生草本,高40～60 cm;分枝有星状短柔毛。叶卵形或狭卵形,长2.5～6 cm,宽1～3 cm,边缘钝齿状,两面均密生星状短柔毛,基出脉3条;叶柄长0.2～2.3 cm;托叶钻形,长2～4 mm,脱落。花有细柄,单生于叶腋,直径1.5～2.0 cm;萼片5片,狭窄披针形,长约5 mm;花瓣5片,黄色,倒卵形;发育雄蕊15枚,每3枚成一束,退化雄蕊5枚,与萼片对生,匙状条形,长约1 cm;子房被短茸毛。蒴果角状圆筒形,长1.7～3.0 cm,有星状柔毛。

[自然生境]生于海拔700～1 800 m的山地、灌丛。

[地理分布]达川区、开江县、大竹县、通川区。

[入药部位]全草。

[功能主治]平肝利湿、解毒、止血,用于小儿疳积、带下、痈疽肿毒、外伤出血。

梧桐科 Sterculiaceae

梧桐

[异名]桐麻碗、桐麻树子(南充)。

[拉丁名]*Firmiana platanifolia* (L. f.) Marsili

[形态特征]落叶乔木,高达15 m;树叶青绿色,平滑。叶呈心形,掌状3～5裂,直径15～30 cm,裂片是三角形,顶端渐尖,基部心形,两面均无毛或略被短柔毛,基生脉7条,叶柄与叶片等长。圆锥花序顶生,长20～50 cm,下部分枝长达14 cm,花淡紫色;萼5深裂几至基部,萼片条形,向外卷曲,长7～9 mm,外面披淡黄色短柔毛,内面仅在基部被柔毛;花梗与花几等长;雄花的雌雄蕊柄与萼等长,下半部较粗,无毛,花药15个,

不规则地聚集在雌雄蕊柄顶端，退化子房梨形且甚小；雌花的子房圆球形，被毛覆盖。蓇葖果膜质，有柄，成熟前开裂成叶状，长6～11 cm、宽1.5～2.5 cm，外面短茸毛或几无毛，每蓇葖果有种子2～4个；种子圆球形，表面有皱纹，直径6～7 mm。

[自然生境]生于低海拔地区，多为栽培。

[地理分布]万源市及周边地区。

[入药部位]种子、叶、根、树皮、花。

[功能主治]叶与花祛风除湿、清热解毒、降血压，用于风湿疼痛、麻木、痈疮肿毒、痔疮、臁疮、创伤出血、高血压。花用于水肿、秃疮、烫火伤。根祛风除湿、和血脉、通经络，用于风湿关节痛、风湿腰痛、肠风下血、月经不调、跌打损伤。树皮祛风湿、活血止痛，用于风湿痹痛、跌打损伤、月经不调、痔疾、丹毒。

瑞香科 Thymelaeaceae

芫花

[异名]全芫花、闷头花。

[拉丁名]*Daphne genkwa* Sieb. & Zucc.

[形态特征]落叶灌木，高0.3～1.0 m，多分枝；树皮褐色，无毛；小枝圆柱形，细瘦。叶对生，稀互生，纸质，卵形或卵状披针形至椭圆状长圆形，长3～4 cm，宽1～2 cm；叶柄短或几无，长约2 mm，具灰色柔毛。花比叶先开放，紫色或淡紫蓝色，无香味，常3～6朵簇生于叶腋或侧生，花梗短，具灰黄色柔毛；花萼筒细瘦，筒状，长6～10 mm，外面具丝状柔毛；雄蕊8，2轮，分别着生于花萼筒的上部和中部，花丝短，长约0.5 mm，花药黄色，卵状椭圆形；花盘环状，不发达；子房长倒卵形，长2 mm，密被淡黄色柔毛，花柱短或无，柱头头状，橘红色。果实肉质，白色，椭圆形，长约4 mm，包藏于宿存的花萼筒的下部，具1颗种子。

[自然生境]生于海拔600～2 200 m的山坡、山地、灌丛、路旁，有栽培。

[地理分布]万源市、开江县、通川区。

[入药部位]花蕾、根皮、茎皮。

[功能主治]花蕾峻下逐水、祛瘀、祛痰利尿、活血消肿、解毒、杀虫、泻水，用于胸腔积液、肝硬化腹水、水肿、痰饮积聚、气逆咳喘、二便不利。根皮与茎皮行气、强心、活血祛风、舒筋止痛，用于跌打损伤、昏迷不醒、半身不遂、劳伤、筋骨疼痛、疮癣、痈肿、冻疮、陈旧性损伤、局部疼痛。

毛瑞香

[异名]金腰带、黑枝瑞香、铁牛皮、白铁皮。

[拉丁名]*Daphne kiusiana* var. *atrocaulis* (Rehd.) F. Maekawa

[形态特征]常绿直立灌木，高0.5～1.2 m，二歧状或伞房分枝；枝深紫色或紫红色，通常无毛；腋芽近圆形或椭圆形，鳞片卵形，顶端圆形，通常褐色。叶互生，叶片革质，椭圆形或披针形，长6～12 cm，宽1.8～3.0 cm；叶柄两侧翅状，长6～8 mm，褐色。花白色，有时淡黄白色，9～12朵簇生于枝顶，呈头状花序；苞片褐绿色易早落，长圆状披针形；花梗长1～2 mm，密被淡黄绿色粗绒毛；花萼筒圆筒状，外面下部密被淡黄绿色丝状绒毛，上部较稀疏，长10～14 mm，裂片4，卵状三角形或卵状长圆形，长约5 mm，顶端钝尖，无毛；雄蕊8枚，2轮，分别着生于花萼筒上部及中部，花丝长约2 mm。果实红色，广椭圆形或卵状椭圆形，长10 mm，直径5～6 mm。

[自然生境]生于灌丛中。

[地理分布]达川区。

[入药部位]根皮。

[功能主治]有小毒，祛风除湿、活血止痛，用于风湿关节痛、坐骨神经痛、跌打损伤。

唐古特瑞香

[异名]甘肃瑞香、祖师麻。

[拉丁名]*Daphne tangutica* Maxim.

[形态特征]常绿灌木,高0.5～2.5 m,不规则多分枝;枝肉质,较粗壮,幼枝灰黄色,分枝短,较密,几无毛或散生黄褐色粗柔毛,老枝淡灰色或灰黄色,微具光泽,叶迹较小。叶互生,革质或亚革质,披针形至长圆状披针形或倒披针形,长2～8 cm,宽0.5～1.7 cm;叶柄短或几无叶柄,长约1 mm,无毛。花外面紫色或紫红色,内面白色,头状花序生于小枝顶端;花序梗长2～3 mm,有黄色细柔毛,花梗极短或几无花梗,具淡黄色柔毛;花萼筒圆筒形,长9～13 mm,宽2 mm,无毛,具显著的纵棱,裂片4,卵形或卵状椭圆形,长5～8 mm,宽4～5 mm,开展,先端钝形,脉纹显著;雄蕊8枚,2轮。果实卵形或近球形,无毛,长6～8 mm,直径6～7 mm;种子卵形。

[自然生境]生于海拔1 400～4 000 m的灌丛、山地。

[地理分布]万源市。

[入药部位]皮、根、花、叶、皮、果实。

[功能主治]祛风除湿、温中散寒、活血止痛、散瘀,用于感冒、风湿痹痛、四肢麻木、头痛、胃痛、跌打损伤、中风、半身不遂、皮肤瘙痒。

结香

[异名]迎春花、新蒙花、蒙花树。

[拉丁名]*Edgeworthia chrysantha* Lindl.

[形态特征]灌木,高0.7～1.5 m,小枝粗壮,褐色,常作三叉分枝。叶在花前凋落,长圆形,披针形至倒披针形,先端短尖,基部楔形或渐狭,长8～20 cm,宽2.5～5.5 cm,两面均被银灰色绢状毛,下面较多,侧脉纤细,弧形,每边10～13条,被柔毛。头状花序顶生或侧生,具花30～50朵成绒球状;花序梗长1～2 cm,被灰白色长硬毛;花芳香,无梗,花萼长1.3～2.0 cm,宽4～5 mm,外面密被白色丝状毛,内面无毛,黄色,顶端4裂,裂片卵形,长约3.5 mm,宽约3 mm;雄蕊8,2列,上列4枚与花萼裂片对生,下列4枚与花萼裂片互生,花丝短,花药近卵形。果椭圆形,绿色,长约8 mm,直径约3.5 mm,顶端被毛。

[自然生境]生于海拔600～2 000 m的山地灌丛中,有栽培。

[地理分布]万源市、开江县、宣汉县。

[入药部位]花蕾、根、根皮、茎。

[功能主治]花蕾清热养阴、安神、清肝明目、散瘀,用于青盲翳障、多泪羞明、梦遗、虚淋、失音。根用于梦遗、早泄、白浊、虚淋、血崩、带下。

头序荛花

[异名]滑皮树、香叶子、木兰条。

[拉丁名]*Wikstroemia capitata* Rehd.

[形态特征]小灌木,高0.5～1.0 m;枝纤细,当年生枝圆柱形,多为绿色,无毛,一年生枝紫褐色。叶膜质,对生或近对生,椭圆形或倒卵状椭圆形,长1～2 cm,宽0.4～0.9 cm;叶柄极短,长0.5～1.5 mm。头状花序3～7花,着生于纤细的花序轴上,总花梗极细,丝状,长1～1.8 cm;花黄色,无梗,长约7 mm,直径约1 mm,外面被绢状糙伏毛,顶端4裂,裂片卵形或卵状长圆形,长约1.5 mm;雄蕊8枚,2列,上列4枚着生在花萼管喉部,下列4枚,长0.8～1.0 mm,花丝短;花盘鳞片1枚,线形,具2或3齿;雌蕊长约3 mm,子房被糙伏毛状柔毛,花柱长0.5 mm,柱头头状,紫色。果卵圆形,两端渐尖,长约4.5 mm,黄色,略被糙伏毛,外为宿存花萼所包被;种子卵珠形,暗黑色,长约4 mm。

[自然生境]生于海拔2 400～3 000 m的山坡、草地。

[地理分布]万源市。

[入药部位]根。

[功能主治]用于便秘。

河朔荛花

[异名]矮雁皮、羊厌厌、拐拐花。

[拉丁名]*Wikstroemia chamaedaphne* Meissn.

[形态特征]灌木，高约1 m，分枝多而纤细，无毛；幼枝近四棱形，绿色，后变为褐色。叶对生，无毛，近革质，披针形，长2.5～5.5 cm，宽0.2～1.0 cm，上面绿色，干时稍皱缩，下面灰绿色，光滑；叶柄极短，近于无。花黄色，花序穗状或由穗状花序组成的圆锥花序，顶生或腋生，密被灰色短柔毛；花梗极短，具关节，花后残留；花萼长约8～10 mm，外面被灰色绢状短柔毛，裂片4，2大2小，卵形至长圆形，端圆，约等于花萼长的1/3；雄蕊8枚，2列，着生于花萼筒的中部以上；花药长圆形，长约1 mm，花丝短，近于无；子房棒状，具柄，顶部被短柔毛，花柱短，柱头圆珠形，顶基稍压扁，具乳突；花盘鳞片1枚，线状披针形，端钝，约长0.8 mm。果卵形，干燥。

[自然生境]生于山地灌丛中。

[地理分布]产达川区。

[入药部位]花蕾。

[功能主治]逐水消肿、通便，用于水肿胀满、痰饮积聚、咳逆喘满、病毒性肝炎、精神分裂症、癫痫。

了哥王

[异名]九信菜、鸡子麻、山黄皮。

[拉丁名]*Wikstroemia indica* (L.) C. A. Mey.

[形态特征]灌木，高0.5～2 m或过之；小枝红褐色，无毛。叶对生，纸质至近革质，倒卵形、椭圆状长圆形或披针形，长2～5 cm，宽0.5～1.5 cm，先端钝或急尖，基部阔楔形或窄楔形，干时棕红色，无毛，侧脉细密，极倾斜；叶柄长约1 mm。花黄绿色，数朵组成顶生头状总状花序，花序梗长5～10 mm，无毛，花梗长1～2 mm，花萼长7～12 mm，近无毛，裂片4；宽卵形至长圆形，长约3 mm，顶端尖或钝；雄蕊8枚，2列，着生于花萼管中部以上，子房倒卵形或椭圆形、无毛或在顶端被疏柔毛，花柱极短或近于无，柱头头状，花盘鳞片通常2或4枚。果椭圆形，长7～8 mm，成熟时红色至暗紫色。

[自然生境]生于海拔3 900 m以下的干燥向阳山坡、草地。

[地理分布]渠县。

[入药部位]茎叶、根、果实。

[功能主治]茎叶清热解毒、消肿、散结、止痛，用于瘰疬、痈肿、风湿痛、百日咳、跌打损伤。根清热利尿、解毒、杀虫、破积，用于肺炎、腮腺炎、水肿臌胀、瘰疬、疮疡肿毒、跌打损伤。果实外敷用于瘰疬、痈疽。

小黄构

[异名]香构、山麻儿、黄构皮。

[拉丁名]*Wikstroemia micrantha* Hemsl.

[形态特征]灌木，高0.5～3.0 m，除花萼有时被极稀疏的柔毛外，余部无毛；小枝纤弱，圆柱形，幼时绿色，后渐变为褐色。叶坚纸质，通常对生或近对生，长圆形、椭圆状长圆形或窄长圆形，少有为倒披针状长圆形或匙形，长0.5～4.0 cm，宽0.3～1.7 cm，先端钝或具细尖头，基部通常圆形，边缘向下面反卷，叶上面绿色，下面灰绿色，侧脉6～11对，在下面明显且在边缘网结；叶柄长1～2 mm。总状花序单生，簇生或为顶生的小圆锥花序，长0.5～4.0 cm，无毛或被疏散的短柔毛；花黄色，疏被柔毛，花萼近肉质，长4～6 mm，顶端4裂，裂片广卵形；雄蕊8枚，2列，花药线形，花盘鳞片小，近长方形，顶端不整齐或为分离的2～3线形鳞片；子房倒卵形，顶端被柔毛，花柱短，柱头头状。果卵圆形，黑紫色。

[自然生境]生于海拔2 000～3 000 m的阳光充足的沟边、河谷、山地。

[地理分布]万源市、大竹县。

[入药部位]花蕾、茎皮、根。

[功能主治]止咳化痰、清热降火、平喘、健脾补虚，用于风火牙痛、哮喘、疮痈肿毒、百日咳、久痢不止。

胡颓子科 Elaeagnaceae

胡颓子

[异名]牛奶子、牛奶奶。

[拉丁名]Elaeagnas pungens Thunb.

[生态特特征]常绿直立灌木，叶革质，椭圆形，长5～10 cm，上面幼时被银白色和少数褐色鳞片，下面密被鳞片，侧脉7～9对，花白色或淡白色，下垂，密被鳞片，1～3花，生于叶腋锈色短小枝上；花梗长3～5 mm；萼筒圆筒形或漏斗状圆筒形，长5～7 mm，在子房上骤收缩，裂片三角形或矩圆状三角形，长3 mm，顶端渐尖；雄蕊的花丝极短，花药矩圆形，长1.5 mm；花柱直立，无毛。果实椭圆形，长12～14 mm，幼时被褐色鳞片，成熟时红色；果柄长4～6 mm。

[自然生境]生于灌丛中。

[地理分布]通川区、开江县。

[入药部位]根、叶及果实。

[功能主治]根清热解毒、活血祛瘀，用于黄疸、疮痈、痔疮、跌打损伤。叶止咳平喘，用于支气管哮喘、慢性支气管炎、肺虚咳嗽。果实清热止泻、收敛、止渴，用于消渴、哮喘、痢疾、肠炎腹泻、食欲下降。活血行气、止咳平喘、收敛、止痢、补虚损。

星毛羊奶子

[异名]羊奶、马奶、马奶子。

[拉丁名]Elaeagnus stellipila Rehd. in Sorg.

[形态特征]落叶或部分冬季残存的散生灌木，高达2 m。无刺或老枝具刺，幼枝密被褐色星状绒毛，老枝灰黑色；芽深黄色，具星状绒毛。单叶互生，叶柄具星状柔毛，长2～4 mm；叶纸质，宽卵形或卵状椭圆形，长3.0～5.5 cm，宽1.5～3.0 cm，先端钝或短急尖，基部圆形或近心形，上面幼时被白色星状柔毛，后则无毛，下面密被淡白色星状绒毛，有时具鳞毛或鳞片。花淡白色，外被银色或散生褐色星状绒毛，花梗短；花被筒圆筒形，长5～7 mm，裂片4，披针形或卵状三角形；雄蕊4枚；花柱直立，无毛或微被星状柔毛。果长椭圆形或圆柱形，长10～16 mm，被褐色鳞片，成熟时红色，果柄极短，长0.5～2.0 mm。

[自然生境]生于海拔500～1 200 m的向阳丘陵地区、溪边矮林中或路边、田边。

[地理分布]万源市。

[入药部位]根、叶或果实。

[功能主治]散瘀止痛、清热利湿，用于跌打肿痛、痢疾。

牛奶子

[异名]羊奶子、黑毛胡颓子、甜枣、麦粒子、密毛子、阳春子。

[拉丁名]Elaeagnus umbellata Thunb.

[形态特征]落叶直立灌木，高1～4 m，具长1～4 cm的刺；小枝甚开展，多分枝，幼枝密被银白色和少数黄褐色鳞片，有时全被深褐色或锈色鳞片，老枝鳞片脱落，灰黑色；叶纸质或膜质，椭圆形至卵状椭圆形或倒卵状披针形，长3～8 cm，宽1.0～3.2 cm，顶端钝形或渐尖，基部圆形至楔形，边缘全缘或皱卷至波状；叶柄白色，长5～7 mm。花较叶先开放，黄白色，密被银白色盾形鳞片，1～7花簇生于新枝基部，单生或成对生于幼叶腋；花梗白色，长3～6 mm；萼筒圆筒状漏斗形，稀圆筒形，长5～7 mm，在裂片下面扩展，向基部渐窄狭，在子房上略收缩，裂片卵状三角形，长2～4 mm，顶端钝尖；雄蕊的花丝极短，长约为花药的一半，花药矩圆形，长约1.6 mm；果实几球形或卵圆形，长5～7 mm；果柄直立，粗壮，长4～10 mm。

[自然生境]生于海拔1 200～2 300 m的河边、灌丛中。

[地理分布]宣汉县。

[入药部位]果实、根和叶。

[功能主治]果实清热解毒、活血祛瘀、止咳平喘、利湿、收敛、止血,用于咳嗽、泄泻、肠炎、痢疾、淋病、崩带、烦热、消渴、哮喘、跌打损伤。根、叶行血散瘀、活血行气、补虚损,用于痔疮、跌打损伤、慢性气管炎。根泡酒口服用于跌打损伤。

杨柳科 Salicaceae

毛叶山桐子

[异名]山梧桐、山拐枣。

[拉丁名]*Idesia polycarpa* var. *vestita* Diels

[形态特征]落叶乔木,高8～21 m;树皮淡灰色,不裂;叶下面有密的柔毛,无白粉而为棕灰色,脉腋无丛毛;叶柄有短毛。花单性,雌雄异株或杂性,黄绿色,有芳香,花瓣缺,排列成顶生下垂的圆锥花序,花序梗有疏柔毛,长10～20 cm,稀30～60(～80)cm;雄花比雌花稍大,直径约1.2 cm;萼片3～6片,通常6片,覆瓦状排列,长卵形,长约6 mm,宽约3 mm,有密毛;花丝丝状,被软毛,花药椭圆形,基部着生,侧裂,有退化子房;雌花比雄花稍小,直径约9 mm;萼片3～6片,通常6片,卵形,长约4 mm,宽约2.5 mm,外面有密毛,内面有疏毛;子房上位,圆球形,无毛,花柱5或6,向外平展,柱头倒卵圆形,退化雄蕊多数,花丝短或缺。浆果成熟期紫红色,花序梗及花梗有密毛。成熟果实长圆球形至圆球状,血红色,高过于宽。

[自然生境]生于海拔1 600～2 300 m的林中。

[地理分布]大竹县。

[入药部位]种子。

[功能主治]清热解毒、杀虫,用于疥疮肿毒。

堇菜科 Violaceae

鸡腿堇菜

[异名]鸡腿菜、胡森堇菜、红铧头草。

[拉丁名]*Viola acuminata* Ledeb.

[形态特征]多年生草本,通常无基生叶。根状茎较粗,垂直或倾斜,密生多条淡褐色根。茎直立,通常2～4条丛生,高10～40 cm,无毛或上部被白色柔毛。叶片心形、卵状心形或卵形,长1.5～5.5 cm,宽1.5～4.5 cm,边缘具钝锯齿及短缘毛,两面密生褐色腺点,沿叶脉被疏柔毛;叶柄下部者长达6 cm,上部者较短,长1.5～2.5 cm,无毛或被疏柔毛;托叶草质,叶状,长1.0～3.5 cm,宽2～8 mm,通常羽状深裂呈流苏状,或浅裂呈齿牙状。花淡紫色或近白色,具长梗;花梗细,被细柔毛,花瓣有褐色腺点,子房圆锥状,无毛,花柱基部微向前膝曲。蒴果椭圆形,长约1 cm,无毛,通常有黄褐色腺点,先端渐尖。

[自然生境]生于海拔500～1 800 m的荒地。

[地理分布]大竹县。

[入药部位]全草。

[功能主治]清热解毒、消肿止痛,用于肺热咳嗽、跌打肿痛、疮疖肿毒。

戟叶堇菜

[异名]紫花地丁、康滇堇菜、地黄瓜、地草果。

[拉丁名]*Viola betonicifolia* Smith

[形态特征]多年生草本,无地上茎。根状茎通常较粗短,长5～10 mm。叶多数,均基生,莲座状;叶片狭披针形、长三角状戟形或三角状卵形,长2.0～7.5 cm,宽0.5～3.0 cm,先端尖,有时稍钝圆,基部截形或略呈浅心形,有时宽楔形;叶柄较长,长1.5～13.0 cm,上半部有狭而明显的翅,通常无毛,有时下部有细毛;托叶褐色,约3/4与叶柄合生,离生部分线状披针形或钻形,先端渐尖,边缘全缘或疏生细齿。花白色或淡紫色,有深色条纹,长1.4～1.7 cm;花梗细长,与叶等长或超出于叶,通常无毛;萼片卵状披针形或狭卵形,长5～6 mm,先端渐尖或稍尖;子房卵球形,长约2 mm,无毛,花柱棍棒状。蒴果椭圆形至长圆形,长6～9 mm,无毛。

[自然生境]生于海拔500～2 300 m的荒地。

[地理分布]通川区、开江县。

[入药部位]全草。

[功能主治]清热解毒、凉血消肿、消痈排脓、祛瘀通经、消肿,用于急性结膜炎、咽喉炎、急性黄疸型肝炎、乳腺炎、痈疖肿毒、疔疮肿毒、疮痈、痔疮、急性结膜炎、跌打损伤、化脓性骨髓炎、毒蛇咬伤。

心叶堇菜

[异名]滇中堇菜、昆明堇菜。

[拉丁名]*Viola concordifolia* C. J. Wang

[形态特征]多年生草本,无地上茎和匍匐枝。根状茎粗短,节密生,粗4～5 mm;支根多条,较粗壮而伸长,褐色。叶多数,基生;叶片卵形、宽卵形或三角状卵形,稀肾状,长3～8 cm,宽3～8 cm,先端尖或稍钝,基部深心形或宽心形,具圆钝齿,两面无毛或疏生短毛;叶柄在花期通常与叶片近等长,无毛;托叶下部与叶柄合生,长约1 cm,离生部分开展。花淡紫色;花梗不高出于叶片,近中部有2枚小苞片;萼片宽披针形,长5～7 mm,宽约2 mm,先端渐尖,基部附属物长约2 mm,末端钝或平截;子房圆锥状,无毛,花柱棍棒状,基部稍膝曲,上部变粗,柱头顶部平坦,两侧及背方具明显缘边,前端具短喙,柱头孔较粗。蒴果椭圆形,长约1 cm。

[自然生境]生于山坡、草地。

[地理分布]通川区、开江县。

[入药部位]全草。

[功能主治]清热,用于创伤、接骨、胆热病,用于止血、治内外伤出血。

深圆齿堇菜

[拉丁名]*Viola davidii* Franch.

[形态特征]多年生细弱无毛草本,无地上茎或几无地上茎,高4～9 cm,有时具匍匐枝。根状茎细,几垂直,节密生。叶基生;叶圆形或肾形,长、宽1～3 cm,先端圆钝,基部浅心形或截形,具较深圆齿,两面无毛,上面深绿色,下面灰绿色;叶柄长2～5 cm;托叶离生或基部与叶柄合生,披针形,疏生细齿。花白色或有时淡紫色;花梗细,长4～9 cm,上部有2枚线形小苞片;萼片披针形,长3～5 mm,宽1.5～2.0 mm,先端稍尖,基部附属物短,末端截形,边缘膜质;花瓣倒卵状长圆形,上方花瓣长1.0～1.2 cm,宽约4 mm,侧方花瓣与上方花瓣近等大,里面无须毛,下方花瓣较短,连距长约9 mm,有紫色脉纹;柱头两侧及后方有狭缘边,前方具短喙。蒴果椭圆形,长约7 mm,常具褐色腺点。

[自然生境]生于山坡、草丛。

[地理分布]通川区、开江县。

[入药部位]全草。

[功能主治]清热解毒、散瘀消肿,用于风火眼肿、跌打损伤、无名肿毒、刀伤、毒蛇咬伤。

七星莲

[异名]蔓茎堇菜、茶匙黄。

[拉丁名]*Viola diffusa* Ging.

[形态特征]一年生草本,根状茎短;匍匐枝先端具莲座状叶丛;叶基生,莲座状,或互生于匍匐枝上;叶卵形或卵状长圆形,长1.5～3.5 cm,宽1～2 cm,先端钝或稍尖,基部宽楔形或平截,边缘具钝齿及缘毛,叶柄具翅;花较小,淡紫色或浅黄色,具长梗,生于基生叶或匍匐枝叶丛的叶腋间;花梗纤细,中部有1对小苞片;萼片披针形,长4.0～5.5 mm,基部附属物短,末端圆或疏生细齿;侧瓣倒卵形或长圆状倒卵形,长6～8 mm,内面无须毛,下瓣连距长约6 mm,距极短;柱头两侧及后方具肥厚的缘边,中央部分稍隆起,前方具短喙;蒴果长圆形,无毛。

[自然生境]生于山坡草地。

[地理分布]通川区、开江县、大竹县。

[入药部位]全草。

[功能主治]清热解毒、消肿排脓、清肺止咳,用于疮毒疔痈、毒蛇咬伤、小儿久咳音嘶、风热咳嗽、顿咳、肺痈、目赤、跌打损伤。

紫花堇菜

[异名]紫花高茎堇菜。

[拉丁名]*Viola grypoceras* A. Gray

[形态特征]多年生草本,具发达主根。地上茎数条,花期高5~20 cm,果期高可达30 cm,直立或斜升,通常无毛。基生叶叶片心形或宽心形,长1~4 cm,宽1.0~3.5 cm;茎生叶三角状心形或狭卵状心形,长1~6 cm,基部弯缺浅或宽三角形;托叶褐色,狭披针形,长1.0~1.5 cm,宽1~2 mm,先端渐尖,边缘具流苏状长齿,齿长2~5 mm,比托叶宽度长约2倍。花淡紫色,无芳香;花梗自茎基部或茎生叶的叶腋抽出,长6~11 cm,远超出于叶。蒴果椭圆形,长约1 cm,密生褐色腺点,先端短尖。

[自然生境]生于林缘、灌丛。

[地理分布]万源市。

[入药部位]全草。

[功能主治]清热解毒、止血、化瘀,用于咽喉红肿、疔疮肿毒、刀伤出血、跌打损伤、蛇咬伤。

长萼堇菜

[异名]犁头草。

[拉丁名]*Viola inconspicua* Bl.

[形态特征]多年生草本,无地上茎。根状茎垂直或斜生,较粗壮,长1~2 cm,粗2~8 mm,节密生,通常被残留的褐色托叶所包被。叶均基生,呈莲座状;叶片三角形、三角状卵形或戟形,长1.5~7.0 cm,宽1.0~3.5 cm,最宽处在叶的基部,中部向上渐变狭,先端渐尖或尖,基部宽心形,具圆锯齿;叶柄无毛,长2~7 cm;托叶3/4与叶柄合生,分离部分披针形,长3~5 mm。花淡紫色,有暗色条纹;花梗细弱,通常与叶片等长或稍高出于叶,无毛或上部被柔毛;萼片卵状披针形或披针形,长4~7 mm,顶端渐尖,基部附属物伸长,长2~3 mm,末端具缺刻状浅齿,具狭膜质缘,无毛或具纤毛;子房球形,无毛,花柱棍棒状,长约2 mm。蒴果长圆形,长8~10 mm,无毛。种子卵球形,长1.0~1.5 mm,直径0.8 mm,深绿色。

[自然生境]生于林缘、山坡草地、田边及溪旁等处。

[地理分布]大竹县、万源市。

[入药部位]全草。

[功能主治]消炎解毒、凉血消肿,用于急性结膜炎、咽喉炎、乳腺炎、急性黄疸型肝炎、痈疖肿毒、化脓性骨髓炎、毒蛇咬伤。

犁头叶堇菜

[异名]粗齿堇菜、大堇菜、梨头叶堇菜、梨头堇菜。

[拉丁名]*Viola magnifica* C. J. Wang & X. D. Wang

[形态特征]多年生草本,高约28 cm,无地上茎。根状茎粗壮,长1.0~2.5 cm,粗可达0.5 cm,向下发出多条圆柱状支根及纤维状细根。叶均基生,通常5~7枚,叶片果期较大,三角形、三角状卵形或长卵形,长7~15 cm,宽4~8 cm,在基部处最宽,先端渐尖,基部宽心形或深心形,两侧垂片大而开展,边缘具粗锯齿,齿端钝而稍内曲,上面深绿色,两面无毛或下面沿脉疏生短毛;叶柄长可达20 cm,上部有极窄的翅,无毛;托叶大形,1/2~2/3与叶柄合生,分离部分线形或狭披针形,边缘近全缘或疏生细齿。花未见。蒴果椭圆形,长1.2~2.0 cm,直径约5 mm,无毛;果柄长4~15 cm,在近中部和中部以下有2枚小苞片,小苞片线形或线状披针形,长7~10 mm;宿存萼片狭卵形,长4~7 mm,基部附属物长3~5 mm,末端齿裂。

［自然生境］生于海拔700～1 900 m的山坡林下或林缘、谷地的阴湿处。

［地理分布］达川区。

［入药部位］全草。

［功能主治］清热解毒、凉血消肿,用于痈疖肿毒、化脓性骨髓炎、毒蛇咬伤等。

萱

［异名］白三百棒、筋骨七、鸡心七。

［拉丁名］*Viola moupinensis* Franch.

［形态特征］多年生草本;根状茎粗,长达15 cm,节间短而密;叶基生,叶片心形或肾状心形,花后增大呈肾形,先端急尖或渐尖,基部弯缺狭或宽三角形,两侧耳部花期常向内卷,叶柄有翅,长4～10 cm,花后长达25 cm;托叶离生,卵形,长1.0～1.8 cm,淡褐色或上半部色较浅,先端渐尖,边缘疏生细锯齿或全缘;花较大,淡紫色或白色,具紫色条纹;花梗长不超出叶;萼片披针形或窄卵形,先端稍尖,基部附属物短,末端平截,疏生浅齿;花瓣长圆状倒卵形,侧瓣内面近基部有须毛,下瓣连囊状距长约1.5 cm;柱头平截,两侧及后方具肥厚的缘边,前方具平伸的短喙;蒴果椭圆形,无毛,有褐色腺点;种子大,倒卵状。

［自然生境］生于林缘旷地或灌丛中、溪旁及草坡等处。

［地理分布］万源市。

［入药部位］全草。

［功能主治］清热解毒、活血祛瘀。

尖叶柔毛堇菜（变种）

［异名］堇菜。

［拉丁名］*Viola principis* H. de Boiss. var. *acutifolia* C. J. Wang

［形态特征］多年生草本,全体被开展的白色柔毛。根状茎较粗壮,长2～4 cm,粗3～7 mm。无匍匐枝。叶片卵形或宽卵形,有时近圆形,长2～6 cm,宽2.0～4.5 cm,先端急尖或渐尖,基部通常宽心形;叶柄长5～13 cm,密被长柔毛,无翅;托叶大部分离生,褐色或带绿色,有暗色条纹,宽披针形,长1.2～1.8 cm,宽3～4 mm,先端渐尖,边缘具长流苏状齿。花白色;花梗通常高出于叶丛;萼片狭卵状披针形或披针形,长7～9 mm,先端渐尖,基部附属物短,长约2 mm,末端钝,边缘及外面有柔毛,具3脉;花瓣长圆状倒卵形,长1.0～1.5 cm,先端稍尖,侧方2枚花瓣里面基部被长须毛,下方1枚花瓣较短连距长约7 mm,距短而粗,呈囊状,长2.0～2.5 mm,粗约2 mm;下方2枚雄蕊具角状距;子房圆锥状。蒴果长圆形,长约8 mm。

［自然生境］生于海拔550～1 500 m的林缘、岩石上或沟边等处。

［地理分布］万源市。

［入药部位］全草。

［功能主治］清热解毒、消肿排脓。

早开堇菜

［拉丁名］*Viola prionantha* Bunge

［形态特征］多年生草本,无地上茎10（～20）cm;根多条,细长,淡褐色;根状茎垂直;叶多数,均基生,叶在花期长圆状卵形、卵状披针形或窄卵形,长1.0～4.5 cm,基部微心形、平截或宽楔形,稍下延,幼叶两侧常向内卷折,密生细圆齿,两面无毛或被细毛,呈三角状卵形,基部常宽心形;叶柄较粗,上部有窄翅,托叶苍白色或淡绿色,干后呈膜质,2/3与叶柄合生,离生部分线状披针形,疏生细齿;花紫堇色或紫色,喉部色淡有紫色条纹,直径1.2～1.6 cm;花梗高于叶,近中部有2枚线形小苞片;萼片披针形或卵状披针形,长6～8 mm,具白色膜质缘,基部附属物末端具不整齐牙齿或近全缘;柱头顶部平或微凹,两侧及后方圆或具窄缘边,前方具不明显短喙,喙端具较窄的柱头孔;蒴果长椭圆形,无毛。

［自然生境］生于荒地、草丛。

[地理分布]万源市。

[入药部位]全草。

[功能主治]清热解毒、凉血消肿、散瘀,用于目赤、咽喉痛、黄疸、痄腮、蛇咬伤、烧烫伤、疔疮痈肿。

三色堇

[异名]蝴蝶花。

[拉丁名]*Viola tricolor* L.

[形态特征]一、二年生或多年生草本,高10～40 cm。地上茎较粗。基生叶片长卵形或披针形,具长柄;茎生叶叶片卵形、长圆状圆形或长圆状披针形,先端圆或钝,基部圆形,边缘具稀疏的圆齿或钝锯齿,上部叶叶柄较长,下部者较短;托叶叶状,羽状深裂,长1～4 cm。花大,直径3.5～6.0 cm,每个茎上有3～10朵,通常每花有紫、白、黄三色;花梗稍粗,上部具2枚对生的小苞片;小苞片极小,卵状三角形;萼片绿色,长圆状披针形,长1.2～2.2 cm,宽3～5 cm,先端尖,边缘狭膜质,基部附属物发达,长3～6 mm,边缘不整齐;上方花瓣深紫堇色,侧方及下方花瓣均为三色,有紫色条纹,侧方花瓣里面基部密被须毛,下方花瓣距较细,长5～8 mm;子房无毛,花柱短,柱头呈球状。蒴果椭圆形,长8～12 mm。无毛。

[自然生境]主栽培。

[地理分布]通川区、开江县。

[入药部位]全草。

[功能主治]温经通络、清热解毒、消肿、止咳,用于疮痈肿毒、风湿骨痛、小儿瘰疬。

如意草

[异名]地丁、堇菜。

[拉丁名]*Viola acruata* A. Gray

[形态特征]多年生草本,高5～20 cm。根状茎短粗,长1.5～2.0 cm,粗约5 mm,斜生或垂直,节间缩短,节较密,密生多条须根。地上茎通常数条丛生,稀单一,直立或斜升,平滑无毛。基生叶叶片宽心形、卵状心形或肾形,长1.5～3.0 cm(包括垂片),宽1.5～3.5 cm,先端圆或微尖,基部深心形,两侧垂片平展,具向内弯的浅波状圆齿,两面近无毛;茎生叶少,疏列。叶柄长1.5～7.0 cm,基生叶之柄较长具翅,茎生叶之柄较短具极狭的翅;花小,白色或淡紫色。萼片卵状披针形,长4～5 mm。雄蕊的花药长约1.7 mm,子房无毛,花柱棍棒状,基部细且明显向前膝曲,向上渐增粗。蒴果长圆形或椭圆形,长约8 mm,先端尖,无毛。种子卵球形,淡黄色,长约1.5 mm,直径约1 mm,基部具狭翅状附属物。

[自然生境]生于草丛、林下。

[地理分布]通川区、开江县、渠县。

[入药部位]全草。

[功能主治]清热解毒、消肿、活血、止血,用于乳痈、疮痈肿毒、瘰疬、刀伤、咯血。

紫花地丁

[异名]铧头草。

[拉丁名]*Viola yedoensis* Makino

[形态特征]多年生草本,无地上茎,高4～14 cm,果期可达20 cm。根状茎短,垂直,淡褐色,长4～13 mm,粗2～7 mm,节密生,有数条淡褐色或近白色的细根。叶多数,基生,莲座状;叶片下部者通常较小,呈三角状卵形或狭卵形,长1.5～4.0 cm,宽0.5～1.0 cm;叶柄果期上部具较宽之翅,无毛或被细短毛;托叶膜质,苍白色或浅绿色,长1.5～2.5 cm。花中等大,紫堇色或淡紫色,稀呈白色,喉部色较淡并带有紫色条纹;花梗与叶片等长或高于叶,无毛或有短毛;萼片卵状披针形或披针形,长5～7 mm,先端渐尖,基部附属物短,长1.0～1.5 mm,末端圆或截形,边缘具膜质白边,无毛或有短毛;花瓣倒卵形或长圆状倒卵形;子房卵形,无毛,花柱棍棒状,柱头三角形。蒴果长圆形,长5～12 mm,无毛;种子卵球形,长1.8 mm,淡黄色。

[自然生境]生于河边的向阳草丛。

[地理分布]通川区、开江县、渠县、宣汉县、万源市。

[入药部位]全草。

[功能主治]清热解毒,用于黄疸、痢疾、乳腺炎、目赤肿痛、咽炎。外敷用于跌打损伤、痈肿、毒蛇咬伤。

旌节花科 Stachyuraceae

中国旌节花

[异名]小通草、小通花、木通花。

[拉丁名]*Stachyurus chinensis* Franch.

[形态特征]落叶灌木,高2～4 m。树皮光滑紫褐色或深褐色;小枝粗壮,圆柱形,具淡色椭圆形皮孔。叶于花后发出,互生,纸质至膜质,卵形,长圆状卵形至长圆状椭圆形,长5～12 cm,宽3～7 cm,先端渐尖至短尾状渐尖,具圆齿状锯齿,侧脉5～6对;叶柄长1～2 cm,通常暗紫色。穗状花序腋生,先叶开放,长5～10 cm,无梗;花黄色,长约7 mm,近无梗或有短梗;苞片1,三角状卵形,小苞片2,卵形;萼片4,黄绿色,卵形;花瓣4,卵形,长约6.5 mm;雄蕊8枚,与花瓣等长;子房瓶状,连花柱长约6 mm,被微柔毛,柱头头状,不裂;果实圆球形,直径6～7 cm,无毛,基部具花被的残留物。花粉粒球形或近球形,赤道面观为近圆形或圆形,极面观为3裂圆形或近圆形,具三孔沟。

[自然生境]生于海拔400～2 300 m的沟边、林中、灌丛中。

[地理分布]万源市。

[入药部位]茎部髓心。

[功能主治]利水渗湿、清热通乳、消肿通淋,用于尿路感染、淋证、尿闭、尿少、热病口渴、小便黄赤、乳汁不通、骨结核,用根捣烂敷患处。

西域旌节花

[异名]喜马山旌节花、通条树、空藤杆。

[拉丁名]*Stachyurus himalaicus* Hook. f. & Thoms.

[形态特征]落叶灌木或小乔木,高3～5 m;树皮平滑,棕色或深棕色,小枝褐色,具浅色皮孔。叶片坚纸质至薄革质,披针形至长圆状披针形,长8～13 cm,宽3.5～5.5 cm,先端渐尖至长渐尖,基部钝圆,具细而密的锐锯齿,侧脉5～7对;叶柄紫红色,长0.5～1.5 cm。穗状花序腋生,长5～13 cm;花黄色,长约6 mm,几无梗;苞片1枚,三角形,长约2 mm;小苞片2枚,宽卵形,顶端急尖,基部连合;萼片4枚,宽卵形,长约3 mm,顶端钝;花瓣4枚,倒卵形,长约5 mm,宽约3.5 mm;雄蕊8枚,长4～5 cm;花药黄色,2室,纵裂;子房卵状长圆形,连花柱长约6 mm,柱头头状。果实近球形,直径7～8 cm,无梗或近无梗,具宿存花柱,花粉粒球形或长球形,极面观为三角形或三角圆形,赤道面观为圆形,具三孔沟。

[自然生境]生于海拔400～2 300 m的山坡阔叶林下或灌丛中。

[地理分布]宣汉县、大竹县。

[入药部位]茎部髓心、根和叶。

[功能主治]茎部髓心利尿催乳、清热安神,用于水肿、淋病、急性肾炎、膀胱炎、小便不利、乳汁不通、肺热咳嗽、心烦失眠。根与叶散瘀活血、祛风,用于跌打损伤、风湿疼痛。

云南旌节花

[异名]小通草、长梗旌节花、通花。

[拉丁名]*Stachyurus yunnanensis* Franch.

[形态特征]常绿灌木,高1～3 m;树皮暗灰色,光滑;枝条圆形,当年生枝为绿黄色,二年生枝棕色或棕褐色,具皮孔。叶革质或薄革质,椭圆状长圆形至长圆状披针形,长7～15 cm,宽2～4 cm,先端渐尖或尾状渐尖,基部楔形或钝圆形,具细尖锯齿,齿尖骨质,上面绿色,下面淡绿色,紫色,两面均无毛,侧脉5～7对;叶柄

粗壮, 长12.5 cm。总状花序腋生, 长3～8 cm, 花序轴之字形, 具短梗, 长约7 mm, 有花12～22朵; 苞片1枚, 三角形, 急尖, 长约1.5 mm; 小苞片三角状卵形, 急尖, 长约2.5 mm; 萼片4枚, 卵圆形, 长约3.5 mm; 花瓣4枚, 黄色至白色, 倒卵圆形, 长5.5～6.5 mm, 宽约4 mm; 雄蕊8枚, 无毛; 子房和花柱长约6 mm, 无毛, 柱头头状。果实球形, 直径6～7 mm, 无梗, 具宿存花柱, 苞片及花丝的残存物。

[自然生境] 生于海拔1 600～1 800 m的沟边、灌丛中。

[地理分布] 万源市。

[入药部位] 茎髓。

[功能主治] 利水渗湿、清热通乳, 用于湿热癃闭、淋证、乳汁不通。

秋海棠科 Begoniaceae

秋海棠

[异名] 八月春、酸猴儿、鸡心七。

[拉丁名] *Begonia grandis* Dryand.

[形态特征] 多年生草本。根状茎近球形, 直径8～20 mm, 具密集而交织的细长纤维状之根。茎直立, 有分枝, 高40～60 cm, 有纵棱, 近无毛。基生叶未见。茎生叶互生, 具长柄; 叶柄长4.0～13.5 cm, 有棱, 近无毛; 托叶膜质, 长圆形至披针形, 长约10 mm, 宽2～4 mm, 先端渐尖, 早落。雄蕊多数, 基部合生, 长(1～)2～3 mm, 整个呈球形, 花药倒卵球形, 长约0.9 mm, 先端微凹; 雌花, 花梗长约2.5 cm, 无毛, 花被片3枚, 外面2枚近圆形或扁圆形, 长约12 mm, 先端圆, 子房长圆形, 长约10 mm, 直径约5 mm, 无毛; 种子极多数, 小, 长圆形, 淡褐色, 光滑。

[自然生境] 生于海拔1 000 m左右的山沟岩坎等阴湿处。

[地理分布] 万源市、开江县、通川区。

[入药部位] 花、全草、根茎。

[功能主治] 全草与根茎凉血、活血化瘀、行气调经、消肿止血、清热、止痛、镇痉, 用于跌打损伤、吐血、衄血、痢疾、月经不调、红崩白带、崩漏带下、淋浊、喉痛、咯血、胃热出血。花用于搽癣、杀虫。

掌裂叶秋海棠

[异名] 水八角、一口血、酸猴儿。

[拉丁名] *Begonia pedatifida* H. Lévl.

[形态特征] 草本。根状茎粗, 长圆柱状, 扭曲, 直径6～9 mm, 节密, 有残存褐色的鳞片和纤维状之根。叶自根状茎抽出, 偶在花葶中部有1小叶, 具长柄; 叶柄长12～20(～30)cm, 密被或疏被褐色卷曲长毛; 托叶膜质, 卵形, 长约10 mm, 宽约8 mm, 先端钝, 早落。花葶高7～15 cm, 疏被或密被长毛, 偶在中部有1小叶, 和基生叶近似, 但很小; 花白色或带粉红, 4～8朵, 呈二歧聚伞状, 首次分枝长约1 cm, 被毛或近无毛; 苞片早落; 雄花, 花梗长1～2 cm, 被毛或近无毛, 花被片4枚, 外面2枚宽卵形, 长1.8～2.5 cm, 宽1.2～1.8 cm; 雄蕊多数。蒴果下垂, 果柄长2.0～2.5 cm, 无毛; 轮廓倒卵球形, 长约1.5 cm, 直径约1 cm, 无毛; 种子极多数, 小, 长圆形, 淡褐色, 光滑。

[自然生境] 生于海拔1 500 m以下的阴湿的岩石石壁、阔叶林下、沟边等阴湿处。

[地理分布] 万源市、开江县、通川区。

[入药部位] 根茎。

[功能主治] 祛风活血、利湿、清热解毒、活络、平喘、消肿、散血止血、祛瘀、消肿, 用于哮喘、风湿关节疼痛、急性肾炎、淋巴结核、无名肿毒、肝硬化、胃痛、尿血、吐血、肺结核、咯血、内脏出血、月经不调、血淋、湿热下注、小儿眼皮水肿、跌打损伤、蛇咬伤。

葫芦科 Cucurbitaceae

冬瓜

[异名] 白瓜广瓜、枕瓜、白瓜、扁蒲。

[拉丁名]*Benincasa hispida* (Thunb.) Cogn.

[形态特征]一年生蔓生或架生草本；茎被黄褐色硬毛及长柔毛，有棱沟。叶柄粗壮，长5～20 cm，被黄褐色的硬毛和长柔毛；叶片肾状近圆形，宽15～30 cm，5～7浅裂或有时中裂，裂片宽三角形或卵形，先端急尖，边缘有小齿；雌雄同株；花单生。雄花梗长5～15 cm，密被黄褐色短刚毛和长柔毛，常在花梗的基部具1枚苞片，苞片卵形或宽长圆形，长6～10 mm，先端急尖，有短柔毛；花萼筒宽钟形，宽12～15 mm；花冠黄色，辐状，长3～6 cm，宽2.5～3.5 cm，两面有稀疏的柔毛，先端钝圆，具5脉；雄蕊3，离生，花丝长2～3 mm，基部膨大，被毛；子房卵形或圆筒形，密生黄褐色茸毛状硬毛，长2～4 cm；花柱长2～3 mm，柱头3，长12～15 mm，2裂。果实长圆柱状或近球状，长25～60 cm，直径10～25 cm。种子卵形，白色或淡黄色，扁，有边缘。

[自然生境]主栽培。

[地理分布]通川区、达川区、开江县、宣汉县、大竹县、渠县、万源市。

[入药部位]种子、皮、叶、藤和瓤。

[功能主治]种子润肺化痰、清热渗湿、消肿、通淋、消积、排脓消痈、利水，用于肺热咳嗽、肺痈、肠痈、淋病、水肿、脚气、痔疮、鼻面酒齄。叶用于消渴、疟疾、蜂螫、肿毒。皮健脾除湿、利水消肿，用于肾炎水肿、腹泻、痈肿。藤用于肺热、痰火、脱肛。瓤清热、止渴、利水、消肿，用于烦渴、水肿、淋病、痈肿。

西瓜

[异名]寒瓜。

[拉丁名]*Citrullus lanatus* (Thunb.) Matsum. & Nakai

[形态特征]一年生蔓生藤本；茎、枝粗壮，具明显的棱沟，被长而密的白色或淡黄褐色长柔毛。卷须较粗壮，具短柔毛，2歧，叶柄粗，长3～12 cm，粗0.2～0.4 cm，具不明显的沟纹，密被柔毛；叶片纸质，轮廓三角状卵形，带白绿色，长8～20 cm，宽5～15 cm。叶片基部心形，有时形成半圆形的弯缺，弯缺宽1～2 cm，深0.5～0.8 cm。雌雄同株。雄花花梗长3～4 cm；花萼筒宽钟形，密被长柔毛；花冠淡黄色，直径2.5～3.0 cm；雄蕊3，近离生，1枚1室，2枚2室，花丝短，药室折曲。雌花花萼和花冠与雄花同；子房卵形，长0.5～0.8 cm，宽0.4 cm，密被长柔毛，花柱肾形。果实，近于球形或椭圆形，肉质，多汁，果皮光滑，色泽及纹饰各式。种子多数，卵形，两面平滑，基部钝圆，通常边缘稍拱起，长1.0～1.5 cm，宽0.5～0.8 cm，厚1～2 mm。

[自然生境]主栽培。

[地理分布]大竹县。

[入药部位]果皮、果瓤。

[功能主治]果瓤清热、解暑、除烦、解渴、利小便，用于暑热烦渴、热盛伤津、小便不利、喉痹、口疮。果皮清暑解热、解毒、止渴、利小便，用于暑热烦渴、小便短少、水肿、口舌糜烂生疮、暑湿困脾、身倦苔腻、钩端螺旋体病。与皮硝混合制成西瓜霜用于喉风、喉痹、口疮、牙疳、久咳咽痛。

黄瓜

[异名]胡瓜、刺瓜、王瓜、勤瓜。

[拉丁名]*Cucumis sativus* L.

[形态特征]一年生蔓生或攀援草本；茎、枝伸长，有棱沟，被白色的糙硬毛。卷须细，不分歧，具白色柔毛。叶柄稍粗糙，有糙硬毛，长10～16 cm；叶片宽卵状心形，膜质，长、宽均7～20 cm，两面甚粗糙，被糙硬毛，3～5个角或浅裂，裂片三角形，有齿。雌雄同株。雄花常数朵在叶腋簇生；花梗纤细，长0.5～1.5 cm，被微柔毛；花萼筒狭钟状或近圆筒状，长8～10 mm，密被白色的长柔毛，花萼裂片钻形，开展，与花萼筒近等长；花冠黄白色，长约2 cm，急尖；雄蕊3，花丝近无，花药长3～4 mm，药隔伸出，长约1 mm。雌花单生或稀簇生；花梗粗壮，被柔毛，长1～2 cm；子房纺锤形，粗糙。果实长圆形或圆柱形，长10～30 cm，熟时黄绿色，表面粗糙。种子小，狭卵形，白色，无边缘，两端近急尖，长5～10 mm。

[自然生境]栽培。

[地理分布]通川区、达川区、开江县、宣汉县、大竹县、渠县、万源市。

[入药部位]果实、茎藤、叶和根。

[功能主治]果实除热、利水、清热解毒、止渴,用于肺热咳嗽、支气管炎、烦渴、咽喉肿痛、火眼、烫火伤。茎用于腹泻、痢疾、黄水疮。藤、叶清热解渴、利尿、止痛,用于腹痛、血崩、腹胀腰痛。根开窍通气,用于鼻塞不通。

南瓜

[异名]番瓜、饭瓜。

[拉丁名]*Cucurbita moschata* (Duch. ex Lam.) Duch. ex Poiret

[形态特征]一年生蔓生草本;茎常节部生根,伸长达2～5 m,密被白色短刚毛。叶柄粗壮,长8～19 cm,被短刚毛;叶片宽卵形或卵圆形,质稍柔软,有5角或5浅裂,稀钝,长12～25 cm,宽20～30 cm,侧裂片较小,中间裂片较大,三角形。雌雄同株。雄花单生;花萼筒钟形,长5～6 mm,裂片条形,长1.0～1.5 cm,被柔毛,上部扩大成叶状;花冠黄色,钟状,长8 cm,直径6 cm,5中裂,裂片边缘反卷,具皱褶,先端急尖;雄蕊3,花丝腺体状,长5～8 mm,花药靠合,长15 mm,药室折曲。雌花单生;子房1室,花柱短,柱头3,膨大,顶端2裂。果柄粗壮,有棱和槽,长5～7 cm,瓜蒂扩大成喇叭状;瓠果形状多样。种子多数,长卵形或长圆形,灰白色,边缘薄,长10～15 mm,宽7～10 mm。

[自然生境]栽培。

[地理分布]通川区、达川区、开江县、宣汉县、大竹县、渠县、万源市。

[入药部位]果、种子、根、须、花、蒂、瓤、须、藤和藤。

[功能主治]果补中益气、消炎止痛、解毒、杀虫。种子清热解毒、驱虫、杀虫,用于肺热咳嗽、虫积腹痛、绦虫、蛔虫,对血吸虫有抑制和杀灭作用,和槟榔同用治绦虫。蒂外用治疔疮。瓜瓤治火药伤及烫火伤。花清湿热、消肿毒。南瓜须治妇人乳房剧烈疼痛,藤一把加食盐少许捣烂用开水泡服,用于肺结核、低热。根清热通淋、渗湿,用于火淋、黄疸、牙痛、烫火伤、小便赤热涩痛。

绞股蓝

[异名]七叶胆。

[拉丁名]*Gynostemma pentaphyllum* (Thunb.) Makino

[形态特征]草质攀援植物;茎细弱,具分枝,具纵棱及槽,无毛或疏被短柔毛。叶膜质或纸质,鸟足状,具3～9小叶,通常5～7小叶,叶柄长3～7 cm,被短柔毛或无毛;小叶片卵状长圆形或披针形,中央小叶长3～12 cm,宽1.5～4.0 cm,侧脉6～8对,上面平坦,背面突起,细脉网状;小叶柄略叉开,长1～5 mm。卷须纤细,2歧,稀单一,无毛或基部被短柔毛。花雌雄异株。雄花圆锥花序,花序轴纤细,多分枝,长10～15 cm,分枝广展,长3～4 cm;花冠淡绿色或白色,5深裂;雄蕊5,花丝短,联合成柱,花药着生于柱之顶端。雌花圆锥花序远较雄花的短小,花萼及花冠似雄花;子房球形,2～3室,花柱3枚。果实肉质不裂,球形,直径5～6 mm。种子卵状心形,直径约4 mm,灰褐色或深褐色,压扁,两面具乳突状突起。

[自然生境]生于荒坡、灌丛、林下。

[地理分布]通川区、达川区、开江县、宣汉县、大竹县、渠县、万源市。

[入药部位]干燥地上部分。

[功能主治]消炎、清热解毒、止咳、祛痰、益气安神、利水除湿,用于风湿疼痛、湿热黄疸、疮毒、痫症、气虚体弱、少气乏力、心悸失眠、肺虚咳嗽、慢性支气管炎;外用于瘰疬。

雪胆

[异名]母猪藤、金龟莲、铜锣七。

[拉丁名]*Hemsleya chinensis* Cogn. ex Forbes & Hemsl.

[形态特征]多年生攀援草本。茎和小枝纤细,疏被短柔毛,通常近茎节处被毛较密。卷须线形,长

8～14 cm, 疏被短柔毛, 先端2歧。趾状复叶由5～9小叶组成, 多数为7小叶, 复叶柄长4～8 cm; 小叶片卵状披针形, 膜质, 被短柔毛, 先端渐尖, 基部渐狭成柄, 边缘圆锯齿状, 小叶柄长5～10 mm。花雌雄异株。雄花疏散聚伞总状花序或圆锥花序, 花序轴及小枝线形, 曲折, 被短柔毛, 长5～12 cm; 花萼裂片5, 卵形, 先端急尖, 长7 mm, 宽4.5 mm, 反折; 花冠橙红色; 裂片矩圆形。雌花稀疏总状花序, 花序梗纤细, 长2～4 cm; 花萼、花冠同雄花, 但花较大, 直径1.5 cm; 子房筒状, 长5～6 mm, 径2～3 mm; 果矩圆状椭圆形, 单生, 长3～5 cm, 直径2 cm, 基部渐狭, 果柄略弯曲。种子黑褐色, 近圆形, 长1～1.2 cm, 宽1 cm。

[自然生境]生于海拔1 200～2 200 m的混交林中。

[地理分布]宣汉县。

[入药部位]块根。

[功能主治]清热解毒、消肿散结、健胃、止痛、消肿利喉, 用于胃痛、溃疡、菌痢、胃肠炎、牙痛、咽喉肿痛、上呼吸道感染、支气管炎、肺炎、泌尿系统感染、败血症、感染痈肿疮毒。

丝瓜

[异名]烧瓜。

[拉丁名]*Luffa cylindrica* (L.) M. Roem.

[形态特征]一年生攀援藤本; 茎、枝粗糙, 有棱沟, 被微柔毛。卷须稍粗壮, 被短柔毛, 通常2～4歧。叶柄粗糙, 长10～12 cm, 具不明显的沟, 近无毛; 叶片三角形或近圆形, 长、宽约10～20 cm, 通常掌状5～7裂, 裂片三角形。雌雄同株。雄花通常15～20朵花, 生于总状花序上部; 花梗长1～2 cm, 花萼筒宽钟形, 径0.5～0.9 cm, 被短柔毛, 裂片卵状披针形或近三角形; 花冠黄色, 辐状, 开展时直径5～9 cm, 裂片长圆形, 长2～4 cm, 宽2.0～2.8 cm; 雄蕊通常5, 稀3, 花丝长6～8 mm, 基部有白色短柔毛, 花初开放时稍靠合, 最后完全分离, 药室多回折曲。雌花单生, 花梗长2～10 cm。果实圆柱状, 直或稍弯, 长15～30 cm, 直径5～8 cm, 有深色纵条纹, 未熟时肉质, 成熟后干燥, 里面呈网状纤维, 由顶端盖裂。种子, 黑色, 卵形。

[自然生境]主栽培。

[地理分布]通川区、达川区、开江县、宣汉县、大竹县、渠县、万源市。

[入药部位]瓜络、叶、种子、果实、花、根、茎、水、藤。

[功能主治]瓜络行血活络、清热化痰、散结、利水消肿、祛风止痛、止血, 用于气血瘀滞引起的胸胁疼痛、睾丸肿痛、乳汁不通、风湿关节痛、月经不调、痔漏、水肿、乳痈初起。果清热、化痰、解毒、凉血, 用于热病身热烦渴、痰喘、咳嗽、肠风痔漏、崩带、血淋、痔疮、乳汁不通。种子利水除热, 治肢面浮肿、痔漏。叶用于痈疽疔疮、蛇咬伤、烫火伤。花治肺热咳嗽、鼻窦炎、痔疮。根用于偏头痛、乳腺炎。茎中水称天萝水, 清热化痰、通经活络, 用于双单蛾、肺痈、肺痿、酒中毒等。藤通经活络、止咳化痰, 用于腰痛、咳嗽、鼻炎、支气管炎。

苦瓜

[异名]癞瓜、凉瓜。

[拉丁名]*Momordica charantia* L.

[形态特征]一年生攀援状柔弱草本, 多分枝; 茎、枝被柔毛。卷须纤细, 叶柄长4～6 cm; 叶片轮廓卵状肾形或近圆形, 膜质, 长、宽均为4～12 cm, 上面绿色, 背面淡绿色, 叶脉掌状。雌雄同株。雄花单生叶腋, 花梗纤细, 被微柔毛, 长3～7 cm, 中部或下部具1苞片; 苞片绿色, 肾形或圆形; 花萼裂片卵状披针形, 被白色柔毛, 长4～6 mm, 宽2～3 mm, 急尖; 花冠黄色, 裂片倒卵形, 先端钝, 急尖或微凹, 长1.5～2.0 cm, 宽0.8～1.2 cm, 被柔毛; 雄蕊3, 离生, 药室2回折曲。雌花单生; 花梗基部常具1苞片; 子房密生瘤状突起。果实纺锤形或圆柱形, 多瘤皱, 长10～20 cm, 成熟后橙黄色, 由顶端3瓣裂。种子多数, 具红色假种皮, 两端各具3小齿, 两面有刻纹, 长1.5～2.0 cm, 宽1.0～1.5 cm。

[自然生境]主栽培。

[地理分布] 通川区、达川区、开江县、宣汉县、大竹县、渠县、万源市。

[入药部位] 果实、种子、藤叶。

[功能主治] 果清暑涤热、健胃、止痛、明目、泻火解毒,用于热病烦渴、中暑、暑热挟湿、牙痛、疔疖红肿、痢疾、赤眼疼痛、痈肿丹毒、恶疮。种子益气壮阳,用于擂水灌服、解食物中毒。藤叶清热解毒,用于痢疾疮毒、肺热咳嗽、咽喉肿痛、目赤肿痛、痢疾腹痛。

木鳖子

[异名] 老鼠拉冬瓜、糯饭果、番木鳖。

[拉丁名] *Momordica cochinchinensis* (Lour.) Spreng.

[形态特征] 粗壮大藤本,长达15 m,具块状根;全株近无毛或稍被短柔毛。叶柄粗壮,长5~10 cm,在基部或中部有2~4个腺体;叶片卵状心形或宽卵状圆形,质稍硬,长、宽均10~20 cm,3~5中裂至深裂或不分裂,叶脉掌状。卷须颇粗壮,光滑无毛,不分歧。雌雄异株;雄花单生于叶腋或3~4朵着生于极短总状花序轴;花梗顶端生兜状苞片,圆肾形,长3~5 cm,宽5~8 cm;花萼裂片宽披针形或长圆形,长1.2~2 cm,先端渐尖或尖;花冠黄色,裂片卵状长圆形,长5~6 cm;雄蕊3,药室1回折曲;雌花单生;花梗近中部生一苞片;子房密生刺毛,花梗长5~10 cm。果实卵球形,顶端有1短喙,基部近圆形,长12~15 cm,成熟时红色,肉质,密生长3~4 mm的具刺尖的突起。种子,卵形或方形,干后黑褐色,具雕纹。

[自然生境] 生于海拔450~1 100 m的山沟、林缘及路旁。

[地理分布] 达川区、通川区、开江县、宣汉县、万源市。

[入药部位] 种子、根。

[功能主治] 种子清热利湿、化痰、消肿、散结、祛毒、追风止痛、通经,用于痈肿、疔疮、瘰疬、化脓性炎症、肠炎、小儿疳积、乳腺炎、痔疮、淋巴结核症、无名肿毒、癣疮、风湿痹痛、经脉拘挛。根消炎、解毒、消肿止痛,用于痈疮疔毒、无名肿毒、淋巴结炎。

头花赤瓟

[拉丁名] *Thladiantha capitata* Cogn.

[形态特征] 草质藤本;茎、枝具较深的棱沟,几无毛。叶柄纤细,长7~9 cm,无毛;叶片膜质,宽卵形或宽卵状三角形,顶端渐尖,边缘有稀疏的具胼胝质小齿。卷须稍粗壮,无毛,2歧。雌雄异株。雄花聚成伞形或近头状总状花序,密集生于花序轴顶端,花序常具8~15朵花,花序轴细弱或有时粗壮,无毛,总苞片卵形,长1.5~3.0 cm,宽1.0~2.8 cm;花梗纤细,丝状,无毛,长4~8 mm;花萼筒倒锥形,基部急尖,长5 mm;花冠黄色,裂片狭卵形;雄蕊5枚,花丝稍粗,长4.0~4.5 mm,有微柔毛,花药卵状长圆形,长2.0~2.2 mm。雌花单生或2~3朵生于总花梗的顶端,总花梗短而粗;花梗粗壮,长1.5~2.0 cm;花萼筒倒锥形,裂片线状披针形;花冠黄色,裂片长圆形;子房狭长圆形。果实长圆形,长约4 cm,粗约2.5 mm。

[自然生境] 生于海拔1 000~2 300 m的林缘、山坡及灌木丛中。

[地理分布] 万源市。

[入药部位] 块根。

[功能主治] 清热解毒、止咳润肺。

川赤瓟

[异名] 丝瓜南藤、王瓜根、气包、山屎瓜。

[拉丁名] *Thladiantha davidii* Franch.

[形态特征] 攀援草本;茎枝光滑无毛,有纵向的深棱沟。叶柄稍粗壮,长6~8 cm,无毛;叶片卵状心形,膜质,长10~20 cm,宽6~12 cm,先端渐尖,边缘有胼胝质的细齿,基部弯缺圆形。雌雄异株。雄花伞形总状花序或头状总状花序,花序轴长达10~20 cm;花冠黄色,裂片卵形,先端钝,长约1.5 cm,宽约0.9 cm;雄蕊5枚,花丝稍粗壮,疏生微柔毛,长3~4 mm,花药椭圆形,长1.5 mm。雌花单生或2~3朵生于一粗壮的总梗顶端,总

梗长约1 cm,有时达3 cm,花梗较粗壮,长1.53 cm;花萼筒锥状,裂片披针状长圆形;子房狭长圆形,长1.7 cm,宽0.6 cm,基部平截,顶端稍狭,表面平滑,几无毛,长约1.5 cm,粗5~6 mm,花柱连合部分粗壮,长约3 mm;果实长圆形。种子黄白色,卵形,扁平,表面光滑。

[自然生境]生于海拔1 300~1 700 m的荒坡灌丛中。

[地理分布]宣汉县。

[入药部位]块根、果实。

[功能主治]果实或块根清热利湿、散结消肿、利胆、通乳,用于产后气虚、骨折、热病伤阴、头昏晕、疮肿、热咳。

南赤飑

[异名]王瓜根、老鼠拉冬瓜、野冬瓜、野黄瓜、野南瓜。

[拉丁名]*Thladiantha nudiflora* Hemsl. ex Forbes & Hemsl.

[形态特征]全体密生柔毛状硬毛;根块状。茎草质攀援状,有较深的棱沟。叶柄粗壮,长3~10 cm;叶片质稍硬,卵状心形,宽卵状心形或近圆心形,长5~15 cm,宽4~12 cm。卷须稍粗壮,密被硬毛,下部有明显的沟纹,上部2歧。雌雄异株。雄花为总状花序,多数花集生于花序轴的上部。花序轴纤细;花萼裂片卵状披针形,长5~6 mm,基部宽2.5 mm,顶端急尖,3脉;花冠黄色,裂片卵状长圆形;雄蕊5,着生在花萼筒的檐部,花丝有微柔毛,长4 mm,花药卵状长圆形,长2.5 mm。雌花单生;子房狭长圆形,长1.2~1.5 cm,直径0.4~0.5 cm,密被淡黄色的长柔毛状硬毛;果实长圆形,干后红色或红褐色,长4~5 cm,径3.0~3.5 cm。种子卵形或宽卵形,有网纹,两面稍拱起。

[自然生境]生于海拔900~2 300 m的灌丛中。

[地理分布]通川区、开江县。

[入药部位]根和果实。

[功能主治]根清热利湿、利大小便、散结消肿、利胆、通乳,用于乳汁不下、乳房胀痛、黄疸、痢疾咳嗽、胸痛。果实理气活血、祛痰利湿,用于跌打损伤、嗳气吐酸、黄疸、泄泻、痢疾、肺痨咯血。

王瓜

[异名]瓜蒌、白赖赛。

[拉丁名]*Trichosanthes cucumeroides* (Ser.) Maxim.

[形态特征]多年生攀援藤本;块根纺锤形,肥大。茎细弱,多分枝,具纵棱及槽,被短柔毛。叶片纸质,轮廓阔卵形或圆形;叶柄长3~10 cm,具纵条纹,密被短茸毛及稀疏短刚毛状硬毛。卷须2歧,被短柔毛。花雌雄异株。雄花组成总状花序,或1单花与之并生,总花梗长5~10 cm,具纵条纹,被短茸毛;花梗短,长约5 mm,被短茸毛;小苞片线状披针形,长2~3 mm,全缘,被短柔毛,稀无小苞片;花萼筒喇叭形;花冠白色;花药长3 mm,药隔有毛,花丝短,分离;退化雌蕊刚毛状。雌花单生,花梗长0.5~1.0 cm,子房长圆形,均密被短柔毛,花萼及花冠与雄花相同。果实卵圆形、卵状椭圆形或球形,成熟时橙红色;果柄长5~20 mm,被短柔毛。种子横长圆形两侧室近圆形,径约4.5 mm,表面具瘤状突起。

[自然生境]生于海拔1 700 m以下的荒坡、草丛中。

[地理分布]开江县。

[入药部位]果实、种子和根、种子。

[功能主治]果实清热、生津、消瘀、通乳,用于消渴、黄疸、噎膈反胃、经闭、乳汁不通、痈肿、慢性咽喉炎。种子清热、凉血,用于肺痿吐血、黄疸、痢疾、肠风下血。根泻热、生津、破血、消瘀,用于热病烦渴、黄疸、热结便秘或小便不利、经闭、癥瘕、痈肿、毒蛇咬伤。

栝楼

[异名]天花粉、瓜蒌。

［拉丁名］*Trichosanthes kirilowii* Maxim.

［形态特征］攀援藤本，长达10 m；块根圆柱状，淡黄褐色。茎多分枝，被白色伸展柔毛。叶纸质，近圆形，直径5～20 cm，常3～5（～7）浅至中裂，裂片菱状倒卵形、长圆形，常再浅裂，叶基部心形；叶柄长3～10 cm，被长柔毛，卷须被柔毛，3～7歧。花雌雄异株；雄总状花序单生，或与单花并存，长10～20 cm，被柔毛，顶端具5～8花；单花花梗长15 cm；小苞片倒卵形或宽卵形，长1.5～2.5 cm，具粗齿，被柔毛；萼筒筒状，长2～4 cm，被柔毛，裂片披针形，全缘；花冠白色，裂片倒卵形；花丝被柔毛；雌花单生；花梗被柔毛；花萼筒圆筒形，裂片和花冠同雄花；子房椭圆形。果柄粗壮，长4～11 cm；果实椭圆形或圆形，长7.0～10.5 cm，黄褐色或橙黄色；种子卵状椭圆形，压扁，长11～16 mm，宽7～12 mm，淡黄褐色，近边缘处具棱线。

［自然生境］生于海拔1 900 m以下的杂木林中、灌丛、阴湿处。

［地理分布］通川区、宣汉县、渠县。

［入药部位］根、种子、果实和果皮。

［功能主治］果实和果皮润肺、消热化痰、宽胸理气、散结、滑肠，用于痰热咳嗽、咳吐黄痰、胸痹、胁痛、结胸、肺痿咯血、消渴、黄疸、便秘、痈肿初起、乳腺炎。种子（楼仁）润肺、化痰、滑肠，用于痰热咳嗽、燥结便秘、痈肿、乳少。根（天花粉）清心润肺、生津止渴、降火、润燥、排脓消肿、散结，用于膈上热痰、热病口渴、消渴、口舌生疮、黄疸、肺燥咯血、痈肿疮毒、痔漏。

中华栝楼

［异名］双边栝楼、川贵栝楼、日本栝楼、尖果栝楼。

［拉丁名］*Trichosanthes rosthornii* Harms

［形态特征］多年生草质藤本。根粗壮。茎细长，缠绕或攀援，具棱，幼时被褐色短柔毛。卷须腋生，先端分叉。叶互生，宽卵形，长8～16 cm，宽长近相等，基部浅心形，通常3～9深裂几达基部，裂片披针形或狭倒卵形，锐尖，边缘具疏齿，两面无毛，有颗粒状突起，叶柄长4～6 cm。花单性。

［自然生境］生于海拔500～1 000 m的山谷、沟边或路边林缘，栽培。

［地理分布］宣汉县、大竹县市。

［入药部位］果壳、种子和茎叶。

［功能主治］果壳润肺、化痰、利气宽胸，用于痰热咳嗽、咽痛、胸痛、吐血、衄血、消渴、便秘、痈疮肿毒。茎叶煎汤服用于中热伤暑。种子用于滑肠散结、生津、解毒。

马𩣡儿

［异名］野梢拟、老鼠拉冬瓜。

［拉丁名］*Zehneria indica* (Lour.) Keraudren

［形态特征］攀援或平卧草本；茎、枝纤细，疏散，有棱沟，无毛。叶柄细，长2.5～3.5 cm，初时有长柔毛，最后变无毛；叶片膜质，多型，三角状卵形、卵状心形或戟形，不分裂或3～5浅裂，长3～5 cm，宽2～4 cm；顶端急尖或稀短渐尖，基部弯缺半圆形，边缘微波状或有疏齿，脉掌状。雌雄同株。雄花单生或稀2～3朵生于短的总状花序上；花序梗纤细，极短，无毛；花梗丝状，长3～5 mm，无毛；花萼宽钟形；花冠淡黄色，有极短的柔毛，裂片长圆形或卵状长圆形，长2.0～2.5 mm，宽1.0～1.5 mm；雄蕊3。雌花：在与雄花同一叶腋内单生或稀双生；子房狭卵形，有疣状突起。果柄纤细，无毛，长2～3 cm；果实长圆形或狭卵形，长1.0～1.5 cm，宽0.5～0.8（～1.0）cm，成熟后橘红色或红色。种子灰白色，卵形，基部稍变狭，边缘不明显。

［自然生境］生于海拔500～1 600 m的林中阴湿处以及路旁、田边及灌丛中。

［地理分布］通川区、大竹县。

［入药部位］全草、根与叶。

［功能主治］根与叶清热解毒、消肿散结，用于咽喉肿痛、目赤、疮疡肿毒、瘰疬、子痈、湿疹。全草清热解毒、利尿消肿、除痰散结，用于瘰疬、烧烫伤、皮肤瘙痒、疮疡肿毒。

纽子瓜

[异名]鸡屎瓜、野牡瓜。

[拉丁名]*Zehneria maysorensis* (Wight & Arn.) Arn.

[形态特征]草质藤本。茎、枝细弱,伸长,有沟纹,多分枝。叶柄细,长2～5 cm,无毛;叶片膜质,宽卵形和稀三角状卵形,长、宽均为1～10 cm,上面深绿色,粗糙,被短糙毛,背面苍绿色,近无毛,脉掌状。卷须丝状,单一,无毛。花雌雄同株;雄花3～9朵生于总梗顶端,呈近头状或伞房状花序,花序梗纤细,长1～4 cm,无毛;雄花梗开展,极短,长1～2 mm;花萼筒宽钟状,长2 mm,宽1～2 mm,无毛或被微柔毛,裂片狭三角形,长0.5 m;花冠白色,裂片卵形,或卵状长圆形,长2.0～2.5 mm,上部常被柔毛;雄蕊3;雌花单生,稀几朵着生在总梗顶端或极稀雌雄同序;子房卵形。果柄细,无毛,长0.5～1.0 cm,果实球状或卵形,直径1.0～1.4 cm,浆果状,外面光滑无毛。种子卵状长圆形,扁压,平滑,边缘稍拱起。

[自然生境]生于海拔500～1 000 m的荒坡、灌丛。

[地理分布]达川区、开江县、大竹县。

[入药部位]果实和根。

[功能主治]果实清热利湿化痰。根捣敷毒疮。

千屈菜科 Lythraceae

紫薇

[异名]痒痒树、抠痒树。

[拉丁名]*Lagerstroemia indica* L.

[形态特征]落叶灌木或小乔木;株高达7 m;树皮平滑,灰色或灰褐色;小枝具4棱,略呈翅状;叶互生或有时对生,纸质,椭圆形、宽长圆形或倒卵形,长2.5～7.0 cm,先端短尖或钝,有时微凹,基部宽楔形或近圆形,无毛或下面沿中脉有微柔毛,侧脉3～7对;无柄或叶柄很短;花淡红色、紫色或白色,常组成顶生圆锥花序;花瓣6,皱缩,具长爪;蒴果椭圆状球形或宽椭圆形,幼时绿色至黄色,成熟时或干后呈紫黑色。

[自然生境]生于海拔300～1 800 m的山地草丛中。

[地理分布]大竹县、通川区、开江县、渠县。

[入药部位]花蕾、叶、根、树皮、根皮。

[功能主治]树皮、根皮清热解毒、活血止痛、消肿、凉血、祛瘀、利湿疏风,用于喉痹、疮痈肿毒、痛经、经期腹痛、皮肤瘙痒。花蕾清热解毒、祛瘀止血,用于产后出血不止、崩中、风疹、带下淋漓、疥癣、疮癣、月经不调。叶用于痢疾、湿疹、创伤出血。根用于痈疮、牙痛、痢疾。

千屈菜

[异名]晴芳草、败毒草、蜈蚣草。

[拉丁名]*Lythrum salicaria* L.

[形态特征]多年生草本,根茎横卧于地下,粗壮;茎直立,多分枝,高30～100 cm,全株青绿色,略被粗毛或密被绒毛,枝通常具4棱。叶对生或三叶轮生,披针形或阔披针形,长4～6(～10) cm,宽8～15 mm,顶端钝形或短尖,基部圆形或心形,有时略抱茎,全缘,无柄。花组成小聚伞花序,簇生,因花梗及总梗极短,因此花枝全形似一大型穗状花序;苞片阔披针形至三角状卵形,长5～12 mm;萼筒长5～8 mm,有纵棱12条,稍被粗毛,裂片6,三角形;附属体针状,直立,长1.5～2.0 mm;花瓣6,红紫色或淡紫色,倒披针状长椭圆形,基部楔形,长7～8 mm,着生于萼筒上部,有短爪,稍皱缩;蒴果扁圆形。

[自然生境]生于海拔500～2 300 m的水沟、荒地潮湿处。

[地理分布]通川区、开江县、万源市。

[入药部位]全草。

[功能主治]清热解毒、凉血止血、养血健脾,用于肠炎、便血、痢疾、血崩、溃疡、月经过多、痈肿疮毒。外

用于外伤出血。

圆叶节节菜

[异名]水豆瓣、水佛指甲。

[拉丁名]*Rotala rotundifolia* (Buch. –Ham. ex Roxb.) Koehne

[形态特征]一年生草本,各部无毛;根茎细长,匍匐地上;茎单一或稍分枝,直立,丛生,高5～30 cm,带紫红色。叶对生,无柄或具短柄,近圆形、阔倒卵形或阔椭圆形,长5～10 mm,有时可达20 mm,宽3.5～5.0 mm,顶端圆形,基部钝形,或无柄时近心形,侧脉4对,纤细。花单生于苞片内,组成顶生稠密的穗状花序,花序长1～4 cm,每株1～3个,有时5～7个;花极小,长约2 mm,几无梗;苞片叶状,卵形或卵状矩圆形,约与花等长,小苞片2枚,披针形或钻形,约与萼筒等长;萼筒阔钟形,膜质,半透明,长1.0～1.5 mm,裂片4,三角形,裂片间无附属体;花瓣4,倒卵形,淡紫红色,长约为花萼裂片的2倍;蒴果椭圆形,3～4瓣裂。

[自然生境]生于海拔2 000 m以下的向阳水田、水沟、池塘、河边。

[地理分布]大竹县。

[入药部位]全草。

[功能主治]清热解毒、活血祛瘀、通便、利水消肿、利尿通淋,用于肺热咳嗽、乳痈、疮痈、肝炎、痢疾、火淋、热痢、水臌、淋病、痛经、痔疮、牙龈肿痛、疮痈、痈肿疮毒、黄疸型肝炎、尿路感染、风火牙疼。

桃金娘科 Myrtaceae

红千层

[异名]瓶刷木、金宝树、红瓶刷。

[拉丁名]*Callistemon rigidus* R. Br.

[形态特征]小乔木,树皮坚硬,灰褐色;嫩枝有棱,初时有长丝毛,不久变无毛。叶片坚革质,线形,长5～9 cm,宽3～6 mm,先端尖锐,初时有丝毛,不久脱落,油腺点明显,干后突起,中脉在两面均突起,侧脉明显,边脉位于边上,突起;叶柄极短。穗状花序生于枝顶;萼管略被毛,萼齿半圆形,近膜质;花瓣绿色,卵形,长6 mm,宽4.5 mm,有油腺点;雄蕊长2.5 cm,鲜红色,花药暗紫色,椭圆形;花柱比雄蕊稍长,先端绿色,其余红色。蒴果半球形,长5 mm,宽7 mm,先端平截,萼管口圆,果瓣稍下陷,3片裂开,果爿脱落;种子条状,长1 mm。

[自然生境]外来引种栽培。

[地理分布]渠县、大竹县等地。

[入药部位]枝叶。

[功能主治]祛风、化痰、消肿,用于感冒咳喘、风湿痹痛、湿疹和跌打肿痛等。

桉

[异名]大叶有加利、大叶桉。

[拉丁名]*Eucalyptus robusta* Smith

[形态特征]密荫大乔木,高20 m;树皮宿存,深褐色,厚2 cm,稍软松,有不规则斜裂沟;嫩枝有棱。幼态叶对生,叶片厚革质,卵形,长11 cm,宽达7 cm,有柄;成熟叶卵状披针形,厚革质,不等侧,长8～17 cm,宽3～7 cm,侧脉多而明显,以80°开角缓斜走向边缘,两面均有腺点,边脉离边缘1.0～1.5 mm;叶柄长1.5～2.5 cm。伞形花序粗大,有花4～8朵,总梗压扁,长2.5 cm以内;花梗短、长不过4 mm,有时较长,粗而扁平;花蕾长1.4～2.0 cm,宽7～10 mm;蒴管半球形或倒圆锥形,长7～9 mm,宽6～8 mm;帽状体约与萼管同长,先端收缩成喙;雄蕊长1.0～1.2 cm,花药椭圆形,纵裂。蒴果卵状壶形,长1.0～1.5 cm,上半部略收缩,蒴口稍扩大,果瓣3～4,深藏于萼管内。

[自然生境]生于靠海的河口的重黏壤地区,也可见于海岸附近的沙壤。

[地理分布]通川区、开江县等地。

[入药部位]叶。

[功能主治]叶解热、驱风止痛,用于感冒、流感、肠炎、关节痛等。

华南蒲桃

[异名]小山稔。

[拉丁名]*Syzygium austrosinense* (Merr. & Perry) Chang & Miao

[形态特征]叶片为革质,椭圆形,长4～7 cm,宽2～3 cm,先端尖锐或稍钝,基部阔楔形,上面干后绿褐色,有腺点,下面同色,腺点突起,侧脉相隔1.5～2.0 mm,以70°开角斜出,在上面不明显,在下面稍明显,边脉离边缘不到1 mm;叶柄长3～5 mm。聚伞花序顶生或近顶生,长1.5～2.5 cm;花梗长2～5 mm;花蕾倒卵形,长4 mm;萼管倒圆锥形,长2.5～3.0 mm,萼片4,短三角形;花瓣分离,倒卵圆形,长2.5 mm;雄蕊长3～4 mm;花柱长3～4 mm。果实球形,宽6～7 mm。

[自然生境]常生于溪边或沟谷低湿处。

[地理分布]通川区、开江县、万源市等地。

[入药部位]全草。

[功能主治]涩肠止泻,用于久泻不止。

石榴科 Punicaceae

石榴

[异名]若榴木、丹若、山力叶、安石榴、花石榴。

[拉丁名]*Punica granatum* L.

[形态特征]落叶灌木或乔木,高通常3～5 m,稀达10 m,枝顶常呈尖锐长刺,幼枝具棱角,无毛,老枝近圆柱形。叶通常对生,纸质,矩圆状披针形,长2～9 cm,顶端短尖、钝尖或微凹,基部短尖至稍钝形,上面光亮,侧脉稍细密;叶柄短。花大,1～5朵生于枝顶;萼筒长2～3 cm,通常红色或淡黄色,裂片略外展,卵状三角形,长8～13 mm,外面近顶端有1黄绿色腺体,边缘有小乳突;花瓣通常大,红色、黄色或白色,长1.5～3.0 cm,宽1～2 cm,顶端圆形;花丝无毛,长达13 mm;花柱长超过雄蕊。浆果近球形,直径5～12 cm,通常为淡黄褐色或淡黄绿色,有时白色,稀暗紫色。种子多数,钝角形,红色至乳白色。

[自然生境]以栽培为主,我国南北都有栽培。

[地理分布]通川区、开江县、大竹县等地。

[入药部位]果皮。

[功能主治]涩肠止血,用于慢性下痢及肠痔出血。

野牡丹科 Melastomataceae

赤水野海棠

[异名]小猫子草。

[拉丁名]*Bredia esquirolii* (H. Lév.) Lauener

[形态特征]亚灌木,高约20 cm;茎圆柱形,具分枝,幼时钝四棱形。叶片坚纸质,卵形或长圆状卵形,顶端渐尖,基部心形,长5～10 cm,宽3.0～5.5 cm,边缘具细锯齿,齿尖具刺尖,具微柔毛状缘毛,基出脉7条。聚伞花序顶生,有花3～7朵,长1～2 cm,花梗长约14 mm;花萼钟状漏斗形,管长约5 mm,裂片线状披针形,长约3 mm,两面被微柔毛,边缘具腺毛;花瓣红色或紫红色,卵形,1侧偏斜,顶端急尖,外面上半部被微柔毛,长约10 mm,宽约6 mm;雄蕊4长4短,长者长约18 mm;子房半下位,卵形;顶端具膜质冠,冠缘具啮蚀状细齿,具腺点。

[自然生境]生于林下阴湿的地方或溪边。

[地理分布]达川区。

[入药部位]全草。

[功能主治]清热凉血、润肺止咳,用于肺热咳嗽、咽喉肿痛、吐血。

异药花

[异名]酸猴儿、臭骨草、伏毛肥肉草。

[拉丁名]*Fordiophyton faberi* Stapf

[形态特征]草本或亚灌木,高30～80 cm;茎四棱形,有槽,无毛,不分枝。叶片膜质,通常在一个节上的叶,大小差别较大,基部浅心形,稀近楔形,长5.0～14.5 cm,宽2～5 cm,边缘具不甚明显的细锯齿,5基出脉,叶面被紧贴的。不明显的聚伞花序或伞形花序,顶生,总梗长1～3 cm,无毛,基部有1对叶,常早落;花瓣红色或紫红色,长圆形,顶端偏斜,具腺毛状小尖头,长约1.1 cm,外面被紧贴的疏糙伏毛及白色小腺点;雄蕊长者花丝长约1.1 cm,花药线形,长约1.5 cm;短者花丝长约7 mm,花药长圆形,长约3 mm,基部不呈羊角状;子房顶端具膜质冠,冠檐具缘毛。蒴果倒圆锥形,顶孔4裂,最大处直径约5 mm。

[自然生境]生于林下阴湿的地方或溪边。

[地理分布]大竹县。

[入药部位]全草。

[功能主治]祛风除湿、活血,用于肺炎咳嗽、风湿骨痛。

展毛野牡丹

[异名]老虎杆、喳吧叶、张口叭、灌灌黄、印度野牡丹。

[拉丁名]*Melastoma normale* D. Don

[形态特征]灌木,高0.5～1.0 m,稀2～3 m,茎钝四棱形或近圆柱形,分枝多,密被平展的长粗毛及短柔毛,毛常为褐紫色,长不过3 mm。叶片坚纸质,卵形至椭圆形或椭圆状披针形,顶端渐尖,基部圆形或近心形,长4.0～10.5 cm,宽1.4～3.5(～5.0) cm,全缘,5基出脉。伞房花序生于分枝顶端,具花3～7(～10)朵,基部具叶状总苞片2;花瓣紫红色,倒卵形,长约2.7 cm,顶端圆形,仅具缘毛。蒴果坛状球形,顶端平截,宿存萼与果贴生,长6～8 mm,直径5～7 mm,密被鳞片状糙伏毛。

[自然生境]生于山坡灌草丛中或疏林下,为酸性土常见植物。

[地理分布]大竹县。

[入药部位]根和叶。

[功能主治]根清热利湿、消肿止痛、散瘀止血,用于消化不良、泄泻、痢疾、肝炎、衄血、便血、脱疽。叶用于跌打损伤、外伤出血。

楮头红

[异名]满江红。

[拉丁名]*Sarcopyramis nepalensis* Wall.

[形态特征]直立草本,高10～30 cm;茎四棱形,肉质,无毛,上部分枝。叶膜质,广卵形或卵形,长(2～)5～10 cm,宽(1.0～)2.5～4.5 cm,边缘具细锯齿,3～5基出脉。聚伞花序,生于分枝顶端,有花1～3朵,基部具2枚叶状苞片;苞片卵形,近无柄;花梗长2～6 mm,四棱形,棱上具狭翅;花瓣粉红色,倒卵形,顶端平截,偏斜,另1侧具小尖头,长约7 mm;雄蕊等长,花丝向下渐宽,花药长为花丝的1/2,药隔基部下延成极短的距或微突起,距长为药室长的1/4～1/3,上弯;子房顶端具膜质冠,冠缘浅波状,微4裂。蒴果杯形,具4棱,膜质冠伸出萼1倍。

[自然生境]生于密林下阴湿的地方或溪边。

[地理分布]开江县、大竹县。

[入药部位]根和叶。

[功能主治]根清热利湿、消肿止痛、散瘀止血,用于消化不良、泄泻、痢疾、肝炎、衄血、便血、脱疽。叶用于跌打损伤、外伤出血。

柳叶菜科 Onagraceae

谷蓼

[异名] 水珠草。

[拉丁名] *Circaea erubescens* Franch. & Sav.

[形态特征] 植株高10~120 cm，无毛；根状茎上无块茎。叶披针形至卵形，稀阔卵形，基部阔楔形至圆形或截形，稀近心形，先端短渐尖，边缘具锯齿。花芽无毛；萼片矩圆状椭圆形至披针形，红色至紫红色，先端渐尖，开花时反曲。果实，2室，具2种子，倒卵形至阔卵形，略呈背向压扁，基部平滑地渐狭向果柄，纵沟不明显，但果实上有一狭槽至果柄之延伸部分。

[自然生境] 生于林下、山谷阴湿处。

[地理分布] 宣汉县、万源市。

[入药部位] 全草。

[功能主治] 清热解毒、化瘀止血，用于无名肿毒、疔疮、刀伤出血、疥癣。

南方露珠草

[异名] 粉条根、露珠草、接逗草、蓼子七、拐脚仙桃草、假牛膝。

[拉丁名] *Circaea mollis* Sieb. & Zucc.

[形态特征] 多年生草本，高40~60 cm。茎密被弯曲短柔毛。叶对生；叶柄长1~2 cm，具短弯曲柔毛；叶片狭卵形至椭圆状披针形，被疏短曲柔毛，先端渐尖，基部楔形，稀为圆形，边缘有疏锯齿，被短弯曲柔毛。总状药序顶生或腋生，花序轴被弯曲柔毛或近无毛；苞片小；药两性；花瓣2，倒卵形，长约花萼裂片的一半，先端凹缺。果实坚果状，倒卵状球形，具4纵沟，外被钩状毛；果柄被短柔毛或近无毛，稍长于果实或近等长。

[自然生境] 生于海拔1 000~2 600 m的灌丛中、沟边、溪边林下。

[地理分布] 通川区、开江县、大竹县。

[入药部位] 全草。

[功能主治] 清热解毒、活血调经、止血、散瘀，用于目赤肿痛、风湿痹痛、跌打损伤、月经不调。

光滑柳叶菜（亚种）

[异名] 地母怀胎草、水丁香、通经草、水兰花、菜子灵、水接骨丹、水窝窝。

[拉丁名] *Epilobium amurense* subsp. *cephalostigma* (Haosskn.) C. J. Chen, Hoch & P. H. Raven.

[形态特征] 多年生直立草本，秋季自茎基部生出短的肉质多叶的根出条，伸长后有时成莲座状芽，稀成匍匐枝条。茎不分枝或有少数分枝，上部有曲柔毛与腺毛，中下部有时甚至上部常有明显的毛棱线，其余无毛，稀全株无毛。

[自然生境] 生长于海拔600~2 100 m的中低山河谷与溪沟边、林缘、草坡湿润处。

[地理分布] 万源市等地。

[入药部位] 全草。

[功能主治] 清热解毒、利湿止泻、消食理气、活血接骨，用于湿热泻痢、食积、脘腹胀痛、牙痛、月经不调、经闭、带下、跌打骨折、疮肿、烫火伤、疥疮。

柳叶菜

[异名] 水丁香、山海椒、蚂蟥草、湿热草、呼红花。

[拉丁名] *Epilobium hirsutum* L.

[形态特征] 多年生粗壮草本，有时近基部木质化，在秋季自根颈常平卧生出长1 m多粗壮的地下葡匐根状茎，茎上疏生鳞片状叶，先端常生莲座状叶芽。茎高25~120（~250）cm，粗3~12（~22）mm，常在中上部多分枝，周围密被伸展长柔毛，常混生较短而直的腺毛，尤花序上如此，稀密被白色绵毛。

[自然生境] 生于海拔500~3 200 m的沟边、路边。

[地理分布]通川区、开江县、大竹县、渠县。

[入药部位]全草。

[功能主治]清热解毒、健胃消食、活血止血、消炎止痛、行血散瘀,用于月经过多、骨折、跌打损伤、疔疮痈肿、烫伤、久痢。

小花柳叶菜

[异名]少花柳叶菜。

[拉丁名]*Epilobium parviflorum* Schreb.

[形态特征]多年生粗壮草本,直立,秋季自茎基部生出地上生的越冬的莲座状叶芽;茎长18~100（~160）cm,在上部常分枝,周围混生长柔毛与短的腺毛,下部被伸展的灰色长柔毛,同时叶柄下延的棱线多少明显;叶对生,狭披针形或长圆状披针形,长3~12 cm,宽0.5~2.5 cm,先端近锐尖,基部圆形,边缘每侧具15~60枚不等距的细牙齿,两面被长柔毛;总状花序直立,常分枝;苞片叶状;花直立,花蕾长圆状倒卵球形,长3~5 mm;花瓣粉红色至鲜玫瑰紫红色,稀白色,宽倒卵形,长4.0~8.5 mm,先端凹缺深1.0~3.5 mm;雄蕊长圆形,花丝外轮长2.6~6.0 mm,内轮长1.2~3.5 mm;蒴果长3~7 cm,被毛;果柄长0.5~1.8 cm;种子倒卵球状,顶端圆形,具很不明显的喙,褐色,表面具粗乳突;种缨深灰色或灰白色,易脱落。

[自然生境]生于海拔1 400~2 000 m的沟边、池塘、山坡湿润处。

[地理分布]宣汉县。

[入药部位]全草、根。

[功能主治]止泻、解毒,用于肠炎水泻、疮毒、高烧、劳伤腰痛。

假柳叶菜

[异名]香蓼、黄花水丁香、水荒菜、柳叶菜状丁香蓼、柳叶丁香蓼、水丁香。

[拉丁名]*Ludwigia epilobioides* Maxim.

[形态特征]一年生粗壮直立草本;茎四棱形,带紫红色,多分枝,无毛或被微柔毛。叶狭椭圆形至狭披针形,先端渐尖,基部狭楔形,两面隆起,在近边缘彼此环结,但不明显,脉上疏被微柔毛;蒴果表面瘤状隆起,熟时淡褐色,内果皮增厚变硬成木栓质,表面变平滑,使果成圆柱状,果皮薄,熟时不规则开裂。种子狭卵球状,稍歪斜,顶端具钝凸尖头,基部偏斜,淡褐色,表面具红褐色纵条纹,其间有横向的细网纹;种脊不明显。

[自然生境]生于海拔800 m以下的湖、塘、稻田、溪边等湿润处。

[地理分布]大竹县等地。

[入药部位]全草。

[功能主治]清热解毒、健胃消食、活血止血、消炎止痛、行血散瘀,用于月经过多、骨折、跌打损伤、疔疮痈肿、烫伤、久痢。

小二仙草科 Haloragidaceae

小二仙草

[异名]沙生草、下风草、扁宿草、豆瓣草、船板草。

[拉丁名]*Haloragis micrantha* (Thunb.) R. Br. ex Sieb. & Zucc.

[形态特征]多年生陆生草本;株高达45 cm;茎直立或下部平卧,多分枝,带赤褐色;叶对生,卵形或卵圆形,基部圆形,先端短尖或钝,疏生锯齿,背面带紫褐色,茎上部的叶有时互生,渐成苞片状;顶生圆锥花序由纤细总状花序组成,花两性,萼筒深裂,宿存,花瓣4,淡红色;雄蕊8;坚果近球形,长0.9~1.0 mm,有8纵钝棱,无毛。

[自然生境]生于荒山草丛中。

[地理分布]大竹县及周边地区。

[入药部位]全草。

[功能主治]清热消暑、解毒消肿,用于二便不利、水肿、热淋、赤痢、便秘、月经不调、跌打损伤、烫伤、蛇咬伤。

八角枫科 Alangiaceae

八角枫

[异名]白筋条、白龙须、瓜木、勾儿茶、八角王。

[拉丁名]*Alangium chinense* (Lour.) Harms

[形态特征]落叶乔木或灌木, 高3～5 m, 稀达15 m, 胸高直径20 cm; 叶纸质, 近圆形或椭圆形、卵形, 基部两侧常不对称, 长13～19(～26) cm, 宽9～15(～22) cm, 叶上面深绿色, 无毛, 下面淡绿色; 基出脉3～5(～7), 成掌状, 侧脉3～5对; 叶柄长2.5～3.5 cm, 紫绿色或淡黄色; 聚伞花序腋生; 总花梗长1.0～1.5 cm, 常分节; 花冠圆筒形, 长1.0～1.5 cm, 花萼长2～3 mm; 花瓣6～8, 线形, 长1.0～1.5 cm, 宽1 mm, 基部粘合; 雄蕊和花瓣同数而近等长, 花丝略扁, 长2～3 mm, 有短柔毛, 花药长6～8 mm, 药隔无毛, 外面有时有褶皱; 柱头头状, 常2～4裂。核果卵圆形, 长5～7 mm, 直径5～8 mm, 幼时绿色, 成熟后黑色, 顶端有宿存的萼齿和花盘, 种子1颗。

[自然生境]生于海拔2 500 m以下的向阳湿润的山坡、林中。

[地理分布]达川区、大竹县、开江县、通川区、渠县。

[入药部位]根、叶、枝叶、花。

[功能主治]根祛风除湿、散寒行气、舒筋通络、活血散瘀、止血、镇痛, 并有麻醉及松弛作用, 用于麻木瘫痪、心力衰竭、劳伤腰痛、劳伤咳嗽、跌打损伤、风湿性关节痛、精神分裂症、麻木瘫痪、心力衰竭、胆结石。叶祛风除湿、活络止痛, 用于跌打损伤并接骨。枝叶外用于皮肤瘙痒。花用于头风痛、胸腹胀满。

蓝果树科 Nyssaceae

喜树

[异名]千丈树、旱莲木、水冬瓜。

[拉丁名]*Camptotheca acuminata* Decne.

[形态特征]高大落叶乔木; 株高达20 m; 树皮灰色, 浅纵裂; 小枝皮孔长圆形或圆形, 幼枝被灰色微柔毛; 叶互生, 长圆形或椭圆形, 先端短尖, 基部圆形或宽楔形; 花杂性同株, 头状花序生于枝顶及上部叶腋, 常组成复花序, 上部雌花序, 下部雄花序, 花萼杯状, 齿状5裂, 花瓣5, 卵状长圆形; 雄蕊10, 着生于花盘周围, 不等长; 子房下位, 花柱顶端2～3裂; 头状果序具15～20枚瘦果, 顶端具宿存花盘。

[自然生境]栽培于海拔1 500 m以下的地区。

[地理分布]通川区、宣汉县、开江县、大竹县、渠县。

[入药部位]根、果实、叶、树皮。

[功能主治]果实与根清热解毒、消炎、抗癌、消肿散结、止痛、破血化瘀, 用于胃癌、膀胱癌、结肠癌、急慢性淋巴细胞白血病、痈毒疮疖、银屑病以及血吸虫引起的肝脾肿大等。叶捣敷用于疖肿、痈疮初起。树皮用于牛皮癣、痈疽肿毒。

山茱萸科 Cornaceae

灯台树

[异名]女儿木、六角树、瑞木。

[拉丁名]*Cornus controversa* Hemsl.

[形态特征]落叶乔木, 高6～15 m, 稀达20 m; 树皮光滑, 暗灰色或带黄灰色; 枝开展, 圆柱形, 无毛或疏生短柔毛。冬芽顶生或腋生, 卵圆形或圆锥形, 长3～8 mm, 无毛。叶互生, 纸质, 阔卵形、阔椭圆状卵形或披针状椭圆形, 长6～13 cm, 宽3.5～9.0 cm, 先端凸尖, 基部圆形或急尖, 全缘, 上面黄绿色, 无毛, 下面灰绿色,

密被淡白色平贴短柔毛；叶柄紫红绿色，长2.0～6.5 cm，无毛，上面有浅沟，下面圆形。伞房状聚伞花序，顶生，宽7～13 cm；总花梗淡黄绿色，长1.5～3.0 cm；花小，白色，直径8 mm，花萼裂片4，三角形，长约0.5 mm；花瓣4，长圆披针形，长4.0～4.5 mm，宽1.0～1.6 mm，先端钝尖，外侧疏生平贴短柔毛；雄蕊4，着生于花盘外侧；花梗淡绿色，长3～6 mm，疏被贴生短柔毛。核果球形，直径6～7 mm，成熟时紫红色至蓝黑色。

[自然生境] 生于海拔400～1 800 m的山坡及灌丛中。

[地理分布] 万源市、大竹县、开江县、通川区。

[入药部位] 果皮。

[功能主治] 润肠、通便，用于肠燥便秘、烫伤、烧伤。

尖叶四照花

[异名] 狭叶四照花。

[拉丁名] *Cornus elliptica* (Pojarkova) Q. Y. Xiang & Boufford

[形态特征] 常绿乔木或灌木，高4～12 m；树皮灰色或灰褐色，平滑，幼枝灰绿色，被白色贴生短柔毛，老枝灰褐色，近于无毛。叶对生，革质，长圆椭圆形，稀卵状椭圆形或披针形，长7～9（～12）cm，宽2.5～4.2（～5.0）cm；叶柄细圆柱形，长8～12 mm。头状花序球形，约由55～80（～95）朵花聚集而成，直径8 mm；总苞片4，长卵形至倒卵形，长2.5～5.0 cm，宽9～22 mm；总花梗纤细，长5.5～8.0 cm，密被白色细伏毛；花萼管状，长0.7 mm，上部4裂，裂片钝圆或钝尖形；花瓣4，卵圆形，长2.8 mm，宽1.5 mm，先端渐尖，基部狭窄，下面有白色贴生短柔毛；雄蕊4，较花瓣短，花丝长1.5 mm，花药椭圆形，长约1 mm；果序球形，直径2.5 cm，成熟时红色，被白色细伏毛；总果柄纤细，长6.0～10.5 cm，紫绿色，微被毛。

[自然生境] 生于海拔340～1 400 m的密林内或混交林中。

[地理分布] 万源市、开江县。

[入药部位] 叶和花。

[功能主治] 清热解毒、收敛止血、消肿止痛，用于痢疾、外伤出血、骨折。

四照花

[异名] 山荔枝。

[拉丁名] *Cornus kousa* subsp. *chinensis* (Osborn) Q. Y. Xiang

[形态特征] 叶为纸质或厚纸质，背面粉绿色，花萼内侧有一圈褐色短柔毛。

[自然生境] 生于海拔450～2 500 m的林中，有栽培。

[地理分布] 万源市、开江县。

[入药部位] 果肉、根、叶。

[功能主治] 果肉补肝肾、活精血。根和叶清热解毒、止痢杀虫、理气止痛，用于疝气、伤风咳嗽、乳痈、风寒牙痛、蛔虫、红白痢疾、大叶性肺炎、烧烫伤。

山茱萸

[异名] 枣皮。

[拉丁名] *Cornus officinalis* Sieb. & Zucc.

[形态特征] 落叶乔木或灌木，高4～10 m；树皮灰褐色；小枝细圆柱形，无毛或稀被贴生短柔毛，冬芽顶生及腋生，卵形至披针形，被黄褐色短柔毛。叶对生，纸质，卵状披针形或卵状椭圆形，长5.5～10.0 cm，宽2.5～4.5 cm；叶柄细圆柱形，长0.6～1.2 cm，上面有浅沟，下面圆形，稍被贴生疏柔毛。伞形花序生于枝侧，有总苞片4，卵形，厚纸质至革质，长约8 mm，带紫色，两侧略被短柔毛，开花后脱落；总花梗粗壮，长约2 mm，微被灰色短柔毛；花瓣4，舌状披针形，长3.3 mm，黄色，向外反卷；雄蕊4，与花瓣互生，长1.8 mm，花丝钻形，花药椭圆形，2室；花盘垫状，无毛；花梗纤细，长0.5～1.0 cm，密被疏柔毛。核果长椭圆形，长1.2～1.7 cm，直径5～7 mm，红色至紫红色。

[自然生境]生于海拔400~1 500 m的山坡,有栽培。

[地理分布]万源市、开江县、通川区、渠县、宣汉县。

[入药部位]果肉。

[功能主治]补益肝肾、滋阴、涩精、止汗,用于肝肾不足、腰膝酸痛、眩晕耳鸣、阳痿遗精、小便频数、月经过多、内热消渴、虚汗不止、大汗亡阳虚脱。

小梾木

[异名]乌金草、酸皮条、火烫药。

[拉丁名]*Cornus quinquenervis* Franchet

[形态特征]落叶灌木,高1~3 m,稀达4 m;树皮灰黑色,光滑;幼枝对生,绿色或带紫红色,略具4棱,被灰色短柔毛,老枝褐色,无毛。叶对生,纸质,椭圆状披针形、披针形,稀长圆卵形,长4~9 cm,稀达10 cm,宽1.0~2.3(~3.8)cm;叶柄长5~15 mm,黄绿色,被贴生灰色短柔毛,上面有浅沟,下面圆形。伞房状聚伞花序顶生,被灰白色贴生短柔毛,宽3.5~8.0 cm;总花梗圆柱形,长1.5~4.0 cm,略有棱角,密被贴生灰白色短柔毛;花萼裂片4,披针状三角形至尖三角形;花瓣4,狭卵形至披针形,长6 mm,宽1.8 mm,先端急尖,质地稍厚,上面无毛,下面有贴生短柔毛;雄蕊4,长5 mm,花丝淡白色,长4 mm,无毛,花药长圆卵形,2室,淡黄白色,长2.4 mm。

[自然生境]生于海拔2 000 m以下的林中。

[地理分布]万源市。

[入药部位]全株、叶。

[功能主治]活血、散瘀、止痛,用于骨折、跌打损伤。

黑毛四照花

[异名]山荔枝、石枣、羊梅、凋零树。

[拉丁名]*Dendrobenthamia melanotricha* (Pojark.) W. P. Fang

[形态特征]常绿小乔木或灌木,高3~12 m;树皮深灰色或黑褐色,光滑;小枝细瘦,圆柱形,幼时绿色,微被白色贴生短柔毛,老时灰褐色,无毛。叶对生,亚革质,椭圆形至长椭圆形,长6~10 cm,宽2.7~5.0 cm;叶柄纤细,长0.6~1.3 cm,无毛,紫红绿色。头状花序球形;总苞片4,阔椭圆形或阔倒卵状扁圆形,长2~4 cm,宽1.0~3.5 cm,先端凸尖,基部狭窄,初为黄绿色,后变为乳白色,无毛;花小,花萼管状,长0.9 mm,基部被褐色毛,上部4裂,裂片钝形或圆齿形,外侧被白色细毛,内侧上半部有黄褐色细毛;花瓣4,长椭圆形或长卵圆形,长2.8~3.0 mm,宽1 mm;雄蕊4,花丝纤细,长2.2 mm,无毛。

[自然生境]生于山坡林中。

[地理分布]万源市、大竹县。

[入药部位]花。

[功能主治]消肿,用于乳痈、牙痛、喉蛾、月经不调。

中华青荚叶

[异名]叶上子、叶上珠。

[拉丁名]*Helwingia chinensis* Batal.

[形态特征]常绿灌木,高1~2 m;树皮深灰色或淡灰褐色;幼枝纤细,紫绿色。叶革质、近于革质,稀厚纸质,线状披针形或披针形,长4~15 cm,宽4~20 mm,先端长渐尖,基部楔形或近于圆形,边缘具稀疏腺状锯齿,叶面深绿色,下面淡绿色,侧脉6~8对,在上面不显,下面微显;叶柄长3~4 cm;托叶纤细。雄花4~5枚成伞形花序,生于叶面中脉中部或幼枝上段,花3~5数;花萼小,花瓣卵形,长2~3 mm,花梗长2~10 mm;雌花1~3枚生于叶面中脉中部,花梗极短;子房卵圆形,柱头3~5裂。果实具分核3~5枚,长圆形,直径5~7 mm,幼时绿色,成熟后黑色;果柄长1~2 mm。

[地理分布]万源市。

[入药部位]根与全株。

[功能主治]全株清热解毒、补虚、止咳、止痛、收敛止血、除湿利尿,用于久痢、久泻、淋病、痢疾、无名肿毒、痈疖痈肿、烫伤、便血、胎动不安、胃痛、月经不调,外敷用于下肢溃疡、毒蛇咬伤、骨折。果清热解毒、除湿止咳。

西域青荚叶

[异名]西藏青荚叶。

[拉丁名]*Helwingia himalaica* Hook. f. & Thoms. ex C. B. Clarke

[形态特征]常绿灌木,高2~3 m;幼枝细瘦,黄褐色。叶厚纸质,长圆状披针形、长圆形,稀倒披针形,长5~11(~18) cm,宽2.5~4.0(~5.0) cm,先端尾状渐尖,基部阔楔形,边缘具腺状细锯齿,侧脉5~9对,上面微凹陷,下面微突出;叶柄长3.5~7.0 cm;托叶长约2 mm,常2~3裂,稀不裂。雄花绿色带紫色,常14枚呈密伞花序,4数,稀3数,花梗细瘦,长5~8 mm;雌花3~4数,柱头3~4裂,向外反卷。果实常1~3枚生于叶面中脉上,果实近于球形,长6~9 mm,直径6~8 mm;果柄长1~2 mm。

[自然生境]生于海拔1 200~2 800 m的杂木林与灌丛中。

[地理分布]万源市、开江县。

[入药部位]果实、叶、全株。

[功能主治]叶清热解毒、利湿、补虚、止痛、除湿止咳、活血祛瘀,用于痢疾、肠风下血、跌打损伤、骨折复位。果实功效同青荚叶。全株活血化瘀、消肿解毒,用于跌打损伤、骨折、风湿性关节炎、胃痛、痢疾、月经不调,外用于烧烫伤、疮疖痈肿、毒蛇咬伤。

青荚叶

[异名]叶上珠、叶上果。

[拉丁名]*Helwingia japonica* (Thunb.) F. Dietr.

[形态特征]落叶灌木,高1~2 m;幼枝绿色,无毛,叶痕显著。叶纸质,卵形、卵圆形,稀椭圆形,长3.5~9.0(~18.0) cm,宽2.0~6.0(~8.5) cm,先端渐尖,极稀尾状渐尖,基部阔楔形或近于圆形,边缘具刺状细锯齿;叶上面亮绿色,下面淡绿色;中脉及侧脉在上面微凹陷,下面微凸出;叶柄长1~5(~6) cm;托叶线状分裂。花淡绿色,3~5数,花萼小,花瓣长1~2 mm,镊合状排列;雄花4~12,呈伞形或密伞花序,常着生于叶上面中脉的1/3~1/2处,稀着生于幼枝上部;花梗长1.0~2.5 mm;雄蕊3~5,生于花盘内侧;雌花1~3枚,着生于叶上面中脉的1/3~1/2处;花梗长1~5 mm;子房卵圆形或球形,柱头3~5裂。浆果幼时绿色,成熟后黑色,分核3~5枚。

[自然生境]生于海拔1 500~3 100 m的山区的向阳路旁、杂木林与灌丛中。

[地理分布]万源市、开江县、渠县、宣汉县。

[入药部位]果实、叶、根、茎髓。

[功能主治]叶及果实清热解毒、收敛止血、利湿,用于久痢、痈疔、疮肿、烫伤、久泻、便血、胎动不安、胃痛,外敷下肢溃疡、毒蛇咬伤、骨折。根平喘止咳、活血化瘀,用于咳喘风湿、劳伤、月经不调、跌打损伤。叶清热利湿、活血(美姑)。茎髓清热、利尿、下乳,用于小便不利、淋证、乳汁不下。全株活血化瘀、消肿解毒,用于跌打损伤、骨折、风湿性关节炎、胃痛、痢疾、月经不调,外用于烧烫伤、疮疖痈肿、毒蛇咬伤。

有齿鞘柄木

[异名]接骨丹。

[拉丁名]*Toricellia angulata* var. *intermedia* (Harms.) Hu

[形态特征]落叶灌木;树皮灰色;老枝黄灰色,髓部宽,白色。叶互生,膜质或纸质,阔卵形或近于圆形,长6~15 cm,宽5.5~15.5 cm,有裂片5~7,裂片边缘有齿牙状锯齿。总状圆锥花序顶生,下垂,雄花序长

5～30 cm, 密被短柔毛; 雄花的花萼管倒圆锥形, 裂片5, 齿状; 花瓣5; 雄蕊5, 与花瓣互生, 花丝短, 无毛, 花药长圆形, 2室; 雌花序较长, 常达35 cm, 但花较稀疏; 花萼管状钟形, 无毛, 裂片5, 披针形, 不整齐, 长约0.8～1.2 mm, 先端有疏生纤毛; 无花瓣及雄蕊; 子房倒卵形, 3室, 与花萼管合生, 无毛, 长1.2 mm, 柱头微曲, 下延; 花梗细圆柱形, 有小苞片3, 大小不整齐, 长1.0～2.5 mm。

[自然生境]生于海拔440～1 800 m的林下。

[地理分布]万源市。

[入药部位]根皮。

[功能主治]活血舒筋、祛风利湿, 用于跌打瘀肿、筋伤骨折、风湿痹痛、水肿等。

五加科 Araliaceae

细柱五加

[异名]五叶木、白刺尖、五叶路刺、白簕树、五加皮、南五加、真五加皮、五加、柔毛五加、短毛五加、糙毛五加、大叶五加。

[拉丁名]*Acanthopanax gracilistylus* W. W. Smith

[形态特征]灌木; 高2～3 m; 小枝细长下垂, 节上疏被扁钩刺; 叶有小叶5, 稀3～4, 在长枝上互生, 在短枝上簇生; 叶柄长3～8 cm, 无毛, 常有细刺; 小叶片膜质至纸质, 倒卵形至倒披针形, 长3～8 cm, 宽1.0～3.5 cm, 先端尖至短渐尖, 基部楔形, 两面无毛或沿脉疏生刚毛, 边缘有细钝齿, 侧脉4～5对, 两面均明显, 下面脉腋间有淡棕色簇毛, 网脉不明显; 几无小叶柄; 伞形花序单个稀, 2个腋生, 或顶生在短枝上, 直径约2 cm, 有花多数; 总花梗长1～2 cm, 结实后延长, 无毛; 花梗细长, 长6～10 mm, 无毛; 花黄绿色; 萼边缘近全缘或有5小齿; 花瓣5, 长圆状卵形, 先端尖, 长2 mm; 雄蕊5, 花丝长2 mm; 子房2室; 花柱2, 细长, 离生或基部合生; 果扁球形, 直径约6 mm, 熟时紫黑色。

[自然生境]生于灌木丛林、林缘、山坡路旁和村落中。

[地理分布]大竹县、万源市等地。

[入药部位]根皮。

[功能主治]祛风除湿、补益肝肾、强筋壮骨、利水消肿, 用于风湿痹病、筋骨痿软、小儿行迟、体虚乏力、水肿、脚气。

白簕

[异名]三叶五加、三加皮、禾掌簕、鹅掌簕、刚毛白簕、毛三叶五加。

[拉丁名]*Acanthopanax trifoliatus* (L.) Merr.

[形态特征]常蔓生状; 小枝细长, 疏被钩刺; 小叶3(4～5), 卵形、椭圆状卵形或长圆形, 长4～10 cm, 先端尖或渐尖, 基部楔形, 具锯齿, 无毛, 或上面疏被刚毛, 侧脉5～6对; 叶柄长2～6 cm, 有时疏被细刺, 小叶柄长2～8 mm。花, 直径1.5～3.5 cm, 3～10组成顶生复伞形或圆锥状花序, 花序梗长2～7 cm; 花梗长1～2 cm, 无毛; 萼齿5, 无毛; 子房2室, 花柱2, 中部以上离生; 果球形, 侧扁, 直径约5 mm, 黑色。

[自然生境]生于村落、山坡路旁、林缘和灌丛。

[地理分布]通川区、开江县、渠县等地。

[入药部位]根、嫩叶。

[功能主治]根清热解毒、祛风除湿、强筋骨、活血、散瘀止痛, 用于风湿骨疼痛、麻木、感冒高热、咳痰带血、风湿性关节炎、黄疸、尿路结石、跌打损伤、疥肿疮疡、肠炎、胃痛、腰腿痛、湿疹; 嫩叶清热解毒, 用于痈肿、疔疮、疥癣、创伤、胃痛。

楤木

[异名]鸟不宿、刺老包、楤木白皮、鹊不宿、鹊水踏、刺龙苞、黑龙皮、雀不站、百鸟不栖、千枚针。

[拉丁名]*Aralia elata* (Miq.) Seem.

[形态特征]叶灌木或小乔木，高3～8 m。茎枝疏生皮刺，幼枝被黄棕色茸毛；叶为二回或三回单数羽状复叶，有小叶5～11，基部另有小叶1对，小叶卵形、宽卵形或长卵形。边缘有细锯齿，上面疏生粗伏毛，下面有黄色或灰色短柔毛，沿脉尤密；伞形花序集成顶生大圆锥花序，被黄棕色或灰棕色短柔毛；果圆球形，有5棱，熟时黑色。

[自然生境]多野生于较阴的低山坡、林下、山谷沟边、林缘、郊野路边或旷地灌丛中。

[地理分布]达川区、通川区、开江县、宣汉县、渠县、大竹县、万源市。

[入药部位]根、根皮及树皮。

[功能主治]祛风湿、利小便、散瘀血、消肿毒。

黄毛楤木

[异名]鸟不企、黄花楤木。

[拉丁名]*Aralia chinensis* L.

[形态特征]灌木，高1～5 m；茎皮灰色，有纵纹和裂隙；新枝密生黄棕色绒毛，有刺；刺短而直，基部稍膨大。叶为二回羽状复叶，长达1.2 m；叶柄粗壮，长20～40 cm，疏生细刺和黄棕色绒毛；托叶和叶柄基部合生，先端离生部分锥形，外面密生锈色绒毛；叶轴和羽片轴密生黄棕色绒毛；羽片有小叶7～13，基部有小叶1对；小叶片革质，卵形至长圆状卵形，长7～14 cm，宽4～10 cm，先端渐尖或尾尖，基部圆形，稀近心形，上面密生黄棕色绒毛，下面毛更密，边缘有细尖锯齿，侧脉6～8对，两面明显，网脉不明显；小叶无柄或有长达5 mm的柄，顶生小叶柄长达5 cm。圆锥花序大；分枝长达60 cm，密生黄棕色绒毛，疏生细刺；伞形花序直径约2.5 cm，有花30～50朵；总花梗长2～4 cm；苞片线形，长0.8～1.5 cm，外面密生绒毛；花梗长0.8～1.5 cm，密生细毛；小苞片长3～4 mm，宿存；花淡绿白色；萼无毛，长约2 mm，边缘有5小齿；花瓣卵状三角形，长约2 mm；雄蕊5，花药白色，花丝长2.5～3.0 mm；子房5室；花柱5，基部合生，上部离生。果实球形，黑色，有5棱，直径约4 mm。

[自然生境]生于阳坡或疏林中。

[地理分布]万源市及周边地区。

[入药部位]根。

[功能主治]祛风除湿、散瘀消肿，用于治风湿性腰腿痛、急性和慢性肝炎。

八角金盘

[异名]手树。

[拉丁名]*Fatsia japonica* (Thunb.) Decne. & Planch.

[形态特征]常绿灌木或小乔木，高可达5 m。茎光滑无刺。叶柄长10～30 cm；叶片大，革质，近圆形，直径12～30 cm，掌状7～9深裂，裂片长椭圆状卵形，先端短渐尖，基部心形，边缘有疏离粗锯齿，上表面暗亮绿色，下面色较浅，有粒状突起，边缘有时呈金黄色；侧脉搏在两面隆起，网脉在下面稍显著。圆锥花序顶生，长20～40 cm；伞形花序直径3～5 cm，花序轴被褐色绒毛；花萼近全缘，无毛；花瓣5，卵状三角形，长2.5～3 mm，黄白色，无毛；雄蕊5，花丝与花瓣等长；子房下位，5室，每室有1胚球；花柱5，分离；花盘突起半圆形。果实近球形，直径5 mm，熟时黑色。

[自然生境]分布于全川，栽培。

[地理分布]达川区、通川区、开江县、宣汉县、渠县、大竹县、万源市。

[入药部位]叶或根皮。

[功能主治]化痰止咳、散风除湿、化瘀止痛，用于咳嗽痰多、风湿痹痛、痛风、跌打损伤。

常春藤

[异名]爬崖藤、狗姆蛇、三角藤、山葡萄、牛一枫、三角风、爬墙虎、爬树藤、中华常春藤。

[拉丁名]*Hedera nepalensis* var. *sinensis* (Tobler) Rehder

[形态特征]多年生常绿攀援灌木，长3～20 m。茎灰棕色或黑棕色，光滑，有气生根，幼枝被鳞片状柔毛，

鳞片通常有10～20条辐射肋。单叶互生；叶柄长2～9 cm，有鳞片；无托叶；叶二型；不育枝上的叶为三角状卵形或戟形，长5～12 cm，宽3～10 cm，全缘或3裂；花枝上的叶椭圆状披针形至椭圆状卵形或披针形，稀卵形或圆卵形，全缘；先端长尖或渐尖，基部楔形、宽圆形、心形；叶上表面深绿色，有光泽，下面淡绿色或淡黄绿色，无毛或疏生鳞片；侧脉和网脉两面均明显。伞形花序单个顶生，或2～7个总状排列或伞房状排列成圆锥花序，直径1.5～2.5 cm，有花5～40朵；花淡黄白色或淡绿白色；萼密生棕色鳞片，长约2 mm，边缘近全缘；花瓣5，三角状卵形，长3.0～3.5 mm，外面有鳞片；雄蕊5，花丝长2～3 mm，花药紫色；子房下位，5室，花柱全部合生成柱状；花盘隆起，黄色。果实圆球形，直径7～13 mm，红色或黄色，宿存花柱长1.0～1.5 mm。

[自然生境] 常攀援于林缘树木、林下路旁、岩石和房屋墙壁上。

[地理分布] 通川区、开江县、渠县、大竹县、万源市等地。

[入药部位] 全株。

[功能主治] 祛风湿、活血消肿，用于跌打损伤、腰腿疼、风湿性关节炎等。

刺楸

[异名] 辣枫树、茨楸、云楸、刺桐、刺枫树、鼓钉刺、毛叶刺楸。

[拉丁名] *Kalopanax septemlobus* (Thunb.) Koidz.

[形态特征] 落叶乔木，株高达30 m，胸径1 m；树皮灰黑色，纵裂，树干及枝上具鼓钉状扁刺；幼枝被白粉；单叶，在长枝上互生，在短枝上簇生，近圆形，直径9～25 cm，(3)5～7掌状浅裂，裂片宽三角状卵形或长圆状卵形，先端渐尖，基部心形或圆形，具细齿，掌状脉5～7；叶柄细，长8～30(～50)cm，无托叶；花梗长约5 mm，疏被柔毛，无关节；花白或淡黄色；萼筒具5齿；花瓣5，镊合状排列；雄蕊5，花丝较花瓣长约2倍；子房2室，花柱2，连成柱状，顶端离生；果近球形，径约4 mm，蓝黑色，宿存花柱顶端2裂；种子扁平，胚乳均匀。

[自然生境] 生于阳性森林，灌木林中和林缘，水湿丰富、腐殖质较多的密林，向阳山坡，甚至岩质山地。

[地理分布] 开江县、渠县、万源市等地。

[入药部位] 根、树皮。

[功能主治] 树皮祛风除湿、清热、活血杀虫、收敛镇痛，用于风湿痹痛、腰膝风湿疼痛、痈疽疥癣、下肢寒湿疼痛、水肿、风火牙痛。根凉血、散血、清热燥湿、散瘀、祛风除湿、止血消肿，用于肠风下血，跌打损伤、风湿骨痛、疥癣。

异叶梁王茶

[异名] 大卫梁王茶、染王茶。

[拉丁名] *Metapanax davidii* (Franch.) Harms ex Diels

[形态特征] 生于灌木或乔木；单叶，薄革质至厚革质，长圆状卵形至长圆状披针形，不分裂至掌状深裂，先端长渐尖，基部阔楔形或圆形，边缘疏生细锯齿；伞形花序组成圆锥花序顶生，花白色或淡黄色，芳香，萼边缘有5小齿，花瓣5，三角状卵形；雄蕊5，花柱2，合生至中部，宿存；果实球形，侧扁，黑色。

[自然生境] 生于疏林或阳性灌木林中、林缘、路边和岩石山上。

[地理分布] 万源市及周边地区。

[入药部位] 根茎。

[功能主治] 祛风湿、活血脉、通经止痛、生津止渴，用于风湿痹痛、跌打损伤、劳伤腰痛、月经不调、肩臂痛、暑热喉痛、骨折。

大叶三七（变种）

[异名] 竹节参、竹节三七、扣子七、钮子七。

[拉丁名] *Panax pseudo-ginseng* Wall. var. *japonicus* (C. A. Mey.) Hoo & Tseng

[形态特征] 根状茎竹鞭状或串珠状，或兼有竹鞭状和串珠状，根通常不膨大，纤维状，稀侧根膨大成圆柱状肉质根，中央小叶片阔椭圆形、椭圆形、椭圆状卵形至倒卵状椭圆形，稀长圆形或椭圆状长圆形，最宽处常

在中部, 长为宽的2～4倍, 先端渐尖或长渐尖, 基部楔形、圆形或近心形, 边缘有细锯齿、重锯齿或缺刻状锯齿, 上面脉上无毛或疏生刚毛, 下面无毛或脉上疏生刚毛或密生柔毛。

[自然生境] 生于森林下或灌丛草坡中。

[地理分布] 万源市及周边地区。

[入药部位] 根状茎、叶。

[功能主治] 根状茎清热解毒、顺气健胃、止血滋补, 用于热病烦渴、阴虚咳嗽、劳伤吐血、鼻衄、咽痛、风湿性关节炎、小儿惊风、跌打损伤。叶清热、生津、利咽。

通脱木

[异名] 木通树、通草、天麻子、大通草。

[拉丁名] *Tetrapanax papyrifer* (Hook.) K. Koch

[形态特征] 常绿灌木或小乔木, 株高1.0～3.5 m, 基部直径6～9 cm; 树皮深棕色, 略有皱裂; 新枝淡棕色或淡黄棕色, 有明显的叶痕和大形皮孔, 幼时密生黄色星状厚绒毛, 后毛渐脱落; 叶大, 集生于茎顶; 叶片纸质或薄革质, 倒卵状长圆形或卵状长圆形。托叶和叶柄基部合生, 锥形, 长7.5 cm, 密生淡棕色或白色厚绒毛; 圆锥花序长50 cm或更长; 分枝多, 长15～25 cm; 苞片披针形, 长1.0～3.5 cm, 密生白色或淡棕色星状绒毛; 伞形花序, 直径1.0～1.5 cm, 有花多数; 总花梗长1.0～1.5 cm, 花梗长3～5 mm, 均密生白色星状绒毛; 小苞片线形, 长2～6 mm; 花淡黄白色; 萼长1 mm, 边缘全缘或近全缘, 密生白色星状绒毛; 花瓣4, 稀5, 三角状卵形, 长2 mm, 外面密生星状厚绒毛; 雄蕊和花瓣同数, 花丝长约3 mm; 子房2室; 花柱2, 离生, 先端反曲; 果实直径约4 mm, 球形, 紫黑色。

[自然生境] 生于向阳肥厚的土壤上。

[地理分布] 达川区、通川区、开江县、宣汉县、渠县、大竹县、万源市。

[入药部位] 茎髓。

[功能主治] 清热利尿、通气下乳, 用于湿热尿赤、淋病涩痛、水肿尿少、乳汁不下。

伞形科 Apiaceae

东当归

[异名] 大和当归、日本当归。

[拉丁名] *Angelica acutiloba* (Sieb. & Zucc.) Kitag.

[形态特征] 多年生草本。根长10～25 cm, 直径1.0～2.5 cm, 有多数支根, 似马尾状, 外表皮黄褐色至棕褐色, 气味浓香。茎充实, 高30～100 cm, 绿色, 常带紫色, 无毛, 有细沟纹。叶一至二回三出羽状分裂, 膜质, 上表面亮绿色, 脉上有疏毛, 下表面苍白色, 末回裂片披针形至卵状披针形, 3裂, 长2～9 cm, 宽1～3 cm, 无柄或有短柄, 边缘有尖锐锯齿; 叶柄长10～30 cm, 基部膨大成管状的叶鞘, 叶鞘边缘膜质; 茎顶部的叶简化成长圆形的叶鞘。复伞形花序, 花序梗、伞幅、花柄无毛或有疏毛, 花序梗长5～20 cm; 小伞花序有花约30朵; 花白色; 萼齿不明显; 花瓣倒卵形至长圆形; 子房无毛; 花柱长为花柱基的3倍。果实狭长圆形, 略扁压, 长4～5 mm, 宽1.0～1.5 mm, 背棱线状, 尖锐。

[自然生境] 生于海拔1 800～3 000 m的林缘、荒地旁。

[地理分布] 万源市。

[入药部位] 根、树皮、壳斗、叶。

[功能主治] 根、树皮与壳斗收敛、止泻, 用于痢疾。叶用于恶疮。

杭白芷

[异名] 白芷。

[拉丁名] *Angelica dahurica* (Fisch. ex Hoffm.) Benth. & Hook. f. ex Franch. & Sav. cv. Hangbaizhi

[形态特征] 植株高1～1.5 m。茎及叶鞘多为黄绿色。根长圆锥形, 上部近方形, 表面灰棕色, 有多数较大的

皮孔样横向突起,略排列成数纵行,质硬较重,断面白色,粉性大。

[自然生境]生于海拔200～1 600 m的林下、林缘、溪旁、灌丛和山谷草地。

[地理分布]万源市、渠县。

[入药部位]根。

[功能主治]祛风除湿、活血排脓、生肌止痛,用于头痛、牙痛、鼻渊、肠风痔漏、赤白带下、痈疽疮疡、皮肤瘙痒。

疏叶当归

[异名]金梅、腊梅、蜡花、蜡梅花、蜡木、麻木紫、石凉茶、唐梅、香梅。

[拉丁名]*Angelica laxifoliata* Diels

[形态特征]多年生草本。根圆柱形,单一或稍有分枝,长7～18 cm,基部粗1～2 cm,灰黄色,微有香气。茎高30～90 cm,有时达150 cm,粗4～7 mm,绿色或带紫色,光滑无毛。基生叶及茎生叶均为二回三出式羽状分裂,叶片长12～17 cm,宽10～12 cm,叶柄长5～10 cm,下部叶柄长达30 cm,叶鞘长4～7 cm,伸展,半抱茎,边缘膜质;茎顶端叶简化成长管状的膜质鞘,光滑无毛。复伞形花序顶生,直径5～7（～10）cm,花序梗及伞幅有细棱,棱上有短柔毛;总苞片3～9,披针形,带紫色,有缘毛;小伞形花序有花10～35;无萼齿,花瓣白色,倒心形,基部渐狭,顶端内折,花柱基扁平,略凸出。果实卵圆形,长4～6 mm,宽3～5 mm,黄白色,边缘常带紫色或紫红色,无毛。

[自然生境]生于山地林中。

[地理分布]万源市、宣汉县。

[入药部位]根、花、叶。

[功能主治]补血、活血、调经止痛、润燥滑肠,用于血虚诸证、月经不调、经闭、痛经、癥瘕结聚、崩漏、虚寒腹痛、痿痹、肌肤麻木、肠燥便难、赤痢后重、痈疽疮疡、跌扑损伤。

重齿毛当归

[异名]肉独活、软毛独活、中尾独活。

[拉丁名]*Angelica pubescens* Maxim. f. biserrata Shan & Yuan

[形态特征]多年生高大草本。根类圆柱形,棕褐色长至15 cm,直径1～2.5 cm,有特殊香气。茎高1～2 m,粗至1.5 cm,中空,常带紫色,光滑或稍有浅纵沟纹,上部有短糙毛。叶二回三出式羽状全裂,宽卵形,长20～30（～40）cm,宽15～25 cm;茎生叶叶柄长达30～50 cm,基部膨大成长5～7 cm的长管状、半抱茎的厚膜质叶鞘,开展,背面无毛或稍被短柔毛,末回裂片膜质,卵圆形至长椭圆形,长5.5～18 cm,宽3～6.5 cm,顶端渐尖,基部楔形,边缘有不整齐的尖锯齿或重锯齿,齿端有内曲的短尖头,顶生的末回裂片多3深裂,基部常沿叶轴下延成翅状,侧生的具短柄或无柄,两面沿叶脉及边缘有短柔毛。

[自然生境]生于海拔2 500～4 000 m的山坡林下或林缘草丛。

[地理分布]万源市、宣汉县。

[入药部位]根。

[功能主治]祛风除湿、通痹、散寒止痛,用于风寒湿痹、少阴头痛、腰膝痛、手脚挛痛、慢性气管炎、头痛、齿痛。

旱芹

[异名]芹菜。

[拉丁名]*Apium graveolens* L.

[形态特征]二年生或多年生草本,高15～150 cm,有强烈香气。根圆锥形,支根多数,褐色。茎直立,光滑。根生叶有柄,柄长2～26 cm,基部略扩大成膜质叶鞘;叶片轮廓为长圆形至倒卵形,长7～18 cm,宽3.5～8.0 cm,通常3裂达中部或3全裂,裂片近菱形。复伞形花序顶生或与叶对生,花序梗长短不一;伞幅细

弱, 长0.5～2.5 cm; 小伞形花序有花7～29, 花柄长1～1.5 mm, 萼齿小或不明显; 花瓣白色或黄绿色, 圆卵形, 长约1 mm, 宽0.8 mm; 花丝与花瓣等长或稍长于花瓣, 花药卵圆形, 长约0.4 mm; 花柱基扁压。分生果圆形或长椭圆形, 长约1.5 mm, 宽1.5～2.0 mm, 果棱尖锐, 合生面略收缩; 每棱槽内有油管1, 合生面油管2, 胚乳腹面平直。

[自然生境] 生于水田等潮湿处。

[地理分布] 达川区、通川区、开江县、宣汉县、大竹县、渠县、万源市。

[入药部位] 全草。

[功能主治] 清热平肝、散寒止咳、除湿消肿、祛风利水、止血、解毒, 用于风寒咳嗽、肝阳眩晕、风热头痛、黄疸、小便淋痛、尿血、崩漏、带下、疮疡、肿毒、胃寒呕吐、痈肿初起。

细叶旱芹

[异名] 细叶芹。

[拉丁名] *Apium leptophyllum* (Pers.) F. Muell. ex Benth.

[形态特征] 一年生草本, 高25～45 cm。茎多分枝, 光滑。根生叶有柄, 柄长2～5 (～11) cm, 基部边缘略扩大成膜质叶鞘; 叶片轮廓呈长圆形至长圆状卵形, 长2～10 cm, 宽2～8 cm, 三至四回羽状多裂, 裂片线形至丝状; 茎生叶通常三出式羽状多裂, 裂片线形, 长10～15 mm。复伞形花序顶生或腋生, 通常无梗或少有短梗, 无总苞片和小总苞片; 伞幅2～3 (～5), 长1～2 cm, 无毛; 小伞形花序有花5～23, 花柄不等长; 无萼齿; 花瓣白色、绿白色或略带粉红色, 卵圆形, 长约0.8 mm, 宽0.6 mm, 顶端内折, 有中脉1条; 花丝短于花瓣, 很少与花瓣同长, 花药近圆形, 长约0.1 mm; 花柱基扁压, 花柱极短。果实圆心脏形或圆卵形, 长、宽约1.5～2.0 mm, 分生果的棱5条, 圆钝。

[自然生境] 生于杂草地及水沟边。

[地理分布] 万源市、大竹县、开江县、通川区。

[入药部位] 全草。

[功能主治] 用于镇静、利尿消肿、降低血压, 用于眩晕头痛、面红目赤、血淋、痈肿。

柴胡

[异名] 北柴胡、铁苗柴胡、山柴胡。

[拉丁名] *Bupleurum chinense* DC.

[形态特征] 多年生草本植物, 高可达85 cm。主根坚硬较粗大, 棕褐色, 茎表面有细纵槽纹, 实心, 基生叶倒披针形或狭椭圆形, 顶端渐尖, 基部收缩成柄, 叶表面鲜绿色, 背面淡绿色, 常有白霜; 茎顶部叶同形, 复伞形花序, 花序梗细, 水平伸出, 形成疏松的圆锥状; 总苞片甚小, 狭披针形, 花瓣鲜黄色, 上部向内折, 中肋隆起, 花柱基深黄色, 果广椭圆形, 棕色。

[自然生境] 生长于海拔500～3 500 m的向阳山坡路边、岸旁或草丛中。

[地理分布] 万源市、渠县、宣汉县。

[入药部位] 根、全草。

[功能主治] 根疏散退热、解热散结、舒肝解郁、祛痰止咳、解表升阳平肝、调经, 用于感冒发热、上呼吸道感染、寒热往来、疟疾、胸胁胀痛、肝胃气痛、胆囊炎、肺燥咳嗽、口苦耳聋、头痛、月经不调、子宫脱垂、脱肛。全草发表解热。

空心柴胡

[异名] 柴胡。

[拉丁名] *Bupleurum longicaule* var. *franchetii* H. Boiss.

[形态特征] 本变种多年生。茎高50～100 cm, 通常单生, 挺直, 中空, 嫩枝常带紫色, 节间长, 叶稀少。基部叶狭长圆状披针形, 长10～19 cm, 宽7～15 mm, 顶端尖, 下部稍窄抱茎, 无明显的柄, 9～13脉, 中部基生叶狭

长椭圆形，13～17脉；序托叶狭卵形至卵形，顶端急尖或圆，基部无耳。总苞片1～2，不等大或早落；小伞直径8～15 mm，有花8～15。果实长3.0～3.5 mm，宽2.0～2.2 mm，有浅棕色狭翼。

[自然生境] 生于海拔1 400～4 000 m的山坡草地。

[地理分布] 万源市。

[入药部位] 根。

[功能主治] 根疏风退热、疏肝、升阳，用于感冒发热、寒热往来、疟疾、胸胁胀痛、月经不调、脱肛、阴斑。

积雪草

[异名] 连钱草、地钱草、崩大碗。

[拉丁名] *Centella asiatica* (L.) Urban

[形态特征] 多年生草本，茎匍匐，细长，节上生根。叶片膜质至草质，圆形、肾形或马蹄形，长1.0～2.8 cm，宽1.5～5.0 cm，边缘有钝锯齿，基部阔心形，两面无毛或在背面脉上疏生柔毛；掌状脉5～7，两面隆起，脉上部分叉；叶柄长1.5～27 cm，无毛或上部有柔毛，基部叶鞘透明，膜质。伞形花序梗2～4个，聚生于叶腋，长0.2～1.5 cm，有或无毛；苞片通常2，很少3，卵形，膜质，长3～4 mm，宽2.1～3.0 mm；每一伞形花序有花3～4，聚集呈头状，花无柄或有1 mm长的短柄；花瓣卵形，紫红色或乳白色，膜质，长1.2～1.5 mm，宽1.1～1.2 mm；花柱长约0.6 mm。果实两侧扁压，圆球形，基部心形至平截形，长2.1～3.0 mm，宽2.2～3.6 mm，每侧有纵棱数条，棱间有明显的小横脉，网状，表面有毛或平滑。

[自然生境] 生于海拔200～1 900 m的阴湿草地、向阳山坡或水沟边。

[地理分布] 万源市、大竹县、开江县、通川区。

[入药部位] 全草。

[功能主治] 祛风散寒、消食和胃、除满、清热、利湿、解毒、消肿，用于风寒感冒咳嗽、瘿瘤、痧气腹痛、暑腹泻、痢疾、湿热黄疸、砂淋、血淋、吐血、咯血、目赤、喉肿、风疹、疥癣、疔痈肿毒、跌打损伤、食积饱胀。

芫荽

[异名] 香菜、胡荽、胡菜、乌索、吓哈火。

[拉丁名] *Coriandrum sativum* L.

[形态特征] 一年生或二年生，有强烈气味的草本，高20～100 cm。根纺锤形，细长，有多数纤细的支根。茎圆柱形，直立，多分枝，有条纹，通常光滑。根生叶有柄，柄长2～8 cm；叶片一或二回羽状全裂，羽片广卵形或扇形半裂，长1～2 cm，宽1.0～1.5 cm。伞形花序顶生或与叶对生，花序梗长2～8 cm；小伞形花序有孕花3～9朵，花白色或带淡紫色；萼齿通常大小不等，小的卵状三角形，大的长卵形；花瓣倒卵形，长1.0～1.2 mm，宽约1 mm，顶端有内凹的小舌片，辐射瓣长2.0～3.5 mm，宽1～2 mm，通常全缘，有3～5脉；花丝长1～2 mm，花药卵形，长约0.7 mm；花柱幼时直立，果熟时向外反曲。果实圆球形，背面主棱及相邻的次棱明显。胚乳腹面内凹。油管不明显，或有1个位于次棱的下方。

[自然生境] 生于海拔2 800 m以下的菜地等向阳处。

[地理分布] 万源市、大竹县、通川区。

[入药部位] 全草与果实。

[功能主治] 全草祛风散寒、解表、发汗透疹、健胃消食、下气，用于麻疹透发不畅、食物积滞，捣烂敷蛇毒，捣汁敷小儿赤丹不止。果实透疹、健胃，用于风寒咳嗽、麻疹初起、痘疹透发不畅，饮食乏味、痢证、痔疮，油煎擦小儿秃疮，煎水噙治齿痛。

鸭儿芹

[异名] 鸭脚板、土白芷、水白芷。

[拉丁名] *Cryptotaenia japonica* Hassk.

[形态特征] 多年生草本，高20～100 cm。主根短，侧根多数，细长。茎直立，光滑，有分枝。表面有时略

带淡紫色。基生叶或上部叶有柄, 叶柄长5～20 cm, 叶鞘边缘膜质。复伞形花序呈圆锥状, 花序梗不等长, 总苞片1, 呈线形或钻形, 长4～10 mm, 宽0.5～1.5 mm; 伞幅2～3, 不等长, 长5～35 mm; 小总苞片1～3, 长2～3 mm, 宽不及1 mm。小伞形花序有花2～4朵; 花柄极不等长; 萼齿细小, 呈三角形; 花瓣白色, 倒卵形, 长1.0～1.2 mm, 宽约1 mm, 顶端有内折的小舌片; 花丝短于花瓣, 花药卵圆形, 长约0.3 mm; 花柱基圆锥形, 花柱短, 直立。分生果线状长圆形, 长4～6 mm, 宽2.0～2.5 mm, 合生面略收缩, 胚乳腹面近平直, 每棱槽内有油管1～3, 合生面油管4。

[自然生境] 生于海拔200～2 400 m的山地、山沟及林下阴湿处。

[地理分布] 万源市、大竹县、开江县、通川区、渠县。

[入药部位] 全草。

[功能主治] 清热解毒、祛风止咳、利湿、消炎、活血祛瘀、消肿、行气、镇痛、止痒, 用于感冒咳嗽、肺炎、肺脓肿、淋病、疝气、风火牙痛、痈疽疔肿、皮肤瘙痒、带状疱疹、劳伤虚弱、膀胱疝气、无名肿毒、跌打肿痛、蛇虫咬伤。

野胡萝卜

[异名] 鹤虱。

[拉丁名] *Daucus carota* L.

[形态特征] 二年生草本, 高15～120 cm。茎单生, 全体有白色粗硬毛。基生叶薄膜质, 长圆形, 二至三回羽状全裂, 末回裂片线形或披针形, 长2～15 mm, 宽0.5～4.0 mm, 顶端尖锐, 有小尖头, 光滑或有糙硬毛; 叶柄长3～12 cm; 茎生叶近无柄, 有叶鞘, 末回裂片小或细长。复伞形花序, 花序梗长10～55 cm, 有糙硬毛; 总苞有多数苞片, 呈叶状, 羽状分裂, 少有不裂的, 裂片线形, 长3～30 mm; 伞幅多数, 长2.0～7.5 cm, 结果时外缘的伞幅向内弯曲; 小总苞片5～7, 线形, 不分裂或2～3裂, 边缘膜质, 具纤毛; 花通常白色, 有时带淡红色; 花柄不等长, 长3～10 mm。果实圆卵形, 长3～4 mm, 宽2 mm, 棱上有白色刺毛。

[自然生境] 生于海拔2 800 m以下的山坡、路旁、旷野或田间。

[地理分布] 达川区、通川区、开江县、宣汉县、渠县、大竹县、万源市。

[入药部位] 全草、果实。

[功能主治] 全草杀虫、驱虫、清热解毒、解烟毒、消肿、理气、化痰, 用于妇瘖病、痒疹、蛔虫、蛲虫、丝虫、湿热、疮癣。果实 (鹤虱) 祛风止痒、消炎杀虫、化痰, 用于小儿蛲气、腹痛、胆道蛔虫腹痛、蛲虫肛门痒。

胡萝卜

[异名] 红萝卜、丁香萝卜、黄萝卜。

[拉丁名] *Daucus carota* var. *sativa* Hoffm.

[形态特征] 一年生或二年生草本植物。根粗壮, 长圆锥形, 呈橙红色或黄色。茎直立, 高可达90 cm, 多分枝。叶片具长柄, 羽状复叶, 裂片线形或披针形, 先端尖锐; 叶柄基部扩大, 形成叶鞘。复伞形花序; 花序梗有糙硬毛; 总苞片多数, 呈叶状, 结果期外缘的伞幅向内弯曲; 花通常白色, 有时带淡红色; 花柄不等长。果实圆锥形, 棱上有白色刺手。

[自然生境] 分布于海拔2 400 m以下的地区, 多栽培。

[地理分布] 达川区、通川区、开江县、宣汉县、渠县、大竹县、万源市。

[入药部位] 根、种子、叶。

[功能主治] 根健脾、宽中下气、化滞、清热解毒、利尿, 用于消化不良、久痢、脾虚食少、体虚乏力、脘腹痛、泄泻、喘咳、百日咳、咽喉肿痛、麻疹、水痘、痈肿、烫火伤、痔漏。种子苦、辛、性温, 燥湿散寒、利水杀虫, 用于哮喘、久痢。叶辛、甘、性平, 理气止痛、利水, 用于脘腹痛、浮肿、小便不通、淋痛。

茴香

[异名] 小茴香、小茴、怀香。

[拉丁名]*Foeniculum vulgare* Mill.

[形态特征]草本,高0.4～2 m。茎直立,光滑,灰绿色或苍白色,多分枝。较下部的茎生叶柄长5～15 cm,中部或上部的叶柄部分或全部呈鞘状,叶鞘边缘膜质;叶片轮廓为阔三角形,长4～30 cm,宽5～40 cm,四至五回羽状全裂,末回裂片线形,长1～6 cm,宽约1 mm。复伞形花序顶生与侧生,花序梗长2～25 cm;伞幅6～29,不等长,长1.5～10.0 cm;小伞形花序有花14～39朵;花柄纤细,不等长;无萼齿;花瓣黄色,倒卵形或近倒卵圆形,长约1 mm,先端有内折的小舌片,中脉1条;花丝略长于花瓣,花药卵圆形,淡黄色;花柱基圆锥形,花柱极短,向外叉开或贴伏在花柱基上。果实长圆形,长4～6 mm,宽1.5～2.2 mm,主棱5条,尖锐;每棱槽内有油管1,合生面油管2;胚乳腹面近平直或微凹。

[自然生境]栽培于菜地中。

[地理分布]达川区、通川区、开江县、宣汉县、渠县、大竹县、万源市。

[入药部位]果实、根、叶。

[功能主治]果实温肾、和胃醒脾、行气、散寒止痛,用于胃肠虚寒的嗳气、腹胀、腹泻、少腹冷痛、肾湿腰痛、胃痛、反胃呕吐、干湿脚气、疝气腹痛、睾丸偏坠、消化不良。根与叶用于气胀、饱胀、膀胱疝气、胃痛。

白亮独活

[拉丁名]*Heracleum candicans* Wall. ex DC.

[形态特征]多年生草本,高达1 m。植物体被有白色柔毛或绒毛。根圆柱形,下部分枝。茎直立,圆筒形,中空,有棱槽,上部多分枝。茎下部叶的叶柄长10～15 cm,叶片轮廓为宽卵形或长椭圆形,长20～30 cm,羽状分裂,末回裂片长卵形,长5～7 cm,呈不规则羽状浅裂;茎上部叶有宽展的叶鞘。复伞形花序顶生或侧生,花序梗长15～30 cm,有柔毛;总苞片1～3,线形;小总苞片少数,线形,长约4 mm;每小伞形花序有花约25朵,花白色;花瓣二型;萼齿线形细小;花柱基短圆锥形。果实倒卵形,背部极扁平,长5～6 mm,未成熟时被有柔毛,成熟时光滑;分生果的棱槽中各具油管1,其长度为分生果长度的2/3,合生面油管2;胚乳腹面平直。

[自然生境]生于海拔2 000～4 200 m的山坡、林下、灌丛边。

[地理分布]万源市。

[入药部位]根、叶。

[功能主治]根散风止咳、除湿止痛,用于感冒、咳嗽、头痛、牙痛、风湿痹痛、麻风、风湿疹、酸痛不仁、头项强痛、跌打损伤。叶通经活络、祛风理气。

独活

[异名]骚独活、白独活、西大活。

[拉丁名]*Heracleum hemsleyanum* Diels

[形态特征]多年生草本,高1.0～1.5 m。根圆锥形,分枝,淡黄色。茎单一,圆筒形,中空,有纵沟纹和沟槽。叶膜质,茎下部叶一至二回羽状分裂,有3～5裂片,被稀疏的刺毛;茎上部叶卵形,3浅裂至3深裂,长3～8 cm,宽8～10 cm,边缘有不整齐的锯齿。复伞形花序顶生和侧生。花序梗长22～30 cm,近于光滑;总苞片少数,长披针形,长1～2 cm,宽约1 mm;小总苞片5～8,线披针形,长2.0～3.5 cm,宽1～2 mm,被有柔毛。每小伞形花序有花约20朵,花柄细长;萼齿不明显;花瓣白色,二型;花柱基短圆锥形,花柱较短,柱头头状。果实近圆形,长6～7 mm,背棱和中棱丝线状,侧棱有翅。背部每棱槽中有油管1,棒状,棕色,长为分生果长度的一半或稍超过,合生面有油管2条。

[自然生境]生于海拔2 000～3 800 m的阴湿的灌丛林下、山坡。

[地理分布]万源市。

[入药部位]根。

[功能主治]祛风、除湿、散寒止痛,用于风湿痹痛、关节炎、风湿性关节炎、痈肿、慢性气管炎、头痛、目眩、齿痛、跌打损伤、鹤膝风。

短毛独活

[异名]东北牛防风、短毛白芷、布如嘎拉。

[拉丁名]*Heracleum moellendorffii* Hance

[形态特征]多年生草本，高1～2 m。根圆锥形，粗大，多分歧，灰棕色。茎直立，有棱槽，上部开展分枝。叶有柄，长10～30 cm；叶片轮廓广卵形，薄膜质，三出式分裂，裂片广卵形至圆形、心形，不规则的3～5裂，长10～20 cm，宽7～18 cm，裂片边缘具粗大的锯齿；茎上部叶有显著宽展的叶鞘。复伞形花序顶生和侧生，花序梗长4～15 cm；总苞片少数，线状披针形；小总苞片5～10，披针形；花柄细长，长4～20 mm；萼齿不显著；花瓣白色，二型；花柱基短圆锥形，花柱叉开。分生果圆状倒卵形，顶端凹陷，背部扁平，直径约8 mm，有稀疏的柔毛或近光滑，背棱和中棱线状突起，侧棱宽阔；每棱槽内有油管1，合生面油管2，棒形，其长度为分生果的一半。胚乳腹面平直。

[自然生境]生于1 200～3 800 m的阴坡山沟旁、林缘或草地。

[地理分布]万源市。

[入药部位]根。

[功能主治]祛风除湿、散寒解表。

红马蹄草

[异名]透骨消、铜钱草、一串钱、大马蹄草、散血草、大满天星、马蹄肺筋草。

[拉丁名]*Hydrocotyle nepalensis* Hook.

[形态特征]多年生草本，高5～45 cm。茎匍匐，有斜上分枝，节上生根。叶片膜，质至硬膜质，圆形或肾形，长2～5 cm，宽3.5～9 cm，边缘通常5～7浅裂，裂片有钝锯齿，基部心形，掌状脉7～9，疏生短硬毛；叶柄长4～27 cm，上部密被柔毛，下部无毛或有毛。伞形花序数个簇生于茎端叶腋，花序梗短于叶柄，长0.5～2.5 cm，有柔毛；小伞形花序有花20～60朵，常密集成球形的头状花序；花柄极短，长0.5～1.5 mm，很少无柄或超过2 mm，花柄基部有膜质、卵形或倒卵形的小总苞片；无萼齿；花瓣卵形，白色或乳白色；花柱幼时内卷，花后向外反曲，基部隆起。果长1.0～1.2 mm，宽1.5～1.8 mm，基部心形，两侧扁压，光滑或有紫色斑点，成熟后常呈黄褐色或紫黑色，中棱和背棱显著。

[自然生境]生于海拔350～2 100 m的山坡、路旁、阴湿地、水沟和山坡草丛。

[地理分布]万源市、大竹县、开江县。

[入药部位]全草。

[功能主治]清热除湿、解毒利尿、疏风、活血祛瘀，用于风热感冒咳嗽、肺热吐衄、痰中带血、吐血、痢疾、泄泻、痛经、月经不调、跌打伤肿、外伤出血、痈疮肿毒、湿疹。

天胡荽

[异名]步地锦、破铜钱、鱼鳞草。

[拉丁名]*Hydrocotyle sibthorpioides* Lam.

[形态特征]多年生草本，有气味。茎细长而匍匐，平铺地上成片，节上生根。叶片膜质至草质，圆形或肾圆形，长0.5～1.5 cm，宽0.8～2.5 cm，基部心形，两耳有时相接；叶柄长0.7～9 cm，无毛或顶端有毛；托叶略呈半圆形，薄膜质，全缘或稍有浅裂。伞形花序与叶对生，单生于节上；花序梗纤细，长0.5～3.5 cm，短于叶柄1～3.5倍；小总苞片卵形至卵状披针形，长1～1.5 mm，膜质，有黄色透明腺点，背部有1条不明显的脉；小伞形花序有花5～18，花无柄或有极短的柄，花瓣卵形，长约1.2 mm，绿白色，有腺点；花丝与花瓣同长或稍超出，花药卵形；花柱长0.6～1.0 mm。果实略呈心形，长1.0～1.4 mm，宽1.2～2.0 mm，两侧扁压，中棱在果熟时极为隆起，幼时表面草黄色，成熟时有紫色斑点。

[自然生境]生于海拔450～3 000 m的湿润河边、山坡、林下、田坎、路旁。

[地理分布]万源市、大竹县、开江县、通川区。

[入药部位]全草。

[功能主治]清热解毒、除湿、利尿、化痰止咳、平喘,用于急性黄疸型肝炎、肝硬化腹水、小儿发热、胆结石、痢疾、黄疸、肝炎、头痛、热淋、血淋、血痢、咽喉肿痛、火眼、痈疽肿毒、小儿热哮喘、酒糟鼻、急性肾炎、百日咳、尿路结石、足癣、带状疱疹、结膜炎、丹毒。

川芎

[异名]京芎、贯芎、生川军。

[拉丁名]*Ligusticum chuanxiong* Hort.

[形态特征]多年生草本,高40~60 cm。根茎发达,形成不规则的结节状拳形团块,具浓烈香气。茎直立,圆柱形。叶片轮廓卵状三角形,长12~15 cm,宽10~15 cm,三至四回三出式羽状全裂,羽片4~5对,卵状披针形,长6~7 cm,宽5~6 cm;茎上部叶渐简化。复伞形花序顶生或侧生;总苞片3~6,线形,长0.5~2.5 cm;伞幅7~24,不等长,长2~4 cm,内侧粗糙;小总苞片4~8,线形,长3~5 mm,粗糙;萼齿不发育;花瓣白色,倒卵形至心形,长1.5~2.0 mm,先端具内折小尖头;花柱基圆锥状,花柱2,长2~3 mm,向下反曲。幼果两侧扁压,长2~3 mm,宽约1 mm;背棱槽内油管1~5,侧棱槽内油管2~3,合生面油管6~8。

[自然生境]生于气候温和、雨量充沛、日照充足而又较湿润的环境。

[地理分布]万源市、开江县、通川区、渠县、宣汉县。

[入药部位]根茎。

[功能主治]行气解郁、活血化瘀、止痛,用于风寒感冒、头晕头痛、月经不调、闭经痛经、癥瘕腹痛、胸胁刺痛、风湿痹痛、跌打肿痛。

川白苞芹

[异名]四川紫茎芹。

[拉丁名]*Nothosmyrnium japonicum* var. *sutchuensis* H. de Boiss.

[形态特征]多年生草本,高0.5~1.2 m。主根较短,长3~4 cm,有较多的须状支根。茎直立,分枝,有纵纹。叶卵状长圆形,长10~20 cm,宽8~15 cm,二回羽状分裂,叶裂片为披针形或披针状椭圆形,边缘有不规则的深裂齿。复伞形花序顶生和腋生,花序梗长5~17 cm;总苞片3~4,长15 mm,宽7 mm,披针形或卵形,顶端长尖,有多脉,反折,边缘膜质;小总苞片4~5,长7 mm,宽5 mm,广卵形或披针形,顶端尖锐,淡黄色,多脉,反折,边缘膜质;伞幅7~15,弧形展开,长1.5~8.0 cm;花白色,花柄线形,长5~10 mm。果实球状卵形,基部略呈心形,顶端渐窄狭,长2~3 mm,宽1~2 mm,果棱线形;油管多数;分生果侧面扁平,横剖面圆形,略带五边形,胚乳腹面凹陷。

[自然生境]生于林下草丛中。

[地理分布]万源市、开江县、通川区。

[入药部位]根。

[功能主治]止咳平喘、舒筋止痛,用于咳喘。

西南水芹

[异名]细叶水芹。

[拉丁名]*Oenanthe dielsii* de Boiss.

[形态特征]多年生草本,高50~80 cm,全体无毛。有短根茎,支根须状或细长纺锤形。茎直立或匍匐,下部节上生根,上部叉式分枝,开展。叶有柄,长2~8 cm,基部有较短叶鞘;叶片轮廓为三角形,二至四回羽状分裂,末回羽片条裂成短而钝的线形小裂片,长2~12 mm,宽1~2 mm;花序梗长2~23 cm,与叶对生;无总苞;伞幅5~12,长1~3 cm;小总苞片线形,少数,较花柄为短;小伞形花序有花13~30,花柄长2~4 mm;萼齿细小卵形;花瓣白色,倒卵形,顶端凹陷,有内折的小舌片;花柱基短圆锥形,花柱长1.5~2.0 mm。果实长圆形或近圆球形,背棱和中棱明显,侧棱较膨大,棱槽显著,分生果横剖面呈半圆形,每棱槽内油管1,合生面油管2。

叶片有较多回的羽状分裂,末回裂片线形。

[自然生境]生长于海拔750~3 000 m的山谷林下阴湿地、山坡及溪旁。

[地理分布]万源市。

[入药部位]全草。

[功能主治]行气止痛、祛风除湿、调经、温化痰饮、清热、利水,用于气滞腹痛、痰饮在肺、感冒发热、呕吐腹泻、胸痹心痛、胸胁疼痛、跌打损伤、月经不调、经闭腹痛、癥瘕腹痛、风湿痹痛、尿路感染、崩漏、白带、高血压。

水芹

[异名]水芹菜、野芹菜。

[拉丁名]*Oenanthe javanica* (Bl.) DC.

[形态特征]多年生草本,高15~80 cm,茎直立或基部匍匐。基生叶有柄,柄长达10 cm,基部有叶鞘;叶片轮廓三角形,1~2回羽状分裂;茎上部叶无柄,裂片和基生叶的裂片相似,较小。复伞形花序顶生,花序梗长2~16 cm;无总苞;伞幅6~16,不等长,长1~3 cm,直立和展开;小总苞片2~8,线形,长约2~4 mm;小伞形花序有花20余朵,花柄长2~4 mm;萼齿线状披针形,长与花柱基相等;花瓣白色,倒卵形,长1 mm,宽0.7 mm,有一长而内折的小舌片;花柱基圆锥形,花柱直立或两侧分开,长2 mm。果实近于四角状椭圆形或筒状长圆形,长2.5~3 mm,宽2 mm,侧棱较背棱和中棱隆起,木栓质,分生果横剖面近于五边状的半圆形;每棱槽内油管1,合生面油管2。

[自然生境]生于海拔3 200 m以下的浅水低洼处或池沼、水沟、潮湿荒地等地。

[地理分布]万源市、大竹县。

[入药部位]全草。

[功能主治]清热凉血、祛风除湿、清肺止咳、止痛、利水通淋,用于尿路感染、肝炎、妇女红崩白带、跌打损伤、肺热咳嗽、风湿疼痛、骨折、暴热烦渴、黄疸、水肿、淋病、瘰疬、疖腮。

线叶水芹

[异名]细叶水芹、野芫荽、野芹菜、水芹菜。

[拉丁名]*Oenanthe linearis* Wall. ex DC.

[形态特征]多年生草本,高30~60 cm,光滑无毛。茎直立,上部分枝,下部节上生不定根。叶有柄,柄长1~3 cm,基部有叶鞘,边缘薄膜质,叶片轮廓呈广卵形或长三角形,2回羽状分裂,基部叶末回裂片卵形,长1 cm,边缘分裂;茎上部叶末回裂片线形,长5~8 cm,宽2.5~3.0 cm,基部楔形,顶端渐尖,全缘。复伞形花序顶生和腋生,花序梗长2~10 cm,总苞片1或无,线形,长0.5~0.8 cm;伞幅6~12,不等长,长0.5~2.0 cm;小总苞片少数,线形,长2~3 mm;每小伞形花序有花20余朵,花柄长2~5 mm;萼齿披针状卵形;花瓣白色,倒卵形,顶端内折;花柱基圆锥形较萼齿短,花柱直立,叉式分开,长不及1 mm。果实近四方状椭圆形或球形,长2 mm,宽1.5 mm。

[自然生境]生于海拔1 350~2 800 m的山坡杂木林下、溪边、潮湿地。

[地理分布]万源市。

[入药部位]全草。

[功能主治]疏风清热、止痛、降压,用于热感冒、咳嗽、麻疹、胃痛、高血压。

香根芹

[异名]野胡罗匐。

[拉丁名]*Osmorhiza aristata* (Thunb.) Makino & Yabe

[形态特征]多年生草本,高25~70 cm;主根圆锥形,长2~5 cm,有香气。茎圆柱形,有分枝,草绿色或稍带紫红色,嫩时有毛,老后光滑。基生叶片的轮廓呈阔三角形或近圆形,通常2~3回羽状分裂或2回三出式羽

状复叶, 羽片2~4对; 叶柄长5~26 cm, 基部有膜质叶鞘; 茎生叶的分裂形状如基生叶。复伞形花序顶生或腋生; 总苞片1~4, 钻形至阔线形, 长0.5~1.2 cm, 膜质, 早落; 小伞形花序有孕育花1~6朵, 不孕花的花柄丝状, 短小; 花瓣倒卵圆形, 长约1.2 mm, 宽1 mm, 顶端有内曲的小舌片; 花丝短于花瓣, 花药卵圆形; 花柱基圆锥形, 花柱略长于花柱基; 子房被白色而扁平的软毛。果实线形或棍棒状, 长1.0~2.2 cm, 宽2.0~2.5 mm, 基部尾状尖, 果棱有刺毛, 基部的刺毛较密。

[自然生境] 生于海拔1 500~2 600 m的山坡林下、溪边、路旁草丛中。

[地理分布] 万源市。

[入药部位] 根、果实。

[功能主治] 清热祛湿、散寒、发表、止痛, 用于头顶痛、风寒感冒、周身痛。

华北前胡

[异名] 毛白花前胡。

[拉丁名] *Peucedanum harry-smithii* Fedde ex H. Wolff

[形态特征] 多年生草本, 高 (30~) 60~100 cm。根茎粗短, 直径4~10 mm, 木质化, 皮层灰棕色或暗褐色, 存留多数枯鞘纤维; 根圆锥形, 常有数个分枝。茎圆柱形, 直径0.5~1.0 cm, 有纵长细条纹突起形成浅沟, 沟纹向上部愈明显, 髓部充实, 下部有白色绒毛, 上部分枝绒毛更多。基生叶具柄, 叶柄通常较短, 长0.5~5.0 cm; 叶片轮廓为广三角状卵形, 三回羽状分裂或全裂, 长10~25 cm; 茎生叶向上逐渐简化, 无柄。复伞形花序顶生和侧生, 通常分枝较多, 花序直径2.5~8.0 cm, 果期时10~12 cm; 无总苞片或有1至数片, 早落, 线状, 披针形, 长约5 mm; 小伞形花序有花12~20, 花柄粗壮; 萼齿狭三角形, 显著; 花瓣倒卵形, 白色。果实卵状椭圆形, 长4~5 mm, 宽3~4 mm, 密被短硬毛。

[自然生境] 生长于海拔600~2 600 m的山谷溪边、山坡林缘以及草地。

[地理分布] 万源市。

[入药部位] 根。

[功能主治] 散风清热、降气化痰, 用于风热咳嗽痰多、痰热喘满、咳痰黄稠、胸肋胀满。

白花前胡

[异名] 前胡、鸡脚前胡、官前胡、山独活。

[拉丁名] *Peucedanum praeruptorum* Dunn

[形态特征] 多年生草本, 高0.6~1 m。根颈粗壮, 直径1~1.5 cm, 灰褐色, 存留多数越年枯鞘纤维; 根圆锥形, 末端细瘦, 常分叉。茎圆柱形, 下部无毛, 上部分枝多有短毛, 髓部充实。基生叶具长柄, 叶柄长5~15 cm, 基部有卵状披针形叶鞘; 叶片轮廓宽卵形或三角状卵形, 三出式二至三回分裂; 茎下部叶具短柄, 叶片形状与茎生叶相似; 茎上部叶无柄, 叶鞘稍宽, 边缘膜质。复伞形花序多数, 顶生或侧生, 伞形花序直径3.5~9 cm; 花序梗上端多短毛; 总苞片无或1至数片, 线形; 伞幅6~15, 不等长, 长0.5~4.5 cm, 内侧有短毛。果实卵圆形, 背部扁压, 长约4 mm, 宽3 mm, 棕色, 背棱线形稍突起, 侧棱呈翅状, 比果体窄, 稍厚; 棱槽内油管3~5, 合生面油管6~10; 胚乳腹面平直。

[自然生境] 生于海拔200~2 500 m的向阳山坡、林缘、路边或半阴性的山坡草丛中。

[地理分布] 万源市、宣汉县。

[入药部位] 根。

[功能主治] 疏风清热、散寒、降气化痰、镇咳, 用于外感风热咳嗽、肺热痰郁、咳喘痰多、痰黄黏稠、呕逆食少、胸膈满闷。

紫茎前胡

[拉丁名] *Peucedanum violaceum* Shan et Sheh

[形态特征] 多年生草本, 高50~90 cm。根颈粗壮, 直径0.6~1.4 cm, 存留有多数灰褐色枯鞘纤维; 根圆

柱状，有少数支根，主根直径约1 cm，长10～15 cm，灰棕色，具纵长皱纹。茎单一，圆柱形，直径0.3～1 cm，中空，有细条纹。基生叶多数，叶柄长4～7 cm，叶柄基部具卵状披针形叶鞘，叶柄及叶鞘均有短毛。复伞形花序多分枝，茎顶端花序较大，直径6～9 cm，侧生花序直径2～5 cm；总苞片通常无或有1～2片，钻形，脱落性；花瓣倒卵形，白色；萼齿钻形显著；花柱细长弯曲，花柱基圆锥形。分生果卵状椭圆形，背部扁压，长3～4 mm，宽2.5～3.0 mm，背棱和中棱线形突起，侧棱狭翅状，无毛或稍有毛；棱槽内有油管3～4，合生面油管8；胚乳腹面平直。

[自然生境]生于草地、疏林下或河滩上，已由人工引种栽培。

[地理分布]万源市。

[入药部位]根。

[功能主治]用于培根病和隆病的并发症。

锐叶茴芹

[异名]去齿茴芹。

[拉丁名]*Pimpinella arguta* Diels

[形态特征]多年生草本。茎直立，上部有分枝，连同叶柄都生有小刚毛。基生叶纸质，二回三出全裂或三回三出式羽状全裂，中间的最终裂片卵形或倒卵状圆形，长6～8 cm，宽3.0～5.5 cm，顶端短急尖或长尾状渐尖，基部圆形，边缘有粗圆齿或尖锐锯齿，上面无毛，下面脉上生小刚毛；叶柄长达10 cm；上部叶三出。复伞形花序具长总花梗；总苞片2～4，披针状条形；伞幅8～15，长1～4 cm，密生小刚毛；小总苞片4～6，披针状条形；花梗约25；花白色。

[自然生境]生于荒坡、灌丛。

[地理分布]万源市。

[入药部位]全草。

[功能主治]散寒化瘀、祛痰消肿。

异叶茴芹

[异名]骚羊角、白花草、六月寒、野当归、鹅脚板。

[拉丁名]*Pimpinella diversifolia* DC.

[形态特征]多年生草本，高0.3～2.0 m。通常为须根，稀为圆锥状根。茎直立，有条纹，被柔毛，中上部分枝。叶异形，基生叶有长柄，包括叶鞘长2～13 cm；叶片三出分裂，裂片卵圆形，两侧的裂片基部偏斜，顶端裂片基部心形或楔形，长1.5～4.0 cm，宽1～3 cm，稀不分裂或羽状分裂，纸质；茎中、下部叶片三出分裂或羽状分裂；茎上部叶较小，有短柄或无柄，具叶鞘，叶片羽状分裂或3裂，裂片披针形，全部裂片边缘有锯齿。小伞形花序有花6～20，花柄不等长；无萼齿；花瓣倒卵形，白色，基部楔形，顶端凹陷；花柱基圆锥形，花柱长为花柱基的2～3倍。幼果卵形，有毛，成熟的果实卵球形，基部心形，近于无毛，果棱线形；每棱槽内油管2～3，合生面油管4～6；胚乳腹面平直。

[自然生境]生于海拔1 600～3 300 m的山坡草丛中、沟边或林下。

[地理分布]万源市、大竹县。

[入药部位]全草、根。

[功能主治]全草散寒、化积、行气消肿、止痛、健脾消积、活血散瘀、解毒、截疟，用于小儿脾虚、食积腹胀、风火牙痛、风寒感冒、百日咳、肺结核、腮腺炎、胃脘疼痛、劳伤、疟疾、无名肿毒、痢疾、小儿疳积、皮肤瘙痒、蛇咬伤。根用于胃寒腹痛、风寒湿痹、月经不调。

天蓝变豆菜

[异名]散血草。

[拉丁名]*Sanicula caerulescens* Franch.

[形态特征]多年生草本，高15～40 cm，无毛，根茎短，有小结节，支根多数，细小。茎2～7，直立，细弱，下

部不分枝,上部有短分枝。小叶片表面绿色,背面紫红色或硫磺色,边缘有圆锯齿;叶柄长5~17 cm,紫红色或紫绿色,基部有宽膜质鞘;花序呈假总状花序,在花茎主枝下部的伞形花序近簇生,有短梗或近无梗,常1~4（~6）簇有伞幅2~7,顶端的伞幅4~12,长0.5~1 cm;总片卵状披针形,长1~2 mm;小伞形花序有花5~7,雄花4~6,通常5;花柄长2~3 mm;花瓣白色或淡蓝色以至蓝紫色,倒卵或匙形,略长于萼齿,基部渐窄,顶端内凹,有1脉,花丝长达2 mm,两性花1朵,无柄。果实球形或圆筒状卵形,长2 mm,表面有短而直的皮刺,上部的皮刺基部连合成薄层。

[自然生境]生于山沟林下。

[地理分布]万源市、大竹县。

[入药部位]全草。

[功能主治]散寒止咳、活血通经,用于风寒咳嗽、顿咳、月经不调、经闭、腰痛、跌打损伤。

变豆菜

[异名]五毒药、鸭脚板、蓝布正。

[拉丁名]*Sanicula chinensis* Bunge

[形态特征]多年生草本,高达1 m。根茎粗而短,斜生或近直立,有许多细长的支根。基生叶少数,近圆形、圆肾形至圆心形,通常3裂,少至5裂,中间裂片倒卵形;叶柄长7~30 cm,稍扁平,基部有透明的膜质鞘;茎生叶逐渐变小,有柄或近无柄,通常3裂,裂片边缘有大小不等的重锯齿。花序二至三回叉式分枝,侧枝向两边开展而伸长,中间的分枝较短,长1~2.5 cm,总苞片叶状,通常3深裂;伞形花序二至三出;小伞形花序有花6~10,雄花3~7;花瓣白色或绿白色、倒卵形至长倒卵形,长1 mm,宽0.5 mm,顶端内折;花丝与萼齿等长或稍长;两性花3~4,无柄;萼齿和花瓣的形状、大小同雄花。果实圆卵形,长4~5 mm,宽3~4 mm。

[自然生境]生于200~2 800 m阴湿的山坡路旁、杂木林下、竹园、溪边等草丛中。

[地理分布]万源市、大竹县。

[入药部位]全草与根。

[功能主治]全草味辛、微甘,性凉,祛风、除湿、行气活血、止痛,用于风寒感冒头痛、咳嗽,外敷治疗疮毒。根清热解毒、散瘀消肿,用于感冒、咽痛、口疮、跌打肿痛、月经不调。

直刺变豆菜

[异名]黑鹅脚板。

[拉丁名]*Sanicula orthacantha* S. Moore

[形态特征]多年生草本,高8~35（~50）cm。根茎短而粗壮,斜生,直径0.5~1.0 cm,侧根多数,细长。茎1~6,直立,上部分枝。基生叶少至多数,圆心形或心状五角形,长2~7 cm,宽3.5~7.0 cm,掌状3全裂,所有的裂片表面绿色,背面淡绿色或沿脉处呈淡紫红色,顶端2~3浅裂;叶柄长5~26 cm,细弱,基部有阔的膜质鞘;茎生叶略小于基生叶,有柄,掌状3全裂。花序通常2~3分枝;总苞片3~5,大小不等,长约2 cm;伞形花序3~8;小伞形花序有花6~7,雄花5~6,通常5;萼齿窄线形或刺毛状,长0.5~1.0 mm,顶端尖锐;花瓣白色、淡蓝色或紫红色,倒卵形,长1.0~1.8 mm,宽0.8~1.2 mm。果实卵形,长2.5~3.0 mm,宽2.2~5.0 mm,外面有直而短的皮刺,皮刺不呈钩状。

[自然生境]生于海拔3 200 m以下的山涧旁林下、路旁、沟谷、溪边。

[地理分布]万源市。

[入药部位]全草。

[功能主治]化痰止咳、凉血止血,用于感冒咳嗽、哮喘、血淋、闭经。

防风

[异名]铜芸、回云、回草。

[拉丁名]*Saposhnikovia divaricata* (Turcz.) Schischk.

[形态特征]多年生草本,高30～80 cm。根粗壮,细长圆柱形,分歧,淡黄棕色。根头处被有纤维状叶残基及明显的环纹。茎单生,自基部分枝较多。叶片卵形或长圆形,长14～35 cm,宽6～8(～18)cm,二回或近于三回羽状分裂,第一回裂片卵形或长圆形,有柄,长5～8 cm。茎生叶与基生叶相似。复伞形花序多数,生于茎和分枝,顶端花序梗长2～5 cm;伞幅5～7,长3～5 cm,无毛;小伞形花序有花4～10;无总苞片;小总苞片4～6,线形或披针形,先端长,长约3 mm,萼齿短三角形;花瓣倒卵形,白色,长约1.5 mm,无毛,先端微凹,具内折小舌片。双悬果狭圆形或椭圆形,长4～5 mm,宽2～3 mm;每棱槽内通常有油管1,合生面油管2;胚乳腹面平坦。

[自然生境]生于海拔2 800 m以下的草原、丘陵和多古砾山坡上或引种栽培。

[地理分布]开江县、宣汉县。

[入药部位]根。

[功能主治]祛风、发汗解表、胜湿止痛、止痉,用于感冒风寒所致的头痛、身疼、恶寒以及外感风湿、风湿痹痛、破伤风。

松叶西风芹

[异名]云防风、松叶防风。

[拉丁名]*Seseli yunnanense* Franch.

[形态特征]多年生草本,高30～80 cm。根颈短,上端被覆枯鞘纤维;根圆柱形,末端渐细,通常不分叉。茎单一或数茎丛生。基生叶多数,有长或短叶柄,叶柄长2.5～9 cm,基部有叶鞘,边缘膜质;叶片二至四回三出全裂,裂片分裂处呈关节状,第一回羽片有较长的羽片柄,柄长0.7～4 cm,第二回羽片的羽片柄长0.5～2 cm。茎生叶1～2,1～2回三出全裂,末回裂片与基生叶形状相同,更狭窄和短小,至顶端3裂或不分裂。复伞形花序多分枝,常呈二歧式分枝;分枝处有序托叶,叶片线形渐尖,不分裂,基部有膜质边缘的叶鞘;伞形花序直径2～4 cm;总苞片无或有1片,线状披针形或钻形;小伞形花序有花15～20;花瓣圆形,长圆形或近方形等多种形状。分生果卵形,光滑无毛。

[自然生境]生于海拔600～3 100 m的山坡、林下、灌木及草地。

[地理分布]万源市。

[入药部位]根。

[功能主治]解表、祛风、胜湿、镇痛,用于感冒、风寒湿痹、痈肿疮疡、破伤风。

小窃衣

[异名]破子草、窃衣、粘连子、鹤虱。

[拉丁名]*Torilis japonica* (Houtt.) DC.

[形态特征]一年或多年生草本,高20～120 cm。主根细长,圆锥形,棕黄色,支根多数。茎有纵条纹及刺毛。叶柄长2～7 cm,下部有窄膜质的叶鞘;叶片长卵形,一至二回羽状分裂。复伞形花序顶生或腋生,花序梗长3～25 cm,有倒生的刺毛;总苞片3～6,长0.5～2.0 cm,通常线形;伞幅4～12,长1～3 cm,有向上的刺毛;小伞形花序有花4～12,花柄长1～4 mm,短于小总苞片;花瓣白色、紫红或蓝紫色,倒圆卵形,顶端内折,长与宽均0.8～1.2 mm;花丝长约1 mm,花药圆卵形,长约0.2 mm;花柱基部平压状或圆锥形。果实圆卵形,长1.5～4.0 mm,宽1.5～2.5 mm,通常有内弯或呈钩状的皮刺;皮刺基部阔展,粗糙;胚乳腹面凹陷,每棱槽有油管1。

[自然生境]生于海拔3 050 m以下的杂木林下、林缘、路边、沟边以及溪边草丛。

[地理分布]达川区、通川区、开江县、宣汉县、渠县、大竹县、万源市。

[入药部位]果实。

[功能主治]杀虫止泻、收湿止痒,用于虫积腹痛、泻痢、疮疡溃烂、阴痒带下、风湿疹。

窃衣

[异名]破子草、粘粘草、鹤虱。

[拉丁名]*Torilis scabra* (Thunb.) DC.

[形态特征]本种主要特征为总苞片通常无，很少有1钻形或线形的苞片；伞幅2～4，长1～5 cm，粗壮，有纵棱及向上紧贴的粗毛。果实长圆形，长4～7 mm，宽2～3 mm。

[自然生境]生于2 500 m以下的山坡、林下、路旁、河边以及空旷的草地上。

[地理分布]万源市、大竹县、开江县、通川区。

[入药部位]果实。

[功能主治]清热解毒、活血消肿、杀虫止泻、收湿止痒，用于虫积腹痛、痈肿疮毒、慢性腹泻、泻痢、疮疡溃烂、阴痒带下、阴道滴虫、风湿疹。

鹿蹄草科 Pyrolaceae

喜冬草

[异名]梅笠草、罗汉草。

[拉丁名]*Chimaphila japonica* Miq.

[形态特征]常绿草本状小半灌木，高（6～）10～15（～20）cm；根茎长而较粗，斜升。叶对生或3～4枚轮生，革质，阔披针形，长1.6～3 cm，宽0.6～1.2 cm，先端急尖。花葶有细小疣，有1～2枚长圆状卵形苞片，长6.5～7.0 mm，宽3～4 mm，先端急尖或短渐尖，边缘有不规则齿。花单1，有时2，顶生或叶腋生，半下垂，白色，直径13～18 mm；萼片膜质。蒴果扁球形，直径5～5.5 mm。

[自然生境]生于山地针阔叶混交林、阔叶林或灌丛下。

[地理分布]万源市。

[入药部位]叶。

[功能主治]利尿、镇痛、滋补强壮。

水晶兰

[异名]梦兰花、水兰草、银锁匙、幽灵草。

[拉丁名]*Monotropa uniflora* L.

[形态特征]多年生，草本，腐生；茎直立，单一，不分枝，高10～30 cm，全株无叶绿素，白色，肉质，干后变黑褐色。叶鳞片状，直立，互生，长圆形或狭长圆形或宽披针形，长1.4～1.5 cm，宽4～4.5 mm，边缘近全缘。花单一，顶生，先下垂，后直立，花冠筒状钟形，长1.4～2 cm，直径1.1～1.6 cm；苞片鳞片状，与叶同形；花瓣5～6，离生，楔形或倒卵状长圆形，长1.2～1.6 cm，上部最宽5.5～7 mm，有不整齐的齿，内侧常有密长粗毛，早落；雄蕊10～12，花丝有粗毛，花药黄色。蒴果椭圆状球形，直立，向上，长1.3～1.4 cm。

[自然生境]生于林下。

[地理分布]万源市。

[入药部位]全草。

[功能主治]补虚止咳，用于肺虚咳嗽。

普通鹿蹄草

[异名]鹿衔草。

[拉丁名]*Pyrola decorata* Andr.

[形态特征]常绿草本状小亚灌木；高15～35 cm；叶3～6，近基生，革质，长圆形、倒卵状长圆形或匙形，有时为卵状长圆形，长（3～）5～7 cm，先端钝尖或钝圆，基部楔形或宽楔形，上面深绿色，沿叶脉淡绿白色或稍白色，下面色较淡，常带紫色，有疏齿；叶柄较叶片短或近等长；总状花序有4～10花，花倾斜，半下垂；花冠碗形，淡绿色、黄绿色或近白色；花梗长5～9 mm，腋间有膜质披针形苞片，与花梗近等长；萼片卵状长圆形，长3～6 mm，先端尖；花瓣倒卵状椭圆形，长6～8（～10）mm，先端圆；雄蕊10，花药黄色；花柱长（0.5～）0.6～1.0 cm，倾斜，上部弯曲，顶端有环状突起，稀不明显，柱头5圆裂；蒴果扁球形，径0.7～1.0 cm。

[自然生境] 生于海拔600～3 700 m的灌丛中。

[地理分布] 万源市、宣汉县。

[入药部位] 全草。

[功能主治] 祛风除湿、活血调经、强筋骨、补虚痨、止血止痛,用于虚劳咳嗽、劳伤吐血、崩漏、风湿痛、肾虚腰痛、神经衰弱、肺结核咯血、衄血、慢性菌痢。外用于创伤出血、毒蛇咬伤、水田皮炎。

杜鹃花科 Ericaceae

灯笼树

[异名] 吊钟花、贞榕、灯笼花荔枝木。

[拉丁名] *Enkianthus chinensis* Franch.

[形态特征] 落叶灌木或小乔木;高达8 m;小枝无毛;叶聚生于枝端,坚纸质或薄纸质,椭圆形或长圆状椭圆形,长1.5～4 cm,先端锐尖,基部楔形或宽楔形,有锯齿,两面无毛,中脉在上面凹下,侧脉和网脉在两面微显或不显;叶柄长0.5～1.5 cm;伞房状总状花序,长3～7 cm;花序轴纤细,无毛或被短柔毛;花梗细,长1.5～3.0 cm,无毛或被短柔毛;花萼裂片三角形,长2～3 mm,先端渐尖;花冠橙黄色,具红色条纹,宽钟状,长0.7～1.0 cm,裂片常暗红色,微反卷;雄蕊长不及花冠长度之半,花丝中部以下宽,被微柔毛,药室顶毛或有短柔毛;蒴果卵圆形,下垂,高4～7 mm;果柄长1.0～3.5 cm。

[自然生境] 生于海拔900～2 300 m的山坡疏林中。

[地理分布] 宣汉县。

[入药部位] 花、种子。

[功能主治] 花用于清热、止血、调经。种子用于疝气。

珍珠花

[异名] 南烛、米饭花。

[拉丁名] *Lyonia ovalifolia* (Wall.) Drude

[形态特征] 常绿或落叶灌木或小乔木,高8～16 m;枝淡灰褐色,无毛;冬芽长卵圆形,淡红色,无毛。叶革质,卵形或椭圆形,长8～10 cm,宽4～5.8 cm,先端渐尖,基部钝圆或心形,无毛,中脉在表面下陷,在背面突起,在表面明显;叶柄长4～9 mm,无毛。总状花序着生于叶腋,近基部有2～3枚叶状苞片,小苞片早落;花序轴上微被柔毛;花梗无毛;花萼5深裂,裂片长椭圆形,外面近于无毛;花冠圆筒状,长约8 mm,直径约4.5 mm,外面疏被柔毛,上部5浅裂,裂片向外反折,先端钝圆;雄蕊10枚,花丝线形,长约4 mm,顶端有2枚芒状附属物,中下部疏被白色长柔毛;子房近球形,无毛,花柱长约6 mm,柱头头状,略伸出花冠外。蒴果球形,直径4～5 mm,缝线增厚;种子短线形,无翅。

[自然生境] 生于海拔700～2 300 m的林中。

[地理分布] 万源市。

[入药部位] 枝叶、果实。

[功能主治] 枝叶敛疮止痒,用于皮肤疮毒、疥疮发痒、皮肤瘙痒、麻风。果实活血祛瘀、止痛、补肝益肾、祛风、杀虫、解毒、强筋健骨,外用于跌打损伤,闭合性骨折、癣疮、肝肾不足、腰膝酸软。

小果珍珠花

[异名] 綟木、椭叶南烛、白心木、乌饭叶、碎米子。

[拉丁名] *Lyonia ovalifolia* (Wall.) Drude var. *elliptica* (Sieb. et Zucc.) Hand. –Mazz.

[形态特征] 灌木或小乔木,高3～7 m。幼枝有微毛,后脱落。单叶互生;叶片纸质,卵形至卵状椭圆形,长5～10 cm,宽2～2.5 cm,顶端渐尖或急尖,基部圆形、圆楔形或近心形,全缘,下面脉上有柔毛。总状花序生在老枝的叶腋,长3～8 cm,稍有微毛,下部常有数小叶;萼片三角状卵形,尖头,长约2 mm;花冠白色,椭圆状坛形,长约8 mm,5浅裂,外面被裂柔毛;雄蕊10,无芒状附属物,顶孔开裂;子房4～5室,有毛。蒴果扁球形,较

小, 直径约3 mm, 果序长12~14 cm, 子房和蒴果无毛。

[自然生境]生于阳坡灌木丛。

[地理分布]宣汉县。

[入药部位]根、叶、果实。

[功能主治]补脾益肾、活血强筋, 用于脾虚腹泻、腰脚无力、跌打损伤。

狭叶珍珠花

[异名]狭叶南烛、披针叶米饭花。

[拉丁名]*Lyonia ovalifolia* (Wall.) Drude var. *lanceolata* (Wall.) Hand. –Mazz.

[形态特征]常绿或落叶灌木或小乔木, 高8~16 m; 枝淡灰褐色, 无毛; 叶革质, 椭圆状披针形, 长8~10 cm, 宽4.0~5.8 cm, 先端钝尖或渐尖, 基部狭窄, 楔形或阔楔形, 无毛, 中脉在表面下陷, 在背面突起, 在表面明显; 叶柄长6~8 mm, 无毛。总状花序着生叶腋, 近基部有2~3枚叶状苞片, 小苞片早落; 花序轴上微被柔毛; 花梗无毛; 花萼较狭, 披针形, 5深裂, 外面近于无毛; 花冠圆筒状, 长约8 mm, 直径约4.5 mm, 外面疏被柔毛, 上部5浅裂, 裂片向外反折, 先端钝圆; 雄蕊10枚, 花丝线形, 长约4 mm, 顶端有2枚芒状附属物, 中下部疏被白色长柔毛; 子房近球形, 无毛, 花柱长约6 mm, 柱头头状, 略伸出花冠外。蒴果球形, 直径4~5 mm, 缝线增厚; 种子短线形, 无翅。

[自然生境]生于海拔700~2 300 m的林中。

[地理分布]大竹县。

[入药部位]枝、叶。

[功能主治]活血祛瘀、止痛, 用于骨鲠喉、疮疖。

美丽马醉木

[异名]兴山马醉木、长苞美丽马醉木。

[拉丁名]*Pieris formosa* (Wall.) D. Don

[形态特征]灌木或小乔木, 高2~4 m; 小枝圆柱形, 无毛, 枝上有叶痕。叶革质, 披针形至长圆形, 稀倒披针形, 长4~10 cm, 宽1.5~3.0 cm, 先端渐尖或锐尖, 边缘具细锯齿, 基部楔形至钝圆形, 中脉显著, 幼时在表面微被柔毛, 老时脱落, 侧脉在表面下陷, 在背面不明显; 叶柄长1~1.5 cm, 腹面有沟纹, 背面圆形。总状花序簇生于枝顶的叶腋, 或有时为顶生圆锥花序, 长4~10 cm; 花梗被柔毛; 萼片宽披针形, 长约3 mm; 花冠白色, 坛状, 外面有柔毛, 上部5浅裂, 裂片先端钝圆; 雄蕊10, 花丝线形, 有白色柔毛, 花药黄色; 子房扁球形, 无毛, 花柱长约5 mm, 柱头小, 头状。蒴果卵圆形, 直径约4 mm; 种子黄褐色, 纺锤形, 外种皮的细胞伸长。

[自然生境]生于海拔1 500~2 300 m的疏林或灌丛中。

[地理分布]宣汉县。

[入药部位]全株。

[功能主治]消炎止痛、舒筋活络。外用于疥癣、毒疮、杀虫。

毛肋杜鹃

[拉丁名]*Rhododendron augustinii* Hemsl.

[形态特征]常绿灌木; 高1.5(~3) m; 幼枝被鳞片和长刚毛; 叶近革质, 窄椭圆形或宽披针形, 长4~7(~11) cm, 先端具短凸尖, 上面常无鳞片, 沿脉被长刚毛, 下面密被黄褐色鳞片, 相距常小于其直径, 沿中脉下半部被柔毛; 叶柄长3~7 mm, 被长刚毛; 花序顶生, 伞状, 有(2~)3(~5)花; 花梗长1.0~1.8 cm, 被鳞片; 花萼不发育, 长约2 mm, 环状或波状5浅裂, 外面密被鳞片, 有缘毛; 花冠堇紫色或丁香紫色, 上方具黄绿色斑点, 宽漏斗状, 长2.8~4 cm, 冠筒较裂片稍短, 外面被鳞片; 雄蕊10, 短于花冠, 花丝下部被柔毛; 子房5室, 密被鳞片和毛, 花柱长于雄蕊, 无毛; 蒴果长圆形, 长1.2~1.6 cm, 密被鳞片。

[自然生境]生于海拔1 000~2 100 m的山谷、山坡林中、山坡灌木林或岩石上。

[地理分布] 万源市。

[入药部位] 花。

[功能主治] 用于慢性支气管炎、咳嗽痰喘、骨髓炎、消化道出血、咯血、月经不调。

耳叶杜鹃

[拉丁名] *Rhododendron auriculatum* Hemsl.

[形态特征] 常绿灌木或小乔木；高达10 m；幼枝密被长腺毛，老枝无毛；叶薄革质，长圆形或长圆状倒披针形，长9～25 cm，先端钝，有短尖头，基部圆形或心形，稍不对称，两面幼时被毛，后近无毛，侧脉20～22对；叶柄长2～4 cm，密被腺体；短总状花序有7～15花，花序轴长2～3 cm，密被腺体；花梗长2～3 cm，被腺体；花萼小，6裂，膜质，外面被有柄腺体；花冠漏斗状，长6～10 cm，白色，7裂，冠筒外面有长柄腺体；雄蕊14～16，花丝无毛；雌蕊被密腺体，子房椭圆形，长6 mm，花柱长3 cm，柱头盘状，直径4.2 mm；蒴果圆柱形，长3～4 cm，微弯曲，被腺体残迹。

[自然生境] 生于海拔2 000 m的山林中。

[地理分布] 宣汉县。

[入药部位] 根。

[功能主治] 理气、止咳。

大白杜鹃

[异名] 达玛、达玛麦朵。

[拉丁名] *Rhododendron decorum* Franch.

[形态特征] 常绿灌木；高达5 m；幼枝绿色，无毛；叶厚革质，长圆形或圆状倒卵形，长5.0～14.5 cm，先端钝或圆，基部楔形，两面无毛，侧脉18对，在两面微突起；叶柄圆，长1.5～2.3 cm，无毛；总状伞形花序顶生，有8～10花，有香味；花序轴长2～3 cm，疏生白色腺体；花梗粗，长2.5～3.5 cm，具白色有柄腺体；花萼浅碟状，长1.5～2.0 mm，裂齿5，不整齐；花冠宽漏斗状钟形，长3～5 cm，白色或淡红色，内面基部被白色微柔毛，裂片7～8，先端有缺刻；雄蕊12～16，不等长，长2～3 cm；子房密被白色腺体，花柱长3.4～4.0 cm，有白色腺体，柱头宽约5 mm；蒴果长圆柱形，微弯曲，长2.5～4.0 cm，直径1.0～1.5 cm。

[自然生境] 生于林下、高山灌丛中。

[地理分布] 万源市。

[入药部位] 花。

[功能主治] 清肺泻火、止咳化痰、发散风热、痢疾肺痈、偏头痛，用于咳嗽、咯血、肺痈、白带、头晕。

粉白杜鹃

[异名] 白粉杜鹃。

[拉丁名] *Rhododendron hypoglaucum* Hemsl.

[形态特征] 常绿灌木；高3～10 m；树皮灰白色，有裂纹及层状剥落；小枝无毛；叶革质，椭圆状披针形或倒披针形，长6～10 cm，宽2～3.5 cm，两端尖，上面绿色，无毛，下面被有银白色薄毛，紧贴而有光泽，侧脉10～14，在两面均明显；叶柄长1～2 cm，无毛；总状伞形花序有4～9花，花序轴长0.5～1.5 cm，初被淡黄色疏柔毛，后无毛；花梗长2.5～4.0 cm，被短柔毛；花萼小，5裂；花冠乳白色，稀粉红色，漏斗状钟形，长2.5～3.5 cm，基部窄，有深红色斑点，5裂，裂片近圆形；雄蕊10，长1.5～3 cm，花丝下部被柔毛；花药卵圆形，黄色；子房圆柱状，近无毛，花柱无毛；蒴果圆柱状，长2～2.5 cm，无毛。

[自然生境] 生于山林或山沟林下。

[地理分布] 宣汉县、开江县。

[入药部位] 花、叶。

[功能主治] 止咳、平喘。

白花杜鹃

[异名]映山白。

[拉丁名]*Rhododendron mucronatum* (Bl.) G. Don

[形态特征]半常绿灌木;高达2 m,分枝密;幼枝密被开展长柔毛,叶二型;春叶较大而早落,长3.5～5.5 cm,宽1.0～2.5 cm,先端尖或钝尖,基部楔形;夏叶小而宿存,长1.0～3.7 cm,宽0.6～1.2 cm,两面密被糙伏毛和腺毛;叶柄长2～4 mm,密被扁平长糙伏毛和短腺毛;花序顶生,常有1～3花;花梗长达1.5 cm,密被长柔毛和腺毛;花萼绿色,5裂,长约1.2 cm,密被腺状柔毛;花冠漏斗状,长3.0～4.5 cm,白或粉红色,有红色条纹,无紫斑,无毛,5裂;雄蕊10,长于花冠,花丝中下部被毛;子房密被刚毛,花柱无毛;蒴果卵圆形,长约1 cm,短于宿存萼片。

[自然生境]生于海拔1 800～2 300 m的林中、灌丛中,栽培于庭院。

[地理分布]开江县。

[入药部位]全株、花。

[功能主治]全株止咳、固精、清热解毒、活血散瘀,用于劳伤吐血、咳嗽、遗精、白带、血崩、跌打损伤、痔疮。花活血散瘀,用于吐血、红崩、赤白痢疾、肠风下血、跌打损伤等症。

锦绣杜鹃

[异名]毛杜鹃、映山红。

[拉丁名]*Rhododendron×pulchrum* Sweet

[形态特征]半常绿灌木;高达2～5 m;幼枝密被淡棕色扁平糙伏毛;叶椭圆形或椭圆披针形,长2～6 cm,先端钝尖,基部楔形,上面初被伏毛,后近无毛,下面被微柔毛及糙伏毛;叶柄长4～6 mm,被糙伏毛;花芽芽鳞沿中部被淡黄褐色毛,内有黏质;顶生伞形花序有1～5花;花梗长0.8～1.5 cm,被红棕色扁平糙伏毛;花萼5裂,裂片披针形,长0.8～1.2 cm,被糙伏毛;花冠漏斗形,长4.8～5.2 cm,玫瑰色,有深紫红色斑点,5裂;雄蕊10,花丝下部被柔毛;子房被糙伏毛,花柱无毛;蒴果长圆状卵圆形,长约1 cm,被糙伏毛,有宿存萼片。

[自然生境]生于林中,有栽培。

[地理分布]通川区、万源市。

[入药部位]叶、根、果实。

[功能主治]根利尿、驳骨、祛风湿,治跌打腹痛。叶可止血。果实亦作药用,在印度用于治疗脓肿、溃疡、肿瘤、皮肤病、痔疮、发疹、风湿、支气管炎等症。

杜鹃

[异名]映山红、红花杜鹃、满山红。

[拉丁名]*Rhododendron simsii* Planch.

[形态特征]落叶灌木,高2(～5)m;分枝多而纤细,密被亮棕褐色扁平糙伏毛。叶革质,常集生于枝端,卵形、椭圆状卵形或倒卵形或倒卵形至倒披针形,长1.5～5 cm,宽0.5～3.0 cm,先端短渐尖,基部楔形或宽楔形,边缘微反卷,具细齿,上面被疏被糙伏毛,下面密被褐色糙伏毛;叶柄密被亮棕褐色扁平糙伏毛。花芽卵球形,鳞片外面中部以上被糙伏毛,边缘具睫毛。花2～3(～6)朵簇生于枝顶;花梗密被亮棕褐色糙伏毛;花萼5深裂,裂片三角状长卵形,被糙伏毛,边缘具睫毛;花冠阔漏斗形,玫瑰色、鲜红色或暗红色,裂片5,倒卵形,上部裂片具深红色斑点;雄蕊10,花丝线状,中部以下被微柔毛;子房卵球形,10室,密被亮棕褐色糙伏毛,花柱伸出花冠外,无毛。蒴果卵球形,密被糙伏毛;花萼宿存。

[自然生境]生于海拔2 300 m以下的松林、疏灌丛中。

[地理分布]通川区、大竹县、开江县。

[入药部位]花、果实、叶、根。

[功能主治]花与果实活血、调经、祛风湿、祛瘀、止痛,用于月经不调、闭经、跌打损伤、风湿痛、吐血、衄

血。叶清热、解毒、止血,用于痈肿疔疮、外伤出血。根止血、和血、祛风、止痛、镇咳,用于吐血、衄血、咯血、慢性支气管炎、月经不调、崩漏、肠风下血、痢疾、风湿疼痛、跌打损伤。

长蕊杜鹃

[异名]六角汀、灰堆柴、山紫荆。

[拉丁名]*Rhododendron stamineum* Franch.

[形态特征]常绿灌木或小乔木,高3～7 m;幼枝纤细,无毛。叶常轮生枝顶,革质,椭圆形或长圆状披针形,长6.5～8.0 cm,宽2.0～3.5 cm,先端渐尖或斜渐尖,基部楔形,边缘微反卷,上面深绿色,具光泽,下面苍白绿色,两面无毛;叶柄长8～12 mm,无毛。花芽圆锥状,鳞片卵形,覆瓦状排列,仅边缘和先端被柔毛。花常3～5朵簇生于枝顶叶腋;花梗无毛;花萼小,微5裂,裂片三角形;花冠白色,有时蔷薇色,漏斗形,长3.0～3.3 cm,5深裂,裂片倒卵形或长圆状倒卵形,长2.0～2.5 cm,上方裂片内侧具黄色斑点,花冠管筒状,向基部渐狭;雄蕊10,细长,伸出于花冠外很长,花丝下部被微柔毛或近于无毛;子房圆柱形,无毛,花柱超过雄蕊,无毛,柱头头状。蒴果圆柱形,微拱弯,具7条纵肋,先端渐尖,无毛。

[自然生境]生于海拔1 500～2 300 m的杂木林、灌丛或疏林中。

[地理分布]宣汉县、万源市、大竹县。

[入药部位]枝、叶、花、根。

[功能主治]枝、叶、花用于狂犬咬伤。根祛风除湿,用于跌打损伤。

南烛

[异名]小算盘、碎米子、火烧甲、狗脚杆、乌饭树、千张皮。

[拉丁名]*Vaccinium bracteatum* Thunb.

[形态特征]常绿灌木或小乔木,高2～6(～9)m;分枝多,幼枝被短柔毛或无毛,老枝紫褐色,无毛。叶片薄革质,椭圆形、菱状椭圆形、披针状椭圆形至披针形,长4～9 cm,宽2～4 cm,顶端锐尖成渐尖,稀长渐尖,基部楔形成宽楔形,稀钝圆,边缘有细锯齿,两面无毛,侧脉5～7对,斜伸至边缘以内网结;叶柄长2～8 mm,通常无毛或被微毛。总状花序顶生和腋生,长4～10 cm,多花,序轴密被短柔毛;苞片披针形,长0.5～2.0 cm,两面沿脉被微毛或两面近无毛,边缘有锯齿,小苞片2,线形或卵形,密被微毛或无毛;花梗与萼筒密被短毛或近无毛;萼齿短小,三角形,密被短毛或无毛;花冠白色,筒状,有时略呈坛状,外面密被短柔毛,稀近无毛,内面有疏柔毛,口部裂片三角形,外折;浆果熟时紫黑色,被毛。

[自然生境]生于海拔700～2 300 m的山坡,松树、栎树林下,灌丛中。

[地理分布]达川区。

[入药部位]全株。

[功能主治]活血祛瘀、止痛,用于闭合性骨折、跌打损伤。还可补虚、健脾利湿,用于身体虚弱、风湿痹痛、脘腹胀痛。

无梗越橘

[异名]无梗越桔。

[拉丁名]*Vaccinium henryi* Hemsl.

[形态特征]落叶灌木,高0.5～3.0 m;茎多分枝,幼枝淡褐色,密被短柔毛,生花的枝条细而短,呈左右曲折,老枝褐色,渐变无毛。叶多数,散生于枝上,生于花枝条上的叶较小,向上愈加变小,营养枝上的叶向上部变大,叶片纸质,卵形、卵状长圆形或长圆形,长1.5～7.0 cm,宽0.7～3.0 cm,顶端锐尖或急尖,基部楔形、宽楔形至圆形,全缘,被短纤毛,两面沿中脉有时连同侧脉密被短柔毛;叶柄密被短柔毛。花单生叶腋,有时枝条上部叶片渐变小而呈苞片状,在枝端形成假总状花序;花梗密被毛;小苞片2,花期宽三角形,顶端具短尖头;萼筒无毛,萼齿5,宽三角形;花冠黄绿色,钟状,外面无毛,5浅裂,裂片三角形,顶端反折;雄蕊10枚,花丝扁平,被柔毛。浆果球形,熟时紫黑色。

[自然生境]生于海拔750～1 600 m的山坡灌丛。

[地理分布]万源市。

[入药部位]枝、叶。

[功能主治]祛风除湿、消肿。

紫金牛科 Myrsinaceae

九管血

[异名]血猴爪、猴爪、乌肉鸡、矮凉伞子、小罗伞、团叶八爪金龙。

[拉丁名]*Ardisia brevicaulis* Diels

[形态特征]矮小灌木,具匍匐生根的根茎;直立茎高10～15 cm,幼嫩时被微柔毛。叶片坚纸质,基部楔形或近圆形,长7～14(～18)cm,宽2.5～4.8(～6.0)cm,近全缘,具不明显的边缘腺点,叶面无毛,背面被细微柔毛。伞形花序,着生于侧生特殊花枝顶端,花枝长2～5 cm;花梗长1.0～1.5 cm,花长4～5 mm,花萼基部连合;花瓣粉红色,卵形,顶端急尖,长约5 mm,有时达7 mm,外面无毛。果球形,直径约6 mm,鲜红色,具腺点,宿存萼与果柄通常为紫红色。

[自然生境]生于海拔400～1 260 m的密林下、阴湿的地方。

[地理分布]开江县、大竹县。

[入药部位]全株。

[功能主治]祛风清热、散瘀消肿、用于咽喉肿痛、风火牙痛、风湿痹痛、跌打损伤、无名肿毒、毒蛇咬伤。

朱砂根

[异名]凉伞遮金珠、平地木、石青子、山豆根、八爪金龙。

[拉丁名]*Ardisia crenata* Sims

[形态特征]灌木;茎粗壮,无毛,除侧生特殊花枝外,无分枝。叶片革质或坚纸质,长7～15 cm,宽2～4 cm,边缘具皱波状或波状齿,具明显的边缘腺点,两面无毛。伞形花序或聚伞花序,着生于侧生特殊花枝顶端;花长4～6 mm,花萼仅基部连合;花瓣白色,稀略带粉红色,盛开时反卷。果球形,直径6～8 mm,鲜红色,具腺点。

[自然生境]生于疏、密林下阴湿的灌木丛中。

[地理分布]开江县、大竹县、渠县、万源市。

[入药部位]根。

[功能主治]祛风除湿、散瘀止痛、通经活络,用于上呼吸道感染、乳蛾、咽喉痛、白喉、丹毒、淋巴结炎、带伤吐血、心胃气痛、风湿骨痛、跌打损伤。

百两金

[异名]开喉箭、八爪金龙。

[拉丁名]*Ardisia crispa* (Thunb.) A. DC.

[形态特征]灌木,高60～100 cm,具匍匐生根的根茎。叶片膜质或近坚纸质,长7～12(～15)cm,宽1.5～3.0(～4.0)cm,全缘或略波状,具明显的边缘腺点,两面无毛。亚伞形花序,着生于侧生特殊花枝顶端,花枝长5～10 cm,通常无叶,长者13～18 cm;花瓣白色或粉红色,卵形,长4～5 mm,顶端急尖,外面无毛,里面多少被细微柔毛,具腺点;雄蕊较花瓣略短,花药狭长圆状披针形,背部无腺点或有;雌蕊与花瓣等长或略长,子房卵珠形,无毛;胚珠5枚,1轮。果球形,直径5～6 mm,鲜红色,具腺点。

[自然生境]生于山谷,山坡,疏、密林下或竹林下。

[地理分布]宣汉县、开江县、渠县、万源市。

[入药部位]根及根茎。

[功能主治]清热利咽、祛痰利湿、活血解毒,用于咽喉肿痛、咳嗽咯痰不畅、湿热黄疸、小便淋痛、风湿

痹痛、跌打损伤、疔疮、无名肿毒、蛇咬伤。

紫金牛

[异名]小青、矮茶、短脚三郎。

[拉丁名]*Ardisia japonica* (Thunb.) Bl.

[形态特征]小灌木或亚灌木,近蔓生,具匍匐生根的根茎;直立茎长达30 cm,稀达40 cm,不分枝,幼时被细微柔毛。叶对生或近轮生,叶片坚纸质或近革质,椭圆形至椭圆状倒卵形,顶端急尖,基部楔形,长4～7 cm,宽1.5～4.0 cm,边缘具细锯齿,多少具腺点。亚伞形花序,腋生或生于近茎顶端的叶腋,总梗长约5 mm,有花3～5朵;花梗长7～10 mm,常下弯;花瓣粉红色或白色,广卵形,长4～5 mm,无毛,具密腺点;雄蕊较花瓣略短,花药披针状卵形或卵形,背部具腺点;雌蕊与花瓣等长,子房卵珠形,无毛;胚珠15枚,3轮。果球形,直径5～6 mm,鲜红色转黑色,多少具腺点。

[自然生境]生于海拔约1 200 m以下的山间林下或竹林下、阴湿的地方。

[地理分布]大竹县、万源市。

[入药部位]全株。

[功能主治]止咳化痰、祛风解毒、活血止痛,用于支气管炎、大叶性肺炎、小儿肺炎、肺结核、肝炎、痢疾、急性肾炎、尿路感染、痛经、跌打损伤、风湿筋骨痛。外用治皮肤瘙痒,漆疮。

酸藤子

[异名]酸果藤。

[拉丁名]*Embelia laeta* (L.) Mez

[形态特征]攀援灌木或藤本,稀小灌木,长1～3 m。叶片坚纸质,长3～4 cm,宽1.0～1.5 cm,稀长达7 cm,宽2.5 cm,全缘,两面无毛,无腺点;叶柄长5～8 mm。总状花序,有花3～8朵,基部具1～2轮苞片;花4数,长约2 mm;花瓣白色或带黄色,分离,卵形或长圆形,顶端圆形或钝,长约2 mm。果球形,直径约5 mm,腺点不明显。

[自然生境]生于山坡疏、密林下,疏林缘或开阔的草坡。

[地理分布]渠县。

[入药部位]根、枝叶和果实。

[功能主治]根及枝叶用于咽喉肿痛、齿龈出血、跌打损伤、痔疮。果实强壮补血,用于胃酸缺乏、痔疮。

湖北杜茎山

[拉丁名]*Maesa hupehensis* Rehd.

[形态特征]灌木;小枝纤细,圆柱形,无毛。叶片坚纸质,长10～15(～21) cm,宽2.0～4.0(～4.5) cm,全缘,两面无毛。总状花序,稀基部具1～2分枝,腋生,长4～8(～10) cm,无毛;苞片披针形,全缘,无毛;花冠白色,钟形,长3～4 mm,具密脉状腺条纹,裂片广卵形,顶端近圆形,与花冠管等长;雄蕊短,内藏;花丝细,与花药等长;花药卵形;雌蕊不超过花冠,子房与花柱等长,柱头微4裂。果球形或近卵圆形,直径约5 mm,白色或白黄色,具脉状腺条纹及纵行肋纹,宿存萼包果达顶部,带冠宿存花柱。

[自然生境]生于海拔500～1 700 m的山间密林下或溪边林下,有时亦见于路边林缘灌木丛中湿润的地方。

[地理分布]万源市。

[入药部位]全株。

[功能主治]清热利湿、活血散淤,用于咽喉炎。

杜茎山

[异名]白茅茶、白花茶、野胡椒。

[拉丁名]*Maesa japonica* (Thunb.) Moritzi

[形态特征]灌木；小枝无毛，具细条纹，疏生皮孔。叶片革质，长约10 cm，宽约3 cm，也有长5～15 cm，宽2～5 cm，几乎全缘或中部以上具疏锯齿。总状花序或圆锥花序，单1或2～3个腋生，长1～3（～4）cm，仅近基部具少数分枝，无毛；花冠白色，长钟形，管长3.5～4 mm，具明显的脉状腺条纹，裂片长为管的1/3或更短，卵形或肾形，顶端钝或圆形，边缘略具细齿；雄蕊着生于花冠管中部略上，内藏；花丝与花药等长，花药卵形，背部具腺点；柱头分裂。果球形，直径4～5 mm，有时达6 mm，肉质，具脉状腺条纹，宿存萼包果顶端，常冠宿存花柱。

[自然生境]生于海拔300～2 000 m的山坡、石灰山杂木林下阳处或路旁灌木丛中。

[地理分布]达川区。

[入药部位]全株。

[功能主治]祛风寒、消肿，用于腰痛、头痛、心燥烦渴、眼目晕眩。根与白糖煎服治皮肤风毒，亦治妇女崩带。茎、叶外敷治跌打损伤，止血。

金珠柳

[异名]野兰、白子木、普洱茶。

[拉丁名]*Maesa montana* A. DC.

[形态特征]灌木。叶片坚纸质，顶端急尖或渐尖，基部楔形或钝，长7～14（～23）cm，宽3～7（～9）cm，边缘具粗锯齿或疏波状齿，齿尖具腺点，叶面无毛，背面几无毛或有时被疏硬毛。总状花序或圆锥花序，常于基部分枝，腋生，长2～7（～10）cm；花冠白色，钟形，长约2 mm，全缘或具微波状齿；雄蕊着生于花冠管中部，内藏；花丝与花药等长；花药圆形或肾形；雌蕊不超过雄蕊，柱头微裂或半裂。果球形或近椭圆形，直径约3 mm，幼时褐红色，成熟后白色，多少具脉状腺条纹，宿存萼包果达中部略上，即果的2/3处。

[自然生境]生于山间杂木林下或疏林下。

[地理分布]通川区。

[入药部位]根、叶。

[功能主治]消炎、止泻，用于痢疾。

铁仔

[异名]野茶、明立花、矮零子、豆瓣柴。

[拉丁名]*Myrsine africana* L.

[形态特征]灌木，高0.5～1 m。叶片革质或坚纸质，椭圆状倒卵形，长1～2 cm，稀达3 cm，宽0.7～1 cm，顶端广钝或近圆形，具短刺尖，基部楔形，边缘常从中部以上具锯齿。花簇生或近伞形花序，腋生，基部具1圈苞片；花4数，长2.0～2.5 mm，花萼长约0.5 mm；花冠在雌花中长为萼的2倍或略长，基部连合成管，管长为全长的1/2或更多。果球形，直径达5 mm，红色变紫黑色，光亮。

[自然生境]生于石山坡、荒坡疏林中或林缘，向阳干燥的地方。

[地理分布]通川区、开江县、达川区、宣汉县、渠县、万源市。

[入药部位]枝叶。

[功能主治]用于风火牙痛、咽喉痛、脱肛、子宫脱垂、肠炎、痢疾、红淋、风湿、虚劳等症。叶捣碎外敷，治刀伤。

报春花科 Primulaceae

点地梅

[异名]佛顶珠、喉咙草、白花珍珠草、金牛草。

[拉丁名]*Androsace umbellata* (Lour.) Merr.

[形态特征]一年生或二年生草本。主根不明显，具多数须根。叶全部基生，叶片近圆形或卵圆形，直径5～20 mm，先端钝圆，基部浅心形至近圆形，边缘具三角状钝牙齿，两面均被贴伏的短柔毛；叶柄长1～4 cm，被开展的柔毛。花葶通常数枚自叶丛中抽出，高4～15 cm，被白色短柔毛。伞形花序4～15花；苞片卵形至

披针形, 长3.5～4.0 mm; 花梗纤细, 长1～3 cm, 果时伸长可达6 cm, 被柔毛并杂生短柄腺体; 花萼杯状, 长3～4 mm, 密被短柔毛, 分裂近达基部, 裂片菱状卵圆形, 具3～6纵脉, 果期增大, 呈星状展开; 花冠白色, 直径4～6 mm, 筒部长约2 mm, 短于花萼, 喉部黄色, 裂片倒卵状长圆形, 长2.5～3.0 mm, 宽1.5～2.0 mm。蒴果近球形, 直径2.5～3.0 mm, 果皮白色, 近膜质。

[自然生境] 生于海拔400～1 500 m的林缘、草地和疏林下。

[地理分布] 开江县、通川区、万源市。

[入药部位] 全草。

[功能主治] 清热解毒、消肿止痛、祛风除湿, 用于肺热咳嗽、咽喉肿痛、扁桃体炎、胃痛、口疮、牙痛、头痛、赤眼、目翳、风湿痹痛、遗精、痔疮下血、风湿筋骨疼痛、哮喘、淋浊、疔疮肿毒、烫火伤、蛇咬伤、跌打损伤。

耳叶珍珠菜

[异名] 二郎箭。

[拉丁名] *Lysimachia auriculata* Hemsl.

[形态特征] 多年生草本, 全株无毛。茎直立, 高40～60 cm, 钝四棱形, 通常上部分枝。叶对生, 叶片卵状披针形至披针形或线形, 长4～10 cm, 宽2～25 mm, 上面绿色, 下面粉绿色, 两面近边缘密生暗红色腺点, 中肋在下面隆起, 侧脉6～7对, 纤细。总状花序稍疏松, 生于茎端和枝端, 长10～15 cm; 苞片钻形, 与花梗等长或稍短; 花梗长2～4（～6）mm; 花萼长3.5～4.0 mm, 分裂近达基部, 裂片披针形, 渐尖, 边缘具缘毛; 花冠白色, 钟状, 长5～6 mm, 基部合生部分长约1.5 mm, 裂片舌状长圆形, 宽约1.5 mm, 常有暗紫色腺条; 雄蕊内藏, 花丝贴生至花冠裂片的基部, 分离部分长约0.5 mm; 花药线形, 长约1.2 mm, 药隔顶端有红色粗腺体; 花粉粒具3孔沟, 长球形, 表面近于平滑; 子房无毛, 花柱长约2 mm。蒴果球形, 直径约3 mm。

[自然生境] 生于海拔400～1 600 m的山坡荒地向阳处。

[地理分布] 万源市。

[入药部位] 根及根状茎。

[功能主治] 止血、活血、消肿, 用于跌打损伤、刀伤。

细梗香草

[异名] 海椒香、排竹香、金海椒、排香草、四轮香、伏尔草。

[拉丁名] *Lysimachia capillipes* Hemsl.

[形态特征] 株高40～60 cm, 干后有浓郁香气。茎通常2至多条簇生, 直立, 中部以上分枝, 草质, 具棱, 棱边有时呈狭翅状。叶互生, 卵形至卵状披针形, 长1.5～7 cm, 宽1～3 cm, 先端锐尖或有时渐尖, 基部短渐狭或钝, 很少近圆形或截形, 两侧常稍不等称, 边缘全缘或微皱呈波状, 无毛或上面被极疏的小刚毛, 侧脉4～5对, 在下面稍隆起, 网脉不明显; 叶柄长2～8 mm。花单出, 腋生; 花梗纤细, 丝状, 长1.5～3.5 cm; 花萼长2～4 mm, 深裂近达基部, 裂片卵形或披针形, 先端渐尖; 花冠黄色, 长6～8 mm, 分裂近达基部, 裂片狭长圆形或近线形, 宽1.8～3.0 mm, 先端稍钝; 花丝基部与花冠合生约0.5 mm, 分离部分明显, 长约1.25 mm; 花药长3.5～4.0 mm, 顶孔开裂; 花柱丝状, 稍长于雄蕊。蒴果近球形, 带白色, 直径3～4 mm, 比宿存花萼长。

[自然生境] 生于海拔500～2 000 m的山坡路边、林下。

[地理分布] 渠县。

[入药部位] 全草。

[功能主治] 祛风除湿、理气、行气止痛、调经、止咳, 用于胃脘胀痛、胃气痛、感冒、肺热咳嗽、风湿痛、月经不调。外用于雀斑。

过路黄

[异名] 胖猪儿草、胖猪儿藤、过路黄、大过路黄。

[拉丁名] *Lysimachia christinae* Hance

[形态特征]茎柔弱,长20～60 cm,无毛,幼嫩部分密被褐色无柄腺体,下部节间较短,常发出不定根,中部节间长1.5～5(～10)cm。叶对生,卵圆形、近圆形以至肾圆形,先端锐尖或圆钝以至圆形,基部截形至浅心形;花单生于叶腋;花梗长1～5 cm,通常不超过叶长,多少具褐色无柄腺体;花萼长(4～)5～7(～10)mm,分裂近达基部,裂片披针形、椭圆状披针形,先端锐尖或稍钝,无毛、被柔毛或仅边缘具缘毛;花冠黄色,长7～15 mm,基部合生部分长2～4 mm,裂片狭卵形以至近披针形,先端锐尖或钝,质地稍厚,具黑色长腺条;花丝长6～8 mm,下半部合生成筒;花药卵圆形,长1.0～1.5 mm;花粉粒具3孔沟,近球形,表面具网状纹饰;子房卵珠形,花柱长6～8 mm。蒴果球形,直径4～5 mm,无毛,有稀疏黑色腺条。

[自然生境]生于海拔300～2 200 m的湿润肥沃的山坡、荒地、林下、路旁。

[地理分布]大竹县、开江县、通川区、渠县、万源市、大竹县、宣汉县、万源市。

[入药部位]全草。

[功能主治]清热解毒、消肿、利湿、利水通淋、化结,用于湿热黄疸型肝炎、黄疸、肺热咳嗽、水肿、胆结石、肾结石、膀胱结石、肝硬化、热淋、反胃、跌打损伤、痈肿、眼目齿痛、疔疮肿毒。

矮桃

[异名]狗尾巴、狼尾花、千锤打、扯根菜、大酸米草。

[拉丁名]*Lysimachia clethroides* Duby

[形态特征]多年生草本,全株多少被黄褐色卷曲柔毛。根茎横走,淡红色。茎直立,高40～100 cm,圆柱形,基部带红色,不分枝。叶互生,长椭圆形或阔披针形,长6～16 cm,宽2～5 cm,先端渐尖,基部渐狭,两面散生黑色粒状腺点,近于无柄或具长2～10 mm的柄。总状花序顶生,盛花期长约6 cm,花密集,常转向一侧,后渐伸长,果时长20～40 cm;苞片线状钻形,比花梗稍长;花梗长4～6 mm;花萼长2.5～3 mm,分裂近达基部,裂片卵状椭圆形,先端圆钝,周边膜质,有腺状缘毛;花冠白色,长5～6 mm,基部合生部分长约1.5 mm,裂片狭长圆形,先端圆钝;雄蕊内藏,花丝基部约1 mm连合并贴生于花冠基部,分离部分长约2 mm,被腺毛;花药长圆形,长约1 mm;花粉粒具3孔沟,长球形,表面近于平滑;子房卵珠形,花柱稍粗,长3.0～3.5 mm。蒴果近球形,直径2.5～3.0 mm。

[自然生境]生于海拔2 300 m以下的水沟潮湿处、灌丛中、路旁。

[地理分布]达川区、大竹县。

[入药部位]全草。

[功能主治]清热凉血、活血调经、利水消肿、解毒,用于小儿发热、月经不调、白带、急性淋巴结炎、小儿疳积、水肿、痢疾、跌打损伤、喉痛、乳痈、疮毒。

临时救

[异名]小过路黄、风寒草、红头绳、小风寒。

[拉丁名]*Lysimachia congestiflora* Hemsl.

[形态特征]茎下部匍匐,节上生根,上部及分枝上升,长6～50 cm,圆柱形;分枝纤细;叶对生,近密聚,叶片卵形、阔卵形以至近圆形,近等大,长(0.7～)1.4～3.0(～4.5)cm,宽(0.6～)1.3～2.2(～3.0)cm,先端锐尖或钝,基部近圆形或截形,稀略呈心形,侧脉2～4对,在下面稍隆起,网脉纤细,不明显;叶柄比叶片短2～3倍,具草质狭边缘。花2～4朵,集生于茎端和枝端成近头状的总状花序,在花序下方的1对叶腋有时具单生之花;花梗极短或长至2 mm;花萼长5.0～8.5 mm;花冠黄色,长9～11 mm,基部合生部分长2～3 mm,5裂,裂片卵状椭圆形至长圆形,宽3.0～6.5 mm,先端锐尖或钝,散生暗红色或变黑色的腺点;花丝下部合生成高约2.5 mm的筒;花药长圆形,长约1.5 mm;花粉粒近长球形,表面具网状纹饰;子房被毛,花柱长5～7 mm。蒴果球形,直径3～4 mm。

[自然生境]生于海拔1 300～2 200 m的向阳湿润的林缘、灌丛、草丛、路旁。

[地理分布]达川区、大竹县、开江县、通川区、渠县、万源市。

[入药部位]全草。

[功能主治]祛风解表、止咳散寒、清热解毒、止血、祛痰,用于感冒、风寒咳嗽、头痛、身痛、腹泻、牙痛、湿热黄疸、吐血、咽喉肿痛、蛇咬伤、小儿脐风。

延叶珍珠菜

[异名]火烧药、血来菜、下延叶排草、大羊古臊。

[拉丁名]*Lysimachia decurrens* G. Forst.

[形态特征]多年生草本,全体无毛。茎直立,高40~90 cm,有棱角,上部分枝,基部常木质化。叶互生,叶片披针形或椭圆状披针形,长6~13 cm,宽1.5~4.0 cm,先端锐尖或渐尖,基部楔形;叶柄长1~4 cm,基部沿茎下延。总状花序顶生,长10~25 cm;苞片钻形,长2~3 mm;花梗长2~9 mm,斜展或下弯,果时伸长达10~18 mm;花萼长3~4 mm,分裂近达基部,裂片狭披针形,边缘有腺状缘毛,背面具黑色短腺条;花冠白色或带淡紫色,长2.5~4.0 mm,基部合生部分长约1.5 mm,裂片匙状长圆形,先端圆钝,裂片间弯缺近圆形;雄蕊明显伸出花冠外,花丝密被小腺体,贴生于花冠裂片的基部,分离部分长约5 mm;花药卵圆形,紫色,长约1 mm;花粉粒具3孔沟,长球形,表面具网状纹饰;子房球形,花柱细长,长约5 mm。蒴果球形或略扁,直径3~4 mm。

[自然生境]生于海拔500~2 100 m的山谷林下、路旁、溪边。

[地理分布]万源市。

[入药部位]全草。

[功能主治]活血调经、利水消肿、止痛,用于月经不调。外用于颈淋巴结核、跌打损伤、骨折。

点腺过路黄

[异名]大金钱草。

[拉丁名]*Lysimachia hemsleyana* Maxim. ex Oliv.

[形态特征]多年生草本,茎匍匐,鞭状伸长,长达90 cm,密被柔毛;茎匍匐,鞭状伸长,长达90 cm,密被柔毛;叶对生,叶柄长0.5~1.8 cm;叶卵形或宽卵形,长1.5~4.0 cm,先端锐尖,基部近圆形或浅心形;上面密被小糙伏毛,下面毛被较疏或近无毛,两面均有暗红色腺点;花单生叶腋;花梗长0.7~1.5 cm;花萼裂片窄披针形,长7~8 mm,背面被疏毛,散生褐色腺点;花冠黄色,长6~8 mm,筒部长约2 mm,裂片椭圆形或椭圆状披针形,散生暗红或褐色腺点;花丝长5~7 mm,下部合生成高约2 mm的筒;花药长圆形,长约1.5 mm,背着,纵裂;蒴果直径3.5~4.0 mm;果柄长达2.5 cm。

[自然生境]生于海拔1 900~2 300 m的山谷林缘、溪旁和路边草丛中。

[地理分布]万源市。

[入药部位]全草。

[功能主治]清热利湿、消肿解毒、利尿通淋、通经,用于黄疸、水肿、胆结石、胃结石、膀胱结石、反胃噎嗝、肝炎、肾盂肾炎、膀胱炎、经闭、水肿膨胀、黄白火丹、跌打损伤、疔疮肿毒。

长蕊珍珠菜

[异名]排草、花被单、乳肿药、刀口药。

[拉丁名]*Lysimachia lobelioides* Wall.

[形态特征]一年生草本;全株无毛;茎膝曲直立或上升,高25~50 cm;叶互生,茎基部有时近对生,叶柄长为叶片1/4~2/3;叶卵形或菱状卵形,稀卵状披针形,长1.5~5.0 cm,先端尖,基部短渐窄或近圆形,稀楔形,干后膜质,近边缘或沿中肋散生深色粗腺条;总状花序顶生;苞片钻形,通常长为花梗的1/2,花梗长0.5~1.2 cm,花萼裂片卵状披针形,长约3 mm,背面有黑色粗腺点;花冠白色或淡红色,长约6 mm,筒部长约2 mm,裂片近匙形或倒卵状长圆形,宽1.6~2 mm;雄蕊伸出花冠,花丝贴生至花冠裂片基部,分离部分长达6 mm,花药卵圆形,长约1 mm,背着,纵裂;蒴果径约4 mm。

[自然生境] 生于海拔1 300～2 100 m的沟边、路旁、山谷。

[地理分布] 万源市。

[入药部位] 全草。

[功能主治] 清热解毒、补虚、镇咳、止血,用于虚疟、咳嗽、乳痈、刀伤。

落地梅

[异名] 重楼排草、四块瓦、四大天王、落地梅、四尔丰。

[拉丁名] *Lysimachia paridiformis* Franch.

[形态特征] 根茎粗短或呈块状;根簇生,密被黄褐色绒毛。茎通常2至数条簇生,高10～45 cm,无毛。叶4～6片在茎端轮生,下部叶退化呈鳞片状,叶片倒卵形以至椭圆形,长5～17 cm,宽3～10 cm,先端短渐尖,基部楔形,无毛,两面散生黑色腺条,侧脉4～5对,网脉隐蔽。花集生于茎端成伞形花序,有时亦有少数花生于近茎端的1对鳞片状叶腋;花梗长5～15 mm;花萼长8～12 mm,分裂近达基部,裂片披针形或自卵形的基部长渐尖,无毛或具稀疏缘毛,有时具稀疏黑腺条;花冠黄色,长12～14 mm,基部合生部分长约3 mm,裂片狭长圆形,宽约4.5 mm,先端钝或圆形;花丝基部合生成高2 mm的筒,分离部分长3～5 mm;花药椭圆形,长约1.5 mm;花粉粒具3孔沟,近球形,表面具网状纹饰;子房无毛,花柱长约8.5 mm。蒴果近球形,直径3.5～4.0 mm。

[自然生境] 生于海拔350～1 000 m的灌丛、林下阴湿处、岩石下潮湿处。

[地理分布] 大竹县。

[入药部位] 全草。

[功能主治] 祛风除湿、活血调经、散瘀止痛、清热解毒、消肿,用于风寒感冒、咳嗽气喘、小儿久咳、胃痛、风湿麻木、风湿关节疼痛、月经不调、血淋、黄疸、痨伤、跌打损伤、疖肿、蛇咬伤。

狭叶落地梅

[异名] 伞叶排草、破凉伞、背花草、灯台草、追风伞。

[拉丁名] *Lysimachia paridiformis* var. *stenophylla* Franch.

[形态特征] 根茎粗短或呈块状;根簇生;茎通常2至数条簇生,直立,高10～45 cm,无毛,不分枝,节部稍膨大。叶4～6片在茎端轮生,极少出现第二轮叶,下部叶退化呈鳞片状,叶片披针形至线状披针形。花较大,长可达17 mm;花梗长可达3 cm。花梗长5～15 mm;花萼长8～12 mm,分裂近达基部,裂片披针形或自卵形的基部长渐尖,无毛或具稀疏缘毛,有时具稀疏黑腺条;花冠黄色,长12～14 mm,基部合生部分长约3 mm,裂片狭长圆形,宽约4.5 mm,先端钝或圆形;花丝基部合生成高2 mm的筒,分离部分长3～5 mm;花药椭圆形,长约1.5 mm;花粉粒具3孔沟,近球形,表面具网状纹饰;子房无毛,花柱长约8.5 mm。蒴果近球形,直径3.5～4.0 mm。叶6～18片轮生茎端。

[自然生境] 生于海拔800～1 600 m的林下及沟边阴湿处。

[地理分布] 开江县、通川区。

[入药部位] 全草及根。

[功能主治] 祛风、活血,用于风湿痹痛、半身不遂、跌打损伤、小儿惊风。

巴东过路黄

[异名] 巴东珍珠菜。

[拉丁名] *Lysimachia patungensis* Hand.–Mazz.

[形态特征] 茎匍匐,长10～40 cm,密被铁锈色柔毛;叶对生,茎端的2对密聚近轮生状,叶柄长约为叶片1/2或与叶片等长;叶宽卵形或近圆形,长1.3～3.8 cm,先端钝圆或圆,基部平截,稀楔形,两面密布糙伏毛,近边缘有半透明腺条;花2～4朵集生于茎端和枝端;无苞片;花梗长0.6～2.5 cm,密被铁锈色柔毛;花萼裂片披针形,长6～7 mm,密被柔毛;花冠黄色,内面基部橙红色,长1.2～1.4 cm,筒部长2～3 mm,裂片长圆形,有少数透

明粗腺条；花丝长6～9 mm，下部合生成2～3 mm的筒，花药卵状长圆形，长约1.5 mm，背着，纵裂；蒴果直径4～5 mm。

[自然生境] 生于海拔2 200 m左右的草丛中、路旁、溪边、林下。

[地理分布] 万源市。

[入药部位] 全草。

[功能主治] 清热解毒、利尿通淋、活血、消肿散瘀，用于肺结核、久咳、胃肠炎、胃痛、尿路系统结石、水肿、湿热带下、黄疸型肝炎、胆结石、胆囊炎、风湿痹痛、腰痛、跌打损伤、产后腹痛、疖肿、痈疮疔毒、毒蛇咬伤。

腺药珍珠菜

[异名] 小花蛇草。

[拉丁名] *Lysimachia stenosepala* Hemsl.

[形态特征] 多年生草本，全体光滑无毛。茎直立，高30～65 cm，下部近圆柱形，上部明显四棱形，通常有分枝。叶对生，在茎上部常互生，叶片披针形至长圆状披针形或长椭圆形，长4～10 cm，宽0.8～4.0 cm，先端锐尖或渐尖，基部渐狭，边缘微呈皱波状，无柄或具长0.5～1.0 mm的短柄。总状花序顶生，疏花；苞片线状披针形，长3～5 mm；花梗长2～7 mm，果时稍伸长；花萼长约5 mm，分裂近达基部，裂片线状披针形；花冠白色，钟状，长6～8 mm，基部合生部分长约2 mm，裂片倒卵状长圆形或匙形，宽1.5～2 mm，先端圆钝；雄蕊约与花冠等长，花丝贴生于花冠裂片的中下部，分离部分长约2.5 mm；花药线形，长约1.5 mm，药隔顶端有红色腺体；花粉粒具3孔沟，长球形，表面近于平滑；子房无毛，花柱细长，长达5 mm。蒴果球形，直径约3 mm。

[自然生境] 生于海拔1 300～1 900 m的山坡、溪边、路旁、草丛中。

[地理分布] 万源市。

[入药部位] 全草。

[功能主治] 破血行气、消肿、清热解毒，用于痈肿疔疮、喉痹、蛇伤、经闭、劳伤、疔疮。

鄂报春

[异名] 金满斗、天窝草、地白菜。

[拉丁名] *Primula obconica* Hance

[形态特征] 多年生草本。根状茎粗短或有时伸长，向下发出棕褐色长根。叶卵圆形、椭圆形或矩圆形；叶柄长3～14 cm，被白色或褐色的多细胞柔毛，基部增宽，多少呈鞘状。伞形花序2～13花，在栽培条件下可出现第二轮花序；苞片线形至线状披针形，长5～10 mm，被柔毛；花梗长5～20（～25）mm，被柔毛；花萼杯状或阔钟状，长5～10 mm，具5脉，外面被柔毛，通常基部毛较长且稍密，5浅裂，裂片长0.5～2.0 mm，阔三角形或半圆形而具小骤尖头，花冠玫瑰红色，稀白色，冠筒长于花萼0.5～1倍，喉部具环状附属物，冠檐直径1.5～2.5 cm，裂片倒卵形，先端2裂；花异型或同型，长花柱花的雄蕊靠近冠筒基部着生，花柱长近达冠筒口；短花柱花的雄蕊着生于冠筒中上部，花柱长2.0～2.5 mm；同型花的雄蕊着生处和花柱长均近达冠筒口。蒴果球形，直径约3.5 mm。

[自然生境] 生于海拔1 000～2 600 m的山地石灰岩地区潮湿而富含腐殖质土壤中。

[地理分布] 万源市。

[入药部位] 全草与根。

[功能主治] 全草用于头昏眼花、止咳喘。根解毒、止痛，用于腹痛、酒精中毒。

齿萼报春

[拉丁名] *Primula odontocalyx* (Franch.) Pax.

[形态特征] 多年生草本。根状茎短，具多数纤维状须根。叶矩圆状或倒卵状匙形，长2～5 cm，宽8～16 mm，先端圆形，基部渐狭，侧脉5～10对；果期叶片长可达8 cm，宽至4 cm，常呈椭圆形或倒卵形，具明显的柄。初花期花葶高0.5～4 cm，疏被小腺体；苞片线状披针形，长3～8 mm；花梗长5～20 mm，疏被小腺体；

花萼钟状,外面被小腺毛,具5脉,分裂达中部或略深于中部,裂片卵形至卵状三角形,先端锐尖或渐尖,有时具1~2小齿;花冠蓝紫色或淡红色,冠筒口周围白色,冠筒长8~11 mm,喉部具环状附属物,冠檐直径1.5~2(~2.5)cm,裂片倒卵形至矩圆状倒卵形,宽约7 mm,先端具凹缺;长花柱花的雄蕊近冠筒中部着生,花柱长达冠筒口;短花柱花的雄蕊着生于冠筒上部,花药顶端接近筒口,花柱约与花萼等长。蒴果扁球形,高约4 mm。

[自然生境]生于山坡、林下、高山、草地。

[地理分布]万源市。

[入药部位]根。

[功能主治]用于腹痛。

柿科 Ebenaceae

乌柿

[异名]山柿子、丁香柿、福州柿。

[拉丁名]*Diospyros cathayensis* Steward

[形态特征]常绿或半常绿小乔木,高10 m左右,树冠开展;枝圆筒形,深褐色至黑褐色;小枝纤细,褐色至带黑色。叶薄革质,长圆状披针形;叶柄短,有微柔毛。雄花生于聚伞花序上,极少单生,花药线形,短渐尖;花梗长3~6 mm,总梗长7~12 mm,均密生短粗毛;雌花单生;花萼4深裂,裂片卵形;花冠较花萼短,花丝有短柔毛;子房球形;花柱无毛;花梗纤细。果球形;种子褐色,长椭圆形;宿存萼4深裂,裂片革质,卵形,先端急尖,有纵脉9条;果柄纤细。

[自然生境]生于河谷、山地或山谷林中。

[地理分布]开江县、万源市等地。

[入药部位]果实和根。

[功能主治]果实清热、润肺、止咳,用于热病燥渴、咳嗽、吐血、口疮。根清热、凉血止血、通经、利尿,用于血崩、血痢、痔疮、肺热咳嗽、经停、膨胀、牙痛。

柿

[异名]柿子。

[拉丁名]*Diospyros kaki* Thunb.

[形态特征]果形种种,有球形、扁球形、球形而略呈方形、卵形,等等。直径3.5~8.5 cm不等,基部通常有棱,嫩时绿色,后变黄色,橙黄色,果肉较脆硬,老熟时果肉变成柔软多汁,呈橙红色或大红色等,有种子数颗;种子褐色,椭圆状,长约2 cm,宽约1 cm,侧扁,在栽培品种中通常无种子或有少数种子;宿存萼在花后增大增厚,宽3~4 cm,4裂,方形或近圆形,近平扁,厚革质或干时近木质,外面有伏柔毛,后变无毛,里面密被棕色绢毛,裂片革质,宽1.5~2 cm,长1~1.5 cm,两面无毛,有光泽;果柄粗壮,长6~12 mm。

[自然生境]生于山地自然林、次生林或山坡灌丛中。

[地理分布]达川区、通川区、开江县、宣汉县、渠县、大竹县、万源市。

[入药部位]果实。

[功能主治]柿子能止血润便、缓和痔疾肿痛、降血压。柿饼可以润脾补胃、润肺止血。柿霜饼和柿霜能润肺生津、祛痰镇咳、压胃热、解酒、疗口疮。柿蒂下气止呃,用于呃逆和夜尿症。

君迁子

[异名]牛奶柿、黑枣、软枣。

[拉丁名]*Diospyros Lotus* L.

[形态特征]落叶大乔木,高达30 m,胸径达1 m;幼树树皮平滑,浅灰色,老时则深纵裂;小枝灰色至暗褐色,具灰黄色皮孔;芽具柄,密被锈褐色盾状着生的腺体。叶近膜质,椭圆形至长椭圆形,长5~13 cm,宽2.5~6.0 cm,先端渐尖或急尖,基部钝,宽楔形以至近圆形,雄性荚黄花序长约6~10 cm,单独生于去年生枝

条上叶痕腋内, 花序轴常有稀疏的星芒状毛。雄花常具1(稀2或3)枚发育的花被片, 雄蕊5～12枚。雌性萎荑花序顶生, 长约10～15 cm, 花序轴密被星芒状毛及单毛, 雌花几乎无梗, 苞片及小苞片基部常有细小的星芒状毛, 并密被腺体。果序长20～45 cm, 果序轴常被有宿存的毛。果实长椭圆形, 长约6～7 mm, 基部常有宿存的星芒状毛; 果翅狭, 条形或阔条形, 长12～20 mm, 宽3～6 mm, 具近于平行的脉。

[自然生境]生于沿溪涧河滩、阴湿山坡地的林中。

[地理分布]通川区、万源市等地。

[入药部位]果实。

[功能主治]除痰、清热、解毒、健胃、止消渴、去烦热, 用于消渴、热病口渴、心烦易怒、痢疾、维生素C缺乏症。

油柿

[异名]乌稗、青稗、稗柿、油绿柿、绿柿、漆柿、方柿。

[拉丁名]*Diospyros oleifera* Cheng

[形态特征]落叶乔木, 高达14 m, 树皮暗灰色或褐灰色, 裂成大块薄片剥落, 内皮白色。壮龄期树皮灰褐色, 不开裂。幼枝密生绒毛, 初时白色后变浅棕色。叶较薄, 长圆形至长圆状倒卵形, 长7～16 cm, 两面密生棕色绒毛, 叶端渐尖, 叶基部圆形或阔楔形; 叶柄长1 cm。雄花序3～5花。果扁球形阔卵圆形, 直径4～7 cm, 有四纵槽, 幼果密生毛, 近熟时毛少并有黏液渗出。

[自然生境]生于村中、果园、路边、河畔等温暖湿润肥沃处。

[地理分布]宣汉县及周边地区。

[入药部位]柿蒂、树皮、根。

[功能主治]润肠通便、清热、降血压, 用于口疮、肺热咳嗽。

安息香科 Styracaceae

垂珠花

[异名]牛舌木、白花小梨、山枝子、白花树、白克马叶。

[拉丁名]*Styrax dasyanthus* Perkins

[形态特征]乔木, 高3～20 m; 树皮暗灰色或灰褐色; 嫩枝圆柱形, 紫红色。叶革质或近革质, 倒卵形或椭圆形, 长7～14(～16)cm, 宽3.5～6.5(～8.0)cm, 顶端急尖或钝渐尖, 尖头常稍弯, 基部楔形或宽楔形, 边缘上部有稍内弯角质细锯齿, 两面疏被星状柔毛, 侧脉每边5～7条; 叶柄长3～7 mm, 上面具沟槽, 密被星状短柔毛。圆锥花序或总状花序顶生或腋生, 具多花, 长4～8 cm, 下部常2至多花聚生于叶腋; 花白色, 长9～16 mm; 花梗长6～10(～12)mm; 花丝扁平, 下部联合成管, 上部分离; 花药长圆形, 长4～5 mm; 花柱较花冠长, 无毛。果实卵形或球形, 长9～13 mm, 直径5～7 mm, 密被灰黄色星状短绒毛, 果皮厚不及1 mm; 种子褐色, 平滑。

[自然生境]生于海拔1 700 m以下的丘陵、山地、山坡及溪边杂木林中。

[地理分布]大竹县。

[入药部位]叶。

[功能主治]润肺、止咳、清热解毒、凉血、杀虫, 用于肺燥咳嗽、痈疡疮毒。

山矾科 Symplocaceae

华山矾

[异名]羊子屎。

[拉丁名]*Symplocos chinensis* (Lour.) Druce

[形态特征]灌木; 嫩枝、叶柄、叶背均被灰黄色皱曲柔毛。叶纸质, 椭圆形或倒卵形, 长4～7(～10)cm, 宽2～5 cm, 先端急尖或短尖, 有时圆, 基部楔形或圆形, 边缘有细尖锯齿, 叶面有短柔毛; 中脉在叶面凹下, 侧脉每边4～7条。圆锥花序顶生或腋生, 长4～7 cm, 花序轴、苞片、花萼外面均密被灰黄色皱曲柔毛; 苞片早落;

花萼长2～3 mm。裂片长圆形，长于萼筒；花冠白色，芳香，长约4 mm，5深裂几达基部；雄蕊50～60枚，花丝基部合生成五体雄蕊；花盘具5个突起的腺点，无毛；子房2室。核果卵状圆球形，歪斜，长5～7 mm，被紧贴的柔毛，熟时蓝色，顶端宿萼裂片向内伏。

[自然生境]生于海拔500～1 300 m的丘陵、山地、杂木林中。

[地理分布]大竹县。

[入药部位]枝、根、叶。

[功能主治]枝清热凉血、生肌。根祛痰、止血、理气止痛，用于疟疾、水肿。枝叶清热利湿、止血生肌，用于痢疾、泄泻、创伤出血、水火烫伤、溃疡。

多花山矾

[异名]山桂花。

[拉丁名]*Symplocos ramosissima* Wall. ex G. Don

[形态特征]灌木或小乔木，嫩枝紫色，被平伏短柔毛，老枝紫褐色，无毛。叶膜质，椭圆状披针形或卵状椭圆形，长6～12 cm，宽2～4 cm，先端具尾状渐尖，基部楔形或圆形，边缘有腺锯齿；中脉在叶面凹下，侧脉每边4～9条，在离叶缘3～7 mm处向上弯弓环结；叶柄长约1 cm。总状花序长1.5～3.0 cm，基部分枝，被短柔毛，花梗长约2 mm，苞片卵形，长约2 mm，近基部边缘有2腺点；花萼长约3 mm，被短柔毛，裂片阔卵形，顶端圆，稍短于萼筒；花冠白色，长4～5 mm，5深裂几达基部；雄蕊30～40枚，长短不一，稍伸出花冠，花丝基部稍合生；花盘无毛，有5枚腺点；子房3室。核果长圆形，长9～12 mm，宽4～5 mm，有微柔毛，嫩时绿色，成熟时黄褐色，顶端宿萼裂片张开。

[自然生境]生于灌木林中。

[地理分布]大竹县。

[入药部位]枝、根。

[功能主治]清热凉血、止血、生肌。

山矾

[异名]尾叶山矾。

[拉丁名]*Symplocos sumuntia* Buch. –Ham. ex D. Don

[形态特征]乔木，嫩枝褐色。叶薄革质，卵形、狭倒卵形、倒披针状椭圆形，长3.5～8.0 cm，宽1.5～3.0 cm，先端常呈尾状渐尖，基部楔形或圆形，边缘具浅锯齿或波状齿，有时近全缘；中脉在叶面凹下，侧脉和网脉在两面均突起，侧脉每边4～6条；叶柄长0.5～1.0 cm。总状花序长2.5～4.0 cm，被展开的柔毛；苞片早落，阔卵形至倒卵形，长约1 mm，密被柔毛，小苞片与苞片同形；花萼长2.0～2.5 mm，萼筒倒圆锥形，无毛，裂片三角状卵形，与萼筒等长或稍短于萼筒，背面有微柔毛；花冠白色，5深裂几达基部，长4.0～4.5 mm，裂片背面有微柔毛；雄蕊25～35枚，花丝基部稍合生；花盘环状，无毛；子房3室。核果卵状坛形，长7～10 mm，外果皮薄而脆，顶端宿萼裂片直立，有时脱落。

[自然生境]生于海拔200～1 500 m的山林间。

[地理分布]大竹县。

[入药部位]根、花、叶。

[功能主治]清热利湿、理气化痰，用于黄疸、咳嗽、关节炎。外用适用于急性扁桃体炎、鹅口疮。

白檀

[异名]碎米子树、乌子树。

[拉丁名]*Symplocos tanakana* Nakai

[形态特征]落叶灌木或小乔木。叶膜质或薄纸质，长3～11 cm，宽2～4 cm，先端急尖或渐尖，基部阔楔形或近圆形，边缘有细尖锯齿，叶面无毛或有柔毛，叶背通常有柔毛或仅脉上有柔毛。圆锥花序长5～8 cm，通

常有柔毛;苞片早落,通常条形,有褐色腺点;花萼长2～3 mm,萼筒褐色,无毛或有疏柔毛,裂片半圆形或卵形,稍长于萼筒,淡黄色,有纵脉纹,边缘有毛;花冠白色,长4～5 mm,5深裂几达基部;雄蕊40～60枚,子房2室,花盘具5个突起的腺点。核果熟时蓝色,卵状球形,稍偏斜,长5～8 mm,顶端宿萼裂片直立。

[自然生境]生于山坡、路边、疏林或密林中。

[地理分布]产万源市。

[入药部位]全株。

[功能主治]解毒、软坚、调气,用于乳痈、瘰疬、疝气、肠痈、胃癌。

木犀科 Oleaceae

宜昌女贞

[拉丁名]*Ligustrum strongylophyllum* Hemsl.

[形态特征]灌木,高1～4 m;树皮灰褐色或灰黑色。叶片厚革质,卵形、卵状椭圆形或近圆形,长1.5～3.0 cm,宽1.5～2.0 cm,先端钝或近锐尖,基部近圆形、宽楔形至楔形,叶缘反卷。圆锥花序疏松,开展,顶生,长4.5～12.0 cm,宽4～9 cm;花冠长4～5 mm,花冠管长1～3 mm,裂片长2～3 mm,与花冠管近等长或稍长,常反折;花丝长1～3 mm,稍短于裂片,花药长1～2 mm;花柱长1.5～3.0 mm。果倒卵形,长6～9 mm,直径3～5 mm,两侧不对称,略弯,呈黑色。

[自然生境]生于山谷林中、山顶灌丛中或河边沟旁。

[地理分布]万源市。

[入药部位]叶。

[功能主治]清热散风、除烦解渴。

连翘

[异名]旱连子、大翘子。

[拉丁名]*Forsythia suspensa* (Thunb.) Vahl

[形态特征]落叶灌木;枝开展或下垂,棕色、棕褐色或淡黄褐色,小枝土黄色或灰褐色,略呈四棱形,疏生皮孔,节间中空,节部具实心髓;叶通常为单叶,或3裂至三出复叶,叶片卵形、宽卵形或椭圆状卵形至椭圆形,长2～10 cm,宽1.5～5 cm,先端锐尖,基部圆形、宽楔形至楔形,叶缘除基部外具锐锯齿或粗锯齿,上面深绿色,下面淡黄绿色,两面无毛;叶柄长0.8～1.5 cm;花通常单生或2至数朵着生于叶腋,先于叶开放;花萼绿色,裂片长圆形或长圆状椭圆形,先端钝或锐尖,边缘具睫毛,与花冠管近等长;花冠黄色,裂片倒卵状长圆形或长圆形,长1.2～2.0 cm,宽6～10 mm;果卵球形、卵状椭圆形或长椭圆形,长1.2～2.5 cm,宽0.6～1.2 cm,先端喙状渐尖,表面疏生皮孔;果柄长0.7～1.5 cm。

[自然生境]生于海拔2 200 m以下的山坡灌丛、林下或草丛中、山谷、山沟疏林中。

[地理分布]宣汉县、万源市。

[入药部位]果实。

[功能主治]清热解毒、散结消肿、排脓,用于温病初起、湿热、风热感冒、咽喉肿痛、丹毒、斑疹、痈痒肿毒、瘰疬、痰核、过敏性紫癜、小便淋闭、急性肾炎。

白蜡树

[异名]秦皮。

[拉丁名]*Fraxinus chinensis* Roxb.

[形态特征]落叶木质藤本;茎具细纵纹,有时幼枝被白粉;掌状复叶3～7(～8)小叶,叶柄长(1.5～)3.0～8.0(～10.0) cm,小叶柄长0.4～2.5 cm;小叶窄长圆形、披针形,稀倒卵形、卵圆形、倒披针形或线形,长3～11 cm,宽1.5～5.0 cm,先端钝尖具小尖头,基部楔形或钝圆,下面灰绿色,两面侧脉不明显;雄花黄白色或淡紫色,花梗长0.8～1.5 cm;外轮萼片椭圆形或倒卵状长圆形,先端钝、厚,内轮较小;花瓣鳞片状,近圆形或

三角形,长不及1 mm;雄蕊长0.6~1 cm,花丝较花药长1.5~2倍,药隔突起稍明显;雌花紫色,径较雄花大,花梗长达5.5 cm,萼片卵形、卵状长圆形或宽椭圆形,长1.1~1.9 cm,宽0.8~1.0 cm,内轮稍小;具退化花瓣及雄蕊;果紫红色,长圆形,长5~9 cm,直径约2 cm。

[自然生境]生于海拔400~2 300 m的山坡、沟谷、林下。

[地理分布]宣汉县、渠县。

[入药部位]树皮、叶、花。

[功能主治]叶调经、止血、生肌。树皮清热燥湿、收敛明目、止咳平喘、止痢,用于肠炎、目赤肿痛、月经不调、闭经、小儿头疮、烫火伤、刀伤。花止咳定喘,用于咳嗽、哮喘。

探春花

[异名]牛虱子、迎夏、小柳柿。

[拉丁名]*Jasminum floridum* Bunge

[形态特征]灌木;高达3 m;小叶扭曲,4棱,无毛;羽状复叶互生,小叶3或5,稀7,小枝基部常有单叶,叶柄长0.2~1.0 cm,叶两面无毛,稀沿中脉被微柔毛,小叶卵形或椭圆形,长0.7~3.5 cm,先端具小尖头,基部楔形或圆形;顶生小叶具小叶柄,长0.2~1.2 cm,侧生小叶近无柄;聚伞花序顶生,有3~25花;苞片锥形,长3~7 mm;花梗长不及2 cm;花萼无毛,具5条肋,萼筒长1~2 mm,裂片锥状线形,长1~3 mm;花冠黄色,近漏斗状,花冠筒长0.9~1.5 cm,裂片卵形或长圆形,长4~8 mm,边缘具纤毛;果长圆形或球形,长0.5~1.0 cm,成熟时黑色。

[自然生境]生于海拔200~2 500 m的荒坡,有栽培。

[地理分布]宣汉县、渠县、万源市。

[入药部位]根、叶。

[功能主治]根健胃消食、清热解毒、生肌、收敛,用于刀伤、食积饱胀、咽喉痛。叶用于烧伤、疮毒、疖肿。

清香藤

[异名]光清香藤。

[拉丁名]*Jasminum lanceolaria* Roxb.

[形态特征]大型攀援灌木;叶对生或近对生,三出复叶,叶柄具沟,小叶片卵形至披针形,先端钝锐尖、渐尖或尾尖,基部圆形或楔形;复聚伞花序常排列呈圆锥状,顶生或腋生,有花多朵,密集,花芳香,花萼筒状,果时增大,花冠白色,高脚碟状,花柱异长;果球形或椭圆形,黑色,干时呈橘黄色。

[自然生境]生于山坡、灌丛、山谷密林中。

[地理分布]大竹县、渠县、万源市。

[入药部位]根茎、枝叶。

[功能主治]祛风除湿、血散瘀、止痛,用于风湿痹痛、腰腿痛、关节疼痛、跌打损伤、骨折、痈疽疮毒、毒蛇咬伤、目赤肿痛。

迎春花

[异名]清明花、迎春藤、金梅。

[拉丁名]*Jasminum nudiflorum* Lindl.

[形态特征]落叶灌木;枝条下垂,小枝无毛,棱上多少具窄翼;叶对生,三出复叶,小枝基部常具单叶;叶柄长0.3~1 cm,无毛,具窄翼;幼叶两面稍被毛,老叶仅叶缘具睫毛;小叶卵形或椭圆形,先端具短尖头,基部楔形;顶生小叶长1~3 cm,无柄或有短柄,侧生小叶长0.6~2.3 cm,无柄;花单生于去年生小枝叶腋;苞片小叶状,长3~8 mm;花梗长2~3 mm;花萼绿色,裂片5~6,长4~6 mm,窄披针形;花冠黄色,直径2.0~2.5 cm,花冠筒长0.8~2.0 cm,裂片5~6,椭圆形;果椭圆形,长0.8~2.0 cm。

[自然生境]生于海拔700~2 300 m的向阳山坡灌丛或岩石缝中。

[地理分布]通川区、开江县。

[入药部位]花蕾、叶、根。

[功能主治]叶与花蕾发汗、解毒、清热利湿、利尿、活血、消肿止痛,用于头痛发热、风热感冒、热淋、肾炎水肿、疮痈肿毒、小便涩痛、恶疮肿毒、跌打损伤、外伤出血、黄疸型肝炎、烫火伤。根散寒、利尿,用于肝硬化腹水、痢疾、感冒头痛。

丽叶女贞

[异名]苦丁茶。

[拉丁名]*Ligustrum henryi* Hemsl.

[形态特征]常绿灌木;高达4 m;小枝紫红色,密被锈色或灰色柔毛;叶宽卵形、椭圆形或近圆形,长1.5～4.5 cm,宽1.0～2.5 cm,先端尖至渐尖,或短尾状渐尖,基部圆形或宽楔形,有时上面沿中脉被微毛;余无毛;叶柄长1～5 mm,被微柔毛或无毛;圆锥花序顶生,圆柱形,花冠筒较裂片长2～3倍;雄蕊长达花冠裂片顶端;果肾形,弯曲,成熟时黑色或紫红色。

[自然生境]生于海拔1 800 m以下的山坡灌木丛中或峡谷疏、密林中。

[地理分布]宣汉县。

[入药部位]叶、根皮、树皮。

[功能主治]叶清热解毒、凉血止痛,用于烫伤、痈肿红痛、牙床溃疡、咽喉炎、唇疮、吐血、咯血。根皮与树皮用于小儿口舌生疮、口腔破溃。

蜡子树

[异名]水白蜡。

[拉丁名]*Ligustrum leucanthum* (S. Moore) P. S. Green

[形态特征]落叶灌木或小乔木;高1.5 m;树皮灰褐色;小枝常开展,被硬毛、柔毛或无毛;叶椭圆形或披针形,长4～7 cm,宽2～3 cm,先端尖、短渐尖或钝,基部楔形或近圆形,两面疏被柔毛或无毛,沿中脉被硬毛或柔毛;叶柄长1～3 mm,被硬毛、柔毛或无毛;花序轴被硬毛、柔毛或无毛;花梗长不及2 mm;花萼被微柔毛或无毛;花冠长0.6～1.0 cm,花冠筒较裂片长2倍;花药达花冠裂片中部;果近球形或宽长圆形,长0.5～1.0 cm,成熟时蓝黑色。

[自然生境]生于山坡或林中。

[地理分布]万源市。

[入药部位]叶、皮。

[功能主治]清热、泻火、除烦,用于烫伤。

女贞

[异名]将军树、女贞子。

[拉丁名]*Ligustrum lucidum* W. T. Aiton

[形态特征]常绿乔木或灌木;高达25 m;叶卵形或椭圆形,长6～17 cm,宽3～8 cm,先端尖或渐尖,基部近圆形,叶缘平,两面无毛,侧脉4～9对;叶柄长1～3 cm;圆锥花序顶生,塔形;圆锥花序顶生,塔形;花梗长不及1 mm;花萼长1.5～2.0 mm,与花冠筒近等长;花冠长4～5 mm,花冠筒较花萼长2倍;雄蕊长达花冠裂片顶部;果肾形,多少弯曲,长0.7～1.0 cm,直径4～6 mm,成熟时蓝黑色或红黑色,被白粉。

[自然生境]生于海拔3 000 m以下的阴湿河谷、混交林及林缘。

[地理分布]宣汉县、开江县、通川区、渠县。

[入药部位]果实、叶、树皮、根。

[功能主治]果实补益精血、滋养肝肾、强腰膝、明目乌发,用于阴虚内热、肝肾虚弱之头昏、眼花、耳鸣、腰膝酸软无力、须发早白。叶清热解毒、止咳平喘、祛风明目、消肿、止痛,用于头目昏痛、风热赤眼、疮肿溃

烂、口腔炎、哮喘、牙龈肿痛、烫火伤。树皮浸酒补腰膝。根散气血、止气痛,治痫病、咳嗽、白带。叶(冬青叶)宣肺止咳、降气,用于哮喘及烧烫伤。根散血、止痛,用于痫病咳嗽、白带。

小叶女贞

[异名]小白蜡树、小爆蛇蚤。

[拉丁名]*Ligustrum quihoui* Carr.

[形态特征]半常绿灌木;高达3 m;小枝圆,密被微柔毛,后脱落;叶薄革质,披针形、椭圆形、倒卵状长圆形或倒卵状披针形,长1～4 cm,宽0.5～2.0 cm,先端尖、钝或微凹,基部楔形,叶缘反卷,两面无毛,下面常具腺点;叶柄长不及5 mm,无毛或被微柔毛;圆锥花序顶生,紧缩,近圆柱形,长为宽的2～5倍:小苞片卵形,具睫毛;果倒卵圆形、椭圆形或近球形,长5～9 mm,成熟时黑紫色。

[自然生境]生于海拔2 700 m以下的杂木林、灌丛中、路边、沟边。

[地理分布]通川区、渠县、开江县。

[入药部位]叶、树皮。

[功能主治]叶清热解毒、凉血、消肿散结,用于鼻衄、小儿口腔炎、黄水疮、外伤性出血、外伤、创伤感染、烧烫伤。树皮用于烫伤。

光萼小蜡(变种)

[异名]苦丁茶。

[拉丁名]*Ligustrum sinense* var. *myrianthum* (Diels) Hofk.

[形态特征]落叶灌木或小乔木,高2～4(～7) m。小枝圆柱形,幼枝、花序轴和叶柄密被锈色或黄棕色柔毛或硬毛,稀为短柔毛。叶片革质,长椭圆状披针形、椭圆形至卵状椭圆形,上面疏被短柔毛,下面密被锈色或黄棕色柔毛,尤以叶脉为密,稀近无毛。圆锥花序腋生,基部常无叶果,近球形。

[自然生境]生于海拔130～2 300 m山坡、山谷、溪边的密林、疏林或灌丛中。

[地理分布]大竹县、通川区、开江县、万源市。

[入药部位]叶。

[功能主治]清热解毒、消肿止痛,用于咽喉痛、口腔破溃、疮疖、跌打损伤。

小蜡

[异名] 碎米树。

[拉丁名]*Ligustrum sinense* Lour.

[形态特征]落叶灌木或小乔木;幼枝被黄色柔毛,老时近无毛;叶纸质或薄革质,卵形、长圆形或披针形,长2～7 cm,宽1～3 cm,先端尖或渐尖,或钝而微凹,基部宽楔形或近圆形,两面疏被柔毛或无毛,常沿中脉被柔毛;侧脉在叶上面平或微凹下;叶柄长2～8 mm,被柔毛;花序塔形,花序轴被较密黄色柔毛或近无毛,基部有叶;花梗长1～3 mm;花萼长1～1.5 mm,无毛;花冠长3.5～5.5 mm,裂片长于花冠筒;果近球形,直径5～8 mm。

[自然生境]生于山地疏林下、路边及沟边、灌木林中,有栽培。

[地理分布]宣汉县、万源市。

[入药部位]叶、树皮、果实。

[功能主治]叶清热解毒、消肿止痛、祛腐生肌,用于黄疸、痢疾、肺热咳嗽,外用于跌打损伤、创伤感染、烧烫伤。树皮清热解毒、祛风除湿、止咳、止血,用于吐血、牙痛、口疮、咽喉痛、黄水疮、劳伤咳嗽、哮喘。果实补肾、祛风湿。

木樨榄

[异名]油橄榄。

[拉丁名]*Olea europaea* L.

[形态特征]常绿小乔木,高可达10 m;树皮灰色。枝灰色或灰褐色,近圆柱形,散生圆形皮孔,小枝具棱角,密被银灰色鳞片,节处稍压扁。叶片革质,披针形,有时为长圆状椭圆形或卵形,先端锐尖至渐尖,具小凸尖,基部渐窄或楔形,全缘,叶缘反卷,上面深绿色,稍被银灰色鳞片,下面浅绿色,密被银灰色鳞片,两面无毛;叶柄,密被银灰色鳞片,两侧下延于茎上成狭棱,上面具浅沟。圆锥花序腋生或顶生较叶为短;花序梗被银灰色鳞片;苞片披针形或卵形;花梗短,长0~1 mm;花芳香,白色,两性;花萼杯状,浅裂或几近截形;花冠深裂几达基部,裂片长圆形,先端钝或锐尖,边缘内卷;果椭圆形,长1.6~2.5 cm,径1~2 cm,成熟时呈蓝黑色。

[自然生境]广泛栽培。

[地理分布]通川区、开江县。

[入药部位]果油。

[功能主治]缓泻,降血压,用于助消化,水火烫伤,便秘。

木樨

[异名]桂花。

[拉丁名]*Osmanthus fragrans* (Thunb.) Lour.

[形态特征]常绿乔木或灌木,高3~5 m,最高可达18 m;树皮灰褐色。小枝黄褐色,无毛。叶片革质,椭圆形、长椭圆形或椭圆状披针形,长7~14.5 cm,宽2.6~4.5 cm,先端渐尖,基部渐狭呈楔形或宽楔形,全缘或通常上半部具细锯齿,两面无毛,腺点在两面连成小水泡状突起,中脉在上面凹入,下面突起,侧脉6~8对,多达10对,在上面凹入,下面突起;叶柄长0.8~1.2 cm,最长可达15 cm,无毛。聚伞花序簇生于叶腋,或近于帚状,每腋内有花多朵;苞片宽卵形,质厚,长2~4 mm,具小尖头;花极芳香;花萼长约1 mm,裂片稍不整齐;花冠黄白色、淡黄色、黄色或橘红色。果歪斜,椭圆形,长1~1.5 cm,呈紫黑色。

[自然生境]广泛栽培。

[地理分布]大竹县、通川区、开江县。

[入药部位]花、枝、树皮。

[功能主治]花温中散寒、暖胃止痛、止咳化痰、消肿散瘀,用于痰饮喘咳、肠风血痢、症瘕、牙疼、口臭、筋骨麻木。枝发汗解表、温经通阳,用于风湿疼痛。树皮可温中补阳、散寒止痛。

马钱科 Loganiaceae

巴东醉鱼草

[异名]白花醉鱼草。

[拉丁名]*Buddleja albiflora* Hemsl.

[形态特征]灌木,高达3 m;小枝、叶柄、花萼及花冠幼时均被星状毛及腺毛,后脱落无毛;叶对生,纸质,披针形或长椭圆形,长7~30 cm,先端渐尖,基部楔形或圆,具重锯齿,上面近无毛,下面被灰白色或淡黄色星状短绒毛,侧脉10~17对;叶柄长0.2~1.5 cm;圆锥聚伞花序顶生,长7~25 cm;花梗被长硬毛;花萼钟状,长3.0~3.5 mm,萼筒长约2 mm,裂片长1.0~1.5 mm;花冠蓝紫色、淡紫色至白色,喉部橙黄色,芳香,长6.5~8.0 mm,内面花冠筒中部以上及喉部被长髯毛,花冠筒长约5 mm,裂片长1.0~1.5 mm,雄蕊着生于花冠筒喉部;蒴果长圆形,长5~8 mm,无毛;种子褐色,两端具长翅。

[自然生境]生于海拔450~2 800 m的路边、干旱灌丛中。

[地理分布]开江县。

[入药部位]花、全草。

[功能主治]全草活血、祛瘀、杀虫,用于风湿骨痛、跌打损伤、蛔虫。花蕾止咳化痰,用于眼痛。

白背枫

[异名]七里香、水杨柳、白鱼尾、白背枫、接骨草。

[拉丁名]*Buddleja asiatica* Lour.

[形态特征]小乔木或灌木状；高达8 m；叶对生，膜质或纸质，披针形或长披针形，长6～30 cm，先端渐尖或长渐尖，基部楔形下延，全缘或具细齿，叶柄长0.2～1.5 cm；多个聚伞花序组成总状花序，或3至数个聚生于枝顶及上部叶腋组成圆锥状花序；花小，白色；花梗长0.2～2 mm；小苞片短于花萼；花萼长1.5～4.5 mm，裂片长约为花萼一半；花冠筒圆筒状，直伸，长3～6 mm，裂片长1～1.7 mm；雄蕊着生于花冠筒喉部，花粉粒具2孔沟；子房无毛，柱头头状；蒴果椭圆形，长3～5 mm；种子两端具短翅。

[自然生境]生于海拔2 800 m以下的河滩、荒山坡。

[地理分布]通川区、开江县、万源市。

[入药部位]根及茎叶。

[功能主治]茎叶祛瘀消肿、止痛。根及茎叶祛风、化湿、行气活血、通络、杀虫，用于产后头痛、胃寒痛、骨折、风寒发热、头身疼痛、风湿关节痛、脾湿腹胀、痢疾、丹毒、跌打损伤、虫积腹痛、无名肿毒，外用于皮肤瘙痒、阴囊湿疹、无名肿毒。

大叶醉鱼草

[异名]绛花醉鱼草、穆坪醉鱼草。

[拉丁名]*Buddleja davidii* Franch.

[形态特征]灌木；高达5 m；幼枝、叶下面及花序均密被白色星状毛；叶对生，膜质或薄纸质，卵形或披针形，长1～20 cm，宽0.3～7.5 cm，先端渐尖，基部楔形，具细齿，上面初疏被星状短柔毛，后脱落无毛，侧脉9～14对；叶柄间具2卵形或半圆形托叶，有时早落；总状或圆锥状聚伞花序顶生，长4～30 cm；小苞片长2～5 mm；花萼钟状，长2～3 mm，被星状毛，后脱落无毛，内面无毛，裂片长1～2 mm；花冠淡紫色、黄白色至白色，喉部橙黄色，芳香，花冠筒长0.6～1.1 cm，内面被星状短柔毛，裂片长1.5～3.0 mm，全缘或具不整齐锯齿；雄蕊着生花冠筒内壁中部；蒴果长圆形或窄卵圆形，长5～9 mm，2瓣裂，无毛，花萼宿存；种子长椭圆形，长2～4 mm，两端具长翅。

[自然生境]生于海拔500～3 700 m的丘陵、沟边、灌丛、路旁、山脚。

[地理分布]宣汉县、开江县、大竹县、万源市。

[入药部位]根皮、枝叶。

[功能主治]枝叶及根皮，可解毒、杀虫、止痒，用于蜂窝组织炎、疥疮、跌打损伤、脚癣、妇女阴瘙。同时散寒止咳、祛风除湿、活血祛瘀、止痛、杀虫，用于外感咳嗽、风湿痹痛、瘰疬、跌打损伤、胃气痛、皮癣、无名肿毒。根与花活血、破结、消食。

醉鱼草

[异名]鱼泡草。

[拉丁名]*Buddleja lindleyana* Fort.

[形态特征]直立灌木；高达3 m；小枝4棱，具窄翅；叶对生（萌条叶互生或近轮生），膜质，卵形、椭圆形或长圆状披针形，长3～11 cm，先端渐尖或尾尖，基部宽楔形或圆形，全缘或具波状齿，侧脉6～8对；叶柄长0.2～1.5 cm；穗状聚伞花序顶生，长4～40 cm；苞片长达1 cm；小苞片长2.0～3.5 mm；花紫色，芳香；花萼钟状，长约4 mm，与花冠均被星状毛及小鳞片，花萼裂片长约1 mm；花冠长1.3～2.0 cm，内面被柔毛，花冠筒弯曲，1.1～1.7 cm，裂片长约3.5 mm；雄蕊着生于花冠筒基部；蒴果长圆形或椭圆形，长5～6 mm，无毛，被鳞片，花萼宿存；种子小，淡褐色，无翅。

[自然生境]生于海拔500～2 200 m的沟边、林下、山坡。

[地理分布]通川区、开江县、大竹县、渠县、万源市。

[入药部位]全草、根、花。

[功能主治]全草祛风、杀虫、活血，用于流行性感冒、咳嗽、哮喘、风湿骨节痛、蛔虫病、钩虫病、跌打、外伤出血、疳腮、瘰疬。花用于痰饮喘、久疟、疳积、烫伤。根活血化瘀、退翳，用于目赤目翳、经闭、血瘀癥

痕、血崩、疟疾、小儿疳积、腮腺炎。

密蒙花

[异名] 鸡骨头。

[拉丁名] *Buddleja officinalis* Maxim.

[形态特征] 灌木; 高达4 m; 小枝稍4棱, 密被灰白色星状毛; 叶对生, 纸质, 窄椭圆形、长卵形或卵状披针形, 长4~19 cm, 先端渐尖, 基部楔形, 常全缘, 稀疏生锯齿, 上面疏被星状毛, 下面密被白色或褐黄色星状毛, 侧脉8~14对, 中脉及侧脉突起; 叶柄长0.2~2.0 cm, 2叶柄基部之间具托叶线; 花密集成圆锥状聚伞花序, 长5~15(~30) cm, 密被灰白色柔毛; 小苞片披针形; 花萼钟状, 长2.5~4.5 mm, 裂片长0.6~1.2 mm, 花萼及花冠密被星状毛; 花冠白色或淡紫色, 喉部橘黄色, 长1.0~1.3 cm, 花冠筒长0.8~1.1 cm, 裂片长1.5~3.0 mm; 雄蕊着生于花冠筒中部; 子房中部以上至花柱基部被星状短柔毛; 蒴果椭圆形, 2瓣裂, 被星状毛, 花被宿存; 种子两端具翅。

[自然生境] 生于海拔500~3 200 m的向阳山坡、河岸、灌丛中。

[地理分布] 通川区、开江县、大竹县、渠县。

[入药部位] 根、花蕾。

[功能主治] 花蕾清热泻火、清肝明目、止咳平喘、退翳、美容养颜、解毒, 用于目赤肿痛、火眼、多泪羞明、目生翳膜、肝虚目暗、视物昏花、喉痹、肝炎、胆囊炎、痈疽肿毒。根用于肾虚、眼雾。

喉药醉鱼草

[异名] 羊耳朵。

[拉丁名] *Buddleja paniculata* Wall.

[形态特征] 小乔木或灌木状; 高达6 m; 小枝、叶下面、叶柄、花萼、花冠及子房均被星状短绒毛; 叶对生, 椭圆状披针形或卵状披针形, 长2~15 cm, 先端渐尖, 基部楔形下延, 全缘或微波状, 侧脉8~13对; 叶柄长0.2~1.0 cm, 叶柄间具托叶线; 花梗短; 花萼钟状, 长2.5~4.0 mm, 裂片长0.3~1.2 mm; 花冠紫色, 后白色, 喉部白色; 雄蕊着生于花冠筒喉部; 子房2室, 每室胚珠约50; 蒴果椭圆形, 长4~7 mm, 幼时被星状毛, 老渐脱落; 种子灰褐色, 长圆形, 长1.0~1.2 cm, 两端具翅。

[自然生境] 生于海拔500~3 000 m的山地路旁灌木丛中或疏林中。

[地理分布] 达川区。

[入药部位] 花。

[功能主治] 清热利湿。

龙胆科 Gentianaceae

假水生龙胆

[拉丁名] *Gentiana pseudoaquatica* Kusnez.

[形态特征] 一年生矮小草本; 株高达5 cm; 茎密被乳突, 基部多分枝, 枝铺散或斜升; 叶先端外反, 边缘软骨质, 被乳突; 基生叶卵圆形或圆形, 长3~6 mm; 茎生叶倒卵形或匙形, 长3~5 mm; 花单生于枝顶; 花梗长0.2~1.3 cm; 花萼筒状漏斗形, 长0.9~1.4 cm, 裂片卵形, 长2.0~2.5 mm, 边缘啮蚀状; 蒴果侧卵状长圆形, 长5~6 mm, 裂片三角形, 长1.5~2.0 mm, 先端尖, 边缘膜质; 花冠深蓝色, 具黄绿色宽条纹, 漏斗形, 长褶卵形, 长1.5~2.0 mm, 全缘, 顶端具宽翅, 两侧具窄翅; 种子具细网纹。

[自然生境] 生于高山草地。

[地理分布] 渠县。

[入药部位] 全草。

[功能主治] 清热解毒、利湿消肿。

红花龙胆

[异名]土龙胆。

[拉丁名]*Gentiana rhodantha* Franch.

[形态特征]多年生草本;株高达50 cm;茎单生或丛生,上部多分枝;基生叶莲座状,椭圆形、倒卵形或卵形,长2~4 cm;茎生叶宽卵形或卵状三角形,长1~3 cm;花单生于茎顶;蒴果长椭圆形,长2.0~2.5 cm;种子具网纹及翅。

[自然生境]生于海拔400~3 100 m的山沟、路旁、草丛、林下及灌丛。

[地理分布]宣汉县、大竹县、万源市。

[入药部位]全草及根。

[功能主治]清热利湿、凉血、泻火解毒、止咳、止痛,用于热咳、劳咳、痰中带血、黄疸、痢疾、胃痛、便血、产褥热、小儿惊风、疳积、疮疡疔毒、烫伤、肝经湿热、郁火所致的目赤肿痛、胁肋刺痛、阴囊痒痛、耳鸣耳聋、肝经热盛生风、急惊抽搐。

小繁缕叶龙胆

[拉丁名]*Gentiana vubicunda* var. *Samolifolia* (Franch.) C. Marquand

[形态特征]一年生草本,高3~13 cm。茎直立,紫红色,具乳突,从基部起分枝。叶先端圆形或钝圆形,具小尖头,边缘软骨质,狭窄,具极细乳突,两面光滑,叶柄背面具乳突,连合成长0.5~1.0 mm的筒;基生叶大,在花期枯萎,卵圆形或宽卵形;茎生叶小,卵圆形、倒卵形至倒卵状矩圆形,愈向茎上部叶变小。花多数,单生于小枝顶端,常2~6个小枝密集呈伞形;花梗紫红色,具乳突,藏于上部叶中;花萼倒锥状筒形,裂片三角形或三角状披针形,边缘膜质,平滑;花冠内面蓝色,外面黄绿色,筒形或筒状漏斗形,长10~13 mm;蒴果外露,矩圆状匙形或倒卵形,先端钝圆,有宽翅,两侧边缘有狭翅,基部渐狭,柄粗壮,长至18 mm;种子褐色,有光泽,矩圆形或椭圆形,长1.0~1.2 mm,表面具细网纹。

[自然生境]生于海拔900~3 000 m的山坡草地、山谷沟边、潮湿草地、山坡路旁、灌丛中、林下及林缘。

[地理分布]万源市。

[入药部位]全草。

[功能主治]清热解毒,用于黄疸、痢疾、小儿风热咳喘。

卵萼花锚

[异名]黑及草、青鱼胆、卵萼花锚。

[拉丁名]*Halenia elliptica* D. Don

[形态特征]一年生草本;株高达60 cm;茎直立、上部分枝;叶基生,叶椭圆形,先端圆或钝尖,茎生叶卵形至卵状披针形,先端钝圆或尖;聚伞花序顶生及腋生,花萼裂片椭圆形或卵形,先端渐尖,花冠蓝色或紫色,冠筒裂片卵圆形,距约为冠筒长度的三倍,向外水平开展;子房卵圆形;蒴果宽卵圆形,长约1 cm;种子椭圆形或近圆形,长约2 mm。

[自然生境]生于海拔700~4 200 m的高山灌丛、山坡、草甸、草原。

[地理分布]万源市。

[入药部位]根或全草。

[功能主治]清热利湿、凉血、平肝、利胆、泻火,用于急性黄疸型肝炎、胆囊炎、胃炎、头晕、头痛、牙痛、胁肋疼痛、目赤肿痛。

獐牙菜

[异名]大龙胆。

[拉丁名]*Swertia bimaculata* (Sieb. & Zucc.) Hook. f. & Thoms. ex C. B. Clarke

[形态特征]一年生草本,高1.4(~2.0)m;茎直伸,中部以上分枝;基生叶花期枯萎;茎生叶椭圆形或卵

状披针形,长3.5~9.0 cm,宽1~4 cm,先端长渐尖,基部楔形,无柄或具短柄;圆锥状复聚伞花序疏散,长达50 cm;花梗长0.6~4.0 cm;花5数;花萼绿色,裂片窄倒披针形或窄椭圆形,长3~6 mm,先端渐尖或尖,基部窄缩,边缘白色膜质,常外卷;花冠黄色,上部具紫色小斑点,裂片椭圆形或长圆形,长1.0~1.5 cm,先端渐尖或尖,基部窄缩,中部具2个黄绿色、半圆形大腺斑;花丝线形,长5.0~6.5 mm;花柱短;蒴果窄卵圆形,长达2.3 cm;种子被瘤状突起。

[自然生境]生于海拔1 500~4 000 m的林下、河滩、灌丛与草甸。

[地理分布]万源市。

[入药部位]全草。

[功能主治]清热解毒、舒肝利胆、活血祛瘀、健胃、止血、止痛,用于急慢性肝炎、胆囊炎、淋证、胃肠痛、感冒发热、流感、感冒、泌尿系统感染、痔疮出血、淋巴结核、咽喉痛、牙痛、外伤肿痛。

峨眉双蝴蝶

[异名]肺形草。

[拉丁名]*Tripterospermum cordatum* (C. Marq.) H. Smith

[形态特征]多年生缠绕草本;叶心形、卵形或卵状披针形,长3.5~12.0 cm,宽2~5 cm,先端短尾尖,基部心形或圆形,边缘微波状;花单生或成对腋生,或聚伞花序具2~6花;花萼钟形,萼筒长(0.5~)1.0~1.3 cm,不裂,稀一侧开裂,具翅,裂片线状披针形,长0.7~1.6 cm;花冠紫色,钟形,长3.5~4.0 cm,裂片卵状三角形,长4~6 mm,褶宽三角形,长1.5~2.0 mm;花柱长1.5~2.0 cm;浆果长椭圆形,长2~3 cm;种子椭圆形或卵圆形,三棱状,长2.0~2.5 mm。

[自然生境]生于海拔300~4 000 m的山坡、林下、灌丛、草丛中。

[地理分布]宣汉县。

[入药部位]全草。

[功能主治]清肺止咳、解毒消肿,用于肺热咳嗽、急惊风、肝热目赤、口苦、黄疸、筋骨热痛、肺痨咳嗽、肺痈、水肿、疮痈疥肿。

细茎双蝴蝶

[拉丁名]*Tripterospermum filicaule* (Hemsl.) H. Smith

[形态特征]多年生缠绕草本;基生叶卵形,先端渐尖或尖,基部宽楔形;茎生叶卵形至披针形,先端渐尖,基部近圆形或近心形,叶柄稍扁;单花腋生,或聚伞花序具2~3花,花萼钟形,萼筒具窄翅,花冠蓝色、紫色或粉红色,狭钟形;浆果长圆形,长2~4 cm;种子椭圆形或近卵圆形,三棱状,长约2 mm,无翅;种子椭圆形或近卵圆形,三棱状。

[自然生境]生于海拔350~3 300 m的阔叶林、杂木林的密林中及林缘、山谷边的灌丛中。

[地理分布]万源市。

[入药部位]全草。

[功能主治]清热调经,用于肺结核、肺痈、乳疮、久痢、月经不调。

夹竹桃科 Apocynaceae

黄蝉

[异名]黄兰蝉。

[拉丁名]*Allamanda schottii* Pohl

[形态特征]直立灌木,高1~2 m,具乳汁。叶3~5枚轮生,全缘,椭圆形或倒卵状长圆形,长6~12 cm,宽2~4 cm,先端渐尖或急尖,基部楔形;叶脉在叶面扁平,在叶背突起,侧脉每边7~12条,未达边缘即行网结;叶柄极短;聚伞花序顶生;总花梗和花梗被秕糠状小柔毛;花橙黄色,长4~6 cm,张口直径约4 cm;花萼深5裂;花冠漏斗状,内面具红褐色条纹,花冠下部圆筒状,长不超过2 cm,直径2~4 mm,基部膨大,花喉向

上扩大成冠檐, 长约3 cm, 直径约1.5 cm, 冠檐顶端5裂, 花冠裂片向左覆盖, 裂片卵圆形或圆形, 先端钝, 长1.6～2.0 cm, 宽约1.7 cm; 雄蕊5枚, 着生在花冠筒喉部, 花丝短; 子房全缘, 1室, 花柱丝状。蒴果球形, 具长刺, 直径约3 cm; 种子扁平, 具薄膜质边缘, 长约2 cm, 宽1.5 cm。

[自然生境] 主栽培。

[地理分布] 大竹县

[入药部位] 全株。

[功能主治] 消肿、杀虫、散瘀消肿、止痛、清肺热、止血, 可增加心肌的扩张力、减少心肌缺血以及治疗心肌炎等多种心脏病类疾病。

[附注] 植株及乳汁有毒, 人畜中毒会刺激心脏, 循环系统及呼吸系统受障碍, 妊娠动物误食会流产。

长春花

[异名] 雁来红、日日草、日日新。

[拉丁名] *Catharanthus roseus* (L.) G. Don

[形态特征] 半灌木, 略有分枝, 高达60 cm, 有水液, 全株无毛或仅微毛; 茎近方形, 有条纹, 灰绿色; 节间长1.0～3.5 cm。叶膜质, 倒卵状长圆形, 长3～4 cm, 宽1.5～2.5 cm, 先端浑圆, 有短尖头, 基部广楔形至楔形, 渐狭而成叶柄; 叶脉在叶面扁平, 在叶背略隆起, 侧脉约8对。聚伞花序腋生或顶生, 有花2～3朵; 花萼5深裂, 内面无腺体或腺体不明显, 萼片披针形或钻状渐尖, 长约3 mm; 花冠红色, 高脚碟状, 花冠筒圆筒状, 长约2.6 cm, 内面具疏柔毛, 喉部紧缩, 具刚毛; 花冠裂片宽倒卵形, 长和宽约1.5 cm; 雄蕊着生于花冠筒的上半部, 但花药隐藏于花喉之内, 与柱头离生; 子房和花盘与属的特征相同。蓇葖双生, 直立, 平行或略叉开, 长约2.5 cm, 直径3 mm; 种子黑色, 具有颗粒状小瘤。

[自然生境] 主栽培。

[地理分布] 宣汉县。

[入药部位] 全草。

[功能主治] 有毒, 清热解毒、平肝、镇静、抗癌、降血压, 用于高血压、白血病、淋巴肉瘤、肺癌、绒毛膜上皮癌、子宫癌、淋巴瘤、高血压。

尖山橙

[异名] 钻地风藤、野海椒、乌骨鸡、大舒筋、大石豇豆、蔷薇根、山橙子。

[拉丁名] *Melodinus hemsleyanus* Diels

[形态特征] 粗壮木质藤本, 长约6 m, 具乳汁; 小枝、幼叶、叶柄、花序密被短绒毛; 茎皮黄绿色。叶近革质, 椭圆形或长圆形, 稀椭圆状披针形, 长7～15 cm, 宽4～5 cm, 顶端渐尖, 基部楔形或钝; 叶面具光泽, 被毛脱落, 叶背中脉明显, 被短柔毛; 叶柄长约5 mm。聚伞花序生于侧枝之顶端; 花蕾长圆形, 顶端钝头; 花白色; 花萼长达7 mm, 宽约4 mm, 裂片椭圆状长圆形, 具尖头, 边缘通常较厚, 外被密柔毛; 花冠筒长约1 cm; 副花冠小, 鳞片状。雄蕊着生于花冠筒下部的膨大处, 花丝长1.5 mm, 花药与花丝等长, 顶端渐尖, 子房2室, 花柱短, 柱头扩大成圆柱状。浆果椭圆形, 具尖头, 长达7.5 cm, 直径约2.9 cm, 成熟时橙黄色或橘红色; 种子多数, 长椭圆形或两侧压扁, 长9 mm, 宽约5 mm。

[自然生境] 生于海拔500～2 300 m的山地疏林中或山坡、路旁灌木丛中。

[地理分布] 大竹县

[入药部位] 果实和根。

[功能主治] 果实解热镇痛、活血散瘀、凉血止血、通经下乳, 用于痈肿疮毒、蛇伤、痔疮、肠风下血、月经不调、乳汁不通。根清热凉血、解毒、补血、清热、消食健胃, 用于风湿痹痛、脘腹胀痛、关节酸痛。果行气、止痛、除湿、杀虫, 用于胃气痛、膈症、疝气、瘰疬、皮肤热毒、湿癣疥癞。藤调经养血、平喘, 用于风湿麻木。

夹竹桃

[异名]母猪寒、红花夹竹桃、柳叶桃。

[拉丁名]*Nerium indicum* Mill.

[形态特征]常绿直立大灌木;高达6 m;枝条灰绿色,含水液;嫩枝条具棱,被微毛,老时毛脱落;叶3片轮生,稀对生,革质,窄椭圆状披针形,长5～21 cm,宽1.0～3.5 cm,先端渐尖或尖,基部楔形或下延,侧脉达120对,平行;叶柄长5～8 mm;聚伞花序组成伞房状顶生;花芳香,花萼裂片窄三角形或窄卵形,长0.3～1.0 cm;花冠漏斗状,裂片向右覆盖,紫红色、粉红色、橙红色、黄色或白色,单瓣或重瓣,花冠筒长1.2～2.2 cm,喉部宽大;副花冠裂片5,花瓣状,流苏状撕裂;雄蕊着生于花冠筒顶部,花药箭头状,附着柱头,基部耳状,药隔丝状,被长柔毛;无花盘;心皮2,离生;蓇葖果2,离生,圆柱形,长12～23 cm,径0.6～1.0 cm;种子长圆形,基部较窄,顶端钝、褐色,种皮被锈色短柔毛。

[自然生境]主栽培。

[地理分布]通川区、达川区、开江县、宣汉县、渠县、大竹县、万源市。

[入药部位]叶、树皮和枝。

[功能主治]叶及树皮、强心利尿、祛痰定喘、发汗、镇痛,用于喘息咳嗽、癫痫、心脏病、心力衰竭、跌打肿痛、经闭、精神病、神经衰弱、经闭。枝和叶用于强心利尿、催吐,以及蛆、孑孓、稻飞虱、浮尘子等虫害。

白花夹竹桃

[异名]小万年青、碧桃。

[拉丁名]*Nerium oleander* 'Paihua'

[形态特征]常绿灌木,枝条呈现暗灰绿色,嫩枝条具棱,被微毛,老时毛脱落;叶对生或3或4叶轮生,叶面深绿色且有腊质,叶背浅绿色,中脉在叶面陷入,侧脉羽状平行而密生,叶柄扁平;花两性,微香,雄蕊5枚,子房上位;花冠白色,花冠为单瓣呈5裂时,呈漏斗状,种子长圆形。夏秋5～10月可陆续开花,花似桃花,白色,花期历时半年。蓇葖果长角状,长10～23 cm,直径1.5～2 cm,种子顶端有黄褐色种毛。

[自然生境]主栽培。

[地理分布]通川区、达川区、开江县、宣汉县、渠县、大竹县、万源市。

[入药部位]叶、枝叶、根皮。

[功能主治]根皮强心利尿、祛痰杀虫,用于心力衰竭、癫痫,外用治甲沟炎、癣秃、杀蝇。枝叶清热、凉血、止痛、消肿拔毒。叶强心利尿、祛痰镇静,用于心脏病、心力衰竭、哮喘痰壅、经闭等症。

络石

[异名]刮金板、络石藤、白花络石、过桥风、岩豇豆、石豇豆。

[拉丁名]*Trachelospermum jasminoides* (Lindl.) Lem.

[形态特征]藤本,长达10 m;长达10 m;小枝被短柔毛,老时无毛;叶革质,卵形、倒卵形或窄椭圆形,长2～10 cm,无毛或下面疏被短柔毛;叶柄长0.3～1.2 cm;聚伞花序圆锥状,顶生及腋生,花序梗长2～6 cm,被微柔毛或无毛;花萼裂片窄长圆形,长2～5 mm,反曲,被短柔毛及缘毛;花冠白色,裂片倒卵形,长0.5～1.0 cm,花冠与裂片等长,中部膨大,喉部无毛或在雄蕊着生处疏被柔毛,雄蕊内藏;子房无毛;蓇葖果线状披针形,长10～25 cm,直径0.3～1 cm;种子长圆形,长1.5～2 cm,顶端具白色绢毛,毛长1.5～4 cm。

[自然生境]生于海拔2 300 m以下湿润的树上或石头上。

[地理分布]大竹县、万源市。

[入药部位]干燥带叶藤茎。

[功能主治]藤茎祛风除湿、活血通络、凉血消肿、散热、消痈解毒、止血,用于风湿痹痛、筋脉拘挛、腰膝酸痛、喉痹、疮痈肿毒、跌打损伤。藤祛风通络、活血,用于风湿痹痛、痈肿、刀伤、腰痛、肺结核、吐血、消食积。

蔓长春花

[异名]攀缠长春花。

[拉丁名]*Vinca major* L.

[形态特征]蔓性半灌木，茎偃卧，花茎直立；除叶缘、叶柄、花萼及花冠喉部有毛外，其余均无毛。叶椭圆形，长2～6 cm，宽1.5～4.0 cm，先端急尖，基部下延；侧脉约4对；叶柄长1 cm。花单朵腋生；花梗长4～5 cm；花萼裂片狭披针形，长9 mm；花冠蓝色，花冠筒漏斗状，花冠裂片倒卵形，长12 mm，宽7 mm，先端圆形；雄蕊着生于花冠筒中部之下，花丝短而扁平，花药的顶端有毛；子房由2个心皮所组成。蓇葖长约5 cm。

[自然生境]主栽培。

[地理分布]通川区、开江县。

[入药部位]地上部分。

[功能主治]清热解毒、消肿，用于肺痈咳嗽、疮毒肿痛。

萝藦科 Asclepiadaceae

白薇

[异名]老君须、直立白薇。

[拉丁名]*Cynanchum atratum* Bunge

[形态特征]多年生草本；株高达50 cm；茎密被毛；叶对生，卵形或卵状长圆形，长5～8（～12）cm，先端骤尖或渐尖，基部圆形或近心形，两面被白色绒毛，侧脉6～7（～10）对；叶柄长约5 mm；聚伞花序伞状，无花序梗，具8～10花；花梗长约1.5 cm；花萼裂片披针形，长约3 mm，被短柔毛，内面基部具5腺体；花冠深紫色，辐状，径1～1.2（～2.2）cm，被短柔毛，内面无毛，裂片卵状三角形，长4～7 mm，具缘毛；副花冠5深裂，裂片与合蕊冠等长；花药顶端附属物圆形，花粉块长圆状卵球形；柱头扁平；蓇葖果纺锤形或披针状圆柱形，长5.5～11.0 cm，直径0.5～1.5 cm，顶端渐尖；种子淡褐色，种毛长3.0～4.5 cm。

[自然生境]生于海拔3 600 m以下的向阳灌丛、草坡、林缘、灌丛、荒地。

[地理分布]宣汉县、万源市。

[入药部位]根及根状茎。

[功能主治]清热、凉血、利尿通淋、解毒除湿、软坚散结、疗疮，用于阴虚骨蒸潮热、咽喉炎、阴虚发热、风湿灼热、多眠、肺热咳嗽、湿症、产后虚烦血厥、热淋、血淋、风湿痛、瘰疬、小便短赤热痛、肾炎。

牛皮消

[异名]隔山消、飞来鹤、隔山消、飞来鹤、白首乌。

[拉丁名]*Cynanchum auriculatum* Royle ex Wight

[形态特征]草质缠绕藤本；茎被微柔毛或近无毛；叶对生，宽卵形，基部深心形，具圆形耳；聚伞花序总状，长达23 cm；花梗被微柔毛；花萼裂片披针形，被微柔毛，内面基部具5腺体；花冠白色、淡黄色、粉红色或紫色，辐状，花冠筒短，裂片披针形或披针状长圆形，长5.5～8.0 mm，内面疏被长柔毛；副花冠5深裂，裂片较合蕊冠长，椭圆形，肉质，内面具窄三角形舌状附属物；柱头圆锥状；蓇葖果长圆状披针形；种子卵圆形，顶端平截。

[自然生境]生于海拔3 500 m以下的林缘、灌丛中或沟边湿地。

[地理分布]大竹县、宣汉县、渠县、万源市。

[入药部位]根、茎叶。

[功能主治]根养阴补虚、健脾消食、理气止痛、清热解毒，用于慢性胃炎、肝炎、消化不良、虚损劳伤、痢疾、小儿疳积、胃痛饱胀、白带、疮疹、产后腹痛、神经衰弱、痈肿疮毒、毒蛇咬伤。又根补肝肾、强筋骨、益精血，用于久病虚弱、贫血、须发早白、风痹、腰膝酸软、神经衰弱、痔疮、肠出血、体虚。茎叶下乳、安神、祛风、止汗。

竹灵消

[异名]白薇。

[拉丁名]*Cynanchum inamoenum* (Maxim.) Loes.

[形态特征]多年生草本,高达70 cm。茎被单列柔毛,近顶端密被短柔毛。叶对生,宽卵形,长3～7 cm,宽1.5～5.0 cm,先端稍骤尖或渐尖,基部圆形或近心形,两面无毛或仅脉被微毛,侧脉约5对,叶柄长不及6 mm。聚伞花序伞状,具(3～)8～10花,花序梗长0.4～2.5 cm。花梗长3～8 mm,花萼裂片披针形,长2～2.5 mm,近无毛花冠黄色,辐状,花冠筒长1.0～1.3 mm,裂片卵状长圆形,长2.5～4.0 mm;副花冠裂片较厚,卵状三角形,较合蕊冠长;花药顶端附属物圆形,花粉块长圆形;柱头扁平。蓇葖果窄披针状圆柱形,长4～6 cm,径0.5～1 cm。

[自然生境]生于海拔1 000～2 300 m的山地疏林、灌丛、草地、山坡、岩壁。

[地理分布]万源市。

[入药部位]根及根状茎、种子。

[功能主治]根及根状茎清热解毒、补脾健胃、养阴补肾、清热、凉血、退蒸、利尿、调经活血,用于虚痨潮热、肺热咳嗽、淋病、脾胃虚弱、月经不调、白带、痢疾、腰膝酸痛。种子用于肺热咳嗽、虚劳损伤、清肺止咳。

隔山消

[异名]隔山撬。

[拉丁名]*Cynanchum wilfordii* (Maxim.) Hemsl.

[形态特征]多年生草质缠绕藤本,长达2 m;茎被单列毛;叶对生,卵状心形,长5～6 cm,先端骤短尖,基部耳状心形,两面被微柔毛,叶干时上面带黑褐色,基脉3～5出,侧脉约4对;叶柄长2 cm,上面具腺体;聚伞花序伞状或短总状,具15～20花,花序梗被单列毛;花梗长5～7 mm,被微柔毛;花萼裂片长圆状披针形,长约1.5 mm,无毛或疏被短柔毛,内面基部腺体10个;花冠淡黄色,辐状,裂片卵状长圆形,长4.5～5.0 mm,无毛,内面被长柔毛;副花冠较合蕊冠短,5深裂,裂片膜质,圆形或近方形;花粉块长圆形;花柱细长,柱头具脐状突起;蓇葖果披针状圆柱形,长11～12 cm,直径1.0～1.4 cm;种子卵形,长约7 mm,种毛长约2 cm。

[自然生境]生于海拔1 400～2 600 m的灌丛中、山坡、林缘、路旁。

[地理分布]通川区。

[入药部位]块根。

[功能主治]养阴补虚、健脾消食、强壮、补血、收敛精气,用于久病虚弱、腰膝酸痛、神经衰弱、肠出血、肺热咳嗽、胃脘疼痛、脾虚泄泻。

苦绳

[异名]通光散、中华假夜来香、奶浆藤、白浆草。

[拉丁名]*Dregea sinensis* Hemsl.

[形态特征]藤本,长达8 m;幼枝被褐色绒毛;茎具皮孔;叶纸质,卵状心形,长2～13 cm,基部深心形,上面被短柔毛或近无毛,下面被绒毛,侧脉约5对;叶柄长1.5～5.0 cm;聚伞花序伞状,花多达20朵,花序梗长3～6 cm;花梗细,长约25 cm;花萼裂片卵状长圆形,被短柔毛;花冠白色,内面紫色,直径约1.6 cm,裂片卵状长圆形,长6～7 mm,具缘毛;副花冠裂片卵圆形,肥厚,顶端骤尖;花粉块长,基部窄,或镰刀状;子房无毛,柱头圆锥状,为花药顶端附属物包被;蓇葖果柱状披针形,长5～6 cm,直径1～2 cm,具不明显纵纹,顶端弯曲;种子扁卵状长圆形,长0.9～1.2 cm,种毛长2.5～4.5 cm。

[自然生境]生于海拔500～3 000 m的荒坡灌丛、山地疏林中。

[地理分布]宣汉县、万源市。

[入药部位]根、全草、藤。

[功能主治]根行气止痛、活血、通络,用于风湿痹痛、月经不调、乳汁不通。全草解毒、通乳、利尿、除湿、止痛,用于乳汁不通、小便不利、虚咳、胃痛、风湿痛、痈疮疔肿。藤止咳平喘、通乳利尿、抗癌、祛痰软坚、消肿散结,用于老年慢性气管炎、上呼吸道感染、支气管炎、支气管哮喘、乳汁不通、小便不利、癌肿、咽喉肿痛、

外用于痈疖、疮疡。

华萝藦

[异名]奶浆藤。

[拉丁名]*Metaplexis hemsleyana* Oliv.

[形态特征]草质藤本,长5 m;茎被单列短柔毛,节上毛密;叶膜质,卵状心形,长5～11 cm,宽2.5～10 cm,顶端急尖,基部心形,叶耳圆形,长1～3 cm,展开,两面无毛,或叶背中脉上被微毛,老时脱落,叶面深绿色,叶背粉绿色;侧脉每边约5条,斜曲上升,叶缘前网结;具长叶柄,长4.5～5.0 cm,顶端具丛生小腺体;聚伞花序总状,腋外生,具6～16花;花序梗长4～6 cm,疏被柔毛;花梗长0.5～1.0 cm,被微柔毛;花蕾宽卵形,顶端钝圆;花萼裂片卵状披针形;花冠直径0.9～1.2 cm,花冠筒短,裂片宽长圆形,长约5 mm,无毛;柱头窄圆锥状,稍伸出;蓇葖双生,长圆形,长7～8 cm,直径2 cm,外果皮粗糙被微毛;种子宽长圆形,长6 mm,宽4 mm,有膜质边缘,顶端具白色绢质种毛;种毛长3 cm。

[自然生境]生于海拔500～2 200 m的灌丛中、山谷、路旁。

[地理分布]大竹县、开江县、万源市。

[入药部位]全草。

[功能主治]补肾健脾、益气活血、镇痛、强壮、通乳利尿,用于肾亏腰痛、遗精、乳汁不足、脱力劳伤、气血虚弱、缺乳、劳伤筋骨疼痛、脾虚消化不良。

萝藦

[异名]奶浆藤、细丝丝。

[拉丁名]*Metaplexis japonica* (Thunb.) Makino

[形态特征]草质藤本;株长达8 m;幼茎密被短柔毛,老渐脱落;叶膜质,卵状心形,先端短渐尖,基部心形,两面无毛,或幼时被微毛,侧脉10～12对;叶柄长3～6 cm,顶端具簇生腺体;聚伞花序具13～20花;花序梗长6～12 cm,被短柔毛;小苞片膜质,披针形,长约3 mm;花梗长约8 mm,被微毛;花蕾圆锥状,顶端骤尖;花萼裂片披针形,被微毛;花冠白色,有时具淡紫色斑纹,花冠筒短,裂片披针形,内面被柔毛;柱头2裂;蓇葖叉生,纺锤形,平滑无毛,长8～9 cm,直径2 cm,顶端急尖,基部膨大;种子扁平,卵圆形,长5 mm,宽3 mm,有膜质边缘,褐色,顶端具白色绢质种毛;种毛长1.5 cm。

[自然生境]生于海拔1 000～2 100 m的荒地、山脚、疏林及灌丛中。

[地理分布]通川区、开江县、渠县。

[入药部位]全草、果实、根。

[功能主治]全草补肾强壮、行气活血、消肿解毒,用于虚损劳伤、阳痿、带下病、乳汁不通、丹毒疮肿。果实补虚助阳、止咳化痰,用于体质虚弱、痰喘咳嗽、顿咳、阳痿、遗精,外用于创伤出血。根补气益精、通乳解毒,用于体质虚弱、阳痿带下、乳汁不足、小儿疳积,外用于疔疮、五步蛇咬伤。

青蛇藤

[异名]黑骨藤、乌骚风、铁骨、乌骚藤、铁乌骚。

[拉丁名]*Periploca calophylla* (Wight) Falc.

[形态特征]藤状灌木;全株无毛,幼枝灰白色,老枝黄褐色,密被皮孔;叶近革质,椭圆状披针形,长4.5～6.0 cm,宽1.5 cm,先端渐尖,基部楔形,中脉在上面微凹,侧脉在两面扁平;叶柄长1～2 mm;除花外,全株无毛;聚伞花序长约2 cm,具花约10朵;苞片卵圆形,长约1 mm,具缘毛;花萼裂片卵形,长1.5 mm,具缘毛,内面基部具5腺体;花冠深紫色,辐状,直径约8 mm,无毛,内面被白色柔毛,花冠筒短,裂片长圆形,直立;副花冠环状,5～10裂(其中5裂丝状),被长柔毛;蓇葖果2,长箸状,长约12 cm,直径约5 mm;种子窄长圆形,长1.5 cm,种毛长3～4 cm。

[自然生境]生于海拔1 000～2 700 m以下的山谷杂木林中、溪边。

[地理分布]宣汉县。

[入药部位]茎。

[功能主治]舒筋、活络、祛风活血、发表散寒、温中、止血止痛,用于风湿关节疼痛、毒蛇咬伤、腰痛、胃痛、牙痛、跌打损伤、骨折、风湿麻木。

茜草科 Rubiaceae

香果树

[拉丁名]*Emmenopterys henryi* Oliv.

[形态特征]落叶大乔木,高达30 m,胸径达1 m;树皮灰褐色,鳞片状;小枝有皮孔,粗壮,扩展。叶纸质或革质,阔椭圆形、阔卵形或卵状椭圆形,长6～30 cm,宽3.5～14.5 cm,上面无毛或疏被糙伏毛,下面较苍白,被柔毛或仅沿脉上被柔毛,或无毛而脉腋内常有簇毛;托叶大,三角状卵形,早落。圆锥状聚伞花序顶生;花芳香,花梗长约4 mm;萼管长约4 mm,裂片近圆形,具缘毛,脱落,变态的叶状萼裂片白色、淡红色或淡黄色,纸质或革质,匙状卵形或广椭圆形,长1.5～8.0 cm,宽1～6 cm,有纵平行脉数条,有长1～3 cm的柄;花冠漏斗形,白色或黄色,被黄白色绒毛,裂片近圆形;蒴果长圆状卵形或近纺锤形,长3～5 cm,直径1.0～1.5 cm,无毛或有短柔毛,有纵细棱;种子多数,小而有阔翅。

[自然生境]生于海拔700～2 000 m的山坡、路旁或疏林下的湿润肥沃壤土。

[地理分布]万源市。

[入药部位]根、树皮。

[功能主治]止血、消食健胃,用于反胃、呕吐。

拉拉藤

[异名]爬拉殃。

[拉丁名]*Galium aparine* L.

[形态特征]多枝、蔓生或攀援状草本,通常高30～90 cm;茎有4棱角;棱上、叶缘、叶脉上均有倒生的小刺毛。叶纸质或近膜质,6～8片轮生,稀为4～5片,带状倒披针形或长圆状倒披针形,长1.0～5.5 cm,宽1～7 mm,顶端有针状凸尖头,基部渐狭,两面常有紧贴的刺状毛,常萎软状,干时常卷缩,1脉,近无柄。聚伞花序腋生或顶生,少至多花,花小,4数,有纤细的花梗;花萼被钩毛,萼檐近截平;花冠黄绿色或白色,辐状,裂片长圆形,长不及1 mm,镊合状排列;果干燥,有1或2个近球状的分果,直径达5.5 mm,肿胀,密被钩毛,果柄直,长可达2.5 cm,较粗。

[自然生境]生于路边、草地。

[地理分布]通川区、宣汉县。

[入药部位]全草。

[功能主治]清热解毒、凉血止血,用于淋浊、血淋、肠痈、中耳炎。

车叶葎

[异名]八仙草。

[拉丁名]*Galium asperuloides* Edgew.

[形态特征]一年生草本,常直立,有时披散状,高10～60 cm,近基部分枝,有红色丝状的根;茎直立,柔弱,具4角棱,具疏短毛或无毛。叶片薄,纸质或膜质,生于茎中部以上的常6片轮生,生于茎下部的常4～5片轮生,长圆状倒卵形、倒披针形、卵形或椭圆形,长1.0～3.2 cm,宽4～13 mm,顶端钝圆而具凸尖,稀短尖,基部渐狭或楔形,上面散生糙伏毛,常在近边缘处较密,下面有时亦散生糙伏毛,中脉上有或无倒向的刺,边缘有时有刺状毛,具1中脉,近无柄或有短柄。聚伞花序顶生和生于上部叶腋,少花,2～3次分枝,常广歧式叉开,总花梗长可达6 cm,无毛;苞片常成对,小,披针形;花小;花冠白色或黄绿色,裂片卵形,长约1.3 mm,宽约1 mm;果近球形,单生或双生,密被钩毛;果柄长达1 cm。

［自然生境］生于海拔920～3 800 m的山坡、沟边、河滩、草地的草丛或灌丛及林下。

［地理分布］宣汉县。

［入药部位］全草。

［功能主治］清热解毒、利尿、散血。

六叶葎

［异名］土茜草。

［拉丁名］*Galium hoffmeisteri* subsp. *hoffmeisteri* (Klotzsch) H. –Hara.

［形态特征］一年生草本；高10～60 cm；茎直立，柔弱，具4角棱，具疏短毛或无毛；叶片薄，纸质或膜质，生于茎中部以上的常6片轮生，生于茎下部的常4～5片轮生，长圆状倒卵形、倒披针形、卵形或椭圆形，长1.0～3.2 cm，宽4～13 mm，顶端钝圆而具凸尖，稀短尖，基部渐狭或楔形，上面散生糙伏毛，常在近边缘处较密，下面有时亦散生糙伏毛，中脉上有或无倒向的刺，边缘有时有刺状毛，具1中脉，近无柄或有短柄；聚伞花序顶生和生于上部叶腋，少花，2～3次分枝，常广歧式叉开，总花梗长可达6 cm，无毛；苞片常成对，小，披针形；花小；花梗长0.5～1.5 mm；花冠白色或黄绿色，裂片卵形，长约1.3 mm，宽约1 mm；果近球形，单生或双生，密被钩毛；果柄长达1 cm。

［自然生境］生于海拔1 500～2 300 m的农田、沟边、沙丘上、林下、沟边阴湿处。

［地理分布］宣汉县、万源市。

［入药部位］全草、根。

［功能主治］清利湿热、散瘀、消肿、解毒，用于感冒、小儿口疮、淋浊、尿血、跌打损伤、肠痈、疖肿肿毒、中耳炎。

林猪殃殃

［异名］异常拉拉藤、奇特猪殃殃。

［拉丁名］*Galium paradoxum* Maxim.

［形态特征］多年生草本；株高达25 cm；茎柔弱，直立，常不分枝，无毛或有粉状微柔毛；叶膜质，4（5）片轮生，2片较大，余为托叶状，茎下部有时2片，卵形、近圆形或卵状披针形，长0.7～3.0 cm，宽0.5～2.3 cm，先端短尖、稍渐尖或钝圆，有小凸尖，基部钝圆，骤下延成柄，两面有倒伏刺状硬毛，近边缘较密，叶缘有小刺毛，羽状脉，中脉明显，侧脉2对，纤细而疏散，不甚明显；叶柄长0.2～3 cm，无毛；聚伞花序顶生和上部腋生，常3歧分枝，每分枝有1～2花；花梗长1～3 mm，无毛；花萼密被黄棕色钩毛；花冠白色，辐状，直径2.5～3.0 mm，裂片卵形，长约1.3 mm；果爿单生或双生，近球形，直径1.5～2.0 mm，密被黄棕色钩毛；果柄长1.5～8.0 mm。

［自然生境］生于山坡、林下湿地、田边、路旁。

［地理分布］万源市。

［入药部位］全草。

［功能主治］清热解毒、利尿、止血、消食，用于黄疸型肝炎、关节炎、遗精、尿血、外伤、疮疖。

栀子

［异名］黄栀子、山栀子。

［拉丁名］*Gardenia jasminoides* J. Ellis

［形态特征］灌木；高达3 m；叶对生或3枚轮生，长圆状披针形、倒卵状长圆形、倒卵形或椭圆形，长3～25 cm，宽1.5～8 cm，先端渐尖或短尖，基部楔形，两面无毛，侧脉8～15对；叶柄长0.2～1 cm；托叶膜质，基部合生成鞘；花芳香，单朵生于枝顶，萼筒宿存；花冠白色或乳黄色，高脚碟状；果卵形、近球形、椭圆形或长圆形，黄色或橙红色，长1.5～7 cm，径1.2～2 cm，有翅状纵棱5～9，宿存萼裂片长达4 cm，宽6 mm；种子多数，近圆形。

［自然生境］栽培。

[地理分布]大竹县、宣汉县、通川区、开江县、渠县、万源市。

[入药部位]果实、叶、根、花。

[功能主治]果实清热泻火、凉血止血、消炎、利尿、散瘀,用于热病高烧、热扰胸腔、心烦不眠、黄疸、淋病、消渴、风火目赤肿痛、咽痛、吐血、衄血、血痢、尿血、热毒疮疡、扭伤肿痛、口舌生疮、流脑、小便短赤、尿路感染、跌打损伤、血瘀肿痛、黄疸型肝炎,外用于外伤出血、扭挫伤。花清热、渗湿、凉血,用于伤风、肺热咳嗽、鼻衄。根清热、凉血、解毒,用于风火牙疼、感冒高热、黄疸型肝炎、吐血、鼻衄、菌痢、淋病、肾炎、水肿、疮痈肿毒。叶消肿解毒,用于跌打损伤。

白蟾

[异名]白蝉。

[拉丁名]*Gardenia jasminoides* var. *fortuniana* (Lindl.) H. Hara

[形态特征]灌木,高0.3～3.0 m;嫩枝常被短毛,枝圆柱形,灰色。叶对生,革质,稀为纸质,少为3枚轮生,叶形多样,通常为长圆状披针形、倒卵状长圆形、倒卵形或椭圆形,顶端渐尖、骤长渐尖或短尖而钝,基部楔形或短尖,两面常无毛,上面亮绿色,下面色较暗;托叶膜质。花重瓣,通常单朵生于枝顶,花梗长3～5 mm;萼管倒圆锥形或卵形,长8～25 mm,有纵棱,萼檐管形,膨大,顶部5～8裂,通常6裂,裂片披针形或线状披针形,长10～30 mm,宽1～4 mm,结果时增长,宿存;花冠白色或乳黄色,高脚碟状,喉部有疏柔毛,冠管狭圆筒形,长3～5 cm,宽4～6 mm,顶部5～8裂,通常6裂,裂片广展,倒卵形或倒卵状长圆形,长1.5～4.0 cm,宽0.6～2.8 cm;种子多数,扁,近圆形而稍有棱角,长约3.5 mm,宽约3 mm。

[自然生境]广泛栽培。

[地理分布]通川区。

[入药部位]果实、花。

[功能主治]果实清热解毒、凉血、止血。花用于妇女产后子宫收缩疼痛。

狭叶栀子

[异名]水栀子。

[拉丁名]*Gardenia stenophylla* Merr.

[形态特征]灌木,高0.5～3 m;小枝纤弱。叶薄革质,狭披针形或线状披针形,长3～12 cm,宽0.4～2.3 cm,顶端渐尖而尖端常钝,基部渐狭,常下延,两面无毛;侧脉纤细,9～13对,在下面略明显;叶柄长1～5 mm;托叶膜质,长7～10 mm,脱落。花单生于叶腋或小枝顶部,芳香,盛开时直径4～5 cm,具长约5 mm的花梗;萼管倒圆锥形,长约1 cm,萼檐管形,顶部5～8裂,裂片狭披针形,长1～2 cm,结果时增长;花冠白色,高脚碟状,冠管长3.5～6.5 cm,宽3～4 mm,顶部5～8裂,裂片盛开时外翻,长圆状倒卵形,长2.5～3.5 cm,宽1.0～1.5 cm,顶端钝;果长圆形,长1.5～2.5 cm,直径1～1.3 cm,有纵棱或有时棱不明显,成熟时黄色或橙红色,顶部有增大的宿存萼裂片。

[自然生境]广泛栽培。

[地理分布]开江县。

[入药部位]果实。

[功能主治]清热解毒、解热、凉血、泻火、止血、利湿退黄、消炎,用于热毒、扭伤、黄疸、痢疾、目赤肿痛、鼻血、肾炎水肿。

羊角藤(亚种)

[异名]金沙藤。

[拉丁名]*Morinda umbellata* Subsp. *obovata* Y. Z. Ruan.

[形态特征]藤本、攀援或缠绕;嫩枝无毛,绿色,老枝具细棱,蓝黑色,多少木质化;叶纸质或革质,倒卵形、倒卵状披针形或倒卵状长圆形,长6～9 cm,宽2.0～3.5 cm,上面常具蜡质,光亮;中脉通常两面无毛,罕被

粒状细毛,侧脉每边4～5条,斜升,无毛或有时下面具粒状疏细毛;叶柄常被不明显粒状疏毛;托叶筒状,干膜质,长4～6 mm,顶截平;花序3～11伞状排列于枝顶;花序梗长4～11 mm,被微毛;头状花序直径6～10 mm,具花6～12朵;花4～5基数,无花梗;各花萼下部彼此合生,上部环状,顶端平,无齿;花冠白色,稍呈钟状,长约4 mm,檐部4～5裂,裂片长圆形,顶部向内钩状弯折,外面无毛,内面中部以下至喉部密被髯毛,管部宽,长与直径均约2 mm,无毛;聚花核果近球形或扁球形,直径7～12 mm。

[自然生境]生于低山灌丛、山坡、林缘中。

[地理分布]大竹县。

[入药部位]根、根皮、全草、叶。

[功能主治]根祛风除湿、补肾、止痛、止血,用于风湿关节痛、肾虚腰痛、胃痛。全草,有毒,清热泻火、解毒、引气止痛、止血、止咳,用于胃痛、急性肝炎、外伤出血。叶外用于创伤出血、蛇咬伤。根皮祛风湿、暖胃气,用于肾虚腰痛。

展枝玉叶金花

[异名]白常山。

[拉丁名]*Mussaenda divaricata* Hutch.

[形态特征]攀援灌木;小枝被疏柔毛,后近无毛;叶椭圆形或卵状椭圆形,长7～12 cm,先端骤渐尖,基部楔形,两面有疏柔毛,侧脉9～11对;叶柄长0.5～1.0 cm,被硬毛,托叶三角形,2深裂,长7 mm,裂片钻形,被疏硬毛;聚伞花序具疏花;浆果椭圆形,被疏柔毛,有纵纹,长1.0～1.2 cm,径4～6 mm。

[自然生境]生于海拔1 100～1 800 m的山坡、林缘、沟谷、灌丛林边。

[地理分布]开江县。

[入药部位]根、茎叶。

[功能主治]根清热解毒、消痈散结、抗疟,用于咽喉肿痛、疟疾、毒蛇咬伤、劳伤。茎叶解表、消暑、利湿、活血。

大叶白纸扇

[异名]黐花。

[拉丁名]*Mussaenda shikokiana* Makino

[形态特征]直立或攀援灌木,高1～3 m;嫩枝密被短柔毛。叶对生,薄纸质,广卵形或广椭圆形,长10～20 cm,宽5～10 cm,顶端骤渐尖或短尖,幼嫩时两面有稀疏贴伏毛,脉上毛较稠密,老时两面均无毛;托叶卵状披针形,常2深裂或浅裂,短尖,长8～10 mm,外面疏被贴伏短柔毛。聚伞花序顶生;小苞片线状披针形,渐尖,长5～10 mm,被短柔毛;花萼管陀螺形,被贴伏的短柔毛,萼裂片近叶状,白色,披针形,长渐尖或短尖,外面被短柔毛;花叶倒卵形,短渐尖,长3～4 cm,近无毛,柄长5 mm;花冠黄色,花冠管长1.4 cm,上部略膨大,外面密被贴伏短柔毛,膨大部内面密被棒状毛,花冠裂片卵形,有短尖头,长2 mm,基部宽3 mm,外面有短柔毛,内面密被黄色小疣突;浆果近球形,直径约1 cm。

[自然生境]生于海拔约400 m的山地疏林下或路边。

[地理分布]达川区。

[入药部位]根、茎、叶。

[功能主治]根祛风、降气化痰、消炎止痛、清热解毒、消肿排脓,用于风湿关节痛、腰痛、咳嗽、毒蛇咬伤、风热感冒、咽喉肿痛、小儿高热、高热抽搐、小便不利、痢疾、腹泻、无名肿痛、脚底脓肿等。茎与叶清热解毒、消肿排脓。

中华蛇根草

[拉丁名]*Ophiorrhiza chinensis* H. S. Lo

[形态特征]草本或亚灌木状;高达80 cm;叶纸质,披针形或卵形,长3.5～15 cm,两面无毛或近无毛,

干后常淡红色,侧脉9～10对;叶柄长1～4 cm,托叶早落;花序顶生,常多花,花序梗长1.5～3.5 cm,分枝长1～3.5 cm,螺状,均密被柔毛;花二型;长柱花,花梗长1～2 mm,被柔毛;小苞片无或极小,早落;萼筒的陀螺形,长1.2～1.4 mm,有5棱,被粉状微柔毛,萼裂片5,长0.4～0.5 mm;花冠白色或紫红色,筒状漏斗形,长1.8～2.0 cm,裂片5,长2.5～3.0 mm,顶端内弯,兜状,有喙,背面有龙骨状窄翅,近顶部有角状附属体;雄蕊5,着生于冠筒近中部;花柱长1.6～1.8 cm;柱头微伸出。短柱花,花萼和花冠同长柱花;果序柄长3～5 cm,分枝长达5～6 cm;果径不及1 cm,果柄长3～4 mm。

[自然生境]生于阔叶林下的潮湿沃土上。

[地理分布]达川区、万源市。

[入药部位]全草。

[功能主治]止渴祛痰、活血调经,用于肺结核咯血、气管炎、月经不调。外用治扭挫伤。

日本蛇根草

[异名]蛇根草。

[拉丁名]*Ophiorrhiza japonica* Bl.

[形态特征]直立草本;高达40 cm,全株近无毛;枝密被柔毛;叶对生,纸质或膜质,卵形或卵状椭圆形,长4～10 cm,宽1～3 cm,先端钝或渐钝尖,基部圆形或宽楔形,两面无毛或上面有疏柔毛,下面脉被微柔毛,侧脉6～8对,纤细;叶柄长1.0～2.5 cm,纤细,托叶短小,早落;聚伞花序顶生,二歧分枝,分枝短,有5～10花,花序梗长1～2 mm,被柔毛;小苞片被毛,线形;花5数,具短梗;萼筒宽陀螺状球形,长约1.5 mm,萼裂片三角形,开展;花冠漏斗状,稍具脉,长达1.7 cm,裂片开展,内面被微柔毛;长柱花的柱头和短柱花的花药均内藏;蒴果菱形或近僧帽状,长3～4 mm,直径7～9 mm,近无毛。

[自然生境]生于海拔1 500～2 000 m的山坡、沟谷岩石上、密林下、溪边。

[地理分布]通川区、达川区、开江县。

[入药部位]全草。

[功能主治]止咳祛痰、活血调经、散瘀,用于肺痨咯血、劳伤吐血、咳嗽痰喘、大便下血、跌打、月经不调。外用于扭挫伤。

鸡矢藤

[异名]臭藤。

[拉丁名]*Paederia scandens* (Lour.) Merr.

[形态特征]藤状灌木,无毛或近无毛。叶对生,纸质或近革质,叶片形状变化很大,卵形、卵状长圆形至披针形,侧脉纤细;叶柄、托叶无毛。圆锥花序式的聚伞花序腋生和顶生,扩展,分枝对生;小苞片披针形,花有或无短梗;萼管陀螺形,花萼裂片三角形,花冠浅紫色,冠管外面被粉末状柔毛,内面被绒毛,花药背着,花丝长短不齐。果球形,成熟时近黄色,顶冠以宿存的萼裂片和花盘;小坚果无翅,浅黑色。

[自然生境]生于海拔600～2 100 m的山坡、灌丛、河谷、路旁、荒山草地。

[地理分布]大竹县、通川区、达川区、开江县、渠县、万源市。

[入药部位]全草、汁液。

[功能主治]全草及根祛风利湿、活血止痛、散血气、补脾、补中益气、清热解毒、消食导滞、除湿消肿、止咳,用于肺结核咯血、脾胃虚弱、食欲下降、黄疸、食积饱胀、风湿疼痛、腹泻痢疾、脘腹疼痛、气虚浮肿、头昏食少、肝脾肿大、气虚浮肿、瘰疬、肠痈、无名肿毒、小儿疳积、跌打损伤。汁液用于毒虫螯伤、冻疮、化疗引起的白细胞减少症、农药中毒、黄疸型肝炎、淋巴结结核、支气管炎、风湿筋骨痛、跌打损伤、外伤、肝胆痛、胃肠痛、白带异常、皮炎、湿疹、疮疡肿毒、烧烫伤、毒蛇咬伤。

毛鸡矢藤

[异名]五香藤。

[拉丁名]*Paederia scandens* var. *tomentosa* (Bl.) Hand. –Mazz.

[形态特征]藤本,茎长3～5 m,无毛或近无毛。小枝被柔毛或绒毛;叶对生,纸质或近革质,形状变化很大,卵形、卵状长圆形至披针形,长5～9(～15)cm,宽1～4(～6)cm,顶端急尖或渐尖,基部楔形或近圆形或截平,有时浅心形,叶上面被柔毛或无毛,下面被小绒毛或近无毛;侧脉每边4～6条,纤细;叶柄长1.5～7.0 cm;托叶长3～5 mm,无毛。圆锥花序式的聚伞花序腋生和顶生,扩展,分枝对生,末次分枝上着生的花常呈蝎尾状排列;花序常被小柔毛;花冠外面常有海绵状白毛;小坚果无翅,浅黑色。

[自然生境]生于海拔550～1 800 m的山坡草地、路旁、灌丛、荒坡、灌木林中、河边阴湿处。

[地理分布]大竹县、通川区、宣汉县、开江县、万源市。

[入药部位]全草、根。

[功能主治]全草清热解毒、消食导滞、祛风除湿、健胃利湿、补中益气、散血气,用于小儿脾虚、黄疸、痢疾、风湿关节疼痛、白带、小儿疳积、消化不良、食滞、腹痛、胆肾绞痛、外伤、骨折、术后疼痛、神经痛。根消食、导滞、祛风、除血,用于黄疸、食积饱胀、蛔虫腹痛、妇女血虚经少、胃气痛。

金剑草

[异名]长叶茜草。

[拉丁名]*Rubia alata* Wall.

[形态特征]草质攀援藤本,长1～4 m;茎、枝有4棱或4翅,棱有倒生皮刺,无毛或节被白色硬毛;叶4片轮生,薄革质、线形、披针状线形、窄披针形或披针形,长3.5～9.0 cm,宽0.4～2.0 cm,先端渐尖,基部圆或浅心形,边缘反卷,有小皮刺,两面均粗糙,基出脉3或5,在叶上面凹下、突起,有倒生小皮刺或皮刺不明显;叶柄2长2短,长的长3～10 cm,有倒生皮刺,有时近无柄;花序腋生或顶生,多回分枝圆锥花序式,花序轴和分枝有小皮刺;花梗长2～3 mm,有4棱;小苞片卵形;萼筒近球形,直径约0.7 mm;花冠白或淡黄色,无毛,裂片卵状三角形或近披针形,长1.2～1.5 mm,先端尾尖,内面和边缘均密被小乳突状毛;雄蕊5,生于冠筒中部,伸出;浆果成熟时黑色,球形或双球形,长0.5～0.7 mm。

[自然生境]生于山坡林缘或灌丛中,亦见于村边和路边。

[地理分布]达川区、宣汉县、大竹县。

[入药部位]根及根茎、全株。

[功能主治]凉血止血、活血祛瘀、通经、祛风除湿,用于吐血、衄血、崩漏下血、外伤出血、经闭瘀阻、关节痹痛、跌打肿痛、水肿、黄疸型肝炎、痈疽肿毒。

东南茜草

[异名]大叶白纸扇。

[拉丁名]*Rubia argyi* (Lévl. & Vand.) H. Hara ex Lauener & D. K. Ferguson

[形态特征]多年生草质藤本;茎、枝均有4棱或4窄翅,棱有倒生钩刺,无毛;叶4(6)片轮生,一对较大,一对较小,叶纸质,心形、宽卵状心形或近圆心形,长1～5 cm,宽1～4.5 cm,先端短尖或骤尖,基部心形或近圆形,边缘和叶下面基出脉有皮刺,两面粗糙或兼有柔毛,基出脉5～7,在叶上面凹下;叶柄长0.5～9 cm,有纵棱,棱有皮刺;聚伞花序分枝呈圆锥花序式,顶生和小枝上部腋生,花序梗和总轴均有4棱,棱有小皮刺,小苞片卵形或椭圆状卵形,花梗长1.0～2.5 mm,近无毛或稍被硬毛;萼筒近球形,干后黑色;花冠白色,干后黑色,稍厚,冠筒长0.5～0.7 mm,裂片4～5,卵形或披针形,内面有小乳突;浆果近球形,直径5～7 mm,成熟时黑色。

[自然生境]生于林缘、灌丛或村边园篱等处。

[地理分布]万源市。

[入药部位]根及根茎。

[功能主治]用于吐血、衄血、崩漏下血、外伤出血、经闭淤阻、关节痹痛、跌打肿痛。

卵叶茜草

[异名]小红藤。

[拉丁名]*Rubia ovatifolia* Z. Y. Zhang

[形态特征]攀援草本，长达2 m；茎、枝有4棱，无毛；叶4片轮生，薄纸质，卵状心形或圆心形、卵形，长2～13 cm，宽1.0～6.5 cm，先端尾尖，基部深心形，两面近无毛或粗糙，有时下面基出脉有小皮刺，基出脉5～7；叶柄长2.5～13.0 cm，无毛，有时有小皮刺；聚伞花序组成疏花圆锥花序式，腋生和顶生，无毛，有时有疏小皮刺；小苞片线形或披针状线形，近无毛；萼筒近扁球形，2微裂，径约1 mm，近无毛；花冠淡黄色或绿黄色，冠筒长0.8～1.0 mm，裂片5，反折，卵形，先端长尾尖，无毛或被疏硬毛，内面有微小颗粒；雄蕊5，生于冠筒口部；浆果球形，直径6～8 mm，有时双球形，成熟时黑色。

[自然生境]生于海拔1 300～2 300 m的山坡、路旁、沟谷、田边、灌丛、林缘。

[地理分布]万源市。

[入药部位]根及根状茎。

[功能主治]清热解毒、凉血止血、祛风除湿、活血祛瘀，用于痢疾、腹痛、泄泻、吐血、崩漏下血、外伤出血、风湿骨痛、跌打肿痛。

多花茜草

[异名]光茎茜草。

[拉丁名]*Rubia wallichiana* Decne.

[形态特征]草质攀援藤本；茎、枝有4棱，棱有倒生短刺，无毛或节被毛；叶4或6片轮生，薄纸质，披针形或卵状披针形，长2～7 cm，宽0.5～2.5 cm，先端渐尖，基部圆心形或近圆形，边缘常有刺毛，上面无毛或粗糙，下面无毛，中脉有皮刺，基出脉5，最外侧的2条纤细不明显；叶柄长1～6 cm，有倒生皮刺；花序腋生和顶生，由多数小聚伞花序组成圆锥花序式，长1～5 cm；小苞片披针形，长2.0～3.5 cm；花梗长3～4 mm：萼筒近球形；花冠紫红色、绿黄色或白色，辐状，裂片披针形，长1.3～1.5 mm；浆果球形，直径3.5～4.0 mm，单生或双生，黑色。

[自然生境]生于海拔300～2 300 m的林中、林缘和灌丛中。

[地理分布]达川区。

[入药部位]根及根茎。

[功能主治]清热凉血，用于吐血、崩漏下血、衄血、外伤出血、经闭瘀阻、关节痹痛、跌打肿痛。

六月雪

[异名]鸡脚骨。

[拉丁名]*Serissa japonica* (Thunb.) Thunb.

[形态特征]小灌木，高60～90 cm，有臭气。叶革质，卵形至倒披针形，长6～22 mm，宽3～6 mm，顶端短尖至长尖，边全缘，无毛；叶柄短。花单生或数朵丛生于小枝顶部或腋生，有被毛，边缘浅波状的苞片；萼檐裂片细小，锥形，被毛；花冠淡红色或白色，长6～12 mm，裂片扩展，顶端3裂；雄蕊突出冠管喉部外。

[自然生境]生于海拔1 500 m以下的石灰岩山坡、坡地、路边、灌丛。

[地理分布]大竹县、开江县、渠县。

[入药部位]全草。

[功能主治]舒肝解郁、清热解毒、祛风利湿、消肿拔毒、止咳化痰，用于急慢性肝炎、风湿腰腿痛、痈肿恶疮、蛇咬伤、脾虚泄泻、带下病、目赤肿痛、痢疾、目翳、高血压头晕目眩、风火牙疼、头晕、头痛、肠痈。

钩藤

[异名]倒钩藤。

[拉丁名]*Uncaria rhynchophylla* (Miq.) Miq. ex Havil.

［形态特征］藤本；嫩枝较纤细，方柱形或略有4棱角，无毛。叶纸质，椭圆形或椭圆状长圆形，长5～12 cm，宽3～7 cm，两面均无毛，下面有时有白粉，顶端短尖或骤尖，基部楔形至截形；侧脉4～8对，脉腋窝陷有黏液毛；托叶狭三角形，2深裂达全长2/3，基部具黏液毛，裂片线形至三角状披针形。头状花序单生于叶腋，苞片微小，或成单聚伞状排列，总花梗腋生，长5 cm；小苞片线形或线状匙形；花近无梗；花萼管疏被毛，萼裂片近三角形，长0.5 mm，疏被短柔毛，顶端锐尖；花冠管外面无毛，或具疏散的毛，花冠裂片卵圆形，外面无毛或略被粉状短柔毛，边缘有时有纤毛；花柱伸出冠喉外，柱头棒形。果序直径10～12 mm；小蒴果长5～6 mm，被短柔毛，宿存萼裂片近三角形，长1 mm，星状辐射。

［自然生境］生于山谷、林缘、溪边疏林、灌丛及杂木林中。

［地理分布］宣汉县、渠县。

［入药部位］带钩茎枝、根。

［功能主治］带钩茎枝清热、平肝、息风定惊，用于小儿高热抽搐、寒热、夜啼及受惊、高血压、头痛、头风痛、头晕目眩、妊娠子痫。根舒筋活络、清热消肿，用于关节痛风、坐骨神经痛、半身不遂、癫痫、水肿、跌打损伤。

华钩藤

［异名］鹰爪风。

［拉丁名］*Uncaria sinensis* (Oliv.) Havil

［形态特征］藤本，嫩枝较纤细，方柱形或有4棱角，无毛。叶薄纸质，椭圆形，长9～14 cm，宽5～8 cm，顶端渐尖，基部圆或钝，两面均无毛；侧脉6～8对，脉腋窝陷有黏液毛；托叶阔三角形至半圆形，有时顶端微缺，外面无毛，内面基部有腺毛。头状花序单生于叶腋，总花梗具一节，节上苞片微小，或呈单聚伞状排列，总花梗腋生，长3～6 cm；头状花序不计花冠直径10～15 mm，花序轴有稠密短柔毛；小苞片线形或近匙形；花近无梗，花萼管长2 mm，外面有苍白色毛，萼裂片线状长圆形，长约1.5 mm，有短柔毛；花冠管长7～8 mm，无毛或有稀少微柔毛，花冠裂片外面有短柔毛；花柱伸出冠喉外，柱头棒状。果序直径20～30 mm；小蒴果长8～10 mm，有短柔毛。

［自然生境］生于海拔800～2 300 m的山地疏林、灌木林中。

［地理分布］达川区、大竹县、宣汉县、万源市。

［入药部位］带钩枝、根。

［功能主治］带钩枝清热平肝、息风定惊、解痉、解郁、利湿，用于头痛眩晕、感冒夹惊、小儿癫痫、妊娠子痫、高血压症、小儿高热抽搐、高血压引起的头晕目眩、神经性头痛、失眠、小儿夜啼。根用于风湿关节痛、腰腿痛。

旋花科 Convolvulaceae

打碗花

［异名］面根藤、钩耳藤、喇叭花、狗耳丸、狗耳苗。

［拉丁名］*Calystegia hederacea* Wall. in Roxb.

［形态特征］多年生草本，植株通常矮小，高8～30 cm，常自基部分枝，具细长白色的根。基部叶片长圆形，长2～3 cm，宽1.0～2.5 cm，顶端圆，基部戟形，上部叶片3裂，中裂片长圆形或长圆状披针形，侧裂片近三角形，全缘或2～3裂，叶片基部心形或戟形。花腋生，1朵，花梗长于叶柄，有细棱；苞片宽卵形，长0.8～1.6 cm，顶端钝或锐尖至渐尖；萼片长圆形，长0.6～1.0 cm，顶端钝，具小短尖头，内萼片稍短；花冠淡紫色或淡红色，钟状，长2～4 cm，冠檐近截形或微裂。蒴果卵球形，长约1 cm，宿存萼片与之近等长或稍短。种子黑褐色，长4～5 mm，表面有小疣。

［自然生境］生于农田、荒地、路旁。

［地理分布］通川区、达川区、宣汉县、大竹县。

［入药部位］根。

[功能主治]调经活血、滋阴补虚，主治淋病、白带、月经不调。根茎有小毒，含生物碱。

旋花

[异名]面根藤、打碗花、狗儿弯藤、打破碗花。

[拉丁名]*Calystegia sepium* (L.) R. Br.

[形态特征]多年生草本，全体不被毛。茎缠绕，伸长，有细棱。叶形多变，三角状卵形或宽卵形，长4～10 cm，宽2～6 cm或更宽，顶端渐尖或锐尖，基部戟形或心形，全缘或基部稍伸展为具2～3个大齿缺的裂片；叶柄常短于叶片或两者近等长。花腋生，1朵；花梗通常稍长于叶柄，长达10 cm，有细棱或有时具狭翅；苞片宽卵形，长1.5～2.3 cm，顶端锐尖；萼片卵形，长1.2～1.6 cm，顶端渐尖或有时锐尖；花冠通常白色或有时淡红色或紫色，漏斗状，长5～6（～7）cm，冠檐微裂；雄蕊花丝基部扩大，被小鳞毛；子房无毛，柱头2裂，裂片卵形，扁平。蒴果卵形，长约1 cm，为增大宿存的苞片和萼片所包被。种子黑褐色，长4 mm，表面有小疣。

[自然生境]生于农田、荒地、路旁。

[地理分布]通川区、达川区、宣汉县、开江县、大竹县、万源市。

[入药部位]花。

[功能主治]益气、养颜、涩精，用于面皯、遗精、遗尿。

菟丝子

[异名]无娘藤。

[拉丁名]*Cuscuta chinensis* Lam.

[形态特征]一年生寄生草本。茎缠绕，黄色，纤细，直径约1 mm，无叶。花序侧生，少花或多花簇生成小伞形或小团伞花序，近于无总花序梗；苞片及小苞片小，鳞片状；花梗稍粗壮，长仅1 mm；花萼杯状，中部以下连合，裂片三角状，长约1.5 mm，顶端钝；花冠白色，壶形，长约3 mm，裂片三角状卵形，顶端锐尖或钝，向外反折，宿存；雄蕊着生于花冠裂片弯缺微下处；鳞片长圆形，边缘长流苏状；子房近球形，花柱2，等长或不等长，柱头球形。蒴果球形，直径约3 mm，几乎全为宿存的花冠所包围，成熟时整齐的周裂。种子2～49，淡褐色，卵形，长约1 mm，表面粗糙。

[自然生境]生于田边、山坡阳处、路边灌丛或海边沙丘，通常寄生于豆科、菊科、蒺藜科等多种植物上。

[地理分布]通川区、开江县、渠县。

[入药部位]种子。

[功能主治]补益肝肾，固精缩尿，安胎，明目，止泻。

金灯藤

[异名]日本菟丝子、大菟丝子。

[拉丁名]*Cuscuta japonica* Choisy

[形态特征]一年生寄生缠绕草本，茎较粗壮，肉质，直径1～2 mm，黄色，常带紫红色瘤状斑点，无毛，多分枝，无叶。花无柄或几无柄，形成穗状花序，长达3 cm，基部常多分枝；花冠钟状，淡红色或绿白色，长3～5 mm，顶端5浅裂，裂片卵状三角形，钝，直立或稍反折，短于花冠筒2～2.5倍；雄蕊5，着生于花冠喉部裂片之间，花药卵圆形，黄色，花丝无或几无；子房球状，平滑，无毛，2室，花柱细长，合生为1，与子房等长或稍长，柱头2裂。蒴果卵圆形，长约5 mm，近基部周裂。种子1～2个，光滑，长2～2.5 mm，褐色。

[自然生境]生于田边、山坡阳处、路边灌丛或海边沙丘，通常寄生于豆科、菊科、蒺藜科等多种植物上。

[地理分布]产通川区、达川区、开江县、宣汉县、大竹县、渠县。

[入药部位]种子。

[功能主治]补益肝肾、固精缩尿、安胎、明目、止泻、消风祛斑，用于肝肾不足、腰膝酸软、阳痿遗精、遗尿尿频、肾虚胎漏、胎动不安、目昏耳鸣、脾肾虚泻；外治白癜风。

马蹄金

[异名] 小金钱草。

[拉丁名] *Dichondra repens* Forst.

[形态特征] 多年生匍匐小草本，茎细长，被灰色短柔毛，节上生根。叶肾形至圆形，直径4～25 mm，先端宽圆形或微缺，基部阔心形，叶面微被毛，背面被贴生短柔毛，全缘；具长的叶柄，叶柄长3～5 cm。花单生叶腋，花柄短于叶柄，丝状；萼片倒卵状长圆形至匙形，钝，长2～3 mm，背面及边缘被毛；花冠钟状，较短至稍长于萼，黄色，5深裂，裂片长圆状披针形，无毛；雄蕊5，着生于花冠2裂片间弯缺处，花丝短，等长；子房被疏柔毛，2室，具4枚胚珠，花柱2，柱头头状。蒴果近球形，小，短于花萼，直径约1.5 mm，膜质。

[自然生境] 生于山坡草地、路旁或沟边。

[地理分布] 通川区、开江县。

[入药部位] 全草。

[功能主治] 清热利尿、祛风止痛、止血生肌、消炎解毒、杀虫，用于黄疸型肝炎、胆囊炎、肾炎、泌尿系统感染、扁桃体炎、口腔炎及痈疖疗毒、毒蛇咬伤、乳痈、痢疾、疟疾、肺出血等。

番薯

[异名] 红薯、红苕。

[拉丁名] *Ipomoea batatas* (Linn.) Lam.

[形态特征] 一年生草本，地下部分具圆形、椭圆形或纺锤形的块根，块根的形状、皮色和肉色因品种或土壤不同而异。茎平卧或上升，偶有缠绕，茎节易生不定根。叶片形状、颜色常因品种不同而异，也有时在同一植株上具有不同叶形，通常为宽卵形，长4～13 cm，宽3～13 cm，全缘或3～5 (～7) 裂。聚伞花序腋生，有1～3～7朵花聚集成伞形，花序梗长2.0～10.5 cm，稍粗壮，无毛或有时被疏柔毛；苞片小，披针形，长2～4 mm，顶端芒尖或骤尖，早落；花梗长2～10 mm；萼片长圆形或椭圆形；花冠粉红色、白色、淡紫色或紫色，钟状或漏斗状，长3～4 cm。

[自然生境] 栽培植物。

[地理分布] 达川区、通川区、开江县、宣汉县、大竹县、渠县、万源市。

[入药部位] 块根。

[功能主治] 补虚乏、益气力、健脾胃、强肾阳，用于胃痛、便秘、便血、吐泻、崩漏、乳汁不通。

圆叶牵牛

[异名] 牵牛花、喇叭花。

[拉丁名] *Pharbitis purpurea* (L.) Voigt

[形态特征] 一年生缠绕草本，茎上被倒向的短柔毛，杂有倒向或开展的长硬毛。叶圆心形或宽卵状心形，长4～18 cm，宽3.5～16.5 cm，基部圆形成心形。花腋生，单一或2～5朵着生于花序梗顶端成伞形聚伞花序，花序梗比叶柄短或近等长，长4～12 cm，毛被与茎相同；花冠漏斗状，长4～6 cm，紫红色、红色或白色，花冠管通常白色，瓣中带于内面色深，外面色淡；雄蕊与花柱内藏；雄蕊不等长，花丝基部被柔毛；子房无毛，3室，每室2胚珠，柱头头状；花盘环状。蒴果近球形，直径9～10 mm，3瓣裂。种子卵状三棱形，长约5 mm，黑褐色或米黄色，被极短的糠秕状毛。

[自然生境] 生于田边、路边、宅旁或山谷林内。

[地理分布] 通川区、开江县、渠县、万源市。

[入药部位] 种子。

[功能主治] 泻水通便、消痰涤饮、杀虫攻积，用于水肿胀满、二便不通、痰饮积聚、气逆喘咳、虫积腹痛。

飞蛾藤

[异名] 马郎花、打米花、白花藤。

[拉丁名] *Porana racemosa* Wall.

[形态特征] 攀援藤本, 茎缠绕, 草质。叶卵形, 长6～11 cm, 宽5～10 cm, 先端渐尖或尾状, 具钝或锐尖的尖头, 基部深心形; 掌状脉基出, 7～9条。圆锥花序腋生, 或多或少宽阔地分枝, 少花或多花, 苞片叶状, 无柄或具短柄, 抱茎; 花冠漏斗形, 长约1 cm, 白色, 管部带黄色, 无毛, 5裂至中部, 裂片开展, 长圆形; 雄蕊内藏; 花丝短于花药, 着生于管内不同水平面; 子房无毛, 花柱1, 全缘, 长于子房, 柱头棒状, 2裂。蒴果卵形, 长7～8 mm, 具小短尖头, 无毛; 种子1, 卵形, 长约6 mm, 暗褐色或黑色, 平滑。

[自然生境] 生于石灰岩山地。

[地理分布] 通川区、开江县、渠县、万源市。

[入药部位] 全草。

[功能主治] 解表、解毒、行气活血, 用于风寒感冒、食滞腹胀、无名肿毒。

紫草科 Boraginaceae

小花琉璃草

[异名] 蓝布裙。

[拉丁名] *Cynoglossum lanceolatum* Forsk. in Forssk. et Niebuhr

[形态特征] 多年生草本, 高20～90 cm。茎直立, 密生基部具基盘的硬毛。基生叶及茎下部叶具柄, 长8～14 cm, 宽约3 cm, 上面被具基盘的硬毛及稠密的伏毛, 下面密生短柔毛; 茎中部叶无柄或具短柄, 披针形, 长4～7 cm, 宽约1 cm, 茎上部叶极小。花序顶生及腋生, 分枝钝角叉状分开, 无苞片, 果期延长呈总状; 花冠淡蓝色, 钟状, 长1.5～2.5 mm, 檐部直径2.0～2.5 mm, 喉部有5个半月形附属物。小坚果卵球形, 长2.0～2.5 mm, 背面突, 密生长短不等的锚状刺, 边缘锚状刺, 基部不连合。

[自然生境] 生于丘陵、山坡草地及路边。

[地理分布] 达川区、宣汉县。

[入药部位] 全草。

[功能主治] 清热解毒、利尿消肿、活血, 用于急性肾炎、月经不调; 外用于痈肿疮毒、毒蛇咬伤。

琉璃草

[异名] 蓝布裙。

[拉丁名] *Cynoglossum zeylanicum* (Vahl) Thunb. ex Lehm.

[形态特征] 直立草本。茎单一或数条丛生, 密被伏黄褐色糙伏毛。基生叶及茎下部叶具柄, 长12～20 cm, 宽3～5 cm, 先端钝, 基部渐狭, 上下两面密生贴伏的伏毛; 茎上部叶无柄, 狭小, 被密伏的伏毛。花序顶生及腋生, 分枝钝角叉状分开, 无苞片, 果期延长呈总状; 花冠蓝色, 漏斗状, 长3.5～4.5 mm, 檐部直径5～7 mm, 裂片长圆形, 先端圆钝。小坚果卵球形, 长2～3 mm, 直径1.5～2.5 mm, 背面凸, 密生锚状刺, 边缘无翅边或稀中部以下具翅边。

[自然生境] 生于丘陵、山坡草地及路边。

[地理分布] 开江县、大竹县、万源市。

[入药部位] 全草。

[功能主治] 清热解毒、利尿消肿、活血调经, 主治急性肾炎、牙周炎、肝炎、月经不调、白带异常、水肿、下颌急性淋巴结炎及心绞痛。还利接骨, 消肿, 用于骨折、脱臼、四肢水肿、疮疡痈肿。外用治疗疮疖痈肿、毒蛇咬伤及跌打损伤等。

粗糠树

[异名] 破布子。

[拉丁名] *Ehretia macrophylla* Wall.

[形态特征] 落叶乔木; 树皮灰褐色, 纵裂; 枝条褐色, 小枝淡褐色, 均被柔毛。叶宽椭圆形、椭圆形、卵形或倒卵形, 长8～25 cm, 宽5～15 cm, 先端尖, 基部宽楔形或近圆形, 边缘具开展的锯齿, 上面密生具基盘的短

硬毛,极粗糙,下面密生短柔毛。聚伞花序顶生,呈伞房状或圆锥状,宽6～9 cm,具苞片或无;花无梗或近无梗;苞片线形,长约5 mm,被柔毛;花萼长3.5～4.5 mm,裂至近中部,裂片卵形或长圆形,具柔毛;花冠筒状钟形,白色至淡黄色,芳香,长8～10 mm。核果黄色,近球形,直径10～15 mm,内果皮成熟时分裂为2个具2粒种子的分核。

[自然生境]生于山坡疏林及土质肥沃的山脚阴湿处。

[地理分布]产达川区、宣汉县。

[入药部位]树皮。

[功能主治]散瘀消肿,用于跌打损伤。

光叶粗糠树

[异名]破布子。

[拉丁名]*Ehretia macrophylla* var. *glabrescens* (Nakai) Y. L. Liu

[形态特征]本变种与粗糠树非常相似,唯叶下面无毛,具光泽(稀无光泽)可以区别。

[自然生境]生于丘陵、山坡灌丛及山谷密林。

[地理分布]通川区。

[入药部位]树皮。

[功能主治]散瘀消肿,用于跌打损伤。

梓木草

[拉丁名]*Lithospermum zollingeri* A. DC.

[形态特征]多年生匍匐草本。根褐色。匍匐茎长可达30 cm;茎直立,高5～25 cm。基生叶有短柄,叶片倒披针形或匙形,长3～6 cm,宽8～18 mm,两面都有短糙伏毛但下面毛较密;茎生叶与基生叶同形而较小,先端急尖或钝,基部渐狭,近无柄。花序长2～5 cm,有花1至数朵,苞片叶状;花冠蓝色或蓝紫色,长1.5～1.8 cm,外面稍有毛。小坚果斜卵球形,长3.0～3.5 mm,乳白色而稍带淡黄褐色,平滑,有光泽,腹面中线凹陷呈纵沟。

[自然生境]生于丘陵或低山草坡,或灌丛下。

[地理分布]万源市。

[入药部位]果实。

[功能主治]消肿、止痛,用于疔疮、支气管炎、消化不良。

聚合草

[异名]友谊草、爱国草。

[拉丁名]*Symphytum officinale* L.

[形态特征]多年生草本,高30～90 cm,全株被向下稍弧曲的硬毛和短伏毛。根发达、主根粗壮,淡紫褐色。基生叶通常50～80片,最多可达200片,具长柄,长30～60 cm,宽10～20 cm,稍肉质,先端渐尖;茎中部和上部叶较小,无柄,基部下延。花序含多数花;花萼裂至近基部,裂片披针形,先端渐尖;花冠长14～15 mm,淡紫色、紫红色至黄白色。小坚果歪卵形,长3～4 mm,黑色,平滑,有光泽。

[自然生境]生于路旁、林缘。

[地理分布]宣汉县、万源市。

[入药部位]根。

[功能主治]活血凉血、清热解毒。用于肺部感染、胃溃疡、赤痢、肠出血、慢性黏膜炎、疲劳、肌肉骨骼痛、艾滋病。

弯齿盾果草

[拉丁名]*Thyrocarpus glochidiatus* Maxim.

[形态特征]茎1条至数条,细弱,斜升或外倾,高10～30 cm,常自下部分枝,有伸展的长硬毛和短糙毛。基

生叶有短柄,长1.5～6.5 cm,宽3～14 mm,两面都有具基盘的硬毛;茎生叶较小,无柄,卵形至狭椭圆形。花序长可达15 cm;苞片卵形至披针形,长0.5～3.0 cm,花生于苞腋或腋外;花冠淡蓝色或白色,与萼几等长,筒部比檐部短1.5倍。小坚果4,长约2.5 mm,黑褐色,外层突起,色较淡,齿长约与碗高相等,齿的先端明显膨大并向内弯曲,内层碗状突起显著向里收缩。

[自然生境]生于山坡草地、田埂、路旁等处。

[地理分布]通川区。

[入药部位]全草。

[功能主治]清热解毒、消肿。

盾果草

[拉丁名]*Thyrocarpus sampsonii* Hance

[形态特征]茎1条至数条,直立或斜升,高20～45 cm,常自下部分枝,有开展的长硬毛和短糙毛。基生叶丛生,匙形,长3.5～19.0 cm,宽1～5 cm,两面都有具基盘的长硬毛和短糙毛;茎生叶较小,无柄,狭长圆形或倒披针形。花序长7～20 cm;苞片狭卵形至披针形,花生于苞腋或腋外;花冠淡蓝色或白色,显著比萼长,筒部比檐部短2.5倍;雄蕊5,着生花冠筒中部,花丝长约0.3 mm,花药卵状长圆形,长约0.5 mm。小坚果4,长约2 mm,黑褐色,碗状突起的外层边缘色较淡,齿长约为碗高的一半,伸直,先端不膨大,内层碗状突起不向里收缩。

[自然生境]生于山坡草丛或灌丛下。

[地理分布]达川区、宣汉县、开江县、大竹县。

[入药部位]全草。

[功能主治]清热解毒、消肿,用于痈肿、疔疮、咽喉疼痛、泄泻、痢疾。

南川附地菜

[异名]野甜菜。

[拉丁名]*Trigonotis laxa* I. M. Johnst.

[形态特征]多年生草本。茎直立或斜升,高达45 cm,疏生短伏毛或近无毛。叶椭圆形、卵状椭圆形或宽披针形,长2.5～5.0 cm,宽1.0～2.5 cm,先端圆钝具短尖头,上面近顶部疏生短伏毛,下部无毛,下面散生短伏毛。花序无苞片;花冠淡蓝色,筒部短,长1.5 mm,顶端稍扩展,直径约2 mm,檐部直径4～5 mm,裂片近圆形,宽约2 mm,喉部附属物5,稍厚,高约0.5 mm,先端微凹;雄蕊着生于花冠筒中部,花药长约0.4 mm。小坚果4,倒三棱锥状四面体形,长约1 mm,集成尖塔状,成熟时褐色,平滑,有光泽,背面三角状宽卵形,具3狭棱翅,先端尖,腹面3个面近等大,无柄。

[自然生境]生于山坡草丛或灌丛下。

[地理分布]万源市。

[入药部位]全草。

[功能主治]清热解毒、活血。

附地菜

[异名]地胡椒。

[拉丁名]*Trigonotis peduncularis* (Trev.) Benth. ex Baker et S. Moore

[形态特征]一年生或二年生草本。茎通常多条丛生,密集,铺散,高5～30 cm,基部多分枝,被短糙伏毛。基生叶呈莲座状,有叶柄,叶片匙形,长2～5 cm。花序生于茎顶,幼时卷曲,后渐次伸长,长5～20 cm,通常占全茎的1/2～4/5;花梗短,花后伸长,长3～5 mm;花冠淡蓝色或粉色,筒部甚短,檐部直径1.5～2.5 mm,裂片平展,倒卵形,先端圆钝,喉部附属5,白色或带黄色;花药卵形,长0.3 mm,先端具短尖。小坚果4,斜三棱锥状四面体形,长0.8～1.0 mm,有短毛或平滑无毛,背面三角状卵形,具3锐棱,腹面的2个侧面近等大而基底面

略小, 突起, 具短柄, 柄长约1 mm, 向一侧弯曲。

[自然生境] 生于丘陵草地、林缘、田间及荒地。

[地理分布] 通川区、开江县、宣汉县、大竹县、万源市。

[入药部位] 全草。

[功能主治] 理气止痛、疏风、解毒消肿, 用于胃滞胀痛、痢疾、热毒痈肿、跌打肿痛、风湿顽麻。

车前紫草

[拉丁名] *Sinojohnstonia plantaginea* Hu

[形态特征] 根状茎横走, 粗约6 mm。茎数条, 高15～20 cm, 有短伏毛。基生叶数个, 叶片心状卵形, 长6～13 cm, 宽3～10 cm, 先端短渐尖, 两面疏生短伏毛; 叶柄长7～20 cm, 茎生叶生于茎上部, 较小, 长1.5～3.5 cm。花序长达5 cm, 含多数花, 无苞片, 密生短伏毛; 花萼长约3.5 mm, 5裂至基部1/4, 裂片卵状披针形, 背面有密短伏毛; 花冠钟状, 白色, 筒部长约2.2 mm, 檐部全裂, 裂片狭三角形, 比花冠筒稍短, 喉部附属物高约4 mm; 雄蕊5, 着生于附属物之间, 伸出花冠外, 花丝丝形, 长约4 mm, 花药长圆形, 钝, 长约0.8 mm; 子房4裂, 花柱长约6 mm, 外伸, 柱头微小, 头状。小坚果长约2.5 mm, 无毛, 有光泽, 碗状突起淡黄褐色, 高约1 mm。

[自然生境] 生于林下、沟边。

[地理分布] 万源市。

[入药部位] 全草。

[功能主治] 清热利湿、散瘀止血。

马鞭草科 Verbenaceae

紫珠

[异名] 王母珠、鱼胆、紫珍珠, 珍珠风。

[拉丁名] *Callicarpa bodinieri* Lévl.

[形态特征] 灌木; 叶卵状长椭圆形或椭圆形, 长7～18 cm, 先端渐尖或尾尖, 基部楔形, 具细锯齿, 上面被短柔毛, 下面被星状绒毛, 两面被深红色腺点; 叶柄长0.5～1.0 cm; 灌木; 小枝、叶和花序均被粗糠状星状毛及暗红色或红色腺点; 果球形, 紫色。

[自然生境] 生于海拔300～2 300 m的灌丛中、林下、路旁。

[地理分布] 通川区、开江县、渠县。

[入药部位] 根、叶、全草。

[功能主治] 全草及根调经活血、通经、祛风渗湿、疏风定痛、解毒、杀虫, 用于感冒风寒、月经不调、崩漏、带下、产后瘀血、腹痛、头痛身痛、四肢筋骨疼痛、偏正头痛、风湿疼痛、带状疱疹、漆疮、淋巴结结核。叶消炎、解肿毒、化湿浊、止血, 用于细菌性感染引起的炎症肿毒、内外伤出血。

老鸦糊

[异名] 鱼胆。

[拉丁名] *Callicarpa giraldii* Hesse ex Rehd

[形态特征] 灌木; 小枝圆, 被星状毛; 叶宽椭圆形或披针状长圆形, 长5～15 cm, 先端渐尖, 基部楔形或窄楔形, 具锯齿, 上面近无毛, 下面疏被星状毛, 密被黄色腺点; 叶柄长1～2 cm; 花序4～5歧分枝, 直径2～3 cm; 花萼钟状, 被星状毛及黄色腺点, 萼齿钝三角形; 花冠紫色, 长约3 mm, 疏被星状毛及黄色腺点; 雄蕊伸出花冠, 花药卵圆形, 药室纵裂; 子房被星状毛; 果球形, 紫色, 直径2～3 mm, 幼时被毛, 后脱落。

[自然生境] 生于海拔200～3 400 m的疏林及灌丛。

[地理分布] 宣汉县。

[入药部位] 全株。

[功能主治] 祛风除湿、散瘀解毒, 用于风湿痛、跌打损伤、外伤出血、尿血。

红紫珠

[异名]空壳树。

[拉丁名]*Callicarpa rubella* Lindl.

[形态特征]灌木,高约2 m;小枝被黄褐色星状毛并杂有多细胞的腺毛。叶片倒卵形或倒卵状椭圆形,长10~14(~21)cm,宽4~8(~10)cm,顶端尾尖或渐尖,基部心形,有时偏斜,边缘具细锯齿或不整齐的粗齿,表面稍被多细胞的单毛,背面被星状毛并杂有单毛和腺毛,有黄色腺点,侧脉6~10对,主脉、侧脉和细脉在两面稍隆起;叶柄极短或近于无柄。聚伞花序宽2~4 cm,被毛与小枝同;花序梗长1.5~3.0 cm,苞片细小;花萼被星状毛或腺毛,具黄色腺点,萼齿钝三角形或不明显;花冠紫红色、黄绿色或白色,长约3 mm,外被细毛和黄色腺点;雄蕊长为花冠的2倍,药室纵裂;子房有毛。果实紫红色,直径约2 mm。

[自然生境]生于海拔300~1 900 m的山坡、河谷的灌丛、青杠林中。

[地理分布]大竹县。

[入药部位]根。

[功能主治]清热、止血、调经,用于月经不调、吐血、崩漏、白带、尿血、痔疮出血、外伤出血。

兰香草

[异名]山薄荷、酒药草、小六月雪、野金花。

[拉丁名]*Caryopteris incana* (Thunb.) Miq.

[形态特征]亚灌木;高达60 cm;幼枝被灰白色短柔毛,后脱落;叶披针形、卵形或长圆形,长1.5~9.0 cm,先端尖,基部宽楔形或稍圆形,具粗齿,两面被黄色腺点及柔毛;伞房状聚伞花序密集,无苞片及小苞片;花萼杯状,长约2 mm,被柔毛;花冠淡蓝色或淡紫色,被柔毛,冠筒长约3.5 mm,喉部被毛环,下唇中裂片边缘流苏状;子房顶端被短毛;蒴果倒卵状球形,被粗毛,直径约2.5 mm,果瓣具宽翅。

[自然生境]生于海拔1 000~2 800 m的干旱河边、田边、乱石堆中。

[地理分布]开江县、万源市。

[入药部位]根及全草。

[功能主治]疏风解毒、祛痰止咳、散瘀止痛,用于上呼吸道感染、百日咳、支气管炎、风湿关节痛、胃肠炎、跌打肿痛、产后瘀血腹痛、皮肤瘙痒。

三花莸

[异名]六月寒、风寒草、路边梢、红花野芝麻、大风寒草、山卷帘。

[拉丁名]*Caryopteris terniflora* Maxim.

[形态特征]直立亚灌木,常自基部即分枝,高15~60 cm;茎方形,密生灰白色向下弯曲柔毛。叶片纸质,卵圆形至长卵形,长1.5~4.0 cm,宽1~3 cm,顶端尖,基部阔楔形至圆形,两面具柔毛和腺点,以背面较密,边缘具规则钝齿,侧脉3~6对;叶柄长0.2~1.5 cm,被柔毛。聚伞花序腋生,花序梗长1~3 cm,通常3花,偶有1或5花,花柄长3~6 mm;苞片细小,锥形;花萼钟状,长8~9 mm,两面有柔毛和腺点,5裂,裂片披针形;花冠紫红色或淡红色,长1.1~1.8 cm,外面疏被柔毛和腺点,顶端5裂,二唇形,裂片全缘,下唇中裂片较大,圆形;雄蕊4枚,与花柱均伸出花冠管外;子房顶端被柔毛,花柱长过雄蕊。蒴果成熟后4瓣裂,果瓣倒卵状舟形,无翅,表面明显凹凸成网纹,密被糙毛。

[自然生境]生于海拔300~2 600 m的向阳山坡、庭院、路旁、荒坡。

[地理分布]通川区、开江县、万源市。

[入药部位]全株。

[功能主治]解表散寒、通宣理肺、活血调经、止咳、解毒,用于风寒感冒、咳嗽、慢性支气管炎、目赤云翳、烫伤、痛经、小儿百日咳、淋巴结核、产后子宫收缩痛、刀伤、痈疽肿毒、毒蛇咬伤。

臭牡丹

[异名]矮桐子、臭八宝。

[拉丁名]*Clerodendrum bungei* Steud.

[形态特征]灌木；小枝稍圆，皮孔显著；叶宽卵形或卵形，长8～20 cm，先端尖，基部宽楔形、平截或心形，具锯齿，两面疏被柔毛，下面疏被腺点，基部脉腋具盾状腺体；叶柄长4～17 cm，密被黄褐色柔毛；伞房状聚伞花序密集成头状；苞片披针形，长约3 cm；花萼长2～6 mm，被柔毛及腺体，裂片三角形，长1～3 mm；花冠淡红色或紫红色，冠筒长2～3 cm，裂片倒卵形，长5～8 mm；核果近球形，直径0.6～1.2 cm，蓝黑色。

[自然生境]生于海拔300～2 500 m的肥沃湿润的竹林下、林缘、山坡、灌丛中。

[地理分布]通川区、达川区、宣汉县、开江县、大竹县、渠县、万源市。

[入药部位]根、茎、叶、花。

[功能主治]茎与叶活血、散瘀、消肿、解毒，用于痈疽、疔疮、乳腺炎、关节炎、湿疹、牙痛、痔疮、脱肛。根行气健脾、补益中气、燥湿、祛风平肝、利水、消肿解毒，用于脾虚水肿、虚咳、气虚脱肛、小儿疳积、虚弱咳嗽、崩漏、白带、头晕、虚咳、高血压、麻木、风湿骨痛、脚气、荨麻疹、痈疽、痔疮。叶用于疮痈肿毒、高血压。花用于头昏目眩。

海通

[异名]矮桐子。

[拉丁名]*Clerodendrum mandarinorum* Diels

[形态特征]乔木或灌木状；高达20 m；幼枝密被黄褐色绒毛；叶卵状椭圆形或心形，长10～27 cm，先端渐尖，基部平截或近心形，全缘，上面被柔毛，下面密被灰白绒毛；叶柄长1.5～5.0 cm，密被绒毛；伞房状聚伞花序顶生，花序梗及花梗密被黄褐色绒毛；苞片早落，小苞片线形；花萼密被柔毛及盾状腺体，萼齿钻形；花冠白或扮红色，有香气，被柔毛，冠筒长0.7～1.0 cm，裂片长圆形；核果近球形，蓝黑色，红色宿萼半包果实。

[自然生境]生于海拔250～2 200 m的溪边、路边、山坡。

[地理分布]万源市。

[入药部位]根、枝叶。

[功能主治]清热利湿、祛风利水，用于半边风及小儿麻痹、水肿、中风。

海州常山

[异名]臭牡丹。

[拉丁名]*Clerodendrum trichotomum* Thunb.

[形态特征]小乔木或灌木状；叶卵形或卵状椭圆形，先端渐尖，基部宽楔形，全缘或波状；伞房状聚伞花序，苞片椭圆形，早落；花萼绿白或紫红色，5棱，裂片三角状披针形；花冠白或粉红，芳香，裂片长椭圆形；核果近球形，径6～8 mm，蓝紫色，为宿萼包被。

[自然生境]生于海拔1 500～2 500 m的灌丛、阔叶混交林中。

[地理分布]宣汉县、渠县、万源市。

[入药部位]根、嫩枝。

[功能主治]根祛风除湿、降血压、活血散瘀、调经止带，用于疟疾、风湿痹痛、高血压、食积饱胀、小儿疳积、跌打损伤、月经不调。嫩枝祛风湿、降血压，用于风湿痹痛、半身不遂、高血压、偏头痛、疟疾、痢疾、痔疮、痈疽疮癣。

马缨丹

[异名]七变花。

[拉丁名]*Lantana camara* L.

[形态特征]灌木或蔓性灌木；高达2 m；茎枝常被倒钩状皮刺；叶卵形或卵状长圆形，长3.0～8.5 cm，先端

尖或渐尖,基部心形或楔形,具钝齿,上面具绉纹及短柔毛,下面被硬毛,侧脉约5对;叶柄长约1 cm;花序直径1.5～2.5 cm,花序梗粗,长于叶柄;苞片披针形;花萼管状,具短齿;花冠黄色或橙黄色,花后深红色;果球形,直径约4 mm,紫黑色。

[自然生境]栽培。

[地理分布]通川区、开江县。

[入药部位]根、花、嫩枝。

[功能主治]嫩枝消肿解毒、祛风止痒,用于痈肿、湿毒、疥癞、毒疮。花清凉解毒、凉血、止血,用于肺痨吐血、伤暑头痛、腹痛吐泻、阴痒、湿疹、跌打损伤。根活血祛风、利湿、清热解毒,用于风湿痹痛、脚气、颈淋巴结结核、感冒、腮腺炎、疟腮、跌打损伤。

豆腐柴

[异名]臭黄荆叶。

[拉丁名]*Premna microphylla* Turcz.

[形态特征]灌木;小枝被柔毛,后脱落;叶揉之有臭味,卵状披针形、椭圆形、卵形或倒卵形,长3～13 cm,先端尖或渐长尖,基部渐窄下延至叶柄成翅,全缘或具不规则粗齿,无毛或被短柔毛;聚伞花序组成塔形圆锥花序;花萼5浅裂,绿色,有时带紫色,密被毛或近无毛,具缘毛;花冠淡黄色,长7～9 mm,被柔毛及腺点,内面被柔毛,喉部较密;果球形或倒圆卵形,紫色。

[自然生境]生于林下、林缘、沟边潮湿处。

[地理分布]渠县。

[入药部位]根、叶、茎。

[功能主治]清热解毒、消肿止痛、收敛止血、散结,用于肺热咳嗽、疟疾、阑尾炎、泻痢、痈疔、无名肿毒、创伤出血。外用于烧伤、烫伤、淋巴结炎。

狐臭柴

[异名]臭黄荆。

[拉丁名]*Premna puberula* Pamp.

[形态特征]小乔木或攀援灌木状;幼枝、叶下面及花序轴无毛或疏被微柔毛;叶卵状椭圆形、卵形或长圆状椭圆形,长2.5～11 cm,先端尖或尾尖,基部楔形、宽楔形或近圆,稀心形,全缘或上部具波状深齿、锯齿或深裂,无腺点;叶柄长(0.5～)1～2(～3.5)cm,无毛;聚伞花序组成塔形圆锥花序,长4～14 cm;花萼长1.5～2.5 mm,被短柔毛及黄色腺点,5浅裂;花冠淡黄色,具紫或褐色条纹,长5～7 mm,4裂,二唇形,下唇3裂,上唇圆,微凹,密被腺点,喉部被毛;果紫色或黑色,倒卵圆形,被瘤点。

[自然生境]生于海拔700～1 800 m的林中、路边灌丛中。

[地理分布]万源市。

[入药部位]根、叶。

[功能主治]叶与根清热解毒、消痈散结、调经,用于肺热咳嗽、无名肿毒、水肿、毒疮。根调经壮阳,用于月经不调、风湿关节炎、阳痿。

马鞭草

[异名]铁马鞭、风颈草、铁扫帚。

[拉丁名]*Verbena officinalis* L.

[形态特征]多年生草本;高达1.2 m;茎4棱,节及棱被硬毛;叶卵形、倒卵形或长圆状披针形,长2～8 cm,基生叶常具粗齿及缺刻,茎生叶多3深裂,裂具不整齐锯齿,两面被硬毛;花萼被硬毛;花冠淡紫色或蓝色,被微毛,裂片5;穗状果序,小坚果长圆形。

[自然生境]生于海拔300～2 900 m的荒地、路边、草丛、沟边。

[地理分布] 通川区、达川区、万源市、渠县、开江县、宣汉县、大竹县。

[入药部位] 全草。

[功能主治] 清热解毒、通经、活血散瘀、利水、消肿散结、通淋,用于肺热咳嗽、外感发热、湿热黄疸、湿热痢疾、疟疾、白喉、喉痹、淋病、经闭、月经不调、癥瘕、痈肿、疮毒、牙疳、肝硬化腹水、小儿白口疮、急性肝炎、肾炎水肿、无名肿毒、皮肤湿疹、跌打损伤。

黄荆

[异名] 五指风、布荆、山荆、七叶黄荆。

[拉丁名] *Vitex negundo* L.

[形态特征] 小乔木或灌木状;小枝密被灰白色绒毛;掌状复叶,小叶(3)5;小叶长圆状披针形或披针形,先端渐尖,基部楔形,全缘或具少数锯齿,下面密被绒毛;聚伞圆锥花序长10～27 cm,花序梗密被灰色绒毛;花萼钟状,具5齿;花冠淡紫色,被绒毛,5裂,二唇形;雄蕊伸出花冠;核果近球形。

[自然生境] 生于海拔1 500 m以下的向阳山坡、灌丛中。

[地理分布] 通川区、达川区、开江县、渠县、万源市。

[入药部位] 根、枝、叶、果实。

[功能主治] 果实清热、祛风、平肝息风、除痰、镇咳、行气止痛、健脾消食、通经,用于气痛、胃脘胀满冒酸、感冒头痛、咳嗽喘逆、哮喘、风痹、疟疾、疝气、痔漏、疮疡久不愈、脾虚胀满、消化不良、胃脘痛、月经不调。叶解表散寒、清热、利湿、解毒,用于风寒感冒、中暑、吐泻、肠炎、痢疾、疟疾、黄疸、支气管炎、风湿、跌打肿痛、疮痈、疥癣,外用于湿疹、足癣、毒蛇咬伤。枝祛风、解表、消肿、解毒,用于感冒、咳嗽喉痹肿痛、牙痛、烫伤。根解毒、祛风湿、理气、止痛、截疟、驱虫,用于感冒咳嗽、风湿、胃痛、疝气腹痛、疟疾、蛲虫病。

牡荆

[异名] 黄荆子、黄荆树。

[拉丁名] *Vitex negundo* var. *cannabifolia* (Siebold & Zucc.) Hand. –Mazz.

[形态特征] 落叶灌木或小乔木;小枝四棱形。叶对生,掌状复叶,小叶5,少有3;小叶片披针形或椭圆状披针形,顶端渐尖,基部楔形,边缘有粗锯齿,表面绿色,背面淡绿色,通常被柔毛。圆锥花序顶生,长10～20 cm;花冠淡紫色。果实近球形,黑色。

[自然生境] 生于海拔1 000～2 500 m的山坡灌丛中。

[地理分布] 宣汉县、开江县、大竹县、万源市。

[入药部位] 果实、全株。

[功能主治] 果实祛风除湿、行气止痛、平肝息风,用于胃脘胀痛、疝气腹痛、哮喘。全株祛风化痰、下气、止痛,用于咳嗽哮喘、中暑发痧、胃痛、疝气、带下、风湿关节痛。

唇形科 Lamiaceae

藿香

[异名] 合香。

[拉丁名] *Agastache rugosa* (Fisch. & Mey.) O. Ktze.

[形态特征] 多年生草本。茎直立,高0.5～1.5 m,四棱形;叶心状卵形至长圆状披针形,长4.5～11 cm,宽3.0～6.5 cm,向上渐小,先端尾状长渐尖,基部心形,稀截形,边缘具粗齿,纸质,上面橄榄绿色,近无毛,下面略淡,被微柔毛及点状腺体;叶柄长1.5～3.5 cm。轮伞花序多花,在主茎或侧枝上组成顶生密集的圆筒形穗状花序;花萼管状倒圆锥形;冠筒基部宽约1.2 mm,微超出于萼,冠檐二唇形,上唇直伸,先端微缺,下唇3裂,中裂片较宽大,长约2 mm,宽约3.5 mm,平展,边缘波状,基部宽,侧裂片半圆形。雄蕊伸出花冠,花丝细,扁平,无毛。花柱与雄蕊近等长,丝状,先端相等的2裂。花盘厚环状。子房裂片顶部具绒毛。成熟小坚果卵状长圆形,长约1.8 mm,宽约1.1 mm,腹面具棱,先端具短硬毛,褐色。

[自然生境]生于海拔2 100 m以下的山地,多为栽培。

[地理分布]达川区、渠县、大竹县、宣汉县、万源市。

[入药部位]全草。

[功能主治]理气和中、燥湿化浊、止呕、芳香化湿、解暑避秽、祛湿、止痛,用于感冒暑湿、寒热、头痛、胸脘痞闷、发热呕吐、泄泻、疟疾、痢疾、口臭、中暑发热、寒湿浊气、中焦阻滞、胸闷倦怠、霍乱。

金疮小草

[异名]火串草、散血草、退血草、地龙胆、鲫鱼胆。

[拉丁名]*Ajuga decumbens* Thunb.

[形态特征]一或二年生草本,具匍匐茎,茎长10～20 cm,被白色长柔毛或绵状长柔毛,绿色;基生叶较多;叶片薄纸质,匙形或倒卵状披针形,长3～6 cm,宽1.5～2.5 cm,先端钝至圆形,基部渐狭,边缘具不整齐的波状圆齿,两面被疏糙伏毛或疏柔毛,侧脉4～5对;轮伞花序多花,排列成间断长7～12 cm的穗状花序;花萼漏斗状,长5～8 mm,具10脉,萼齿5,狭三角形或短三角形,长约为花萼1/2。花冠淡蓝色或淡红紫色,筒状;雄蕊4,二强,微弯,伸出,花丝细弱,被疏柔毛或儿无毛。花柱超出雄蕊,微弯,光端2浅裂,裂片细尖。花盘环状,裂片不明显,前面微呈指状膨大。子房4裂,无毛。小坚果倒卵状三棱形,背部具网状皱纹,腹部有果脐,果脐约占腹面2/3。

[自然生境]生于海拔2 500 m以下的湿润而肥沃的荒山草地、路边、沟边、地边等潮湿处。

[地理分布]达川区、开江县、渠县、万源市、大竹县。

[入药部位]全草。

[功能主治]止咳、化痰、清热解毒、凉血平肝、排脓生肌、消肿止痛、活血化瘀,用于肺热咯血、扁桃体炎、目赤肿痛、跌打损伤、上呼吸道感染、湿热黄疸、气管炎、咳嗽气喘、吐血、衄血、赤痢、菌痢、淋病、咽喉肿痛、疔疮、痈肿疮毒、跌打损伤、扭伤死血不散。外敷疮痈,搽小儿白秃、毒蛇咬伤。

紫背金盘

[异名]破血丹、石灰菜、散血草、退血草、筋骨草。

[拉丁名]*Ajuga nipponensis* Makino

[形态特征]一年生或二年生草本。高达20 cm或以上;茎直立,稀平卧或上升,被长柔毛或疏柔毛,基部带紫色;基生叶无或少;茎生叶倒卵形、宽椭圆形、近圆形或匙形,长2.0～4.5 cm,先端钝,基部楔形下延,具粗齿或不整齐波状圆齿,具缘毛,两面疏被糙伏毛或柔毛;叶柄长1.0～1.5(～2.5)cm,具窄翅,有时紫绿色;轮伞花序多花,组成穗状花序;苞叶卵形或宽披针形;花萼钟形,上部及齿缘被长柔毛,萼齿三角形;花冠淡蓝色或蓝紫色,稀白色或白绿色,具深色条纹,冠筒长(0.6～)0.8～1.1 cm,疏被短柔毛,内面近基部具毛环,上唇2裂或微缺,下唇中裂片扇形,侧裂片窄长圆形;小坚果合生面达腹面3/5。

[自然生境]生于海拔2 000～2 300 m的向阳林下、草地、山坡。

[地理分布]通川区。

[入药部位]全草。

[功能主治]清热解毒、消肿止痛、凉血、平肝,用于上呼吸道感染、扁桃体炎、咽炎、支气管炎、肺炎、肺脓疡、胃肠炎、肝炎、阑尾炎、乳腺炎、急性结膜炎、高血压。外用于跌打损伤、外伤出血、痈疖疮疡、烧烫伤、毒蛇咬伤。

风轮菜

[异名]断血流、苦刀草、野凉粉草、红蛇上树、大风轮草。

[拉丁名]*Clinopodium chinense* (Benth.) O. Ktze.

[形态特征]多年生草本。茎基部匍匐生根,多分枝,高可达1 m,四棱形;叶卵圆形,长2～4 cm,宽1.3～2.6 cm,先端急尖或钝,基部圆形呈阔楔形,边缘具大小均匀的圆齿状锯齿;轮伞花序多花密集,半球

状;苞叶叶状,无明显中肋,长3～6 mm,多数,被柔毛状缘毛及微柔毛;花梗长约2.5 mm,与总梗及序轴被柔毛状缘毛及微柔毛;花萼狭管状,花冠紫红色,长约9 mm,外面被微柔毛,内面在下唇下方喉部具二列毛茸,冠筒伸出,向上渐扩大,至喉部宽近2 mm,冠檐二唇形,上唇直伸,先端微缺,下唇3裂,中裂片稍大。雄蕊4,前对稍长,均内藏或前对微露出,花药2室,室近水平叉开。花柱微露出,先端不相等2浅裂,裂片扁平。花盘平顶。子房无毛。小坚果倒卵形,长约1.2 mm,宽约0.9 mm,黄褐色。

[自然生境]生于海拔2 500 m以下的山坡、草地、路边、沟边、灌丛。

[地理分布]大竹县、开江县、通川区、渠县、万源市、宣汉县。

[入药部位]地上部分。

[功能主治]解表散寒、活血散瘀、疏风清热、解毒消肿,用于风寒感冒、发热、中暑、咽喉肿痛、白喉、急性胆囊炎、肝炎、肠炎、痢疾、菌痢、月经过多、血崩、乳腺炎、疔疮肿毒、过敏性皮炎、急性结膜炎、尿血、崩漏、牙龈出血、外伤出血、跌打损伤、痛经、疮痈肿毒。

邻近风轮菜

[异名]四季草、光风轮菜。

[拉丁名]*Clinopodium confine* (Hance) O.Ktze.

[形态特征]草本。茎四棱形;叶卵圆形,基部圆形或阔楔形,边缘自基部以上具圆齿状锯齿,薄纸质,两面均无毛,侧脉3～4对,与中脉两面均明显,叶柄长2～10 mm,腹平背凸,疏被微柔毛;轮伞花序通常多花密集,近球形,直径1.0～1.3 cm,分离;花梗长1～2 mm,被微柔毛;花萼管状,萼筒等宽,基部略狭;花冠粉红色至紫红色,稍超出花萼,长约4 mm,外面被微柔毛,内面在下唇片下方略被毛或近无毛,冠筒向上渐扩大,至喉部宽1.2 mm,冠檐二唇形,上唇直伸,长0.6 mm,先端微缺,下唇上唇等长,3裂,中裂片较大,先端微缺。雄蕊4,内藏,前对能育,后对退化,花药2室,室略叉开。花柱先端略增粗,2浅裂,裂片扁平。花盘平顶。子房无毛。小坚果卵球形,长0.8 mm,褐色,光滑。

[自然生境]生于海拔500 m以下的荒坡草丛中。

[地理分布]达川区。

[入药部位]全草。

[功能主治]清热解毒、疏风消肿、止血,用于痈疖、乳痈、无名肿毒、刀伤、瘾疹、过敏性皮炎。

细风轮菜

[异名]风轮草、岩藕、鸡婆草、瘦风轮、剪刀草。

[拉丁名]*Clinopodium gracile* (Benth.) Matsum.

[形态特征]纤细草本。茎多数,不分枝或基部具分枝,高8～30 cm,直径约1.5 mm,四棱形,具槽,被倒向的短柔毛;叶圆卵形至卵状披针形,由下至上渐狭,先端钝至尖,基部圆形,疏生圆齿至锯齿;轮伞花序具少花,组成短总状花序;苞片卵状披针形,具锯齿,苞片针状;花梗长1～3 mm,被微柔毛;花萼管形,基部圆形,长约3 mm,果时基部一边肿胀,长约5 mm,被微柔毛或近无毛,沿脉被细糙硬毛,喉部疏被柔毛,齿具缘毛,下2齿钻形,上3齿三角形,果时反拆花冠白色或紫红色,长约4.5 mm,被微柔毛;小坚果卵球形,平滑。

[自然生境]生于海拔700～2 400 m的灌丛、沟边、路旁草丛中。

[地理分布]达川区、大竹县、开江县。

[入药部位]全草。

[功能主治]祛风、散热、散瘀、消肿,用于感冒头痛、菌痢、肠炎、乳痈、疔疮、跌打损伤、血崩、荨麻疹、止痛,用于白喉、咽喉肿痛、泄泻、痢疾、乳痈、感冒、产后咳嗽及雷公藤中毒。

寸金草

[异名]灯笼花、盐烟苏。

[拉丁名]*Clinopodium megalanthum* (Diels) C. Y. Wu & Hsuan ex H. W. Li

[形态特征]多年生草本。茎多数，高达60 cm，基部匍匐，带紫红色，密被平展白色糙硬毛或微柔毛至无毛；叶三角状卵形或披针形，长1.2～3.8（～5.0）cm，基部圆形或浅心形，具圆齿状锯齿，上面被白色纤毛或细糙硬毛，下面被腺点，沿脉被白色纤毛或细糙硬毛，或近无毛叶柄长1～3（～5）mm，被毛；轮伞花序具多花，半球形；苞片针状，长达6 mm；花萼长约9 mm，密被腺点，沿脉被糙硬毛，喉部内面被白色柔毛，果时基部一边稍肿胀，上唇3齿长三角形，稍反折，具短芒尖，下唇2齿三角形，具长芒尖；花冠粉红色或紫色，长1.5～2.0 cm，被微柔毛，喉部具二行柔毛，冠筒伸出，基部直径1.5 mm，喉部直径达5 mm；小坚果倒卵球形，长约1 mm；

[自然生境]生于海拔1 300～2 300 m的灌丛、草甸中。

[地理分布]万源市。

[入药部位]全草和种子。

[功能主治]全草清热平肝、消肿活血、解毒、避孕、凉血杀虫，用于黄疸、尿路结石、淋浊、牙痛、小儿疳积、风湿跌打。种子壮阳。

灯笼草

[异名]风寒草、扬尘草、断血流、阴风轮。

[拉丁名]*Clinopodium polycephalum* (Vaniot) C. Y. Wu. et Hsuan ex Hsu.

[形态特征]直立多年生草本，高0.5～1.0 m，多分枝，基部有时匍匐生根；茎四棱形，具槽，被平展糙硬毛及腺毛；叶卵形，先端钝或急尖，基部阔楔形至几圆形，边缘具疏圆齿状牙齿，两面被糙硬毛，侧脉约5对；轮伞花序多花；苞片针状，长3～5 mm，被具节长柔毛及腺柔毛；花梗长2～5 mm，密被腺柔毛。花萼圆筒形；花冠紫红色，长约8 mm，冠筒伸出于花萼，外面被微柔毛，冠檐二唇形，上唇直伸，先端微缺，下唇3裂。雄蕊不露出，后对雄蕊短且花药小，在上唇穹隆下，直伸，前雄蕊长超过下唇，花药正常。花盘平顶。子房无毛。小坚果卵形，长约1 mm，褐色，光滑。

[自然生境]生于海拔500～2 300 m的路边、灌丛中。

[地理分布]万源市。

[入药部位]全草。

[功能主治]清热散寒、疏风消肿、凉血止血，用于急性胆囊炎、黄疸型肝炎、肠炎、痢疾、颈淋巴结结核、各种出血、白喉、黄疸、感冒、腹痛、小儿疳积、疔疮肿毒、跌打损伤、蛇犬咬伤。

香薷

[异名]牙刷草、野鱼香、半边苏、土香薷、白花香薷。

[拉丁名]*Elsholtzia ciliata* (Thunb.) Hyland.

[形态特征]一年生草本；高达50 cm；茎无毛或被柔毛，老时紫褐色；叶卵形或椭圆状披针形，长3～9 cm，先端渐尖，基部楔形下延，具锯齿，上面疏被细糙硬毛，下面疏被树脂腺点，沿脉疏被细糙硬毛；叶柄长0.5～3.5 cm，具窄翅，疏被细糙硬毛；穗状花序长2～7 cm，偏向一侧，花序轴密被白色短柔毛；苞片宽卵形或扁圆形，先端芒状凸尖，尖头长达2 cm，疏被树脂腺点，具缘毛；花梗长约1.2 mm；花萼长约1.5 mm，被柔毛，萼齿三角形，前2齿较长，先端针状，具缘毛；花冠淡紫色，长约4.5 mm，被柔毛，上部疏被腺点，喉部被柔毛，径约1.2 mm，上唇先端微缺，下唇中裂片半圆形，侧裂片弧形；花药紫色；花柱内藏；小坚果黄褐色，长圆形，长约1 mm。

[自然生境]生于海拔500～4 000 m的山坡、河岸、灌丛、乱石堆。

[地理分布]大竹县、开江县、通川区、万源市。

[入药部位]全草。

[功能主治]祛风发汗、利湿解表、清热祛暑、利水消肿、杀虫、理气止痛，用于暑热感冒、水湿浮肿、小便不利、烂脚丫、疮疖、皮肤瘙痒、瘫痪、劳伤吐血、感冒、月子病、疮毒。

野拔子

[异名]狗尾巴香、皱叶香薷、崩疮药。

[拉丁名]*Elsholtzia rugulosa* Hemsl.

[形态特征]草本或亚灌木状；高达1.5 m；茎多分枝，枝密被白色微柔毛；叶椭圆尖或微钝，基部圆形或宽楔形，具钝齿，近基部全缘，上面被糙硬毛，微皱，下面密被灰白色或淡黄色线毛，侧脉4～6对；叶柄长0.5～2.5 cm，密被白色微柔毛；穗状花序顶生，长3～12 cm或以上，被白色绒毛，轮伞花序具梗，在花序上部密集，下部疏散，花序梗长1.2～2.5 cm上部苞片披针形或钻形，长1～3 mm，全缘；花梗长不及1 mm，花萼钟形，长约1.5 mm，直径1 mm，被白色糙硬毛，萼齿等大或后2齿稍长；花冠白色，有时为紫色或淡黄色，长约4 mm，被柔毛，内面具斜向毛环，冠筒长约3 mm，喉部直径达1.5 mm，上唇长不及1 mm，先端微缺，下唇中裂片圆形，边缘啮蚀状；前对雄蕊伸出，花丝稍被毛；小坚果淡黄色，长圆形，稍扁，长约1 mm，平滑。

[自然生境]生于海拔1 300～2 300 m的山坡草丛、灌丛中、路旁。

[地理分布]万源市。

[入药部位]全草。

[功能主治]清热解毒、消食化积、利湿，用于伤风感冒、头痛、消化不良及腹痛、腹胀、急性胃肠炎、痢疾。

白透骨消

[异名]见肿消、透骨消、补血丹。

[拉丁名]*Glechoma biondiana* (Diels) C. Y. Wu & C. Chen

[形态特征]多年生草本，高15～30 cm，全体被具节的长柔毛，具较长的匍匐茎，逐节生根。茎四棱形，基部有时带紫色。叶草质，茎中部的最大，心脏形；叶柄长1.2～2.5 cm，被长柔毛；聚伞花序通常3花，呈轮伞花序；花冠粉红色至淡紫色，钟形，长2.0～2.4 cm；冠筒自花萼喉部向上渐宽大，冠檐二唇形，上唇直立，宽卵形，先端凹入，下唇伸长，3裂，中裂片最大，扇形，先端微凹，两侧裂片卵形。雄蕊4，后对着生于上唇下面近喉部，短于上唇，前对着生于下唇侧裂片下方花冠筒中部，长仅达花冠筒喉部，花丝细长，长2.5～4.0 mm，花药2室，室叉开。子房4裂，无毛。花盘杯状，裂片不明显，前方呈指状膨大。花柱细长，花时与上唇等长，先端2裂。成熟小坚果长圆形，深褐色，具小凹点，无毛，基部略呈三棱形，果脐位于基部。

[自然生境]生于海拔1 000～1 700 m的溪边、林缘阴湿肥沃土上。

[地理分布]万源市。

[入药部位]全草。

[功能主治]舒筋止痛、活血消肿，用于筋骨痛、外伤红肿。

活血丹

[异名]透骨消、见肿消、半边钱、马蹄筋骨草、遍地香。

[拉丁名]*Glechoma longituba* (Nakai) Kupr.

[形态特征]多年生草本；高达30 cm；茎基部带淡紫红色，幼嫩部分疏被长柔毛；下部叶较小，心形或近肾形，上部叶心形，长1.8～2.6 cm，具粗圆齿或粗齿状圆齿，上面疏被糙伏毛或微柔毛，下面带淡紫色，脉疏被柔毛或长硬毛；下部叶柄较叶片长1～2倍；轮伞花序具2(～6)花；苞片及小苞片线形；花萼管形，长0.9～1.1 cm，被长柔毛，萼齿卵状三角形，长3～5 mm，先端芒状，上唇3齿较长；花冠蓝色或紫色，下唇具深色斑点，冠筒管状钟形，长筒花冠长1.7～2.2 cm，短筒花冠长1.0～1.4 cm，稍被长柔毛及微柔毛，上唇2裂，裂片近肾形，下唇中裂片肾形，侧裂片长圆形；小坚果长约1.5 mm，顶端圆，基部稍三棱形。

[自然生境]生于海拔300～2 300 m的湿润、肥沃的荒山、杂木、田野、灌丛中。

[地理分布]达川区、大竹县、开江县、通川区、渠县。

[入药部位]全草。

[功能主治]清热、利尿、镇咳、消肿、解毒、祛风止痛，用于黄疸、水肿、膀胱结石、疟疾、肺痈、咳嗽、吐

血、淋浊、带下、风湿痹痛、肾炎、泌尿系统结石、急性黄疸型肝炎、肝胆结石、小儿疳积、惊痫、痈肿、疮癣、湿疹。

异野芝麻

[拉丁名] *Heterolamium debile* (Hemsl.) C. Y. Wu

[形态特征] 茎近直立，纤细不分枝草本。茎近直立，高达40 cm，不分枝，具纵纹，密被微柔毛，后渐脱落无毛；叶心形、圆状心形或卵形，下部叶肾形，宽2.5～5.0 cm，基部心形或近平截，具粗圆齿，两面疏被平伏白色糙伏毛；叶柄长1.5～5.0 cm；轮伞花序组成疏散长4～10 cm的总状圆锥花序；苞片卵状长圆形，小苞片线形；花梗长4～5 mm；花萼长4 mm，被微柔毛，上唇侧齿三角形，下唇2齿钻状三角形，果萼上唇中齿反卷、下延，侧齿及前齿前伸，刺状渐尖；花冠白色，冠筒窄，伸出，上唇裂片圆形，下唇中裂片近圆形，全缘，稍内凹，侧裂片卵形；小坚果具微细皱。

[自然生境] 生于海拔1 700 m以下的山坡、林下、路边。

[地理分布] 万源市。

[入药部位] 全草。

[功能主治] 理气和胃、清热解毒，用于疮毒、胃热呕吐、热淋涩痛、月经不调。

动蕊花

[异名] 野鸡翎、红四方草、野紫苏、红荆芥。

[拉丁名] *Kinostemon ornatum* (Hemsl.) Kudo

[形态特征] 多年生草本；茎直立，基部分枝，四棱形，光滑无毛。叶片卵圆状披针形至长圆状线形，先端直，尾状渐尖，边缘具疏牙齿，两面光滑无毛，侧脉6～8对。轮伞花序2花，多数组成顶生及腋生无毛的疏松总状花序；花梗长3 mm，无毛。花冠紫红色，长11 mm，外面极疏被微柔毛及淡黄色腺点，内面无毛，冠筒长达8 mm，下部狭细，宽1.2 mm，中部以上宽展，冠檐二唇形，上唇2裂，裂片斜三角状卵形，长约2 mm，裂片间缺弯达上唇1/2，下唇3裂，中裂片卵圆状匙形，长4 mm，宽2.8 mm，先端具短尖，侧裂片长圆形，长2.5 mm，宽1 mm。雄蕊4，细丝状，花药2室，肾形。花柱长超出雄蕊，先端不相等2裂，裂片线状钻形。子房球形。小坚果长1 mm。

[自然生境] 生于海拔700～2 300 m的灌木林中。

[地理分布] 开江县。

[入药部位] 全草。

[功能主治] 清热解毒、凉血止血、杀虫，用于头痛、发热、肿瘤、肠痈、肝炎、肺痈咳嗽、咯血、衄血、劳伤吐血、痢疾、湿疹。

宝盖草

[异名] 佛座草、樟嘎、接骨草。

[拉丁名] *Lamium amplexicaule* L.

[形态特征] 一年生或二年生草本；高30 cm；茎基部多分枝，近无毛；叶圆形或肾形，长1～2 cm，先端圆，基部平截或平截宽楔形，半抱茎，具深圆齿或近掌状分裂，两面疏被糙伏毛；上部叶无柄，下部叶具长柄；轮伞花序具6～10花；苞片长约4 mm，具缘毛；花萼管状钟形，长4～5 mm，密被长柔毛，萼齿披针状钻形，长1.5～2.0 mm，具缘毛；花冠紫红或粉红色，长约1.7 cm，被微柔毛，冠筒喉部径约3 mm，上唇长圆形，长约4 mm，下唇稍长，中裂片倒心形，具2小裂片；花丝无毛，花药被长硬毛；小坚果淡灰黄色，倒卵球形，具三棱，被白色小瘤。

[自然生境] 生于海拔500～2 300 m的荒坡草丛中、田地里、林下、半阴肥沃处。

[地理分布] 万源市。

[入药部位] 全草。

[功能主治] 清热利湿、活血、解表散寒、祛风通络、消肿解毒、止痛、接骨，用于黄疸型肝炎、淋巴结结核、高血压、面神经麻痹、半身不遂、筋骨疼痛、四肢麻木、跌打损伤、瘰疬、小儿惊风；外用治跌打伤痛、骨

折、黄水疮。

野芝麻

[异名] 白花野芝麻、油芝麻。

[拉丁名] *Lamium barbatum* Sieb. & Zucc.

[形态特征] 多年生植物; 高达 1 m; 茎不分枝, 近无毛或被平伏微硬毛; 茎下部叶卵形或心形, 长 4.5～8.5 cm, 先端长尾尖, 基部心形, 具牙齿状锯齿, 茎上部叶卵状披针形, 叶两面均被平伏微硬毛或短柔毛; 茎下部叶柄长达 7 cm, 茎上部叶柄渐短; 花萼钟形, 长 1.1～1.5 cm, 近无毛或疏被糙伏毛, 萼齿披针状钻形, 长 0.7～1.0 cm, 具缘毛; 花冠白色或淡黄色, 长约 2 cm, 冠筒基部直径 2 mm, 喉部直径达 6 mm, 上部被毛, 上唇倒卵形或长圆形, 长约 1.2 cm, 具长缘毛, 下唇长约 6 mm, 中裂片倒肾形, 具 2 小裂片, 基部缢缩, 侧裂片半圆形, 长约 0.5 mm, 先端具针状小齿, 花药深紫色; 小坚果淡褐色, 倒卵球形, 顶端平截, 基部渐窄, 长约 3 mm。

[自然生境] 生于海拔 1 000～2 300 m 的溪边、路旁、高山草丛中。

[地理分布] 开江县、万源市。

[入药部位] 全草和根。

[功能主治] 全草清热解毒、凉血、散瘀、活血消肿、调经, 用于肺热咳嗽、血淋、石淋。根清肝利湿、活血消肿, 用于眩晕、肝炎、肺痨、水肿、带下、疳积、痔疮、肿毒。

薰衣草

[异名] 灵香草、香草、黄香草。

[拉丁名] *Lavandula angustifolia* Mill.

[形态特征] 小灌木, 被星状绒毛; 茎皮条状剥落; 花枝叶疏生, 叶枝叶簇生, 线形或披针状线形, 花枝叶长 3～5 cm, 宽 3～5 mm, 叶枝叶长 1.7 cm, 宽 2 mm, 密被灰白色星状绒毛, 先端钝, 基部渐窄成短柄, 全缘外卷; 轮伞花序具 6～10 花, 多数组成长 3 (～5) cm 穗状花序, 花序梗长 9 (～15) cm; 苞片菱状卵形; 花萼长 4～5 mm, 13 脉, 密被灰色星状绒毛; 上唇全缘, 下唇 4 齿相等; 花冠蓝色, 长 0.8～1.0 cm, 密被灰色星状线毛, 基部近无毛, 喉部及冠檐被腺毛, 内面具微柔毛环, 上唇直伸, 2 裂片圆形, 稍重叠, 下唇开展; 小坚果 4。

[自然生境] 栽培。

[地理分布] 万源市。

[入药部位] 全草。

[功能主治] 防腐、消炎、杀菌、驱虫, 用于烫伤、烧伤、皮肤病、神经痛。

益母草

[异名] 充蔚子、坤草、九重草、森蒂、傍玛。

[拉丁名] *Leonurus japonicus* Houtt.

[形态特征] 一年生或二年生草本; 茎直立, 通常高 30～120 cm, 钝四棱形, 有倒向糙伏毛, 在节及棱上尤为密集; 叶轮廓变化很大, 茎下部叶轮廓为卵形, 基部宽楔形, 掌状 3 裂, 裂片呈长圆状菱形至卵圆形, 通常长 2.5～6 cm, 宽 1.5～4 cm, 裂片上再分裂, 上面绿色, 有糙伏毛, 叶脉稍下陷, 下面淡绿色, 被疏柔毛及腺点, 叶脉凸出, 叶柄纤细, 长 2～3 cm, 由于叶基下延而在上部略具翅, 腹面具槽, 背面圆形, 被糙伏毛; 茎中部叶轮廓为菱形, 较小, 通常分裂成 3 个或偶有多个长圆状线形的裂片, 基部狭楔形, 叶柄长 0.5～2 cm; 花序最上部的苞叶近于无柄, 线形或线状披针形, 长 3～12 cm, 宽 2～8 mm, 全缘或具稀少牙齿; 轮伞花序腋生, 具 8～15 花; 小坚果长圆状三棱形, 长 2.5 mm, 基部楔形, 淡褐色, 光滑。

[自然生境] 生于海拔 2 300 m 以下的山坡、草丛及溪边林湿润处。

[地理分布] 达川区、大竹县、开江县、通川区、渠县、万源市、宣汉县。

[入药部位] 全草和种子。

[功能主治] 种子活血调红、利尿消肿、清热解毒, 用于月经不调、痛经、经闭、恶露不尽、水肿、尿少、疮疡

肿毒。全草活血祛瘀、调经、生新、利尿消肿、安胎、祛瘀,用于月经不调、闭经、痛经、产后瘀血腹痛、肾炎浮肿、小便不利、尿血、产后子宫收缩痛。泻血,痈肿疮疡。外用治疮痈肿毒、跌打损伤。

白绒草

[异名]北风草。

[拉丁名]*Leucas mollissima* Wall.

[形态特征]直立草本;高达1 m;茎细长扭曲,被白色平伏柔毛状绒毛,多分枝,节间长;叶卵形,长2.5～4.0 cm,先端尖,基部宽楔形或心形,具圆齿状锯齿,两面密被柔毛状绒毛,上面具皱纹;叶柄长达1 cm,密被柔毛状绒毛;轮伞花序球状,直径1.5～2.0 cm;苞片线形,长2～3 mm,密被长柔毛;花萼管形,长约6 mm,密被长柔毛,内面喉部被微柔毛,萼口平截,10脉显著,萼齿10,长三角形,长约1 mm,果时直立;花冠白色、褐黄色或粉红色,长约1.3 cm,冠筒长约7 mm,内面中部具毛环,下唇较上唇长1.5倍,中裂片倒心形,侧裂片长圆形;小坚果黑褐色,卵球状三棱形;

[自然生境]生于海拔750～2 000 m的阳坡荒地、灌丛、草丛。

[地理分布]开江县、通川区。

[入药部位]全草。

[功能主治]清热解毒、发表散寒、活血止痛、清肺止咳,用于伤暑头痛、呕吐、肺热咳嗽、咯血、胸痛、肾虚遗精、阳痿、腰痛、牙痛。外用于疖肿、乳痈、骨折、跌打损伤。

地笋

[异名]地瓜儿苗、四棱麻、佩兰、红花泽兰、泽兰。

[拉丁名]*Lycopus lucidus* Turcz.

[形态特征]多年生草本;高达70 cm;茎常不分枝,无毛或节稍紫红色,疏被微硬毛;地下匍匐茎肥大,具鳞叶;叶长圆状披针形,长4～8 cm,先端渐尖,基部楔形,具粗牙齿状尖齿,两面无毛,下面被腺点;叶柄极短或近无;轮伞花序球形,直径1.2～1.5 cm;小苞片卵形或披针形,刺尖,具小缘毛,外层小苞片长达5 mm,具3脉,内层小苞片长2～3 mm,具1脉;花萼长3 mm,被腺点,内面无毛,萼齿5,披针状三角形,长约2 mm,刺尖,具小缘毛;花冠白色,长5 mm,冠檐被腺点,喉部被白色短柔毛,冠筒长约3 mm,冠檐稍二唇形,上唇近圆形,下唇3裂;小坚果倒卵球状四边形,长1.6 mm,背面平,腹面具棱,被腺点。

[自然生境]生于海拔3 100 m以下的沟边以及潮湿处。

[地理分布]大竹县。

[入药部位]根茎及全草。

[功能主治]根茎活血、健脾益气、消水,用于脾虚水肿、食欲减退、白带淋浊、吐血、衄血、产后腹痛、带下。全草活血、破血、祛风、行水、通经,用于经闭、癥瘕、产后腹痛、月经不调、痛经、身面浮肿、跌打损伤、刀伤、痈肿。

硬毛变种地瓜儿苗

[异名]地笋子、地蛹、地藕、地瓜儿苗。

[拉丁名]*Lycopus lucidus* Turcz. *var. hirtus* Regel

[形态特征]多年生草本,高40～100 cm。地下根茎横走,稍肥厚,白色。茎直立,方形,有四棱角,中空,表面绿色、紫红色或紫绿色,光滑无毛,仅在节处有毛丛,叶交互对生;披针形、狭披针形至广披针形,长4.5～11.0 cm,宽8～35 mm,先端长锐尖或渐尖,基部楔形,边缘有粗锐锯齿,有时两齿之间尚有细锯齿;近革质,上面略有光泽,无毛,下面密被腺点,无毛或脉上疏生白柔毛;叶柄短或几无柄。轮伞花序腋生,花小,多数;苞片披针形,边缘有毛;萼钟形,长约4 mm,先端5裂,裂片狭披针形,先端长锐尖;花冠白色,钟形,稍露出于花萼,长4.5～5.0 mm,外面有腺点,上唇直立,下唇3裂,裂片几相等;能育雄蕊2;子房矩形,4深裂,着生于花盘上,花柱顶端2裂,伸出。小坚果扁平,长约1 mm,暗褐色。

[自然生境]生于海拔2 100 m以下的沼泽、沟边阴湿处。

[地理分布]大竹县、渠县、宣汉县。

[入药部位]全草。

[功能主治]活血通经、祛痰、祛瘀消肿、利水通淋、利尿,用于月经不调、产前后诸症、腹痛、水肿、消渴、经闭、痛经、跌打损伤。根茎固肾止带、健脾利水,用于妇女体虚白带、脾虚水肿。根消肿解毒,兼治风湿、蛇咬伤。

肉叶龙头草

[异名]恙汉花、水升麻。

[拉丁名]*Meehania faberi* (Hemsl.) C. Y. Wu

[形态特征]多年生草本,高达25 cm,不分枝;幼茎被倒生短柔毛或微柔毛,后仅节被毛余无毛;叶2~3对,集生茎上部;叶卵形或卵状椭圆形,长5~11 cm,先端尖或渐尖,有时圆或尖头微弯,基部近楔形或微心形,疏生波状圆齿或粗齿,稀近全缘,上面疏被微柔毛或近无毛,下面脉被柔毛或近无毛;叶柄长0.5~2.5 cm,向上渐短,有时近无柄;轮伞花序具2花,组成总状花序,苞片卵状披针形或披针形,长2~3 mm;花梗长约2 mm;花萼管形,长1.1~1.3 cm,被微柔毛,萼齿三角状卵形;花冠紫色或粉红色,长3.5~4.0 cm,被微柔毛,上唇裂片长圆形,下唇中裂片近方形,先端平截或微缺,侧裂片长圆形。

[自然生境]生于林下、灌丛中。

[地理分布]宣汉县。

[入药部位]全草。

[功能主治]清热解毒、消肿散结、止痒,用于痈肿疮毒、瘰疬、咽喉肿痛。

龙头草

[异名]长穗美汉花。

[拉丁名]*Meehania henryi* (Hemsl.) Sun ex C.Y.Wu

[形态特征]多年生草本,高达60 cm。幼茎被柔毛,后仅节被柔毛,余近无毛;叶心形或卵形,长4~13(~17)cm,先端渐尖,基部心形,具波状锯齿或粗齿,上面被柔毛,沿脉毛较密,下面近无毛;叶向茎顶近无柄,叶柄长不及10 cm;轮伞花序组成长6~9 cm的总状花序;苞片卵状披针或披针形,长3~6 mm,小苞片钻形;花梗长1~4 mm;花萼窄管形,长1.0~1.3 cm,被微柔毛;萼齿三角形,长3~4 mm,上唇3齿较长;花冠淡红紫色或淡紫色,长2.3~2.7 cm,疏被微柔毛,上唇裂片长圆形,下唇中裂片扇形,先端微缺,内面被长柔毛,侧裂片长圆形;小坚果球状长圆形,密被短柔毛,腹面微三棱形。

[自然生境]生于低山的林下、灌木林中。

[地理分布]大竹县、万源市。

[入药部位]全草、根、叶。

[功能主治]全草清热解毒,用于蚊虫咬伤。根泡酒服补血。叶外用于蛇咬伤。

蜜蜂花

[异名]鼻血草、血母草、野荆芥、山合香、大腻菊草、青四棱草。

[拉丁名]*Melissa axillaris* (Benth.) Bakh. f.

[形态特征]多年生草本,具地下茎。叶具柄,柄纤细,长0.2~2.5 cm,腹凹背凸,密被短柔毛,叶片卵圆形,边缘具锯齿状圆齿,草质;轮伞花序少花或多花,在茎、枝叶腋内腋生,疏离;苞片小,近线形,具缘毛;花梗长约2 mm,被短柔毛。花萼钟形,长6~8 mm,常为水平伸出,外面沿肋上被具节长柔毛,内面无毛,13脉,二唇形,上唇3齿,齿短,急尖,下唇与上唇近等长,2齿,齿披针形。花冠白色或淡红色,长约1 cm,外被短柔毛,内面无毛,冠筒稍伸出,至喉部扩大,冠檐二唇形,上唇直立,先端微缺,下唇开展,3裂,中裂片较大。雄蕊4,前对较长,不伸出,花药2室,室略叉开。花柱略超出雄蕊,先端相等2浅裂,裂片外卷。花盘浅盘状,4裂。小坚

果卵圆形,腹面具棱。

[自然生境]生于海拔600~2 300 m的路旁、山坡、草地、向阳草丛或灌丛。

[地理分布]大竹县。

[入药部位]叶。

[功能主治]清热解毒、凉血止血,用于风湿痹痛、麻木、麻风、吐血、鼻衄、皮肤瘙痒、疱疹、癫症、崩带。

薄荷

[异名]野薄荷、古底弄几。

[拉丁名]*Mentha haplocalyx* Briq.

[形态特征]多年生草本;茎直立,高30~60 cm,下部数节具纤细的须根及水平匍匐根状茎,锐四棱形,具四槽,上部被倒向微柔毛,下部仅沿棱上被微柔毛,多分枝;叶片长圆状披针形、披针形、椭圆形或卵状披针形,稀长圆形,长3~5(~7) cm,宽0.8~3.0 cm,先端锐尖,基部楔形至近圆形,边缘在基部以上疏生粗大的牙齿状锯齿,侧脉约5~6对,与中肋在上面微凹陷下面显著,上面绿色;沿脉上密生,余部疏生微柔毛,或除脉外余部近于无毛,上面淡绿色,通常沿脉上密生微柔毛;叶柄长2~10 mm,腹凹背凸,被微柔毛;轮伞花序腋生,轮廓球形,花时直径约18 mm,具梗或无梗,具梗时梗可长达3 mm,被微柔毛;花梗纤细,长2.5 mm,被微柔毛或近于无毛;花萼管状钟形,长约2.5 mm,外被微柔毛及腺点,内面无毛,10脉,不明显,萼齿5,狭三角状钻形,先端长锐尖,长1 mm;小坚果卵珠形,黄褐色,具小腺窝。

[自然生境]生于海拔2 300 m以下的沟边、地旁、低洼潮湿处。

[地理分布]大竹县、开江县、通川区、渠县、万源市、宣汉县。

[入药部位]全草。

[功能主治]疏风、清热、清利头目、解热、镇痛、利咽喉、避秽、发表透疹,用于外感风热、目赤头痛、咽喉肿痛、食滞气胀、口疮、牙痛、疮疥、麻疹不透、瘾疹。

小花荠苎

[异名]痱子草、野荆芥,小花薄荷。

[拉丁名]*Mosla cavaleriei* Levl.

[形态特征]一年生草本。茎高25~100 cm,具分枝,四棱形,被稀疏的具节长柔毛及混生的微柔毛。叶卵形或卵状披针形,叶柄纤细,长1~2 cm,腹凹背凸,被具节疏柔毛。总状花序小,顶生于主茎及侧枝上,长2.5~4.5 cm,果时长达8 cm;苞片极小,卵状披针形,与花梗近等长或略超出花梗,被疏柔毛;花梗细而短,长约1 mm,与序轴被具节小疏柔毛。花萼长约1.2 mm,宽约1.2 mm,外面被疏柔毛,略二唇形,上唇3齿极小,三角形,下唇2齿稍长于上唇,披针形,果时花萼增大。花冠紫色或粉红色,长约2.5 mm,外被短柔毛,冠檐极短,上唇2圆裂,下唇较之略长,3裂,中裂片较长。雄蕊4,后对雌蕊能育,不超过上唇,前对雄蕊退化至极小。花柱先端2裂,微伸出花冠。小坚果灰褐色,球形,直径1.5 mm,具疏网纹,无毛。

[自然生境]生于海拔1 800 m以下的疏林、山坡草地。

[地理分布]达川区。

[入药部位]全草。

[功能主治]发汗解暑、健脾利湿、止痒、解蛇毒,用于感冒、中暑、急性胃肠炎、消化不良、水肿。外用于湿疹、疮疖肿毒、跌打肿痛。

小鱼仙草

[异名]红花月味草、热痱草、假鱼香、土荆芥、姜芥。

[拉丁名]*Mosla dianthera* (Buch.-Ham.) Maxim.

[形态特征]一年生草本;茎四棱形,具浅槽,近无毛,多分枝。叶卵状披针形或菱伏披针形,叶柄长3~18 mm;总状花序生于主茎及分枝的顶部,长3~15 cm,密花或疏花;花梗长1 mm,果时伸长至4 mm,被极

细的微柔毛,序轴近无毛。花萼钟形,长约2 mm,宽2.0~2.6 mm,外面脉上被短硬毛,二唇形,上唇3齿,卵状三角形,中齿较短,下唇2齿,披针形,与上唇近等长或微超过之,果时花萼增大,上唇反向上,下唇直伸。花冠淡紫色,长4~5 mm,外面被微柔毛,内面具不明显的毛环或无毛环,冠檐二唇形,上唇微缺,下唇3裂,中裂片较大。雄蕊4,后对能育,药室2,叉开,前对退化,药室极不明显。花柱先端相等,2浅裂。小坚果灰褐色,近球形,直径1~1.6 mm,具疏网纹。

[自然生境]生于海拔2 300 m以下的山坡、路旁、沟边。

[地理分布]开江县、通川区、万源市。

[入药部位]全草。

[功能主治]祛风解表、利湿止痒,用于感冒头痛、乳蛾、扁桃体炎、中暑、溃疡病、痢疾;外用于湿疹、痱子、皮肤瘙痒、疮疖、蜈蚣咬伤。

少花荠苎

[异名]土荆芥。

[拉丁名]*Mosla pauciflora* (C. Y. Wu) C. Y. Wu & H. W. Li

[形态特征]一年生直立草本;茎高(15~)20~70 cm,多分枝,分枝纤细,伸长,茎、枝均四棱形,具浅槽,被白色倒向疏短柔毛,节上微带淡紫色;叶披针形至狭披针形,长1.5~4 cm,宽0.6~1.2 cm,先端急尖,基部渐狭,边缘具疏锐锯齿,纸质,上面橄榄绿色,被疏短柔毛,老时多少明显被棕色凹陷腺点,下面淡绿色,脉上被极疏短柔毛,其余部分散布棕色凹陷腺点;叶柄长0.5~1.5 cm,腹凹背凸,被疏短柔毛;总状花序长1.2~10 cm,生于主茎上的较长,侧枝上的近头状;苞片卵状披针形,长5~6(8~9)mm,宽2.0~4.5 mm,先端渐尖,基部急尖,远较花梗为长,最下面的有时长至1 cm,宽至4.5 mm;花梗长约1 mm,果时伸长至2 mm,被白色疏柔毛;花萼钟形,长约3 mm,宽约2 mm,外面被白色疏柔毛,近二唇形,后齿较短,狭披针形,果时花萼长达7 mm,宽4 mm,基部囊状;小坚果黑褐色,球形,直径约1.5 mm,具窝状雕纹。

[自然生境]生于海拔1 000~1 350 m的路旁、溪边、林缘。

[地理分布]达川区、大竹县。

[入药部位]全草。

[功能主治]发表散寒、清暑解表、止痒,外洗痱子。

石荠苎

[异名]土香茹、土荆芥、红痱子草。

[拉丁名]*Mosla scabra* (Thunb.) C. Y. Wu & H. W. Li

[形态特征]一年生草本;茎高20~100 cm,多分枝,分枝纤细,茎、枝均四棱形,具细条纹,密被短柔毛;叶卵形或卵状披针形,长1.5~3.5 cm,宽0.9~1.7 cm,先端急尖或钝,基部圆形或宽楔形,边缘近基部全缘,自基部以上为锯齿状,纸质,上面橄榄绿色,被灰色微柔毛,下面灰白,密布凹陷腺点,近无毛或被极疏短柔毛;叶柄长3~16(~20)mm,被短柔毛;总状花序生于主茎及侧枝上,长2.5~15.0 cm;苞片卵形,长2.7~3.5 mm,先端尾状渐尖,花时及果时均超过花梗;花梗花时长约1 mm,果时长至3 mm,与序轴密被灰白色小疏柔毛;花萼钟形,长约2.5 mm,宽约2 mm,外面被疏柔毛,二唇形,上唇3齿呈卵状披针形,先端渐尖,中齿略小,下唇2齿,线形,先端锐尖,果时花萼长至4 mm,宽至3 mm,脉纹显著;小坚果黄褐色,球形,直径约1 mm,具深雕纹。

[自然生境]生于海拔200~1 100 m的山坡、路旁或灌丛下。

[地理分布]达川区、开江县、通川区。

[入药部位]全草。

[功能主治]清暑热、祛风湿、解表、消肿解毒、行气理血、利湿止痒,用于暑热痧症、暑日感冒、中暑、感冒头痛、咽喉肿痛、急性胃肠炎、湿疹、衄血、血痢、感冒咳嗽、慢性气管炎、痈疽、疮肿、风疹、热痱、痢疾、小便不利、肾炎水肿、白带。炭炒用于便血、子宫出血。外用于跌打损伤、外伤出血、麻子、皮炎、湿疹、脚癣、多

发性疗肿、毒蛇咬伤。

紫苏

[异名]苏麻子、白紫苏、山紫苏、家苏。

[拉丁名]*Perilla frutescens* (L.) Britt.

[形态特征]一年生直立草本;高达2 m;茎绿色或紫色,密被长柔毛;叶宽卵形或圆形,长7~13 cm,先端尖或骤尖,基部圆形或宽楔形,具粗锯齿,上面被柔毛,下面被平伏长柔毛;叶柄长3~5 cm,被长柔毛;轮伞总状花序密被长柔毛;苞片宽卵形或近圆形,长约4 mm,具短尖,被红褐色腺点,无毛;花梗长约1.5 mm,密被柔毛;花萼长约3 mm,直伸,下部被长柔毛及黄色腺点,下唇较上唇稍长;花冠长3~4 mm,稍被微柔毛,冠筒长2.0~2.5 mm;小坚果灰褐色,近球形,直径约1.5 mm。

[自然生境]生于海拔1 800 m以下的向阳肥沃土地,多栽培。

[地理分布]达川区、大竹县、开江县、通川区、渠县、万源市、宣汉县。

[入药部位]果实、叶、梗。

[功能主治]果实下气、消痰、润肺、宽胸、平喘,用于咳逆痰喘、痰涎壅盛、气滞、便秘、气滞。叶解表、散寒、理气、和营、安胎,解鱼蟹毒、治麻子,用于风寒感冒、恶寒发热、咳嗽、气喘、胸腹胀满、干呕、胎动不安。梗理气、舒郁、止痛、安胎,用于气滞、食滞、胸膈痞闷、脘腹疼痛、胎气不和。叶杀菌,用于预防泡菜生花。

野生紫苏

[异名]尖紫苏。

[拉丁名]*Perilla frutescens* (L.) Britton var. *acuta* Thunb Kudo

[形态特征]一年生直立草本;茎高0.3~2.0 m,绿色或紫色,钝四棱形,具四槽,密被长柔毛。叶阔卵形或圆形,先端短尖或凸尖,基部圆形或阔楔形,边缘在基部以上有粗锯齿,膜质或草质,两面绿色或紫色,或仅下面紫色,上面被疏柔毛,下面被贴生柔毛;叶柄长3~5 cm,背腹扁平,密被长柔毛。轮伞花序2花;苞片宽卵圆形或近圆形;花梗长1.5 mm,密被柔毛;花萼钟形,花冠白色至紫红色,长3~4 mm,外面略被微柔毛,内面在下唇片基部略被微柔毛,冠筒短,长2.0~2.5 mm,喉部斜钟形,冠檐近二唇形,上唇微缺,下唇3裂,中裂片较大,侧裂片与上唇相似。雄蕊4,花丝扁平,花药2室,室平行,其后略叉开或极叉开。花柱先端相等,2浅裂。花盘前方呈指状膨大。小坚果近球形,灰褐色,直径约1.5 mm,具网纹。

[自然生境]生于山地路旁、村边荒地。

[地理分布]万源市。

[入药部位]叶。

[功能主治]解表散寒、下气、平喘、安胎、理气和营,用于风寒咳嗽、气喘、胎动不安。

茴茴苏

[异名]鸡冠回苏、苏子。

[拉丁名]*Perilla frutescens* (L.) Britt. var. *crispa* (Thunb.) Hand. –Mazz.

[形态特征]一年生直立草本,高达2 m;茎绿色或紫色,密被长柔毛;叶具狭而深的锯齿,常为紫色;叶柄长3~5 cm,被长柔毛;轮伞总状花序密被长柔毛;苞片宽卵形或近圆形,长约4 mm,具短尖,被红褐色腺点,无毛;花梗长约1.5 mm,密被柔毛;花萼长约3 mm,直伸,下部被长柔毛及黄色腺点,下唇较上唇稍长;花冠长3~4 mm,稍被微柔毛,冠筒长2.0~2.5 mm;果萼较小。小坚果灰褐色,近球形,直径约1.5 mm。

[自然生境]生于海拔2 300 m以下的山地,多为栽培。

[地理分布]宣汉县、万源市。

[入药部位]叶、果实、梗。

[功能主治]叶解表散寒、顺气消胀、理气和营,用于感冒风寒、恶寒发热、咳嗽、气喘、胸腹胀满、胎动不安、鱼蟹中毒。果实降气、消痰、止咳宽中,用于咳嗽、痰喘、气滞、呃逆。梗理气宽中、解郁安胎,用于胸闷不

舒、气滞腹胀、妊娠呕吐、胎动不安。

南方糙苏

[异名]大叶毛三七。

[拉丁名]*Phlomis umbrosa* Turcz. var. *australis* (Hemsl.)

[形态特征]多年生草本；高达1.5 m；根粗壮，长达30 cm，径约1 cm；茎疏被倒向短硬毛，有时上部被星状短柔毛，带紫红色，多分枝；叶圆卵形或卵状长圆形，长5.2～12.0 cm，先端尖或渐尖，基部浅心形或圆形，具锯齿状牙齿，或不整齐圆齿，两面疏被柔毛及星状柔毛，下面有时毛较密；叶柄长1～12 cm，密被短硬毛；花萼管形，长约1 cm，径3.5 mm，被星状微柔毛，有时脉疏被刚毛，萼齿具长约1.5 mm刺尖，齿间具双齿，齿端内面被簇生毛；花冠粉红色或紫红色，稀白色，下唇具红斑，长约1.7 cm，冠筒背部上方被短柔毛，余无毛，内具毛环，上唇具不整齐细牙齿，被绢状柔毛，内面被髯毛，下唇长约5 mm，密被绢状柔毛，3裂，裂片卵形或近圆形；雄蕊内藏，花丝无毛，无附属物。

[自然生境]生于海拔1 600～2 300 m的山坡、草丛、沟边。

[地理分布]万源市。

[入药部位]全草和根。

[功能主治]根消炎、止咳，用于肺痨咳嗽、肺痈。全草消炎、止咳，用于吐泻、风热咳嗽、感冒。

夏枯草

[异名]灯笼花、牛儿草、六月干、白花草、大头花。

[拉丁名]*Prunella vulgaris* L.

[形态特征]多年生草本；茎高达30 cm，基部多分枝，紫红色，疏被糙伏毛或近无毛；叶卵状长圆形或卵形，先端钝，基部圆形、平截或宽楔形下延，具浅波状齿或近全缘；穗状花序，苞叶近卵形，苞片淡紫色，宽心形，花萼钟形，花冠紫色、红紫色或白色，上唇近圆形，稍盔状，下唇中裂片近心形，具流苏状小裂片；前对雄蕊长；小坚果长—圆状卵球形，长1.8 mm，微具单沟纹。

[自然生境]生于海拔2 300 m以下的向阳山坡草地、林缘、灌丛中。

[地理分布]达川区、大竹县、开江县、通川区、渠县、万源市、宣汉县。

[入药部位]果穗。

[功能主治]清肝明目、破癥散结、清热，用于瘰疬、疬瘤、乳痈、乳癌、颈淋巴结核、目珠夜痛、羞明流泪、头目眩晕、口眼歪斜、筋骨疼痛、肺结核、急性传染性黄疸型肝炎、中心性视网膜炎、急性乳腺炎、腮腺炎、痈疖肿毒、血崩、带下、高血压、尿道炎、火眼、痛疸。

拟缺香茶菜

[异名]野紫苏。

[拉丁名]*Rabdosia excisoides* (Sun ex C. H. Hu) C. Y. Wu & H. W. Li

[形态特征]多年生草本；根茎横走，木质，略增粗或呈疙瘩状，粗可达2 cm，向下密生纤维状须根；茎叶对生，宽椭圆形、卵形或圆卵形，先端锐尖状尾形，基部宽楔形或平截，骤然渐狭下延，边缘具不整齐的锯齿状牙齿，坚纸质，上面暗绿色，沿脉上被微柔毛，余部疏被糙伏小硬毛，下面淡绿色，仅沿脉上疏被短柔毛，余部无毛，侧脉约3对；叶柄长1～5 cm，上部具宽翅；总状圆锥花序顶生或于上部茎叶腋生；花萼花时钟形，长达3.5 mm，萼齿5，明显3/2式二唇形，齿裂至中部或以下，上唇3齿，齿三角形，具刺尖，下唇2齿，齿靠近，长三角形，具刺尖，果时花萼明显增大，长达7 mm，肋及边缘脉明显突起，上唇3齿外反，下唇2齿平伸；成熟小坚果近球形，径约1.5 mm，褐色，无毛。

[自然生境]生于海拔1 200～2 300 m的草坡、路边、沟边、荒地、疏林下。

[地理分布]万源市。

[入药部位]全草。

[功能主治]祛风活血、解毒消肿,用于感冒头痛、风湿痹痛、跌打瘀肿、骨折、外伤出血、毒蛇咬伤。

宽叶香茶菜

[拉丁名]*Rabdosia latifolia* C. Y. Wu & H. W. Li

[形态特征]多年生草本;根茎疙瘩状,木质,向下密生纤维状须根;茎直立,高达1 m,钝四棱形,具四浅槽,有细条纹,密被倒向短柔毛,节上稍粗大,带紫色;茎叶对生,极阔的卵圆形,长5.5～10.5 cm,宽6～10 cm,先端圆形,基部截状楔形或宽楔形,骤然渐狭下延至叶柄,边缘具圆齿状锯齿,顶齿披针形,稍长,齿尖均具胼胝体,草质,上面深绿色,沿脉上密被微柔毛,余部散布小硬毛,下面淡绿色或带紫红色,密被短柔毛及淡黄色小腺点,侧脉3～4对,近基部1～2对常明显再分枝,两面均突起,在叶齿下网结,平行细脉两面明显;叶柄不连具渐狭翅的上部长1.5～3.0 cm,近花序的叶常近于无柄;圆锥花序在茎上顶生,或在上部2～3对叶腋内腋生,因而总体呈庞大的圆锥花序,长可达20 cm;成熟小坚果卵圆状球形,长约1.2 mm,淡黄褐色,无毛。

[自然生境]生于海拔1 450～2 000 m的草丛中。

[地理分布]万源市。

[入药部位]全草。

[功能主治]祛风活血、解毒消肿,用于感冒头痛、风湿痹痛、跌打瘀肿、骨折、外伤出血、毒蛇咬伤。

线纹香茶菜

[异名]小疙瘩。

[拉丁名]*Rabdosia lophanthoides* (Buch.–Ham. ex D. Don) Hara.

[形态特征]多年生柔弱草本,基部匍匐生根,并具小球形块根。茎高15.0～100.0 cm,直立或上升,四棱形,具槽,被短柔毛至几被长疏柔毛,常下部具多数叶。茎叶卵形、阔卵形或长圆状卵形,长1.5～8.8 cm,宽0.5～5.3 cm,先端钝,基部楔形,圆形或阔楔形,稀浅心形,边缘具圆齿,草质,上面榄绿色,密被具节微硬毛,下面淡绿色,除被具节微硬毛外,并满布褐色腺点;叶柄长与叶片近相等或较之略短或略长。圆锥花序顶生及侧生,长7.0～20.0 cm,宽3.0～6.0 cm,由聚伞花序组成,聚伞花序11～13花,分枝蝎尾状,具梗,总梗长5.0～13.0 mm;苞叶卵形,下部的叶状,但远较小,上部的苞片状,无柄,被毛与茎叶同,最下一对苞叶卵形,极小,其余的卵形至线形,远较纤细,长3.0～5.0 mm,比花梗短。花萼钟形,长约2.0 mm,直径约1.7 mm,外面下部疏被串珠状具节长柔毛,满布红褐色腺点,萼齿5,卵三角形,长为花萼之1/3,二唇形,后3齿较小,前2齿较大。花冠白色或粉红色,具紫色斑点,长6.0～7.0 mm,冠檐外面被稀疏小黄色腺点,冠筒直,基部直径0.8～1.0 mm,喉部直径1.5～2.0 mm,长3.7～5.0 mm,冠檐二唇形,上唇长1.6～2.0 mm,极外反,具4深圆裂,裂片近长方形,下唇稍长于上唇,极阔的卵形,宽2.0～2.8 mm,伸展,扁平。雄蕊及花柱长长地伸出或在雄蕊退化的花中仅花柱长长地伸出。花、果期8～12月。

[自然生境]生于海拔500～2 300 m的溪边、林下、荒地。

[地理分布]万源市。

[入药部位]全草。

[功能主治]解毒祛风、清热利湿、祛风除湿、凉血散瘀、退黄、驱虫,用于风湿痹痛、风湿麻木、跌打损伤、黄疸、急性胆囊炎、咽喉肿痛、痢疾、泄泻、解乌头中毒。

碎米桠

[异名]碎米桠。

[拉丁名]*Rabdosia rubescens* (Hemsl.) Hara

[形态特征]小灌木;高(0.3)0.5～1.0(1.2)m;根茎木质,有长纤维状须根;叶、茎叶对生,卵圆形或菱状卵圆形,长2～6 cm,宽1.3～3.0 cm,先端锐尖或渐尖,后一情况顶端一齿较长,基部宽楔形,骤然渐狭下延成假翅,边缘具粗圆齿状锯齿,齿尖具胼胝体,膜质至坚纸质,上面榄绿色,疏被小疏柔毛及腺点,有时近无毛,下面淡绿色,密被灰白色短绒毛至近无毛,侧脉3～4对,两面十分明显,脉纹常带紫红色;叶柄连具翅假柄在

内长1~3.5 cm, 向茎、枝顶部渐变短; 茎直立, 多数, 基部近圆柱形, 灰褐色或褐色, 无毛, 皮层纵向剥落, 上部多分枝, 分枝具花序, 茎上部及分枝均四棱形, 具条纹, 褐色或带紫红色, 密被小疏柔毛, 幼枝极密被绒毛, 带紫红色; 小坚果倒卵状三棱形, 长1.3 mm, 淡褐色, 无毛。

[自然生境] 生于海拔1 000~2 300 m的山坡、林地、砾石地、灌丛。

[地理分布] 达川区、通川区、万源市。

[入药部位] 地上部分。

[功能主治] 清热解毒、祛风除湿、活血止痛、抗癌、消炎、抗菌, 用于咽喉肿痛、乳蛾、感冒头痛、咳嗽、慢性肝炎、风湿关节痛、蛇虫咬伤、癌症。

贵州鼠尾草

[异名] 破罗子、反背红、心肺草。

[拉丁名] *Salvia cavaleriei* Levl.

[形态特征] 一年生草本, 高达32 cm; 茎细长, 带紫色, 下部无毛, 上部稍被微柔毛; 茎下部具羽状复叶, 上部具单叶; 顶生小叶长卵形或披针形, 长2.5~7.5 cm, 先端钝或圆, 基部楔形或圆形, 疏生钝齿, 上面被微柔毛或无毛, 下面带紫色, 无毛, 侧生小叶1~3对, 全缘或具钝齿; 叶柄长3~7 cm, 无毛; 轮伞花序具2~6花, 疏散, 组成总状或圆锥花序, 稍被微柔毛; 花萼筒形, 长约4.5 mm, 无毛, 内面上部被细糙伏毛, 上唇全缘, 先端尖, 下唇具三角形尖齿; 花冠蓝紫色或紫色, 长约8 mm, 被微柔毛, 冠筒长约5.5 mm, 内具柔毛环, 喉部径约2 mm, 上唇长圆形, 下唇中裂片倒心形, 侧裂片卵形; 花丝长约2 mm, 药隔长约4.5 mm, 上臂长约3 mm, 下臂长约0.5 mm; 小坚果黑色, 长椭圆形, 长约0.8 mm。

[自然生境] 生于海拔500~1 300 m的山区的林下阴湿处。

[地理分布] 大竹县、万源市。

[入药部位] 全草。

[功能主治] 清热解毒、利湿、凉血止血、活血, 用于疮痈肿毒、丹毒、吐血、咯血、血痢、便血、血崩、鼻衄。

血盆草

[异名] 反背红、破锣子、红孩儿、红肺经。

[拉丁名] *Salvia cavaleriei* var. *simplicifolia* Stib.

[形态特征] 一年生草本; 主根粗短, 纤维状须根细长, 多分枝。茎单一或基部多分枝, 高12~32 cm, 细瘦, 四棱形, 青紫色, 下部无毛, 上部略被微柔毛。叶全部基出或稀在茎最下部着生, 通常为单叶, 心状卵圆形或心状三角形, 稀三出叶, 侧生小叶小, 叶片长3.5~10.5 cm, 宽约为长之1/2, 先端锐尖或钝, 具圆齿, 无毛或被疏柔毛, 叶柄常比叶片长, 无毛或被开展疏柔毛; 花序被极细贴生疏柔毛, 无腺毛; 花紫色或紫红色。

[自然生境] 生于海拔450~2 300 m的山坡、沟边、灌木林下。

[地理分布] 大竹县、通川区、渠县、宣汉县、万源市。

[入药部位] 全草、根。

[功能主治] 根宽胸行气、祛风湿, 用于疥疮。全草凉血、利湿、止咳、止血、清肺热、散瘀, 用于肺热咳嗽、鼻血、小儿百日咳、咯血、血痢、血崩、痨伤吐血、崩漏、创伤出血。

鼠尾草

[异名] 乌草、水青、秋丹参、消炎草。

[拉丁名] *Salvia japonica* Thunb.

[形态特征] 一年生草本; 高达60 cm; 茎沿棱疏被长柔毛或近无毛; 上部茎叶一回羽状复叶, 具短柄, 顶生小叶披针形或菱形, 先端渐尖或尾尖, 基部窄楔形, 具钝锯齿, 卵状披针形, 先端尖或短渐尖, 基部偏斜近圆形; 轮伞花序具2~6花, 组成总状或圆锥花序, 序轴密被腺柔毛或柔毛; 花萼筒形, 长4~6 mm, 疏被腺柔毛, 喉部内具白色长硬毛环, 上唇三角形或近半圆形, 长约2 mm, 先端具3短尖头, 下唇具2长三角形齿; 花冠淡

红色、淡紫色、淡蓝色或白色,长约1.2 cm,密被长柔毛,冠筒内具斜向柔毛环,长约9 mm,伸出,基部直径约2 mm,喉部径达3.5 mm,上唇椭圆形或卵形,下唇中裂片倒心形,具小圆齿,侧裂片卵形;雄蕊伸出,花丝长约1 mm,药隔长约6 mm;小坚果褐色,椭圆形,长约1.7 cm。

[自然生境]栽培。

[地理分布]达川区、通川区。

[入药部位]花、叶。

[功能主治]清热利湿、消肿解毒、活血调经,用于鼠瘘寒热、下痢脓血不止、黄疸、赤白下痢、湿热带下、月经不调、痛经、跌打损伤。

鄂西鼠尾草

[异名]红秦艽。

[拉丁名]*Salvia maximowicziana* Hemsl.

[形态特征]多年生草本,高达90 cm;茎、花序轴、苞片先端及花梗均被腺柔毛;叶圆状心形或卵状心形;基生叶柄较叶片长2～2.5倍,茎生叶柄短;轮伞花序2花,组成疏散总状或圆锥花序,苞片披针形或卵状披针形;花梗长1～2 mm;花萼钟形,长约6 mm,稍被柔毛,上唇宽三角形,具3脉,稍反折,下唇具2三角形齿,具短尖头;花冠黄色,唇片带紫晕,长2.2 cm,稍被微柔毛,内具柔毛环,冠筒直伸,喉部径达8 mm,上唇稍盔状,卵形,长5 mm,先端微缺,下唇与上唇近等长,中裂片心形,长3 mm,全缘,侧裂片半圆形或近平截;雄蕊伸出,花丝长约5 mm,药隔长约5.5 mm,弧曲,上臂长约3 mm,下臂长约2.5 mm;花柱伸出;小坚果黄褐色,倒卵球形,两侧稍扁,长2.5 mm。

[自然生境]生于海拔1 500～2 300 m的路旁、草坡、林缘、山坡、林下。

[地理分布]万源市。

[入药部位]叶、根。

[功能主治]叶清热解毒、散瘀消肿,外用于疮毒。根代秦艽用。

丹参

[异名]红根、赤丹参、紫参、五风花、阴行草。

[拉丁名]*Salvia miltiorrhiza* Bunge

[形态特征]多年生草本;高达80 cm;主根肉质,深红色;茎多分枝,密被长柔毛;奇数羽状复叶,卵形、椭圆状卵形或宽披针形,长1.5～8.0 cm,先端尖或渐尖,基部圆形或偏斜,具圆齿,两面被柔毛;叶柄长1.3～7.5 cm,密被倒向长柔毛;轮伞花序具6至多花,密被长柔毛或腺长柔毛,苞片披针形;花梗长3～4 mm;花萼钟形,带紫色,长约1.1 cm,疏被长柔毛及腺长柔毛,具缘毛,内面中部密被白色长硬毛,上唇三角形,具3短尖头,下唇具2齿;花冠紫蓝色,长2～2.7 cm,被腺短柔毛,冠筒内具不完全柔毛环,基部直径2 mm,喉部直径达8 mm,上唇长1.2～1.5 cm,镰形,下唇中裂片宽达1 cm,先端2裂,裂片顶端具不整齐尖齿,侧裂片圆形;花丝长3.5～4 mm,药隔长1.7～2 cm;花柱伸出,小坚果椭圆形,长约3.2 mm。

[自然生境]栽培。

[地理分布]渠县。

[入药部位]根。

[功能主治]祛瘀止痛、排脓、活血调经、安神宁心、清心除烦,用于心绞痛、骨节寒痛、惊悸不眠、疮疡肿痛、月经不调、血痢、胸痹、痛经、经闭、腹中包块、产后恶露不净、肝区疼痛、血瘀气滞互结于中、胃脘疼痛。

南川鼠尾草

[拉丁名]*Salvia nanchuanensis* Sun

[形态特征]一年生或二年生草本;高达65 cm;茎密被平展白色长绵毛;叶茎生,一回羽状复叶,叶柄长1.5～5.5 cm;小叶卵形或披针形,长2.0～6.5 cm,先端钝或渐尖,基部偏斜,圆或心形,具圆齿或锯齿,上面无

毛,下面绿紫色,脉被长柔毛;小叶柄长2～7 mm;轮伞花序具2～6花,组成长6～15 cm总状花序或长达25 cm圆锥花序,被腺柔毛;苞片披针形,具缘毛;花梗长约3 mm;花萼深紫色,萼筒长5～7 mm,脉被白色腺柔毛,喉部内面被白色长硬毛,上唇三角形,长约1 mm,下唇长2 mm,齿窄三角形;花冠紫红色,长0.9～3.0 cm,被柔毛,冠筒长达2.5 cm,直伸,基部直径2 mm,喉部稍宽大,上唇长圆形,下唇长约5 mm,中裂片宽倒卵形,侧裂片半圆形;花丝长约2 mm,药隔长约3.5 mm,上臂较下臂稍长;小坚果褐色,椭圆形,长约2 mm。

[自然生境]生于海拔1 700～1 800 m的河边岩石上。

[地理分布]万源市。

[入药部位]根。

[功能主治]通经活络,用于月经不调、风寒感冒。

荔枝草

[异名]癞疙宝草、青蛙草、野泽兰、癞子草、雪见草。

[拉丁名]*Salvia plebeia* R. Br.

[形态特征]一年生或二年生草本;高达90 cm;茎粗壮,多分枝,被倒向灰白柔毛;叶椭圆状卵形或椭圆状披针形,先端钝或尖,基部圆形或楔形,具齿;轮伞花序具6花,多数,组成长10～25 cm的总状或圆锥花序,密被柔毛;苞片披针形;花梗长约1 mm;花萼钟形,长约2.7 mm,被柔毛及稀疏黄褐色腺点,上唇具3个细尖齿,下唇具2三角形齿;花冠淡红色、淡紫色、紫色、紫蓝色或蓝色,稀白色,长约4.5 mm,冠檐被微柔毛,冠筒无毛,内具毛环,上唇长圆形,下唇中裂片宽倒心形,侧裂片近半圆形;雄蕊稍伸出,花丝长约1.5 mm,药隔长约1.5 mm,弧曲,上臂及下臂等长;小坚果倒卵球形,直径0.4 mm。

[自然生境]生于海拔2 300 m以下的阴湿地、田边、草地、河边、沟边。

[地理分布]达川区、大竹县、开江县、通川区、渠县、万源市。

[入药部位]全草。

[功能主治]清热解毒、凉血、化痰、利水通淋、杀虫、清肺热、除风湿、止血,用于肺热咳嗽、红白痢疾、红肿疮毒、风火牙疼、月家痨、吐血、咯血、尿血、崩漏、腹水、白浊、咽喉肿痛、痈肿、痔疮、痒疹、疮毒、石淋、血淋。

一串红

[异名]龙爪花、一串红。

[拉丁名]*Salvia splendens* Ker Gawl.

[形态特征]亚灌木状;高达90 cm;茎钝四棱形,具浅槽,无毛;叶卵形或三角状卵形,长2.5～7.0 cm,先端渐尖,基部平截或近圆,具锯齿,两面无毛,下面被腺点;叶柄长3.0～4.5 cm,无毛;轮伞花序2～6花,组成顶生总状花序,花序长达20 cm;苞片卵圆形,红色,大,在花开前包裹着花蕾,先端尾状渐尖;花梗长4～7 mm,密被染红的具腺柔毛,花序轴被微柔毛;花萼钟形,红色,开花时长约1.6 cm,花后增大达2 cm,外面沿脉上被染红的具腺柔毛,内面在上半部被微硬伏毛,二唇形,唇裂达花萼长1/3,上唇三角状卵圆形,长5～6 mm,宽10 mm,先端具小尖头,下唇比上唇略长,深2裂,裂片三角形,先端渐尖;小坚果暗褐色,顶端不规则皱褶,边缘具窄翅。

[自然生境]各地庭园中广泛栽培。

[地理分布]达川区、通川区。

[入药部位]全草。

[功能主治]清热解毒、活血化瘀、凉血消肿,用于跌打损伤、红崩。

佛光草

[异名]蔓茎鼠尾、盐咳药、麻麻草、盐购药、倒地抽。

[拉丁名]*Salvia substolonifera* Stib.

[形态特征]一年生草本;高达40 cm;茎上升或匍匐,被短柔毛或微柔毛;单叶或小叶卵形,长1~3 cm,先端圆,基部平截或圆形,具圆齿,两面近无毛或仅沿脉被细长硬毛;叶柄长0.6~6.0 cm;轮伞花序具2~8花,下部疏散,上部密集,组成长7~15 cm的总状或圆锥花序,密被微硬毛及腺柔毛;苞片长卵形;花梗长约2 mm;花萼钟形,长3~4 mm,被微柔毛及腺点,内面近无毛,上唇梯形,平截,全缘或具2小齿,下唇具2卵状三角形齿;花冠淡红或淡紫色,长5~7 mm,疏被微柔毛,冠筒内具毛环或无,稍伸出,长3~4 mm,基部直径约1 mm,喉部直径约2 mm,上唇近圆形或倒卵形,下唇中裂片近倒心形,侧裂片圆形;花丝长1 mm,药隔长不及1 mm,弧曲,上下臂等长;小坚果淡褐色,卵球形,长1.5 mm,腹面具棱。

[自然生境]生于海拔400~1 000 m的向阳路边草丛、沟边、林下。

[地理分布]宣汉县。

[入药部位]全草。

[功能主治]清热解毒、凉血止血、止咳、平喘,用于肺热咯血、风热咳嗽、痰多气喘、吐血。

裂叶荆芥

[异名]荆芥、小茴香、裂叶荆芥。

[拉丁名]*Schizonepeta tenuifolia* (Benth.)

[形态特征]一年生草本;茎高0.3~1.0 m,四棱形,多分枝,被灰白色疏短柔毛;叶指状3裂,长1~3.5 cm,宽1.5~2.5 cm,先端锐尖,基部楔形渐狭并下延至叶柄,裂片披针形,宽1.5~4.0 mm,全缘,草质,上面暗橄榄绿色,被微柔毛,下面带灰绿色,被短柔毛,脉上及边缘较密,有腺点;叶柄长2~10 mm;花序为多数轮伞花序组成的顶生穗状花序,长2~13 cm,通常生于主茎上的较大而多花,生于侧枝上的较小而疏花,但均为间断的;苞片叶状,下部的较大,与叶同形,上部的渐变小,乃至与花等长,小苞片线形,极小;花萼管状钟形,长约3 mm,直径1.2 mm,被灰色疏柔毛,具15脉,齿5,三角状披针形或披针形,先端渐尖,长约0.7 mm,后面的较前面的为长;小坚果长圆状三棱形,长约1.5 mm,直径约0.7 mm,褐色,有小点。

[自然生境]生于海拔550~2 300 m的山坡、路边、林缘,有栽培。

[地理分布]万源市。

[入药部位]全草、花、果穗。

[功能主治]全草清热、散瘀、利咽喉、发表散寒、理血、透疹、消疮、祛风解毒,用于感冒发热、风寒头痛、咽喉肿痛、中风口痉、目赤、衄血、吐血、便血、崩漏、产后血晕、疮疥、痈肿、瘰疬、痧症、荨麻疹、皮肤瘙痒、风疹、疮疡初起。炭炒止血。

四棱草

[异名]四楞筋骨草、四楞标、方筋骨草。

[拉丁名]*Schnabelia oligophylla* Hand.-Mazz.

[形态特征]草本;高达1.2 m,直立或攀援;茎被微柔毛,旋脱落;叶长圆形,三角状卵形或卵形,有时3深裂,长1~5 cm,先端尖或渐尖,基部楔形,稍圆形或近心形,具锯齿;叶柄长0.3~2.3 cm;聚伞花序具1花;苞片锥形;开花型花萼5齿,具10脉,萼齿长5.5~8.0 mm,全缘,具缘毛,先端渐尖;花冠淡蓝紫色或紫色,长1.4~1.8 cm,冠筒长约1.2 cm,下唇三角形或倒卵状三角形,中裂片长约8 mm,侧裂片长约5 mm,上唇裂片宽椭圆形,长约4 mm;闭花受精型花萼长约3 mm,花冠长约1.5 mm,下唇中裂片长约0.5 mm,侧裂片长约0.2 mm,上唇卵形或近圆形,长约0.2 mm;小坚果长约5 mm。

[自然生境]生于海拔700~1 500 m的荒坡林下、阴湿处、石灰岩上。

[地理分布]大竹县、渠县。

[入药部位]全草。

[功能主治]祛风除湿、行血通络、散瘀止痛、舒筋活络,用于风湿痹痛、筋骨疼痛、风湿腰痛、四肢麻木、跌打损伤、胸胁闷胀、经闭。

半枝莲

[异名]并头草、赶山鞭、牙刷草、龙张口、牙刷毛。

[拉丁名]*Scutellaria barbata* D. Don

[形态特征]多年生草本；高35（～55）cm；根茎短粗，生出簇生的须状根；茎无毛或上部疏被平伏柔毛；叶三角状卵形或卵状披针形，长1.3～3.2 cm，先端尖，基部宽楔形或近平截，疏生浅钝牙齿，两面近无毛或沿脉疏被平伏柔毛；叶柄长1～3 mm，疏被柔毛；总状花序不分明，顶生；下部苞叶椭圆形或窄椭圆形，小苞片针状，长约0.5 mm，着生于花梗中部；花梗长1～2 mm，被微柔毛；花萼长约2 mm，沿脉被微柔毛，具缘毛，盾片高约1 mm；花冠紫蓝色，长0.9～1.3 cm，被短柔毛，冠筒基部囊状，喉部直径达3.5 mm，上唇半圆形，长1.5 mm，下唇中裂片梯形，侧裂片三角状卵形；小坚果褐色，扁球形，径约1 mm，被瘤点。

[自然生境]生于海拔300～2 300 m的沟边、田埂、路旁。

[地理分布]开江县、通川区。

[入药部位]全草。

[功能主治]清热解毒、活血散瘀、行气、止血定痛、利尿消肿、抗癌，用于衄血、吐血、血淋、赤痢、黄疸、咽喉肿痛、肺痈、疔疮、瘰疬、疮毒、早期癌肿（肺癌、肝癌、直肠癌、子宫颈癌）、跌打损伤、蛇咬伤、阑尾炎、肝炎、尿路感染、小便淋痛。

岩藿香

[异名]红四草、土紫苏、犁头草。

[拉丁名]*Scutellaria franchetiana* H. Lévl.

[形态特征]多年生草本，多高达70 cm；茎带淡紫色，被向上微柔毛，沿棱较密；叶卵形或卵状披针形，长1.5～3.0（～4.5）cm，先端渐尖，基部宽楔形、近平截或心形，具3～4对牙齿，两面疏被微柔毛，叶缘毛较密；叶柄长0.3～1.0 cm；总状花序长（1～）2～9 cm；花梗长2～3 mm，被微柔毛或腺柔毛；花萼长约2.5 mm，被微柔毛或腺柔毛，盾片高1.5 mm；花冠紫色，长达2.5 cm，喉部直径达4 mm，下唇中裂片三角状卵形，被腺柔毛，基部膝曲，微囊状，宽达4 mm，侧裂片卵形；小坚果黑色，卵球形，径约0.5 mm，被瘤点，腹面基部具果脐。

[自然生境]生于海拔850～1 500 m的荒坡草地。

[地理分布]宣汉县、万源市。

[入药部位]全草。

[功能主治]祛风除湿、活血止痛，用于风寒咳嗽、周身疼痛。

峨眉黄芩

[异名]草黄芩。

[拉丁名]*Scutellaria omeiensis* C. Y. Wu

[形态特征]多年生草本；根茎横卧，密生多数须状不定根；茎直立；叶具柄，叶片坚纸质，卵圆形，长2.5～5.0 cm，宽1.5～3.6 cm，侧脉约4对；花序总状，顶生或腋生，序轴密被白色上曲微柔毛；花梗长3 mm，密被具腺微柔毛；花冠黄色至紫红色；冠筒中部直径1.8 mm，基部前方稍膝曲状膨大；冠檐二唇形，上唇半圆形，宽2.8 mm，内凹，先端微缺，下唇中裂片三角状卵圆形，基部宽4.5 mm，先端微缺，2侧裂片卵圆形，宽约2 mm。雄蕊4，前对较长，微露出，具能育半药，退化半药明显，后对雄蕊较短，具全药，药室裂口具髯毛；花丝扁平，前对内侧及后对两侧在中部被小疏柔毛。花柱丝状，先端锐尖，微裂。花盘前方隆起，后方延伸成极短子房柄。子房4裂，后对裂片稍发达。小坚果未见成熟。

[自然生境]生于海拔1 200～2 300 m的荒坡。

[地理分布]万源市。

[入药部位]全草。

[功能主治]泻火、清热解毒、安胎、燥湿、止血、祛风除秽，用于肺热咳嗽、高热烦渴、血热吐衄、痈肿疮

毒、胎动不安、湿热痞满。

二齿香科科

[异名]白花石蚕。

[拉丁名]*Teucrium bidentatum* Hemsl.

[形态特征]多年生草本,高达90 cm;茎疏被倒向微柔毛;叶卵形或披针形,长4～11 cm,基部楔形或宽楔形下延,中部以上具3～4对粗锯齿,两面无毛仅中肋及侧脉疏被微柔毛,下面被细乳突;叶柄长5～9 mm,被微柔毛;轮伞花序具2花,组成穗状花序,序轴被微柔毛;苞片卵状披针形,具小缘毛;花梗长约3 mm,被微柔毛或近无毛;花萼钟形,仅基部被微柔毛,喉部内具毛环,上唇中齿扁圆形,侧齿近圆形,下唇2齿合生;花冠白色,长约1 cm,无毛,冠筒稍伸出,长约5 mm,中裂片近圆形,内凹,基部渐缢缩,前方一对侧裂片长圆形,后方一对侧裂片近圆形;雄蕊较花冠筒长一倍;小坚果卵球形,长约1.2 mm,黄褐色,被网纹。

[自然生境]生于海拔900～2 000 m的山地、灌丛下。

[地理分布]通川区。

[入药部位]全草和根。

[功能主治]全草清热解毒、祛风散寒、抗菌消炎,用于感冒头痛、痈疽肿毒、皮肤瘙痒。根健脾利湿,用于痢疾、白癜。

血见愁

[异名]四轮香、野合香、山藿香、假紫苏。

[拉丁名]*Teucrium viscidum* Bl.

[形态特征]多年生草本;高达70 cm;茎直立,茎下部无毛或近无毛,上部被腺毛及柔毛;叶卵形或卵状长圆形,长3～10 cm,先端尖或短渐尖,基部圆形、宽楔形或楔形,具重圆齿,两面近无毛或疏被柔毛;叶柄长1～3 cm,近无毛;轮伞花序具2花,密集成穗状花序,苞片披针形;花梗长1～2 mm,密被腺长柔毛;花萼钟形,上唇3齿,卵状三角形,下唇2齿,三角形;花冠白色、淡红色或淡紫色,中裂片圆形,侧裂片卵状三角形;子房顶端被泡状毛;小坚果扁球形,长1.3 mm,黄褐色。

[自然生境]生于海拔200～1 500 m的草坡、路边、林下阴湿处。

[地理分布]大竹县。

[入药部位]全草。

[功能主治]清热解毒、凉血止血、散瘀消肿、消痈、解表止痛,用于风湿关节炎、跌打损伤、肺脓疡、急性胃肠炎、消化不良、冻疮痈肿、睾丸坠肿、吐血、衄血、肠风下血、跌打损伤、毒蛇咬伤、痔疮、疥肿。

茄科 Solanaceae

辣椒

[异名]牛角椒、长辣椒、菜椒、灯笼椒。

[拉丁名]*Capsicum annuum* L.

[形态特征]一年生或有限多年生植物;高40～80 cm。茎近无毛或微生柔毛,分枝稍之字形折曲。叶互生,枝顶端节不伸长而成双生或簇生状,矩圆状卵形、卵形或卵状披针形,长4～13 cm,宽1.5～4.0 cm,全缘,顶端短渐尖或急尖,基部狭楔形;叶柄长4～7 cm。花单生,俯垂;花萼杯状,不显著5齿;花冠白色,裂片卵形;花药灰紫色。果柄较粗壮,俯垂;果实长指状,顶端渐尖且常弯曲,未成熟时绿色,成熟后成红色、橙色或紫红色,味辣。种子扁肾形,长3～5 mm,淡黄色。

[自然生境]栽培。

[地理分布]万源市、大竹县。

[入药部位]果实、根、茎。

[功能主治]果实温中散寒、健胃消食、止呕,用于消化不良、冷骨风疼痛、风寒滞腹痛、胃气痛、呕吐血痢、冻疮、疥癣。根治手足无力、肾囊肿胀。茎除寒湿、逐冷痹、散瘀血与凝滞,用于风湿冷痛、冻疮。

夜香树

[异名]夜来香。

[拉丁名]*Cestrum nocturnum* L.

[形态特征]直立或近攀援状灌木。枝条细长而下垂。叶有短柄,叶片矩圆状卵形或矩圆状披针形,全缘,顶端渐尖,基部近圆形或宽楔形,两面秃净而发亮,有6~7对侧脉。伞房式聚伞花序,腋生或顶生,疏散;花绿白色至黄绿色,晚间极香。花萼钟状,5浅裂;花冠高脚碟状,筒部伸长,下部极细,向上渐扩大;雄蕊伸达花冠喉部,每花丝基部有1齿状附属物,花药极短,褐色;子房有短的子房柄,卵状,花柱伸达花冠喉部。浆果矩圆状。种子长卵状。

[自然生境]栽培于海拔1 500 m以下的地区。

[地理分布]万源市。

[入药部位]叶。

[功能主治]清热消肿,用于乳痈、痈疮。

木本曼陀罗

[异名]大花曼陀罗。

[拉丁名]*Datura arborea* L.

[形态特征]小乔木,高2 m余。茎粗壮,上部分枝。叶卵状披针形、矩圆形或卵形,顶端渐尖或急尖,基部不对称楔形或宽楔形,全缘,微波状或有不规则缺刻状齿,两面有微柔毛,侧脉每边7~9条,长9~22 cm,宽3~9 cm;叶柄长1~3 cm。花单生,俯垂,花梗长3~5 cm。花萼筒状,中部稍膨胀,长8~12 cm,直径2.0~2.5 cm,裂片长三角形,长1.5~2.5 cm;花冠白色,脉纹绿色,长漏斗状,筒中部以下较细而向上渐扩大成喇叭状,长达23 cm,檐部裂片有长渐尖头,直径8~10 cm;雄蕊不伸出花冠筒,花药长达3 cm;花柱伸出花冠筒,柱头稍膨大。浆果状蒴果,表面平滑,广卵状,长达6 cm。

[自然生境]中国南北方均有引种栽培。喜半阴,喜温暖。

[地理分布]万源市、开江县、通川区。

[入药部位]叶、花、种子。

[功能主治]平喘止咳、镇痉、镇静、镇痛、麻醉,用于支气管哮喘、胃痛、牙痛、风湿痛、损伤疼痛、手术麻醉。

单花红丝线

[异名]地海椒、佛葵。

[拉丁名]*Lycianthes lysimachioides* (Wall.) Bitter

[形态特征]多年生草本,茎纤细,延长,基部常匍匐,从节上生出不定根,茎上常被膜质,透明,具节,直立而开展的柔毛,密或分散。叶假双生,大小不相等或近相等,卵形、椭圆形至卵状披针形,先端渐尖,基部楔形下延到叶柄而形成窄翅;大叶片长4.5~7.0 cm,宽2.5~3.5 cm,叶柄长8~20 mm;小叶片长2~4.5 cm,宽1.2~2.8 cm,叶柄长5~15 mm;两种叶片均为膜质,上面绿色,被膜质,透明,具节,分散的单毛,下面淡绿色,毛被与上面的相似,稀疏分散于叶脉上,边缘具较密的缘毛。侧脉每边4~5条,在两面均较明显。

[自然生境]生于海拔1 500~2 200 m的荒坡、路边。

[地理分布]开江县、通川区。

[入药部位]全草。

[功能主治]清热解毒、止咳祛痰、补虚、杀虫,用于肺热咳嗽、黄疸、痢疾、痈肿疮毒。

枸杞

[异名]地骨皮。

[拉丁名]*Lycium chinense* Mill.

[形态特征]多分枝灌木,高0.5~1.0 m,栽培时可有2 m多;枝条细弱,弓状弯曲或俯垂,淡灰色,有纵条

纹, 棘刺长0.5～2 cm, 小枝顶端锐尖成棘刺状。叶纸质或栽培者质稍厚, 单叶互生或2～4枚簇生, 卵形、卵状菱形、长椭圆形、卵状披针形; 叶柄长0.4～1.0 cm。花在长枝上单生或双生于叶腋, 在短枝上则同叶簇生; 花梗长1～2 cm, 向顶端渐增粗。花萼长3～4 mm, 通常3中裂或4～5齿裂, 裂片多少有缘毛; 花冠漏斗状, 长9～12 mm, 淡紫色, 筒部向上骤然扩大; 雄蕊较花冠稍短; 花柱稍伸出雄蕊, 上端弓弯, 柱头绿色。浆果红色, 卵状, 栽培者可呈长矩圆状或长椭圆状, 顶端尖或钝, 长7～15 mm, 栽培者长可达2.2 cm, 直径5～8 mm。种子扁肾脏形, 长2.5～3.0 mm, 黄色。

[自然生境] 生于海拔3 500 m以下的荒野、地边、荒地向阳肥沃处。

[地理分布] 万源市、通川区。

[入药部位] 果实、根、叶。

[功能主治] 果实(枸杞子)补肝滋肾、润肺、益精、补血、滋阴明目, 用于肝肾阴亏、腰膝酸软、腰脊酸痛、头晕、目眩、目昏多泪、虚劳咳嗽、烦渴、目赤昏痛、崩漏带下、热毒疮疖、视物不清、耳鸣、阳痿、潮热盗汗。根凉血退热、清肺止咳、清肝肾虚热、降血压, 用于虚劳咳嗽、肺热咳嗽、潮热盗汗、肺热咳喘、外阴痒肿、牙龈肿痛、喉结核、糖尿病、高血压。叶清热解暑、退虚火、生津止渴, 用于暑天烦渴、小儿疳积、虚火牙痛、糖尿病消渴。

番茄

[异名] 西红柿。

[拉丁名] *Lycopersicon esculentum* Mill.

[形态特征] 体高0.6～2.0 m, 全体生黏质腺毛, 有强烈气味。茎易倒伏。叶羽状复叶或羽状深裂, 长10～40 cm, 小叶极不规则, 大小不等, 常5～9枚, 卵形或矩圆形, 长5～7 cm, 边缘有不规则锯齿或裂片。花序总梗长2～5 cm, 常3～7朵花; 花梗长1.0～1.5 cm; 花萼辐状, 裂片披针形, 果时宿存; 花冠辐状, 直径约2 cm, 黄色。浆果扁球状或近球状, 肉质而多汁液, 橘黄色或鲜红色, 光滑; 种子黄色。

[自然生境] 栽培。

[地理分布] 通川区、达川区、开江县、宣汉县、渠县、大竹县、万源市。

[入药部位] 果实。

[功能主治] 生津止渴、健胃消食、清热消暑、补肾利尿, 用于热病伤津口渴、食欲减退、暑热内盛等病症。

烟草

[异名] 烟叶、烤烟。

[拉丁名] *Nicotiana tabacum* L.

[形态特征] 根粗壮。茎高0.7～2.0 m, 基部稍木质化。叶矩圆状披针形、披针形、矩圆形或卵形, 顶端渐尖, 基部渐狭至茎成耳状而半抱茎, 长10～30(～70) cm, 宽8～15(～30) cm, 柄不明显或呈翅状柄。花序顶生, 圆锥状, 多花; 花梗长5～20 mm。花萼筒状或筒状钟形, 长20～25 mm, 裂片三角状披针形, 长短不等; 花冠漏斗状, 淡红色, 筒部色更淡, 稍弓曲, 长3.5～5.0 cm, 檐部宽1.0～1.5 cm, 裂片急尖; 雄蕊中1枚显著较其余4枚短, 不伸出花冠喉部, 花丝基部有毛。蒴果卵状或矩圆状, 长约等于宿存萼。种子圆形或宽矩圆形, 直径约0.5 mm, 褐色。

[自然生境] 栽培于海拔1 800 m以下的地区。

[地理分布] 万源市。

[入药部位] 叶。

[功能主治] 叶行气、提神、止痛、镇静、解毒、杀虫, 用于食积饱胀、毒蛇咬伤、疔毒、痧症、头疮、骨髓炎、气结疼痛、痈疽、疔疮、疥癣、犬咬伤, 又治蛇咬伤, 灭蝇、螺, 杀鼠, 杀蛆, 避蚂蟥。

酸浆

[异名] 酸泡、挂金灯、戈力、灯笼草。

[拉丁名]*Physalis alkekengi* L.

[形态特征]多年生直立草本植物,株高50～80 cm;地上茎常不分枝,有纵棱,茎节膨大,幼茎被有较密的柔毛。根状茎白色,横卧地下,多分枝,节部有不定根。叶互生,每节生有1～2片叶,叶有短柄,长1～3 cm,叶片卵形,长6～9 cm,宽5～7 cm,先端渐尖,基部宽楔形,边缘有不整齐的粗锯齿或呈波状,无毛。花5基数,单生于叶腋内,每株5～10朵。花萼绿色,5浅裂,花后自膨大成卵囊状,基部稍内凹,长2.5～5.0 cm,直径2.5～3.5 cm,薄革质,成熟时橙红色或火红色;花冠辐射状,白色,雄蕊5,花药黄色,长0.30～0.35 cm,子房上位,2心皮2室,柱头头状,长1.0～1.1 cm。萼内浆果橙红色,直径1.5～2.5 cm,单果重2.5～4.3 g,每果内含种子210～320粒,种子肾形,淡黄色。

[自然生境]生于海拔2 300 m以下的荒坡、路旁。

[地理分布]万源市。

[入药部位]全草、花、种子。

[功能主治]行水利湿、清热解毒,用于风湿关节痛、鼻渊、感冒、咽喉痛、咳嗽。果实利尿、退热、护肝。

挂金灯

[异名]红姑娘、天泡果、酸浆、灯笼泡。

[拉丁名]*Physalis alkekengi* L. var. *francheti* (Mast.) Makino

[形态特征]与酸浆的区别在:茎较粗壮,茎节膨大;叶仅叶缘有短毛;花梗近无毛或仅有稀疏柔毛,果时无毛;花萼除裂片密生毛外,筒部毛被稀疏,果萼毛被脱落而光滑无毛。

[自然生境]生于海拔700～3 100 m的杂木林中、灌丛下、荒坡、路旁。

[地理分布]万源市、通川区。

[入药部位]根、果实、全草、花。

[功能主治]果实清热、解毒、利尿通淋、利湿祛痰,用于骨蒸劳热、肺热咳嗽、咽喉肿痛、黄疸、水肿、疔疮、丹毒。根清热利水,用于疟疾、黄疸、疝气。全草用于肺热咳嗽、咽炎、中耳炎、疮疖,外敷小儿湿疹、扁桃体炎、驱蛔、痔疮。

苦蘵

[异名]小苦耽、灯笼草、鬼灯笼、天泡草。

[拉丁名]*Physalis angulata* L.

[形态特征]一年生草本,被疏短柔毛或近无毛,高30～50 cm;茎多分枝,分枝纤细。叶柄长1～5 cm,叶片卵形至卵状椭圆形,顶端渐尖或急尖,基部阔楔形或楔形,全缘或有不等大的牙齿,两面近无毛,长3～6 cm,宽2～4 cm。花梗长5～12 mm,纤细,和花萼一样生短柔毛,长4～5 mm,5中裂,裂片披针形,生缘毛;花冠淡黄色,喉部常有紫色斑纹,长4～6 mm,直径6～8 mm;花药蓝紫色或有时黄色,长约1.5 mm。果萼卵球状,直径1.5～2.5 cm,薄纸质,浆果直径约1.2 cm。种子圆盘状,长约2 mm。

[自然生境]生于山谷林下及村边路旁。

[地理分布]万源市、大竹县。

[入药部位]全草。

[功能主治]清热、利尿、解毒、消肿,用于感冒、肺热咳嗽、咽喉肿痛、牙龈肿痛、湿热黄疸、痢疾、水肿、热淋、天疱疮、疔疮。

喀西茄

[异名]刺茄子、苦茄子、谷雀蛋。

[拉丁名]*Solanum khasianum* C. B. Clarke

[形态特征]直立草本至亚灌木,高1～2 m,最高达3 m;茎、枝、叶及花柄多混生黄白色具节的长硬毛、短硬毛、腺毛及淡黄色基部宽扁的直刺,刺长2～15 mm,宽1～5 mm,基部暗黄色。叶阔卵形,长6～12 cm,宽约

与长相等,先端渐尖,基部戟形,5~7深裂,裂片边缘又作不规则的齿裂及浅裂;叶柄粗壮,长约为,叶片之半。蝎尾状花序腋外生,短而少花,单生或2~4朵,花梗长约1 cm;萼钟状,绿色,直径约1 cm,长约7 mm,5裂;花冠筒淡黄色,隐于萼内,长约1.5 mm;冠檐白色,5裂,裂片披针形,长约14 mm,宽约4 mm,具脉纹,开放时先端反折;种子淡黄色,近倒卵形,扁平,直径约2.5 mm。

[自然生境]生于海拔600~2 000 m的荒坡、草丛中。

[地理分布]万源市、大竹县、开江县。

[入药部位]根、果实。

[功能主治]根与果实可消炎解暑、镇静止痛,用于风湿跌打疼痛、神经性疼痛、胃痛、牙痛、乳腺炎、胸腺炎。外用于疮毒。

白英

[异名]排风藤、毛秀才、毛风藤。

[拉丁名]*Solanum lyratum* Thunb.

[形态特征]草质藤本,长0.5~1.0 m;茎及小枝均密被具节长柔毛。叶互生,多数为琴形,长3.5~5.5 cm,宽2.5~4.8 cm,基部常3~5深裂;叶柄长1~3 cm。聚伞花序顶生或腋外生,疏花,总花梗长2.0~2.5 cm,花梗长0.8~1.5 cm,无毛,顶端稍膨大,基部具关节;萼环状,直径约3 mm,无毛,萼齿5枚,圆形,顶端具短尖头;花冠蓝紫色或白色,直径约1.1 cm,花冠筒隐于萼内,长约1 mm,冠檐长约6.5 mm,5深裂,裂片椭圆状披针形,长约4.5 mm,先端被微柔毛;花丝长约1 mm,花药长圆形,长约3 mm,顶孔略向上;子房卵形,直径不及1 mm,花柱丝状,长约6 mm,柱头小,头状。浆果球状,成熟时红黑色,直径约8 mm;种子近盘状,扁平,直径约1.5 mm。

[自然生境]生于海拔500~2 800 m的路边、杂木林、灌丛中。

[地理分布]万源市、大竹县、开江县、通川区。

[入药部位]全草、根、茎、花、果实。

[功能主治]根、茎、花、全草清热解毒、祛风利湿、止泻、平喘、解表、活血消肿、止痛,用于黄疸、疟疾、水肿、淋病、风湿关节痛、子宫脱出、久痢、急性肝炎、丹毒、疔疮、慢性气管炎、急性肾炎。茎用于久咳、缩阴症。花用于急性肝炎、白带。根清热、活血、止痛,用于风火牙痛、风湿关节痛、头痛、瘰疬、痈肿、痔漏。全草清热解毒、祛风除湿、止痛、祛风镇惊,用于小儿风寒咳嗽、小儿发热惊风、黄疸、肺热咳嗽、瘰疬、盆腔炎、血崩、白带、惊风、初生婴儿破伤风、风火牙痛、风寒湿痹痛。

茄

[异名]矮瓜、吊菜子、落苏、紫茄、白茄。

[拉丁名]*Solanum melongena* L.

[形态特征]直立分枝草本至亚灌木,高可达1 m;小枝、叶柄及花梗均被6~8(~10)分枝,平贴或具短柄的星状绒毛,小枝多为紫色(野生的往往有皮刺),渐老则毛被逐渐脱落。叶大,卵形至长圆状卵形,长8~18 cm或更长,宽5~11 cm或更宽,叶柄长2.0~4.5 cm(野生的具皮刺)。能孕花单生,花柄长1~1.8 cm,毛被较密,花后常下垂,不孕花蝎尾状与能孕花并出;萼近钟形,直径约2.5 cm或稍大,外面密被与花梗相似的星状绒毛及小皮刺,皮刺长约3 mm,萼裂片披针形,内面疏被星状绒毛,花冠辐状,外面星状毛被较密,内面仅裂片先端疏被星状绒毛,花冠筒长约2 mm,冠檐长约2.1 cm,裂片三角形,长约1 cm;子房圆形,顶端密被星状毛,花柱长4~7 mm,中部以下被星状绒毛,柱头浅裂。

[自然生境]栽培于海拔3 000 m以下的地区。

[地理分布]达川区、通川区、开江县、宣汉县、渠县、大竹县、万源市。

[入药部位]根、果实、叶、花、蒂。

[功能主治]果实清热、活血、止血、止痛、消肿,用于肠风下血、热毒疮痈、皮肤溃疡。叶用于血淋、血痢、

肠风下血、痈肿、冻伤。花用于金疮牙痛。根祛风除湿、散寒止痛、收敛、利尿、清热、止血、止痛,用于湿热火痢、久痢、便血、脚气、齿痛、痢疾、冻疮。蒂(宿萼)用于肠风下血、痈疽肿毒、口疮、牙痛。

龙葵

[异名]龙珠。

[拉丁名]*Solanum nigrum* L.

[形态特征]一年生直立草本,高0.25~1 m;茎无棱或棱不明显,绿色或紫色,近无毛或被微柔毛。叶卵形,长2.5~10 cm,宽1.5~5.5 cm,先端短尖,基部楔形至阔楔形而下延至叶柄,全缘或每边具不规则的波状粗齿,光滑或两面均被稀疏短柔毛,叶脉每边5~6条,叶柄长1~2 cm。蝎尾状花序腋外生,由3~6(~10)花组成,总花梗长1~2.5 cm,花梗长约5 mm,近无毛或具短柔毛;萼小,浅杯状,直径1.5~2 mm,齿卵圆形;花冠白色,筒部隐于萼内,长不及1 mm,冠檐长约2.5 mm,5深裂,裂片卵圆形,长约2 mm;花丝短,花药黄色,长约1.2 mm,约为花丝长度的4倍,顶孔向内;子房卵形,直径约0.5 mm。浆果球形,直径约8 mm,熟时黑色。种子多数,近卵形,直径1.5~2.0 mm,两侧压扁。

[自然生境]生于海拔3 200 m以下的潮湿地、路边、耕地。

[地理分布]达川区、通川区、开江县、宣汉县、渠县、大竹县、万源市。

[入药部位]全草。

[功能主治]清热解毒、利尿、醒睡、活血消肿、平喘、散瘀,用于感冒发热、肺热咳嗽、风湿疼痛、咽喉肿痛、淋浊、白带、神倦思睡、疔疮、疮痈肿毒、丹毒、跌打扭伤、慢性支气管炎、尿路结石、急性肾炎、火丹、妇女崩漏。

珊瑚樱

[异名]玉珊瑚。

[拉丁名]*Solanum pseudocapsicum* L.

[形态特征]直立分枝小灌木,高达2 m;全株光滑无毛。叶互生,狭长圆形至披针形,长1~6 cm,宽0.5~1.5 cm,边全缘或波状,两面均光滑无毛,中脉在下面凸出,侧脉6~7对,在下面更明显;叶柄长2~5 mm,与叶片不能截然分开。花多单生,很少呈蝎尾状花序,无总花梗或近于无总花梗,腋外生或近对叶生,花梗长3~4 mm;花小,白色,直径0.8~1.0 cm;萼绿色,直径约4 mm,5裂,裂片长约1.5 mm;花冠筒隐于萼内,长不及1 mm,冠檐长约5 mm,裂片5,卵形,长约3.5 mm,宽约2 mm;花丝长不及1 mm,花药黄色,矩圆形,长约2 mm;子房近圆形,直径约1 mm,花柱短,长约2 mm,柱头截形。种子盘状,扁平,直径2~3 mm。

[自然生境]栽培。

[地理分布]万源市、开江县、通川区。

[入药部位]根、果实、全草。

[功能主治]全草、果实、根补肾壮阳、止痛,用于痨伤、风湿麻木、瘫痪。根理气、止痛、生肌、解毒、消炎,用于腰肌劳损、牙痛、血热、水肿、疮疡肿毒。

珊瑚豆

[异名]玉珊瑚。

[拉丁名]*Solanum pseudocapsicum* L. var. *diflorum* (Vell.) Bitter

[形态特征]直立分枝小灌木,高0.3~1.5 m;小枝幼时被树枝状簇绒毛,后渐脱落。叶双生,大小不相等,椭圆状披针形,长2~5 cm或稍长,宽1.0~1.5 cm或稍宽,先端钝或短尖,基部楔形下延成短柄,叶面无毛,叶下面沿脉常有树枝状簇绒毛,边全缘或略作波状,中脉在下面凸出,侧脉每边4~7条,在下面明显;叶柄长2~5 mm。花序短,腋生,通常1~3朵,单生或呈蝎尾状花序,花梗长约5 mm,花小,直径8~10 mm;萼绿色,5深裂,裂片卵状披针形,端钝,长约5 mm,花冠白色,筒部隐于萼内,长约1.5 mm,冠檐长6.5~8.5 mm,5深裂,裂片卵圆形,长4~6 mm,宽约4 mm,端尖或钝。浆果单生,球状,珊瑚红色或橘黄色,直径1~2 cm;种子

扁平，直径约3 mm。

[自然生境]生于海拔1 300～3 000 m的田地、草丛、荒坡、草丛。

[地理分布]万源市、大竹县。

[入药部位]根、果实。

[功能主治]根消肿、解毒、止血，用于痈疽、瘰疬、咽肿、吐血、骨鲠。果实祛风湿、通经络、消肿止痛，用于风湿痹痛、腰背疼痛、跌打损伤、无名肿毒。

阳芋

[异名]山芋、洋芋头、香山芋。

[拉丁名]*Solanum tuberosum* L.

[形态特征]须根系。地上茎呈菱形，有毛。初生叶为单叶，全缘。随植株的生长，逐渐形成奇数不相等的羽状复叶。小叶常大小相间，长10～20 cm；叶柄长2.5～5.0 cm；小叶，6～8对，卵形至长圆形，最大者长可达6 cm，宽达3.2 cm，最小者长宽均不及1 cm，先端尖，基部稍不相等，全缘侧脉每边6～7条，先端略弯，小叶柄长1～8 mm。伞房花序顶生，后侧生，花白色或蓝紫色；萼钟形，直径约1 cm，外面被疏柔毛，5裂，裂片披针形，先端长渐尖；花冠辐状，直径2.5～3.0 cm，花冠筒隐于萼内，长约2 mm，冠檐长约1.5 cm，裂片5，三角形，长约5 mm；雄蕊长约6 mm，花药长为花丝长度的5倍；子房卵圆形，无毛，花柱长约8 mm，柱头头状。果实圆球状，光滑，绿色或紫褐色，直径约1.5 cm。种子肾形，黄色。

[自然生境]栽培。

[地理分布]达川区、通川区、开江县、宣汉县、渠县、大竹县、万源市。

[入药部位]块茎。

[功能主治]补气、健脾、消炎，用于腮腺炎、烫伤。

玄参科 Scrophulariaceae

来江藤

[异名]蜂糖花、岩蜂糖、猫耳花。

[拉丁名]*Brandisia hancei* Hook. f.

[形态特征]灌木，高2～3 m；全体密被锈黄色星状绒毛，枝及叶上面逐渐变无毛。叶片卵状披针形，长3～10 cm，宽达3.5 cm，顶端锐尖头，基部近心脏形，全缘；叶柄短，有锈色绒毛。花单生于叶腋，花梗长达1 cm；萼宽钟形，长宽均约1 cm，外面密生锈黄色星状绒毛，内面密生绢毛，具脉10条，5裂至1/3处；萼齿宽短，宽过于长或几相等；花冠橙红色，长约2 cm，外面有星状绒毛，上唇宽大，2裂，裂片三角形，下唇较上唇低4～5 mm，3裂，裂片舌状；雄蕊约与上唇等长；子房卵圆形，与花柱均被星毛。蒴果卵圆形，略扁平，有短喙，具星状毛。

[自然生境]生于海拔2 000 m以下的林中、林缘。

[地理分布]达川区、通川区、开江县、宣汉县、渠县、大竹县、万源市。

[入药部位]全株。

[功能主治]祛风除湿、清热解毒、补虚、止痛、止血，用于风湿、心惊眼跳、高热不退、浮肿、泻痢、黄疸型肝炎、吐血、心悸、化脓性骨髓炎、风湿痹痛、骨膜炎。

通泉草

[异名]脓泡药、汤湿草、猪胡椒、野田菜。

[拉丁名]*Mazus japonicus* (Thunb.) O. Kuntze

[形态特征]一年生草本，高3～30 cm；无毛或疏生短柔毛。主根伸长，垂直向下或短缩，须根纤细。基生叶少到多数，有时成莲座状或早落，倒卵状匙形至卵状倒披针形，膜质至薄纸质，长1～6 cm，顶端全缘或有不明显的疏齿，基部楔形，下延成带翅的叶柄；茎生叶对生或互生，少数，与基生叶相似或几乎等大。总状

花序生于茎、枝顶端,常在近基部即生花,伸长或上部成束状,通常3～20朵,花稀疏;花萼钟状,花期长约6 mm,果期多少增大;花冠白色、紫色或蓝色,长约10 mm,上唇裂片卵状三角形,下唇中裂片较小,稍凸出,倒卵圆形;子房无毛。蒴果球形;种子小而多数,黄色,种皮上有不规则的网纹。

[自然生境]生于海拔2 500 m以下的湿润的草坡、沟边、路旁及林缘。

[地理分布]达川区、通川区、开江县、宣汉县、渠县、大竹县、万源市。

[入药部位]全草。

[功能主治]止痛、健胃、解毒消肿,用于偏头痛、消化不良、脓泡疮、无名肿毒、溃疡久不收口、慢性肝炎、外用于疔疮。

弹刀子菜

[异名]苏叶通泉草、四叶细辛、地菊花、山刀草。

[拉丁名]*Mazus stachydifolius* (Turcz.) Maxim.

[形态特征]多年生草本,高10～50 cm;粗壮,全体被多细胞白色长柔毛。茎直立,稀上升,圆柱形,老时基部木质化。基生叶匙形,有短柄,常早枯萎;茎生叶对生,上部的常互生,无柄,长椭圆形至倒卵状披针形,纸质,长2～4 cm,边缘具不规则锯齿。总状花序顶生,长2～20 cm,花稀疏;苞片三角状卵形,长约1 mm;花萼漏斗状,长5～10 mm,果时增长达16 mm,直径超过1 cm,比花梗长或近等长;花冠蓝紫色,长15～20 mm,花冠筒与唇部近等长,上部稍扩大,上唇短;雄蕊4枚,2强,着生在花冠筒的近基部;子房上部被长硬毛。蒴果扁卵球形,长2～3.5 mm。

[自然生境]生于海拔1 500 m以下的较湿润的路旁、草坡及林缘。

[地理分布]开江县、大竹县。

[入药部位]全草。

[功能主治]清热解毒、消痈散结,用于便秘下血、疮疖肿毒、毒蛇咬伤、跌打损伤。

山罗花

[拉丁名]*Melampyrum roseum* Maxim.

[形态特征]多年生草本。茎通常多分枝,近于四棱形,高15～80 cm。叶柄长约5 mm,叶片披针形至卵状披针形,顶端渐尖,基部圆钝或楔形,长2～8 cm,宽0.8～3.0 cm。花萼长约4 mm,常被糙毛,萼齿长三角形至钻状三角形,生有短睫毛;花冠紫色、紫红色或红色,长15～20 mm,筒部长约为檐部长的2倍,上唇内面密被须毛。蒴果卵状渐尖,长8～10 mm,直或顶端稍向前偏,被鳞片状毛,少无毛。种子黑色,长3 mm。

[自然生境]生于海拔1 000 m左右的山坡灌丛及高草丛中。

[地理分布]万源市。

[入药部位]全草。

[功能主治]清热解毒,用于痈肿疮毒,治疗肠痈、肺痈、疮毒、疖肿、疮疡。

尼泊尔沟酸浆

[拉丁名]*Mimulus tenellus* Bunge var. nepalensis (Benth.) Tsoong

[形态特征]多年生直立草本;茎长可达40 cm,多分枝,四方形,角处具窄翅。叶卵形、卵状三角形至卵状矩圆形,长1～3 cm,宽4～15 mm。花单生叶腋,花梗与叶近等长;花萼圆筒形,长1 cm以上,果期肿胀成囊泡状,增大近一倍,沿肋偶被绒毛,或有时稍具窄翅,萼口平截,萼齿5,细小,刺状;花冠较萼长一倍半,漏斗状,黄色,喉部有红色斑点;唇短,端圆形,竖直,沿喉部被密的髯毛。雄蕊同花柱无毛,内藏。蒴果椭圆形,较萼稍短;种子卵圆形,具细微的乳头状突起。

[自然生境]生于海拔800 m左右的水边、湿地。

[地理分布]大竹县。

[入药部位]全草。

[功能主治]收敛、止泻、止痛,用于湿热痢疾、脾虚泄泻及带下。

毛泡桐

[异名]泡桐树。

[拉丁名]*Paulownia tomentosa* (Thunb.) Steud.

[形态特征]乔木,树冠宽大伞形,树皮褐灰色。叶片心脏形,长达40 cm,下面茂密或较疏;叶柄常有黏质短腺毛。花序枝的侧枝不发达,长约中央主枝之半或稍短,故花序为金字塔形或狭圆锥形,长一般在50 cm以下,少有更长,小聚伞花序的总花梗长1~2 cm,几与花梗等长,具花3~5朵;萼浅钟形,长约1.5 cm;花冠紫色,漏斗状钟形,长5.0~7.5 cm,在离管基部约5 mm处弓曲,向上突然膨大;雄蕊长达2.5 cm;子房卵圆形,有腺毛,花柱短于雄蕊。蒴果卵圆形,幼时密生黏质腺毛,长3.0~4.5 cm,宿萼不反卷,果皮厚约1 mm;种子连翅长约2.5~4.0 mm。

[自然生境]生于海拔1 500 m以下的路旁、山坡杂林。

[地理分布]开江县、渠县、万源市。

[入药部位]果实、嫩根或根皮、木质部、树皮、叶、花。

[功能主治]果实用于咳嗽、痰多、气喘。嫩根或根皮祛风、消肿、止痛,用于肠胃热毒、风湿腿痛、筋骨疼痛、肠风下血、痔疮、疮疡肿毒、崩漏、带下病。木质部用于下肢浮肿。树皮用于淋症、丹毒、跌打损伤。叶用于痈疽、疔疮、创伤出血。花用于上呼吸道感染、风热咳嗽、乳蛾、痢疾、泄泻、目赤红痛、疟腮。

光泡桐

[异名]泡桐树。

[拉丁名]*Paulownia tomentosa* var. *tsinlingensis* (Y. Y. Pai) Gong

[形态特征]本变种和毛泡桐的主要区别在于成熟叶片下面无毛或毛极稀疏,基部圆形至浅心脏形。

[自然生境]生于海拔1 500 m以下的路旁,山坡杂林。

[地理分布]大竹县。

[入药部位]同毛泡桐。

[功能主治]同毛泡桐。

全萼马先蒿

[拉丁名]*Pedicularis holocalyx* Hand. –Mazz.

[形态特征]一年生草本;主根强烈木质化,侧根成丛,胡萝卜状而端细长,长达4 cm。茎老时基部多少木质化,圆柱形,上部草质而略作方形,有沟纹,上部常多分枝,枝对生至4条轮生。叶基出者早枯,向上渐大,柄可长达1 cm,叶片长圆状披针形,长2~5 cm,宽0.8~2.3 mm,羽状深裂,裂片6~9对。花序生于主茎与短枝之端,长不超过5 cm,一般2~4 cm。蒴果约半部为宿萼所包,长约11.5 mm,宽在基部约3.5 mm,三角状披针形,两室不等,尖端稍稍偏向下方而具小凸尖。

[自然生境]生于路旁、山坡杂林。

[地理分布]万源市。

[入药部位]全草。

[功能主治]清热解毒、消肿止痛。

返顾马先蒿

[异名]马尿泡、马先蒿。

[拉丁名]*Pedicularis resupinata* L.

[形态特征]多年生草本,高30~70 cm;根多数丛生,细长而纤维状,长可达10 cm。茎常单出,上部多分枝,粗壮而中空,多方形有棱,有疏毛或几无毛。叶密生,均茎出,叶柄短,长2~12 mm,上部之叶近于无柄,

无毛或有短毛;叶片膜质至纸质,卵形至长圆状披针形,前方渐狭,基部广楔形或圆形,边缘有钝圆的重齿,长25~55 mm,宽10~20 mm。花冠长20~25 mm,淡紫红色,管长12~15 mm,伸直,近端处略扩大。蒴果斜长圆状披针形,长11~16 mm,仅稍长于萼。

[自然生境]生于山坡杂林。

[地理分布]万源市。

[入药部位]根。

[功能主治]祛风湿、利小便,用于风湿关节疼痛、石淋、小便不畅、妇女白带、疥疮。

松蒿

[拉丁名]*Phtheirospermum japonicum* (Thunb.) Kanitz

[形态特征]一年生草本;高可达100 cm;植体被多细胞腺毛。茎直立或弯曲而后上升,通常多分枝。叶柄长5~12 mm,边缘有狭翅,叶片长三角状卵形,长15~55 mm,宽8~30 mm,近基部的羽状全裂,向上则为羽状深裂;小裂片长卵形或卵圆形,多少歪斜,边缘具重锯齿或深裂,长4~10 mm,宽2~5 mm。花梗长2~7 mm,萼长4~10 mm,萼齿5枚,叶状,披针形,长2~6 mm,宽1~3 mm,羽状浅裂至深裂,裂齿先端锐尖;花冠紫红色至淡紫红色,长8~25 mm,外面被柔毛;上唇裂片三角状卵形,下唇裂片先端圆钝;花丝基部疏被长柔毛。蒴果卵珠形,长6~10 mm。种子卵圆形,扁平,长约1.2 mm。

[自然生境]生于山坡灌丛阴处。

[地理分布]开江县、万源市。

[入药部位]全草。

[功能主治]清热利湿、解毒,用于黄疸、水肿、风热感冒、口疮、鼻炎、疮疖肿毒。

长梗玄参

[异名]鄂玄参。

[拉丁名]*Scrophularia fargesii* Franch.

[形态特征]多年生草本,高可达60 cm,根多少肉质变粗。茎不明显四棱形,中空,叶全部对生,叶柄可长达5 cm,扁平而略有翅,叶片质较薄,卵形至卵圆形,基部圆形至心状截形,长5~9 cm。聚伞花序极疏,全部腋生或生于分枝顶端,有时因上部的叶变小而多少圆锥状,具花1~3朵,总梗及花梗均细长,长可达3 cm;花萼长约5 mm,裂片狭卵形至圆卵形,顶端圆钝至略尖,有狭膜质边缘,但结果时不明显;花冠紫红色,长10~12 mm,花冠筒卵状球形,上唇较下唇长2~3 mm,裂片长1.5~2 mm;雄蕊稍短于下唇,退化雄蕊近圆形或略宽过于长;花柱仅略长于卵形的子房,长3~4 mm。蒴果尖卵形,连同短喙长9~10 mm。

[自然生境]生于空旷草地或灌丛草地。

[地理分布]万源市。

[入药部位]块根。

[功能主治]清热解毒,用于肠炎、痢疾、疮疡肿毒。

玄参

[异名]元参、水萝卜、黑参。

[拉丁名]*Scrophularia ningpoensis* Hemsl.

[形态特征]高大草本,可达1 m。支根数条,纺锤形或胡萝卜状膨大,粗可达3 cm。茎四棱形,有浅槽,常分枝。叶在茎下部多对生而具柄,上部有时互生而柄极短,叶片多变化,多为卵形,大者长达30 cm,宽达19 cm,上部最狭者长约8 cm,宽仅1 cm。花序为疏散的大圆锥花序,由顶生和腋生的聚伞圆锥花序合成,长可达50 cm;花褐紫色,花萼长2~3 mm,裂片圆形,边缘稍膜质;花冠长8~9 mm,花冠筒多少球形,上唇长于下唇约2.5 mm,裂片圆形,相邻边缘相互重叠,下唇裂片多少卵形,中裂片稍短;雄蕊稍短于下唇,花丝肥厚,退化雄蕊大而近于圆形;花柱长约3 mm,稍长于子房。蒴果卵圆形,连同短喙长8~9 mm。

[自然生境]生于空旷草地或灌丛草地。

[地理分布]达川区、宣汉县、万源市。

[入药部位]块根。

[功能主治]清热凉血、滋阴降火、解毒散结,用于温热病热入营血、身热、烦渴、舌绛、发斑、骨蒸劳嗽、虚烦不寐、津伤便秘、目涩昏花、咽喉肿痛、瘰疬痰核、痈疽疮毒。

阴行草

[异名]北刘寄奴。

[拉丁名]*Siphonostegia chinensis* Benth.

[形态特征]一年生草本,直立,高30～60 cm,干时变为黑色。主根不发达或稍稍伸长,木质。茎多单条,中空;枝对生,1～6对,细长,坚挺。叶对生,全部为茎出,下部者常早枯;叶片厚纸质,广卵形,长8～55 mm,宽4～60 mm,两面皆密被短毛。花对生于茎枝上部,或有时假对生,构成稀疏的总状花序;花冠上唇红紫色,下唇黄色,长22～25 mm。蒴果被包于宿存的萼内,约与萼管等长,披针状长圆形,长约15 mm,直径约2.5 mm;种子多数,黑色,长卵圆形,长约0.8 mm。

[自然生境]生于山坡和草地中。

[地理分布]渠县。

[入药部位]全草。

[功能主治]清热利湿、凉血止血、祛瘀止痛,用于黄疸型肝炎、胆囊炎、蚕豆病、泌尿系统结石、小便不利、尿血、便血、产后瘀血腹痛。外用治创伤出血、烧伤、烫伤。

西南蝴蝶草

[拉丁名]*Torenia cordifolia* Roxb.

[形态特征]一年生直立草本,高15～20 cm,疏被白色柔毛,自茎的基部起逐节分枝。叶具长0.8～1.5 cm之柄,在枝近顶部的由于节间距离较近而略成簇状;叶片卵形或心形,长2.5～3.5 cm,宽1.5～2.5 cm,两面疏被柔毛,基部楔形而多少下延。花3～5朵在分枝顶部排列成伞形花序;花梗长1.5～2.0 cm,通常弯曲向上,苞片条形,长5 mm;萼卵状矩圆形,长约1.3 cm,宽0.7 cm,具5枚宽约2 mm、边缘多少波状的翅,有时后方1枚较窄,宽仅1 mm,基部截形或多少钝圆,翅绝不下延;花冠长1.3～2.0 cm,蓝紫色;上唇宽过于长,先端全缘或微凹缺,稍内卷。蒴果矩圆形,长约9 mm,宽4 mm。

[自然生境]生于山坡路旁或湿润沟边。

[地理分布]通川区、开江县、万源市。

[入药部位]全草。

[功能主治]清热利湿、和胃止呕、止咳、化瘀,用于黄疸、血淋、风热咳嗽、跌打损伤、蛇咬伤、疔毒。

光叶蝴蝶草

[异名]倒胆草、光叶翼萼。

[拉丁名]*Torenia glabra* Osbeck

[形态特征]匍匐或多少直立草本,节上生根;分枝多,长而纤细。叶柄长2～8 mm;叶片三角状卵形、长卵形或卵圆形,长1.5～3.2 cm,宽1～2 cm,边缘具带短尖的圆锯齿;叶无毛或疏被柔毛。花梗长0.5～2.0 cm,单朵腋生或顶生,抑或排列成伞形花序;萼具5枚宽略超过1 mm而多少下延之翅,长0.8～1.5 cm,果期长1.5～2.0 cm;萼齿2枚,长三角形,先端渐尖,果期开裂成5枚小尖齿;花冠长1.5～2.5 cm,其超出萼齿的部分长4～10 mm,紫红色或蓝紫色;前一对花丝各具1枚线状附属物,长1～2 mm。

[自然生境]生于海拔300～1 700 m的山坡、路旁或阴湿处。

[地理分布]大竹县。

[入药部位]全草。

[功能主治]清热利湿、解毒、化瘀、消肿止痛,用于热咳、黄疸、泻痢、牙痛、口腔破溃、小儿疳积、疗毒、跌打损伤、中耳炎、子痫、毒蛇咬伤。

紫萼蝴蝶草

[异名]紫色翼萼。

[拉丁名]*Torenia violacea* (Azaola) Pennell

[形态特征]一年生草本,自近基部起分枝。叶柄长5～20 mm;叶片卵形或长卵形,先端渐尖,基部楔形或多少截形,长2～4 cm,宽1～2 cm,向上逐渐变小。花梗长约1.5 cm,果期梗长可达3 cm,在分枝顶部排成伞形花序或单生叶腋;萼矩圆状纺锤形,具5翅,长1.3～1.7 cm,宽0.6～0.8 cm,果期长达2 cm,宽1 cm,翅宽达2.5 mm,略带紫红色,基部圆形,翅几不延,顶部裂成5小齿;花冠长1.5～2.2 cm,其超出萼齿部分仅2～7 mm,淡黄色或白色;上唇多少直立,近于圆形,直径约6 mm;下唇三裂片彼此近于相等,长约3 mm,宽约4 mm,各有1枚蓝紫色斑块,中裂片中央有1黄色斑块,花丝不具附属物。

[自然生境]栽培。

[地理分布]通川区。

[入药部位]全草。

[功能主治]消食化积、解暑、清肝,用于小儿疳积、中暑呕吐、腹泻、目赤肿痛。

婆婆纳

[异名]狗卵草、双铜锤、双肾草、卵子草、石补钉、菜肾子、将军草、脾寒草。

[拉丁名]*Veronica didyma* Ten.

[形态特征]铺散多分枝草本,多少被长柔毛,高10～25 cm;叶2～4对,具3～6 mm长的短柄,叶片心形至卵形,长5～10 mm,宽6～7 mm,每边有2～4个深刻的钝齿,两面被白色长柔毛。总状花序很长;苞片叶状,下部的对生或全部互生;花梗比苞片略短;花萼裂片卵形,顶端急尖,果期稍增大,三出脉,疏被短硬毛;花冠淡紫色、蓝色、粉色或白色,直径4～5 mm,裂片圆形至卵形;雄蕊比花冠短。蒴果近于肾形,密被腺毛,略短于花萼,宽4～5 mm,裂片顶端圆,脉不明显,宿存的花柱与凹口齐或略过之。种子背面具横纹,长约1.5 mm。

[自然生境]生于荒地。

[地理分布]开江县。

[入药部位]全草。

[功能主治]补肾强腰、解毒消肿,用于肾虚腰痛、疝气、睾丸肿痛、妇女白带、痈肿等病证。

华中婆婆纳

[拉丁名]*Veronica henryi* Yamazaki

[形态特征]植株高8～25 cm。茎直立、上升或中下部匍匐,着地部分节外也生根,常红紫色,分枝或否。叶4～6对,在茎上均匀分布或上部较密,下部的叶具长近1 cm的叶柄,叶片薄纸质,长2～5 cm,宽1.2～3 cm。总状花序1～4对,侧生于茎上部叶腋,长3～6 cm,有疏生的花数朵;花冠白色或淡红色,具紫色条纹,直径约10 mm;雄蕊略短于花冠。蒴果折扇状菱形,长4～5 mm,宽9～11 mm,基部呈大于120°的角,有的几乎平截形,上缘疏生多细胞腺质硬睫毛,花柱长2～3 mm。种子长1.5 mm。

[自然生境]生于海拔500～2 300 m的阴湿地。

[地理分布]万源市。

[入药部位]全草。

[功能主治]清热解毒,用于小儿鹅口疮。

多枝婆婆纳

[异名]狗卵草、双铜锤、双肾草、卵子草、石补钉、菜肾子、将军草、脾寒草。

[拉丁名]*Veronica javanica* Bl.

[形态特征]一年生或二年生草本，全体多少被多细胞柔毛，高10～30 cm。茎基部多分枝，主茎直立或上升，侧枝常倾卧上升。叶具1～7 mm的短柄，叶片卵形至卵状三角形，长1～4 cm，宽0.7～3.0 cm，顶端钝，基部浅心形或截平形，边缘具深刻的钝齿。总状花序有的很短，几乎集成伞房状，有的长，果期可达10 cm；苞片条形或倒披针形，长4～6 mm；花梗比苞片短得多；花萼裂片条状长椭圆形，长2～5 mm；花冠白色、粉色或紫红色，长约2 mm；雄蕊约为花冠一半长。蒴果倒心形，长2～3 mm，宽3～4 mm，顶端凹口很深，深达果长1/3，基部宽楔形或多少浑圆，有睫毛，花柱长0.3～0.5 mm。种子长约0.5 mm。

[自然生境]生于山坡、路边、溪边的湿草丛中。

[地理分布]达川区、通川区、开江县、宣汉县、渠县、万源市、大竹县。

[入药部位]全草。

[功能主治]祛风散热、解毒消肿，用于乳腺炎、跌打损伤。

疏花婆婆纳

[异名]卵子草。

[拉丁名]*Veronica laxa* Benth.

[形态特征]多年生草本；全体被白色多细胞柔毛。茎直立或上升，不分枝。叶无柄或具极短的叶柄，叶片卵形或卵状三角形，长2～5 cm，宽1～3 cm，边缘具深刻的粗锯齿，多为重锯齿。总状花序单支或成对，侧生于茎中上部叶腋，长而花疏离，果期长达20 cm；苞片宽条形或倒披针形，长约5 mm；花梗比苞片短得多；花萼裂片条状长椭圆形，花期长4 mm，果期长5～6 mm；花冠辐状，紫色或蓝色，直径6～10 mm，裂片圆形至菱状卵形；雄蕊与花冠近等长。蒴果倒心形，长4～5 mm，宽5～6 mm，基部楔状浑圆，有多细胞睫毛，花柱长3～4 mm。种子南瓜子形，长略过1 mm。

[地理分布]宣汉县、万源市。

[入药部位]全草。

[功能主治]活血祛瘀、活络、消肿解毒，用于疮疡肿毒、乳痈、跌打损伤、小儿口疮。

蚊母草

[异名]水蓑衣、仙桃草。

[拉丁名]*Veronica peregrina* L.

[形态特征]株高10～25 cm；通常自基部多分枝，主茎直立，侧枝披散，全体无毛或疏生柔毛。叶无柄，下部的倒披针形，上部的长矩圆形，长1～2 cm，宽2～6 mm，全缘或中上端有三角状锯齿。总状花序长，果期达20 cm；苞片与叶同形而略小；花梗极短；花萼裂片长矩圆形至宽条形，长3～4 mm；花冠白色或浅蓝色，长2 mm，裂片长矩圆形至卵形；雄蕊短于花冠。蒴果倒心形，明显侧扁，长3～4 mm，宽略过之，边缘生短腺毛，宿存的花柱不超出凹口。种子矩圆形。

[自然生境]生于潮湿的荒地、路边。

[地理分布]渠县。

[入药部位]全草。

[功能主治]活血、止血、消肿、止痛，用于吐血、咯血、便血、跌打损伤、瘀血肿痛。

阿拉伯婆婆纳

[异名]波斯婆婆纳。

[拉丁名]*Veronica persica* Poir.

[形态特征]铺散多分枝草本，高10～50 cm。茎密生两列多细胞柔毛。叶2～4对，具短柄，卵形或圆形，长6～20 mm，宽5～18 mm，基部浅心形，平截或浑圆，边缘具钝齿，两面疏生柔毛。总状花序很长；苞片互生，与叶同形且几乎等大；花梗比苞片长，有的超过1倍；花萼花期长3～5 mm，果期增大达8 mm，裂片卵状披针形，

有睫毛,3出脉;花冠蓝色、紫色或蓝紫色,长4～6 mm,裂片卵形至圆形,喉部疏被毛;雄蕊短于花冠。蒴果肾形,长约5 mm,宽约7 mm,被腺毛,成熟后几乎无毛,网脉明显,凹口角度超过90°,裂片钝,宿存的花柱长约2.5 mm,超出凹口。种子背面具深的横纹,长约1.6 mm。

[自然生境]生于荒野、路旁。

[地理分布]达川区、通川区、开江县、宣汉县、渠县、大竹县、万源市。

[入药部位]全草。

[功能主治]清热毒,用于肾虚、风湿。

小婆婆纳

[拉丁名]*Veronica serpyllifolia* L.

[形态特征]茎多支丛生,下部匍匐生根,中上部直立,高10～30 cm;叶无柄,有时下部的有极短的叶柄,卵圆形至卵状矩圆形,长8～25 mm,宽7～15 mm,边缘具浅齿缺,极少全缘,3～5出脉或为羽状叶脉。总状花序多花,单生或复出,果期长达20 cm,花序各部分被密或疏的多细胞腺毛;花冠蓝色、紫色或紫红色,长4 mm。蒴果肾形或肾状倒心形,长2.5～3.0 mm,宽4～5 mm,基部圆形或几乎平截,边缘有一圈多细胞腺毛,花柱长约2.5 mm。

[自然生境]生于草甸。

[地理分布]万源市。

[入药部位]全草。

[功能主治]活血散瘀、止血、解毒,用于月经不调、跌打内伤。外用于外伤出血、烧烫伤、蛇咬伤。

水苦荬

[异名]接骨仙桃、夺命丹、活血丹、蟠桃草、大仙桃草、水仙桃草。

[拉丁名]*Veronica undulata* Wall.

[形态特征]一年生草本。叶片有时为条状披针形,通常叶缘有尖锯齿;茎、花序轴、花萼和蒴果上多少有大头针状腺毛;花梗在果期挺直,横叉开,与花序轴几乎成直角,因而花序宽过1 cm,可达1.5 cm;花柱也较短,长1～1.5 mm。

[自然生境]生于水边及沼地。

[地理分布]宣汉县、大竹县、万源市。

[入药部位]全草。

[功能主治]清热解毒、活血止血,用于感冒、咽痛、劳伤咯血、痢疾、血淋、月经不调、疮肿、跌打损伤。

宽叶腹水草

[异名]钓鱼竿。

[拉丁名]*Veronicastrum latifolium* (Hemsl.) T. Yamaz.

[形态特征]茎细长,弓曲,顶端着地生根,长1 m余,圆柱形,仅上部有时有狭棱,通常被黄色倒生短曲毛,少完全无毛。叶具短柄,叶片圆形至卵圆形,长3～7 cm,宽2～5 cm,长略超过宽,基部圆形、平截形或宽楔形,顶端短渐尖,通常两面疏被短硬毛,少完全无毛,边缘具三角状锯齿。花序腋生,少兼顶生于侧枝上,长1.5～4 cm;苞片和花萼裂片有睫毛;花冠淡紫色或白色,长约5 mm,裂片短,正三角形,长不及1 mm。蒴果卵状,长2～3 mm。种子卵球状,长0.3 mm,具浅网纹。

[自然生境]生于林中或灌丛中,有时倒挂于岩石上。

[地理分布]大竹县、万源市。

[入药部位]全草。

[功能主治]清热解毒、利水消肿、散瘀止痛,用于肺热咳嗽、肝炎、水肿。外用于跌打损伤、毒蛇咬伤、烧伤、烫伤。

细穗腹水草

[异名]钓鱼竿。

[拉丁名]*Veronicastrum stenostachyum* (Hemsl.) Yamazaki. subsp. *stenostachyum*

[形态特征]根茎短而横走。茎圆柱状,有条棱,多弓曲,顶端着地生根,少近直立而顶端生花序,长可1 m余,无毛。叶互生,具短柄,叶片纸质至厚纸质,长卵形至披针形,长7～20 cm,宽2～7 cm,顶端长渐尖,边缘为具凸尖的细锯齿,下面无毛,上面仅主脉上有短毛,少全面具短毛。花序腋生,有时顶生于侧枝上,也有兼生于茎顶端的,长2～8 cm,花序轴多少被短毛;苞片和花萼裂片通常短于花冠,少有近等长的,多少有短睫毛;花冠白色、紫色或紫红色,长5～6 mm,裂片近于正三角形,长不及1 mm。蒴果卵状。种子小,具网纹。

[自然生境]生于灌丛中,林下及阴湿处。

[地理分布]产通川区、宣汉县、开江县、万源市。

[入药部位]同宽叶腹水草。

[功能主治]同宽叶腹水草。

腹水草

[异名]钓鱼竿。

[拉丁名]*Veronicastrum stenostachyum* (Hemsl.) Yamazaki

[形态特征]茎弓曲,顶端着地生根,多少被黄色倒生卷毛。叶长卵形至卵状披针形,膜质至纸质,长9～16 cm,宽3～6 cm。花序长1.5～5 cm;苞片及花萼裂片钻形,具睫毛或无。

[自然生境]生于灌丛中、林下及阴湿处。

[地理分布]通川区、开江县、渠县。

[入药部位]全草。

[功能主治]利尿消肿、散瘀解毒,用于腹水、水肿、小便不利、肝炎,月经不调、经闭、跌打损伤。外用于疖腮、疔疮、烧伤、烫伤、毒蛇咬伤。

紫葳科 Bignoniaceae

凌霄

[异名]搜骨风、藤五加、过路娱蚣、接骨丹。

[拉丁名]*Campsis grandiflora* (Thunb.) K. Schumann

[形态特征]攀援藤本;茎木质,表皮脱落,枯褐色,以气生根攀附于它物之上。叶对生,为奇数羽状复叶;小叶7～9枚,卵形至卵状披针形,顶端尾状渐尖,基部阔楔形,两侧不等大,长3～6(～9)cm,宽1.5～3(～5)cm,侧脉6～7对,两面无毛,边缘有粗锯齿;叶轴长4～13 cm;小叶柄长5(～10)mm。顶生疏散的短圆锥花序,花序轴长15～20 cm。花萼钟状,长3 cm,分裂至中部,裂片披针形,长约1.5 cm。花冠内面鲜红色,外面橙黄色,长约5 cm,裂片半圆形。雄蕊着生于花冠筒近基部,花丝线形,细长,长2.0～2.5 cm,花药黄色,个字形着生。花柱线形,长约3 cm,柱头扁平,2裂。

[自然生境]栽培。

[地理分布]通川区、开江县、大竹县。

[入药部位]花。

[功能主治]活血通经、凉血祛风,用于月经不调、经闭症瘕、产后乳肿、风疹发红、皮肤瘙痒、痤疮。现代临床还用于原发性肝癌、胃肠道息肉、红斑狼疮、荨麻疹等病的治疗。

爵床科 Acanthaceae

白接骨

[异名]玉龙盘、无骨苎麻、玉梗半枝莲。

[拉丁名]*Asystasiella neesiana* (Wall.) Lindau.

[形态特征]草本,具白色,富黏液,竹节形根状茎;茎高达1 m;略呈四棱形。叶卵形至椭圆状矩圆形,顶端尖至渐尖,边缘微波状至具浅齿,基部下延成柄,叶片纸质,侧脉6～7条,两面突起,疏被微毛。总状花序或基部有分枝,顶生;花单生或对生;苞片2,微小;花萼裂片5,主花轴和花萼被有柄腺毛;花冠淡紫红色,漏斗状,外疏生腺毛,花冠筒细长,裂片5,略不等;雄蕊2强,着生于花冠喉部,2药室等高。蒴果上部具4粒种子,下部实心细长似柄。

[自然生境]生于山坡、山谷林下阴湿的石缝内和草丛中,溪边亦有。

[地理分布]通川区、开江县。

[入药部位]全草、根茎。

[功能主治]止血、祛瘀、清热解毒,用于肺结核、咽喉肿痛、糖尿病、腹水,多用于外伤出血、扭伤、疖肿。

黄猄草

[异名]四子马蓝。

[拉丁名]*Championella tetrasperma* (Champ. ex Benth.) Bremek.

[形态特征]直立或匍匐草本;茎细瘦,近无毛。叶纸质,卵形或近椭圆形,边缘具圆齿;侧脉每边3～4条;叶柄长5～25 mm。穗状花序短而紧密,通常仅有花数朵;花冠淡红色或淡紫色。

[自然生境]生于密林中。

[地理分布]通川区、大竹县、渠县。

[入药部位]全草。

[功能主治]清热解毒、消肿,用于风热感冒、风湿骨痛、跌打损伤、疮疖肿痛。

九头狮子草

[异名]接长草、土细辛。

[拉丁名]*Peristrophe japonica* (Thunb.) Bremek.

[形态特征]草本植物,高达50 cm。叶卵状矩圆形,聚伞花顶生或腋生于上部叶腋,花丝细长,花药被长硬毛,蒴果疏生短柔毛,开裂时胎座不弹起,种子有小疣状突起。花序顶生或腋生于上部叶腋,由2～8(～10)聚伞花序组成,每个聚伞花序下托以2枚总苞状苞片,一大一小,卵形,几倒卵形。

[自然生境]生于长江流域以南各地的山坡、林下、路旁、溪边等阴湿处。

[地理分布]通川区、开江县、万源市。

[入药部位]全草。

[功能主治]清热解毒、镇痉,用于感冒、咽喉肿痛、白喉、小儿消化不良、小儿高热、痈疖肿毒、毒蛇咬伤。

爵床

[异名]拐脚草、兰花草。

[拉丁名]*Rostellularia procumbens* (L.) Nees.

[形态特征]一年生匍匐草本,叶对生;卵形、长椭圆形或广披针形,穗状花序顶生或腋生,花冠淡红色或带紫红色,花丝基部及着生处四周有细绒毛,花柱丝状,柱头头状,蒴果线形,先端短尖,基部渐狭,全体呈压扁状,淡棕色,表面上部具有白色短柔毛。种子卵圆形而微扁,黑褐色,表面具有网状纹突起。

[自然生境]生于海拔2 500 m以下的湿润肥沃的草坡、林下、屋边,有栽培。

[地理分布]达州全域。

[入药部位]全草。

[功能主治]清热解毒、利湿、利尿消肿、活血通淋、止痛、祛风止咳、祛瘀、截疟,用于感冒发热、咳嗽、喉痛、头昏、风湿头痛、腰脊痛、痈肿、肾炎、肝炎、疟疾、痢疾、黄疸、肾炎浮肿、筋骨疼痛、小儿疳积、痈疽疔疮。外用于跌打损伤。

少花马蓝

[异名]海椒草、山海椒。

[拉丁名]*Strobilanthes oligantha* Miq.

[形态特征]多年生草本，茎直立，疏分枝，略四棱，有白色多节长毛，基部节膨大膝曲。叶对生，叶片宽卵形或三角状宽卵形，先端渐尖，基部楔形，稍下延，边缘具钝圆疏锯齿。穗状花序头形，顶生或腋生，有花数朵，腋生者具总花梗；苞片叶状，里面的较小；小苞片条状匙形；雄蕊2强，花丝基部有膜相连。蒴果长圆形，近顶端有短柔毛；种子4颗，宽椭圆形，有褐色微毛。

[自然生境]生于林下等阴湿处。

[地理分布]开江县等地。

[入药部位]全草。

[功能主治]清热凉血，用于高热发狂。

胡麻科 Pedaliaceae

脂麻

[异名]胡麻、巨胜、狗虱、乌麻。

[拉丁名]*Sesamum indicum* L.

[形态特征]一年生草本，高80～180 cm。茎直立，四棱形，棱角突出，基部稍木质化，不分枝，具短柔毛。叶对生，或上部者互生；叶柄长1～7 cm；叶片卵形、长圆形或披针形，长5～15 cm，宽1～8 cm，先端急尖或渐尖，基部楔形，全缘，有锯齿或下部叶3浅裂，表面绿色，背面淡绿色，两面无毛或稍被白以柔毛。花单生，或2～3朵丛生于叶腋，直径1.0～1.5 cm；花萼稍合生，绿色，5裂，裂片披针形，长5～10 cm，具柔毛；花冠筒状，唇形，长1.5～2.5 cm，白色，裂片圆形，外侧被柔毛；雄蕊4，着生于花冠筒基部，花药黄色，呈矢形；雌蕊1，心皮2，子房圆锥形，初期呈假4室，成熟后为2室，花柱线形，柱头2裂。蒴果椭圆形，长2.0～2.5 cm，多4棱或6、8棱，纵裂，初期绿色，成熟后黑褐色，具短柔毛。种子多数，卵形。

[自然生境]主栽培。

[地理分布]万源市。

[入药部位]种子。

[功能主治]补肝肾、益精血、润五脏，用于治肝肾不足、虚风眩晕、风痹、瘫痪、大便燥结、病后虚羸、须发早白、妇人乳少。

苦苣苔科 Gesneriaceae

白花大苞苣苔

[异名]漏斗苣苔。

[拉丁名]*Anna ophiorrhizoides* (Hemsl.) Burtt & Davidson.

[形态特征]小灌木或亚灌木。茎高30～60 cm，上部分枝，有棱，疏被短柔毛，后变近无毛，干时带褐色。叶对生，具短柄；叶片披针形，披针状长圆形；叶柄被短柔毛。聚伞花序伞状，近顶腋生，具3～4花；花序梗无毛；种子细小，淡褐色，长圆形，两端具钻形附属物。

[自然生境]生于海拔850～1 200 m的沟边、林下。

[地理分布]开江县等地。

[入药部位]根。

[功能主治]止血、止咳、利湿、镇痛，用于咯血、风湿疼痛。

纤细半蒴苣苔

[异名]小花降龙草、地罗草、秤杆草。

[拉丁名]*Hemiboea gracilis* Franch.

[形态特征]多年生草本植物。茎上升,细弱,通常不分枝,具节,肉质,无毛,散生紫褐色斑点。叶对生,叶片稍肉质,干时草质,倒卵状披针形、卵状披针形或椭圆状披针形,全缘或具疏的波状浅钝齿,上面深绿色,疏生短柔毛,无毛。聚伞花序假顶生或腋生,具花;花序梗无毛,总苞球形,顶端具细长尖头,无毛,开放后呈船形;花梗无毛;萼片线状披针形至长椭圆状披针形,无毛。花冠粉红色,具紫色斑点,上、下唇裂片半圆形,雄蕊花丝着生于花冠基部,狭线形,花药长圆形,花盘环状,无毛,子房线形,柱头头状。蒴果线状披针形。

[自然生境]生于海拔300~1 300 m的山谷阴处石上。

[地理分布]通川区等地。

[入药部位]全草。

[功能主治]清热解毒、利尿、止咳、生津,用于伤暑、蛇咬、疮疖。

半蒴苣苔

[异名]石蒴苣、降龙草、麻脚杆、岩蒴苣。

[拉丁名]*Hemiboea subcapitata* C. B. Clarke.

[形态特征]多年生草本植物。茎高可达40 cm,肉质,无毛或疏生白色短柔毛,散生紫褐色斑点,不分枝,具4~7节。叶对生;叶片稍肉质,干时草质,椭圆形、卵状披针形或倒卵状披针形,聚伞花序腋生或假顶生,具花;花序梗无毛;总苞球形,无毛,开裂后呈船形;花梗粗壮,萼片长椭圆形,无毛,花冠白色,具紫斑,雄蕊花丝着生于距花冠基部处,狭线形,无毛,花药椭圆形,花盘环状,子房线形,蒴果线状披针形。

[自然生境]生于海拔2 100 m以下的石壁、石缝等处。

[地理分布]万源市、宣汉县。

[入药部位]全草。

[功能主治]清热解毒、活血、利尿、止咳、生津,用于伤暑、蛇咬、疮疖。

吊石苣苔

[异名]石吊兰、石泽兰、石豇豆、石芝麻、石花。

[拉丁名]*Lysionotus pauciflorus* Maxim.

[形态特征]茎长可达30 cm,叶具短柄或近无柄;叶片革质,形状变化大,两面无毛,中脉上面下陷,侧脉不明显;叶柄上面常被短伏毛。花序有花;花序梗纤细,无毛;苞片披针状线形,花梗无毛。花萼无毛或疏被短伏毛;裂片狭三角形或线状三角形。花冠白色带淡紫色条纹或淡紫色,雄蕊无毛,花丝狭线形,退化雄蕊无毛,花盘杯状,蒴果线形,种子纺锤形。

[自然生境]生于300~1 750 m的阴湿的灌丛、草坡、林中、陡峭岩壁上。

[地理分布]宣汉县、万源市。

[入药部位]全草。

[功能主治]肺消炎、凉血止血、生肌、利湿、止咳化痰、通络止痛、祛风除湿、祛瘀,用于肺热咳嗽、肺结核、吐血、崩漏、菌痢、疳积、风湿痹痛、风湿腰脊痛、跌打损伤、产后瘀血腹痛、痨伤咳嗽吐血、小儿食积、白带、淋浊、钩端螺旋体病。

透骨草科 Phrymaceae

透骨草（亚种）

[异名]药曲草、粘人裙、接生草、毒蛆草、倒刺草、蝇毒草。

[拉丁名]*Phryma leptostachya* L. subsp. *asiatica* (Hara) Kitamura

[形态特征]多年生草本;高(10~)30~80(~100)cm;茎四棱形,不分枝或于上部有带花序的叉开分枝,绿色或淡紫色,遍布倒生短柔毛或于茎上部有开展的短柔毛,稀近无毛;叶对生;叶片卵状长圆形、卵状披针形、卵状椭圆形至卵状三角形或宽卵形,草质,长(1~)3~11(~16)cm,宽(1~)2~8 cm,先端渐尖、尾状急尖或急尖,稀近圆形,基部楔形、圆形或截形,中、下部叶基部常下延,边缘有(3~)5至多数钝锯齿、圆齿或圆

齿状牙齿,两面散生但沿脉被较密的短柔毛;侧脉每侧4～6条;叶柄长0.5～4.0 cm,被短柔毛,有时上部叶柄极短或无柄;茎直立,四棱形,不分枝或于上部有带花序的分枝,分枝叉开,绿色或淡紫色,遍布倒生短柔毛或于茎上部有开展的短柔毛,少数近无毛;种子1,基生,种皮薄膜质,与果皮合生。

[自然生境]生于阴湿山谷或林下。

[地理分布]开江县、渠县、大竹县等地。

[入药部位]全草。

[功能主治]祛风除湿、舒筋活血、散瘀止痛,用于风湿痹痛、筋骨挛缩、寒湿脚气、疮癣肿毒。

车前科 Plantaginaceae

车前

[异名]车前草、前仁、医马草、马蹄草、田菠菜、塔尔仁。

[拉丁名]*Plantago asiatica* L.

[形态特征]二年生或多年生草本。须根多数。根茎短,稍粗。叶基生呈莲座状,平卧、斜展或直立;叶片薄纸质或纸质,宽卵形至宽椭圆形,长4～12 cm,宽2.5～6.5 cm,先端钝圆至急尖,边缘波状,基部宽楔形或近圆形,两面疏生短柔毛;叶柄长2～15(～27)cm。穗状花序细圆柱状,长3～40 cm,紧密或稀疏;花冠白色,无毛,冠筒与萼片约等长,裂片狭三角形,长约1.5 mm,先端渐尖或急尖,具明显的中脉,于花后反折。雄蕊着生于冠筒内面近基部,与花柱明显外伸,花药卵状椭圆形,长1.0～1.2 mm,顶端具宽三角形突起,白色,干后变淡褐色。胚珠7～15(～18)。蒴果纺锤状卵形、卵球形或圆锥状卵形,长3.0～4.5 mm,于基部上方周裂。种子5～6(～12),卵状椭圆形或椭圆形,长(1.2～)1.5～2.0 mm,具角,黑褐色至黑色,背腹面微隆起;子叶背腹向排列。

[自然生境]生于潮湿地、路边、向阳草地。

[地理分布]达川区、大竹县、开江县、通川区、渠县、万源市、宣汉县。

[入药部位]种子或全草。

[功能主治]全草清热明目、利水通淋、止泻、祛痰镇咳,用于小便不利、淋浊带下、尿血、黄疸型肝炎、肾炎水肿、热痢、泄泻、鼻衄、目赤肿痛、喉痹、乳蛾、咳嗽痰多、皮肤溃疡。种子用于高血压。

大车前

[异名]五股筋、车前草、塔让。

[拉丁名]*Plantago major* L.

[形态特征]二年生或多年生草本。须根多数。根茎粗短。叶片草质、薄纸质或纸质,宽卵形至宽椭圆形,长3～18(～30)cm,宽2～11(～21)cm,脉(3～)5～7条;叶柄长(1～)3～10(～26)cm,基部鞘状,常被毛。花序1至数个;穗状花序细圆柱状;苞片宽卵状三角形;花无梗;花冠白色,无毛,冠筒等长或略长于萼片,裂片披针形至狭卵形,长1～1.5 mm,于花后反折。雄蕊着生于冠筒内面近基部,与花柱明显外伸,花药椭圆形,长1.0～1.2 mm,通常初为淡紫色,稀白色,干后变淡褐色。胚珠12至40余个。蒴果近球形、卵球形或宽椭圆球形,长2～3 mm,于中部或稍低处周裂。种子卵形、椭圆形或菱形,长0.8～1.2 mm,具角,腹面隆起或近平坦,黄褐色;子叶背腹向排列。

[自然生境]生于海拔2 300 m以下的山坡、路旁、田边潮湿处。

[地理分布]万源市。

[入药部位]全草或种子。

[功能主治]清热利水、通淋、祛风、止泻、利小便、明目、消水肿,用于肾炎。

忍冬科 Caprifoliaceae

南方六道木

[异名]交翅、六条木。

[拉丁名]*Abelia dielsii* (Graebn.) Rehd.

[形态特征]落叶灌木，高2～3 m；当年小枝红褐色，老枝灰白色。叶长卵形、矩圆形、倒卵形、椭圆形至披针形，变化幅度很大，长3～8 cm，宽0.5～3.0 cm，嫩时上面散生柔毛，下面除叶脉基部被白色粗硬毛外，光滑无毛，顶端尖或长渐尖，基部楔形、宽楔形或钝，全缘或有1～6对齿牙，具缘毛；叶柄长4～7 mm，基部膨大，散生硬毛。花2朵生于侧枝顶部叶腋；总花梗长1.2 cm；花梗极短或几无；苞片3枚，形小而有纤毛，中央1枚长6 mm，侧生者长1 mm；萼筒长约8 mm，散生硬毛，萼檐4裂，裂片卵状披针形或倒卵形，顶端钝圆，基部楔形；花冠白色，后变浅黄色，4裂，裂片圆，长约为筒的1/5至1/3，筒内有短柔毛；雄蕊4枚，2强，内藏，花丝短。

[自然生境]生于海拔800～3 700 m的灌木林中。

[地理分布]开江县、通川区。

[入药部位]果实。

[功能主治]清热、利湿、解毒、止痛，用于风湿痹痛。

蒲梗花

[异名]小叶六道木。

[拉丁名]*Abelia engleriana* (Graebn.) Rehd.

[形态特征]落叶灌木，高1～2 m；幼枝红褐色，被短柔毛，老枝树皮条裂脱落。叶圆卵形、狭卵圆形、菱形、狭矩圆形至披针形，长1.5～4 cm，宽5～15 mm，顶端渐尖或长渐尖，基部楔形或钝形，边缘具稀疏锯齿，有时近全缘而具纤毛，两面疏被柔毛，下面基部叶脉密被白色长柔毛；叶柄长2～4 mm。花生于侧生短枝顶端叶腋，由未伸长的带叶花枝构成聚伞花序状；萼筒细长，萼檐2裂，裂片椭圆形，长约1 cm，与萼筒等长；花冠红色，狭钟形，5裂，稍呈二唇形，上唇3裂，下唇2裂，筒基部两侧不等，具浅囊；雄蕊4枚，着生于花冠筒中部，花药长柱形，花丝白色；花柱与雄蕊等长，柱头头状，稍伸出花冠喉部。果实长圆柱形，冠以2枚宿存萼裂片。

[自然生境]生于海拔240～2 000 m的林缘、路边、草坡、岩石、山谷等处。

[地理分布]万源市、大竹县。

[入药部位]根、茎、叶、花和果实。

[功能主治]祛风除湿、消肿解毒，用于风湿筋骨疼痛、痈疮红肿。

二翅糯米条

[异名]神仙叶、二翅六道木、双翅六道木。

[拉丁名]*Abelia macrotera* (Graebn. & Buchw.) Rehd.

[形态特征]落叶灌木，高1～2 m；幼枝红褐色，光滑。叶卵形至椭圆状卵形，长3～8 cm，宽1.5～3.5 cm，顶端渐尖或长渐尖，基部钝圆或阔楔形至楔形，边缘具疏锯齿及睫毛，上面绿色，叶脉下陷，疏生短柔毛，下面灰绿色，中脉及侧脉基部密生白色柔毛。聚伞花序常由未伸展的带叶花枝所构成，含数朵花，生于小枝顶端或上部叶腋；花大，长2.5～5.0 cm；苞片红色，披针形；小苞片3枚，卵形，疏被长柔毛；萼筒被短柔毛，萼裂片2枚，长1.0～1.5 cm，矩圆形、椭圆形或狭椭圆形，长为花冠筒的1/3；花冠浅紫红色，漏斗状，长3～4 cm，外面被短柔毛，内面喉部有长柔毛，裂片5，略呈二唇形，上唇2裂，下唇3裂，筒基部具浅囊；雄蕊4枚，2强，花丝着生于花冠筒中部。

[自然生境]生于海拔950～1 500 m的灌木林中。

[地理分布]万源市。

[入药部位]枝叶、果实。

[功能主治]祛风除湿、解毒消肿，用于清热消暑、降血压、消除关节疼痛。

小叶六道木

[异名]鸡肚子。

[拉丁名]*Abelia parvifolia* Hemsl.

[形态特征]落叶灌木或小乔木,高1~4 m;枝纤细,多分枝,幼枝红褐色,被短柔毛,夹杂散生的糙硬毛和腺毛。叶有时3枚轮生,革质,卵形、狭卵形或披针形,长1.0~2.5 cm;叶柄短。具1~2朵花的聚伞花序生于侧枝上部叶腋;萼筒被短柔毛,萼檐2裂,极少3裂,裂片椭圆形、倒卵形或矩圆形,长5~7 mm;花冠粉红色至浅紫色,狭钟形,外被短柔毛及腺毛,基部具浅囊,花蕾时花冠弯曲,5裂,裂片圆齿形,整齐至稍不整齐,最上面一片面对浅囊;雄蕊4枚,2强,一对着生于花冠筒基部,另一对着生于花冠筒中部,花药长柱形,花丝疏被柔毛;花柱细长,柱头达花冠筒喉部。果实长约6 mm,被短柔毛,冠以2枚略增大的宿存萼裂片。

[自然生境]生于海拔2 800 m以下的灌木林中。

[地理分布]万源市、开江县、通川区。

[入药部位]果实。

[功能主治]祛风除湿、解毒消肿、活血化瘀,用于跌打损伤、风湿骨痛、痈肿疮毒。

云南双盾木

[异名]鸡骨柴。

[拉丁名]*Dipelta yunnanensis* Franch.

[形态特征]落叶灌木,高达4 m;幼枝被柔毛。冬芽具3~4对鳞片。叶椭圆形至宽披针形,长5~10 cm,宽2~4 cm,全缘或稀具疏浅齿,上面疏生微柔毛,主脉下陷,下面沿脉被白色长柔毛,边缘具睫毛;叶柄长约5 mm。伞房状聚伞花序生于短枝顶部叶腋;萼檐膜质,被柔毛,裂至2/3处,萼齿钻状条形,不等长,长约4~5 mm;花冠白色至粉红色,钟形,长2~4 cm,基部一侧有浅囊,二唇形,喉部具柔毛及黄色块状斑纹;花丝无毛;花柱较雄蕊长,不伸出。果实圆卵形,被柔毛,顶端狭长,2对宿存的小苞片明显地增大,其中一对网脉明显,肾形,以其弯曲部分贴生于果实,长2.5~3.0 cm,宽1.5~2.0 cm;种子扁,内面平,外面延生成脊。

[自然生境]生于海拔2 000~3 800 m的山坡、林下、灌丛。

[地理分布]万源市。

[入药部位]根。

[功能主治]散寒解表、祛风除湿,用于麻疹痘毒、湿热身痒、穿梁风。

无毛淡红忍冬(变种)

[拉丁名]*Lonicera acuminata* Wall. var. *depilata* P. S. Hsu & H. J. Wang

[形态特征]落叶或半常绿藤本,幼枝、叶柄和总花梗均被疏或密、通常卷曲的棕黄色糙毛或糙伏毛,有时夹杂开展的糙毛和微腺毛,或仅着花小枝顶端有毛,更或全然无毛。

[自然生境]生于路旁、灌丛。

[地理分布]万源市。

[入药部位]花蕾、茎、枝。

[功能主治]清热解毒、通络,用于暑热感冒、咽喉痛、风热咳喘、泄泻、疮疡肿毒、丹毒。

蕊被忍冬

[拉丁名]*Lonicera gynochlamydea* Hemsl.

[形态特征]落叶灌木,高3(~4)m,幼枝、叶柄及叶中脉常带紫色,后变灰黄色;幼枝无毛。叶纸质,卵状披针形、矩圆状披针形至条状披针形,长5~10(~13.5)cm,顶端长渐尖,基部圆形至楔形,两面中脉有毛,上面散生暗紫色腺,下面基部中脉两侧常具白色长柔毛,边缘有短糙毛;叶柄长3~6 mm。总花梗短于或稍长于叶柄;苞片钻形,长约等于或稍超过萼齿;萼齿小而钝,三角形或披针形,有睫毛;花冠白色带淡红色或紫红色,长8~12 mm,内、外两面均有短糙毛,唇形,筒略短于唇瓣,基部具深囊;雄蕊稍伸出,花丝中部以下有毛;花柱比雄蕊短,全部有糙毛。果实紫红色至白色,直径4~5 mm,具1~2(~4)颗种子。

[自然生境]生于海拔1 200~3 000 m的山坡、疏林、灌木林中。

[地理分布]万源市。

[入药部位] 花蕾。

[功能主治] 清热解毒、止痢, 用于上呼吸道感染、乳腺炎、急性结膜炎、热痢、便血、肿毒、疟疾。

忍冬

[异名] 银花、金银花。

[拉丁名] *Lonicera japonica* Thunb.

[形态特征] 半常绿藤本; 幼枝橘红褐色。叶纸质, 卵形至矩圆状卵形, 长3.0～5.0(～9.5)cm, 上面深绿色, 下面淡绿色, 小枝上部叶通常两面均密被短糙毛, 下部叶常平滑无毛而下面多少带青灰色; 叶柄长4～8 mm, 密被短柔毛。总花梗通常单生于小枝上部叶腋, 与叶柄等长或稍较短, 下方者则长达2～4 cm, 密被短柔后, 并夹杂腺毛; 萼筒长约2 mm, 无毛, 萼齿卵状三角形或长三角形, 顶端尖而有长毛, 外面和边缘都有密毛; 花冠白色, 有时基部向阳面呈微红, 后变黄色, 长(2.0～)3.0～4.5(～6.0)cm, 唇形; 雄蕊和花柱均高出花冠。果实圆形, 直径6～7 mm, 熟时蓝黑色, 有光泽; 种子卵圆形或椭圆形, 褐色, 长约3 mm, 中部有1突起的脊, 两侧有浅的横沟纹。

[自然生境] 生于林边、灌丛, 有栽培。

[地理分布] 万源市、大竹县、开江县、通川区、渠县、宣汉县。

[入药部位] 花、藤叶。

[功能主治] 花清热解毒、祛风散结、抗菌消炎, 用于温病发热、风热感冒、肺炎、热毒、血痢、疮痈肿毒、咽喉肿痛、斑疹、丹毒、肾炎、肠炎、痢疾、皮肤炎症、黄疸型肝炎、肿毒、瘰疬、痔漏。藤叶清热解毒、通经活络, 用于温病发热、热毒血痢、传染性肝炎、痈肿疮毒、筋骨疼痛、关节红肿热痛、风热痹痛。

大花忍冬

[异名] 金银花、山银花、大解毒茶、大山花、大银花、灰毡毛忍冬。

[拉丁名] *Lonicera macranthoides* Hand. –Mazz.

[形态特征] 藤本; 幼枝或其顶梢及总花梗有薄绒状短糙伏毛, 有时兼具微腺毛, 后变栗褐色有光泽而近无毛, 很少在幼枝下部有开展长刚毛。叶革质, 卵形、卵状披针形、矩圆形至宽披针形, 长6～14 cm; 叶柄长6～10 mm, 有薄绒状短糙毛, 有时具开展长糙毛。花有香味, 双花常密集于小枝梢成圆锥状花序; 总花梗长0.5～3.0 mm; 花冠白色, 后变黄色, 长3.5～4.5(～6.0)cm, 外被倒短糙伏毛及橘黄色腺毛, 唇形, 筒纤细, 内面密生短柔毛, 与唇瓣等长或略较长, 上唇裂片卵形, 基部具耳, 两侧裂片裂隙深达1/2, 中裂片长为侧裂片之半, 下唇条状倒披针形, 反卷; 雄蕊生于花冠筒顶端, 连同花柱均伸出而无毛。果实黑色, 常有蓝白色粉, 圆形, 直径6～10 mm。

[自然生境] 栽培或生于海拔500～1 800 m的灌木林中。

[地理分布] 万源市、宣汉县。

[入药部位] 花蕾。

[功能主治] 清热解毒, 用于温病、热毒血痢、痈肿疔疮、喉痹。

蕊帽忍冬

[异名] 努兴权嘎。

[拉丁名] *Lonicera pileata* Oliv.

[形态特征] 常绿或半常绿灌木, 高达1.5 m; 幼枝密生短糙毛, 老枝浅灰色而无毛。叶革质, 形状和大小变异很大, 通常卵形至矩圆状披针形或菱状矩圆形, 长1.0～5.0(～6.5)cm, 上面深绿色有光泽, 中脉明显隆起, 疏生短腺毛及少数微糙毛或近无毛。总花梗极短; 苞片叶质, 钻形或条状披针形, 杯状小苞包围2枚分离的萼筒, 无毛, 顶端为由萼檐下延而成的帽边状突起所覆盖; 萼齿小而钝, 卵形, 边缘有短糙毛; 花冠白色, 漏斗状, 长6～8 mm, 外被短糙毛和红褐色短腺毛, 稀可无毛, 近整齐, 筒2～3倍长于裂片, 基部具浅囊, 裂片圆卵形或卵形; 雄蕊与花柱均略伸出; 花柱下半部有毛。果实透明蓝紫色, 圆形, 直径6～8 mm; 种子卵圆形或近圆

形,长约2 mm,淡黄褐色,平滑。

[自然生境]生于海拔500~2 200 m的山坡灌丛、沟谷或林下。

[地理分布]万源市。

[入药部位]花蕾、果实。

[功能主治]花蕾清热解毒、截疟、补肾,藏医:果实入药,用于胃门病。

细毡毛忍冬

[异名]细苞忍冬、岩银花。

[拉丁名]*Lonicera similis* Hemsl.

[形态特征]落叶藤本;幼枝、叶柄和总花梗均被淡黄褐色、开展的长糙毛和短柔毛;老枝棕色。叶纸质,卵形、卵状矩圆形至卵状披针形或披针形,长3.0~10.0(~13.5)cm;叶柄长3~8(~12)mm。总花梗下方者长可达4 cm,向上则渐变短;萼筒椭圆形至长圆形,长2(~3)mm,无毛,萼齿近三角形,长约1 mm,宽近相等;花冠先白色后变淡黄色,长4~6 cm,外被开展的长、短糙毛和腺毛或全然无毛,唇形,筒细,长3~3.6 cm;雄蕊与花冠几等高,花丝长约2 cm,无毛;花柱稍超出花冠,无毛。果实蓝黑色,卵圆形,长7~9 mm;种子褐色,稍扁,卵圆形或矩圆形,长约5 mm,有浅的横沟纹,两面中部各有1棱。

[自然生境]生于海拔500~2 200 m的山谷、溪边、灌木林中。

[地理分布]万源市。

[入药部位]花蕾、全株、叶。

[功能主治]花蕾清热解毒、通经络、杀菌、截疟、消炎,用于温病发热、热毒血痢、痈疡肿毒、瘰疬、痔漏。全株镇惊、祛风、败毒,用于小儿惊风、疮毒。叶用于蛔虫、寒热腹胀。

唐古特忍冬

[异名]陇塞忍冬、五台忍冬、五台金银花。

[拉丁名]*Lonicera tangutica* Maxim.

[形态特征]常绿灌木或小乔木,高8(~15)m;枝带红色或灰褐色,散生小皮孔,小枝无毛或初时被簇状短毛。冬芽有1对鳞片。叶革质,椭圆形至矩圆形或卵状矩圆形,长8~16(~24)cm,顶端渐尖或急渐尖,基部渐狭至圆形,全缘或中上部疏生少数钝或尖的不整齐浅齿,通常无毛,下面散生带红色或黄色微小腺点,侧脉3~5(~18)对,弧形;叶柄长1~3.5(~5)cm,无毛或被簇状短毛。聚伞花序伞形式,顶圆形,直径4~10(~18)cm,无毛或散生簇状微毛;萼筒卵圆形或倒圆锥形,长约1.5 mm;花冠白色或有红晕,钟状,长4~6 mm,有微细鳞腺,裂片圆卵形,直立,长约1 mm;雄蕊高出花冠约3 mm,花药紫色,矩圆形,长1~1.8 mm。果实先红色后变蓝黑色,卵圆形,长约5 mm。

[自然生境]生于海拔1 600~3 900 m的云杉、落叶松、栎和竹等林下或混交林中及山坡草地,或溪边灌丛中。

[地理分布]万源市。

[入药部位]根及根皮、枝条(去皮)、花蕾。

[功能主治]根及根皮清热解毒、截疟,用于子痈、气喘、疮疖、痈肿。枝条(去皮)用于气喘、疮疖、痈肿。花蕾清热解毒、截疟。

盘叶忍冬

[异名]土银花。

[拉丁名]*Lonicera tragophylla* Hemsl.

[形态特征]落叶藤本;幼枝无毛。叶纸质,矩圆形或卵状矩圆形,稀椭圆形,长(4~)5~12 cm,顶端钝或稍尖,基部楔形,下面粉绿色,被短糙毛或至少中脉下部两侧密生横出的淡黄色髯毛状短糙毛,很少无毛,中脉基部有时带紫红色,花序下方1~2对叶连合成近圆形或圆卵形的盘,盘两端通常钝形或具短尖头;叶柄很短或不存在。由3朵花组成的聚伞花序密集成头状花序生于小枝顶端,共有6~9(~18)朵花;萼筒壶形,长约

3 mm,萼齿小,三角形或卵形,顶钝;花冠黄色至橙黄色,上部外面略带红色,长5～9 cm,外面无毛,唇形,筒稍弓弯,长2～3倍于唇瓣,内面疏生柔毛;雄蕊着生于唇瓣基部,长约与唇瓣等,无毛;花柱伸出,无毛。

[自然生境]生于海拔700～3 000 m的林下、向阳灌丛中。

[地理分布]万源市、宣汉县。

[入药部位]花蕾。

[功能主治]清热解毒、抗菌消炎,用于痈肿疮毒、丹毒、痢疾、温病、发热、瘰疬。炒炭止血痢。

接骨草

[异名]糯米珠、小染插泥、小金鸡、蒴翟、陆英、马鞭三七、臭黄金。

[拉丁名]*Sambucus chinensis* Lindl.

[形态特征]高大草本或半灌木,高1～2 m;茎有棱条,髓部白色。羽状复叶的托叶叶状或有时退化成蓝色的腺体;小叶2～3对,互生或对生,狭卵形,长6～13 cm,宽2～3 cm,嫩时上面被疏长柔毛,边缘具细锯齿,近基部或中部以下边缘常有1或数枚腺齿;顶生小叶卵形或倒卵形,基部楔形,有时与第一对小叶相连,小叶无托叶,基部一对小叶有时有短柄。复伞形花序顶生,大而疏散,总花梗基部托以叶状总苞片,分枝3～5出,纤细,被黄色疏柔毛;杯形不孕性花不脱落,可孕性花小;萼筒杯状,萼齿三角形;花冠白色,仅基部联合,花药黄色或紫色;子房3室,花柱极短或几无,柱头3裂。果实红色,近圆形,直径3～4 mm;核2～3粒,卵形,长2.5 mm,表面有小疣状突起。

[自然生境]生于海拔300～3 800 m的山坡、林下、沟边和草丛中。

[地理分布]万源市、大竹县、开江县、通川区。

[入药部位]全草与根、果实、花。

[功能主治]全草和根祛风除湿、活血散瘀、降气、健脾,用于风湿疼痛、肾炎水肿、脚气浮肿、痢疾、黄疸、慢性支气管炎、风疹瘙痒、肾炎、丹毒、疮肿、跌打损伤、骨折。果实捣烂敷去疣。花用于骨间诸痹、四肢拘挛酸痛、风疹、皮肤恶痒、煎水洗。

接骨木

[异名]懒泽莲、大叶接骨木、舒筋树。

[拉丁名]*Sambucus williamsii* Hance

[形态特征]落叶灌木或小乔木,高5～6 m;老枝淡红褐色,具明显的长椭圆形皮孔,髓部淡褐色。羽状复叶有小叶2～3对,有时仅1对或多达5对,侧生小叶片卵圆形、狭椭圆形至倒矩圆状披针形,长5～15 cm,宽1.2～7.0 cm,顶端尖、渐尖至尾尖,边缘具不整齐锯齿,有时基部或中部以下具1至数枚腺齿,花与叶同出,圆锥形聚伞花序顶生,长5～11 cm,宽4～14 cm,具总花梗,花序分枝多呈直角开展,有时被稀疏短柔毛,随即光滑无毛;花小而密;萼筒杯状,长约1 mm,萼齿三角状披针形,稍短于萼筒;花冠蕾时带粉红色,开后白色或淡黄色,筒短,裂片矩圆形或长卵圆形,长约2 mm;雄蕊与花冠裂片等长,花丝基部稍肥大,花药黄色;子房3室,花柱短,柱头3裂。

[自然生境]生于海拔540～2 400 m的向阳山坡、灌丛、沟边、路旁、宅边等地。

[地理分布]万源市、大竹县。

[入药部位]根、根皮、茎枝、叶。

[功能主治]根或根皮祛风活络、活血散瘀、止痛止血、利尿消肿、接骨逗榫,用于风湿疼痛、风湿关节炎、风湿骨痛、创伤出血、痰饮、肾炎水肿、泄泻、黄疸、热痢、跌打损伤、烫伤。茎枝祛风、利湿、活血、止痛,用于风湿筋骨痛、腰痛、水肿、风疹、瘾疹、产后血晕、跌打肿痛、骨折、创伤出血。叶苦、凉,活血、行瘀、止痛,用于跌打骨折、风湿痹痛、筋骨疼痛。

穿心莲子薰

[异名]达蝈、陆土嘎模、阴阳扇、通天七、对月草。

[拉丁名]*Triosteum himalayanum* Wall.

[形态特征]多年生草木；茎高40～60 cm，稀开花时顶端有一对分枝，密生刺刚毛和腺毛。叶通常全株9～10对，基部连合，倒卵状椭圆形至倒卵状矩圆形，长8～16 cm，宽5～10 cm，顶端急尖或锐尖，上面被长刚毛，下面脉上毛较密，并夹杂腺毛。聚伞花序2～5轮在茎顶或有时在分枝上作穗状花序状；萼裂片三角状圆形，被刚毛和腺毛，萼筒与萼裂片间缢缩；花冠黄绿色，筒内紫褐色，长1.6 cm，约为萼长的3倍，外有腺毛，筒基部弯曲，一侧膨大成囊；雄蕊着生于花冠筒中部，花丝细长，淡黄色，花药黄色，矩圆形。果实红色，近圆形，直径10～12 cm，冠以由宿存萼齿和缢缩的萼筒组成的短喙，被刚毛和腺毛。

[自然生境]生于海拔1 800～4 600 m的灌丛、林缘、草地。

[地理分布]万源市。

[入药部位]全草。

[功能主治]利湿消肿、调经活血，用于水肿、小便不通、浮肿、月经不调、劳伤疼痛、跌打损伤。

桦叶荚蒾

[异名]卵叶荚蒾。

[拉丁名]*Viburnum betulifolium* Batal.

[形态特征]落叶灌木或小乔木，高可达7 m；小枝紫褐色或黑褐色，稍有棱角，散生圆形、突起的浅色小皮孔，无毛或初时稍有毛。叶厚纸质或略带革质，干后变黑色，宽卵形至菱状卵形或宽倒卵形，稀椭圆状矩圆形，长3.5～8.5（～12.0）cm。复伞形式聚伞花序顶生或生于具1对叶的侧生短枝上，直径5～12 cm，通常多少被疏或密的黄褐色簇状短毛；萼筒有黄褐色腺点，疏被簇状短毛，萼齿小，宽卵状三角形，顶钝，有缘毛；花冠白色，辐状，直径约4 mm，无毛，裂片圆卵形，比筒长；雄蕊常高出花冠，花药宽椭圆形；柱头高出萼齿。果实红色，近圆形，长约6 mm。

[自然生境]生于海拔900～3 700 m的山坡、灌丛。

[地理分布]万源市。

[入药部位]根。

[功能主治]活血调经、收敛止血、涩精，用于月经不调、梦遗滑精、肺热口臭、白浊带下。

金佛山荚蒾

[异名]金山荚蒾、贵州荚蒾。

[拉丁名]*Viburnum chinshanense* Graebn.

[形态特征]灌木，高达5 m；幼叶下面、叶柄和花序均被由灰白色或黄白色簇状毛组成的绒毛；小枝浑圆。叶纸质至厚纸质，披针状矩圆形或狭矩圆形，长5～10（～15）cm，顶端稍尖或钝形，基部圆形或微心形，全缘，侧脉7～10对，近缘处互相网结，上面凹陷（幼叶较明显），下面突起，小脉上面稍凹陷或不明显；叶柄长1～2 cm。聚伞花序直径4～6（～8）cm，总花梗长1.0～2.5 cm；萼筒矩圆状卵圆形，长约2.5 mm，多少被簇状毛，萼齿宽卵形，顶钝圆，疏生簇状毛；花冠白色，辐状，直径约7 mm，外面疏被簇状毛，筒部长约3 mm；裂片圆卵形或近圆形，长约2 mm；雄蕊略高出花冠，花药宽椭圆形，长约1 mm；花柱略高出萼齿或几等长，红色。

[自然生境]生于海拔400～1 900 m的灌丛中。

[地理分布]万源市、大竹县、开江县。

[入药部位]全株。

[功能主治]清热解毒、祛风除湿、活血止血，用于风湿痹痛、赤白痢疾、跌打损伤、刀伤、痔疮出血、流感。

水红木

[异名]吊白叶。

[拉丁名]*Viburnum cylindricum* Buch. –Ham. ex D. Don

[形态特征]常绿灌木或小乔木，高达8（～15）m；枝带红色或灰褐色，散生小皮孔，小枝无毛或初时被簇

状短毛。冬芽有1对鳞片。叶革质，椭圆形至矩圆形或卵状矩圆形，长8～16（～24）cm。聚伞花序伞形式，顶圆形，直径4～10（～18）cm，无毛或散生簇状微毛，总花梗长1～6 cm，第一级辐射枝通常7条，苞片和小苞片早落，花通常生于第三级辐射枝上；萼筒卵圆形或倒圆锥形，长约1.5 mm，萼齿极小而不显著；花冠白色或有红晕，钟状，长4～6 mm，有微细鳞腺，裂片圆卵形，直立，长约1 mm；雄蕊高出花冠约3 mm，花药紫色，矩圆形，长1.0～1.8 mm。果实先红色后变蓝黑色，卵圆形，长约5 mm；核卵圆形，扁，长约4 mm；直径3.5～4.0 mm，有1条浅腹沟和2条浅背沟。

[自然生境]生于海拔500～3 600 m以下的阔叶混交林中、灌丛中。

[地理分布]万源市、大竹县。

[入药部位]叶、茎、皮、根、花。

[功能主治]叶、根或花清热解毒、凉血、破血、通经、散瘀消肿、止血、化湿、通络，用于燥咳、痢疾、风湿疼痛、跌打损伤、疮疡、疥癣、赤白痢疾、水火烫伤、脓包疮。茎、皮消炎、止咳、止痢、用于慢性腹泻、食积胃痛。

宜昌荚蒾

[异名]糯米条子。

[拉丁名]*Viburnum erosum* Thunb.

[形态特征]落叶灌木，高达3 m。幼枝密被星状毛和柔毛，冬芽小而有毛，具2对外鳞片。叶对生；叶柄长3～5 mm，有钻形托叶；叶纸质，卵形至卵状披针形，长3.5～7.0 cm，宽1.5～3.5 cm，先端渐尖，基部心形，边缘有牙齿，叶面粗糙，上面疏生有瘤基的叉毛，下面密生星状毡毛，近基部两侧有少数腺体，侧脉6～9对，伸达齿端，与叶主脉在叶上面凹陷，在下面突起。复伞形聚伞花序生于具1对叶的侧生短枝之顶，直径2～4 cm，有毛；有总梗，第一级辐射枝5条；苞片和小苞片线形，长4～5 mm；花生于第2至第3级辐射枝上；萼筒长约1.5 mm，5萼齿微小，卵状三角形；花冠白色，辐状，直径约6 mm，裂片圆卵形，稍长于花冠筒；雄蕊5，稍短至等长于花冠。核果卵圆形，长约7 mm，红色。

[自然生境]生于海拔2 800 m以下的林下、灌丛中。

[地理分布]万源市、开江县。

[入药部位]根、茎、叶。

[功能主治]茎、叶祛风、散寒、祛湿、止痒，用于口腔炎、风寒湿痹、捣擦脚丫湿痒。根祛瘀消肿、解毒，用于牙痛、跌打损伤、淋巴结炎。

巴东荚蒾

[异名]红鱼蜡树、巴东荚迷、宜昌荚蒾、荚蒾。

[拉丁名]*Viburnum henryi* Hemsl.

[形态特征]灌木或小乔木，常绿或半常绿，高达7 m，全株无毛或近无毛；当年小枝带紫褐色或绿色，二年生小枝灰褐色，稍有纵裂缝。冬芽有1对外被黄色簇状毛的鳞片。叶亚革质，倒卵状矩圆形至矩圆形或狭矩圆形，长6～10（～13）cm，顶端尖至渐尖，基部楔形至圆形，边缘除自一叶片的中部或中部以下处全缘外有浅的锐锯齿，齿常具硬凸头，两面无毛或下面脉上散生少数簇状毛，侧脉5～7对，至少部分直达齿端，连同中脉下面突起，脉腋有趾蹼状小孔和少数集聚簇状毛；叶柄长1～2 cm。圆锥花序顶生，长4～9 cm，宽5～8 cm，总花梗纤细，长2～4 cm。果实红色，后变紫黑色，椭圆形；核稍扁，椭圆形，长7～8 mm，直径4 mm，有1条深腹沟，背沟常不存。

[自然生境]生于海拔900～2 600 m的山谷密林中或湿润草坡上。

[地理分布]万源市。

[入药部位]根、枝、叶。

[功能主治]清热解毒，用于小儿鹅口疮。

阔叶荚蒾

[异名] 八仙花。

[拉丁名] *Viburnum lobophyllum* Graebn.

[形态特征] 与桦叶荚蒾的区别在于：冬芽红褐色，无毛或仅顶端有少数纤毛；叶纸质；萼筒无毛，有时具少数腺点；花冠较大，直径约6 mm；果实较大，长约7 mm。

[自然生境] 常生于海拔2 500 m左右的山地灌木林中。

[地理分布] 万源市。

[入药部位] 根。

[功能主治] 调经、涩精。

绣球荚蒾

[异名] 木绣球。

[拉丁名] *Viburnum macrocephalum* Fortune

[形态特征] 落叶或半常绿灌木，高达4 m；树皮灰褐色或灰白色；芽、幼枝、叶柄及花序均密被灰白色或黄白色簇状短毛，后渐变无毛。叶临冬至翌年春季逐渐落尽，纸质，卵形至椭圆形或卵状矩圆形，长5～11 cm，顶端钝或稍尖，基部圆形或有时微心形，边缘有小齿，上面初时密被簇状短毛，下面被簇状短毛，侧脉5～6对，连同中脉上面略凹陷，下面突起；叶柄长10～15 mm。聚伞花序直径8～15 cm，全部由大型不孕花组成，总花梗长1～2 cm，第一级辐射枝5条，花生于第三级辐射枝上；萼筒筒状，长约2.5 mm，宽约1 mm，无毛，萼齿与萼筒几等长，矩圆形，顶钝；花冠白色，辐状，直径1.5～4.0 cm，裂片圆状倒卵形，筒部甚短；雄蕊长约3 mm，花药小，近圆形；雌蕊不育。

[自然生境] 生于灌丛中。

[地理分布] 开江县、通川区。

[入药部位] 茎。

[功能主治] 清热解毒、清热除湿，用于风湿痹痛、皮肤疥癣。

珊瑚树

[异名] 法国冬青、早禾树。

[拉丁名] *Viburnum odoratissimum* Ker Gawl.

[形态特征] 常绿灌木或小乔木，高达10（～15) m；枝灰色或灰褐色，有突起的小瘤状皮孔，无毛或有时稍被褐色簇状毛。叶革质，椭圆形至矩圆形或矩圆状倒卵形至倒卵形，长7～20 cm；叶柄长1～2（～3）cm，无毛或被簇状微毛。圆锥花序顶生或生于侧生短枝上，宽尖塔形；萼筒筒状钟形，长2.0～2.5 mm，无毛；花冠白色，后变黄白色，有时微红，辐状，直径约7 mm，筒长约2 mm；雄蕊略超出花冠裂片，花药黄色，矩圆形，长近2 mm；柱头头状。果实先红色后变黑色，卵圆形或卵状椭圆形，长约8 mm，直径5～6 mm；核卵状椭圆形，浑圆，长约7 mm，直径约4 mm，有1条深腹沟。

[自然生境] 生于海拔200～1 300 m的山谷密林中溪涧旁蔽荫处、疏林中向阳地或平地灌丛中，也常有栽培。

[地理分布] 万源市、开江县、通川区。

[入药部位] 根和叶。

[功能主治] 清热祛湿、通经活络、拔毒生肌，用于感冒、跌打损伤、骨折。

蝴蝶戏珠花

[异名] 蝴蝶荚蒾、毛荚蒾。

[拉丁名] *Viburnum plicatum* Thunb. var. *tomentosum* (Thunb.) Miq.

[形态特征] 叶较狭，宽卵形或矩圆状卵形，有时椭圆状倒卵形，两端有时渐尖，下面常带绿白色，侧脉10～17对。花序直径4～10 cm，外围有4～6朵白色、大型的不孕花，具长花梗，花冠直径达4 cm，不整齐4～5

裂;中央可孕花直径约3 mm,萼筒长约15 mm,花冠辐状,黄白色,裂片宽卵形,长约等于筒,雄蕊高出花冠,花药近圆形。果实先红色后变黑色,宽卵圆形或倒卵圆形,长5～6 mm,直径约4 mm;核扁,两端钝形,有1条上宽下窄的腹沟,背面中下部还有1条短的隆起之脊。

[自然生境]生于海拔1 800 m以下的灌丛中。

[地理分布]万源市。

[入药部位]根。

[功能主治]清热解毒、健脾消食,用于小儿疳积、淋巴结肿大。

球核荚蒾

[异名]兴山绣球、六股筋。

[拉丁名]*Viburnum propinquum* Hemsl.

[形态特征]常绿灌木,高达2 m,全体无毛;当年小枝红褐色,光亮,具突起的小皮孔,二年生小枝变灰色。幼叶带紫色,成长后革质,卵形至卵状披针形或椭圆形至椭圆状矩圆形,长4～9(～11)cm,基部以上两侧各有1～2枚腺体,具离基三出脉,脉延伸至叶中部或中部以上,有时脉腋有集聚簇状毛,中脉和侧脉(有时连同小脉)上面凹陷,下面突起;叶柄纤细,长1～2 cm。聚伞花序直径4～5 cm,果时可达7 cm,总花梗纤细,长1.5～2.5(～4.0)cm,第一级辐射枝通常7条,花生于第三级辐射枝上,有细花梗;萼筒长约0.6 mm,萼齿宽三角状卵形,顶钝,长约0.4 mm;花冠绿白色,辐状,直径约4 mm,内面基部被长毛,裂片宽卵形,顶端圆形,长约1 mm,约与筒等长;雄蕊常稍高出花冠,花药近圆形。

[自然生境]生于海拔500～1 300 m的灌丛中。

[地理分布]万源市、大竹县。

[入药部位]叶、全株、根。

[功能主治]接骨续筋、止血、消肿止痛,用于四肢筋骨疼痛、屈伸不利、跌打损伤、骨折。

狭叶球核荚蒾(变种)

[异名]球核荚蒾。

[拉丁名]*Viburnum propinquum* Hemsl. var. *mairei* W. W. Sm.

[形态特征]叶较狭,条状披针形至倒披针形,长3～8 cm,宽1.0～1.5 cm,顶端锐尖或渐尖,基部楔形,边缘疏生小锐齿。花序较小,宽2～4 cm。果实直径3～4 mm。

[自然生境]生于海拔420～450 m的山地。

[地理分布]万源市。

[入药部位]叶、全枝或根皮。

[功能主治]止血、消肿止痛、接骨续筋,用于骨折、跌打损伤、外伤出血。

皱叶荚蒾

[异名]枇杷叶荚蒾、山枇杷。

[拉丁名]*Viburnum rhytidophyllum* Hemsl.

[形态特征]常绿灌木或小乔木,高达4 m;幼枝、芽、叶下面、叶柄及花序均被由黄白色、黄褐色或红褐色簇状毛组成的厚绒毛,毛的分枝长0.3～0.7 mm。叶革质,卵状矩圆形至卵状披针形,长8～18(～25)cm,全缘或有不明显小齿,上面深绿色有光泽,幼时疏被簇状柔毛,后变无毛,各脉深凹陷而呈极度皱纹状,下面有突起网纹,侧脉6～8(～12)对,近缘处互相网结,很少直达齿端;叶柄粗壮,长1.5～3.0(～4.0)cm。聚伞花序稠密,直径7～12 cm,总花梗粗壮,长1.5～4.0(～7.0)cm;萼筒筒状钟形,长2～3 mm,被由黄白色簇状毛组成的绒毛,长2～3 mm;花冠白色,辐状,直径5～7 mm,几无毛;雄蕊高出花冠,花药宽椭圆形,长约1 mm。果实红色,后变黑色,宽椭圆形,长6～8 mm,无毛。

[自然生境]生于海拔800～2 400 m的灌丛中。

[地理分布]万源市。

[入药部位]根、枝叶。

[功能主治]清热解毒、祛风除湿、活血、止血,用于湿热痢疾、痈疽疮疖、咯血、便血、跌打损伤。

茶荚蒾

[异名]汤饭子、甜茶。

[拉丁名]*Viburnum setigerum* Hance

[形态特征]落叶灌木,高达4 m;芽及叶干后变黑色、黑褐色或灰黑色;当年小枝浅灰黄色,多少有棱角,无毛,二年生小枝灰色、灰褐色或紫褐色。叶纸质,卵状矩圆形至卵状披针形,稀卵形或椭圆状卵形,长7～12(～15)cm,顶端渐尖,基部圆形,边缘基部除外疏生尖锯齿,上面初时中脉被长纤毛,后变无毛,下面仅中脉及侧脉被浅黄色贴生长纤毛,侧脉6～8对,笔直而近并行,伸至齿端,上面略凹陷,下面显著突起;叶柄长1.0～1.5(～2.5)cm,有少数长伏毛或近无毛。萼筒长约1.5 mm,无毛和腺点,萼齿卵形,长约0.5 mm,顶钝形;花冠白色,干后变茶褐色或黑褐色,辐状,直径4～6 mm,无毛,裂片卵形,长约2.5 mm,比筒长;雄蕊与花冠几等长,花药圆形,极小。

[自然生境]生于海拔1 650 m以下的灌丛中。

[地理分布]万源市、大竹县、通川区。

[入药部位]根、茎叶。

[功能主治]清热生津、健脾利湿,用于脾虚消化不良、湿热泻痢、热病烦渴、疮痈肿毒、创伤出血。

烟管荚蒾

[异名]羊舌子、黑汉条、黑达子、冷饭团。

[拉丁名]*Viburnum utile* Hemsl.

[形态特征]常绿灌木,高达2 m;叶下面、叶柄和花序均被由灰白色或黄白色簇状毛组成的细绒毛。叶革质,卵圆状矩圆形,有时卵圆形至卵圆状披针形,长2.0～5.0(～8.5)cm,全缘或很少有少数不明显疏浅齿,边稍内卷,上面深绿色有光泽而无毛,或暗绿色而疏被簇状毛,侧脉5～6对,近缘前互相网结,上面略突起或不明显,下面稍隆起,有时被锈色簇状毛;叶柄长5～10(～15)mm。聚伞花序直径5～7 cm,总花梗粗壮,长1～3 cm;花冠白色,花蕾时带淡红色,辐状,直径6～7 mm,无毛,裂片圆卵形,长约2 mm;雄蕊与花冠裂片几等长,花药近圆形,直径约1 mm。果实红色,后变黑色,椭圆状矩圆形至椭圆形,长(6～)7～8 mm。

[自然生境]生于海拔500～2 700 m的山坡林缘或灌丛中。

[地理分布]万源市、开江县、通川区。

[入药部位]全株及根、叶。

[功能主治]全株清热利湿、祛风活络、凉血止血,用于痢疾、痔疮出血、风湿筋骨疼痛、跌打损伤、瘀血肿痛。根、叶清热、祛风除湿、活血祛瘀、散结,用于痢疾、下血、痔疮、脱肛、风湿痹痛、胸肋胀痛、白带、湿毒、疮疡、瘀结、风湿筋骨疼痛、跌打损伤。

半边月

[异名]日本锦带花、水马桑。

[拉丁名]*Weigela japonica* Thunb. var. *sinica* (Rehd.) Bailey–Diervilla *japonica* DC. var. *sinica* Rehd.

[形态特征]落叶灌木,高达6 m。叶长卵形至卵状椭圆形,稀倒卵形,长5～15 cm,宽3～8 cm,顶端渐尖至长渐尖,基部阔楔形至圆形,边缘具锯齿,上面深绿色,疏生短柔毛,脉上毛较密,下面浅绿色,密生短柔毛;叶柄长8～12 mm,有柔毛。单花或具3朵花的聚伞花序生于短枝的叶腋或顶端;萼筒长10～12 mm,萼齿条形,深达萼檐基部,长5～10 mm,被柔毛;花冠白色或淡红色,花开后逐渐变红色,漏斗状钟形,长2.5～3.5 cm,外面疏被短柔毛或近无毛,筒基部呈狭筒形,中部以上突然扩大,裂片开展,近整齐,无毛;花丝白色,花药黄褐色;花柱细长,柱头盘形,伸出花冠外。果实长1.5～2 cm,顶端有短柄状喙,疏生柔毛;种子具狭翅。

[自然生境]生于海拔450～1 800 m的山坡林下、山顶灌丛、沟边。

[地理分布]宣汉县、开江县、通川区。

[入药部位]根、枝、叶。

[功能主治]根理气健脾、滋阴补虚,用于食少气虚、消化不良、体质虚弱。枝、叶用于疮疡肿毒。

败酱科 Valerianaceae

少蕊败酱

[异名]花斑升麻、大青草、少蕊败酱。

[拉丁名]*Patrinia monandra* C. B. Clarke

[形态特征]二年生或多年生草本,高150(～220)cm;主根横生、斜生或直立;茎基部近木质;单叶对生,不分裂或大头羽状深裂,下部有1～2(～3)对侧生裂片,边缘具粗圆齿或钝齿,两面疏被糙毛;叶柄长1 cm;聚伞圆锥花序顶生及腋生;花冠漏斗形,淡黄色,冠筒长1.2～1.8 mm,基部一侧囊肿不明显,花冠裂片稍不等形,卵形、宽卵形或卵状长圆形,长(0.6～)1.2～1.5(～1.8)mm,宽1～1.2 mm;雄蕊1枚或2～3枚,花药长圆形或椭圆形,长0.5～0.8 mm,花丝长(1.5～)2.2～3.3 mm,中下部有时疏生柔毛;子房倒卵形,长0.8～1.8 mm,花柱长1.7～2.2(～2.8)mm,柱头头状或盾状。瘦果卵圆形,倒卵状长圆形,上面两侧和下面被开展短糙毛;果苞薄膜质,近圆形至阔卵形,长5.0～7.2 mm,宽5～7(～8)mm,先端常呈极浅3裂,基部圆形微凹或截形,网脉细而明显。

[自然生境]生于海拔1 800 m以下的河滩、灌丛中、荒坡、路旁。

[地理分布]达川区、开江县、通川区、宣汉县、万源市。

[入药部位]全草、根。

[功能主治]清热解毒、排脓破瘀、散结、活血,用于肠痈、痈肿疮毒、赤白带下。

败酱

[异名]败酱草、黄花败酱、黄花龙芽、野黄花、黄花菜。

[拉丁名]*Patrinia scabiosaefolia* Fisch. ex Trev.

[形态特征]多年生草本,高30～100(～200)cm;根状茎横卧或斜生,节处生多数细根;茎直立,黄绿色至黄棕色;基生叶丛生;叶柄长3～12 cm;茎生叶对生,宽卵形至披针形,长5～15 cm,先端渐尖,具粗锯齿,两面密被或疏被白色糙毛,上部叶渐变窄小,无柄;花序为聚伞花序组成的大型伞房花序,顶生;花序梗上方一侧被白色粗糙毛;总苞线形;花小,萼齿不明显;花冠钟形,黄色,基部一侧囊肿不明显,内具白色长柔毛,花冠裂片卵形;雄蕊4,花丝不等长,近蜜囊2枚长3.5 mm,下部被柔毛,另2枚长2.7 mm,花药长圆形;子房椭圆状长圆形,长约1.5 mm,花柱长2.5 mm,柱头盾状或截头状,直径0.5～0.6 mm。瘦果长圆形,长3～4 mm,具3棱,内含1椭圆形、扁平种子。

[自然生境]大竹县、开江县、通川区、渠县、万源市。

[地理分布]生于海拔2 300 m以下的杂木林下、灌丛中。

[入药部位]全草。

[功能主治]清热解毒、排脓破瘀、散瘀消肿、散结,用于肠痈、疮痈肿毒、下痢、赤白带下、产后瘀滞腹痛、目赤肿痛、痈肿疥癣。

攀倒甑

[异名]苦斋公、大青叶、牙火草、豆豉菜、山青菜、攀甑。

[拉丁名]*Patrinia villosa* (Thunb.) Juss.

[形态特征]多年生草本,高50～100(120)cm;地下根状茎长而横走;基生叶丛生;叶柄较叶片稍长;茎生叶对生;叶柄长1～3 cm;由聚伞花序组成顶生圆锥花序或伞房花序;总苞叶卵状披针形至线状披针形或线形;花萼小,浅波状或浅钝裂状,长0.3～0.5 mm;花冠钟形,白色,5深裂,裂片不等形,卵形、卵状长圆形或卵

状椭圆形, 蜜囊顶端的裂片常较大, 冠筒常比裂片稍长, 长1.5～2.25 (～2.6) mm, 宽1.7～2.3 mm, 内面有长柔毛, 筒基部一侧稍囊肿; 雄蕊4, 伸出; 子房下位, 花柱较雄蕊稍短。瘦果倒卵形, 与宿存增大苞片贴生; 果苞倒卵形、卵形、倒卵状长圆形或椭圆形, 有时圆形, 长 (2.8～) 4.0～5.5 (～6.5) mm, 宽 (2.5～) 4.0～5.5 (～8) mm, 顶端钝圆, 不分裂或微3裂, 基部楔形或钝, 网脉明显, 具主脉2条, 极少有3条, 下面中部2主脉内有微糙毛。

[自然生境] 生于海拔2 000 m以下的路旁、山坡、草坡、灌丛中。

[地理分布] 达川区。

[入药部位] 全草。

[功能主治] 清热解毒、活血、消痈、排脓破瘀, 用于急性化脓性扁桃体炎、肺炎、肺脓痈、肝炎、肠痈、下痢、赤白带下、产后瘀滞腹痛、目赤肿痛、痈肿疔癣、肠痈、痔疮疼痛、肠风下血。

柔垂缬草

[异名] 缬草、岩边香。

[拉丁名] *Valeriana flaccidissima* Maxim.

[形态特征] 细柔草本, 高20～80 cm; 植株稍多汁; 根茎细柱状, 具明显的环节; 匍枝细长具有柄的心形或卵形小叶。基生叶与匍枝叶同形, 有时3裂, 钝头, 波状圆齿或全缘。茎生叶卵形, 羽状全裂, 裂片3～7枚, 疏离; 顶端裂片卵形或披针形, 长2～4 cm, 宽1～2 cm, 钝头或渐尖, 边缘具疏齿, 侧裂片与顶裂片同形而依次渐小。花序顶生, 或有时自上部叶腋生, 伞房状聚伞花序, 分枝细长, 果期为甚; 苞片和小苞片线形至线状披针形, 最上部的小苞片等于或稍短于果长。花淡红色, 花冠长2.5～3.5 mm, 花冠裂片长圆形至卵状长圆形, 花冠裂片较花冠筒为短; 雌雄蕊常伸出于花冠之外。瘦果线状卵形, 长约3 mm, 光秃, 有时被白色粗毛。

[自然生境] 生于海拔1 000～2 300 m的灌丛、草坡。

[地理分布] 万源市。

[入药部位] 全草。

[功能主治] 兴奋、镇痉、收敛、行气止痛、散瘀、活血调经, 用于心神不安、月经不调、神经衰弱、精神病、尿崩等症。

长序缬草

[异名] 阔叶缬草、牙火草、火草、节草、舌头细辛、通经草。

[拉丁名] *Valeriana hardwickii* Wall.

[形态特征] 大草本, 高60～150 cm; 根状茎短缩, 呈块柱状; 茎直立, 中空, 外具粗纵棱槽; 基生叶多为3～5 (～7) 羽状全裂或浅裂; 羽裂时, 顶裂片较侧裂片为大, 卵形或卵状披针形, 长3.5～7 cm, 宽1.5～3 cm, 顶端长渐尖, 基部近圆形, 边缘具齿或全缘; 两侧裂片依次稍小, 疏离, 叶柄细长, 茎生叶与基生叶相似, 向上叶渐小, 柄渐短; 全部叶多少被短毛。极大的圆锥状聚伞花序顶生或腋生。苞片线状钻形; 小苞片三角状卵形, 全缘或具钝齿, 最上的小苞片常只及果实的一半或更短。花小, 白色, 花冠长1.5～2.5 (～3.5) mm, 漏斗状扩张, 裂片卵形, 常为花冠长度的1/2; 雌雄蕊常与花冠等长或稍伸出。果序极度延展, 在成熟的植株上, 常长50～70 cm。瘦果宽卵形至卵形, 长2～2.5 (～3) mm, 宽1.0～1.2 mm, 常被白色粗毛, 也有光秃者。

[自然生境] 生于海拔1 000～2 300 m的山间草丛中。

[地理分布] 万源市。

[入药部位] 根或全草。

[功能主治] 活血调经、散瘀止痛、健脾消积、镇静安神、祛风解痉、生肌、止血、止痛, 用于心神不安、胃弱、腰痛、痛经、闭经、血栓闭塞性脉管炎、月经不调、风湿骨痛、小儿疳积、神经衰弱、跌打损伤。

蜘蛛香

[异名] 养血莲、心叶缬草、霸王草、老虎七、土细辛、养心莲。

[拉丁名] *Valeriana jatamansi* Jones

[形态特征]植株高20～70 cm；根茎粗厚，块柱状，节密，有浓烈香味；茎1至数株丛生。基生叶发达，叶片心状圆形至卵状心形，长2～9 cm，宽3～8 cm，边缘具疏浅波齿，被短毛或有时无毛，叶柄长为叶片的2～3倍；茎生叶不发达，每茎2对，有时3对，下部的心状圆形，近无柄，上部的常羽裂，无柄。花序为顶生的聚伞花序，苞片和小苞片长钻形，中肋明显，最上部的小苞片常与果实等长。花白色或微红色，杂性；雌花小，长1.5 mm，不育花药着生在极短的花丝上，位于花冠喉部；雌蕊伸长于花冠之外，柱头深3裂；两性花较大，长3～4 mm，雌雄蕊与花冠等长。瘦果长卵形，两面被毛。

[自然生境]生于海拔1 400～2 300 m的杂木林下、灌丛中、荒坡。

[地理分布]万源市、宣汉县。

[入药部位]全草与根茎。

[功能主治]行气散寒、活血调经、理气止痛、祛风解毒，用于心神不安、月经不调、精神失调、胃气痛、小儿消化不良与食积、风湿麻木、发痧脘腹胀痛、呕吐泄泻、肺气水肿、风寒感冒、伤口久溃不愈。

缬草

[异名]大救驾、小救驾。

[拉丁名]*Valeriana officinalis* Linn.

[形态特征]多年生高大草本，高可有100～150 cm；根状茎粗短呈头状，须根簇生；茎中空，有纵棱，被粗毛，尤以节部为多，老时毛少。匍枝叶、基出叶和基部叶在花期常凋萎。茎生叶卵形至宽卵形，羽状深裂，裂片7～11；中央裂片与两侧裂片近同形、同大小，但有时与第1对侧裂片合生成3裂状，裂片披针形或条形，顶端渐窄，基部下延，全缘或有疏锯齿，两面及柄轴多少被毛。花序顶生，呈伞房状三出聚伞圆锥花序；小苞片中央纸质，两侧膜质，长椭圆状长圆形、倒披针形或线状披针形，先端芒状凸尖，边缘多少有粗缘毛。花冠淡紫红色或白色，长4～5（～6）mm，花冠裂片椭圆形，雌雄蕊约与花冠等长。瘦果长卵形，长4～5 mm，基部近平截，光秃或两面被毛。

[自然生境]生于海拔2 300 m以下的山坡草地、林下、沟边、灌丛中。

[地理分布]万源市。

[入药部位]根或全草。

[功能主治]活血调经、散瘀、行气止痛、安神、理气，用于心神不安、神经衰弱、胃弱、腰痛、月经不调、跌打损伤、癔病、风湿关节痛、蜂螫伤、毒蛇咬伤、恶疮疔毒、癫痫。

川续断科 Dipsacaceae

川续断

[异名]续断、和尚头、山萝卜。

[拉丁名]*Dipsacus asperoides* C. Y. Cheng et T. M. Ai

[形态特征]多年生草本，高达2 m；主根1条或在根茎上生出数条，圆柱形，黄褐色，稍肉质；茎中空，具6～8条棱，棱上疏生下弯粗短的硬刺。叶片琴状羽裂，长15～25 cm，宽5～20 cm，顶端裂片大，卵形，两侧裂片3～4对，侧裂片一般为倒卵形或匙形；叶柄长可达25 cm；头状花序球形，直径2～3 cm，总花梗长达55 cm；花冠淡黄色或白色，花冠管长9～11 mm，基部狭缩成细管，顶端4裂，1裂片稍大，外面被短柔毛；雄蕊4，着生于花冠管上，明显超出花冠，花丝扁平，花药椭圆形，紫色；子房下位，花柱通常短于雄蕊，柱头短棒状。瘦果长倒卵柱状，包藏于小总苞内，长约4 mm，仅顶端外露于小总苞外。

[自然生境]生于海拔700～2 300 m的林边、灌丛、草地、路旁、林缘、沟边、阔叶混交林。

[地理分布]达川区、大竹县、渠县、万源市、宣汉县。

[入药部位]根。

[功能主治]补肝肾、强筋骨、续折伤、通经脉、利关节、止崩漏、止痛、安胎，用于腰膝酸软、肝肾不足、风湿痹痛、筋骨疼痛、崩漏、白带、胎漏、跌扑损伤。酒续断多用于风湿痹痛、跌扑损伤。盐续断多用于腰膝酸软。

桔梗科 Campanulaceae

杏叶沙参

[异名]南沙参、泡参、挺枝沙参。

[拉丁名]*Adenophora hunanensis* Nannf.

[形态特征]茎高达1.2 m,不分枝,无毛或稍有白色短硬毛;茎生叶至少下部的具柄,叶卵圆形、卵形或卵状披针形,两面被疏或密的短硬毛,稀被柔毛或无毛,长3～10(15)cm;花序分枝长,近平展或弓曲向上,常组成大而疏散的圆锥花序,稀分枝很短或长而几乎直立,因而组成窄的圆锥花序;花梗极短而粗壮,长2～3(～5)mm,花序轴和花梗有短毛或近无毛;花萼常有或疏或密的白色短毛或无毛,萼筒倒圆锥状,裂片卵形或长卵形,长4～7 mm,宽1.5～4.0 mm,基部通常彼此重叠;花冠钟状,蓝、紫或蓝紫色,长1.5～2.0 cm,裂片三角状卵形,长为花冠的1/3;花盘短筒状,长1.5～2.5 mm,通常被毛;花柱与花冠近等长;蒴果球状椭圆形或近卵状,长6～8 mm,直径4～6 mm;种子椭圆状,有1条棱,长1.0～1.5 mm。

[自然生境]生于海拔2 000 m以下的山坡草地和林缘草地。

[地理分布]宣汉县。

[入药部位]根。

[功能主治]养阴清热、益胃生津、健脾、祛痰止咳,用于肺热咳嗽、肺肾虚热、气管炎、虚痨久咳、干咳痰稠、胃阴不足、食少呕吐、阴虚、烦热口渴。

湖北沙参

[异名]泡参、四季生。

[拉丁名]*Adenophora longipedicellata* D. Y. Hong

[形态特征]茎高大,长近1～3 m,不分枝或具长达70 cm的细长分枝,无毛。基生叶卵状心形;茎生叶至少下部的具柄,叶片卵状椭圆形至披针形,基部楔形或宽楔形,顶端渐尖,边缘具细齿或粗锯齿,薄纸质,长7～12 cm,宽2～5 cm,无毛或有时仅在背面脉上疏生刚毛。花序具细长分枝,组成疏散的大圆锥花序,无毛或有短毛。花梗细长,长1.5～3 cm;花萼完全无毛,筒部圆球状,裂片钻状披针形,长8～14 mm;花冠钟状,白色、紫色或淡蓝色,长19～21 mm,裂片三角形,长5～6 mm;花盘环状,长1 mm或更短,无毛;花柱长21 mm,几乎与花冠等长或稍稍伸出。幼果圆球状。

[自然生境]生于荒坡、沟边。

[地理分布]开江县。

[入药部位]根。

[功能主治]养阴补肺、祛痰、止咳、补气健脾,用于肺热燥咳、虚劳久咳、咽干、喉痛、脾虚食少。

无柄沙参

[异名]沙参、杏叶沙参。

[拉丁名]*Adenophora stricta* Miq. subsp. *sessilifolia* Hong

[形态特征]茎高40～80 cm,不分枝,茎叶被短毛。基生叶心形,大而具长柄;茎生叶无柄,或仅下部的叶有极短而带翅的柄,叶片椭圆形、狭卵形,基部楔形,少近于圆钝的,顶端急尖或短渐尖,边缘有不整齐的锯齿,两面疏生短毛或长硬毛,或近于无毛,长3～11 cm,宽1.5～5.0 cm。花序常不分枝而成假总状花序,或有短分枝而成极狭的圆锥花序,极少具长分枝而为圆锥花序的。花梗常极短,长不足5 mm;花萼多被短硬毛或粒状毛,少无毛的,筒部常倒卵状,少为倒卵状圆锥形,裂片狭长,多为钻形,少为条状披针形,长6～8 mm,宽至1.5 mm;花冠宽钟状,蓝色或紫色,花冠外面无毛或仅顶端脉上有几根硬毛,长1.5～2.3 cm,裂片长为全长的1/3,三角状卵形;花盘短筒状,长1.0～1.8 mm,无毛;花柱常略长于花冠,少较短的。蒴果椭圆状球形,极少为椭圆状,长6～10 mm。种子棕黄色,稍扁,有一条棱,长约1.5 mm。

[自然生境]生于荒坡、地边、沟边。

[地理分布]宣汉县、万源市。

[入药部位]根。

[功能主治]化痰益气、养阴清肺,用于肺热咳嗽、咽干口渴、干咳无痰、气阴不足。

紫斑风铃草

[异名]灯笼花、吊钟花、山小菜。

[拉丁名]*Campanula punctata* Lam.

[形态特征]多年生草本,全体被刚毛,具细长而横走的根状茎。茎直立,粗壮,高20~100 cm,通常在上部分枝。基生叶具长柄,叶片心状卵形;茎生叶下部的有带翅的长柄,上部的无柄,三角状卵形至披针形,边缘具不整齐钝齿。花顶生于主茎及分枝顶端,下垂;花萼裂片长三角形,裂片间有一个卵形至卵状披针形而反折的附属物,它的边缘有芒状长刺毛;花冠白色,带紫斑,筒状钟形,长3.0~6.5 cm,裂片有睫毛。蒴果半球状倒锥形,脉很明显。种子灰褐色,矩圆状,稍扁,长约1 mm。

[自然生境]生于海拔1 000~2 300 m的山野、林缘、灌丛及疏林中。

[地理分布]万源市。

[入药部位]全草。

[功能主治]清热解毒、祛风除湿、止痛、平喘,用于咽喉炎、头痛、难产。

金钱豹

[异名]土党参、奶浆藤。

[拉丁名]*Campanumoea javanica* Bl.

[形态特征]草质缠绕藤本,具乳汁,具胡萝卜状根。茎无毛,多分枝。叶对生,极少互生的,具长柄,叶片心形或心状卵形,边缘有浅锯齿,极少全缘的,长3~11 cm,宽2~9 cm,无毛或有时背面疏生长毛。花单朵生叶腋,各部无毛,花萼与子房分离,5裂至近基部,裂片卵状披针形或披针形,长1.0~1.8 cm;花冠上位,白色或黄绿色,内面紫色,钟状,裂至中部;雄蕊5枚;柱头4~5裂,子房和蒴果5室。浆果黑紫色,紫红色,球状。种子不规则,常为短柱状,表面有网状纹饰。

[自然生境]生于山坡草地、丛林、山谷。

[地理分布]达川区、通川区、开江县。

[入药部位]根。

[功能主治]健脾胃、补肺气、祛痰止咳、补虚润肺、益气生津,用于病后体虚、疲劳倦怠、多汗、食欲减退、心跳不宁、虚劳内伤、肺虚咳嗽、脾虚泄泻、乳汁不足、小儿疳积、遗尿。

轮钟草

[异名]皮罗盖、蜘蛛果、土党参、山莘荠、肉英盘、红果参。

[拉丁名]*Campanumoea lancifolia* (Roxb.) Merr.

[形态特征]直立或蔓性草本;有乳汁,通常全部无毛。茎高可达3 m,中空,分枝多而长,平展或下垂。叶对生,偶有3枚轮生的,具短柄,叶片卵形、卵状披针形至披针形,长6~15 cm,宽1~5 cm,顶端渐尖,边缘具细尖齿,锯齿或圆齿。花通常单朵顶生兼腋生,有时3朵组成聚伞花序,花梗或花序梗长1~10 cm,花梗中上部或在花基部有一对丝状小苞片。花萼仅贴生至子房下部,裂片(4~)5(~7)枚,丝状或条形,边缘有分枝状细长齿;花冠白色或淡红色,管状钟形,长约1 cm,5~6裂至中部,裂片卵形至卵状三角形;雄蕊5~6枚,花丝与花药等长,花丝基部宽而成片状,其边缘具长毛,花柱有或无毛,柱头(4)5~6裂;子房(4)5~6室。浆果球状,(4)5~6室,熟时紫黑色,直径5~10 mm。种子极多数,呈多角体。

[自然生境]生于海拔300~1 500 m的灌丛中、林中和草地中。

[地理分布]达川区、通川区、开江县、大竹县。

[入药部位]根。

[功能主治]补虚益气、祛痰止咳、止痛,用于劳倦气虚乏力、跌打损伤、肠绞痛等。

党参

[异名]潞党参、东党、台党。

[拉丁名]*Codonopsis pilosula* (Franch.) Nannf.

[形态特征]茎基具多数瘤状茎痕,根常肥大呈纺锤状或纺锤状圆柱形,较少分枝或中部以下略有分枝,长15~30 cm,直径1~3 cm,表面灰黄色,上端5~10 cm部分有细密环纹,而下部则疏生横长皮孔,肉质。茎缠绕,长约1~2 m,直径2~3 mm,有多数分枝,侧枝15~50 cm,小枝1~5 cm,具叶。叶在主茎及侧枝上的互生,在小枝上的近于对生,叶柄长0.5~2.5 cm,有疏短刺毛,叶片卵形或狭卵形,长1.0~6.5 cm,宽0.8~5.0 cm,端钝或微尖,基部近于心形,具波状钝锯齿。花冠上位,阔钟状,长1.8~2.3 cm,直径1.8~2.5 cm,黄绿色,内面有明显紫斑,浅裂,裂片正三角形,全缘;花丝基部微扩大,长约5 mm,花药长形,长5~6 mm;柱头有白色刺毛。蒴果下部半球状,上部短圆锥状。种子卵形,无翼,细小,棕黄色,光滑无毛。

[自然生境]生于海拔1 500~2 300 m的山坡灌丛、林缘。

[地理分布]宣汉县、渠县。

[入药部位]根。

[功能主治]补中益气、健脾益肺、养血生津、止渴,用于脾胃虚弱、气血两亏、体倦无力、心悸、食少、口渴、久泻、脱肛、内热消渴。

川党参

[异名]党参。

[拉丁名]*Codonopsis tangshen* Oliv.

[形态特征]植株除叶片两面密被微柔毛外,全体几近于光滑无毛。根常肥大呈纺锤状圆柱形,较少分枝或中下部稍有分枝,长15~30 cm,表面灰黄色,上端1~2 cm部分有稀或较密的环纹,而下部则疏生横长皮孔,肉质;茎缠绕,长可达3 m,有多数分枝,侧枝长15~50 cm,小枝长1~5 cm,具叶,不育或顶端着花;叶在主茎及侧枝上的互生,在小枝上的近于对生,叶柄长0.7~2.4 cm,叶片卵形、狭卵形或披针形,长2~8 cm,宽0.8~3.5 cm,顶端钝或急尖,基部楔形或较圆钝。花有梗;花冠上位,钟状,长1.5~2.0 cm,直径2.5~3.0 cm,淡黄绿色而内有紫斑,浅裂,裂片近于正三角形;花丝基部微扩大,长7~8 mm,花药长4~5 mm;子房对花冠言为下位,直径5~1.4 cm。蒴果下部近于球状,上部短圆锥状,直径2.0~2.5 cm。种子多数,椭圆状。

[自然生境]生于海拔800~2 300 m的湿润山地草地、林边、灌丛中。

[地理分布]宣汉县。

[入药部位]根。

[功能主治]补脾、益气、养胃生津、止渴,用于脾虚、气虚乏力、贫血体弱、慢性泄泻、食少便溏、便血崩漏、四肢无力、食欲下降、热伤津液、心悸、气短、口干、自汗、子宫脱垂、脱肛。

半边莲

[异名]细米草。

[拉丁名]*Lobelia chinensis* Lour.

[形态特征]多年生草本。茎细弱,匍匐,节上生根,分枝直立,高6~15 cm,无毛。叶互生,无柄或近无柄,椭圆状披针形至条形,长8~25 cm,宽2~6 cm,先端急尖,基部圆形至阔楔形,全缘或顶部有明显的锯齿,无毛。花通常1朵,生于分枝的上部叶腋;花梗细,长1.2~2.5(~3.5) cm,基部有长约1 mm的小苞片2枚、1枚或者没有,小苞片无毛;花萼筒倒长锥状,基部渐细而与花梗无明显区分,长3~5 mm,无毛,裂片披针形,约与萼筒等长,全缘或下部有1对小齿;花冠粉红色或白色,长10~15 mm;雄蕊长约8 mm,花丝中部以上连合,花丝筒无毛,未连合部分的花丝侧面生柔毛,花药管长约2 mm,背部无毛或疏生柔毛。蒴果倒锥状,长约6 mm。种子椭圆状,稍扁压,近肉色。

[自然生境]生于潮湿荒地、田坎、地边。

[地理分布]通川区、开江县。

[入药部位]全草。

[功能主治]清热解毒、利水、利尿消肿、散结、止咳、平喘,用于蛇伤、泄泻、痢疾、膨胀、水肿、黄疸、疔疮、肿毒、湿疹、癣疾、跌打损伤、肿痛、肝硬化腹水、肾炎、皮肤瘙痒、肝炎。

江南山梗菜

[异名]节节花、山梗菜。

[拉丁名]*Lobelia davidii* Franch.

[形态特征]多年生草本,高可达180 cm。主根粗壮,侧根纤维状。茎直立,分枝或不分枝,幼枝有隆起的条纹,无毛或有极短的倒糙毛,或密被柔毛。叶螺旋状排列,下部的早落;叶片卵状椭圆形至长披针形,大的长可达17 cm,宽达7 cm,先端渐尖,基部渐狭成柄;叶柄两边有翅,向基部变窄,柄长可达4 cm。总状花序顶生,长20~50 cm。苞片卵状披针形至披针形,比花长;花梗长3~5 mm,有极短的毛和很小的小苞片1或2枚;花萼筒倒卵状,长约4 mm,基部浑圆,被极短的柔毛,裂片条状披针形,长5~12 mm,宽1~1.5 mm,边缘有小齿;花冠紫红色或红紫色,长1.1~2.5(~2.8)cm,近二唇形;雄蕊在基部以上连合成筒。蒴果球状。种子黄褐色,稍压扁,椭圆状,一边厚而另一边薄,薄边颜色较淡。

[自然生境]生于海拔2 300 m以下的向阳山坡、草坡、灌丛中。

[地理分布]宣汉县。

[入药部位]根及全草。

[功能主治]根清热解毒、消肿散结、和胃散寒、补虚健脾,用于肝硬化腹水、虚弱、胃痛、疮毒、蛇虫咬伤、黄疸水肿、皮肤瘙痒。全草宣肺化痰、利尿、催生及治蛇咬伤。

西南山梗菜

[异名]野烟。

[拉丁名]*Lobelia sequinii* Lévl. & Vant.

[形态特征]半灌木状草本,高1.0~2.5(~5.0)m。茎多分枝,无毛。叶纸质,螺旋状排列,下部的长矩圆形,长达25 cm,具长柄,中部以上的披针形,长6~20 cm,宽1.2~4.0 cm,先端长渐尖,基部渐狭,边缘有重锯齿或锯齿,两面无毛;有短柄或无柄。总状花序生主茎和分枝的顶端,花较密集,偏向花序轴一侧;花梗长5~8 mm;花萼筒倒卵状矩圆形至倒锥状,长5~8 mm,无毛,裂片披针状条形,长(8~)16~20(~25)mm,宽1.5~2 mm,全缘,无毛;花冠紫红色、紫蓝色或淡蓝色,长2.5~3.0(~3.5)cm;雄蕊连合成筒,花丝筒约与花冠筒等长,除基部外无毛,花药管长5~7 mm,基部有数丛短毛,背部无毛,下方2花药顶端生笔毛状髯毛。蒴果矩圆状,长1.0~1.2 cm,宽5~7 mm,无毛,因果柄向后弓曲而倒垂。种子矩圆状,表面有蜂窝状纹饰。

[自然生境]生于海拔500~2 300 m的阴湿灌丛、荒坡地。

[地理分布]通川区、开江县。

[入药部位]根及全草。

[功能主治]根或叶祛风除湿、清热解毒、止痛,用于咽喉肿痛、风湿性关节疼痛、跌打损伤、疔疮痈肿、腮腺炎、扁桃体炎。又可消炎止痛、解毒杀虫,用于毒蛇咬伤、洗癞子、疮毒。

桔梗

[异名]岩肋草。

[拉丁名]*Platycodon grandiflorum* (Jacq.) A. DC.

[形态特征]茎高20~120 cm,通常无毛,偶密被短毛,不分枝,极少上部分枝。叶全部轮生,部分轮生至全部互生,无柄或有极短的柄,叶片卵形,卵状椭圆形至披针形,长2~7 cm,宽0.5~3.5 cm,基部宽楔形至圆钝,顶端急尖,上面无毛而绿色,下面常无毛而有白粉,有时脉上有短毛或瘤突状毛,边缘具细锯齿。花单朵顶

生, 或数朵集成假总状花序, 或有花序分枝而集成圆锥花序; 花萼筒部半圆球状或圆球状倒锥形, 被白粉, 裂片三角形或狭三角形, 有时齿状; 花冠大, 长1.5~4.0 cm, 蓝色或紫色。蒴果球状、球状倒圆锥形或倒卵状, 长1.0~2.5 cm, 直径约1 cm。

[自然生境] 生于海拔400~2 200 m的草坡、灌丛、林边、沟边、石上, 主要为栽培。

[地理分布] 宣汉县、渠县、万源市。

[入药部位] 根、芦头、叶。

[功能主治] 根宣肺气、利咽、止咳祛痰、排脓、止痛, 用于感冒风寒、肺气郁塞胸中不畅、外感咳嗽、咽喉肿痛、肺痈吐脓、胸满胁痛。芦头生用研末加米汤调服可吐上膈风热痰湿。叶煎蛋服治小儿百日咳、筋骨疼痛。

铜锤玉带草

[异名] 小铜锤、地茄子、地滚子、地乌龟、茄儿草。

[拉丁名] *Pratia nummularia* (Lam.) A. Br. & Aschers.

[形态特征] 多年生草本, 有白色乳汁。茎平卧, 长12~55 cm, 被开展的柔毛, 不分枝或在基部有长或短的分枝, 节上生根。叶互生, 叶片圆卵形、心形或卵形, 长0.8~1.6 cm, 宽0.6~1.8 cm, 先端钝圆或急尖, 基部斜心形, 叶脉掌状至掌状羽脉; 叶柄长2~7 mm, 生开展短柔毛。花单生于叶腋; 花梗长0.7~3.5 cm, 无毛; 花萼筒坛状, 长3~4 mm, 宽2~3 mm, 无毛, 裂片条状披针形, 伸直, 长3~4 mm, 每边生2或3枚小齿; 花冠紫红色、绿色或黄白色, 长6~7 (~10) mm, 花冠筒外面无毛, 内面生柔毛, 檐部二唇形, 裂片5; 雄蕊在花丝中部以上连合, 花丝筒无毛, 花药管长1 mm, 背部生柔毛。果为浆果, 紫红色, 椭圆状球形, 长1.0~1.3 cm。种子多数, 近圆球状, 稍压扁, 表面有小疣凸。

[自然生境] 生于海拔500~1 800 m的阴湿肥沃的草坡、灌丛、荒地。

[地理分布] 达川区、通川区、开江县、大竹县。

[入药部位] 全草、果。

[功能主治] 全草祛风利湿、行气活血、消积、散瘀、消肿、清热解毒、化痰, 用于咽喉肿痛、风湿疼痛、胃痛、疝气、痛经、跌打损伤、乳痈、无名肿毒、肺热咳嗽、瘰疬、颈淋巴结核。果固精、理气化痰、消积散瘀, 用于肺热咳嗽、遗精、白带、小儿疝气、小儿疳积、痈肿、金疮出血、月经不调、跌打损伤。全草还可治腹膜炎, 炖肉久服治妇女乳疮, 用于红崩、白带, 煎蛋服治牙痛。

蓝花参

[异名] 细叶沙参、罐罐草、沙参草、沙罐草、鼓锤草。

[拉丁名] *Wahlenbergia marginata* (Thunb.) A. DC.

[形态特征] 多年生草本; 有白色乳汁。根细长, 外面白色, 细胡萝卜状, 直径可达4 mm, 长约10 cm。茎自基部多分枝, 直立或上升, 长10~40 cm, 无毛或下部疏生长硬毛。叶互生, 无柄或有长至7 mm的短柄, 常在茎下部密集, 下部的匙形、倒披针形或椭圆形, 上部的条状披针形或椭圆形, 长1~3 cm, 宽2~8 cm, 边缘波状或具疏锯齿, 或全缘, 无毛或疏生长硬毛。花梗极长, 细而伸直, 长可达15 cm; 花萼无毛, 筒部倒卵状圆锥形, 裂片三角状钻形; 花冠钟状, 蓝色, 长5~8 mm, 分裂达2/3, 裂片倒卵状长圆形。蒴果倒圆锥状或倒卵状圆锥形, 有10条不甚明显的肋, 长5~7 mm, 直径约3 mm。种子矩圆状, 光滑, 黄棕色, 长0.3~0.5 mm。

[自然生境] 生于海拔500~2 300 m的山坡、沟边、荒坡、灌丛中。

[地理分布] 大竹县。

[入药部位] 根或全草。

[功能主治] 全草补虚劳、补脾胃、益肺肾、止盗汗、化痰、截疟、止咳、杀虫, 用于伤风咳嗽、肺燥咳嗽、盗汗、心悸、白浊、泻痢、外伤出血、咯血、小儿疳积、肾虚腰痛、风湿麻木、瘰疬、荨麻疹。根用于小儿疳积、痰积、高血压等。

菊科 Compositae

云南蓍

[异名]飞天蜈蚣、一枝蒿、蜈蚣草、白花一枝蒿、刀口药。

[拉丁名]*Achillea wilsoniana* Heimerl ex Hand. –Mazz.

[形态特征]多年生草本,有短的根状茎。茎直立,高35～100 cm,下部变无毛。叶无柄,下部叶在花期凋落,中部叶矩圆形。头状花序多数,集成复伞房花序。瘦果矩圆状楔形,长2.5 mm,宽约1.1 mm,具翅。

[自然生境]生于海拔600～3 200 m的山坡草地及潮湿灌丛中。

[地理分布]通川区、开江县等地。

[入药部位]全草。

[功能主治]活血止痛、祛风、消肿散毒、解毒,用于跌打损伤、风湿疼痛、痞块、痈肿、胃痛、牙痛、经闭腹痛、急性乳腺炎、腹中包块、积滞、肠炎、痢疾、疔疮、肿痛。

和尚菜

[异名]腺梗菜、大冬苋、野南瓜。

[拉丁名]*Adenocaulon himalaicum* Edgew.

[形态特征]根状茎匍匐,直径1.0～1.5 cm,自节上生出多数的纤维根。根生叶或有时下部的茎叶花期凋落;下部茎叶肾形或圆肾形。叶上面沿脉被尘状柔毛,下面密被蛛丝状毛,基出三脉。总苞半球形,宽2.5～5.0 mm;总苞片5～7,宽卵形。

[自然生境]生于海拔1 000～1 800 m的阴湿山坡草地、田坎、水沟、荒坡。

[地理分布]万源市、通川区、宣汉县。

[入药部位]全草。

[功能主治]清热、利湿、止咳平喘,用于寒邪壅肺之咳嗽、气喘、痰多、跌打损伤、产后腹痛、水肿。根祛风散寒、行气利水、逐瘀生新,用于老人咳嗽浮肿、胃痛、吐酸嘈杂、白带、跌打损伤。

下田菊

[异名]乳痈药、重皮冲。

[拉丁名]*Adenostemma lavenia* (L.) O. Kuntze.

[形态特征]一年生草本植物。茎直立,单生,头状花序,花序分枝粗壮;瘦果倒披针形。

[自然生境]生于海拔600～2 000 m的荒坡、草丛。

[地理分布]通川区、开江县、大竹县、万源市。

[入药部位]全草。

[功能主治]祛风除湿、活血通乳,用于风湿骨痛、乳汁不通、乳痈。

藿香蓟

[异名]胜红蓟、猫屎草。

[拉丁名]*Ageratum conyzoides* L.

[形态特征]一年生草本,高50～100 cm,有时不足10 cm。无明显主根。茎粗壮,基部直径4 mm,不分枝或自基部或自中部以上分枝。全部茎枝淡红色,或上部绿色,叶对生,有时上部互生,卵形或长圆形。

[自然生境]生于海拔2 800 m以下的路旁、荒地、灌木林下。

[地理分布]通川区、达川区、大竹县、渠县、万源市。

[入药部位]全草。

[功能主治]祛清热、解毒、利咽、消肿止痛,用于感冒发热、咽喉肿痛、痈疽疮疡、痈肿疮疖、外伤出血。

杏香兔儿风

[异名]天青地白。

[拉丁名]*Ainsliaea fragrans* Champ.

[形态特征]多年生草本植物。根状茎圆柱形，茎直立，单一，花葶状，高可达60 cm，被褐色长柔毛。叶聚生于茎的基部，叶片厚纸质，上面绿色，下面淡绿色或有时多少带紫红色；叶柄无翅，头状花序通常有小花，无毛，花托狭，不平，花全部两性，白色，开放时具杏仁香气。

[自然生境]生于海拔1 000 m以下的灌木林下。

[地理分布]通川区、开江县、渠县、万源市。

[入药部位]全草。

[功能主治]清热解毒、消积散结、消肿止痛、止咳、凉血止血、利湿，用于肺热咳嗽、上呼吸道感染、咽喉肿痛、痈肿疮毒、风湿、肺结核咯血、黄疸、小儿疳积、消化不良、乳腺炎。外用于中耳炎、毒蛇咬伤。

粗齿兔儿风

[异名]光棍草。

[拉丁名]*Ainsliaea grossedentata* Franch.

[形态特征]多年生草本植物；根状茎短粗或细长，圆柱状，总苞圆筒形，直径约3 mm，花冠白色，管状，瘦果近纺锤形，略压扁，顶端截平，基部渐狭，冠毛淡褐色，羽毛状。

[自然生境]生于海拔1 000～2 100 m的灌木林下。

[地理分布]宣汉县。

[入药部位]全草。

[功能主治]行气、活血、除湿、止痛、健脾、疏风、接骨，用于肺痨吐血、风湿痛、跌打损伤、感冒、尿路感染。

珠光香青

[异名]白头翁。

[拉丁名]*Anaphalis margaritacea* (L.) Benth. & Hook. f.

[形态特征]多年草本植物，根状茎横走或斜升，木质，茎直立或斜升，单生或少数丛生，高可达100 cm，常粗壮。中部叶片开展，线形或线状披针形，不下延，边缘平，上部叶渐小，全部叶稍革质。头状花序多数，总苞宽钟状或半球状，总苞片多少开展。雌株头状花序外围有多层雌花，冠毛较花冠稍长，在雌花细丝状；瘦果长椭圆形，有小腺点。

[自然生境]生于海拔2 000～4 100 m的灌木林中阴湿处。

[地理分布]通川区、宣汉县、万源市。

[入药部位]全草。

[功能主治]清热解毒、泻火、燥湿、驱虫、活血、散瘀、清热平肝，用于牙痛、痢疾、风疹瘙痒、瘰疬、疮毒、跌打损伤、蛔虫病、肝阳上亢、头眩晕、肺热咳嗽。

珠光香青黄褐(变种)

[异名]乱风草、黄褐香青、褐毛香青、大火草、山萩。

[拉丁名]*Anaphalis margaritacea* (L.) Benth. & Hook. f. var. *cinnamomea* (DC.) Herd. ex Maxim.

[形态特征]多年草本植物，茎高50～100 cm，叶长圆状或线状披针形，基部抱茎，顶端渐尖，上面被灰白色蛛丝状棉毛，下面被黄褐色或红褐色厚棉毛，有在下面突起的三出脉或五出脉。

[自然生境]生于海拔500～2 800 m的低山或亚高山灌丛、草地、山坡和溪岸。

[地理分布]开江县。

[入药部位]全草。

[功能主治]清热解毒、泻火、燥湿、驱虫，用于牙痛、痢疾、风疹瘙痒、瘰疬、疮毒、跌打损伤、蛔虫病。

珠光香青线叶(变种)

[异名]线叶香青。

[拉丁名]*Anaphalis margaritacea* (L.) Benth. & Hook. f. var. *japonica* (Sch. –Bip.) Makino.

[形态特征]茎高30～60 cm;叶线形,顶端渐尖,下部叶顶端钝或圆形,上面被蛛丝状毛或脱毛,下面被淡褐色或黄褐色密棉毛;总苞同上变种,有时较小,长仅5 mm;花冠长约3 mm。

[自然生境]生于亚高山或低山草地、石砾地、山沟及路旁。

[地理分布]万源市。

[入药部位]全草、根。

[功能主治]清热、泻火、燥湿、解毒、祛风通络,用于感冒、牙痛、吐血、痢疾、风湿性关节痛、蛔虫病。外用于刀伤、跌打损伤、颈淋巴结结核。

香青

[异名]线叶香青。

[拉丁名]*Anaphalis sinica* Hance.

[形态特征]多年生草本植物;根状茎木质,有长达8 cm的细匍枝。茎直立,高可达50 cm,全部有密生的叶。全部叶上面被蛛丝状棉毛,在棉毛下常杂有腺毛,头状花序多数或极多数。总苞钟状或近倒圆锥状,总苞片外层卵圆形,浅褐色,被蛛丝状毛,内层舌状长圆形,乳白色或污白色,长椭圆形,花序全部有雄花。瘦果被小腺点。6～9月开花,8～10月结果。

[自然生境]生于海拔400～2 200 m的山坡、草地、路旁。

[地理分布]达州全域。

[入药部位]全草。

[功能主治]镇咳、祛痰、平喘,用于风寒感冒、急性及慢性气管炎、痢疾、肠炎。

春黄菊

[异名]洋甘菊、黄雏菊。

[拉丁名]*Anthemis tinctoria* L.

[形态特征]多年生草本植物。茎直立,高可达60 cm,叶片矩圆形,羽状全裂,裂片矩圆形,有三角状披针形、顶端具小硬尖的篦齿状小裂片,叶轴有锯齿,下面被白色长柔毛。头状花序单生枝端,有长梗;总苞片被柔毛或渐脱毛,外层披针形,顶端尖,内层矩圆状条形,顶端钝,边缘干膜质;雌花舌片金黄色;两性花花冠管状,瘦果四棱形,稍扁,有沟纹。

[自然生境]生于各地。

[地理分布]大竹县等地。

[入药部位]花。

[功能主治]用于发汗、祛风、健胃。

牛蒡

[异名]大力子、牛蒡子。

[拉丁名]*Arctium lappa* L.

[形态特征]二年生草本植物,基生叶宽卵形,头状花序多数或少数在茎枝顶端排成伞房花序或圆锥状伞房花序,瘦果倒长卵形或偏斜倒长卵形,两侧压扁,浅褐色。花果期6～9月。

[自然生境]生于海拔4 000 m以下的山坡、草地。

[地理分布]通川区、宣汉县、渠县、大竹县、万源市。

[入药部位]根、种子。

[功能主治]种子疏风散热、利咽散结、宣肺透疹、消肿解毒,用于风热表证、咳嗽、咽喉肿痛、斑疹不透、风疹作痒、痈肿疮毒、扁桃体炎、荨麻疹。根清热息风、收敛止血,用于风毒面疱、头昏、咽喉面肿、齿痛、痒疹、咳嗽、消渴、痈疽疮疖、眼目昏花、脱肛、痔疮下血、白带、淋浊、久泻。

黄花蒿

[异名] 青蒿、苦蒿。

[拉丁名] *Artemisia annua* L.

[形态特征] 年生草本植物。根单生, 茎高100～200 cm, 多分枝, 叶纸质, 头状花序球形, 多数, 总苞片3～4层, 花深黄色, 两性花10～30朵, 瘦果小, 椭圆状卵形, 略扁。

[自然生境] 生于海拔3 700 m以下的荒坡、路旁、田地、荒地。

[地理分布] 达州全域。

[入药部位] 全草。

[功能主治] 清热退火、下气开胃、止血、解疟、祛风止痒、凉血透邪、退骨蒸潮热、解暑, 用于小儿流行性乙型脑炎初起、伤暑低热无汗、疟疾。

艾

[异名] 陈艾、狼尾蒿子、黄草。

[拉丁名] *Artemisia argyi* Lévl. & Van.

[形态特征] 多年生草本或略呈半灌木状; 植株有浓烈香气。主根明显, 略粗长, 直径达1.5 cm, 侧根多。茎单生或少数。叶厚纸质, 上面被灰白色短柔毛, 并有白色腺点与小凹点。头状花序椭圆形, 无梗或近无梗。瘦果长卵形或长圆形。

[自然生境] 生于海拔200～2 800 m以下的山坡、路旁, 多栽培。

[地理分布] 达州全域。

[入药部位] 全草。

[功能主治] 温经、去湿、散寒、止血、消炎、平喘、止咳、安胎、抗过敏, 用于少腹冷痛、经寒不调、宫冷不孕、吐血、衄血、崩漏经多、妊娠下血, 外用于皮肤瘙痒。

茵陈蒿

[异名] 茵陈、白茵陈、绒蒿。

[拉丁名] *Artemisia capillaris* Thunb.

[形态特征] 蒿属半灌木状草本植物, 植株有浓烈的香气。主根明显木质, 茎单生或少数, 高可达120 cm, 红褐色或褐色, 基生叶密集着生, 常呈莲座状; 叶片卵圆形或卵状椭圆形, 通常细直, 头状花序卵球形, 有短梗及线形的小苞叶, 总苞片草质, 卵形或椭圆形, 背面淡黄色, 有绿色中肋, 花序托小, 突起; 花柱细长, 伸出花冠外, 花冠管状, 花药线形, 长三角形, 瘦果长圆形或长卵形。

[自然生境] 生于海拔300～3 200 m的干燥、瘦瘠的路边、草丛、荒坡。

[地理分布] 通川区、渠县。

[入药部位] 全草。

[功能主治] 清热利湿、散郁退黄、利胆, 用于黄疸型肝炎、肝炎、肝肿大疼痛、胆结石、胆囊炎、膀胱湿热、热淋、肠炎腹泻、风痒疹毒、疮疥。

牛尾蒿

[异名] 野蒿、茶绒、紫杆蒿。

[拉丁名] *Artemisia dubia* Wall. ex Bess.

[形态特征] 主根木质, 垂直, 侧根多; 根状茎粗短, 有营养枝。茎丛生, 基部木质, 纵棱明显, 枝常呈屈曲延伸; 茎、枝幼时被短柔毛, 叶片厚纸质或纸质; 两性花, 不孕育, 花冠管状, 花药线形, 花柱短, 不叉开。瘦果小, 长圆形或倒卵形。

[自然生境] 生于海拔2 000～3 800 m的高山草地、向阳山坡。

[地理分布] 万源市等地。

[入药部位]全草。

[功能主治]清热解毒、镇咳,用于急性热病、肺热咳嗽、咽喉肿痛、鼻衄、血风疮、蛲虫病。

五月艾

[异名]野艾蒿、生艾、鸡脚艾、草蓬、白蒿、白艾、黑蒿。

[拉丁名]*Artemisia indica* Willd.

[形态特征]半灌木状草本;植株具浓烈的香气。主根明显,侧根多。叶上面初时被灰白色或淡灰黄色绒毛,后渐稀疏或无毛,背面密被灰白色蛛丝状绒毛。头状花序卵形、长卵形或宽卵形,多数,具短梗及小苞叶;两性花8～12朵,花冠管状;花药线形,先端附属物尖,长三角形,基部圆钝,花柱略比花冠长。瘦果长圆形或倒卵形。

[自然生境]生于山坡、草丛、荒野。

[地理分布]万源市等地。

[入药部位]全草、叶。

[功能主治]叶理气血、逐寒湿、止血、温经、安胎,用于痛经、崩漏、胎动不安。全草利膈、开胃、温经、止血、敷疮毒,用于慢性咳嗽痰喘、风湿关节痛。

牡蒿

[异名]齐头蒿、牛尿蒿、赤蒿、野蒿。

[拉丁名]*Artemisia japonica* Thunb.

[形态特征]多年生草本;植株有香气。主根稍明显,侧根多,常有块根;根状茎稍粗短,直立或斜向上,直径3～8 mm。叶纸质,两面无毛或初时微有短柔毛,后无毛。头状花序多数,卵球形或近球形。瘦果小,倒卵形。

[自然生境]生于海拔2 500 m以下的山坡、路旁、草地。

[地理分布]宣汉县、渠县、万源市。

[入药部位]全草、叶。

[功能主治]解表、清热解毒、退蒸、解暑、利尿、杀虫,用于感冒身热、劳伤咳嗽、肺热咳嗽、阴虚潮热、骨蒸盗汗、五劳七伤、伤暑烦渴、风火牙痛、牙龈肿胀、小便淋漓灼痛、小儿疳热、疟疾、口疮、疥癣、湿疹、乳痈。

白苞蒿

[异名]齐鸭脚艾、红艾叶、红菜五加。

[拉丁名]*Artemisia lactiflora* Wall. ex DC.

[形态特征]多年生草本植物。主根明显,侧根细而长;根状茎短,叶薄纸质或纸质,上面初时有稀疏、基生叶与茎下部叶宽卵形或长卵形,花期叶多凋谢;花柱细长,花冠管状,花药椭圆形,瘦果倒卵形或倒卵状长圆形。

[自然生境]生于海拔400～3 000 m的荒坡、路边,多为栽培。

[地理分布]达川区、宣汉县、万源市。

[入药部位]全草、叶。

[功能主治]除湿、清肺止咳、活血通络、散瘀止血,用于消炎、小便不利、风寒湿邪。

野艾蒿

[异名]蕲艾。

[拉丁名]*Artemisia lavandulifolia* DC.

[形态特征]多年生草本植物,有时为半灌木状,植株有香气。主根稍明显,侧根多;常匍地,有细而短的营养枝。茎少数,具纵棱,分枝多,叶纸质,上面绿色,具密集白色腺点及小凹点,基生叶与茎下部叶宽卵形或近圆形,花期叶萎谢;总苞片外层苞片卵形或狭卵形,边缘狭膜质,中层总苞片长卵形,内层总苞片长圆形或椭

圆形, 半膜质, 花序托小, 突起; 花冠狭管状, 檐部裂齿, 紫红色, 花柱线形, 伸出花冠外, 两性花, 花冠管状, 花药线形, 长三角形, 瘦果长卵形或倒卵形。

[自然生境] 生于中、低海拔地区的荒坡、路边。

[地理分布] 通川区、开江县、万源市。

[入药部位] 叶及嫩枝。

[功能主治] 散寒除湿、温肺止血、温经, 用于虚寒性崩漏下血、虚寒性月经不调、痛经、腹痛、胎动不安、湿疹瘙痒。

南艾蒿

[异名] 蓬。

[拉丁名] *Artemisia verlotorum* Lamotte.

[形态特征] 多年生草本, 植株有香气。主根稍明显, 侧根多; 根状茎短, 常具匍匐茎, 并有营养枝。茎单生或少数, 高50~100 cm, 具纵棱, 中上部分枝, 枝长5~6 cm, 斜向上贴向茎部; 茎、枝初时微有短柔毛, 后脱落无毛。

[自然生境] 生于低海拔至中海拔地区的山坡、路旁、田边等地。

[地理分布] 大竹县等地。

[入药部位] 叶、根。

[功能主治] 祛风除湿、消肿止血、安胎, 用于消炎、止血、胎动不安、月经过多、跌打损伤、风湿关节痛、外伤出血、冻疮。

三脉紫菀

[异名] 鸡儿肠、三脉叶马兰、白升麻、山雪花、山白菊、野白菊花。

[拉丁名] *Aster ageratoides* Turcz.

[形态特征] 多年生草本, 根状茎粗壮。茎直立。下部叶在花期枯落, 叶片宽卵圆形, 急狭成长柄; 中部叶椭圆形或长圆状披针形, 中部以上急狭成楔形具宽翅的柄, 顶端渐尖。头状花序排列成伞房或圆锥伞房状。总苞倒锥状或半球状。舌状花十余个, 舌片线状长圆形。冠毛浅红褐色或污白色。瘦果倒卵状长圆形, 灰褐色, 有边肋, 一面常有肋, 被短粗毛。

[自然生境] 生于海拔100~3 350 m的林下、林缘、灌丛及山谷湿地。

[地理分布] 达川区、通川区、开江县、大竹县、万源市。

[入药部位] 全草。

[功能主治] 清热解毒、祛痰镇咳、凉血止血, 用于治疗感冒发热、扁桃体炎、支气管炎、肝炎、痢疾、热淋、血热吐衄血、痈肿疔毒、蛇虫咬伤。

三脉紫菀 (卵叶变种)

[异名] 山雪花、山白菊、野白菊花。

[拉丁名] *Aster ageratoides* var. *oophyllus* Ling.

[形态特征] 多年生草本, 根状茎粗壮。茎中部叶卵圆形或卵状披针形 (长为宽的2~3倍); 总苞片顶端常有紫红色小尖头; 叶常有浅齿; 下部叶常渐狭成短柄。

[自然生境] 生于海拔100~3 350 m的林下、林缘、灌丛及山谷湿地。

[地理分布] 开江县等地。

[入药部位] 全草、根。

[功能主治] 清热解毒、理气止痛、凉血止血, 用于咽喉肿痛、咳嗽痰喘、外伤出血。

三脉紫菀 (微糙变种)

[异名] 三脉叶马兰、白升麻、山雪花。

[拉丁名]*Aster ageratoides* var. *scaberulus* (Miq.) Ling.

[形态特征]多年生草本,根状茎粗壮。叶通常卵圆形或卵圆披针形,有6～9对浅锯齿,下部渐狭或急狭成具狭翅或无翅的短柄,质较厚,上面密被微糙毛,下面密被短柔毛,有明显的腺点,且沿脉常有长柔毛,或下面后脱毛;总苞较大;总苞片上部绿色;舌状花白色或带红色。

[自然生境]生于海拔100～3 350 m的林下、林缘、灌丛及山谷湿地。

[地理分布]万源市等地。

[入药部位]全草、根。

[功能主治]清热解毒、理气止痛、凉血止血,用于咽喉肿痛、咳嗽痰喘、外伤出血。

小舌紫菀

[异名]陆梅、黄胆草。

[拉丁名]*Aster albescens* (DC.) Hand. –Mazz.

[形态特征]灌木,多分枝;老枝褐色,当年枝黄褐色;叶近纸质,卵圆形至披针形,基部楔形或近圆形,顶端尖,上部叶小;头状花序多数在茎和枝端排列成复伞房状;舌状花舌片白色至紫红色,管状花黄色;瘦果长圆形。

[自然生境]生于海拔500～4 000 m的山坡、草地林缘、灌丛。

[地理分布]达川区、宣汉县、开江县、渠县、万源市。

[入药部位]全草、根、花。

[功能主治]全草清热、利湿消肿,用于湿热黄疸、血淋、月经不调、水肿。根苦、温,润肺、消痰、下气、止咳,用于风寒咳嗽、气喘、虚劳咳吐脓血、喉痹、小便不利。花清热解毒,用于头痛、眼痛。

苍术

[异名]茅苍术、北苍术。

[拉丁名]*Atractylodes lancea* (Thunb.) DC.

[形态特征]多年生草本,高30～60 cm。茎直立或上部少分枝。叶互生,革质,卵状披针形或椭圆形,边缘具刺状齿,上部叶多不裂,无柄;下部叶常3裂,有柄或无柄。头状花序顶生,下有羽裂叶状总苞一轮;总苞圆柱形,总苞片6～8;花两性与单性,多异株;两性花有羽状长冠毛;花冠白色,细长管状。瘦果被黄白色毛。

[自然生境]栽培于海拔1 200 m的山坡。

[地理分布]万源市。

[入药部位]根茎。

[功能主治]燥湿健脾、明目、发汗宽中、祛风湿,用于中焦湿滞、食欲减退、消化不良、腹胀泄泻,风湿关节肢体疼痛、湿热下注、脚膝肿痛、湿热温病、周身疼痛自汗、感冒头痛、咳嗽、发热无汗、皮间风水肿。

白术

[异名]贡术。

[拉丁名]*Atractylodes macrocephala* Koidz.

[形态特征]多年生草本植物,高可达60 cm,结节状根状茎。茎直立,全部光滑无毛。叶互生,叶片羽状全裂,侧裂片倒披针形、椭圆形或长椭圆形,顶裂片比侧裂片大,全部叶,薄纸质,两面绿色,无毛,头状花序单生于茎枝顶端,苞叶绿色,针刺状羽状全裂。总苞宽钟状,顶端紫红色。瘦果倒圆锥状。

[自然生境]栽培于海拔400～1 800 m的山坡、土地。

[地理分布]宣汉县。

[入药部位]根茎。

[功能主治]健脾、益气、固表止汗、健脾燥湿,用于脾胃气弱、不思饮食。

鬼针草

[异名]豆渣草、婆婆针。

[拉丁名]*Bidens bipinnata* L.

[形态特征]一年生草本,高50～100 cm,茎中部叶和下部叶对生;叶片二回羽状深裂,裂片再次羽状分裂,小裂片三角状或鞭状披针形,先端尖或渐尖,边缘具不规则细齿或钝齿,两面略有短毛;上部叶互生,羽状分裂。总苞片条状椭圆形,先端尖或钝,被细短毛;舌状花黄色,通常有1～3朵不发育;筒状花黄色,发育,裂片5。瘦果条形,具3～4棱,有短毛;先端冠毛芒状,3～4枚。

[自然生境]生于海拔3 000 m以下的荒坡、路旁。

[地理分布]达州全域。

[入药部位]全草。

[功能主治]清热解毒、活血散瘀、消肿,用于外感发热、上呼吸道感染、急性单纯性阑尾炎、疟疾、腹泻、痢疾、肝炎、急性肾炎、肠炎、胃痛、噎膈、肠痛、咽喉肿痛、疮痈肿毒、跌打损伤、蛇虫咬伤。

白花鬼针草

[异名]金杯银盏、金盏银盆、盲肠草。

[拉丁名]*Bidens pilosa* var. *radiata* Sch. –Bip.

[形态特征]一年生直立草本。茎钝四棱形,无毛或上部被极稀的柔毛。茎下部叶较小,3裂或不分裂,通常在开花前枯萎;中部叶具无翅的柄,三出;小叶常为3格,两侧小叶椭圆形或卵状椭圆形,先端锐尖,基部近圆形或阔楔形,有时偏斜,不对称,边缘有锯齿,顶生小叶长椭圆形或卵状长圆形,先端渐尖,基部渐狭或近圆形,边缘锯齿,上部叶小,3裂或不分裂,条状披针形。头状花序有花序梗;总苞片7～8,条状匙形,外层托片披针形,内层条状披针形;盘花筒状,冠檐5齿裂。瘦果黑色,条形,具倒刺毛。

[自然生境]生于山坡、荒地、路边、村边。

[地理分布]开江县、万源市。

[入药部位]全草。

[功能主治]清热解毒、活血祛风,用于咽喉肿痛、吐泻、消化不良。

狼把草

[异名]对叉刺、小葵花。

[拉丁名]*Bidens tripartita* L.

[形态特征]一年生草本。茎直立;由基部分枝,无毛。叶对生,茎顶部的叶小,有时不分裂,茎中、下部的叶片羽状分裂或深裂;裂片3～5,卵状披针形至狭披针形,稀近卵形;基部楔形,稀近圆形,先端尖或渐尖,边缘疏生不整齐大锯齿,顶端裂片通常比下方者大;叶柄有翼。头状花序顶生,球形或扁球形;总苞片2列,内列披针形,干膜质,与头状花序等长或稍短,外列披针形或倒披针形,比头状花序长,叶状;花皆为管状,黄色;柱头2裂。

[自然生境]生于海拔3 700 m以下的沟边、路旁。

[地理分布]通川区、开江县。

[入药部位]全草。

[功能主治]清热解毒、散瘀消肿、凉血、止咳,用于气管炎、肺结核、咽喉炎、扁桃体炎、痢疾、丹毒、癣疮、吐血、肺痨咯血、头昏、疟疾、疮痈肿毒、肠痛、肾炎、肠炎。

矮狼把草

[异名]引钱包、引线包、狼耻草。

[拉丁名]*Bidens tripartita* var. *repens* (D. Don) Sherff.

[形态特征]一年生草本。茎直立;由基部分枝,无毛。瘦果楔状条形,边缘光滑或仅具纤细的疏刺毛,顶

端芒刺2~3枚,有倒刺毛。茎高通常10~20 cm。叶为披针形不分裂的单叶或3~5裂,两侧裂片披针形,顶生裂片长圆状披针形,边缘均具不规整的粗齿。

[自然生境]生于海拔500~1 000 m的水边或湿地。

[地理分布]通川区。

[入药部位]全草。

[功能主治]清热解毒、养阴敛汗,宣肺止咳、燥湿止痢,用于风热外袭、郁闭肺卫、百日咳、痢疾。

馥芳艾纳香

[异名]香艾、香艾纳、山风。

[拉丁名]*Blumea aromatica* DC.

[形态特征]粗壮草本或亚灌木状。茎直立,基部直径约1 cm或更粗,木质,有分枝,具粗沟纹,被粘绒毛或上部花序轴被开展的密柔毛,杂有腺毛,叶腋常有束生的白色或污白色糙毛,有时绒毛多少脱落,节间长约5 cm。头状花序多数,直径1.0~1.5 cm,无柄或有长1.0~1.5 cm的柄,花序柄被柔毛。瘦果圆柱形,有12条棱,被柔毛。冠毛棕红色至淡褐色,糙毛状。

[自然生境]生于低山林缘、荒坡、路旁。

[地理分布]通川区、开江县。

[入药部位]全草。

[功能主治]风湿、消肿、止血、止痒,用于风湿关节痛、湿疹、皮肤瘙痒、外伤出血。

六耳铃

[异名]六棱菊。

[拉丁名]*Blumea laciniata* (Roxb.) DC.

[形态特征]粗壮草本,主根肥大,有多数纤维状根。茎直立,多分枝,有条棱,下部被疏柔毛或后脱毛,上部被开展的长柔毛,杂有具柄腺毛,在幼枝和花序轴上的毛更密,节间长3~6 cm。基生叶花期生存,下部叶有长2~4 cm具狭翅的柄,叶片倒卵状长圆形或倒卵形。

[自然生境]生于海拔300~800 m的山坡、林缘、旷地、河边。

[地理分布]通川区、开江县。

[入药部位]全草。

[功能主治]清热除湿、通经活络,用于风湿痹痛、头痛、跌打损伤、湿疹、毒蛇咬伤。

东风草

[异名]大头艾纳香。

[拉丁名]*Blumea megacephala* (Randeria) Chang & Tseng

[形态特征]粗攀援状草质藤本或基部木质;茎圆柱形,多分枝,有明显沟纹,具疏毛或后脱落;叶片卵形、卵状长圆形或长圆形,先端短尖,基部圆形,边缘有疏细齿或点状齿,上面被疏毛或后脱落,有光泽,干后常变淡黑色,下面无毛或多少被疏毛;中脉在上面明显,在下面突起。小枝上部的叶较小,椭圆形或卵状长圆形,具短柄,边缘有细齿。头状花序疏散。瘦果圆柱形,有10条棱,被疏毛;冠毛白色,糙毛状。

[自然生境]生于灌丛中、林缘、林缘灌丛、路边水旁、丘陵向阳地、山谷、山脚向阳地、山坡、山坡草甸、山坡林缘、杂木林中。

[地理分布]大竹县、渠县。

[入药部位]全草。

[功能主治]清热明目、祛风止痒、解毒消肿,用于目赤肿痛、翳膜遮睛、风疹、疥疮、皮肤骚痒、跌打红肿。

柔毛艾纳香

[异名]红头小仙。

[拉丁名]*Blumea mollis* (D. Don) Merr.

[形态特征]茎被白色长柔毛,兼有腺毛;下部叶倒卵形,基部楔状渐窄,边缘有密细齿,两面被绢状长柔毛,有长柄;中部叶倒卵形或倒卵状长圆形,具短柄;上部叶近无柄;头状花序无或有短梗,密集成聚伞状,组成圆锥花序,花序梗被密长柔毛;总苞圆柱形,总苞片近4层,草质,紫色或淡红色,外层线形,背面被密柔毛,兼有腺体,中层与外层同形,背面被疏毛,内层窄长;花托无毛;花紫红色或花冠下半部淡白色;雌花多数,花冠细管状,两性花约10,花冠管状;瘦果圆柱形,近有角或平滑,被柔毛;冠毛白色。

[自然生境]生于海拔1 500～2 000 m的田野、荒地、林缘、荒坡、路旁。

[地理分布]通川区、开江县。

[入药部位]全草。

[功能主治]止咳、消肿、解热,用于风热咳喘、咳嗽痰喘、乳痈。

金盏花

[异名]金盏菊、盏盏菊、黄金盏、长生菊、醒酒花。

[拉丁名]*Calendula officinalis* L.

[形态特征]一年生草本;全株被毛。叶互生,长圆形。头状花序单生,有黄、橙、橙红、白等色,也有重瓣、卷瓣和绿心、深紫色花心等栽培品种。全株通常自茎基部分枝,绿色或多少被腺状柔毛。基生叶长圆状倒卵形或匙形。头状花序单生于茎枝端,披针形或长圆状披针形,外层稍长于内层,顶端渐尖,小花黄色或橙黄色;管状花檐部具三角状披针形裂片,瘦果全部弯曲,淡黄色或淡褐色,外层的瘦果大半内弯,外面常具小针刺,顶端具喙,两侧具翅脊部具规则的横褶皱。

[自然生境]栽培于庭院。

[地理分布]达州全域。

[入药部位]花、根。

[功能主治]清热解毒、凉血、止血、行气活血,用于热性咳嗽、气喘、头痛、眼痛、耳痛、暗疮湿疮。

飞廉

[异名]丝毛飞廉、象泽尔、刺巴草。

[拉丁名]*Carduus nutans* L.

[形态特征]二年生草本。茎直立,具纵条棱,并附有绿色的翼,翼有齿刺。下部叶椭圆状披针形,羽状深裂,裂片的边缘具刺,上面绿色,具细毛或近平光滑,下面初具蛛丝状毛,后渐变光滑;上部叶渐小。头状花序2～3枚,着生于枝端;总苞钟形,苞片多层,外层较内层逐渐变短,中层苞片线状披针形,先端长尖成刺状。花全部为管状花,两性,紫红色,先端5裂;雄蕊5,花药合生;雌蕊1,花柱细长,柱头2裂。瘦果长椭圆形,顶端平截,基部收缩;冠毛白色或灰白色,呈刺毛状。

[自然生境]生于海拔500～3 500 m的山坡、农田、河滩。

[地理分布]渠县。

[入药部位]全草。

[功能主治]消瘀止血、清热解毒、利湿、祛风、凉血散瘀,用于吐血、鼻衄、尿血、湿热黄疸、尿路感染、功能性子宫出血、白带。

天名精

[异名]野烟、向露扪井、鹤虱、蟾蜍兰、玉门精。

[拉丁名]*Carpesium abrotanoides* L.

[形态特征]多年生草本。茎直立,上部多分枝,密生短柔毛,下部近无毛。叶互生;下部叶片宽椭圆形或长圆形,先端尖或钝,基部狭成具翅的叶柄,边缘有不规则的锯齿或全缘,上面有贴生短毛,下面有短柔毛和腺点,上部叶片渐小,长圆形,无柄。头关花序多数,沿茎枝腋生,有短梗或近无梗,平立或梢下垂;总苞钟状球

形,总苞片3层,外层极短,卵形,先端尖,有短柔毛,中层和内层长圆形,先端圆钝,无毛;花黄色,外围的雌花花冠丝状,3～5齿裂,中央的两性花花冠筒状,先端5齿裂。瘦果条形,具细纵条,先端有短喙,有腺点,无冠毛。

[自然生境]生于海拔300～3 000 m的山坡、路旁、草地。

[地理分布]达川区、通川区、开江县、宣汉县、渠县、大竹县、万源市。

[入药部位]全草、根及茎叶、种子。

[功能主治]全草、根、茎叶祛痰止咳、清热解毒、截疟、破血、止血、止痛、杀虫,用于乳蛾、喉痹、疟疾、急性肝炎、急慢惊风、风火牙痛、虫积、血瘕、衄血、血淋、疔肿、湿疹、疥疮、疮毒、扁桃体炎、皮肤痒疹、癣癞、咽喉肿痛、疟疾、癥瘕腹痛。种子杀虫,用于虫积腹胀。

烟管头草

[异名]挖耳草、烟袋草、倒提壶。

[拉丁名]*Carpesium cernuum* L.

[形态特征]多年生草本。茎高50～100 cm。基叶于开花前凋萎,稀宿存,茎下部叶较大,具长柄。头状花序单生于茎端及枝端,开花时下垂;苞叶多枚,大小不等。瘦果长4.0～4.5 mm。

[自然生境]生于海拔600～3 300 m的山坡、路边荒地及沟边。

[地理分布]开江县、大竹县、渠县、万源市。

[入药部位]全草。

[功能主治]清热解毒、消肿散结、止痛、杀虫,用于咽喉肿痛、疥疮、湿疹、癫癣、扁桃体炎、乳蛾、痄腮、风火牙痛、痈肿疮毒、疟疾。

长叶天名精

[异名]马筋草。

[拉丁名]*Carpesium longifolium* Chen & C. M. Hu.

[形态特征]茎直立,高50～100 cm,圆柱状,基部木质,直径3～6 mm,几无毛,上部被稀疏紧贴的短柔毛,有明显纵条纹,中部以上分枝,枝细瘦,上部被较密的短柔毛。

[自然生境]生于海拔800～2 300 m的山地、路边、灌丛。

[地理分布]大竹县、万源市。

[入药部位]全草。

[功能主治]清热解毒,用于感冒、咽喉痛、痈肿、疮毒、毒蛇咬伤、咳嗽痰喘。

尼泊尔天名精

[异名]黄金珠。

[拉丁名]*Carpesium nepalense* Less.

[形态特征]多年生草本。茎,被稀薄棉毛,有纵条纹,上部分枝。基叶于开花前凋萎,茎下部叶卵形至卵状椭圆形,先端渐尖,基部圆形或心形,边缘有稍不规整的锯齿,齿端有腺体状胼胝,上面深绿色,被疏柔毛,下面淡绿色,被稀疏长柔毛,有时甚密,两面均有小腺点;苞叶4～6枚,椭圆形或披针形,先端渐尖、基部楔形、具短柄,两面均被稀疏柔毛。总苞盘状,苞片4层。雌花狭筒状,两端稍收缩,两性花筒状,向上稍宽,冠檐5齿裂。

[自然生境]生于林下,在西藏分布于海拔2 400 m左右的山地。

[地理分布]宣汉县等地。

[入药部位]全草。

[功能主治]清热解毒,用于感冒、咽喉痛、痈肿、疮毒、毒蛇咬伤、咳嗽痰喘。

四川天名精

[异名]大金挖耳草。

[拉丁名]*Carpesium szechuanense* Chen & C. M. Hu.

[形态特征]根茎粗短,具多数纤维状粗根,茎直立,圆柱形,具不明显的纵条纹,被稀疏或稍密的短柔毛并杂以少数开张的长毛,中部以上分枝。头状花序穗状花序式排列,生于茎端及枝端者具苞叶,苞叶2~4枚,披针形或椭圆状披针形,大小不等,两端渐狭,具短柄,两面被柔毛,生于叶腋的头状花序苞叶小或不明显。总苞半球形;苞片4层,外层较短,卵状披针形,先端草质,锐尖,基部干膜质,背面被疏毛,中层干膜质,先端锐尖或钝,内层条形。两性花筒状,向上稍增宽,5齿裂,雌花3~4层,花冠狭筒状,顶端稍收缩,5齿裂。

[自然生境]生于海拔1 400~2 500 m的山坡林缘或草丛中、路边。

[地理分布]万源市等地。

[入药部位]全草。

[功能主治]清热、解毒,用于风寒感冒。

暗花金挖耳

[异名]东北金挖耳。

[拉丁名]*Carpesium triste* Maxim.

[形态特征]多年生草本。茎被开展的疏长柔毛,近基部及叶腋较稠密,中部分枝或有时不分枝。基叶宿存或于开花前枯萎,具长柄,柄与叶片等长或更长,上部具宽翅,向下渐狭,叶片卵状长圆形,先端锐尖或短渐尖,基部近圆形,很少阔楔形,骤然下延,边缘有不规整具胼胝尖的粗齿,上面深绿色,被柔毛,下面淡绿色,被白色长柔毛,有时甚密;茎下部叶与基叶相似,中部叶较狭,先端长渐尖,叶柄较短,上部叶渐变小,披针形至条状披针形,两端渐狭,几无柄。头状花序生于茎、枝端及上部叶腋,具短梗,成总状或圆锥花序式排列,开花时下垂;苞叶多枚。两性花筒状,向上稍宽,冠檐5齿裂,无毛,雌花狭筒形。

[自然生境]生于海拔2 100~3 300 m的山地、路边。

[地理分布]宣汉县等地。

[入药部位]全草。

[功能主治]清热、解毒、消肿止痛,通淋利尿、利湿止泻,用于疮疖肿毒、乳腺炎、咽喉肿痛、牙痛、热淋、小便短赤、淋涩疼痛、腹泻痢疾。

矢车菊

[异名]蓝芙蓉。

[拉丁名]*Centaurea cyanus* L.

[形态特征]一年生或二年生草本植物,高可达70 cm,直立,分枝,茎枝灰白色,基生叶,顶端排成伞房花序或圆锥花序。总苞椭圆状,盘花,蓝色、白色、红色或紫色,瘦果椭圆形。

[自然生境]栽培于各地。

[地理分布]达州全域。

[入药部位]全草、花。

[功能主治]全草清热解毒、消肿活血,用于眼科炎症。花利尿。

茼蒿

[异名]同蒿、蓬蒿、蒿菜、菊花菜、塘蒿、蒿子杆、蒿子、蓬花菜。

[拉丁名]*Chrysanthemum coronarium* L.

[形态特征]茎叶光滑无毛或几近光滑无毛。不分枝或自中上部分枝。基生叶花期枯萎。中下部茎叶长椭圆形或长椭圆状倒卵形,无柄,二回羽状分裂。一回为深裂或几全裂。二回为浅裂、半裂或深裂,裂片卵形或线形。上部叶小。头状花序单生茎顶或少数生茎枝顶端,但并不形成明显的伞房花序。总苞片4层,内层长1 cm,顶端膜质扩大成附片状。果舌状花瘦果有3条突起的狭翅肋;管状花瘦果有1~2条椭圆形突起的肋,及不明显的间肋。

[自然生境] 栽培于各地。

[地理分布] 达州全域。

[入药部位] 全草、花。

[功能主治] 全草健脾和胃、利二便、消痰饮、消瘟疫, 用于肺热咳嗽、食谷不化、瘟疫。花祛风明目、镇痉、健胃、化痰。

野菊

[异名] 野菊花。

[拉丁名] *Chrysanthemum indicum* L.

[形态特征] 多年生草本植物, 高可达1 m, 有地下长或短匍匐茎。茎分枝或仅在茎顶有伞房状花序分枝。茎枝被稀疏的毛, 基生叶和下部叶花期脱落。中部茎叶卵形、长卵形或椭圆状卵形, 羽状半裂、浅裂或分裂不明显而边缘有浅锯齿。叶柄基无耳或有分裂的叶耳。头状花序, 多数在茎枝顶端排成疏松的伞房圆锥花序或少数在茎顶排成伞房花序。总苞片卵形或卵状三角形, 全部苞片边缘白色或褐色宽膜质, 顶端钝或圆。舌状花黄色。

[自然生境] 生于海拔2 000 m以下的路旁、荒地、屋边。

[地理分布] 达州全域。

[入药部位] 全草、花。

[功能主治] 全草清热解毒、疏风消肿, 用于流感、流脑、痈肿、疔疮、甲沟炎、毒蛇咬伤、目赤、瘰疬、天疱疮、湿疹。花疏风、清热解毒、消肿、平肝泻火, 用于风热感冒头痛、目赤流泪、咽喉肿痛、痈疽疔毒、头晕、肺炎、百日咳、胃肠炎、高血压、疔痈、口疮、丹毒、湿疹、疔疮疖肿、腮腺炎、乳腺炎、天疱疮。

等苞蓟

[异名] 光苞蓟。

[拉丁名] *Cirsium fargesii* (Franch.) Diels.

[形态特征] 茎直立, 有条棱, 上部有少数分枝, 全部茎枝被稀疏蛛丝毛及多细胞长节毛; 叶中下部茎叶较大, 全形宽披针形或披针形, 羽状半裂, 有长柄或短柄; 侧裂片6对或过之; 中上部茎叶渐小, 与中下部茎叶同形并等样分裂, 无柄, 基部扩大半抱茎; 全部茎叶两面异色, 上面绿色, 无毛, 下面浅灰白色, 被蛛丝状薄绒毛; 花冠毛多层, 基部连合成环, 整体脱落; 冠毛刚毛长羽毛状, 向顶端渐细; 瘦果不成熟。

[自然生境] 生于海拔2 440 m的路边草丛、河谷、沟边、山坡和山坡草甸。

[地理分布] 万源市等地。

[入药部位] 全草。

[功能主治] 清热凉血、祛风, 用于外伤止血、胃肠道出血。

线叶蓟

[异名] 湖北大蓟。

[拉丁名] *Cirsium hupehense* Pamp.

[形态特征] 根直伸, 茎直立, 上部或自下部长分枝, 分枝斜升, 或不分枝, 全部茎枝有条棱, 上部灰白色, 被薄绒毛。中部茎叶长椭圆形或长椭圆状披针形, 不分裂, 边缘有针刺, 针刺长短不等长, 相间排列, 贴伏或斜伸, 或边缘针。全部叶质地厚, 两面异色, 上面绿色, 被稀疏的糠秕状糙伏毛, 下面灰白色, 被密厚的绒毛。头状花序在茎枝顶端排成伞房花序, 少有头状花序单生于茎顶而植株只含有1个头状花序。总苞卵球形, 无毛。总苞片约6层。瘦果偏斜楔状倒卵形, 压扁, 顶端斜截形。冠毛浅褐色, 多层。

[自然生境] 生于海拔500～2 500 m的山坡灌木林中或林缘、草丛、荒地或田间。

[地理分布] 万源市。

[入药部位] 全草。

[功能主治]凉血、止血、散癖消肿,用于跌打损伤、毒蛇咬伤、月经不调。

蓟

[异名]胜红蓟、猫屎草。

[拉丁名]*Cirsium japonicum* Fisch. ex DC.

[形态特征]多年生草本植物,块根纺锤状或萝卜状,茎直立,基生叶较大,全形卵形、长倒卵形、椭圆形或长椭圆形,羽状深裂或几全裂,全部侧裂片排列稀疏或紧密,宽狭变化极大,叶片呈现较为明显的二回状分裂状态,顶裂片披针形或长三角形。头状花序直立,少有头状花序单生于茎端。总苞钟状,总苞片覆瓦状排列,向内层渐长,瘦果压扁,偏斜楔状倒披针状,小花红色或紫色,冠毛浅褐色,多层,冠毛刚毛长羽毛状。

[自然生境]生于海拔300～3 200 m以下的向阳、干燥、瘦瘠的山坡、草地、路旁、荒地。

[地理分布]通川区、宣汉县、开江县、渠县、万源市。

[入药部位]全草、根。

[功能主治]清热解毒、利湿、凉血止血、祛瘀生新、祛痰、消痈肿,用于热症的吐血、衄血、咯血、尿血、血淋、血崩、带下、肠风。

野蓟

[异名]老牛锉、千针草。

[拉丁名]*Cirsium maackii* Maxim.

[形态特征]多年生草本,茎被长毛,上端接头状,花序下部灰白色,有密绒毛,基生叶和下部茎生叶长椭圆形、披针形或披针状椭圆形,向下渐窄成翼柄,柄基有时半抱茎,连翼柄长20～25 cm,头状花序单生于茎端,或排成伞房花序,瘦果淡黄色,偏斜倒披针状;冠毛白色。

[自然生境]生于海拔1 100 m以下的山坡草地、林缘、草甸、路旁。

[地理分布]大竹县等地。

[入药部位]全草、根。

[功能主治]凉血、行瘀、止血、破血,用于咯血、衄血、尿血、跌打损伤、痈疮肿毒。

刺儿菜

[异名]小蓟、野红花、恶鸡婆、小恶鸡婆。

[拉丁名]*Cirsium setosum* (Willd.) MB.

[形态特征]多年生草本,地下部分常大于地上部分,有长根茎。茎直立,幼茎被白色蛛丝状毛,有棱。上部有分枝,花序分枝无毛或有薄绒毛。叶互生,基生叶花时凋落,下部和中部叶椭圆形或椭圆状披针形,表面绿色,背面淡绿色,两面有疏密不等的白色蛛丝状毛,顶端短尖或钝,基部狭窄或钝圆,近全缘或有疏锯齿,无叶柄。

[自然生境]生于海拔3 600 m以下的山坡、丘陵、田野、路旁、草地。

[地理分布]达州全域。

[入药部位]全草。

[功能主治]凉血、止血、行瘀、消肿,用于衄血、尿血、传染性肝炎、崩漏、外伤出血、痈疖疮疡。

牛口刺

[异名]马刺草、将军草。

[拉丁名]*Cirsium shansiense* Petr.

[形态特征]多年生草本植物。根直伸,茎直立,中部茎叶卵形、披针形、长椭圆形、椭圆形或线状长椭圆形,羽状浅裂、半裂或深裂,侧裂片偏斜三角形或偏斜半椭圆形,中部侧裂片较大,头状花序多数在茎枝顶端排成明显或不明显的伞房花序,少有头状花序单生于茎顶。总苞片覆瓦状排列,顶端膜质扩大,红色。全部苞片外面有黑色黏腺。小花粉红色或紫色,瘦果偏斜椭圆状倒卵形,冠毛浅褐色。

[自然生境]生于海拔1 300～3 400 m的山坡、山顶、山脚、山谷林下或灌木林下、草地、河边湿地、溪边和路旁。

[地理分布]达州市等地。

[入药部位]全草。

[功能主治]凉血、止血,祛瘀、消肿,用于吐血、衄血、血淋、血崩、带下、肠风、痈疡肿毒、疔疮。

香丝草

[异名]野塘蒿、火苗草。

[拉丁名]*Conyza bonariensis* (L.) Cronq.

[形态特征]一年生或二年生草本植物。茎直立或斜升,中部以上常分枝。叶密集,基部叶花期常枯萎,下部叶倒披针形或长圆状披针形。头状花序多数,在茎端排列成总状或总状圆锥花序;总苞椭圆状卵形,总苞片2～3层,线形,顶端尖,背面密被灰白色短糙毛,外层稍短或短于内层之半,内层具干膜质边缘。花托稍平,有明显的蜂窝孔;雌花多层,白色,花冠细管状;两性花,淡黄色,花冠管状,管部上部被疏微毛,上端具5齿裂;瘦果线状披针形,扁压,被疏短毛;冠毛1层,淡红褐色。

[自然生境]生于海拔1 300～3 400 m的山坡、山顶、山脚、山谷林下或灌木林下、草地、河边湿地、溪边和路旁。

[地理分布]通川区、宣汉县。

[入药部位]全草。

[功能主治]清热祛湿、行气止痛,用于感冒、疟疾、急性风湿性关节炎。外用于小面积创伤出血。

白酒草

[异名]鱼腥草。

[拉丁名]*Conyza japonica* (Thunb.) Less.

[形态特征]一年生或二年生草本;根斜上,不分枝,少有丛生而呈纤维状。茎直立,或更高,有细条纹。叶通常密集于茎较下部,呈莲座状,基部叶倒卵形或匙形,顶端圆形,基部长渐狭,较下部叶有长柄,叶片长圆形或椭圆状长圆形,或倒披针形,顶端圆形,基部楔形,常下延成具宽翅的柄,边缘有圆齿或粗锯齿,有4～5对侧脉,在下面明显,两面被白色长柔毛;头状花序较多数,通常在茎及枝端密集成球状或伞房状;花序梗纤细,密被长柔毛;总苞半球形;瘦果长圆形,黄色,扁压,两端缩小,边缘脉状,两面无肋,有微毛;冠毛污白色或稍红色,糙毛状,近等长,顶端狭。

[自然生境]生于海拔300～2 500 m的山谷田边、山坡草地或林缘。

[地理分布]达州全域。

[入药部位]全草。

[功能主治]清热解毒、消炎抗菌、利湿、镇痛、祛风化痰,用于肺炎、咽喉肿痛、小儿惊风。

两色金鸡菊

[异名]蛇目菊。

[拉丁名]*Coreopsis tinctoria* Nutt.

[形态特征]一年生草本,无毛,高30～100 cm。茎直立,上部有分枝。叶对生,下部及中部叶有长柄,二次羽状全裂,裂片线形或线状披针形,全缘;上部叶无柄或下延成翅状柄,线形。头状花序多数,有细长花序梗,直径2～4 cm,排列成伞房或疏圆锥花序状。总苞半球形,总苞片外层较短,长约3 mm,内层卵状长圆形,长5～6 mm,顶端尖。舌状花黄色,舌片倒卵形,长8～15 mm,管状花红褐色,狭钟形。瘦果长圆形或纺锤形,长2.5～3 mm,两面光滑或有瘤状突起,顶端有2细芒。

[自然生境]栽培。

[地理分布]万源市。

［入药部位］全草。

［功能主治］清热解毒、活血化瘀、和胃健脾，用于湿热痢疾、目赤肿痛。

秋英

［异名］波斯菊。

［拉丁名］*Cosmos bipinnata* Cav.

［形态特征］一年生或多年生草本。根纺锤状，多须根，或近茎基部有不定根。茎无毛或稍被柔毛。叶二次羽状深裂，裂片线形或丝状线形。头状花序单生。总苞片外层披针形或线状披针形，近革质，淡绿色，具深紫色条纹。舌状花紫红色，粉红色或白色；舌片椭圆状倒卵形，有3～5钝齿；管状花黄色，管部短，上部圆柱形，有披针状裂片。瘦果黑紫色，无毛，上端具长喙，有2～3尖刺。

［自然生境］栽培于各地。

［地理分布］达州全域。

［入药部位］全草。

［功能主治］清热解毒、明目、消肿化湿，用于急性及慢性痢疾、风热感冒、目赤肿痛。外用治痈疮肿毒。

野茼蒿

［异名］野塘蒿、野地黄菊、革命菜、安南菜。

［拉丁名］*Crassocephalum crepidioides* (Benth.) S. Moore.

［形态特征］草本植物，高可达120 cm；茎有纵条棱，叶膜质，叶片椭圆形或长圆状椭圆形，顶端渐尖，基部楔形，头状花序数个在茎端排成伞房状，总苞钟状，基部截形，总苞片线状披针形，小花全部管状，两性，花冠红褐色或橙红色，瘦果狭圆柱形，赤红色。

［自然生境］生于海拔300～2 400 m的山坡路旁、水边、灌丛。

［地理分布］达州全域。

［入药部位］全草。

［功能主治］行气、利尿、健脾消肿、清热解毒，用于水肿、感冒发热、痢疾、肠炎、尿路感染、营养不良性水肿、乳腺炎。

大丽花

［异名］大丽菊。

［拉丁名］*Dahlia Pinnata* Cav.

［形态特征］草本植物，高可达120 cm，茎有纵条棱，叶膜质，叶片椭圆形或长圆状椭圆形，顶端渐尖，基部楔形，头状花序数个在茎端排成伞房状，总苞钟状，基部截形，总苞片线状披针形，小花全部管状，两性，花冠红褐色或橙红色，瘦果狭圆柱形，赤红色。

［自然生境］生于海拔1 000～2 100 m的灌木林下。

［地理分布］达州全域。

［入药部位］块根。

［功能主治］清热解毒、消肿散结，用于目赤肿痛、痤疮肿毒、牙龈肿痛。

菊花

［异名］药菊花、茶菊、白菊花。

［拉丁名］*Dendranthema morifolium* (Ramat.) Tzvel.

［形态特征］多年生草本；茎直立，分枝或不分枝，被柔毛。叶互生，有短柄，叶片卵形至披针形，羽状浅裂或半裂，基部楔形，下面被白色短柔毛，边缘有粗大锯齿或深裂，基部楔形，有柄。头状花序单生或数个集生于茎枝顶端，大小不一，单个或数个集生于茎枝顶端。总苞片多层，外层绿色，条形，边缘膜质，外面被柔毛。

头状花序多变化,形色各异,形状因品种而有单瓣、平瓣、匙瓣等多种类型,当中为管状花,常全部特化成各式舌状花。雄蕊、雌蕊和果实多不发育。

[自然生境]栽培于海拔3 300 m以下的地区。

[地理分布]达州全域。

[入药部位]花、叶。

[功能主治]清热、平肝明目、解毒、降压镇痛、清凉,用于外感风热感冒、头痛、眩晕、目赤肿痛、心胸烦热、疔疮、肿毒、高血压。

鱼眼草

[异名]败毒草、粪泡草、胡椒菊、胡椒草、茯苓草。

[拉丁名]*Dichrocephala auriculata* (Thunb.) Druce.

[形态特征]一年生草本;近直立或铺散。茎单生或簇生,通常粗壮,少有纤细的。整个茎枝被白色长或短柔毛,上部及接花序处的毛常稠密而开展,有时中下部稀毛或脱毛。叶倒卵形、长倒卵形、匙形或长圆形。中部茎叶长,羽裂或大头羽裂,侧裂片1~3对,向下渐收窄,基部扩大,耳状抱茎。全部叶两面被白色疏或密短毛,有时脱毛或几无毛。头状花序小,扁球形,生枝端;花序梗稍粗,被尘状微柔毛或几无毛。总苞片1~2层,长圆形,稍不等长,边缘锯齿状微裂。花托半圆球形突起,顶端平。瘦果压扁,光滑倒披针形,边缘脉状加厚。花果期全年。

[自然生境]生于海拔300~2 700 m的山坡、山谷阴处或阳处,或山坡林下,或平川耕地。

[地理分布]达川区、通川区、宣汉县、开江县、大竹县、渠县、万源市。

[入药部位]全草。

[功能主治]清热解毒、消肿散结、利尿,用于咽喉肿痛、小儿生殖器官肿痛。

小鱼眼草

[异名]麻子草、脓泡草、白泡泡药、鱼儿草。

[拉丁名]*Dichrocephala benthamii* C. B. Clarke.

[形态特征]一年生草本,近直立或铺散。茎单生或簇生,通常粗壮,少有纤细的。整个茎枝被白色长或短柔毛,上部及接花序处的毛常稠密而开展,有时中下部稀毛或脱毛。叶倒卵形、长倒卵形、匙形或长圆形。中部茎叶长,羽裂或大头羽裂,侧裂片1~3对,向下渐收窄,基部扩大,耳状抱茎。全部叶两面被白色疏或密短毛,有时脱毛或几无毛。头状花序小,扁球形,生于枝端;花序梗稍粗,被尘状微柔毛或几无毛。总苞片1~2层,长圆形,稍不等长,边缘锯齿状微裂。花托半圆球形突起,顶端平。瘦果压扁,光滑倒披针形,边缘脉状加厚。

[自然生境]生于海拔2 500 m以下的山坡、路旁草丛中。

[地理分布]渠县等地。

[入药部位]全草。

[功能主治]清热、解毒、利湿、止痛、消肿、祛瘀,用于疟疾、痢疾、腹泻、肝炎、妇女白带、目翳、口疮、疮疡。

鳢肠

[异名]旱莲草、墨斗草。

[拉丁名]*Eclipta prostrate* (L.) L.

[形态特征]一年生草本植物。茎直立,叶片长圆状披针形或披针形,无柄或有极短的柄,两面被密硬糙毛。头状花序,有细花序梗;总苞球状钟形,总苞片绿色,草质,长圆形或长圆状披针形,外围的雌花,舌状,舌片短,花冠管状,白色,花柱分枝钝,花托凸,托片中部以上有微毛;瘦果暗褐色,雌花的瘦果三棱形,两性花的瘦果扁四棱形。

[自然生境]生于海拔1 800 m以下的湿润肥沃的水边、水田、田埂。

[地理分布]达州全域。

[入药部位] 全草。

[功能主治] 滋阴补肾、固齿、收敛止血、通利小肠、清热解毒、益阴、凉血、止血、补血,用于妇女干病与经闭、红崩、尿血、吐血、咯血、衄血、便血、血痢、外伤出血、须发早白、头发早落、白喉、淋浊、带下、阴部湿痒、肝炎、肠炎、痢疾、小儿疳积、肾虚耳鸣、神经衰弱。外用于脚癣、湿疹、疮疡、创伤出血等。

飞蓬

[异名] 陆眉曼巴。

[拉丁名] *Erigeron acer* L.

[形态特征] 一年生草本,茎直立,高50～100 cm或更高;圆柱状,多少具棱,有条纹,被疏长硬毛,上部多分枝,叶密集,基部叶花期常枯萎,下部叶倒披针形。

[自然生境] 生于海拔1 700～4 000 m的高山草甸、沟边草丛、灌丛边缘。

[地理分布] 通川区、开江县、渠县。

[入药部位] 全草、根。

[功能主治] 清热解毒、祛风止痒、消肿、活血,用于结核病、瘤型麻风、视物模糊。

一年蓬

[异名] 瞌睡草、白旋复花、牙肿消。

[拉丁名] *Erigeron annuus* (L.) Pers.

[形态特征] 一年生或二年生草本;茎粗壮,直立,上部有分枝,绿色,下部被开展的长硬毛,上部被较密的上弯的短硬毛。头状花序数个或多数,排列成疏圆锥花序,总苞半球形,总苞片3层,草质,披针形,近等长或外层稍短,淡绿色或多少褐色,背面密被腺毛和疏长节毛;外围的雌花舌状,2层,上部被疏微毛,舌片平展,白色,或有时淡天蓝色,线形,顶端具2小齿,花柱分枝线形;中央的两性花管状,黄色,檐部近倒锥形,裂片无毛;瘦果披针形,扁压,被疏贴柔毛。

[自然生境] 生于海拔2 300 m以下的山坡、路旁。

[地理分布] 达州全域。

[入药部位] 全草、根。

[功能主治] 清热、解毒、利湿、助消化,用于消化不良、肠炎腹泻、传染性肝炎、淋巴结炎、血尿。

多须公

[异名] 华泽兰、大泽兰、三叶泽兰、搬到甑。

[拉丁名] *Eupatorium chinense* L.

[形态特征] 多年生草本或半灌木;根多数,细长圆柱形,根茎粗壮。茎上部或花序分枝被细柔毛。单叶对生;有短叶柄;叶片卵形、长卵形或宽卵形,先端急尖、短尖或长渐尖,基部圆形或截形,边缘有不规则的圆锯齿,上面无毛,下面被柔毛及腺点。头状花序多数,在茎顶或分枝顶端排成伞房或复伞房花序;总苞狭钟状;总苞片3层,先端钝或稍圆;头状花序含5～6小花,花两性,筒状,白色,或有时粉红色。瘦果圆柱形,有5纵肋,被短毛及腺点,冠毛1列,刺毛状。

[自然生境] 生于海拔800～2 200 m的湿润肥沃的山坡、路旁、池塘边。

[地理分布] 达州全域。

[入药部位] 全草。

[功能主治] 清热解毒、疏肝活血,用于风热感冒、胸胁痛、脘痛腹胀、跌打损伤、痈肿疮毒、蛇咬伤。

异叶泽兰

[异名] 红升麻、攀倒甑、大泽兰。

[拉丁名] *Eupatorium heterophyllum* DC.

[形态特征] 多年生草本,或小半灌木状,中下部木质;茎枝直立,淡褐色或紫红色,分枝斜升,上部花序

分枝伞房状,全部茎枝被白色或污白色短柔毛,花序分枝及花梗上的毛较密,中下部花期脱毛或疏毛。叶对生,中部茎叶较大,3全裂、深裂、浅裂或半裂;全部叶两面被稠密的黄色腺点,上面粗涩,被白色短柔毛,下面柔软,被密绒毛而灰白色或淡绿色,在叶下面稍突起,边缘有深缺刻状圆钝齿。茎基部叶花期枯萎。总苞片覆瓦状排列,3层。花白色或微带红色,花冠外面被稀疏黄色腺点。瘦果黑褐色,长椭圆状,5棱,散布黄色腺体,无毛;冠毛白色。

[自然生境]生于海拔1 600～3 100 m的向阳的山坡林下、林缘、草地及河谷中。

[地理分布]万源市等地。

[入药部位]全草、根。

[功能主治]全草活血调经、祛瘀、芳香化浊、祛风除湿、消肿止痛,用于睾丸炎、月经不调、血滞经闭、跌打损伤、癥瘕。根解表退热,用于感冒发热头痛、月经不调、腰痛、风湿痛。

白头婆

[异名]泽兰。

[拉丁名]*Eupatorium japonicum* Thunb.

[形态特征]多年生草本;根茎短,有多数细长侧根。茎直立,下部或至中部或全部淡紫红色,通常不分枝,或仅上部有伞房状花序分枝。叶对生,有叶柄,质地稍厚。头状花序在茎顶或枝端排成紧密的伞房花序。总苞片覆瓦状排列,3层;外层极短,披针形;中层及内层苞片渐长,长椭圆形或长椭圆状披针形;全部苞片绿色或带紫红色,顶端钝或圆形。花白色或带红紫色或粉红色,外面有较稠密的黄色腺点。瘦果淡黑褐色,椭圆状,5棱,被多数黄色腺点,无毛。

[自然生境]生于海拔1 100～1 800 m的草坡、杂木林中、灌丛。

[地理分布]宣汉县等地。

[入药部位]全草。

[功能主治]补发表散寒、解毒、透麻疹,用于脱肛、麻疹不透、寒湿腰痛、风寒咳嗽。

牛膝菊

[异名]辣子草、水寒草。

[拉丁名]*Galinsoga parviflora* Cav.

[形态特征]一年生草本植物,高可达80 cm;茎纤细,叶对生,叶片卵形或长椭圆状卵形,有叶柄,头状花序半球形,有长花梗,总苞半球形或宽钟状,总苞片外层短,内层卵形或卵圆形,舌状花,舌片白色,筒部细管状,托片纸质,瘦果常压扁。

[自然生境]生于海拔1 400～3 380 m的路旁、荒地。

[地理分布]达州全域。

[入药部位]全草。

[功能主治]补凉血止血、疗伤、消炎、清热解毒、清肝明目,用于扁桃体炎、咽喉炎、急性黄疸型肝炎、外伤出血。

毛大丁草

[异名]兔耳风、毛丁白头翁、一柱香。

[拉丁名]*Gerbera piloselloides* (L.) Cass.

[形态特征]多年生被毛草本;根状茎短,粗直或屈膝状,为残存的叶柄所围裹,具较粗的须根。叶基生,莲座状,叶片干时上面变黑色,纸质,倒卵形、倒卵状长圆形或长圆形,稀有卵形。头状花序单生于花葶之顶;总苞盘状,开展;花药顶端截平;花柱分枝略扁,顶端钝。瘦果纺锤形,具6纵棱,被白色细刚毛,无毛的喙。冠毛橙红色或淡褐色,微粗糙,宿存,基部联合成环。

[自然生境]生于海拔500～2 500 m的林缘、草丛中或旷野荒地上。

[地理分布]渠县等地。

[入药部位]全草、根。

[功能主治]全草宣肺止咳、祛风散寒、发汗、利水、行气活血、消积、止咳、解毒、通经活络,用于伤风、风寒咳嗽、百日咳、风湿骨痛、哮喘、水肿、胀满、小便不通、小儿食积、妇人经闭、跌打损伤、痈疽、疔疮、流注、慢性支气管炎、小儿咳嗽、风寒咳嗽、梦遗滑精、巴骨流痰、气虚耳鸣。根用于疖腮、瘰疬结核、胸胁痞气、疝气、衄血、下血。

鼠麴草

[异名]茸母。

[拉丁名]*Gnaphalium affine* D. Don.

[形态特征]一年生草本植物;茎高可达40 cm或更高,不分枝,有沟纹,叶无柄,叶片匙状倒披针形或倒卵状匙形,上面常较薄,叶脉下面不明显。头状花序较多或较少数,花黄色至淡黄色;总苞钟形,总苞片金黄色或柠檬黄色,膜质,有光泽,外层倒卵形或匙状倒卵形,花托中央稍凹入,无毛。雌花多数,花冠细管状,花冠顶端扩大,裂片无毛。三角状渐尖,瘦果倒卵形或倒卵状圆柱形。

[自然生境]生于低海拔干地或湿润草地上。

[地理分布]达州全域。

[入药部位]全草。

[功能主治]镇咳、祛痰,用于气喘、支气管炎、非传染性溃疡、降血压。

细叶鼠麴草

[异名]天青地白草、磨地莲、小火草。

[拉丁名]*Gnaphalium japonicum* Thunb.

[形态特征]一年生细弱草本。茎稍直立,不分枝或自基部发出数条匍匐的小枝。基生叶在花期宿存,呈莲座状,线状剑形或线状倒披针形。头状花序少数,径无梗,在枝端密集成球状,复头状花序式排列,花黄色。瘦果纺锤状圆柱形,密被棒状腺体。冠毛粗糙,白色。

[自然生境]生于低海拔的草地或耕地上。

[地理分布]宣汉县等地。

[入药部位]全草。

[功能主治]疏风清热、利湿、解毒,用于热咳嗽、风火赤眼、咽喉肿痛、疮红肿等。

匙叶鼠麴草

[异名]匙叶合冠鼠麴草、白花鼠麴草。

[拉丁名]*Gnaphalium pensylvanicum* Willd.

[形态特征]一年生草本。茎直立或斜升,基部斜倾分枝或不分枝,有沟纹,被白色棉毛。瘦果长圆形,有乳头状突起。冠毛绢毛状,污白色,易脱落,基部连合成环。

[自然生境]生于低海拔的草地或耕地上。

[地理分布]达州全域。

[入药部位]全草。

[功能主治]疏风清热、利湿、解毒,用于风热咳嗽、风火赤眼、咽喉肿痛、疮红肿等。

菊三七

[异名]三七草、见肿消。

[拉丁名]*Gynura japonica* (Thunb.) Juel.

[形态特征]多年生草本植物,高可达150 cm。根粗大成块状,纤维状根茎直立,中空,基部木质,多分枝,小枝斜升。基部叶在花期常枯萎。叶片椭圆形或长圆状椭圆形,羽状深裂,顶裂片大,倒卵形,长圆形至长圆状

披针形，侧生裂片椭圆形，长圆形至长圆状线形，头状花序多数，花茎枝端排成伞房状圆锥花序；花序梗细，被短柔毛，总苞狭钟状或钟状，小花多个，花冠黄色或橙黄色，管部细，裂片卵形，顶端尖；花药基部钝；瘦果圆柱形，棕褐色，冠毛丰富，白色，易脱落。

[自然生境]生于海拔1 200～3 000 m的山谷、山坡草地、林下或林缘。

[地理分布]渠县、万源市。

[入药部位]全草、根、叶。

[功能主治]行气、破血、止血、解毒、活血、止痛、清热解毒、消肿散结，用于跌打损伤、衄血、咯血、吐血、乳痈、无名肿毒、毒虫蜇伤。

菊芋

[异名]洋姜、泽生姜、菊薯。

[拉丁名]*Helianthus tuberosus* L.

[形态特征]多年宿根性草本植物。高1～3 m，有块状的地下茎及纤维状根。茎直立，有分枝，被白色短糙毛或刚毛。叶通常对生，有叶柄，但上部叶互生；下部叶卵圆形或卵状椭圆形。头状花序较大，少数或多数，单生于枝端，有1～2个线状披针形的苞叶，直立，舌状花通常12～20个，舌片黄色，开展，长椭圆形，管状花花冠黄色。瘦果小，楔形，上端有2～4个有毛的锥状扁芒。

[自然生境]栽培于海拔2 600 m以下的地区。

[地理分布]大竹县、渠县、万源市。

[入药部位]块茎、茎叶、根。

[功能主治]热凉血、消肿热病、接骨、生津止渴、益气补肾，用于热病消渴、脾胃虚弱、肠热出血、跌打损伤、骨折肿痛。

泥胡菜

[异名]苦马菜、水金花。

[拉丁名]*Hemisteptia lyrata* (Bunge) Bunge.

[形态特征]一年生草本植物，高可达100 cm。茎单生，通常纤细，被稀疏蛛丝毛，基生叶长椭圆形或倒披针形，花期通常枯萎；全部叶大头羽状深裂或几全裂，侧裂片倒卵形、长椭圆形、匙形、倒披针形或披针形，顶裂片大，长菱形、三角形或卵形，全部茎叶质地薄，两面异色，上面绿色，下面灰白色，头状花序在茎枝顶端排成疏松伞房花序，总苞片多层，覆瓦状排列，最外层长三角形，全部苞片质地薄，草质，内层苞片顶端长渐尖，上方染红色，小花紫色或红色，花冠裂片线形，瘦果小，楔状或偏斜楔形，深褐色。

[自然生境]生于海拔3 000 m以下的山坡、田地、路旁。

[地理分布]达川区、通川区、开江县、大竹县、万源市。

[入药部位]全草。

[功能主治]清热解毒、活血散结、利尿消肿、散瘀，用于乳痈、痈肿疮疹、风疹瘙痒、乳腺炎、颈淋巴结核、痔疮出血、外伤、骨折、牙口风（口噤）、疔疮、颈淋巴结炎。

狗娃花

[异名]其米、斩龙戟。

[拉丁名]*Heteropappus hispidus* (Thunb.) Less.

[形态特征]一年生或二年生草本，有垂直的纺锤状根。茎高30～50 cm，有时达150 cm；全部叶质薄，两面被疏毛或无毛，边缘有疏毛，中脉及侧脉明显。头状花序直径3～5 cm，单生于枝端而排列成伞房状；舌状花30余个，管部长2 mm；管状花花冠长5～7 mm，管部长1.5～2 mm。瘦果倒卵形。

[自然生境]生于海拔1 800～4 400 m的草地、地边、路旁。

[地理分布]通川区、开江县、万源市。

[入药部位] 全草。

[功能主治] 解毒消肿, 用于包肿、蛇咬伤。

羊耳菊

[异名] 小毛香、铁毛盖、白牛胆、小茅香。

[拉丁名] *Inula cappa* (Buch. –Ham.) DC.

[形态特征] 根状茎粗壮, 多分枝。茎直立, 粗壮。叶多少开展, 长圆形或长圆状披针形; 全部叶基部圆形或近楔形, 顶端钝或急尖, 边缘有小尖头状细齿或浅齿, 上面被基部疣状的密糙毛, 沿中脉被较密的毛, 下面被白色或污白色绢状厚茸毛。头状花序倒卵圆形, 多数密集于茎和枝端成聚伞圆锥花序。总苞近钟形; 总苞片约5, 线状披针形, 外层较内层短3～4倍, 顶端稍尖, 外面被污白色或带褐色绢状茸毛。中央的小花管状, 上部有三角卵圆形裂片; 冠毛污白色, 约与管状花花冠同长。瘦果长圆柱形, 被白色长绢毛。

[自然生境] 生于海拔300～3 200 m的丘陵、灌丛、草地、荒地、路旁。

[地理分布] 开江县等地。

[入药部位] 全草。

[功能主治] 祛风止痛、散寒解表、利湿、行气、化滞、止咳祛痰、舒筋活络, 用于风寒咳嗽、劳伤咳嗽吐血、痰血、风湿关节疼痛、神经性头痛、胃痛、月经不调、跌打损伤、白带、血吸虫、胸膈痞闷、疟疾、泄泻、产后感冒、肝炎、痔疮、疥癣。

旋覆花

[异名] 旋复花。

[拉丁名] *Inula japonica* Thunb.

[形态特征] 多年生草本。根状茎短, 横走或斜升, 有多少粗壮的须根。茎单生, 有时2～3个簇生, 头状花序多数或少数排列成疏散的伞房花序; 瘦果圆柱形。

[自然生境] 生于海拔2 400 m以下的山坡路旁、湿润草地、河岸和田埂上。

[地理分布] 通川区、开江县、万源市。

[入药部位] 花。

[功能主治] 消痰行水、降气止呕, 用于咳喘痰粘、哕噫嗳气、胸痞胁痛。

中华小苦荬

[异名] 小苦荬。

[拉丁名] *Ixeridium chinense* (Thunb.) Tzvel.

[形态特征] 多年生草本, 有时有长根状茎。茎直立, 上部伞房花序状分枝, 或有时自基部分枝。叶羽状分裂或不分裂, 基生叶花期生存, 极少枯萎脱落。头状花序多数或少数, 在茎枝顶端排成伞房状花序, 同形, 舌状。舌状小花7～27枚, 黄色, 极少白色或紫红色。花柱分枝细, 花药基部附属物箭头形。瘦果压扁或几压扁, 褐色, 少黑色, 有8～10条高起的钝肋, 上部通常有上指的小硬毛, 顶端急尖成细丝状的喙。

[自然生境] 生于山坡、山坡林下、潮湿处或田边。

[地理分布] 达川区、通川区、开江县、大竹县。

[入药部位] 全草。

[功能主治] 清热解毒、凉血、消痈排脓, 用于肠痈、肺痈高热、咳吐脓血、热毒疔疮、疮疖痈肿、胸腹疼痛、阑尾炎、肠炎、痢疾、产后腹痛、痛经等。

抱茎小苦荬

[异名] 抱茎苦荬菜、苦碟子、苦荬菜。

[拉丁名] *Ixeridium sonchifolium* (Maxim.) Shih.

[形态特征] 根垂直直伸, 根状茎极短。茎单生, 直立, 茎枝无毛。基生叶莲座状, 匙形、长倒披针形或长椭

圆形, 边缘有锯齿, 侧裂片, 半椭圆形、三角形或线形, 边缘有小锯齿; 全部叶片两面无毛。头状花序多数或少数, 在茎枝顶端排成伞房花序或伞房圆锥花序, 含舌状小花。总苞圆柱形, 苞片外层及最外层短, 卵形或长卵形, 舌状小花黄色。瘦果黑色, 纺锤形, 喙细丝状, 冠毛白色, 微糙毛状。

[自然生境]生于平原、山坡、河边。

[地理分布]通川区、大竹县、万源市。

[入药部位]全草。

[功能主治]清热解毒、排脓、止痛, 用于阑尾炎、肠炎、痢疾、吐血、衄血、头痛、牙痛、痔疮。

马兰

[异名]鱼鳅串。

[拉丁名]*Kalimeris indica* (L.) Sch. –Bip.

[形态特征]多年生草本植物, 根状茎有匍枝, 茎直立, 高可达70 cm, 上部有短毛, 基部叶在花期枯萎; 茎部叶倒披针形或倒卵状矩圆形, 全部叶稍薄质, 头状花序单生于枝端并排列成疏伞房状。总苞半球形, 总苞片覆瓦状排列; 外层倒披针形, 内层倒披针状矩圆形, 上部草质, 有疏短毛, 边缘膜质, 花托圆锥形。舌状花, 舌片浅紫色, 瘦果倒卵状矩圆形, 极扁。

[自然生境]生于海拔3 200 m以下的低山区或平川的路旁、田边、路旁。

[地理分布]达州全域。

[入药部位]全草。

[功能主治]消食、健脾胃、除湿、利小便、理气、祛热、解毒、止咳、止血, 用于脾胃虚弱、胃寒胀痛、小儿疳积、脾虚腹泻、痢疾、肠炎、紫癜、内脏出血、疮痈肿毒、毒蛇咬伤、外伤出血、急性肝炎、妇女红崩。

莴苣

[异名]莴笋。

[拉丁名]*Lactuca sativa* L.

[形态特征]一年生或二年生草本。高25～100 cm, 茎直立, 单生, 基生叶及下部茎叶大, 不分裂, 倒披针形、椭圆形或椭圆状倒披针形, 顶端急尖、短渐尖或圆形, 无柄, 圆锥花序分枝下部的叶及圆锥花序分枝上的叶极小, 卵状心形, 无柄。头状花序多数或极多数, 在茎枝顶端排成圆锥花序。瘦果倒披针形, 压扁, 浅褐色, 顶端急尖成细喙, 喙细丝状, 与瘦果几等长。

[自然生境]栽培于各地。

[地理分布]达州全域。

[入药部位]茎叶、种子。

[功能主治]茎叶清热解毒、凉血, 用于小便不利、尿血、乳汁不通。种子活血、祛瘀、下乳汁、通小便、用于阴肿、痔漏下血、伤损作痛。

山莴苣

[异名]苦马地丁、败酱草、苦马菜。

[拉丁名]*Lagedium sibiricum* (L.) Sojak.

[形态特征]多年生草本, 高50～130 cm。根垂直直伸。茎直立, 通常单生, 常淡红紫色, 上部伞房状或伞房圆锥状花序分枝, 全部茎枝光滑无毛。中下部茎叶披针形、长披针形或长椭圆状披针形, 长10～26 cm, 宽2～3 cm, 顶端渐尖、长渐尖或急尖, 基部收窄, 无柄、心形、心状耳形或箭头状半抱茎, 边缘全缘、几全缘、小尖头状微锯齿或小尖头, 极少边缘缺刻状或羽状浅裂, 向上的叶渐小, 与中下部茎叶同形。全部叶两面光滑无毛。头状花序含舌状小花约20枚, 多数在茎枝顶端排成伞房花序或伞房圆锥花序, 果期长1.1 cm, 不为卵形; 总苞片3～4层, 不成明显的覆瓦状排列, 通常淡紫红色, 中外层三角形、三角状卵形, 长1～4 mm, 宽约1 mm, 顶端急尖, 内层长披针形, 长1.1 cm, 宽1.5～2.0 mm, 顶端长渐尖, 全部苞片外面无毛。舌状小花蓝色或蓝紫

色。瘦果长椭圆形或椭圆形,褐色或橄榄色,压扁,长约4 mm,宽约1 mm,中部有4~7条线形或线状椭圆形的不等粗的小肋,顶端短收窄,果颈长约1 mm,边缘加宽加厚成厚翅。冠毛白色,2层,冠毛刚毛纤细,锯齿状,不脱落。种子细小。

[自然生境]栽培于各地。

[地理分布]达州全域。

[入药部位]全草、根。

[功能主治]全草清热解毒、活血散瘀、消肿排脓、开胃、消积、止血、凉血,用于肠痈腹痛、产后瘀血作痛、疮痈肿毒、肠风、痔疮下血、痢疾、黄疸、水肿,研粉涂擦可去疣瘤。根清热、凉血、消肿、解毒,用于扁桃体炎、妇女血崩、疖肿、乳痈。

薄雪火绒草

[异名]薄雪草、火艾、小毛香。

[拉丁名]*Leontopodium japonicum* Miq.

[形态特征]多年生草本。根状茎分枝稍长,有数个簇生的花茎和幼茎。茎直立,不分枝或有伞房状花序枝,稀有长分枝或基部有分枝,基部稍木质,上部被白色薄茸毛,下部不久脱毛。叶狭披针形,或下部叶倒卵圆状披针形,基部急狭,无鞘部,顶端尖,有长尖头,边缘平或稍波状反折;总苞片3,顶端钝,无毛,露出毛茸之上。小花异形或雌雄异株。冠毛白色,基部稍浅红色;雄花冠毛稍粗厚,有锯齿;雌花冠毛细丝状,下部有锯齿。不育的子房有毛或无毛;瘦果常有乳头状突起或短粗毛。

[自然生境]生于海拔1 000~2 000 m的山地灌丛、草坡以及林下。

[地理分布]万源市等地。

[入药部位]花。

[功能主治]止咳,用于咳嗽。

火绒草

[异名]扎托巴曼巴。

[拉丁名]*Leontopodium leontopodioides* (Willd.) Beauv.

[形态特征]多年生草本植物,地下茎粗壮,为短叶鞘包裹,有多数生的花茎和与花茎同形的根出条,无莲座状叶丛。茎直立,被长柔毛或销状毛。叶直立,条形或条状披针形,无鞘,无柄,两面被白色密绵毛。苞叶少数,矩圆形或条形,两面被白色或灰白色厚毛,多少开展成苞叶群或不排列成苞叶群。头状花序大,3~7个密集,在雌株常有较长的花序梗而排列成伞房状;总苞半球形,被白色缩毛;冠毛基部稍黄色。瘦果有乳头状突起或密粗毛。

[自然生境]生于海拔1 000~4 000 m的干旱草原、黄土坡地、石砾地。

[地理分布]渠县等地。

[入药部位]全草。

[功能主治]清热凉血、益肾利尿,用于急性肾炎、尿血。

鹿蹄橐吾

[异名]南瓜七。

[拉丁名]*Ligularia hodgsonii* Hook.

[形态特征]多年生草本。根肉质,多数。茎直立。头状花序辐射状,单生至多数,排列成伞房状或复伞房状。舌状花黄色,舌片长圆形;管状花多数,伸出总苞之外。瘦果圆柱形,光滑,具肋。

[自然生境]生于海拔2 000~2 800 m的沟边潮湿处。

[地理分布]万源市。

[入药部位]根。

[功能主治]活血化瘀、止咳化痰,用于劳伤吐血、咳喘痰多。

离舌橐吾

[异名]棕色桦头草。

[拉丁名]*Ligularia veitchiana* (Hemsl.) Greenm.

[形态特征]多年生草本。根肉质,多数。茎直立。舌状花黄色,疏离,舌片狭倒披针形;管状花多数,檐部裂片先端被密的乳突,冠毛黄白色,有时污白色。瘦果(未熟)光滑。

[自然生境]生于海拔1 000~3 800 m的山地、河边草地。

[地理分布]万源市等地。

[入药部位]全草。

[功能主治]温肺化痰、下气、消炎、止咳平喘,用于风寒咳嗽气喘、支气管炎、虚劳咳吐脓血、喉痹、小便不利。

圆舌粘冠草

[异名]棕色桦头草。

[拉丁名]*Myriactis nepalensis* Less.

[形态特征]多年生草本,通常粗壮。根茎短,横走。茎直立。自中部或基部分枝,分枝粗壮,斜升。全部茎枝无毛,光滑,或仅接头状花序处被稀疏短毛或糠秕状毛。中部茎叶长椭圆形或卵状长椭圆形,边缘有大锯齿或圆锯齿,下部沿叶柄下延成具翅的叶柄,柄基扩大贴茎;基生叶及茎下部的叶较大,间或浅裂或深裂;总苞片2~3层,几等长,外面被微柔毛。瘦果压扁,边缘脉状加厚,顶端有黏质分泌物。无冠毛。

[自然生境]生于海拔1 250~3 400 m的山坡山谷林缘、林下、灌丛中,或近水潮湿地或荒地上。

[地理分布]宣汉县等地。

[入药部位]全草、根。

[功能主治]清热解毒、透疹、消炎止痛,用于痢疾、肠炎、中耳炎、麻疹透发不畅、牙痛、关节肿痛。

假福王草

[异名]堆莴苣、毛轴山苦荬、三角叶假福王草、绿春假福王草。

[拉丁名]*Paraprenanthes sororia* (Miq.) Shih.

[形态特征]一年生草本,茎上部分枝,茎枝无毛,下部及中部茎生叶大头羽状半裂或深裂,顶裂片宽三角状戟形、三角状心形、三角形或宽卵状三角形,边缘有锯齿或重锯齿,基部戟形、心形或平截,稀顶裂片与侧裂等大,披针形或菱状披针形,羽轴有翼,头状花序排成圆锥状花序,花序分枝无毛,瘦果黑色,纺锤状,淡黄白色,每面有5条纵肋。

[自然生境]生于海拔200~3 200 m的山坡、山谷灌丛、林下。

[地理分布]达川区、宣汉县、渠县。

[入药部位]全草。

[功能主治]清热解毒、止泻、止咳润肺,用于疮疖肿毒、骨痨、肺痨、外伤出血。

兔儿风蟹甲草

[异名]白花蟹甲草。

[拉丁名]*Parasenecio ainsliiflorus* (Franch.) Y. L. Chen.

[形态特征]多年生草本,根状茎粗壮,有多数纤维状须根。茎单生,直立,具纵条棱,下部无毛,上部和花序分枝被黄褐色短毛。花序梗短或极短,具1~3线形或线状钻形小苞片;花序轴和花序梗被黄褐色密短毛。总苞圆柱形;总苞片5,线形或线状披针形,顶端钝或圆形,被微毛,边缘膜质,外面无毛,小花5,花冠白色,管部细,檐部宽筒状,裂片三角状披针形,花药伸出花冠,基部具长尾;花柱分枝外卷,顶端截形,被乳头状微毛。瘦果圆柱形,无毛,具肋;冠毛白色或污白色。

[自然生境]生于海拔1 500~2 600 m的山坡林缘、林下、灌丛及草坪。

[地理分布]万源市。

[入药部位]全草。

[功能主治]养阴清肺,用于肺痨咳嗽吐血。

深山蟹甲草

[异名]虎草、羊角天麻。

[拉丁名]*Parasenecio profundorum* (Dunn) Y. L. Chen.

[形态特征]多年生草本;茎疏被蛛丝状毛,后无毛,上部被锈褐色腺状柔毛;中部茎生叶膜质,宽卵形或卵状菱形,先端尖或短尖,基部平截或微心形,或楔状骤窄成具翅叶柄,边缘有较密尖齿,上面被疏糙毛,下面被疏蛛丝状毛,后无毛,基出3脉,叶柄基部半抱茎;上部叶有短柄;头状花序在茎端排成疏散圆锥状,花序梗被疏腺状柔毛,有1~3线形小苞片;总苞圆柱形;总苞片5,线状披针形,被微毛,边缘膜质,背面近无毛;小花5,花冠黄色;瘦果圆柱形,无毛,具肋;冠毛白色,短于花冠或与花冠近等长。

[自然生境]生于海拔1 000~2 100 m的山坡林缘或山谷潮湿处。

[地理分布]万源市。

[入药部位]全草。

[功能主治]用于疮疖肿毒、头癣、跌打损伤。

毛裂蜂斗菜

[异名]蜂斗叶、网丝皮。

[拉丁名]*Petasites tricholobus* Franch.

[形态特征]多年生草本,根状茎短,有多数纤维状根,全株被薄蛛丝状白色绵毛。早春从根状茎长出花茎,近雌雄异株;雌株花茎,具鳞片状叶;苞叶卵状披针形,基生叶具长柄,叶片宽肾状心形,边缘有细齿,齿端具软骨质小尖,叶脉掌状两面被白色绵毛,或后多少脱毛;雌株头状花序在花茎顶端排成密集的聚伞状圆锥花序;花序梗,有1或数枚披针形苞叶;总苞钟状;总苞片1层;瘦果圆柱形,无毛。

[自然生境]生于海拔700~3 300 m的山谷坡地、林缘、阴湿处。

[地理分布]宣汉县、万源市。

[入药部位]全草、根茎。

[功能主治]消肿、解毒、散瘀,用于毒蛇咬伤、痈疖肿毒、跌打损伤。

毛连菜

[异名]枪刀菜。

[拉丁名]*Picris hieracioides* L.

[形态特征]二年生草本;茎上部呈伞房状或伞房圆状分枝,被光亮钩状硬毛;基生叶花期枯萎;下部茎生叶长椭圆形或宽披针形,全缘或有锯齿,基部渐窄成翼柄;中部和上部叶披针形或线形,无柄,基部半抱茎;最上部叶全缘;叶两面被硬毛;头状花序排成伞房或伞房圆锥花序,花序梗细长;总苞圆柱状钟形,总苞片3层,背面被硬毛和柔毛,外层线形,内层线状披针形,边缘白色膜质;舌状小花黄色,冠筒被白色柔毛;瘦果纺锤形,棕褐色;冠毛白色。

[自然生境]生于海拔560~3 400 m的山坡草地、林下、沟边、田间、撂荒地或沙滩地。

[地理分布]宣汉县。

[入药部位]全草。

[功能主治]泻火解毒、祛瘀止痛、利小便。

福王草

[异名]盘果菊。

[拉丁名]*Prenanthes tatarinowii* Maxim.

[形态特征]多年生草本。茎直立,单生,上部圆锥状花序分枝,极少不分枝,全部茎枝无毛或几无毛,中下部茎叶心形或卵状心形。头状花序含5枚舌状小花,多数,沿茎枝排成疏松的圆锥状花序或少数沿茎排列成总状花序,舌状小花紫色、粉红色,极少白色或黄色。瘦果线形或长椭圆状。

[自然生境]生于海拔510～2 980 m的山谷、山坡林缘、林下、草地或水旁潮湿地。

[地理分布]万源市等地。

[入药部位]全草。

[功能主治]清热解毒,用于疮疖肿毒。

高大翅果菊

[异名]剪刀草、高莴苣、野苦麻。

[拉丁名]*Pterocypsela elata* (Hemsl.) Shih.

[形态特征]多年生草本,根有时分枝成粗厚的萝卜状。茎直立,单生,通常紫红色或带紫红色斑纹,有稀疏或稠密的多细胞节毛或脱毛而至无毛。头状花序多数,沿茎枝顶端排成狭圆锥花序或总状圆锥花序,果期卵球形。总苞片4,外层卵形。舌状小花约20枚,黄色。瘦果椭圆形或长椭圆形,压扁,黑褐色,有棕色斑纹。

[自然生境]生于山坡林下、灌丛、阴湿处、路旁。

[地理分布]宣汉县、万源市。

[入药部位]根、全草。

[功能主治]根止咳化痰、祛风,用于风寒咳嗽、肺痈。全草清热解毒、祛风除湿、镇痛。

翅果菊

[异名]苦莴苣、山马草。

[拉丁名]*Pterocypsela indica* (L.) Shih.

[形态特征]一年生或二年生草本,根垂直直伸,生多数须根。茎直立,单生,上部圆锥状或总状圆锥状分枝,全部茎枝无毛。全部茎叶线形。头状花序果期卵球形,多数沿茎枝顶端排成圆锥花序或总状圆锥花序。瘦果椭圆形。

[自然生境]生于海拔700～2 500 m的山坡林下、灌丛、阴湿处、路旁。

[地理分布]达川区、通川区、开江县、大竹县。

[入药部位]全草、根。

[功能主治]清热解毒、活血祛瘀,用于肠痈、乳痈、带下病。

秋分草

[异名]金柴胡、大鱼鳅串。

[拉丁名]*Rhynchospermum verticillatum* Reinw.

[形态特征]多年生草本,高25～100 cm。茎常单生,中部以上有叉状分枝,被尘状微柔毛。叶互生;下部茎生叶倒披针形或长椭圆形,先端长渐尖或钝,边缘自中部以上有波状粗齿,基部狭楔形;叶柄长,具翅;上部叶渐小。头状花序,顶生、腋生、单生或3～5呈总状排列,果期增大;花序梗密被锈色尖状短柔毛;总苞宽钟状;总苞片不等长,边缘撕裂;缘花2～3列,雌花冠舌状,白色,舌片先端2～3裂;盘花管状,两性。雌花瘦果扁平,果有长喙;两性花的瘦果无喙;冠毛3～5条,易脱落。

[自然生境]生于海拔400～2 500 m的沟边阴湿处、林下。

[地理分布]大竹县、万源市。

[入药部位]全草。

[功能主治]清热除湿、解毒、止咳化痰,用于劳伤咳嗽、肺痈、跌打损伤。

黑心金光菊

[异名]黑心菊、黑眼菊、堆心菊。

[拉丁名]*Rudbeckia hirta* L.

[形态特征]一年生或二年生草本植物。高30～100 cm。茎不分枝或上部分枝,全株被粗刺毛。下部叶长卵圆形、长圆形或匙形;上部叶长圆披针形,顶端渐尖,边缘有细至粗疏锯齿或全缘。头状花序直径5～7 cm,有长花序梗。总苞片外层长圆形;内层较短,披针状线形,顶端钝。花托圆锥形;托片线形,对折呈龙骨瓣状。舌状花鲜黄色;舌片长圆形,通常10～14个。管状花暗褐色或暗紫色。瘦果四棱形,黑褐色,无冠毛。

[自然生境]栽培于各地。

[地理分布]达州全域。

[入药部位]花。

[功能主治]清热解毒。

三角叶须弥菊

[异名]山牛蒡子、野大力、响耳朵、三角叶风毛菊。

[拉丁名]*Saussurea deltoidea* (DC.) Sch–Bip.

[形态特征]二年生草本。茎直立,被稠密的锈色多细胞节毛及稀疏或稠密的蛛丝状毛或蛛丝状棉毛,有棱。总苞半球形或宽钟状,被稀疏蛛丝状毛;小花淡紫红色或白色,外面有淡黄色的小腺点。瘦果倒圆锥状,黑色,有横皱纹,顶端截形,有具锯齿的小冠。冠毛1层,白色,羽毛状。

[自然生境]生于海拔800～3 400 m处的山坡、草地、林下、灌丛、荒地、牧场、杂木林中及河谷林缘等地。

[地理分布]达川区、宣汉县。

[入药部位]全草、根。

[功能主治]根祛风散寒、镇咳(高县)、清热解毒,用于疗疮(叙永)、耳聋(长宁)。全草健脾消疳、催乳、祛风湿、通经络,用于产后乳少、白带过多、消化不良、腹胀、小儿疳积、骨折、病后体虚。

城口风毛菊

[异名]马耳朵。

[拉丁名]*Saussurea flexuosa* Franch.

[形态特征]多年生草本,高65～100 cm。根状茎粗厚。茎直立,单生,基部直径5 mm,上部圆锥花序状分枝,下部暗紫色,全部茎枝被稀疏白色贴伏的短柔毛或无毛。总苞片5层,外层卵形,顶端急尖,有小尖头,中层卵状椭圆形,顶端急尖,紫黑色,内层椭圆形或线状长椭圆形,顶端钝或急尖,上部或顶端红色或紫色,全部总苞片边缘及顶端被稀疏白色棉毛。小花红色。瘦果褐色,无毛。冠毛白色,2层,外层单毛状,内层羽毛状。

[自然生境]生于海拔1 350～1 900 m的林下、灌丛中或草坪上。

[地理分布]宣汉县、万源市。

[入药部位]全草。

[功能主治]祛风活络、散瘀止痛,用于风湿关节痛、腰腿痛、跌打损伤。

风毛菊

[异名]八楞木、野大力子。

[拉丁名]*Saussurea japonica* (Thunb.) DC.

[形态特征]茎直立,粗壮,具纵棱,疏被细毛和腺毛。基生叶具长柄,叶片长椭圆形,通常羽状深裂,顶生裂片长椭圆状披针形,狭长椭圆形,两面均被细毛和腺毛;茎生叶由下自上渐小,椭圆形或线状披针形,羽状分裂或全缘,基部有时下延成翅状。头状花序密集成伞房状;总苞筒状,外被蛛丝状毛,总苞片外层较短小,顶端圆钝,中层和内层线形;花管状,紫红色,顶端5裂。瘦果长椭圆形,外层较短,糙毛状,内层羽毛状。

[自然生境]生于海拔500～3 000 m的沟边阴湿处。

[地理分布]达州全域。

[入药部位]全草。

[功能主治]祛风、除湿、通经络、活血止痛,用于风湿痹痛、腰腿痛、跌打损伤、麻风。

喜林风毛菊

[异名]八楞木、野大力子。

[拉丁名]*Saussurea stricta* Franch.

[形态特征]多年生草本。根状茎颈部被少数残存的叶鞘。茎直立,单生,有棱,上部或顶部有伞房花序状分枝,近顶端被微柔毛或无毛。基生花期凋落;中部与下部茎叶有叶柄,柄基扩大抱茎,叶片心形、宽心形或几圆形,顶端短渐尖,基部深心形,稀戟形,边缘有锯齿,齿顶有小尖头;上部叶几无柄,叶片卵形或卵状披针形,顶部渐尖,基部戟形或圆形,边缘全缘或锯齿不明显,全部叶质地薄,纸质,两面绿色,下面色淡,上面后变棕色。总苞片4～5层,顶端有附属物,附属物不为马刀形,尖头状,外层卵形或宽卵形,中层椭圆形,内层长椭圆形,全部苞片外面无毛。瘦果圆柱状,无毛。

[自然生境]生于海拔1 400 m以下的山坡林下。

[地理分布]万源市等地。

[入药部位]全草。

[功能主治]祛风、除湿、通经络、活血止痛,用于风湿痹痛、腰腿痛、跌打损伤、麻风。

千里光

[异名]千里明、九里光。

[拉丁名]*Senecio scandens* Buch. –Ham. ex D. Don.

[形态特征]多年生攀援草本。根状茎木质,粗。茎曲折,多分枝,初常被密柔毛,后脱毛,变木质,皮淡褐色。叶互生,具短柄;叶片披针形至长三角形,先端渐尖,基部宽楔形、截形、戟形或稀心形,边缘有浅或深齿,稀近全缘,两面无毛或千面被短柔毛;羽状脉,叶脉明显。头状花序,多数,在茎及枝端排列成复总状伞房花序,总花梗常反折或开展,被密微毛,有细条形苞叶;总苞筒状,基部有数个条形小苞片;总苞片1层,条状披针形,先端部渐尖;舌状花黄色;筒状花多数。瘦果,圆柱表,有纵沟,被柔毛;冠毛白色,约与筒状花等长。花期10月到翌年3月。

[自然生境]生于海拔3 500 m以下的湿润的杂木林中、灌丛、草坡、田坎。

[地理分布]达州全域。

[入药部位]全草。

[功能主治]清热解毒、清肝明目、泻火、除湿、杀虫止痒、消肿、行血,用于感冒头痛、菌痢、眼雾、角膜云翳、目赤红肿、疮痈肿毒、败血症、皮肤瘙痒、肠炎、咽喉肿痛、小儿头部脓疱疮。

豨莶

[异名]肥猪苗。

[拉丁名]*Siegesbeckia orientalis* L.

[形态特征]一年生草本。茎直立,高30～100 cm,分枝斜升,上部的分枝常呈复二歧状;全部分枝被灰白色短柔毛。基部叶花期枯萎;中部叶三角状卵圆形或卵状披针形。头状花序径多数聚生于枝端,排列成具叶的圆锥花序。瘦果倒卵圆形,有4棱,顶端有灰褐色环状突起。

[自然生境]生于海拔3 200 m以下的路旁、荒野。

[地理分布]达州全域。

[入药部位]全草。

[功能主治]祛风除湿、舒筋活络、降血压、利筋骨、止痛,用于风湿麻木、风湿关节痛、腰膝无力、疟疾、急性肝炎、高血压、神经衰弱、疔疮肿毒、外伤出血、肝肾虚损、须发早白、蛇咬伤、蜂螫。

腺梗豨莶

[异名]棉苍狼、莶、珠草。

[拉丁名]*Siegesbeckia pubescens* Makino.

[形态特征]一年生草本。茎直立,粗壮,高30～110 cm,上部多分枝,被开展的灰白色长柔毛和糙毛。总苞宽钟状;总苞片2层,叶质,背面密生紫褐色头状具柄腺毛,外层线状匙形或宽线形,内层卵状长圆形。舌状花花冠管部舌片先端2～3齿裂,有时5齿裂;两性管状花檐钟状,先端4～5裂。瘦果倒卵圆形,4棱,顶端有灰褐色环状突起。

[自然生境]生于海拔300～3 400 m的山坡、山谷林缘、灌丛林下的草坪中、河谷、溪边等地。

[地理分布]达川区、开江县、万源市。

[入药部位]全草。

[功能主治]祛风除湿、舒筋通络、降压、解毒、平肝,用于风湿痛、四肢麻木、半身不遂、急性黄疸型肝炎、湿疹、高血压、失眠,外敷用于毒蛇咬伤、疮痈肿毒。

华蟹甲

[异名]羽裂华蟹甲草。

[拉丁名]*Sinacalia tangutica* (Maxim.) B. Nord.

[形态特征]茎下部被褐色腺状柔毛;中部叶卵形或卵状心形,羽状深裂,侧裂片3～4对,近对生,长圆形,边缘常具数个小尖齿,上面疏被贴生硬毛,下面沿脉被柔毛及疏蛛丝状毛,羽状脉,叶柄,基部半抱茎,被疏柔毛或近无毛;上部茎生叶渐小,具短柄;头状花序常排成多分枝宽塔状复圆锥状,花序轴及花序梗被黄褐色腺状柔毛,花序梗,具2～3线形小苞片;总苞圆柱状,总苞片5,线状长圆形,被微毛,边缘窄干膜质;瘦果圆柱形,无毛,具肋;冠毛糙毛状,白色。

[自然生境]生于海拔1 300～3 700 m的山坡、林缘、灌丛、草丛。

[地理分布]宣汉县、万源市。

[入药部位]根状茎。

[功能主治]祛风、化痰、平肝,用于头痛眩晕、风湿关节痛、瘫痪、咳嗽痰喘。

仙客来蒲儿根

[异名]单头千里光。

[拉丁名]*Sinosenecio cyclamnifolius* (Franch.) B. Nord.

[形态特征]多年生具匍匐枝葶状草本。根状茎较细,横走或斜升,具少数纤维状根。茎单生或数个,葶状,直立,与叶等长或超于叶,被白色或黄褐色绒毛,后多少脱毛,不分枝。叶基生,莲座状,具长柄,叶片卵状心形,或稀近圆形,顶端钝,具小尖头,边缘具浅波状齿,具小尖头,基部狭心形,上面绿色,干时变紫色,无毛,下面被密白色绵毛,具基生5出掌状脉;总苞片约12,1层,草质,卵形或卵状长圆形,顶端钝至稍尖,顶端及上部边缘紫红色,被缘毛,外面被密白色绵毛或后多少脱毛。舌状花约15,管部舌片黄色,卵状长圆形或长圆形,顶端钝,具3小齿,具5～8条脉。

[自然生境]生于海拔1 300～1 850 m的草地或岩石处。

[地理分布]万源市等地。

[入药部位]全草。

[功能主治]清热解毒,用于痈疖肿毒。

匍枝蒲儿根

[异名]黔蒲儿根、秃果千里光。

[拉丁名]*Sinosenecio globigerus* (Chang) B. Nord.

[形态特征]根状茎直径6～10 mm,覆盖以宿存残叶基,直立或斜升,具多数纤维状根;叶片纸质,宽卵

形, 顶端钝至渐尖, 基部深至浅心形, 裂片宽三角形, 具小尖, 上面绿色, 被疏黄褐色短柔毛, 下面浅绿色, 被疏柔毛或无毛; 掌状脉, 叶脉在两面明显; 总苞片草质, 约13个, 长圆形, 顶端钝至略尖, 被缘毛, 具不明显3条脉, 外面被腺状柔毛, 短柔毛, 或变无毛, 具不明显3条脉; 舌状花药13, 1层, 无毛; 瘦果圆柱形, 无毛, 具肋; 无冠毛。

[自然生境] 生于海拔1 500～2 100 m的溪流边、林中及阴湿处。

[地理分布] 万源市等地。

[入药部位] 全草。

[功能主治] 清热解毒, 用于痈疖肿毒。

蒲儿根

[异名] 猫耳朵。

[拉丁名] *Sinosenecio oldhamianus* (Maxim.) B. Nord.

[形态特征] 一年生或二年生草本。茎直立, 单一或稍有分枝, 具白色软毛或近乎光滑。基生叶丛生, 花后脱落, 基部具鞘; 叶片肾圆形, 边缘具不整齐的三角形齿, 上面稍有细毛, 下面有白色蛛丝状毛密生; 中部叶有短柄, 叶片肾圆形至广卵状心形, 先端短尖, 被毛同基生叶; 上部叶宽卵形, 较小。春、夏季开花, 头状花序小而多数, 具细梗, 排成伞房状; 总苞钟形, 基部无小苞, 总苞片条状披针形, 边缘膜质; 缘花舌状, 1层, 舌片橘黄色, 椭圆形, 先端全缘或3齿裂; 中央管状花多数, 先端5裂。瘦果圆筒形, 具纵棱, 稍有细毛; 冠毛白色。

[自然生境] 生于林下湿地、山坡路旁、水沟边。

[地理分布] 达川区、宣汉县、大竹县、渠县。

[入药部位] 全草。

[功能主治] 清热解毒, 用于痈疖肿毒。

一枝黄花

[异名] 破布叶、黏糊菜、金柴胡。

[拉丁名] *Solidago decurrens* Lour.

[形态特征] 茎直立, 通常细弱, 单生或少数簇生, 不分枝或中部以上有分枝。中部茎叶椭圆形, 长椭圆形、卵形或宽披针形, 叶两面、沿脉及叶缘有短柔毛或下面无毛。头状花序较小, 多数在茎上部排列成紧密或疏松的总状花序或伞房圆锥花序, 少有排列成复头状花序的。舌状花舌片椭圆形。瘦果无毛, 极少有在顶端被稀疏柔毛的。

[自然生境] 生于海拔2 800 m以下的山坡、草地、林缘、灌丛、茅草坡。

[地理分布] 开江县、万源市。

[入药部位] 全草、根。

[功能主治] 疏风清热、解毒消肿、清热解表、散结, 用于伤风感冒、小儿痧疹不出、火眼、痔疮、刀伤出血、上呼吸道感染、创伤、扁桃体炎、咽喉肿痛、支气管炎、肺炎、肺结核咯血、急慢性肾炎。

苣荬菜

[异名] 苦荬菜、牛舌头、奶浆菜。

[拉丁名] *Sonchus arvensis* L.

[形态特征] 多年生草本植物。根垂直直伸, 茎直立, 高可达150 cm, 有细条纹, 基生叶多数, 叶片偏斜半椭圆形、椭圆形、卵形、偏斜卵形、偏斜三角形、半圆形或耳状, 顶裂片稍大, 长卵形、椭圆形或长卵状椭圆形; 头状花序在茎枝顶端排成伞房状花序。总苞钟状, 苞片外层披针形, 舌状小花多数, 黄色。瘦果稍压扁, 长椭圆形, 冠毛白色, 1～9月开花结果。

[自然生境] 生于海拔500～3 500 m的湿润肥沃的路边、田野、草地、灌丛中。

[地理分布] 通川区、开江县。

[入药部位] 全草。

[功能主治]清热解毒、消肿散结,用于急性咽炎、热毒痒疹、无名肿毒、黄疸型肝炎、阑尾炎、痢疾、痔疮、遗精、白浊、乳腺炎、疮痈肿毒、烫火伤。

苦苣菜

[异名]牛舌片、苦荬菜。

[拉丁名]*Sonchus oleraceus* L.

[形态特征]一年生或二年生草本。根圆锥状,垂直直伸,有多数纤维状的须根。茎直立,单生。基生叶羽状深裂,全形长椭圆形或倒披针形。头状花序少数在茎枝顶端排紧密的伞房花序或总状花序或单生于茎枝顶端。全部总苞片顶端长急尖,外面无毛或外层或中内层上部沿中脉有少数头状具柄的腺毛。舌状小花多数,黄色。瘦果褐色,长椭圆形或长椭圆状倒披针形,压扁,每面各有3条细脉,肋间有横皱纹,顶端狭,无喙,冠毛白色。

[自然生境]生于海拔1 400~3 500 m的山坡路边荒野处。

[地理分布]达川区、大竹县、渠县、万源市。

[入药部位]全草。

[功能主治]清热解毒、消炎止血、凉血,用于肠炎、痢疾、黄疸、血淋、痔漏、疔肿、毒蛇咬伤。

全叶苦苣菜

[异名]苦苦菜。

[拉丁名]*Sonchus transcaspicus* Nevski

[形态特征]多年生草本,有匍匐茎。茎直立,有细条纹。头状花序少数或多数在茎枝顶端排成伞房花序。总苞钟状;总苞片3~4层,外层披针形或三角形,中内层渐长,长披针形或长椭圆状披针形,全部总苞片顶端急尖或钝,外面光滑无毛。全部舌状小花多数,黄色或淡黄色。瘦果椭圆形,暗褐色,压扁三棱形,每面有5条高起的纵肋,中间的1条增粗,肋间有横皱纹。冠毛单毛状,白色,彼此纠缠。

[自然生境]生于海拔200~4 000 m的山坡草地、水边湿地及田边。

[地理分布]开江县。

[入药部位]全草。

[功能主治]清热解毒、消炎止血、凉血,用于肠炎、痢疾、黄疸、血淋、痔漏、疔肿、毒蛇咬伤。

钻叶紫菀

[异名]钻形紫菀。

[拉丁名]*Symphyotrichum subulatum* (Michx.) G.L.Nesom.

[形态特征]一年生草本植物。主根圆柱状,向下渐狭,茎单一,直立,茎和分枝具粗棱,光滑无毛,基生叶在花期凋落;茎生叶多数,叶片披针状线形,极稀狭披针形,两面绿色,光滑无毛,中脉在背面突起,侧脉数对,头状花序极多数,花序梗纤细、光滑,总苞钟形,总苞片外层披针状线形,内层线形,边缘膜质,光滑无毛。雌花花冠舌状,舌片淡红色、红色、紫红色或紫色,线形,两性花花冠管状,冠管细,瘦果线状长圆形,稍扁。

[自然生境]生于海拔1 100~1 900 m的山坡灌丛中、草坡、沟边、路旁或荒地。

[地理分布]达川区、开江县、渠县、万源市。

[入药部位]全草。

[功能主治]清热解毒,外用治湿疹、疮疡肿毒。

锯叶合耳菊

[异名]锯叶千里光。

[拉丁名]*Synotis nagensium* (C. B. Clarke) C. Jeffrey & Y. L. Chen.

[形态特征]多年生灌木状草本或亚灌木。茎直立,高达150 cm,不分枝或上部具花序枝,被密白色绒毛或黄褐色绒毛,下部在花期无叶。叶具短柄,倒卵状椭圆形、倒披针状椭圆形或椭圆形。头状花序具异形小花,盘状或不明显辐射状,多数,排成不分枝至开展的,顶生及上部腋生狭圆锥状圆锥聚伞花序。瘦果圆柱形,被疏

柔毛; 冠毛白色。

[自然生境] 生于海拔100～2 000 m的灌丛、森林及草地。

[地理分布] 通川区、达川区、万源市。

[入药部位] 全草。

[功能主治] 祛风、清热、利尿。

万寿菊

[异名] 臭芙蓉、万寿灯、蜂窝菊、臭菊花。

[拉丁名] *Tagetes erecta* L.

[形态特征] 一年生草本植物, 茎直立, 粗壮, 具纵细条棱, 分枝向上平展。叶羽状分裂; 沿叶缘有少数腺体。头状花序单生; 总苞杯状, 顶端具齿尖; 舌状花黄色或暗橙色; 管状花花冠黄色。瘦果线形, 基部缩小, 黑色或褐色, 被短微毛; 冠毛有1～2个长芒和2～3个短而钝的鳞片。

[自然生境] 生于海拔300～2 500 m的路边、草甸。

[地理分布] 大竹县。

[入药部位] 花、根、叶。

[功能主治] 花清热解毒、消肿、清肝明目、化痰止咳、止呕、止痛, 用于目疾、小儿高热、目赤肿痛、迎风流泪、乳痈、疟腮、上呼吸道感染、百日咳、气管炎、结膜炎、咽炎、口腔炎、牙痛。外用于腮腺炎、乳腺炎、痈疮肿毒。根与叶解表消肿, 用于痈疮、疖、疔、无名肿毒。

蒲公英

[异名] 黄花地丁、婆婆丁、华花郎。

[拉丁名] *Taraxacum mongolicum* Hand. –Mazz.

[形态特征] 根圆锥状, 表面棕褐色, 皱缩, 叶边缘有时具波状齿或羽状深裂, 基部渐狭成叶柄, 叶柄及主脉常带红紫色, 花葶上部紫红色, 密被蛛丝状白色长柔毛; 头状花序, 总苞钟状, 瘦果暗褐色, 长冠毛白色。

[自然生境] 生于中、低海拔地区的山坡草地、路边、田野、河滩。

[地理分布] 达州全域。

[入药部位] 全草。

[功能主治] 利尿、缓泻、退黄疸、利胆, 用于热毒、疮疡、内痈、目赤肿痛、湿热、黄疸、小便淋沥涩痛、疔疮肿毒、乳痈、瘰疬、牙痛、咽痛、肺痈、肠痈。

夜香牛

[异名] 寄色草、假咸虾花、消山虎、伤寒草。

[拉丁名] *Vernonia cinerea* (L.) Less.

[形态特征] 一年生或多年生草本, 高20～100 cm。根垂直, 多少木质, 分枝, 具纤维状根。茎直立, 通常上部分枝, 或稀自基部分枝而呈铺散状, 具条纹, 被灰色贴生短柔毛, 具腺; 头状花序多数, 或稀少数, 具19～23个花, 在茎枝端排列成伞房状圆锥花序; 瘦果圆柱形, 顶端截形, 基部缩小, 被密短毛和腺点; 冠毛白色, 2层, 外层多数而短, 内层近等长, 糙毛状。

[自然生境] 生于海拔570～2 500 m的田埂上。

[地理分布] 达川区。

[入药部位] 全草。

[功能主治] 清热、除湿、解毒, 用于外感发热、急性黄疸型肝炎、湿热腹痛、疔疮肿毒、清肝退热、安神镇静。

南漳尖鸠菊

[异名] 火炭树、火炭叶。

[拉丁名]*Acilepis nantcianensis* (Pamp.) H. Rob.

[形态特征]一年生草本，高50～80（～100）cm。茎直立或斜升，上部分枝，具明显的条纹，被疏糙短毛和无柄的腺毛，少有近无毛；头状花序较大，在枝端或叶腋单生；花托稍突起，有具边缘的小窝孔；花多数，全部结实，花冠管状，粉紫色，管部细，檐部钟状，裂片线状披针形，有腺点。瘦果圆柱形，暗褐色，具10条纵肋，被短微毛；冠毛淡黄褐色，2层，外层短，刚毛状，易脱落，内层糙毛状。

[自然生境]生于海拔700～1 950 m的山谷、山坡、林缘。

[地理分布]通川区。

[入药部位]全草。

[功能主治]用于蛇咬伤。

苍耳

[异名]卷耳、葹、苓耳。

[拉丁名]*Xanthium sibiricum* Patrin ex Widder.

[形态特征]一年生草本植物，高可达90 cm。根纺锤状，茎下部圆柱形，上部有纵沟，叶片三角状卵形或心形，近全缘，边缘有不规则的粗锯齿，上面绿色，下面苍白色，被糙伏毛。雄性的头状花序球形，总苞片长圆状披针形，花托柱状，托片倒披针形，花冠钟形，花药长圆状线形；雌性的头状花序椭圆形，外层总苞片小，披针形，喙坚硬，锥形，瘦果倒卵形。

[自然生境]生于海拔3 000 m以下的地边、路旁、肥沃处。

[地理分布]达州全域。

[入药部位]全草、果实。

[功能主治]祛风解毒、散风祛湿、发汗通窍，用于风寒头痛、鼻塞流涕、湿热痒疹。

异叶黄鹌菜

[异名]空洞菜、黄狗头。

[拉丁名]*Youngia heterophylla* (Hemsl.) Babcock & Stebbins.

[形态特征]一年生或二年生草本，高30～100 cm。根垂直直伸，有多数须根。茎直立，单生或簇生，上部伞房花序状分枝，全部茎枝有稀疏的多细胞节毛。总苞片4层，外层及最外层小，卵形，顶端急尖，内层及最内层披针形，顶端急尖，内面多少有短糙毛，全部总苞片外面无毛。舌状小花黄色，花冠管外面有稀疏的短柔毛。瘦果黑褐紫色，纺锤形，向顶端渐窄，顶端无喙，有14～15条粗细不等的纵肋，肋上有小刺毛。冠毛白色，糙毛状。

[自然生境]生于海拔3 700 m以下的山坡、草地。

[地理分布]达川区、大竹县。

[入药部位]全草。

[功能主治]祛风、除湿、行气、活血、祛痰、止痛。

黄鹌菜

[异名]黄鹌菜。

[拉丁名]*Youngia japonica* (L.) DC.

[形态特征]一年生或二年生草本。茎直立，叶基生，倒披针形，提琴状羽裂。裂片有深波状齿，叶柄微具翅。头状花序有柄，排成伞房状、圆锥状和聚伞状；总苞圆筒形，外层总苞片远小于内层，花序托平；全为舌状花，花冠黄色。瘦果纺锤状，稍扁，冠毛白色。

[自然生境]生于海拔3 600 m以下的山坡、田坎、路旁。

[地理分布]达州全域。

[入药部位]全草。

[功能主治]清热解毒、活血排脓、消肿止痛、利尿,用于感冒咽痛、乳腺炎、阑尾炎、痢疾、肠炎、结膜炎、小便不利、肝硬化腹水、疮疖痈肿。

川西黄鹌菜

[异名]大枝掛绣球。

[拉丁名]*Youngia pratti* (Babcock) Babcock & Stebbins.

[形态特征]多年生草本,高15～50 cm。根垂直,直伸或歪斜。茎单生,直立,茎基被褐色残存的叶柄,通常自中部以上伞房状或伞房圆锥花序状分枝,全部茎枝纤细,无毛。头状花序多数或少数在茎枝顶端排成伞房花序或伞房圆锥花序,约含11枚舌状小花,花序梗纤细,无毛。外层及最外层卵形,内层及最内层披针形,内面被贴伏的微糙毛;全部苞片外面无毛。舌状小花黄色,花冠管外面被微柔毛。瘦果褐色,向顶端稍窄,圆柱状,顶端无喙,有13条粗细不等的纵肋,肋上有小刺毛。冠毛白色,微糙毛状。

[自然生境]生于海拔2 000～3 400 m的岩石缝、湿草地。

[地理分布]万源市等地。

[入药部位]全草。

[功能主治]外敷用于治火伤。

百日菊

[异名]鱼尾菊。

[拉丁名]*Zinna elegans* Jacq.

[形态特征]一年生草本。茎直立,高30～100 cm,被糙毛或长硬毛。叶宽卵圆形或长圆状椭圆形,两面粗糙,下面被密的短糙毛,基出三脉。头状花序单生枝端,总苞宽钟状;总苞片多层,宽卵形或卵状椭圆形。舌状花深红色、玫瑰色、紫堇色或白色,舌片倒卵圆形,先端2～3齿裂或全缘,上面被短毛,下面被长柔毛。管状花黄色或橙色,先端裂片卵状披针形,上面被黄褐色密茸毛。雌花瘦果倒卵圆形,管状花瘦果倒卵状楔形。

[自然生境]栽培于各地。

[地理分布]大竹县、渠县、万源市。

[入药部位]全草。

[功能主治]清热利尿,用于痢疾、淋症、乳头痛。外敷用于疮疖肿毒。

泽泻科 Alismataceae

泽泻

[异名]水泽、如意花、车苦菜。

[拉丁名]*Alisma plantago-aquatica* L.

[形态特征]多年生水生或沼生草本。块茎直径1.0～3.5 cm,或更大。叶通常多数;沉水叶条形或披针形;挺水叶宽披针形、椭圆形至卵形,长2～11 cm,宽1.3～7.0 cm,叶脉通常5条,叶柄长1.5～30.0 cm。花葶高78～100 cm;花序长15～50 cm,具3～8轮分枝,每轮分枝3～9枚。花两性,花梗长1.0～3.5 cm;外轮花被片广卵形,长2.5～3.5 mm,宽2～3 mm,通常具7脉,边缘膜质,内轮花被片近圆形,远大于外轮,边缘具不规则粗齿,白色,粉红色或浅紫色;心皮17～23枚;花丝长1.5～1.7 mm,基部宽约0.5 mm,花药长约1 mm,椭圆形;花托平凸,高约0.3 mm,近圆形。瘦果椭圆形,或近矩圆形,长约2.5 mm,宽约1.5 mm,背部具1～2条不明显浅沟。

[自然生境]栽培,生于浅水带、沼泽、沟渠及低洼湿地。

[地理分布]通川区、开江县。

[入药部位]块茎。

[功能主治]利水渗湿、泄热、化浊降脂,用于小便不利、水肿胀满、泄泻尿少、痰饮眩晕、热淋涩痛、高脂血症。

野慈姑

[异名]慈姑、剪刀草。

[拉丁名]*Sagittaria trifolia* L.

[形态特征]根状茎横走，挺水叶箭形，叶片长短、宽窄变异很大，顶裂片与侧裂片之间缢缩，叶柄基部渐宽，鞘状，花葶直立，高可达70 cm，花序总状或圆锥状，具花多轮，苞片基部多少合生，先端尖。花单性；花被片反折，花梗短粗，心皮多数，雄花多轮，花梗斜举，花药黄色，花丝长短不一，瘦果两侧压扁，倒卵形，背翅多少不整齐；果喙短，种子褐色。

[自然生境]栽培，生于浅水带、沼泽、沟渠及低洼湿地。

[地理分布]渠县。

[入药部位]全草。

[功能主治]清热止血、解毒消肿、散结。

百合科 Scrophulariaceae

粉条儿菜

[异名]蛆儿草、肺心草、土瞿麦、一窝蛆。

[拉丁名]*Aletris spicata* (Thunb.) Franch.

[形态特征]植株具多数须根，根毛局部膨大；膨大部分长3～6 mm，宽0.5～0.7 mm，白色。叶簇生，纸质，条形，有时下弯，长10～25 cm，宽3～4 mm，先端渐尖。花葶高40～70 cm，有棱，密生柔毛，中下部有几枚长1.5～6.5 cm的苞片状叶；总状花序长6～30 cm，疏生多花；苞片2枚，窄条形，位于花梗的基部，长5～8 mm，短于花；花梗极短，有毛；花被黄绿色，上端粉红色，外面有柔毛，长6～7 mm，分裂部分占1/3～1/2；裂片条状披针形，长3.0～3.5 mm，宽0.8～1.2 mm；雄蕊着生于花被裂片的基部，花丝短，花药椭圆形；子房卵形，花柱长1.5 mm。蒴果倒卵形或矩圆状倒卵形：有棱角，长3～4 mm，宽2.5～3.0 mm，密生柔毛。

[自然生境]生于海拔400～3 400 m的山坡、草坡、灌丛上。

[地理分布]开江县、通川区、渠县、万源市。

[入药部位]全草或根。

[功能主治]清肺、化痰、止咳、活血、杀虫、驱虫，用于风寒咳嗽、支气管炎、肺热咳嗽、燥咳、阴虚久咳、咳嗽吐血、百日咳、哮喘、肺痛、神经官能症、腮腺炎、牙痛、白带过多、乳痈、肠风便血、妇人乳少、经闭、小儿疳积、蛔虫。

狭瓣粉条儿菜

[异名]瞿麦、肺筋草。

[拉丁名]*Aletris stenoloba* Franch.

[形态特征]植株具多数须根，少数根毛局部稍膨大；膨大部分长3～6 mm，宽约0.5 mm。叶簇生，条形，长8～11 cm，宽3～4 mm，先端渐尖，两面无毛。花葶高30～80 cm，有毛，中下部有几枚长1～4 cm、宽1.0～1.5 mm的苞片状叶；总状花序长7～35 cm，疏生多花；苞片2枚，披针形，位于花梗的上端，长5～7 mm，短于花；花梗极短；花被白色，长6～7 mm，有毛，分裂到中部或中部以下；裂片条状披针形，长3.5～3.8 mm，宽0.5～0.8 mm，开展，膜质；雄蕊着生于花被裂片的基部，花丝下部贴生于花被裂片上，上部分离，长约1 mm，花药球形，短于花丝；子房卵形，长2.5～3.0 mm。蒴果卵形，无棱角，有毛，长3～5 mm，宽3.0～3.5 mm。

[自然生境]生于山坡、林下、灌丛。

[地理分布]大竹县、开江县。

[入药部位]全草。

[功能主治]清热利尿、破血通经、润肺止咳、养心安神。

薤

[异名]薤白、薤。

[拉丁名]*Allium chinense* G.Don

[形态特征]鳞茎数枚聚生, 狭卵状, 粗(0.5～)1～1.5(～2) cm; 鳞茎外皮白色或带红色, 膜质, 不破裂。叶2～5枚, 具3～5棱的圆柱状, 中空, 近与花葶等长, 粗1～3 mm。花葶侧生, 圆柱状, 高20～40 cm, 下部被叶鞘; 总苞2裂, 比伞形花序短; 伞形花序近半球状, 较松散; 小花梗近等长, 比花被片长1～4倍, 基部具小苞片; 花淡紫色至暗紫色; 花被片宽椭圆形至近圆形, 顶端钝圆, 长4～6 mm, 宽3～4 mm, 内轮的稍长; 花丝等长, 约为花被片长的1.5倍, 仅基部合生并与花被片贴生, 内轮的基部扩大, 扩大部分每侧各具1齿, 外轮的无齿, 锥形; 子房倒卵球状, 腹缝线基部具有帘的凹陷蜜穴; 花柱伸出花被外。

[自然生境]栽培。

[地理分布]万源市。

[入药部位]鳞茎。

[功能主治]通阳散结、行气导滞、滑肠健胃、祛痰, 用于胸部寒滞、胸闷、慢性胃炎、咳喘。

宽叶韭

[异名]大韭菜。

[拉丁名]*Allium hookeri* Thwaites

[形态特征]鳞茎圆柱状, 具粗壮的根; 鳞茎外皮白色, 膜质, 不破裂。叶条形至宽条形, 稀为倒披针状条形, 比花葶短或近等长, 宽5～10(～28) mm, 具明显的中脉。花葶侧生, 圆柱状, 或略呈三棱柱状, 高(10～)20～60 cm, 下部被叶鞘; 总苞2裂, 常早落; 伞形花序近球状, 多花, 花较密集; 小花梗纤细, 近等长, 为花被片的2～3(～4)倍长, 基部无小苞片; 花白色, 星芒状开展; 花被片等长, 披针形至条形, 长4.0～7.5 mm, 宽1.0～1.2 mm; 先端渐尖或不等的2裂; 花丝等长, 比花被片短或近等长, 在最基部合生并与花被片贴生; 子房倒卵形, 基部收狭成短柄, 外壁平滑, 每室1胚珠; 花柱比子房长; 柱头点状。

[自然生境]生于海拔1 500～2 300 m的高山草地、草丛, 有栽培。

[地理分布]大竹县、渠县。

[入药部位]全草。

[功能主治]温中、活血调经、祛瘀消肿、通阳散结、行气止痛、化痰止血, 用于寒凝气滞心腹疼痛、脘痞不舒、跌打损伤、吐血、衄血、咯血、尿血。

小根蒜

[异名]苦蒜、薤白。

[拉丁名]*Allium macrostemon* Bunge

[形态特征]鳞茎近球状, 粗0.7～1.5(～2.0) cm, 基部常具小鳞茎; 鳞茎外皮带黑色, 纸质或膜质, 不破裂; 叶3～5枚, 半圆柱状; 花葶圆柱状, 高30～70 cm, 1/4～1/3被叶鞘; 总苞2裂, 比花序短; 伞形花序半球状至球状, 具多而密集的花, 或间具珠芽或有时全为珠芽; 小花梗近等长, 比花被片长3～5倍, 基部具小苞片; 珠芽暗紫色, 基部亦具小苞片; 花淡紫色或淡红色; 花被片矩圆状卵形至矩圆状披针形, 长4.0～5.5 mm, 宽1.2～2.0 mm, 内轮的常较狭; 花丝等长, 比花被片稍长直到比其长1/3, 在基部合、生并与花被片贴生, 分离部分的基部呈狭三角形扩大, 向上收狭成锥形, 内轮基部约为外轮基部宽的1.5倍; 子房近球状, 腹缝线基部具有帘的凹陷蜜穴; 花柱伸出花被外。

[自然生境]生于田地、田坎、山地干燥处, 有栽培。

[地理分布]大竹县、开江县。

[入药部位]鳞茎。

[功能主治]理气宽胸、温中、下气导滞、通阳散结, 用于胸痹心痛彻背、脘痞不舒、咳喘痰多、慢性支气管

炎、心绞痛、干呕、胃肠气滞、泻痢下重、疮疖、麻疹不透。

卵叶韭

[异名]鹿耳韭。

[拉丁名]*Allium ovalifolium* Hand. –Mazz.

[形态特征]鳞茎单一或2~3枚聚生，近圆柱状；鳞茎外皮灰褐色至黑褐色，呈明显的网状。叶2枚，披针状矩圆形至卵状矩圆形，长（6~）8~15 cm，宽（2~）3~7 cm，先端渐尖或近短尾状，基部圆形至浅心形；叶柄明显，长1 cm以上；花葶圆柱状，高30~60 cm；总苞2裂，宿存；伞形花序球状，具多而密集的花；小花梗近等长，为花被片长的1.5~4.0倍；花白色，稀淡红色；花被片长3.5~6.0 mm，内轮的披针状矩圆形至狭矩圆形，长（3.5~）4.0~6.0 mm，宽1.0~1.6 mm，狭卵形、卵形或卵状矩圆形，长3.5~5.0 mm，宽1.4~2.0 mm，先端钝或凹陷，或具不规则小齿；花丝等长，比花被片长1/4~1/2，基部合生并与花被片贴生，内轮的狭长三角形，基部宽0.8~1.1 mm，外轮的锥形；子房具3圆棱，基部收狭成长约0.5 mm的短柄，每室1胚珠。

[自然生境]生于海拔1 500~2 300 m的林下。

[地理分布]万源市。

[入药部位]鳞茎。

[功能主治]活血通经、散瘀止痛、祛风镇痛、止血，用于胸胁胀痛、跌打损伤、风疹瘙痒、瘀血肿痛、衄血、漆疮等。

蒜

[异名]各巴、各枷。

[拉丁名]*Allium sativum* L.

[形态特征]鳞茎球状至扁球状，通常由多数肉质、瓣状的小鳞茎紧密地排列而成，外面被数层白色至带紫色的膜质鳞茎外皮。叶宽条形至条状披针形，扁平，先端长渐尖，比花葶短，宽可达2.5 cm。花葶实心，圆柱状，高可达60 cm，中部以下被叶鞘；总苞具长7~20 cm的长喙，早落；伞形花序密具珠芽，间有数花；小花梗纤细；小苞片大，卵形，膜质，具短尖；花常为淡红色；花被片披针形至卵状披针形，长3~4 mm，内轮的较短；花丝比花被片短，基部合生并与花被片贴生，内轮的基部扩大，扩大部分每侧各具1齿，齿端呈长丝状，长超过花被片，外轮的锥形；子房球状；花柱不伸出花被外。

[自然生境]普遍栽培。

[地理分布]达川区、大竹县、开江县、通川区、渠县、万源市、宣汉县。

[入药部位]鳞茎、叶、梗。

[功能主治]鳞茎行滞气、暖脾胃、通阳、祛痰、消癥积、解毒、杀虫，用于饮食积滞、虫积腹痛、脘腹冷痛、水肿胀满、泄泻、痢疾、疟疾、百日咳、肺结核、咳嗽、痰多不利、痈疽肿毒、蛲虫、白秃疮癣、蛇虫咬伤。叶醒脾、消谷食，但多食伤肝、昏眼目。梗用于疮肿湿毒，烧灰治坐板疮。

韭

[异名]细韭菜。

[拉丁名]*Allium tuberosum* Rottl. ex Spreng.

[形态特征]鳞茎簇生，近圆柱状；鳞茎外皮暗黄色至黄褐色；叶条形，扁平，实心，宽1.5~8.0 mm，边缘平滑。花葶圆柱状，常具2纵棱，高25~60 cm，下部被叶鞘；总苞单侧开裂，或2~3裂，宿存；伞形花序半球状或近球状；小花梗近等长，比花被片长2~4倍，基部具小苞片，且数枚小花梗的基部又为1枚共同的苞片所包围；花白色；花被片常具绿色或黄绿色的中脉，内轮的矩圆状倒卵形，稀为矩圆状卵形，先端具短尖头或钝圆，长4~7（~8）mm，宽2.1~3.5 mm，外轮的常较窄，矩圆状卵形至矩圆状披针形，先端具短尖头，长4~7（~8）mm，宽1.8~3.0 mm；花丝等长，为花被片长度的2/3~4/5，基部合生并与花被片贴生，合生部分高0.5~1.0 mm，分离部分狭三角形，内轮的稍宽；子房倒圆锥状球形，具3圆棱，外壁具细的疣状突起。

[自然生境]广泛栽培。

[地理分布]达川区、大竹县、开江县、通川区、渠县、万源市、宣汉县。

[入药部位]叶、根、种子。

[功能主治]叶温中行气、散寒解毒、活血散瘀、消积健胃、降逆止呃、止血、止泻、杀虫、避孕,用于胸痹、噎嗝、反胃、吐血、衄血、尿血、痢病、消渴、痔漏、脱肛、跌扑损伤、虫蝎螫伤、漆疮、风疹、蛔虫、骨折;外用于漆疮。根温中、行气散瘀,用于胸痹、食积腹胀、赤白带下、自汗、盗汗、吐血、衄血、疮癣、跌打损伤。种子补肝肾、暖腰膝、壮阳固精、通经活络、止带,用于阳痿、梦遗、小便频数、遗尿、腰膝酸软冷痛、泻痢、白带、淋浊、牙痛。外用于油漆皮炎。

天门冬

[异名]天冬、支毛冬。

[拉丁名]*Asparagus cochinchinensis* (Lour.) Merr.

[形态特征]攀援植物。根在中部或近末端呈纺锤状膨大,膨大部分长3~5 cm,粗1~2 cm。茎平滑,常弯曲或扭曲,长1~2 m,分枝具棱或狭翅。叶状枝通常每3枚成簇,扁平或由于中脉龙骨状而略呈锐三棱形,稍镰刀状,长0.5~8.0 cm,宽1~2 mm;茎上的鳞片状叶基部延伸为长2.5~3.5 mm的硬刺,在分枝上的刺较短或不明显。花通常每2朵腋生,淡绿色;花梗长2~6 mm,关节一般位于中部,有时位置有变化。雄花花被长2.5~3.0 mm;花丝不贴生于花被片上;雌花大小和雄花相似。浆果直径6~7 mm,熟时红色,有1颗种子。

[自然生境]生于海拔3 300 m以下的灌丛、林下。

[地理分布]大竹县、宣汉县、万源市。

[入药部位]块根。

[功能主治]滋阴生津、清热凉血、润燥止咳、清肺、降火、宁心安神、渗利和中,用于肺燥阴虚发热、咳嗽吐血、阴虚内热、久咳、干咳、肺痿、肺痈、肺痨咳嗽吐血、咯血、热病伤津、咽喉肿痛、支气管炎、白喉、百日咳、消渴、便秘、热病后余热未清、神志恍惚、失眠、心悸、烦躁不安、糖尿病、大便燥结。外用于疮痈肿毒、蛇虫咬伤。

非洲天门冬

[异名]万年青。

[拉丁名]*Asparagus densiflorus* (Kunth) Jessop

[形态特征]半灌木,多少攀援,高可达1 m。茎和分枝有纵棱。叶状枝每3(1~5)枚成簇,扁平,条形,长1~3 cm,宽1.5~2.5 mm,先端具锐尖头;茎上鳞片状叶基部具长约3~5 mm的硬刺,分枝上的无刺。总状花序单生或成对,通常具十几朵花;苞片近条形,长2~5 mm;花白色,直径约3~4 mm;花被片矩圆状卵形,长约2 mm;雄蕊具很短的花药。浆果直径8~10 mm,熟时红色,具1~2颗种子。

[自然生境]广泛栽培。

[地理分布]达川区。

[入药部位]块根。

[功能主治]用于清肺止咳。

龙须菜

[异名]雉隐天冬。

[拉丁名]*Asparagus schoberioides* Kunth

[形态特征]直立草本,高可达1 m。根细长,粗2~3 mm。茎上部和分枝具纵棱,分枝有时有极狭的翅。叶状枝通常每3~4枚成簇,窄条形,镰刀状,基部近锐三棱形,上部扁平,长1~4 cm,宽0.7~1.0 mm;鳞片状叶近披针形,基部无刺。花每2~4朵腋生,黄绿色;花梗很短,长0.5~1 mm;雄花花被长2~2.5 mm;雄蕊的花丝不贴生于花被片上;雌花和雄花近等大。浆果直径约6 mm,熟时红色,通常有1~2颗种子。

[自然生境]生于海拔400～2 300 m的草坡或林下。

[地理分布]达川区。

[入药部位]根。

[功能主治]治瘿结热气,利小便。

蜘蛛抱蛋

[异名]九龙盘、青蛇莲、粽粑叶。

[拉丁名]*Aspidistra elatior* Blume

[形态特征]根状茎近圆柱形,直径5～10 mm,具节和鳞片。叶单生,矩圆状披针形、披针形至近椭圆形,长22～46 cm,宽8～11 cm,先端渐尖,基部楔形,边缘多少皱波状,两面绿色;叶柄明显,长5～35 cm。总花梗长0.5～2.0 cm;花被钟状,长12～18 mm,直径10～15 mm,上部(6～)8裂;花被筒长10～12 mm,裂片近三角形,向外扩展或外弯,长6～8 mm,宽3.5～4.0 mm,先端钝,边缘和内侧的上部淡绿色,中间的2条细而长,两侧的2条粗而短,中部高达1.5 mm,紫红色;雄蕊(6～)8枚,生于花被筒近基部,低于柱头;花丝短,花药椭圆形,长约2 mm;雌蕊高约8 mm,子房几不膨大;花柱无关节;柱头盾状膨大,圆形,直径10～13 mm,紫红色,上面具(3～)4深裂,裂缝两边多少向上凸出,中心部分微凸,裂片先端微凹,边缘常向上反卷。

[自然生境]生于山沟阴湿处及石缝中,有栽培。

[地理分布]渠县。

[入药部位]根茎。

[功能主治]行气止痛、祛风、活血散瘀、接骨、补虚止咳、通络、泄热、利尿,用于肺虚咳嗽、咯血、胃脘疼痛、风湿关节痛、跌打损伤、腰痛、经闭、腹痛、头痛、牙痛、热咳、伤暑、泄泻、砂淋。

大百合

[异名]菠萝头、荞麦叶贝母。

[拉丁名]*Cardiocrinum giganteum* (Wall.) Makino

[形态特征]小鳞茎卵形,高3.5～4.0 cm,直径1.2～2.0 cm。茎直立,中空,高1～2 m,直径2～3 cm。叶纸质,网状脉;基生叶卵状心形或近宽矩圆状心形,茎生叶卵状心形,下面长15～20 cm,宽12～15 cm,叶柄长15～20 cm,靠近花序几枚为船形。总状花序有花10～16朵,无苞片;花狭喇叭形,白色,里面具淡紫红色条纹;花被片条状倒披针形,长12～15 cm,宽1.5～2.0 cm;雄蕊长6.5～7.5 cm,长约为花被片的1/2;花丝向下渐扩大,扁平;花药长椭圆形,长约8 mm,宽约2 mm;子房圆柱形,长2.5～3.0 cm,宽4～5 mm;花柱长5～6 cm,柱头膨大,微3裂。蒴果近球形,长3.5～4.0 cm,宽3.5～4.0 cm,顶端有1小尖突,基部有粗短果柄,红褐色,具6钝棱和多数细横纹,3瓣裂。种子呈扁钝三角形,红棕色,长4～5 mm,宽2～3 mm,周围具淡红棕色半透明膜质翅。

[自然生境]生于海拔1 000～3 600 m的山坡、灌丛中。

[地理分布]宣汉县、万源市。

[入药部位]鳞茎。

[功能主治]清热止咳、解毒消肿,用于肺结核、痰多气喘、肺炎、肺结核咯血、肺热咳嗽、中耳炎、小儿高热。

七筋姑

[异名]雷公七。

[拉丁名]*Clintonia udensis* Trautv. & Mey.

[形态特征]根状茎较硬,粗约5 mm,有撕裂成纤维状的残存鞘叶。叶3～4枚,纸质或厚纸质,椭圆形、倒卵状矩圆形或倒披针形,长8～25 cm,宽3～16 cm,无毛或幼时边缘有柔毛,先端骤尖,基部成鞘状抱茎或后期伸长成柄状。花葶密生白色短柔毛,长10～20 cm,果期伸长可达60 cm;总状花序有花3～12朵,花梗密生柔毛,初期长约1 cm,后来伸长可达7 cm;苞片披针形,长约1 cm,密生柔毛,早落;花白色,少有淡蓝色;花被片

矩圆形,长7～12 mm,宽3～4 mm,先端钝圆,外面有微毛,具5～7脉;花药长1.5～2 mm,花丝长3～5(～7)mm;子房长约3 mm,花柱连同浅3裂的柱头长3～5 mm。果实球形至矩圆形,长7～12(～14)mm,宽7～10 mm,自顶端至中部沿背缝线作蒴果状开裂,每室有种子6～12颗。种子卵形或棱形,长34.2 mm,宽约2 mm。

[自然生境]生于海拔1 600～2 300 m的高山林下、灌丛中。

[地理分布]宣汉县。

[入药部位]全草。

[功能主治]祛风除湿、败毒、舒筋、活血散瘀、消肿止痛,用于血滞经闭、痛经、跌打损伤、瘀滞肿痛、劳伤吐衄。

长蕊万寿竹

[异名]大玉竹。

[拉丁名]*Disporum longistylum* (H. lév. et Vaniot) H. Hara

[形态特征]根状茎横出,呈结节状,有残留的茎基和圆盘状瘢痕;根肉质,长可达30 cm,粗1～4 mm,有纵皱纹或细毛,灰黄色。茎高30～70(100)cm,上部有分枝。叶厚纸质,椭圆形、卵形至卵状披针形,长5～15 cm,宽2～6 cm,先端渐尖至尾状渐尖,下面脉上和边缘稍粗糙,基部近圆形;叶柄长0.5～1.0 cm。伞形花序有花2～6朵,生于茎和分枝顶端;花梗长1.5～2.5 cm,有乳头状突起;花被片白色或黄绿色,倒卵状披针形,长10～19 mm,先端尖,基部有长1(～2)mm的短距;花丝等长或稍长于花被片,花药长3 mm,露出于花被外;花柱连同3裂柱头4～5倍长于子房,明显高出花药之上。浆果直径5～10 mm,有3～6颗种子。种子珠形或三角状卵形,直径3～4 mm,棕色,有细皱纹。

[自然生境]生于海拔400～2 300 m的林下、灌丛等潮湿处。

[地理分布]通川区、达川区、开江县、宣汉县、渠县、大竹县、通川区、万源市。

[入药部位]根。

[功能主治]养阴润肺、生津止咳、除烦,用于肺痨咳嗽、月经不调。

万寿竹

[异名]玉竹参。

[拉丁名]*Disporum cantoniense* (Lour.) Merr.

[形态特征]根状茎横出,质地硬,呈结节状;根粗长,肉质。茎高50～150 cm,直径约1 cm,上部有较多的叉状分枝。叶纸质,披针形至狭椭圆状披针形,长5～12 cm,宽1～5 cm,先端渐尖至长渐尖,基部近圆形,有明显的3～7脉,下面脉上和边缘有乳头状突起,叶柄短。伞形花序有花3～10朵,着生在与上部叶对生的短枝顶端;花梗长(1～)2～4 cm,稍粗糙;花紫色;花被片斜出,倒披针形,长1.5～2.8 cm,宽4～5 mm,先端尖,边缘有乳头状突起,基部有长2～3 mm的距;雄蕊内藏,花药长3～4 mm,花丝长8～11 mm;子房长约3 mm,花柱连同柱头长为子房的3～4倍。浆果直径8～10 mm,具2～3(～5)颗种子。种子暗棕色,直径约5 mm。

[自然生境]生于海拔2 300 m以下的草坡、竹林中。

[地理分布]达川区、开江县、通川区、万源市。

[入药部位]根。

[功能主治]止咳、补虚、健脾消食、舒筋活血、清火化痰、消气肿、清热解毒、养阴润肺,用于肺胃燥热、高热不退、肺结核咳嗽咯血、食欲下降、胸腹胀满、筋骨疼痛、腰腿痛、虚劳骨蒸、津液受伤、痈肿疮毒、咽干、咳嗽、痰吐不利、大便秘结、心累心跳、阴虚发热、阴虚盗汗、白带、腰膝无力。外用于烧烫伤、骨折。

大花万寿竹

[异名]万寿竹。

[拉丁名]*Disporum megalanthum* Wang & Y.C.Tang

[形态特征]根状茎短;根肉质,粗2～3 mm。茎直立,高30～60 cm,直径5～6 mm,中部以上生叶,有少

数分枝。叶纸质,卵形、椭圆形或宽披针形,长6～12 cm,宽2～5(～8)cm,先端渐尖,基部近圆形,常稍对折抱茎,有短柄,下面平滑,边缘有乳头状突起。伞形花序有花(2～)4～8朵,着生在茎和分枝顶端,以及与上部叶对生的短枝顶端;花梗长1～2 cm,有棱;花大,白色;花被片斜出,狭倒卵状披针形,长25～38 mm,宽5～8 mm,先端稍钝,基部有长约1 mm的短距;雄蕊内藏,花丝长12～20 mm,花药长4～6 mm;花柱长10～15 mm;柱头3裂,长6～10 mm,向外弯卷,连同花柱长约为子房的6倍。浆果直径6～15 mm,具4～6颗种子。种子褐色,直径2～4 mm。

[自然生境]生于海拔2 000～2 300 m的山坡林下、灌丛等潮湿处。

[地理分布]万源市。

[入药部位]根。

[功能主治]用于劳伤、气血虚弱。

宝铎草

[异名]竹林消、石竹根、赤竹根。

[拉丁名]*Disporum sessile* D. Don

[形态特征]根状茎肉质,横出,长3～10 cm;根簇生,粗2～4 mm。茎直立,高30～80 cm,上部具叉状分枝。叶薄纸质至纸质,矩圆形、卵形、椭圆形至披针形,长4～15 cm,宽1.5～5.0(～9)cm,下面色浅,脉上和边缘有乳头状突起,具横脉,先端骤尖或渐尖,基部圆形或宽楔形,有短柄或近无柄。花黄色、绿黄色或白色,1～3(～5)朵着生于分枝顶端;花梗长1～2 cm,较平滑;花被片近直出,倒卵状披针形,长2～3 cm,上部宽4～7 mm,下部渐窄,内面有细毛,边缘有乳头状突起,基部具长1～2 mm的短距;雄蕊内藏,花丝长约15 mm,花药长4～6 mm;花柱长约15 mm,具3裂而外弯的柱头。浆果椭圆形或球形,直径约1 cm,具3颗种子。种子直径约5 mm,深棕色。

[自然生境]生于海拔600～2 300 m的潮湿林下、山坡、草丛。

[地理分布]宣汉县、渠县、万源市。

[入药部位]根及根茎。

[功能主治]健脾消积、润肺止咳、清热化痰、补虚,用于肺热咳嗽、痨伤咯血、虚损、咳喘、痰中带血、肠风下血、食积胀满。

太白贝母

[异名]太贝、尖贝、野贝母。

[拉丁名]*Fritillaria taipaiensis* P. Y. Li

[形态特征]植株长30～40 cm。鳞茎由2枚鳞片组成,直径1～1.5 cm。叶通常对生,有时中部兼有3～4枚轮生或散生的,条形至条状披针形,长5～10 cm,宽3～7(～12)mm,先端通常不卷曲,有时稍弯曲。花单朵,绿黄色,无方格斑,通常仅在花被片先端近两侧边缘有紫色斑带;每花有3枚叶状苞片,苞片先端有时稍弯曲,但决不卷曲;花被片长3～4 cm,外三片狭倒卵状矩圆形,宽9～12 mm,先端浑圆;内三片近匙形,上部宽12～17 mm,基部宽3～5 mm,先端骤凸而钝,蜜腺窝几不凸出或稍凸出;花药近基着,花丝通常具小乳突;花柱分裂部分长3～4 mm。蒴果长1.8～2.5 cm,棱上只有宽0.5～2.0 mm的狭翅。

[自然生境]生于海拔2 000～2 300 m的山坡草丛或水边。

[地理分布]万源市。

[入药部位]鳞茎。

[功能主治]清热润肺、化痰、止咳,用于肺热咳嗽、阴虚肺燥、干咳无痰、瘰疬、痈疮肿毒、支气管炎、咳痰不利。

黄花菜

[异名]绿春花、金针花。

[拉丁名]*Hemerocallis citrina* Baroni

[形态特征]植株一般较高大；根近肉质，中下部常有纺锤状膨大。叶7～20枚，长50～130 cm，宽6～25 mm。花葶长短不一，一般稍长于叶，基部三棱形，上部多少圆柱形，有分枝；苞片披针形，下面的长可达3～10 cm，自下向上渐短，宽3～6 mm；花梗较短，通常长不到1 cm；花多朵，最多可达100朵以上；花被淡黄色，有时在花蕾时顶端带黑紫色；花被管长3～5 cm，花被裂片长（6～）7～12 cm，内三片宽2～3 cm。蒴果钝三棱状椭圆形，长3～5 cm。种子20多个，黑色，有棱，从开花到种子成熟需40～60天。

[自然生境]栽培于海拔1 500 m以下的地区。

[地理分布]宣汉县、渠县、万源市。

[入药部位]根、花、嫩苗。

[功能主治]根利水通淋、健脾、补虚、接骨、宁心安神、凉血、清热利湿、消肿解毒，用于水肿、小便不利、淋浊、带下、湿热、黄疸、白带、慢性肝炎、衄血、便血、崩漏、乳痈、腮腺炎、蛇虫咬伤。嫩苗利湿热、宽胸、消食、安神，用于神经衰弱、心烦失眠、胸膈烦热、黄疸、小便赤涩。花开胸利膈、除湿、安神，用于黄疸型肝炎、湿热小便不利、虚烦不眠。

萱草

[异名]川草花。

[拉丁名]*Hemerocallis fulva* (L.) L.

[形态特征]花橘黄色；花被管较粗短，长2～3 cm；内花被裂片宽2～3 cm。根近肉质，中下部有纺锤状膨大；叶一般较宽；花早上开晚上凋谢，无香味，橘红色至橘黄色，内花被裂片下部一般有"∧"形斑纹。

[自然生境]生于海拔2 400 m以下的阴湿肥沃的林下。

[地理分布]大竹县、开江县、通川区、宣汉县、万源市。

[入药部位]根、花。

[功能主治]根清热解毒、健脾利湿、补虚、接骨、消肿、宁心安神、利尿通淋、凉血止血，用于神经衰弱、虚烦不眠、黄疸、淋浊、水肿、遗精、白带、慢性肝炎、腮腺炎、小儿疝气、疮痈肿毒、膀胱炎、尿血、便血、小便不利、尿路结石、乳汁缺乏、月经不调、衄血。清热润肺、凉血、利胆、健脾，用于肺热咳嗽、淋浊带下、黄疸、乳痈。

玉簪

[异名]紫玉簪、慈姑、水慈姑。

[拉丁名]*Hosta plantaginea* (Lam.) Ascherson

[形态特征]根状茎粗厚，粗1.5～3.0 cm。叶卵状心形、卵形或卵圆形，长14～24 cm，宽8～16 cm，先端近渐尖，基部心形，具6～10对侧脉；叶柄长20～40 cm。花葶高40～80 cm，具几朵至十几朵花；花的外苞片卵形或披针形，长2.5～7.0 cm，宽1.0～1.5 cm；内苞片很小；花单生或2～3朵簇生，长10～13 cm，白色，芬香；花梗长约1 cm；雄蕊与花被近等长或略短，基部约15～20 mm贴生于花被管上。蒴果圆柱状，有三棱，长约6 cm，直径约1 cm。

[自然生境]生于海拔2 200 m以下的林下、草坡或岩石边。

[地理分布]通川区、宣汉县、万源市。

[入药部位]根、花。

[功能主治]花清热利湿、凉血、消肿镇痛，用于咽喉肿痛、小便不通、疮毒、烧伤。根消肿散结、清热解毒、利湿、凉血止血，用于咽喉肿痛、痈疽、瘰疬、烧伤、吐血、骨鲠、牙龈痛、乳痈、白带。

紫萼

[异名]蓝花玉簪、紫玉簪、红鳟花。

[拉丁名]*Hosta ventriocsa* (Salisb.)Stearm

[形态特征]根状茎粗0.3～1.0 cm。叶卵状心形、卵形至卵圆形，长8～19 cm，宽4～17 cm，先端通常近短

尾状或骤尖，基部心形或近截形，极少叶片基部下延而略呈楔形，具7～11对侧脉；叶柄长6～30 cm。花葶高60～100 cm，具10～30朵花；苞片矩圆状披针形，长1～2 cm，白色，膜质；花单生，长4～5.8 cm，盛开时从花被管向上骤然作近漏斗状扩大，紫红色；花梗长7～10 mm；雄蕊伸出花被之外，完全离生。蒴果圆柱状，有三棱，长2.5～4.5 cm，直径6～7 mm。

［自然生境］生于海拔2 200 m以下的山坡、路旁、灌丛、林下阴湿处，有栽培。

［地理分布］通川区。

［入药部位］全草。

［功能主治］清热解毒、消肿、利湿、凉血、止血、止痛，用于妇女身体虚弱、白带、肺痨吐血、咽喉肿痛、牙龈痛、吐血、胃痛、血崩、痈疽、瘰疬、乳痈。

野百合

［异名］百合、米百合、淡紫百合。

［拉丁名］*Lilium brownii* F. E. Brown ex Niellez.

［形态特征］鳞茎球形，直径2.0～4.5 cm；鳞片披针形，长1.8～4.0 cm，宽0.8～1.4 cm，无节，白色。茎高0.7～2 m，有的有紫色条纹，有的下部有小乳头状突起。叶散生，通常自下向上渐小，披针形、窄披针形至条形，长7～15 cm，宽（0.6～）1.0～2.0 cm，先端渐尖，基部渐狭，具5～7脉，全缘，两面无毛。花单生或几朵排成近伞形；花梗长3～10 cm，稍弯；苞片披针形，长3～9 cm，宽0.6～1.8 cm；花喇叭形，有香气，乳白色，外面稍带紫色，无斑点，向外张开或先端外弯而不卷，长13～18 cm；外轮花被片宽2.0～4.3 cm，先端尖；内轮花被片宽3.4～5.0 cm，蜜腺两边具小乳头状突起；雄蕊向上弯，花丝长10～13 cm，中部以下密被柔毛，少有具稀疏的毛或无毛；花药长椭圆形，长1.1～1.6 cm；子房圆柱形，长3.2～3.6 cm，宽4 mm，花柱长8.5～11.0 cm，柱头3裂。蒴果矩圆形，长4.5～6.0 cm，宽约3.5 cm，有棱，具多数种子。

［自然生境］生于海拔100～2 150 m的山坡、灌木林下、路边、溪旁中。

［地理分布］通川区、达川区、万源市。

［入药部位］鳞茎。

［功能主治］捣敷疖子疮及深部脓肿。

百合

［异名］山百合、药百合、家百合。

［拉丁名］*Lilium brownii* var. *viridulum* Baker

［形态特征］多年生草本，高70～150 cm。鳞茎球形，淡白色，其暴露部分带紫色，先端鳞叶常开放如荷花状，长3.5～5.0 cm，直径3～5 cm，下面生多数须根。茎圆柱形，直立，不分枝，光滑无毛，常带褐紫色斑点。叶互生，无柄，披针形或窄披针形，长2～15 cm，宽0.5～1.5 cm，先端渐尖，基部渐窄，全缘或微波状，平行脉5条。6～7月开花，花大，极香，单生于茎顶，少有1朵以上者；花梗长3～10 cm；花被漏斗状，白色而背面带褐色，裂片6，向外张开或稍反卷，长13～20 cm，宽2.5～3.5 cm，先端尖，基部渐窄；雄蕊6，花丝细长；子房上位，花柱细长，柱头3裂。蒴果有多数种子；种子扁平，围以三角形翅。

［自然生境］生于海拔700～2 500 m的山坡向阳处、岩石缝中。

［地理分布］达川区、大竹县、开江县、通川区、宣汉县。

［入药部位］鳞茎。

［功能主治］烫后晒干为百合片，润肺止咳、清热安胎、清心安神、利尿，用于肺燥咳嗽、慢性支气管炎、肺结核咯血、虚烦不寐、热病后余热未尽、神志恍惚、惊悸、浮肿、小便不利、鼻衄、疔疮。

宝兴百合

［异名］打日麦朵。

［拉丁名］*Lilium duchartrei* Franch.

[形态特征]鳞茎卵圆形, 高1.5～3.0 cm, 宽1.5～4.0 cm, 具走茎; 鳞片卵形至宽披针形, 长1～2 cm, 宽0.5～1.8 cm, 白色。茎高50～85 cm, 有淡紫色条纹。叶散生, 披针形至矩圆状披针形, 长4.5～5.0 cm, 宽约1 cm, 两面无毛, 具3～5脉, 有的边缘有乳头状突起。花单生或数朵排成总状花序或近伞房花序、伞形总状花序; 苞片叶状, 披针形, 长2.5～4.0 cm, 宽4～6 mm; 花梗长10～22 cm; 花下垂, 有香味, 白色或粉红色, 有紫色斑点; 花被片反卷, 长4.5～6.0 cm, 宽1.2～1.4 cm, 蜜腺两边有乳头状突起; 花丝长3.5 cm, 无毛, 花药窄矩圆形, 长约1 cm, 黄色; 子房圆柱形, 长1.2 cm, 宽1.5～3 mm; 花柱长为子房的2倍或更长, 柱头膨大。蒴果椭圆形, 长2.5～3.0 cm, 宽约2.2 cm。种子扁平, 具1～2 mm宽的翅。

[自然生境]生于海拔1 800～2 300 m的高山草地、林缘、灌丛。

[地理分布]宣汉县。

[入药部位]鳞茎。

[功能主治]祛痰止咳、清心安神、除烦, 用于肺痨久咳、咳嗽、咳痰、咯血、热病后余热未清、虚烦咳嗽、脚气浮肿、神志恍惚、惊悸、吐衄。

卷丹

[异名]山百合、米百合。

[拉丁名]*Lilium lancifolium* Thunb.

[形态特征]鳞茎近宽球形, 高约3.5 cm, 直径4～8 cm; 鳞片宽卵形, 长2.5～3.0 cm, 宽1.4～2.5 cm, 白色。茎高0.8～1.5 m, 带紫色条纹, 具白色绵毛。叶散生, 矩圆状披针形或披针形, 长6.5～9.0 cm, 宽1.0～1.8 cm, 两面近无毛, 先端有白毛, 边缘有乳头状突起, 有5～7条脉, 上部叶腋有珠芽。花3～6朵或更多; 苞片叶状, 卵状披针形, 长1.5～2.0 cm, 宽2～5 mm, 先端钝, 有白绵毛; 花梗长6.5～9.0 cm, 紫色, 有白色绵毛; 花下垂, 花被片披针形, 反卷, 橙红色, 有紫黑色斑点; 外轮花被片长6～10 cm, 宽1～2 cm; 内轮花被片稍宽, 蜜腺两边有乳头状突起, 尚有流苏状突起; 雄蕊四面张开; 花丝长5～7 cm, 淡红色, 无毛, 花药矩圆形, 长约2 cm; 子房圆柱形, 长1.5～2.0 cm, 宽2～3 mm; 花柱长4.5～6.5 cm, 柱头稍膨大, 3裂。蒴果狭长卵形, 长3～4 cm。

[自然生境]生于海拔1 500～2 300 m的杂木林中、灌丛下。

[地理分布]大竹县、通川区、宣汉县。

[入药部位]鳞茎。

[功能主治]捣敷可鲜食或烫后晒干为百合片, 润肺止咳、清热、宁心安神、利二便、补中益气, 用于虚劳咳嗽、吐血、痰中带血、神经衰弱、心烦不安、慢性支气管炎。

禾叶山麦冬

[异名]大麦冬、麦门冬、禾叶麦冬。

[拉丁名]*Liriope graminifolia* (L.) Baker

[形态特征]根细或稍粗, 分枝多, 有时有纺锤形小块根; 根状茎短或稍长, 具地下走茎。叶长20～50(～60) cm, 宽2～3(～4) mm, 先端钝或渐尖, 具5条脉, 近全缘, 但先端边缘具细齿, 基部常有残存的枯叶或有时撕裂成纤维状。花葶通常稍短于叶, 长20～48 cm, 总状花序长6～15 cm, 具许多花; 花通常3～5朵簇生于苞片腋内; 苞片卵形, 先端具长尖, 最下面的长5～6 mm, 干膜质; 花梗长约4 mm, 关节位于近顶端; 花被片狭矩圆形或矩圆形, 先端钝圆, 长3.5～4.0 mm, 白色或淡紫色; 花丝长1.0～1.5 mm, 扁而稍宽; 花药近矩圆形, 长约1 mm; 子房近球形; 花柱长约2 mm, 稍粗, 柱头与花柱等宽。种子卵圆形或近球形, 直径4～5 mm, 初期绿色, 成熟时蓝黑色。

[自然生境]生于海拔2 300 m以下的林下、灌丛阴湿处。

[地理分布]万源市。

[入药部位]块茎。

[功能主治]养阴清热、清心、润肺止咳, 用于虚痨咳嗽、咯血、衄血、口干烦渴、便秘。

山麦冬

[异名]大麦冬、土麦冬、鱼子兰、麦门冬。

[拉丁名]*Liriope spicata* (Thunb.) Lour.

[形态特征]植株有时丛生；根稍粗，直径1～2 mm，有时分枝多，近末端处常膨大成矩圆形、椭圆形或纺锤形的肉质小块根；根状茎短，木质，具地下走茎。叶长25～60 cm，宽4～6（～8）mm，先端急尖或钝，基部常包以褐色的叶鞘，上面深绿色，背面粉绿色，具5条脉，中脉比较明显，边缘具细锯齿。花葶通常长于或几等长于叶，少数稍短于叶，长25～65 cm；总状花序长6～15（～20）cm，具多数花；花通常（2～）3～5朵簇生于苞片腋内；苞片小，披针形，最下面的长4～5 mm，干膜质；花梗长约4 mm，关节位于中部以上或近顶端；花被片矩圆形、矩圆状披针形，长4～5 mm，先端钝圆，淡紫色或淡蓝色；花丝长约2 mm；花药狭矩圆形，长约2 mm；子房近球形，花柱长约2 mm，稍弯，柱头不明显。种子近球形，直径约5 mm。

[自然生境]生于山坡、林下、灌丛阴湿处。

[地理分布]达川区、大竹县、渠县、万源市。

[入药部位]块根。

[功能主治]养阴润肺、生津止咳、清心除烦、除湿，用于肺燥咳嗽、吐血、咯血、肺痿、肺痈、虚劳烦热、消渴、热病伤津、咽干口燥、便秘。

沿阶草

[异名]野麦冬。

[拉丁名]*Ophiopogon bodinieri* Levl

[形态特征]根纤细，近末端处有时具膨大成纺锤形的小块根；地下走茎长，直径1～2 mm，节上具膜质的鞘。茎很短。叶基生成丛，禾叶状，长20～40 cm，宽2～4 mm，先端渐尖，具3～5条脉，边缘具细锯齿。花葶较叶稍短或几等长，总状花序长1～7 cm，具几朵至十几朵花；花常单生或2朵簇生于苞片腋内；苞片条形或披针形，少数呈针形，稍带黄色，半透明，最下面的长约7 mm，少数更长些；花梗长5～8 mm，关节位于中部；花被片卵状披针形、披针形或近矩圆形，长4～6 mm，内轮三片宽于外轮三片，白色或稍带紫色；花丝很短，长不及1 mm；花药狭披针形，长约2.5 mm，常呈绿黄色；花柱细，长4～5 mm。种子近球形或椭圆形，直径5～6 mm。

[自然生境]生于山坡、山谷阴湿处。

[地理分布]达川区、大竹县、开江县、通川区、渠县、万源市、宣汉县。

[入药部位]全草。

[功能主治]清热、润肺止咳、养阴生津，用于肺热伤阴、肺结核咳嗽、热病伤津、口渴咽干、肺痈、咳吐脓血。

间型沿阶草

[异名]野麦冬。

[拉丁名]*Ophiopogon intermedius* D. Don

[形态特征]植株常丛生，有粗短、块状的根状茎。根细长，分枝多，常在近末端处膨大成椭圆形或纺锤形的小块根。茎很短。叶基生成丛，禾叶状，长15～55（～70）cm，宽2～8 mm，具5～9条脉，背面中脉明显隆起，边缘具细齿，基部常包以褐色膜质的鞘及其枯萎后撕裂成的纤维。花葶长20～50 cm，通常短于叶，有时等长于叶；总状花序长2.5～7.0 cm，具15～20朵花；花常单生或2～3朵簇生于苞片腋内；苞片钻形或披针形，最下面的长可达2 cm，有的较短；花梗长4～6 mm，关节位于中部；花被片矩圆形，先端钝圆，长4～7 mm，白色或淡紫色；花丝极短；花药条状狭卵形，长3～4 mm；花柱细，长约3.5 mm。种子椭圆形。

[自然生境]生于山坡、灌丛、林下阴湿处。

[地理分布]开江县、通川区、万源市。

[入药部位]块根。

[功能主治]清热、润肺止咳、养阴生津，用于肺热咳嗽、肺痈、咳吐脓血。

麦冬

[异名]麦门冬、沿阶草。

[拉丁名]*Ophiopogon japonicus* (L. f.) Ker-Gawl.

[形态特征]根较粗，中间或近末端常膨大成椭圆形或纺锤形的小块根；小块根长1.0～1.5 cm，或更长些，宽5～10 mm，淡褐黄色；地下走茎细长，直径1～2 mm，节上具膜质的鞘。茎很短，叶基生成丛，禾叶状，长10～50 cm，少数更长些，宽1.5～3.5 mm，具3～7条脉，边缘具细锯齿。花葶长6～15(～27) cm，通常比叶短得多，总状花序长2～5 cm，或有时更长些，具几朵至十几朵花；花单生或成对着生于苞片腋内；苞片披针形，先端渐尖，最下面的长可达7～8 mm；花梗长3～4 mm，关节位于中部以上或近中部；花被片常稍下垂而不展开，披针形，长约5 mm，白色或淡紫色；花药三角状披针形，长2.5～3 mm；花柱长约4 mm，较粗，宽约1 mm，基部宽阔，向上渐狭。种子球形，直径7～8 mm。

[自然生境]生于湿润肥沃的山坡林下。

[地理分布]通川区、达川区、大竹县、开江县、通川区、渠县、宣汉县。

[入药部位]块根。

[功能主治]养阴生津、润肺止咳、清心除烦、清热，用于肺燥咳嗽、小儿骨蒸劳热、咳嗽、自汗、阴虚痨嗽、喉痹咽痛、津伤口渴、内热消渴、心烦失眠、肠燥便秘、心阴不足、脉虚心悸、气短心烦、潮热盗汗。

短梗重楼

[异名]重楼、卓智嘛。

[拉丁名]*Paris polyphylla* Smith var. *appendiculata* Hara

[形态特征]叶6～9(～10)枚轮生，矩圆形或矩圆状披针形，长6～12 cm，宽1.5～3.0 cm，先端短尖或渐尖，基部楔形或近圆形；叶柄长1～2 cm，很少较短，带紫色。花梗通常短于叶，极少稍长于叶；内轮花被片狭线形，长约1.0～1.5 cm，长为外轮的1/2，暗紫色或黄绿色；雄蕊6～10枚，长1.0～1.5 cm，花丝扁平，长为花药的1/5，药隔凸出部分长1～3(～5) mm。

[自然生境]生于林下或灌丛中。

[地理分布]万源市。

[入药部位]根状茎。

[功能主治]清热、解毒、消肿止痛，用于流行性乙脑炎、胃痛、阑尾炎、淋巴结结核、扁桃体炎、腮腺炎、乳腺炎、毒蛇、毒虫咬伤、疮疡肿毒。

华重楼

[异名]冷水七。

[拉丁名]*Paris polyphylla* var. *chinensis* (Franch.) Hara

[形态特征]叶5～8枚轮生，通常7枚，倒卵状披针形、矩圆状披针形或倒披针形，基部通常楔形。内轮花被片狭条形，通常中部以上变宽，宽约1～1.5 mm，长1.5～3.5 cm，长为外轮的1/3至近等长或稍超过；雄蕊8～10枚，花药长1.2～1.5(～2) cm，长为花丝的3～4倍，药隔凸出部分长1～1.5(～2) mm。

[自然生境]生于海拔600～2 300 m的林下荫处或沟谷边的草丛中。

[地理分布]大竹县、渠县、宣汉县、万源市。

[入药部位]根状茎。

[功能主治]清热解毒、消肿止痛、平肝定惊，用于痈肿疮毒、瘰疬、咽喉肿痛、蛇虫咬伤、惊风抽搐、跌打损伤。

狭叶重楼

[异名]七叶一枝花、海螺七。

[拉丁名]*Paris polyphylla* var. *stenophylla* Franch.

[形态特征] 叶8～13 (～22) 枚轮生，披针形、倒披针形或条状披针形，有时略微弯曲呈镰刀状，长5.5～19.0 cm，通常宽1.5～2.5 cm，很少为3～8 mm，先端渐尖，基部楔形，具短叶柄。外轮花被片叶状，5～7枚，狭披针形或卵状披针形，长3～8 cm，宽 (0.5～) 1.0～1.5 cm，先端渐尖头，基部渐狭成短柄；内轮花被片狭条形，远比外轮花被片长；雄蕊7～14枚，花药长5～8 mm，与花丝近等长；药隔凸出部分极短，长0.5～1.0 mm；子房近球形，暗紫色，花柱明显，长3～5 mm，顶端具4～5分枝。

[自然生境] 生于海拔1 000～2 300 m的林下或草丛阴湿处。

[地理分布] 万源市。

[入药部位] 根状茎。

[功能主治] 清热解毒、消痈散结、消肿止痛、止咳平喘、息风定惊，用于疮痈肿毒、咽喉肿痛、腮腺炎、肺热喘咳痈疮、瘰疬、喉痹、慢性气管炎、小儿惊风、抽搐、蛇虫咬伤、跌打损伤。

卷叶黄精

[异名] 老虎姜。

[拉丁名] *Polygonatum cirrhifolium* (Wall.) Royle.

[形态特征] 根状茎肥厚，圆柱状，直径1～1.5 cm，或根状茎连珠状，结节直径1～2 cm。茎高30～90 cm。叶通常每3～6枚轮生，很少下部有少数散生的，细条形至条状披针形，少有矩圆状披针形，长4～9 (～12) cm，宽2～8 (15) mm，先端拳卷或弯曲成钩状，边常外卷。花序轮生，通常具2花，总花梗长3～10 mm，花梗长3～8 mm，俯垂；苞片透明膜质，无脉，长1～2 mm，位于花梗上或基部，或苞片不存在；花被淡紫色，全长8～11 mm，花被筒中部稍缢狭，裂片长约2 mm；花丝长约0.8 mm，花药长2.0～2.5 mm；子房长约2.5 mm，花柱长约2 mm。浆果红色或紫红色，直径8～9 mm，具4～9颗种子。

[自然生境] 生于海拔2 000～2 300 m的阴湿肥沃的林间、草丛、乱石堆。

[地理分布] 万源市。

[入药部位] 根茎。

[功能主治] 益气生津、润肺、补中益气、养阴、补虚，用于消渴、气短、肺燥咳嗽、病后脾胃虚弱、乳汁不足。

多花黄精

[异名] 囊丝黄精。

[拉丁名] *Polygonatum cyrtonema* Hua

[形态特征] 根状茎肥厚，通常连珠状或结节成块，少有近圆柱形，直径1～2 cm。茎高50～100 cm，通常具10～15枚叶。叶互生，椭圆形、卵状披针形至矩圆状披针形，少有稍作镰状弯曲，长10～18 cm，宽2～7 cm，先端尖至渐尖。花序具 (1～) 2～7 (～14) 花，伞形，总花梗长1～4 (～6) cm，花梗长0.5～1.5 (～3.0) cm；苞片微小，位于花梗中部以下，或不存在；花被黄绿色，全长18～25 mm，裂片长约3 mm；花丝长3～4 mm，两侧扁或稍扁，具乳头状突起至具短绵毛，顶端稍膨大乃至具囊状突起，花药长3.5～4 mm；子房长3～6 mm，花柱长12～15 mm。浆果黑色，直径约1 cm，具3～9颗种子。

[自然生境] 生于海拔300～2 300 m的山区林下半阴处。

[地理分布] 大竹县、渠县、万源市、宣汉县。

[入药部位] 根茎、花与果。

[功能主治] 补中益气、强筋骨、润心肺、补脾、补肾、滋阴生津、补虚，用于肾虚、白发、阴虚咳嗽、虚损烦热、肺痨烦热、肺痨咯血、病后体虚食少乏力、糖尿病、高血压、久病伤津口干、筋骨软弱、风癞癣疾；外用于脚癣。

距药黄精

[拉丁名] *Polygonatum franchetii* Hua

[形态特征] 根状茎连珠状，直径7～10 mm。茎高40～80 cm。叶互生，矩圆状披针形，少有长矩圆形，长

6～12 cm, 先端渐尖。花序具2(～3)花, 总花梗长2～6 cm, 花梗长约5 mm, 基部具一与之等长的膜质苞片; 苞片在花芽时特别明显, 似两颖片包着花芽; 花被淡绿色, 全长约20 mm, 裂片长约2 mm; 花丝长约3 mm, 略弯曲, 两侧扁, 具乳头状突起, 顶端在药背处有长约1.5 mm的距, 花药长2.5～3 mm; 子房长约5 mm, 花柱长约15 mm。浆果紫色, 直径7～8 mm, 具4～6颗种子。

[自然生境] 生于林下。

[地理分布] 万源市。

[入药部位] 根茎。

[功能主治] 补气养阴、健脾、润肺、益肾, 用于脾虚胃弱、体倦乏力、口干食少、肺虚咳喘、精血不足、内热消渴。

节根黄精

[异名] 节节高。

[拉丁名] *Polygonatum nodosum* Hua

[形态特征] 根状茎较细, 节结膨大呈连珠状或多少呈连珠状, 直径5～7 mm。茎高15～40 cm, 具5～9叶, 叶互生, 卵状椭圆形或椭圆形, 长5～7 cm, 先端尖。花序具1～2花, 总花梗长1～2 cm; 花被淡黄绿色, 全长2～3 cm, 花被筒里面花丝贴生部分粗糙至具短绵毛, 口部稍缢缩, 裂片长约3 mm; 花丝长2～4 mm, 两侧扁, 稍弯曲, 具乳头状突起至具短绵毛, 花药长约4 mm; 子房长4～5 mm, 花柱长17～20 mm。浆果直径约7 mm, 具4～7颗种子。

[自然生境] 生于海拔800～2 300 m的林下、灌丛中。

[地理分布] 万源市。

[入药部位] 根状茎和全草。

[功能主治] 根状茎活血祛瘀、止痛、杀虫, 用于跌打损伤、扭伤、青肿、疥癣。全草补血、补虚, 用于气血不足、身体虚弱、四肢乏力。

玉竹

[异名] 假洼。

[拉丁名] *Polygonatum odoratum* (Mill.) Druce

[形态特征] 根状茎圆柱形, 直径5～14 mm。茎高20～50 cm, 具7～12叶。叶互生, 椭圆形至卵状矩圆形, 长5～12 cm, 宽3～16 cm, 先端尖, 下面带灰白色, 下面脉上平滑至呈乳头状粗糙。花序具1～4花(在栽培情况下, 可多至8朵), 总花梗(单花时为花梗)长1.0～1.5 cm, 无苞片或有条状披针形苞片; 花被黄绿色至白色, 全长13～20 mm, 花被筒较直, 裂片长3～4 mm; 花丝丝状, 近平滑至具乳头状突起, 花药长约4 mm; 子房长3～4 mm, 花柱长10～14 mm。浆果蓝黑色, 直径7～10 mm, 具7～9颗种子。

[自然生境] 生于海拔500～2 300 m的林下或山野阴坡。

[地理分布] 大竹县、宣汉县。

[入药部位] 根茎。

[功能主治] 养阴润燥、除烦止渴、降血糖、清肺润燥, 用于热病阴伤、咳嗽烦渴、虚劳发热、消谷易饥、小便频数、骨蒸盗汗、糖尿病、虚热津少、口干、自汗。

对叶黄精

[拉丁名] *Polygonatum oppositifolium* (Wall.) Royle

[形态特征] 根状茎不规则圆柱形, 多少有分枝, 直径1.0～1.5 cm。茎高40～60 cm。叶对生, 老叶近革质, 有光泽, 横脉显而易见, 卵状矩圆形至卵状披针形, 长6～11 cm, 宽1.5～3.5 cm, 先端渐尖, 有长达5 mm的短柄。花序具3～5花, 总花梗长5～8 mm, 俯垂, 花梗长5～12 mm; 苞片膜质, 微小, 位于花梗上, 早落; 花被白色或淡黄绿色, 全长11～13 mm, 裂片长约2.5 mm; 花丝长3.5～4 mm, 丝状, 具乳头状突起, 花药长约4 mm; 子

房长约5 mm,花柱长约6 mm。

[自然生境]生于海拔1 800~2 200 m的林下岩石上。

[地理分布]万源市。

[入药部位]根状茎。

[功能主治]补益体力、干脓,用于黄水病、培根病与赤巴病的并发症。

湖北黄精

[异名]苦黄精。

[拉丁名]*Polygonatum zanlanscianense* Pamp.

[形态特征]根状茎连珠状或姜块状,肥厚,直径1.0~2.5 cm。茎直立或上部多少有些攀援,高可达1 m。叶轮生,每轮3~6枚,叶形变异较大,椭圆形、矩圆状披针形、披针形至条形,长(5~)8~15 cm,宽(4~)13~28(~35)mm,先端拳卷至稍弯曲。花序具2~6(~11)花,近伞形,总花梗长5~20(~40)mm,花梗长(2~)4~7(~10)mm;苞片位于花梗基部,膜质或中间略带草质,具1脉,长(1~)2~6 mm;花被白色或淡黄绿色或淡紫色,全长6~9 mm,花被筒近喉部稍缢缩,裂片长约1.5 mm;花丝长0.7~1.0 mm,花药长2~2.5 mm;子房长约2.5 mm,花柱长1.5~2.0 mm。浆果直径6~7 mm,紫红色或黑色,具2~4颗种子。

[自然生境]生于海拔2 300 m以下的肥沃阴湿处。

[地理分布]开江县、宣汉县。

[入药部位]根茎。

[功能主治]补气养阴、健脾、润肺、益肾,用于脾胃气虚、体倦乏力、胃阴不足、口干食少、肺虚燥咳、痨咳咯血、精血不足、腰膝酸软、须发早白、内热消渴。

吉祥草

[异名]节节寒、观音草。

[拉丁名]*Reineckia carnea* (Andr.) Kunth

[形态特征]茎粗2~3 mm,蔓延于地面,逐年向前延长或发出新枝,每节上有一残存的叶鞘,顶端的叶簇由于茎的连续生长,有时似长在茎的中部。叶每簇有3~8枚,条形至披针形,长10~38 cm,宽0.5~3.5 cm,先端渐尖,向下渐狭成柄,深绿色。花葶长5~15 cm;穗状花序长2.0~6.5 cm,上部的花有时仅具雄蕊;苞片长5~7 mm;花芳香,粉红色;裂片矩圆形,长5~7 mm,先端钝,稍肉质;雄蕊短于花柱,花丝丝状,花药近矩圆形,两端微凹,长2.0~2.5 mm;子房长3 mm,花柱丝状。浆果直径6~10 mm,熟时鲜红色。

[自然生境]生于海拔2 300 m以下的潮湿山坡、路边、林下。

[地理分布]开江县、通川区、渠县、万源市。

[入药部位]全草。

[功能主治]清热润肺、生津止渴、泻火、止咳、理血、凉血、解毒、祛风、接骨,用于肺热咳嗽、虚痨咳嗽、百日咳、慢性肾盂肾炎、慢性气管炎、哮喘、风湿性关节炎、小儿疝气、妇女肝病、吐血、衄血、便血、跌打损伤、骨折、疮毒、赤眼、疳积。

万年青

[异名]山苞谷、竹根七、斩蛇剑。

[拉丁名]*Rohdea japonica* (Thunb.) Roth

[形态特征]根状茎粗1.5~2.5 cm。叶3~6枚,厚纸质,矩圆形、披针形或倒披针形,长15~50 cm,宽2.5~7.0 cm,先端急尖,基部稍狭,绿色,纵脉明显浮凸;鞘叶披针形,长5~12 cm。花葶短于叶,长2.5~4.0 cm;穗状花序长3~4 cm,宽1.2~1.7 cm;具几十朵密集的花;苞片卵形,膜质,短于花,长2.5~6.0 mm,宽2~4 mm;花被长4~5 mm,宽6 mm,淡黄色,裂片厚;花药卵形,长1.4~1.5 mm。浆果直径约8 mm,熟时红色。

[自然生境]生于海拔750~1 700 m的阴湿肥沃的林下、山谷阴湿草地。

[地理分布]通川区、开江县、万源市。

[入药部位]根及根茎、叶。

[功能主治]清热解毒、除湿、强心利尿、止血、消肿,用于心脏病水肿、心痹、扁桃体炎、心力衰竭、咽喉肿痛、白喉、水肿、臌胀、咯血、吐血、便血、疮疡、丹毒、无名肿毒、蛇虫咬伤、烫伤。

鹿药

[异名]假黄精、苦黄精。

[拉丁名]*Smilacina japonica* A. Gray

[形态特征]植株高30～60 cm;根状茎横走,多少圆柱状,粗6～10 mm,有时具膨大结节。茎中部以上或仅上部具粗伏毛,具4～9叶。叶纸质,卵状椭圆形、椭圆形或矩圆形,长6～13(～15) cm,宽3～7 cm,先端近短渐尖,两面疏生粗毛或近无毛,具短柄。圆锥花序长3～6 cm,有毛,具10～20朵花;花单生,白色;花梗长2～6 mm;花被片分离或仅基部稍合生,矩圆形或矩圆状倒卵形,长约3 mm;雄蕊长2.0～2.5 mm,基部贴生于花被片上,花药小;花柱长0.5～1.0 mm,与子房近等长,柱头几不裂。浆果近球形,直径5～6 mm,熟时红色,具1～2颗种子。

[自然生境]生于海拔900～2 300 m的林下、林缘、灌丛和水旁湿地等阴湿处。

[地理分布]宣汉县、万源市。

[入药部位]根茎及根。

[功能主治]补气益肾、祛风除湿、活血消肿、活血调经、解表、镇痛、壮筋,用于痨伤、阳痿、偏头痛、风湿疼痛、跌打损伤、月经不调、乳痈、神经性头痛。外用于乳腺炎、痈疖肿毒、跌打损伤。

西南菝葜

[异名]金刚藤。

[拉丁名]*Smilax bockii* Warb.

[形态特征]攀援灌木,具粗短的根状茎。茎长2～5 m,无刺。叶纸质或薄革质,矩圆状披针形、条状披针形至狭卵状披针形,长7～15 cm,宽1～5 cm,先端长渐尖,基部浅心形至宽楔形,中脉区在上面多少凹陷,主脉5～7条,最外侧的几与叶缘结合;叶柄长5～20 mm,具鞘部分不及全长的1/3,有卷须,脱落点位于近顶端。伞形花序生于叶腋或苞片腋部,具几朵至10余朵花;总花梗纤细,比叶柄长许多倍;花序托稍膨大;花紫红色或绿黄色;雄花内外花被片相似,长2.5～3 mm,宽约1 mm;雌花略小于雄花,具3枚退化雄蕊。浆果直径8～10 mm,熟时蓝黑色。

[自然生境]生于海拔600～2 300 m的林下、灌丛。

[地理分布]万源市。

[入药部位]根茎。

[功能主治]祛风利湿、祛瘀、活血、清热解毒,用于风湿腰腿痛、跌打损伤、颈部淋巴结结核。

菝葜

[异名]金刚藤。

[拉丁名]*Smilax china* L.

[形态特征]攀援灌木;根状茎粗厚,坚硬,为不规则的块状,粗2～3 cm。茎长1～3 m,少数可达5 m,疏生刺。叶薄革质或坚纸质,干后通常红褐色或近古铜色,圆形、卵形或其他形状,长3～10 cm,宽1.5～6(～10) cm,下面通常淡绿色,较少苍白色;叶柄长5～15 mm,占全长的1/2～2/3,具宽0.5～1 mm(一侧)的鞘,几乎都有卷须,少有例外,脱落点位于靠近卷须处。伞形花序生于叶尚幼嫩的小枝上,具十几朵或更多的花,常呈球形;总花梗长1～2 cm;花序托稍膨大,近球形,较少稍延长,具小苞片;花绿黄色,外花被片长3.5～4.5 mm,宽1.5～2 mm,内花被片稍狭;雄花中花药比花丝稍宽,常弯曲;雌花与雄花大小相似,有6枚退化雄蕊。浆果直径6～15 mm,熟时红色,有粉霜。

[自然生境]生于海拔800～2 000 m的向阳干燥的林下灌木丛中、路旁、河谷或山坡上。

[地理分布]达川区、开江县、通川区、渠县、宣汉县。

[入药部位]根茎、嫩叶。

[功能主治]根茎祛风除湿、活血解毒、止痛、利小便、消肿毒,用于风湿筋骨、关节疼痛、麻木拘挛、泄泻、痢疾、水肿、淋病、疔疮、肿毒、瘰疬、痔疮、糖尿病、跌打损伤。嫩叶用于下肢慢性溃疡、风肿、疥疮、肿毒、臁疮、烫伤。

托柄菝葜

[异名]金刚藤。

[拉丁名]*Smilax discotis* Warb.

[形态特征]灌木,多少攀援。茎长0.5～3.0 m,疏生刺或近无刺。叶纸质,通常近椭圆形,长4～10(20)cm,宽2～5(～10)cm,基部心形,下面苍白色;叶柄长3～5(～15)mm,脱落点位于近顶端,有时有卷须;鞘与叶柄等长或稍长,宽3～5 mm(一侧),近半圆形或卵形,多少呈贝壳状。伞形花序生于叶尚稍幼嫩的小枝上,通常具几朵花;总花梗长1～4 cm;花序托稍膨大,有时延长,具多枚小苞片;花绿黄色;雄花外花被片长约4 mm,宽约1.8 mm,内花被片宽约1 mm;雌花比雄花略小,具3枚退化雄蕊。浆果直径6～8 mm,熟时黑色,具粉霜。

[自然生境]生于海拔650～2 100 m的林下、灌丛中或山坡阴处。

[地理分布]大竹县、万源市。

[入药部位]根茎。

[功能主治]清热、祛风利湿、活血解毒、补虚益损、活血止血,用于风湿、血崩、血尿。

长托菝葜

[异名]金刚藤、冷饭团、钻骨风、金刚斗。

[拉丁名]*Smilax ferox* Wall. ex Kunth

[形态特征]攀援灌木。茎长可达5 m,枝条多少具纵条纹,疏生刺。叶厚革质至坚纸质,干后灰绿黄色或暗灰色,椭圆形、卵状椭圆形至矩圆形,变化较大,长3～16 cm,宽1.5～9 cm,下面通常苍白色,极罕近绿色,主脉一般3条,很少5条;叶柄长5～25 mm,约占全长的1/2～3/4具鞘,通常只有少数叶柄具卷须,少有例外,脱落点位于鞘上方。伞形花序生于叶尚幼嫩的小枝上,具几朵至10余朵花;总花梗长1～2.5 cm,偶尔有关节;花序托常延长而使花序多少呈总状,具多枚宿存小苞片;花黄绿色或白色;雄花外花被片长4～8 mm,宽2～3 mm,内花被片稍狭;雌花比雄花小,花被片长3～6 mm,具6枚退化雄蕊。浆果直径8～15 mm,熟时红色。

[自然生境]生于海拔900～2 300 m的林下、灌丛中或山坡荫蔽处。

[地理分布]达川区。

[入药部位]根茎。

[功能主治]祛风利湿、活血、解疮毒,用于风湿筋骨疼痛、淋浊、梅毒、臁疮、皮肤过敏、湿疹。

土茯苓

[异名]光叶菝葜、红土茯苓。

[拉丁名]*Smilax glabra* Roxb.

[形态特征]攀援灌木;根状茎粗厚,块状,常由匍匐茎相连接,粗2～5 cm。茎长1～4 m,枝条光滑,无刺。叶薄革质,狭椭圆状披针形至狭卵状披针形,长6～12(15)cm,宽1～4(～7)cm,先端渐尖,下面通常绿色,有时带苍白色;叶柄长5～15(～20)mm,约占全长的1/4～3/5,具狭鞘,有卷须,脱落点位于近顶端。伞形花序通常具10余朵花;总花梗长1～5(～8)mm,通常明显短于叶柄,极少与叶柄近等长;在总花梗与叶柄之间有一芽;花序托膨大,连同多数宿存的小苞片多少呈莲座状,宽2～5 mm;花绿白色,六棱状球形,直径约3 mm;雄花外花被片近扁圆形,宽约2 mm,兜状,背面中央具纵槽;内花被片近圆形,宽约1 mm,边缘有不规则的齿;

雄蕊靠合,与内花被片近等长,花丝极短;雌花外形与雄花相似,但内花被片边缘无齿,具3枚退化雄蕊。浆果直径7~10 mm,熟时紫黑色,具粉霜。

[自然生境]生于海拔2 300 m以下的林下、灌丛或山坡阴处。

[地理分布]渠县、宣汉县、万源市。

[入药部位]根茎。

[功能主治]清热除湿、解毒散结、祛风、利关节、利筋骨,用于风湿痹痛、小便淋浊、白带、月经不调、梅毒、淋浊、筋骨挛痛、杨梅毒疮、钩端螺旋体病、湿热痒疹、脚气、疔疮、痈肿、瘰疬。

黑果菝葜

[异名]粉菝葜,金刚藤。

[拉丁名]*Smilax glauco china* Warb.

[形态特征]攀援灌木,具粗短的根状茎。茎长0.5~4 m,通常疏生刺。叶厚纸质,通常椭圆形,长5~8(~20)cm,宽2.5~5(~14)cm,先端微凸,基部圆形或宽楔形,下面苍白色,多少可以抹掉;叶柄长7~15(~25)mm,约占全长的一半,具鞘,有卷须,脱落点位于上部。伞形花序通常生于叶稍幼嫩的小枝上,具几朵或10余朵花;总花梗长1~3 cm;花序托稍膨大,具小苞片;花绿黄色;雄花花被片长5~6 mm,宽2.5~3 mm,内花被片宽1~1.5 mm;雌花与雄花大小相似,具3枚退化雄蕊。浆果直径7~8 mm,熟时黑色,具粉霜。

[自然生境]生于荒坡、路旁、灌丛等向阳处。

[地理分布]万源市。

[入药部位]根茎和嫩叶。

[功能主治]根茎清热、除风毒、祛风除湿、解毒、消肿散结,用于风湿关节痛、颈部淋巴结结核、血淋、崩带、血淋、瘰疬、跌打损伤。嫩叶利湿祛浊、祛风除痹、解毒散瘀,用于臁疮、风湿痹痛、小便淋浊、白带、月经不调、痈肿疮毒。

粗糙菝葜

[拉丁名]*Smilax lebrunii* H. Lév.

[形态特征]攀援灌木。茎长1~2 m,枝条有不明显的纵棱,多少具疣状突起或短刺状突起,疏生刺或近无刺。叶薄革质,椭圆形、卵形至披针形,长4~10 cm,宽1.5~5.5 cm,下面苍白色或淡绿色;叶柄长5~15 mm,约占全长的2/3,具鞘,有时有卷须,脱落点位于上部。伞形花序生于叶尚幼嫩的小枝上,具几朵花;总花梗长1.0~2.5 cm;花序托稍膨大,有时延长;花绿黄色;外花被片长4.5 mm,宽约2 mm,内花被片宽约1 mm;雌雄花大小相似,有6枚退化雄蕊。浆果直径1.0~1.5 cm,熟时红色。

[自然生境]生于海拔950~2 300 m的林下、灌丛中或山坡、路旁阴处

[地理分布]达川区、大竹县、万源市。

[入药部位]根茎。

[功能主治]祛湿、解毒、利水、通淋,用于腰痛。

小叶菝葜

[异名]大鸡骨头、地骨草、金刚藤、碎骨子刺。

[拉丁名]*Smilax microphylla* C. H. Wright

[形态特征]攀援灌木;高0.5~1.0 m;枝多少具刺;叶革质,披针形、卵状披针形或近条状披针形,长2.5~10.0 cm,宽0.5~5.0 cm,下面苍白色;叶柄长0.2~1.5 cm,脱落点位于近顶端,窄鞘长为叶柄1/2~2/3,部分具卷须;花单性,雌雄异株;伞形花序,具多数宿存小苞片;花序梗稍扁或近圆柱形,直径约1 mm,常稍粗糙,短于叶柄;花淡绿色,直径1.0~1.5 mm;雌花稍小于雄花,具3枚退化雄蕊;浆果球形,直径5~6 mm,成熟时紫黑色。

[自然生境]生于海拔500~2 200 m的灌丛中。

[地理分布]大竹县、宣汉县、万源市。

[入药部位]根茎。

[功能主治]祛风除湿、活血通络、解毒镇痛,用于风湿腰腿痛、惊风、跌打损伤、红崩白带、瘰疬、疮毒等。

黑叶菝葜

[异名]铁丝灵仙。

[拉丁名]*Smilax nigrescens* Wang & Tang

[形态特征]攀援灌木。茎长达2 m,枝条多少具棱,疏生刺或近无刺。叶纸质,干后近黑色,通常卵状披针形或卵形,长3.5~9.5 cm,宽1.5~5.0 cm,先端渐尖,基部近圆形至浅心形,下面通常苍白色,较少淡绿色;叶柄长6~12 mm,占全长的1/2~2/3,具狭鞘,一般有卷须,脱落点位于近顶端。伞形花序具几朵至10余朵花;总花梗长8~15(~25)mm,比叶柄长;花序托稍膨大,具卵形宿存小苞片;花绿黄色,内外花被片相似,长约2.5 mm,宽约1 mm;雌花与雄花大小相似,具6枚退化雄蕊。浆果直径6~8 mm,成熟时蓝黑色。

[自然生境]生于灌丛或山坡草丛中。

[地理分布]万源市。

[入药部位]根状茎。

[功能主治]祛风除湿、散瘀解毒,用于风湿腰腿痛、疮疖。

红果菝葜

[异名]土茯苓。

[拉丁名]*Smilax polycolea* Warb.

[形态特征]落叶灌木,攀援。茎长6~7 m,枝条多少具纵棱,疏生刺或近无刺。叶草质,干后膜质或薄纸质,椭圆形、矩圆形至卵形,长4~7(~12)cm,宽2.5~4.0(~6.0)cm,先端渐尖,基部楔形或近截形,下面苍白色;叶柄长5~10(20)mm,基部至中部具宽1~2 mm的鞘,部分有卷须,脱落点位于近中部。伞形花序生于叶尚幼嫩的小枝上,具几朵至10余朵花;总花梗长5~30 mm;花序托常稍膨大,有时延长,有几枚宿存小苞片;花黄绿色;雄花外花被片长3.5~4.5 mm,宽约2 mm,内花被片宽约1.2 mm;雌花与雄花大小相似,有6枚退化雄蕊。浆果直径7~8 mm,熟时红色,有粉霜。

[自然生境]生于海拔900~2 200 m的林下、灌丛中或山坡阴处。

[地理分布]大竹县。

[入药部位]根状茎。

[功能主治]清热解毒、利湿,用于疮痈肿毒、皮肤瘙痒、崩漏。

牛尾菜

[异名]扁担藤、冷饭团。

[拉丁名]*Smilax riparia* A. DC.

[形态特征]多年生草质藤本。茎长1~2 m,中空,有少量髓,干后凹瘪并具槽。叶比上种厚,形状变化较大,长7~15 cm,宽2.5~11 cm,下面绿色,无毛;叶柄长7~20 mm,通常在中部以下有卷须。伞形花序总花梗较纤细,长3~5(~10)cm;小苞片长1~2 mm,在花期一般不落;雌花比雄花略小,不具或具钻形退化雄蕊。浆果直径7~9 mm。

[自然生境]生于海拔600~2 000 m的灌木林中。

[地理分布]大竹县、开江县、通川区、万源市。

[入药部位]须根及根茎。

[功能主治]须根及根茎补气活血、舒筋通络、清热利湿、解毒,用于气虚浮肿、筋骨疼痛、偏瘫、头晕、头痛、咳嗽吐血、骨结核、白带。

短梗菝葜

[异名]黑刺菝葜、白胶木、毕耘、金刚藤。

[拉丁名]*Smilax scobinicaulis* C.H.Wright

[形态特征]茎和枝条通常疏生刺或近无刺,较少密生刺,刺针状,长4～5 mm,稍黑色,茎上的刺有时较粗短。叶卵形或椭圆状卵形,干后有时变为黑褐色,长4.0～12.5 cm,宽2.5～8.0 cm,基部钝或浅心形;叶柄长5～15 mm。总花梗很短,一般不到叶柄长度的一半。雌花具3枚退化雄蕊。浆果直径6～9 mm。其他特征和上种非常相似。

[自然生境]生于海拔600～2 300 m的山谷、灌丛。

[地理分布]达川区。

[入药部位]根茎。

[功能主治]活血止痛、祛风除湿,用于风湿关节痛、跌打损伤。

黄花油点草

[异名]黑点草、竹叶草、沙浪草、黄瓜香。

[拉丁名]*Tricyrtis maculata* (D. Don) Machride

[形态特征]植株高可达1 m。茎上部疏生或密生短糙毛。叶卵状椭圆形、矩圆形至矩圆状披针形,长(6～)8～16(～19) cm,宽(4～)6～9(～10) cm,先端渐尖或急尖,两面疏生短糙伏毛,基部心形抱茎或圆形而近无柄,边缘具短糙毛。二歧聚伞花序顶生或生于上部叶腋,花序轴和花梗生有淡褐色短糙毛,并间生有细腺毛;花梗长1.4～2.5(～3.0) cm;花通常黄绿色;花被片向上斜展或近水平伸展,但决不向下反折。

[自然生境]生于海拔280～2 300 m的山坡林下、路旁等处。

[地理分布]宣汉县、万源市。

[入药部位]全草。

[功能主治]止咳,用于痢疾。

开口箭

[异名]竹根七。

[拉丁名]*Tupistra chinensis* Baker

[形态特征]根状茎长圆柱形,直径1～1.5 cm,多节,绿色至黄色。叶基生,4～8(～12)枚,近革质或纸质,倒披针形、条状披针形、条形或矩圆状披针形,长15～65 cm,宽1.5～9.5 cm,先端渐尖,基部渐狭;鞘叶2枚,披针形或矩圆形,长2.5～10.0 cm。穗状花序直立,少有弯曲,密生多花,长2.5～9.0 cm;总花梗短,长1～6 cm;苞片绿色,卵状披针形至披针形;花短钟状,长5～7 mm;花被筒长2.0～2.5 mm;裂片卵形,先端渐尖,长3～5 mm,宽2～4 mm,肉质,黄色或黄绿色;花丝基部扩大,其扩大部分有的贴生于花被片上,有的加厚,肉质,边缘不贴生于花被片上,有的彼此连合,花丝上部分离,长1～2 mm,内弯,花药卵形;子房近球形,直径2.5 mm,花柱不明显,柱头钝三棱形,顶端3裂。浆果球形,熟时紫红色,直径8～10 mm。

[自然生境]生于海拔1 000～2 300 m的潮湿地。

[地理分布]万源市。

[入药部位]根状茎、叶。

[功能主治]根状茎清热解毒、散瘀止痛、止咳、强心、利尿,用于肺热咳嗽、心脏病水肿。叶外用于烫伤、烧伤、蛇咬伤。

藜芦

[异名]人头发。

[拉丁名]*Veratrum nigrum* L.

[形态特征]植株高可达1 m,通常粗壮,基部的鞘枯死后残留为有网眼的黑色纤维网。叶椭圆形、宽卵状

椭圆形或卵状披针形，大小常有较大变化，通常长22～25 cm，宽约10 cm，薄革质，先端锐尖或渐尖，基部无柄或生于茎上部的具短柄，两面无毛。圆锥花序密生黑紫色花；侧生总状花序近直立伸展，长4～12（～22）cm，通常具雄花；顶生总状花序常较侧生花序长2倍以上，几乎全部着生两性花；总轴和枝轴密生白色绵状毛；小苞片披针形，边缘和背面有毛；生于侧生花序上的花梗长约5 mm，约等长于小苞片，密生绵状毛；花被片开展或在两性花中略反折，矩圆形，长5～8 mm，宽约3 mm，先端钝或浑圆，基部略收狭，全缘；雄蕊长为花被片的一半；子房无毛。蒴果长1.5～2.0 cm，宽1.0～1.3 cm。

[自然生境] 生于海拔1 200～2 300 m的山坡林下或草丛中。

[地理分布] 万源市。

[入药部位] 根。

[功能主治] 祛痰、催吐、杀虫、涌吐风痰、活血祛瘀、止痛，用于中风痰壅、癫痫、风湿痹痛、淋巴管炎、疟疾、乳腺炎、骨折、跌打损伤、头癣、疥疮等症，还可用于灭蛆、蝇等。

百部科 Stemonaceae

大百部

[异名] 百辣虱、九重根、土百部、对叶百部、九十九条根。

[拉丁名] *Stemona tuberosa* Lour.

[形态特征] 块根通常纺锤状，长达30 cm。茎常具少数分枝，攀援状，下部木质化，分枝表面具纵槽。叶对生或轮生，极少兼有互生，卵状披针形、卵形或宽卵形，长6～24 cm，宽（2）5～17 cm，顶端渐尖至短尖，基部心形，边缘稍波状，纸质或薄革质；叶柄长3～10 cm。花单生或2～3朵排成总状花序，生于叶腋或偶而贴生于叶柄上，花柄或花序柄长2.5～5.0（～12.0）cm；苞片小，披针形，长5～10 mm；花被片黄绿色带紫色脉纹，长3.5～7.5 cm，宽7～10 mm，顶端渐尖，内轮比外轮稍宽，具7～10脉；雄蕊紫红色，短于或几等长于花被；花丝粗短，长约5 mm；花药长1.4 cm，其顶端具短钻状附属物；药隔肥厚，向上延伸为长钻状或披针形的附属物；子房小，卵形，花柱近无。蒴果光滑，具多数种子。

[自然生境] 生于海拔1 500 m左右的灌丛下、林中、山坡。

[地理分布] 达川区、大竹县、开江县、通川区、渠县、万源市、宣汉县。

[入药部位] 根。

[功能主治] 温润肺气、止咳、杀虫、止血、灭蛆，用于风寒咳嗽、痨热久咳、风湿、百日咳、肺结核、气管炎、老年咳喘、阿米巴痢疾、蛔虫、蛲虫。外用于皮肤疥癣、湿疹、虱子。

石蒜科 Amaryllidaceae

疏花仙茅

[异名] 大山棕（江安）、船船叶（高县、屏山）、丝帕叶（合江）。

[拉丁名] *Curculigo gracilis* (Wall. ex Kurz) Hook. f.

[形态特征] 多年生草本；根状茎很短，走茎细长；叶5～9，纸质或厚纸质，披针形或长圆状披针形，长20～50 cm，宽3～5 cm，先端长渐尖或近尾状，脉稍折扇状，上面无毛，下面脉上稍被毛；叶柄长7～13 cm；花茎长13～20 cm，被锈色毛；总状花序长6～9 cm，常疏生10～12花；苞片线状披针形，边缘和先端均被毛；花黄色；花被裂片近长圆形，长约1.1 cm，外轮背面脉上被毛；雄蕊长约花被片2/3，花丝很短，花药近线形，长6～7 mm；子房近球形，长约1 cm，被锈色绒毛，具短喙，花柱长约1 cm，柱头头状；浆果近瓶状，长约1.4 cm，喙长约6 mm。

[自然生境] 生于林下或阴湿山地。

[地理分布] 渠县及其周边地区。

[入药部位] 根茎。

[功能主治] 润肺化痰、止咳平喘、镇静健脾、补肾固精。

仙茅

[异名]芽瓜子、婆罗门参、海南参、仙茅参、山党参、独茅、地棕。

[拉丁名]*Curculigo orchioides* Gaertn.

[形态特征]多年生草本;根状茎圆柱状,直生,长达10 cm,直径约1 cm;叶线形或披针形,长10~45 cm,宽0.5~2.5 cm,先端长渐尖,两面被疏柔毛或无毛;无柄或具短柄;花茎长6~7 cm,大部包于鞘状叶柄内,被柔毛;苞片披针形,长2.5~5 cm,具缘毛;总状花序稍伞房状,具4~6花;花黄色;花梗长约2 mm;花被片长圆状披针形,长0.8~1.2 cm,宽2.5~3.0 mm,外轮背面有时疏生柔毛;雄蕊长约花被片1/2,花丝长1.5~2.5 mm,花药长2~4 mm;柱头3裂,裂片比花柱长,子房窄长,顶端具长达2.5 mm的喙,被疏毛。浆果近纺锤状,长1.2~1.5 cm,直径约6 mm。

[自然生境]生于林中、草地或荒坡上。

[地理分布]渠县及其周边地区。

[入药部位]根茎。

[功能主治]温补肾阳、强筋健骨、祛除寒湿。

石蒜

[异名]灶鸡花、老死不相往来、平地一声雷、曼珠沙华、老鸦蒜、彼岸花、龙爪花、蟑螂花、两生花、死人花、幽灵花、舍子花。

[拉丁名]*Lycoris radiata* (L'Hér.) Herb.

[形态特征]鳞茎近球形,直径1~3 cm。秋季出叶,叶狭带状,长约15 cm,宽约0.5 cm,顶端钝,深绿色,中间有粉绿色带。花茎高约30 cm;总苞片2,披针形,长约3.5 cm,宽约0.5 cm;伞形花序有花4~7朵,花鲜红色;花被裂片狭倒披针形,长约3 cm,宽约0.5 cm,强度皱缩和反卷,花被管绿色,雄蕊显著伸出于花被外,比花被长1倍左右。

[自然生境]生于阴湿山坡和溪沟边。

[地理分布]通川区、开江县、万源市等地。

[入药部位]鳞茎。

[功能主治]解毒、祛痰、利尿、催吐,用于咽喉肿痛、水肿、小便不利、痈肿疮毒、瘰疬、咳嗽痰喘、食物中毒。

葱莲

[异名]玉帘、肝风草(洪雅)。

[拉丁名]*Zephyranthes candida* (Lindl.) Herb.

[形态特征]多年生草本。鳞茎卵形,直径约2.5 cm,具有明显的颈部,颈长2.5~5.0 cm。叶狭线形,肥厚,亮绿色,长20~30 cm,宽2~4 mm。花茎中空;花单生于花茎顶端,下有带褐红色的佛焰苞状总苞,总苞片顶端2裂;花梗长约1 cm;花白色,外面常带淡红色;几无花被管,花被片6,长3~5 cm,顶端钝或具短尖头,宽约1 cm,近喉部常有很小的鳞片;雄蕊6,长约为花被的1/2;花柱细长,柱头不明显3裂。蒴果近球形,直径约1.2 cm,3瓣开裂;种子黑色,扁平。

[自然生境]外来引种栽培。

[地理分布]大竹县及其周边地区。

[入药部位]全草。

[功能主治]平肝、宁心、息风镇静,用于小儿惊风、癫痫。

韭莲

[异名]红花葱兰、肝风草、韭菜莲、韭菜兰、风雨花。

[拉丁名]*Zephyranthes grandiflora* Lindl.

[形态特征]多年生草本。鳞茎卵球形,直径2~3 cm。基生叶常数枚簇生,线形,扁平,长15~30 cm,宽

6～8 mm。花单生于花茎顶端,下有佛焰苞状总苞,总苞片常带淡紫红色,长4～5 cm,下部合生成管;花梗长2～3 cm;花玫瑰红色或粉红色;花被管长1～2.5 cm,花被裂片6,裂片倒卵形,顶端略尖,长3～6 cm;雄蕊6,长约为花被的2/3～4/5,花药丁字形着生;子房下位,3室,胚珠多数,花柱细长,柱头深3裂。蒴果近球形;种子黑色。

[自然生境]外来引种栽培。

[地理分布]开江县、大竹县、万源市等地。

[入药部位]干燥全草及鳞茎。

[功能主治]散热解毒、活血凉血,主要用于跌伤红肿、毒蛇咬伤、吐血、血崩等。

薯蓣科 Dioscoreaceae

参薯

[异名]银薯、脚板薯、云饼山药、土栾儿、香参、菜用土圞儿、地栗子、香芋、红牙芋。

[拉丁名]*Dioscorea alata* L.

[形态特征]缠绕草质藤本。野生的块茎多数为长圆柱形,栽培的变异大,有长圆柱形、圆锥形、球形、扁圆形而重叠。茎右旋,无毛,通常有4条狭翅,基部有时有刺。单叶,在茎下部的互生,中部以上的对生。雌雄异株。雄花序为穗状花序,长1.5～4.0 cm。蒴果不反折,三棱状扁圆形;种子着生于每室中轴中部,四周有膜质翅。

[自然生境]外来引种栽培。

[地理分布]万源市及周边地区。

[入药部位]块茎。

[功能主治]益气养阴、止泻涩、补肾固精。

蜀葵叶薯蓣

[异名]龙骨七、穿山龙、细山药。

[拉丁名]*Dioscorea althaeoides* R. Kunth

[形态特征]草质藤本,根状茎横生,长条形;分枝纤细;叶宽卵状心形,长10～13 cm,先端渐尖,边缘浅波状或4～5浅裂,基部宽心形,下面脉上密被白色柔毛;雌花序穗状,花被6,舌状,着生于子房之上;蒴果有3翅,长约2.5 cm,直径约1.5 cm,基部窄圆,顶端稍宽;种子扁平,着生于果轴基部,上方具斧头状宽翅,长约8 mm。

[自然生境]生于山坡、沟旁或路边的杂木林下或林缘。

[地理分布]万源市及其周边地区。

[入药部位]根茎。

[功能主治]疏风祛湿、健脾消食、活血消肿,用于感冒头痛、风湿痹痛、食积饱胀、消化不良、跌打损伤。

黄独

[异名]黄药子、零余子薯蓣、雷公薯。

[拉丁名]*Dioscorea bulbifera* L.

[形态特征]缠绕草质藤本,块茎卵圆形或梨形,近于地面,棕褐色,密生细长须根;茎左旋,淡绿色或稍带红紫色;叶腋有紫棕色、球形或卵圆形,具圆形斑点的珠芽;单叶互生,宽卵状心形或卵状心形,长15～26 cm,先端尾尖,全缘或边缘微波状;雄花序穗状,下垂,常数序簇生于叶腋,有时分枝呈圆锥状;雄花花被片披针形,鲜时紫色;基部有卵形苞片2;雌花序与雄花序相似,常2至数序簇生叶腋;退化雄蕊6,长约为花被片1/4;蒴果反曲下垂,三棱状长圆形,长1.3～3.0 cm,直径0.5～1.0 cm,两端圆,成熟时草黄色,密被紫色小斑点,每室2种子,着生于果轴顶部;种子深褐色,扁卵形,种翅栗褐色,向种子基部延伸呈长圆形。

[自然生境]生于山坡、沟边、路旁或灌木丛中。

[地理分布]开江县、宣汉县、渠县、大竹县等地。

[入药部位]块茎。

[功能主治]凉血止血、解毒消肿、化痰散结。

叉蕊薯蓣

[异名]黄姜、蛇头草、萆薢、白山药、黄山药、饭沙子、川萆薢。

[拉丁名]*Dioscorea colletti* Hook. f.

[形态特征]缠绕草质藤本。根状茎横生，竹节状，长短不一，直径约2 cm。茎左旋，长圆柱形，无毛，有时密生黄色短毛。单叶互生，三角状心形或卵状披针形，顶端渐尖。雄花序单生或2～3个簇生于叶腋；雄花无梗，在花序基部由2～3朵簇生，至顶部常单生。蒴果三棱形，顶端稍宽，基部稍狭；种子2枚，着生于中轴中部，成熟时四周有薄膜状翅。

[自然生境]生于河谷、山坡和沟谷的次生栎树林和灌丛中。

[地理分布]万源市及其周边地区。

[入药部位]块茎。

[功能主治]祛风湿、利湿浊，用于膏淋、白浊、带下、疮疡、湿疹、风湿痹痛。

粉背薯蓣

[异名]粉必亥、粉贝也、白萆薢、山薯蓣、黄姜、赤节、麻甲头、黄萆薢。

[拉丁名]*Dioscorea collettii* var. *hypoglauca* (Palibin) Pei & C. T. Ting

[形态特征]根状茎横生，竹节状，长短不一。茎左旋，长圆柱形，无毛，有时密生黄色短毛。单叶互生，三角形或卵圆形，顶端渐尖。花单性，雌雄异株。雄花序单生或2～3个簇生于叶腋；雄蕊3枚，花丝较短，花药卵圆形，花开放后药隔变窄，常为花药的一半。蒴果两端平截，顶端与基部通常等宽；种子2枚，着生于中轴中部，成熟时四周有薄膜状翅。

[自然生境]生于山腰陡坡、山谷缓坡或水沟边阴处的混交林边缘或疏林下。

[地理分布]万源市及其周边地区。

[入药部位]根部。

[功能主治]利湿去浊、祛风除痹，用于膏淋、白浊、白带过多、风湿痹痛、关节不利、腰膝疼痛。

毛芋头薯蓣

[异名]毛芋头。

[拉丁名]*Dioscorea kamoonensis* Kunth

[形态特征]缠绕草质藤本，块茎近卵圆形，棕褐色，有多数细长须根；茎左旋，密被棕褐色柔毛，老时渐疏至近无毛，无皮刺；掌状复叶有3～5小叶；小叶椭圆形或披针状长椭圆形，侧生小叶斜卵状长椭圆形，长2～14 cm，先端渐尖，全缘，两面疏生贴伏柔毛，或上面近无毛；叶腋常有肉质球形珠芽，被柔毛；花序轴、小苞片、花被密被棕褐色或淡黄色柔毛；雌花序穗状；雌花子房密生柔毛；蒴果三棱状长圆形，长1.5～2.0 cm，宽1.0～1.2 cm，疏被柔毛；每室2种子，着生于果轴顶部；种翅向基部延长。

[自然生境]生于林边、山沟、山谷路旁或次生灌丛中。

[地理分布]通川区、开江县等地。

[入药部位]块茎。

[功能主治]舒筋活血，用于腰膝酸软、萎弱无力、肢麻拘挛、筋骨疼痛。

柴黄姜

[异名]金佛山薯蓣。

[拉丁名]*Dioscorea nipponica* subsp. *rosthornii* (Prain & Burkill) C. T. Ting

[形态特征]缠绕草质藤本。根状茎横生，圆柱形，多分枝。茎左旋，近无毛，长达5 m。单叶互生，掌状心形，茎基部叶长10～15 cm，宽9～13 cm，顶端叶片小，近全缘，叶表面黄绿色。雌雄异株。雄花序为腋生穗状花序，苞片披针形，顶端渐尖，短于花被；花被碟形，6裂；雄蕊6枚，着生于花被裂片的中央。雌花序穗状，单

生；雌花具有退化雄蕊，雌蕊柱头3裂，裂片再2裂。前果成熟后枯黄色，三棱形，顶端凹入，基部近圆形，每棱翅状，大小不等，长约2 cm，宽约1.5 cm；种子每室2枚，有时仅1枚发育，四周有不等的薄膜状翅，上方呈长方形，长约为宽的2倍。

[自然生境]生于山地林缘或灌丛中。

[地理分布]宣汉县、万源市等地。

[入药部位]根茎。

[功能主治]祛风利湿、舒筋活血、止咳平喘、止痛。

薯蓣

[异名]山药、怀山药、淮山药、土薯、山薯、玉延、山芋、野薯、白山药。

[拉丁名]*Dioscorea opposita* Thunb.

[形态特征]缠绕草质藤本，块茎长圆柱形，垂直生长，长达1 m，断面干后白色；茎右旋，有时带紫红色；叶在茎下部互生，在中上部有时对生，稀3叶轮生，卵状三角形、宽卵形或戟形，长3～9（～13）cm，宽2～7（～14）cm，先端渐尖，基部深心形、宽心形或近平截，边缘常3浅裂至深裂，中裂片椭圆形或披针形，侧裂片长圆形或圆耳形；叶腋常有具疏刺状突起的珠芽；雄花序为穗状花序，2～8序生于叶腋，稀呈圆锥状，花序轴呈"之"字状；苞片和花被片有紫褐色斑点；雄花外轮花被片宽卵形，内轮卵形，较小；雄蕊6；雌花序为穗状花序，1～3序生于叶腋；蒴果不反折，三棱状扁圆形或三棱状圆形，长1.2～2.0 cm，直径1.5～3.0 cm，有白粉；每室种子着生果轴中部；种子四周有膜质翅。

[自然生境]生于山坡、山谷林下、溪边、路旁的灌丛中或杂草中。

[地理分布]达川区、通川区、开江县、宣汉县、渠县、大竹县、万源市。

[入药部位]块茎。

[功能主治]润肺止咳、益肾气、健脾胃、止泻痢、化痰涎、润皮毛。

盾叶薯蓣

[异名]火头根。

[拉丁名]*Dioscorea zingiberensis* C. H. Wright

[形态特征]缠绕草质藤本；根状茎横生；茎左旋，在分枝和叶柄基部两侧微突起或有刺；叶厚纸质，三角状卵形、心形或箭形，常3浅裂或3深裂，中裂片三角状卵形或披针形，两侧裂片圆耳状或长圆形，常有不规则斑块；叶柄盾状着生，雄花无梗，2～3簇生，在花序轴上排成穗状，花序单一或分枝，每簇花仅1～2朵发育，基部常有膜质苞片3～4枚；花被片6，平展，紫红色，长1.2～1.5 mm，宽2.5～3.5 mm；雄蕊6，着生花托边缘；雌花序与雄花序近似；雌花具花丝状退化雄蕊；蒴果三棱状，棱呈翅状，长宽几相等，干后蓝黑色，常有白粉；每室2种子，着生于果轴中部；种子四周围有薄膜状翅。

[自然生境]生于被破坏过的杂木林间或森林、沟谷边缘的路旁。

[地理分布]渠县、万源市等地。

[入药部位]根茎。

[功能主治]抗炎镇痛、解毒消肿。

雨久花科 Pontederiaceae

鸭舌草

[异名]水玉簪、猪耳菜。

[拉丁名]*Monochoria vaginalis* (Burm. f.) Presl

[形态特征]水生草本；根状茎极短，具柔软须根。茎直立或斜上，高（6～）12～35（～50）cm，全株光滑无毛。叶基生和茎生；叶形变化大，长2～7 cm，宽0.8～5 cm，基部圆形或浅心形，全缘，具弧状脉；叶柄长10～20 cm，基部扩大成开裂的鞘，鞘长2～4 cm，顶端有舌状体，长约7～10 mm。总状花序从叶柄中部抽出，

该处叶柄扩大成鞘状;花序梗短,长1.0～1.5 cm,基部有1枚披针形苞片;花序在花期直立,果期下弯;花通常3～5朵,蓝色;花被片卵状披针形或长圆形,长10～15 mm;花梗长不及1 cm;雄蕊6枚,其中1枚较大;花药长圆形,其余5枚较小;花丝丝状。蒴果卵形至长圆形,长约1 cm。种子多数,椭圆形,长约1 mm,灰褐色,具8～12纵条纹。

[自然生境]生于海拔1 500 m以下的稻田、沟旁、浅水池塘等水湿处。

[地理分布]通川区、开江县。

[入药部位]全草。

[功能主治]清热解毒、消痛止血,用于肠炎、痢疾。

鸢尾科 Iridaceae

射干

[异名]交剪草、野萱花。

[拉丁名]*Belamcanda chinensis* (L.) DC.

[形态特征]多年生草本。根状茎为不规则的块状,斜伸,黄色或黄褐色;须根多数,带黄色。茎高1～1.5 m,实心。叶互生,嵌迭状排列,剑形,长20～60 cm,宽2～4 cm,基部鞘状抱茎,顶端渐尖,无中脉。花序顶生,叉状分枝,每分枝的顶端聚生有数朵花;花梗细,长1.5 cm;花梗及花序的分枝处均包有膜质的苞片,苞片披针形或卵圆形;花橙红色,散生紫褐色的斑点,直径4～5 cm。蒴果倒卵形或长椭圆形,长2.5～3.0 cm,直径1.5～2.5 cm,顶端无喙,常残存有凋萎的花被,成熟时室背开裂,果瓣外翻,中央有直立的果轴;种子圆球形,黑紫色,有光泽,直径约5 mm,着生在果轴上。

[自然生境]生于海拔较低的林缘或山坡草地。

[地理分布]通川区、开江县、宣汉县、万源市。

[入药部位]根茎。

[功能主治]清热解毒、消痰、利咽,用于热毒痰火郁结、咽喉肿痛、痰涎壅盛、咳嗽气喘。

雄黄兰

[异名]标竿花、倒挂金钩、黄大蒜、观音兰。

[拉丁名]*Crocosmia*×*crocosmiflora* (Nichols.) N. E. Br.

[形态特征]多年生草本;高50～100 cm。球茎扁圆球形,外包有棕褐色网状的膜质包被。叶多基生,剑形,长40～60 cm,基部鞘状,顶端渐尖,中脉明显;茎生叶较短而狭,披针形。花茎常2～4分枝,由多花组成疏散的穗状花序;每朵花基部有2枚膜质的苞片;花两侧对称,橙黄色,直径3.5～4.0 cm;花被管略弯曲,花被裂片6,2轮排列,披针形或倒卵形,长约2 cm,宽约5 mm,内轮较外轮的花被裂片略宽而长,外轮花被裂片顶端略尖。蒴果三棱状球形。

[自然生境]栽培。

[地理分布]通川区、开江县。

[入药部位]根茎。

[功能主治]解毒、消肿、止痛,用于蛊毒、脘痛、筋骨痛、疟腮、疮疡、跌打伤肿、外伤出血。

番红花

[异名]西红花、藏红花。

[拉丁名]*Crocus sativus* L.

[形态特征]多年生草本。球茎扁圆球形,直径约3 cm,外有黄褐色的膜质包被。叶基生,9～15枚,条形,灰绿色,长15～20 cm,宽2～3 mm,边缘反卷;叶丛基部包有4～5片膜质的鞘状叶。花茎甚短,不伸出地面;花1～2朵,淡蓝色、红紫色或白色,有香味,直径2.5～3.0 cm;花被裂片6,2轮排列,内、外轮花被裂片皆为倒卵形,顶端钝,长4～5 cm;花柱橙红色,长约4 cm,上部3分枝,分枝弯曲而下垂,柱头略扁,顶端楔形,有浅齿,

较雄蕊长,子房狭纺锤形。蒴果椭圆形,长约3 cm。

[自然生境]栽培。

[地理分布]宣汉县。

[入药部位]柱头。

[功能主治]活血化瘀、凉血解毒、解郁安神,用于经闭癥瘕、产后瘀阻、温毒发斑、忧郁痞闷、惊悸发狂。

唐菖蒲

[异名]十样锦、剑兰、菖兰、荸荠莲。

[拉丁名]*Gladiolus gandavensis* Van Houtte.

[形态特征]多年生草本。球茎扁圆球形,直径2.5～4.5 cm,外包有棕色或黄棕色的膜质包被。叶基生或在花茎基部互生,剑形,长40～60 cm,宽2～4 cm,基部鞘状,顶端渐尖,嵌迭状排成2列,灰绿色,有数条纵脉及1条明显而凸出的中脉。花茎直立,高50～80 cm;顶生穗状花序长25～35 cm,每朵花下有苞片2,膜质,黄绿色,卵形或宽披针形,长4～5 cm,宽1.8～3.0 cm;花在苞内单生,两侧对称,有红、黄、白或粉红等色,直径6～8 cm。蒴果椭圆形或倒卵形,成熟时室背开裂;种子扁而有翅。

[自然生境]栽培。

[地理分布]通川区、万源市。

[入药部位]球茎。

[功能主治]清热解毒、散瘀消肿,用于腮腺炎、跌打损伤。

扁竹兰

[异名]扁竹根、扁竹。

[拉丁名]*Iris confusa* Sealy

[形态特征]多年生草本。根状茎横走,直径4～7 mm,黄褐色,节明显,节间较长;须根多分枝,黄褐色或浅黄色。地上茎直立,高80～120 cm,扁圆柱形,节明显,节上常残留有老叶的叶鞘。叶10余枚,密集于茎顶,长28～80 cm,宽3～6 cm,黄绿色。花茎长20～30 cm,总状分枝;花浅蓝色或白色,直径5.0～5.5 cm;花梗与苞片等长或略长;花被管长约1.5 cm,外花被裂片椭圆形,长约3 cm,宽约2 cm,顶端微凹,边缘波状皱褶,有疏牙齿。蒴果椭圆形,长2.5～3.5 cm,直径1.0～1.4 cm,表面有网状的脉纹及6条明显的肋;种子黑褐色,长3～4 mm。

[自然生境]生于林缘、疏林下、沟谷湿地或山坡草地。

[地理分布]通川区、开江县、渠县、万源市。

[入药部位]根茎。

[功能主治]清热解毒,用于急性扁桃体炎、急性支气管炎。

蝴蝶花

[异名]扁竹根、扁竹。

[拉丁名]*Iris japonica* Thunb.

[形态特征]多年生草本。根状茎可分为较粗的直立根状茎和纤细的横走根状茎;须根生于根状茎的节上。叶基生,剑形,长25～60 cm,宽1.5～3.0 cm,顶端渐尖,无明显的中脉。花茎直立,高于叶片,顶生稀疏总状聚伞花序,分枝5～12个,与苞片等长或略超出;苞片叶状,3～5枚,花淡蓝色或蓝紫色,直径4.5～5.0 cm;花梗伸出苞片之外,长1.5～2.5 cm。蒴果椭圆状柱形,长2.5～3.0 cm,直径1.2～1.5 cm,顶端微尖,基部钝,无喙,6条纵肋明显,成熟时自顶端开裂至中部;种子黑褐色,为不规则的多面体,无附属物。

[自然生境]生于山坡较荫蔽而湿润的草地、疏林下或林缘草地。

[地理分布]达川区、通川区、开江县、宣汉县、大竹县、渠县、万源市。

[入药部位]根茎。

[功能主治]清热解毒、消瘀逐水,用于小儿发热、肺病咯血、喉痛、外伤瘀血。

马蔺

[异名] 紫蓝草、兰花草、箭秆风、马帚子。

[拉丁名] *Iris lactea* Pall. var. chinensis (Fisch.) Koidz.

[形态特征] 多年生密丛草本。根状茎粗壮，木质，斜伸，外包有大量致密的红紫色折断的老叶残留叶鞘及毛发状的纤维；须根粗而长。叶基生，条形或狭剑形，长约50 cm，宽4～6 mm。花茎光滑，高3～10 cm；花浅蓝色、蓝色或蓝紫色，花被上有较深色的条纹，直径5～6 cm。蒴果长椭圆状柱形，长4～6 cm，直径1.0～1.4 cm，有6条明显的肋，顶端有短喙；种子为不规则的多面体，棕褐色，略有光泽。

[自然生境] 生于荒地、路旁、山坡草地。

[地理分布] 万源市。

[入药部位] 种子。

[功能主治] 清热利湿、解毒杀虫、止血定痛，用于黄疸、淋浊、小便不利、肠痈、虫积、虐疟疾、风湿痛、喉痹、牙痛、吐血、衄血、便血、崩漏、疮肿、瘰疬、疝气、痔疮、烫伤、蛇咬伤等病证。

黄菖蒲

[异名] 黄鸢尾。

[拉丁名] *Iris pseudacorus* L.

[形态特征] 多年生草本。根状茎粗壮，直径可达2.5 cm。基生叶灰绿色，宽剑形，长40～60 cm，宽1.5～3.0 cm。花茎粗壮，高60～70 cm，直径4～6 mm；花黄色，直径10～11 cm；花梗长5.0～5.5 cm；花被管长1.5 cm，外花被裂片卵圆形或倒卵形，长约7 cm，宽4.5～5.0 cm，爪部狭楔形，中央下陷呈沟状，有黑褐色的条纹，内花被裂片较小，倒披针形，直立，长2.7 cm，宽约5 mm；雄蕊长约3 cm，花丝黄白色，花药黑紫色；花柱分枝淡黄色，长约4.5 cm，宽约1.2 cm，顶端裂片半圆形，边缘有疏牙齿，子房绿色，三棱状柱形，长约2.5 cm，直径约5 mm。

[自然生境] 栽培。

[地理分布] 通川区、开江县。

[入药部位] 根茎。

[功能主治] 活血通经、止痛消炎，用于缓解牙痛、调经、治腹泻。

鸢尾

[异名] 屋顶鸢尾、蓝蝴蝶、紫蝴蝶、扁竹花。

[拉丁名] *Iris tectorum* Maxim.

[形态特征] 多年生草本。根状茎粗壮，二歧分枝，直径约1 cm，斜伸。叶基生，宽剑形，长15～50 cm，宽1.5～3.5 cm，顶端渐尖或短渐尖，基部鞘状，有数条不明显的纵脉。花茎光滑，高20～40 cm，顶部常有1～2个短侧枝，中、下部有1～2枚茎生叶；花蓝紫色，直径约10 cm；花梗甚短；外花被裂片圆形或宽卵形，长5～6 cm，宽约4 cm，顶端微凹，爪部狭楔形，中脉上有不规则的鸡冠状附属物，呈不整齐的缝状裂，内花被裂片椭圆形，长4.5～5.0 cm，宽约3 cm，花盛开时向外平展，爪部突然变细。蒴果长椭圆形或倒卵形，长4.5～6.0 cm，直径2.0～2.5 cm，有6条明显的肋，成熟时自上而下3瓣裂；种子黑褐色，梨形，无附属物。

[自然生境] 栽培。

[地理分布] 达川区、通川区、开江县、宣汉县、大竹县、万源市。

[入药部位] 根茎。

[功能主治] 清热解毒、祛痰、利咽，用于热毒痰火郁结、咽喉肿痛、痰涎壅盛、咳嗽气喘。

灯心草科 Juncaceae

翅茎灯心草

[异名] 翅灯芯草。

[拉丁名] *Juncus alatus* Franch. & Sav.

[形态特征] 多年生草本；高11～48 cm；茎丛生，扁平，两侧有窄翅，横隔不明显；基生叶多枚，茎生叶1～2；叶片扁平，线形，长5～16 cm，具不明显横隔或几无横隔；叶鞘两侧扁，边缘膜质，叶耳不显著；花序具（4～）7～27个头状花序，排成聚伞状；叶状苞片长2～9 cm；头状花序扁，有3～7花，苞片2～3，宽卵形，膜质，长2.0～2.5 mm，小苞片1，卵形；花淡绿色或黄褐色；花梗极短；花被片披针形，外轮长3.0～3.5 mm，边缘膜质，脊明显，内轮稍长；雄蕊6，花药长圆形，长约0.8 mm，黄色，花丝基部扁，长约1.7 mm；子房椭圆形，1室，花柱短，柱头3分叉，长约0.8 mm。果：蒴果三棱状圆柱形，长3.5～5 mm，顶端具凸尖，淡黄褐色；种子椭圆形，长约0.5 mm，黄褐色，具纵纹。

[自然生境] 生于海拔400～2 300 m的水边、草丛、潮湿处。

[地理分布] 万源市。

[入药部位] 全草。

[功能主治] 清热、通淋、止血，用于心烦口渴、口舌生疮、淋症、小便涩痛、带下病。

灯心草

[异名] 水灯芯。

[拉丁名] *Juncus effuses* L.

[形态特征] 多年生草本，高27～91 cm或更高；根状茎粗壮横走，具黄褐色须根。茎丛生，直立，圆柱形，淡绿色，具纵条纹，直径（1～）1.5～3（～4）mm，白色髓心。叶全部为低出叶，呈鞘状或鳞片状，包围在茎基部，长1～22 cm，基部红褐色至黑褐色；叶片退化为刺芒状。聚伞花序假侧生，含多花；总苞片圆柱形，生于顶端，直立，长5～28 cm，顶端尖锐；小苞片2枚，宽卵形，膜质，顶端尖；花淡绿色；花被片线状披针形，顶端锐尖，背脊增厚凸出，黄绿色，边缘膜质，外轮者稍长于内轮；雄蕊3枚，长约为花被片的2/3；花药长圆形，黄色，长约0.7 mm，稍短于花丝；雌蕊3室子房；花柱极短；柱头3分叉。蒴果长圆形或卵形，长约2.8 mm，顶端钝或微凹，黄褐色。种子卵状长圆形，黄褐色。

[自然生境] 生于海拔1 650～2 300 m的河边、水田、水沟、沼泽。

[地理分布] 达川区、渠县。

[入药部位] 茎髓或全草。

[功能主治] 清热、清肺降火、利尿通淋、安神、利水渗湿、清肝明目、通便，用于咽肿咳嗽、流感、麻疹、高血压头痛、急性眼结膜炎、角膜溃疡、青光眼、大便秘结、痈疖疮疡、热淋、湿热口疮、水肿、牙痛、小儿夜啼、心烦不寐、五淋白浊、喉痹、小儿流口水、鼻衄、虚烦不眠、创伤、赤白痢疾、乳腺炎、黄疸等症。

笄石菖

[异名] 水茅草。

[拉丁名] *Juncus prismatocarpus* R. Br.

[形态特征] 多年生草本，高17～65 cm。茎丛生，圆柱形，或稍扁，直径1～3 mm，下部节上有时生不定根。叶基生和茎生；叶片线形，扁平，长10～25 cm，宽2～4 mm，顶端渐尖，具不完全横隔；叶鞘边缘膜质，有时带红褐色；叶耳稍钝。花序由5～30个头状花序组成，排列成顶生复聚伞花序，花序常分枝；头状花序半球形至近圆球形；叶状总苞片常1枚，线形；苞片多枚，宽卵形或卵状披针形，顶端锐尖或尾尖，膜质，背部中央有1脉；花被片线状披针形至狭披针形，顶端尖锐，背面有纵脉，边缘狭膜质，绿色或淡红褐色；雄蕊常3枚，花药线形，淡黄色；花柱甚短；柱头3分叉，常弯曲。蒴果三棱状圆锥形，顶端具短尖头，1室，淡褐色或黄褐色。种子长卵形，具短小尖头，蜡黄色，表面具纵条纹及细微横纹。

[自然生境] 生于海拔500～1 800 m的田地、溪边、路旁沟边、疏林草地以及山坡湿地。

[地理分布] 大竹县。

[入药部位] 全草。

[功能主治]降心火、清肺热、利小便。

野灯心草

[异名]秧草。

[拉丁名]*Juncus setchuensis* Buchen.

[形态特征]多年生草本,高25~65 cm;根状茎短而横走,具黄褐色须根。茎丛生,直立,圆柱形,有明显纵沟,直径1.0~1.5 mm,茎内为白色髓心。叶为低出叶,呈鞘状或鳞片状,包围在茎基部,长1.0~9.5 cm,基部红褐色至棕褐色;叶片退化为刺芒状。聚伞花序假侧生;花朵排列紧密或疏散;总苞片生于顶端,圆柱形,似茎的延伸,顶端尖锐;小苞片2枚,三角状卵形,膜质;花淡绿色;花被片卵状披针形,顶端锐尖,边缘宽膜质,内轮与外轮等长;雄蕊3枚,比花被片稍短;花药长圆形,黄色,比花丝短;子房1室,侧膜胎座呈半月形;花柱极短;柱头3分叉。蒴果常卵形,比花被片长,顶端钝,成熟时黄褐色至棕褐色。种子斜倒卵形,棕褐色。

[自然生境]生于海拔800~1 700 m的潮湿地、沼泽。

[地理分布]大竹县、宣汉县。

[入药部位]全草。

[功能主治]利尿通淋、泄热、清心降火、宁心安神,用于小儿高热、风火牙疼、小便赤涩、热淋、肾炎水肿、头昏、齿痛、小儿夜啼、衄血、咽痛、黄疸、心烦失眠、消渴、梦遗。

假灯心草(变种)

[异名]拟灯芯草。

[拉丁名]*Juncus setchuensis* var. *effusoides* Buchen.

[形态特征]多年生草本,高27~91 cm或更高;根状茎粗壮横走,具黄褐色须根。茎丛生,常弧形弯斜,圆柱形,具浅纵沟,直径(1.0~)1.5~3.0(~4.0) mm,茎内为白色髓心。叶为低出叶,呈鞘状或鳞片状,包围在茎基部,长1~22 cm,基部红褐色至黑褐色;叶片退化为刺芒状。聚伞花序假侧生,含多花;总苞片圆柱形,生于顶端,似茎的延伸,常弯曲,顶端尖锐;小苞片2枚,宽卵形,膜质,顶端尖;花淡绿色;花被片线状披针形,顶端锐尖,背脊增厚凸出,黄绿色,边缘膜质,外轮者稍长于内轮;雄蕊3枚(偶有6枚),长约为花被片的2/3;花药长圆形,黄色,稍短于花丝;雌蕊具3室子房;花柱极短;柱头3分叉,长约1 mm。蒴果常圆球形,顶端极钝,黄褐色,果皮较薄。种子卵状长圆形,黄褐色。

[自然生境]生于海拔560~1 700 m的阴湿山坡、山沟、林下及路旁潮湿地。

[地理分布]达川区、万源市。

[入药部位]全草。

[功能主治]利尿通淋、泄热安神、清心降火,用于小儿高热、小便赤涩、热淋、肾炎水肿、头昏、齿痛、衄血、咽痛、黄疸、心烦失眠、消渴、梦遗。

散序地杨梅

[异名]散穗地杨梅。

[拉丁名]*Luzula effusa* Buchen.

[形态特征]多年生草本,高20~70 cm;根状茎短而直伸。茎直立或斜上,圆柱形。叶基生和茎生,禾草状;基生叶数枚,花期常干枯宿存;茎生叶3~5枚,叶片披针形或狭披针形,长5~18 cm,宽2~10 mm,顶端渐尖,有黄褐色硬尖头,边缘具长缘毛;叶鞘紧包茎,鞘口密生白色丝状柔毛。多级分枝二歧聚伞花序,排列成近伞房状,生于茎顶和上部叶腋;花排列疏散,单生于花序小分枝顶端;苞片披针形或卵状披针形,有稀疏缘毛;花下有2枚膜质小苞片,卵形,边缘撕裂状,有稀疏丝状毛,浅褐色;花被片披针形至卵状披针形,顶端具小尖头,黄绿色至淡褐色;雄蕊6;花药长圆形,黄色;子房卵形;柱头3分叉。蒴果三棱状卵形,顶端具短尖头,黄绿色或黄褐色。种子扁长圆形,红褐色至栗褐色,无种阜。

[自然生境]生于海拔1 500~2 300 m的灌丛、疏林等潮湿处。

[地理分布] 万源市。

[入药部位] 全草。

[功能主治] 清热、利尿通淋，用于肺热咳嗽、小便淋涩。

多花地杨梅

[异名] 野高粱。

[拉丁名] *Luzula multiflora* (Retz.) Lej.

[形态特征] 多年生草本，高16～35 cm；根状茎短而直伸，具深褐色须根。茎直立，密丛生，圆柱形，直径0.6～1 mm，具纵沟纹，绿色。基生叶丛生；茎生叶1～3枚，线状披针形，长4～11 cm，宽1.5～3.5 mm；叶片扁平，顶端钝圆加厚成胼胝状，边缘具白色丝状长毛；叶鞘闭合紧包茎，鞘口部密生丝状长毛。数个头状花序排列成近伞形的顶生聚伞花序，花序分枝近辐射状；叶状总苞片线状披针形；头状花序半球形，含3～8朵花；花下具2枚膜质小苞片，宽卵形顶端芒尖，边缘常有丝状长毛；花被片披针形，顶端长渐尖或成芒尖，边缘膜质，淡褐色至红褐色；雄蕊6枚；花药狭长圆形，黄色；子房卵形；柱头3分叉，螺旋状扭转。蒴果三棱状倒卵形，红褐色至紫褐色。种子卵状椭圆形，棕褐色。

[自然生境] 生于海拔2 200～2 300 m的灌丛、疏林等潮湿处。

[地理分布] 万源市。

[入药部位] 全草。

[功能主治] 清热解毒、消痈、利尿通淋，用于肺热咳嗽、小便淋涩、肺痈、乳痈。

羽毛地杨梅

[拉丁名] *Luzula plumose* E.Mey

[形态特征] 多年生草本，高8～25 cm；根状茎横走，须根纤细褐色。茎直立，丛生，圆柱形，有纵沟纹。叶基生和茎生，禾草状；叶片线状披针形，扁平，长8～18 cm，宽2～5 mm，顶端渐尖，加厚呈胼胝状，边缘具稀疏长柔毛；茎生叶1～3；叶鞘筒状紧包茎，鞘口密生丝状长柔毛。花序顶生，2～3花列为简单聚伞花序，再排列成伞形复聚伞状；花有梗，基部有苞片；每花下具2枚膜质小苞片，卵形，顶端锐尖，边缘具稀疏丝状毛或撕裂，淡黄褐色；花被片披针形至卵状披针形，外轮者背脊明显，具芒尖，内轮稍长，均具膜质边缘，淡褐色；雄蕊6；花药狭长圆形，黄色；蒴果三棱状宽卵形，顶端钝或尖，黄绿色。种子卵形至椭圆形，红褐色，顶端具黄白色种阜，大而弯曲。

[自然生境] 生于海拔1 100～2 300 m的灌丛、疏林等潮湿处。

[地理分布] 万源市。

[入药部位] 全草。

[功能主治] 清热、利尿通淋，用于肺热咳嗽、小便淋涩。

鸭跖草科 Commelinaceae

饭包草

[异名] 竹叶菜、卵叶鸭跖草、圆叶鸭跖草。

[拉丁名] *Commelina benghalensis* L.

[形态特征] 多年生披散草本。茎大部分匍匐，节上生根，上部及分枝上部上升，长可达70 cm。叶有明显的叶柄；叶片卵形，长3～7 cm，宽1.5～3.5 cm，顶端钝或急尖，近无毛；叶鞘口沿有疏而长的睫毛。总苞片漏斗状，与叶对生，常数个集于枝顶，下部边缘合生，长8～12 mm，被疏毛，顶端短急尖或钝，柄极短；花序下面一枝具细长梗，具1～3朵不孕的花，伸出佛焰苞，上面一枝有花数朵，结实，不伸出佛焰苞；萼片膜质，披针形，长2 mm，无毛；花瓣蓝色，圆形，长3～5 mm；内面2枚具长爪。蒴果椭圆状，长4～6 mm，3室，腹面2室每室具2颗种子，开裂，后面一室仅有1颗种子，或无种子，不裂。种子长近2 mm，多皱并有不规则网纹，黑色。

[自然生境] 生于路旁、荒地。

[地理分布]达川区、开江县、大竹县、万源市。

[入药部位]全草。

[功能主治]清热解毒、利湿消肿,用于小便短赤涩痛、赤痢、疔疮、蛇咬伤等。

鸭跖草

[异名]竹叶菜。

[拉丁名]*Commelina communis* L.

[形态特征]一年生披散草本。茎匍匐生根,多分枝,长可达1 m,下部无毛,上部被短毛。叶披针形至卵状披针形,长3～9 cm,宽1.5～2.0 cm。总苞片佛焰苞状,有1.5～4.0 cm的柄,与叶对生,折叠状,展开后为心形,顶端短急尖,基部心形,长1.2～2.5 cm,边缘常有硬毛;聚伞花序,下面一枝仅有花1朵,具长8 mm的梗,不孕;上面一枝具花3～4朵,具短梗,几乎不伸出佛焰苞。花梗花期长仅3 mm,果期弯曲,长不过6 mm;萼片膜质,长约5 mm,内面2枚常靠近或合生;花瓣深蓝色;内面2枚具爪,长近1 cm。蒴果椭圆形,长5～7 mm,2室,2片裂,有种子4颗。种子长2～3 mm,棕黄色,一端平截,腹面平,有不规则窝孔。

[自然生境]生于路旁、荒地。

[地理分布]达川区、通川区、开江县、宣汉县、渠县、大竹县、万源市。

[入药部位]全草。

[功能主治]清热、解毒、利尿,用于消肿利尿、清热解毒,对麦粒肿、咽炎、扁桃体炎、宫颈糜烂、腹蛇咬伤有良好疗效。

大苞鸭跖草

[异名]大鸭跖草、凤眼灵芝、大竹叶菜。

[拉丁名]*Commelina paludosa* Bl.

[形态特征]多年生粗壮大草本。茎常直立,有时基部节上生根,高达1 m。叶无柄;叶片披针形至卵状披针形,长7～20 cm,宽2～7 cm,顶端渐尖,两面无毛或有时上面生粒状毛而下面相当密地被细长硬毛;叶鞘长1.8～3 cm,通常在口沿及一侧密生棕色长刚毛,但有时几乎无毛,仅口沿有几根毛,也有的全面被细长硬毛。总苞片漏斗状,长约2 cm,宽1.5～2.0 cm,无毛,无柄,常数个(4～10)在茎顶端集成头状,下缘合生,上缘急尖或短急尖;蝎尾状聚伞花序有花数朵,几不伸出,具长约1.2 cm的花序梗。花梗短,长约7 mm,折曲;萼片膜质,长3～6 mm,披针形;花瓣蓝色,匙形或倒卵状圆形,长5～8 mm,宽4 mm,内面2枚具爪。蒴果卵球状三棱形,3室,3片裂,每室有1颗种子,长4 mm。种子椭圆状,黑褐色,腹面稍压扁,长约3.5 mm,具细网纹。

[自然生境]生于海拔林下及山谷溪边。

[地理分布]大竹县。

[入药部位]全草。

[功能主治]利水消肿、清热解毒、凉血止血,用于水肿、脚气、小便不利、热淋尿血、鼻衄、血崩、痢疾、咽喉肿痛、丹毒、疮疖肿痛、毒蛇虫咬伤。

裸花水竹叶

[异名]山韭菜、竹叶草。

[拉丁名]*Murdannia nudiflora* (L.) Brenan

[形态特征]多年生草本。根须状,纤细。茎多条自基部发出,披散,下部节上生根,长10～50 cm,分枝或否,无毛,主茎发育。叶片禾叶状或披针形,顶端钝或渐尖,两面无毛或疏生刚毛,长2.5～10.0 cm,宽5～10 mm。蝎尾状聚伞花序数个,排成顶生圆锥花序,或仅单个;总苞片下部的叶状,但较小,上部的很小,长不及1 cm。聚伞花序有数朵密集排列的花,具纤细而长达4 cm的总梗;苞片早落;花梗细而挺直,长3～5 mm;萼片草质,卵状椭圆形,浅舟状,长约3 mm;花瓣紫色,长约3 mm;能育雄蕊2枚,不育雄蕊2～4枚,花丝下部有须毛。蒴果卵圆状三棱形,长3～4 mm。种子黄棕色,有深窝孔,或同时有浅窝孔和以胚盖为中心呈辐射状

排列的白色瘤凸。

[自然生境] 生于路旁、荒地。

[地理分布] 大竹县。

[入药部位] 全草。

[功能主治] 清热解毒、止咳止血, 用于肺热咳嗽、吐血、乳痈、肺痈、无名肿毒。

杜若

[异名] 地藕、竹叶莲。

[拉丁名] *Pollia japonica* Thunb.

[形态特征] 多年生草本, 根状茎长而横走。茎直立或上升, 粗壮, 不分枝, 高30～80 cm, 被短柔毛。叶鞘无毛; 叶无柄或叶基渐狭, 而延成带翅的柄; 叶片长椭圆形, 长10～30 cm, 宽3～7 cm, 基部楔形, 顶端长渐尖, 近无毛, 上面粗糙。蝎尾状聚伞花序长2～4 cm, 常多个成轮排列, 形成数个疏离的轮, 也有不成轮的, 一般地集成圆锥花序, 花序总梗长15～30 cm, 花序远远地伸出叶子, 各级花序轴和花梗被相当密的钩状毛; 总苞片披针形, 花梗长约5 mm; 萼片3枚, 长约5 mm, 无毛, 宿存; 花瓣白色, 倒卵状匙形, 长约3 mm; 雄蕊6枚全育, 近相等, 或有时3枚略小些, 偶有1～2枚不育的。果球状, 果皮黑色, 直径约5 mm, 每室有种子数颗。种子灰色带紫色。

[自然生境] 生于海拔1 200 m以下的山谷林下。

[地理分布] 渠县。

[入药部位] 全草。

[功能主治] 疏风消肿、理气止痛, 用于蛇、虫咬伤及腰痛。

竹叶子

[异名] 大叶竹菜、猪鼻孔、酸猪草、小竹叶菜、笋壳菜。

[拉丁名] *Streptolirion volubile* Edgew.

[形态特征] 多年生攀援草本, 极少茎近于直立。茎长0.5～6.0 m, 常无毛。叶柄长3～10 cm, 叶片心状圆形, 有时心状卵形, 长5～15 cm, 宽3～15 cm, 顶端常尾尖, 基部深心形, 上面多少被柔毛。蝎尾状聚伞花序有花1至数朵, 集成圆锥状, 圆锥花序下面的总苞片叶状, 长2～6 cm, 上部的小而卵状披针形。花无梗; 萼片长3～5 mm, 顶端急尖; 花瓣白色、淡紫色而后变白色, 线形, 略比萼长。蒴果长4～7 mm, 顶端有长达3 mm的芒状凸尖。种子褐灰色, 长约2.5 mm。

[自然生境] 生于山地路旁。

[地理分布] 万源。

[入药部位] 全草。

[功能主治] 清热、利水、解毒、化瘀, 用于感冒发热、肺痨咳嗽、口渴心烦、水肿、热淋、白带、咽喉疼痛、痈疮肿毒、跌打损伤、风湿骨痛。

无毛紫露草

[异名] 紫鸭趾草、紫叶草。

[拉丁名] *Tradescantia virginiana* L.

[形态特征] 多年生草本植物; 茎直立分节, 壮硕, 簇生; 株丛高大, 高度可达50 cm; 叶互生, 每株5～7片线形或披针形茎叶。花序顶生, 伞形, 花紫色, 花瓣、萼片均3片, 卵圆形萼片为绿色, 广卵形花瓣为蓝紫色; 雄蕊6枚, 3枚退化, 2枚可育, 1枚短而纤细、无花药; 雌蕊1枚, 子房卵圆形, 具3室, 花柱细长, 柱头锤状; 蒴果近圆形, 长5～7 mm, 无毛; 种子橄榄形, 长3 mm。

[自然生境] 栽培植物。

[地理分布] 通川区、开江县。

[入药部位]全草。

[功能主治]活血、利水、消肿、散结、解毒,用于痈疽肿毒、瘰疬、结核、淋证、跌打、风湿、蛇疱疮、疮疡。

禾本科 Poaceae

小花剪股颖

[异名]多花剪股颖。

[拉丁名]*Agrostis micrantha* Steud.

[形态特征]多年生。秆丛生,高30～52 cm,直径0.8～1 mm,具3～4节。叶鞘疏松抱秆,有纵条纹,无毛或仅近上部边缘具细柔毛,多短于或基部者长于节间,顶生叶鞘长8～12 cm;叶舌干膜质,长0.5～2.0 mm,背部具短柔毛,基部下延;叶片扁平或干时内卷,长5～8 cm,宽1.2～2.0 mm,具微毛或稍粗糙或下面近于平滑。圆锥花序狭窄或成椭圆形,长10～17 cm,分枝线形,微粗糙,2～6枚簇生于各节,直立或斜伸展,小穗均匀地着生于枝上,小穗柄长1.0～1.5 mm,有时较短,先端呈棒状;小穗灰绿色,长2.5～3.0 mm;两颖近相等或第一颖较长0.5 mm,先端渐尖,脊上微粗糙;外稃长约1.5 mm,具不显的3～5脉,无芒;内稃微小;花药乳白色,长约0.5 mm。颖果窄矩形,长约1 mm。

[自然生境]生于山坡、山麓、草地、田边、河边、灌丛下和林缘处。

[地理分布]万源市。

[入药部位]全草。

[功能主治]用于咳嗽、上呼吸道感染。

看麦娘

[拉丁名]*Alopecurus aequalis* Sobol.

[形态特征]一年生。秆少数丛生,细瘦,光滑,节处常膝曲,高15～40 cm。叶鞘光滑,短于节间;叶舌膜质,长2～5 mm;叶片扁平,长3～10 cm,宽2～6 mm。圆锥花序圆柱状,灰绿色,长2～7 cm,宽3～6 mm;小穗椭圆形或卵状长圆形,长2～3 mm;颖膜质,基部互相连合,具3脉,脊上有细纤毛,侧脉下部有短毛;外稃膜质,先端钝,等大或稍长于颖,下部边缘互相连合,芒长1.5～3.5 mm,约于稃体下部1/4处伸出,隐藏或稍外露;花药橙黄色,长0.5～0.8 mm。颖果长约1 mm。

[自然生境]生于海拔2 300 m以下的水田中、沟边。

[地理分布]开江县、通川区。

[入药部位]全草。

[功能主治]清热解毒、消肿、利水。

茅香

[异名]香麻、香茅、香草。

[拉丁名]*Anthoxanthum nitens* (Weber) Y. Schouten & Veldkamp

[形态特征]多年生。根茎细长。秆高50～60 cm,具3～4节,上部长,裸露。叶鞘无毛或毛极少,长于节间;叶舌透明膜质,长2～5 mm,先端啮蚀状;叶片披针形,质较厚,上面被微毛,长5 cm,宽7 mm,基生者可长达40 cm。圆锥花序长约10 cm;小穗淡黄褐色,有光泽,长5(6)mm;颖膜质,具1～3脉,等长或第一颖稍短;雄花外稃稍短于颖,顶具微小尖头,背部向上渐被微毛,边缘具纤毛;孕花外稃锐尖,长约3.5 mm,上部被短毛。

[自然生境]常生于海拔850～2 300 m的阴坡、河漫滩或湿润草地。

[地理分布]万源市。

[入药部位]根状茎。

[功能主治]凉血、止血、清热利尿,用于吐血、尿血、肾炎浮肿,热淋。

荩草

[异名]鸡窝草、小马胡草、地马胡。

[拉丁名]*Arthraxon hispidus* (Thunb.) Makino

[形态特征]一年生。秆细弱, 无毛, 基部倾斜, 高30～60 cm, 具多节, 常分枝, 基部节着地易生根。叶鞘短于节间, 生短硬疣毛; 叶舌膜质, 长0.5～1.0 mm, 边缘具纤毛; 叶片卵状披针形, 长2～4 cm, 宽0.8～1.5 cm, 基部心形, 抱茎, 除下部边缘生疣基毛外余均无毛。总状花序细弱, 长1.5～4.0 cm, 2～10枚呈指状排列或簇生于秆顶; 第一颖草质, 边缘膜质, 包住第二颖的2/3, 具7～9脉, 脉上粗糙至生疣基硬毛, 先端锐尖; 第二颖近膜质, 与第一颖等长, 舟形, 脊上粗糙, 具3脉而2侧脉不明显, 先端尖; 第一外稃长圆形, 透明膜质, 先端尖, 长为第一颖的2/3; 第二外稃与第一外稃等长, 透明膜质, 近基部伸出一膝曲的芒; 芒长6～9 mm, 下几不扭转; 雄蕊2; 花药黄色或带紫色, 长0.7～1.0 mm。颖果长圆形, 与稃体等长。

[自然生境]生于海拔1 300～1 800 m的山坡、林下、草丛。

[地理分布]通川区、开江县。

[入药部位]根、全草。

[功能主治]清热、降逆、止咳平喘、解毒、祛风湿, 用于肝炎、久咳气喘、咽喉炎、口腔炎、鼻炎、淋病腺炎、乳腺炎。外用于疥癣、皮肤瘙痒。

芦竹

[异名]芦竹根。

[拉丁名]*Arundo donax* L.

[形态特征]多年生, 具发达根状茎。秆粗大直立, 高3～6 m, 直径(1～)1.5～2.5(～3.5) cm, 坚韧, 具多数节, 常生分枝。叶鞘长于节间, 无毛或颈部具长柔毛; 叶舌截平, 长约1.5 mm, 先端具短纤毛; 叶片扁平, 长30～50 cm, 宽3～5 cm, 上面与边缘微粗糙, 基部白色, 抱茎。圆锥花序极大型, 长30～60(～90) cm, 宽3～6 cm, 分枝稠密, 斜升; 小穗长10～12 mm; 含2～4小花, 小穗轴节长约1 mm; 外稃中脉延伸成1～2 mm之短芒, 背面中部以下密生长柔毛, 毛长5～7 mm, 基盘长约0.5 mm, 两侧上部具短柔毛, 第一外稃长约1 cm; 内稃长约为外稃之半; 雄蕊3, 颖果细小黑色。

[自然生境]生于海拔2 300 m以下的潮湿的沟边、路旁、屋边。

[地理分布]通川区、开江县、渠县。

[入药部位]根茎、竹笋、竹沥、竹箬。

[功能主治]根茎清热、生津止渴、利水、退火、渗湿, 用于热病烦渴发狂、肺痈咳嗽、虚痨骨蒸、火淋、小便不利、潮热、膀胱炎、风火牙痛。芦竹笋清热泻火, 用于肺热吐血、骨蒸潮热、头晕热淋、聤耳、牙痛、秃头。芦竹沥治小儿高烧惊风。芦竹箬清热生津、止呕除烦, 用于刀伤、生肌、灭瘢。

野燕麦

[异名]浮小麦。

[拉丁名]*Avena fatua* L.

[形态特征]一年生。须根较坚韧。秆直立, 光滑无毛, 高60～120 cm, 具2～4节。叶鞘松弛, 光滑或基部者被微毛; 叶舌透明膜质, 长1～5 mm; 叶片扁平, 长10～30 cm, 宽4～12 mm, 微粗糙, 或上面和边缘疏生柔毛。圆锥花序开展, 金字塔形, 长10～25 cm, 分枝具棱角, 粗糙; 小穗长18～25 mm, 含2～3小花, 其柄弯曲下垂, 顶端膨胀; 小穗轴密生淡棕色或白色硬毛, 其节脆硬易断落, 第一节间长约3 mm; 颖草质, 几相等, 通常具9脉; 外稃质地坚硬, 第一外稃长15～20 mm, 背面中部以下具淡棕色或白色硬毛, 芒自稃体中部稍下处伸出, 长2～4 cm, 膝曲, 芒柱棕色, 扭转。颖果被淡棕色柔毛, 腹面具纵沟, 长6～8 mm。

[自然生境]生于海拔2 300 m以下的荒地、边地、麦田中。

[地理分布]通川区、开江县、宣汉县、达川区。

[入药部位]全草、茎叶和花穗。

[功能主治]全草止血、健脾开胃、温补、补虚损、消食积、止汗, 用于阴虚盗汗、虚劳吐衄、吐血、骨折痨

热、白带、妇女红崩、小儿食积、腹泻、淋浊、消化不良等症。茎叶补虚损,用于吐血、出虚汗及妇女红崩。花穗补肾收汗、祛风利湿。

燕麦

[异名]铃当麦、香麦。

[拉丁名]*Avena sativa* L.

[形态特征]一年生草本。须根较坚韧。秆直立,光滑无毛,高60～120 cm,具2～4节。叶鞘松弛,光滑或基部者被微毛;叶舌透明膜质,长1～5 mm;叶片扁平,长10～30 cm,宽4～12 mm,微粗糙,或上面和边缘疏生柔毛。圆锥花序开展,金字塔形,长10～25 cm,分枝具棱角,粗糙;小穗长18～25 mm,含2～3小花,其柄弯曲下垂,顶端膨胀;小穗含1～2小花;小穗轴近于无毛或疏生短毛,不易断落;第一外稃背部无毛,基盘仅具少数短毛或近于无毛,无芒,或仅背部有1较直的芒,第二外稃无毛,通常无芒。颖果被淡棕色柔毛,腹面具纵沟,长6～8 mm。

[自然生境]广泛栽培。

[地理分布]渠县。

[入药部位]种子。

[功能主治]退虚热、益气、止汗、解毒。

慈竹

[异名]丛竹、绵竹、甜慈、酒米慈、钓鱼慈。

[拉丁名]*Bambusa emeiensis* L. C. Chia & H. L. Fung.

[形态特征]多年生草本,高5～10 m,梢端细长作弧形向外弯曲;节间圆筒形,长15～60 cm,直径3～6 cm,表面贴生灰白色或褐色疣基小刺毛,后毛脱落节间留小凹痕和小疣点;箨鞘革质,背部密生白色短柔毛和棕黑色刺毛,腹面具光泽,鞘口宽广而下凹;箨舌流苏状;箨片两面均被白色小刺毛,先端渐尖,基部向内收窄略呈圆形,边缘粗糙,内卷如舟状。竿每节生分枝,呈半轮生状簇聚,末级小枝具数叶乃至多叶;叶片窄披针形,长10～30 cm,宽1～3 cm,质薄,先端渐细尖,基部圆形或楔形,叶缘粗糙;花枝束生,弯曲下垂;小穗轴无毛,粗扁;颖0～1;外稃宽卵形,边缘生纤毛;内稃背部2脊上生纤毛;鳞被3或4,呈长圆兼披针形;雄蕊6,顶端生小刺毛或无;果实纺锤形,果皮质薄,黄棕色。

[自然生境]广泛分布在中国西南各省,见于农家栽培房前屋后的平地或低丘陵。

[地理分布]通川区、开江县、渠县。

[入药部位]竹芯、竹叶、根状茎、花、根等。

[功能主治]竹叶清心热、下乳、祛风,用于头昏、温病初起、咽喉肿痛。花治瘰伤吐血。竹茹清热凉血、除烦止呕、化痰,治胃热呕逆、上焦烦热、吐衄、崩中及胎动不安、肺热咳嗽、咳吐黄痰、痰热郁结、烦闷不安、癫痫、失眠。根下乳。竹笋烧灰研细,搽小儿肥疮。箨收敛止血,用于吐血、咯血,烧灰调油搽小儿头上烂疮。阴笋清热解毒、止血,治消渴、小便热痛、脱肛、子宫脱出、崩带、滴虫小儿头身热疮、刀伤。竹心清心安神、清热解暑、利尿通淋、除烦,用于热淋、血淋、肺燥、咳嗽、心烦、热病烦渴、淋浊、小便短赤、热扰心营、烦躁不安、吐衄发癍、口舌生疮。竹沥清热降气、涤痰镇惊,用于痰热互蒙蔽清窍之咳逆短气、神昏谵语。花避孕。阴笋子(病死幼笋)解毒、滋阴、敛汗,用于盗汗、虚汗、肠炎腹泻、脱肛。

薏苡

[异名]川谷、尿珠子根、五谷子根、打碗子根。

[拉丁名]*Coix lacryma-jobi* var. *mayuen* (Roman.) Stapf

[形态特征]一年生粗壮草本,须根黄白色,海绵质,直径约3 mm。秆直立丛生,高1～2 m,具10多节,节多分枝。叶鞘短于其节间,无毛;叶舌干膜质,长约1 mm;叶片扁平宽大,开展,长10～40 cm,宽1.5～3 cm,基部圆形或近心形,中脉粗厚,在下面隆起,边缘粗糙,通常无毛。总状花序腋生成束,长4～10 cm,直立或下垂,

具长梗。雌小穗位于花序之下部,外面包以骨质念珠状之总苞,总苞卵圆形,长7~10 mm,直径6~8 mm,珐琅质,坚硬,有光泽;第一颖卵圆形,顶端渐尖呈喙状,具10余脉,包围着第二颖及第一外稃;第二外稃短于颖,具3脉,第二内稃较小;雄蕊常退化;雌蕊具细长之柱头,从总苞之顶端伸出。颖果小,含淀粉少,常不饱满。花药橘黄色,长4~5 mm。

[自然生境]生于湿润肥沃的水边、沟边、原野。

[地理分布]通川区、开江县、宣汉县、渠县、大竹县市。

[入药部位]根和种仁。

[功能主治]种仁清热利湿、润肺健脾、解毒散结,用于水肿、脚气、小便不利、脾虚泄泻、肺痈、肠痈、湿痹、癌症。根清热除湿、行气、消食、镇痛、利尿消肿、健脾、杀虫,用于黄疸型肝炎、尿路感染、尿路结石、湿热黄疸、淋浊、小便灼热疼痛、肾炎腰痛、水肿、淋病、疝气、经闭、带下、虫积腹痛、蛔虫病。

狗牙根

[异名]绊根草、爬根草、咸沙草、铁线草。

[拉丁名]*Cynodon dactylon* (L.) Pers.

[形态特征]低矮草本,具根茎。秆细而坚韧,下部匍匐地面蔓延甚长,节上常生不定根,直立部分高10~30 cm,直径1~1.5 mm,秆壁厚,光滑无毛,有时略两侧压扁。叶鞘微具脊,无毛或有疏柔毛,鞘口常具柔毛;叶舌仅为一轮纤毛;叶片线形,长1~12 cm,宽1~3 mm,通常两面无毛。穗状花序(2~)3~5(~6)枚,长2~5(~6)cm;小穗灰绿色或带紫色,长2.0~2.5 mm,仅含1小花;颖长1.5~2.0 mm,第二颖稍长,均具1脉,背部成脊而边缘膜质;外稃舟形,具3脉,背部明显成脊,脊上被柔毛;内稃与外稃近等长,具2脉。颖果长圆柱形。

[自然生境]多生长于村庄附近、道旁河岸、荒地山坡。

[地理分布]通川区、达川区、开江县、宣汉县、渠县、大竹县、万源市。

[入药部位]根茎。

[功能主治]清血、解热、生肌。

升马唐

[异名]纤毛马唐。

[拉丁名]*Digitaria ciliaris* (Retz.) Koeler

[形态特征]秆基部横卧地面,节处生根和分枝,高30~90 cm。叶鞘短于其节间,具柔毛;叶舌长约2 mm;叶片线形或披针形,长5~20 cm,宽3~10 mm,上面散生柔毛,边缘稍厚,微粗糙。总状花序5~8枚,长5~12 cm,呈指状排列于茎顶;穗轴宽约1 mm,边缘粗糙;小穗披针形,长3.0~3.5 mm,孪生于穗轴一侧;小穗柄微粗糙,顶端截平;第一颖三角形;第二颖披针形,长约为小穗的2/3,具3脉,脉间及边缘生柔毛;第一外稃等长于小穗,具7脉,脉平滑,中脉两侧的脉间较宽而无毛,其他脉间贴生柔毛,边缘具长柔毛;第二外稃椭圆状披针形,革质,黄绿色或带铅色,顶端渐尖;等长于小穗;花药长0.5~1.0 mm。

[自然生境]生于路旁、荒野、荒坡。

[地理分布]万源市。

[入药部位]全草。

[功能主治]止血,民间用于子宫出血、痔疮出血。

马唐

[拉丁名]*Digitaria sanguinalis* (L.) Scop.

[形态特征]秆直立或下部倾斜,膝曲上升,高10~80 cm,直径2~3 mm,无毛或节生柔毛。叶鞘短于节间,无毛或散生疣基柔毛;叶舌长1~3 mm;叶片线状披针形,长5~15 cm,宽4~12 mm,基部圆形,边缘较厚,微粗糙,具柔毛或无毛。总状花序长5~18 cm,4~12枚呈指状着生于长1~2 cm的主轴上;穗轴直伸或开展,两侧具宽翼,边缘粗糙;小穗椭圆状披针形,长3.0~3.5 mm;第一颖小,短三角形,无脉;第二颖具3脉,

披针形,长为小穗的1/2左右,脉间及边缘大多具柔毛;第一外稃等长于小穗,具7脉,中脉平滑,无毛,边脉上具小刺状粗糙,脉间及边缘生柔毛;第二外稃近革质,灰绿色,顶端渐尖,等长于第一外稃;花药长约1 mm。

[自然生境]生于山坡草地、田野路旁。

[地理分布]万源市。

[入药部位]全草。

[功能主治]明目、润肺。

光头稗

[异名]扒草、穆草、芒稷。

[拉丁名]*Echinochloa colona* (L.) Link

[形态特征]秆直立;株高10～60 cm;叶鞘压扁,背具脊,无毛;叶舌缺;叶片扁平,线形,长3～20 cm,宽3～7 mm,无毛,边缘稍粗糙;圆锥花序狭窄,长5～10 cm;主轴具棱,无疣基长毛,棱边粗糙;花序分枝长1～2 cm,排列稀疏,贴向主轴,穗轴无疣基长毛或仅基部被1～2根疣基长毛;小穗卵圆形,长2.0～2.5 mm,具小硬毛,无芒,成四行排列于穗轴一侧;第一颖三角形,长约为小穗的1/2,具3脉;第二颖与第一外稃等长而同形,顶端具小尖头,具5～7脉;第一小花常中性,其外稃具7脉,内稃膜质,稍短于外稃,脊上被短纤毛;第二外稃椭圆形,平滑,光亮,边缘内卷,包着同质的内稃;鳞被2,膜质。

[自然生境]生于多田野、园圃、路边湿润地上。

[地理分布]通川区、开江县、大竹县。

[入药部位]根、全草。

[功能主治]利尿、止血,用于水肿、腹泻、咯血。

旱稗

[拉丁名]*Echinochloa hispidula* (Retz.) Nees

[形态特征]一年生草本,秆高40～90 cm。叶鞘平滑无毛;叶舌缺;叶片扁平,线形,长10～30 cm,宽6～12 mm。圆锥花序狭窄,长5～15 cm,宽1～1.5 cm,分枝上不具小枝,有时中部轮生;小穗卵状圆形,长4～6 mm;第一颖三角形,长为小穗的1/2～2/3,基部包卷小穗;第二颖与小穗等长,具小尖头,有5脉,脉上具刚毛或具疣基毛,芒长0.5～1.5 cm;第一小花通常中性,外稃草质,具7脉,内稃薄膜质,第二外稃革质,坚硬,边缘包卷同质的内稃。

[自然生境]生于田野水湿处。

[地理分布]万源市。

[入药部位]根、幼苗。

[功能主治]止血,用于创伤出血不止、感冒、发热、呕吐。

牛筋草

[异名]蟋蟀草、牯牛草、官司草。

[拉丁名]*Eleusine indica* (L.) Gaertn.

[形态特征]一年生草本,根系极发达。秆丛生,基部倾斜,高10～90 cm。叶鞘两侧压扁而具脊,松弛,无毛或疏生疣毛;叶舌长约1 mm;叶片平展,线形,长10～15 cm,宽3～5 mm,无毛或上面被疣基柔毛。穗状花序2～7个指状着生于秆顶,很少单生,长3～10 cm,宽3～5 mm;小穗长4～7 mm,宽2～3 mm,含3～6小花;颖披针形,具脊,脊粗糙;第一颖长1.5～2.0 mm;第二颖长2～3 mm;第一外稃长3～4 mm,卵形,膜质,具脊,脊上有狭翼,内稃短于外稃,具2脊,脊上具狭翼。囊果卵形,长约1.5 mm,基部下凹,具明显的波状皱纹。鳞被2,折叠,具5脉。

[自然生境]生于向阳的灌丛、山坡、草丛。

[地理分布]达川区、通川区、开江县、大竹县、宣汉县、渠县、万源市。

[入药部位] 全草。

[功能主治] 祛风除湿、活络止痛, 用于风湿关节炎、跌打损伤。

黑穗画眉草

[异名] 露水草。

[拉丁名] *Eragrostis nigra* Nees ex Steud.

[形态特征] 多年生草本。秆丛生, 直立或基部稍膝曲, 高30~60 cm, 径1.5~2.5 mm, 基部常压扁, 具2~3节。叶鞘松裹茎, 长于或短于节间, 两侧边缘有时具长纤毛, 鞘口有白色柔毛; 叶舌长约0.5 mm; 叶片线形, 扁平, 长2~25 cm, 宽3~5 mm, 无毛。圆锥花序开展, 长10~2.3 cm, 宽3~7 cm, 分枝单生或轮生, 纤细, 曲折, 腋间无毛; 小穗柄长2~10 mm, 小穗长3~5 mm, 宽1~1.5 mm, 黑色或墨绿色, 含3~8小花; 颖披针形, 先端渐尖, 膜质, 具1脉, 第二颖或具3脉, 第一颖长约1.5 mm, 第二颖长1.8~2 mm; 外稃长卵圆形, 先端为膜质, 具3脉, 第一外稃长约2.2 mm; 内稃稍短于外稃, 弯曲, 脊上有短纤毛, 先端圆钝, 宿存。雄蕊3枚, 花药长约0.6 mm。颖果椭圆形, 长为1 mm。

[自然生境] 生于海拔1 500~2 300 m的荒坡、地边。

[地理分布] 通川区、开江县。

[入药部位] 全草。

[功能主治] 清热解毒、止咳祛痰, 用于百日咳、流感、头痛身热。

箭竹

[异名] 法氏竹、华桔竹、龙头竹。

[拉丁名] *Fargesia spathacea* Franch.

[形态特征] 秆丛生或近散生。高可达6 m, 秆圆筒形, 节间长15~18 (24) cm, 幼时无白粉或微被白粉, 无毛, 纵向细肋不发达, 髓呈锯屑状; 箨环隆起, 秆环平坦或微隆起; 秆芽卵圆形或长卵形, 微粗糙, 边缘具灰黄色短纤毛。枝条斜展, 微被白粉, 实心或几实心。箨鞘革质, 长圆状三角形, 箨舌截形, 箨片外翻或位于秆下部箨者直立, 三角形或线状披针形, 小枝叶上部纵脊不明显, 边缘无纤毛或幼时生有黄褐色纤毛; 叶耳微小, 紫色, 叶舌略呈圆拱形或截形, 无毛, 叶柄常有白粉; 叶片线状披针形, 叶缘一侧具小锯齿, 另一侧近于平滑。圆锥花序较紧密, 顶生, 含小穗, 佛焰苞通常比花序长, 花序的小枝生灰白色微毛, 穗轴和小穗柄被有灰白色微毛, 小穗含小花, 紫色或紫绿色。

[自然生境] 生于海拔1 000~2 300 m的山坡、林缘。

[地理分布] 渠县。

[入药部位] 根、嫩叶芯、竹茹。

[功能主治] 清热豁痰, 用于中风痰壅、肺热咳嗽、热病烦躁、口渴、小便短少黄赤, 其竹叶卷心、竹茹亦。

白茅

[异名] 茅根、丝茅草、白茅根。

[拉丁名] *Imperata cylindrica* (L.) Beauv.

[形态特征] 多年生草本, 具粗壮的长根状茎。秆直立, 高30~80 cm, 具1~3节, 节无毛。叶鞘聚集于秆基, 质地较厚; 叶舌膜质, 长约2 mm, 鞘口具柔毛, 分蘖叶片长约20 cm, 宽约8 mm, 扁平, 质地较薄; 秆生叶片长1~3 cm, 窄线形, 常内卷, 顶端渐尖呈刺状, 下部渐窄, 或具柄, 质硬, 被白粉, 基部上面具柔毛。圆锥花序稠密, 长20 cm, 宽达3 cm, 小穗长4.5~5 (~6) mm, 基盘丝状柔毛; 两颖草质及边缘膜质, 近相等, 具5~9脉, 顶端渐尖或稍钝, 常具纤毛, 脉间疏生长丝状毛, 第一外稃卵状披针形, 透明膜质, 无脉, 顶端尖或齿裂, 第二外稃与其内稃近相等, 卵圆形, 顶端具齿裂及纤毛; 雄蕊2枚, 花药长3~4 mm; 花柱细长, 柱头2, 紫黑色, 羽状, 自小穗顶端伸出。颖果椭圆形, 长约1 mm。

[自然生境] 生于海拔2 300 m以下的干燥向阳的草坡、路旁、荒地。

[地理分布]万源市、宣汉县、通川区、大竹县、开江县。

[入药部位]根、花、阴桃草。

[功能主治]根与花凉血止血、清热利尿,用于热病烦渴、肺热喘咳、内脏出血、咯血、牙龈出血、尿血、吐血、衄血、胃热、秽逆、小便不利、淋病、水肿、黄疸型肝炎、过敏性紫癜、肾炎水肿、泌尿系统感染、高血压。花烧成灰外敷,用于外伤出血。阴桃草为白茅根的花茎近地被虫蛀的部分,取带虫的茎,滴入少量白酒,至虫死后,晒干打粉,开水送服,可治脑震荡。

丝茅

[异名]茅针、茅根、白茅根、丝毛草根。

[拉丁名]*Imperata koenigii* (Retz.) P. Beauv.

[形态特征]多年生草本,具横走多节被鳞片的长根状茎。秆直立,高25～90 cm,具2～4节,节具白柔毛。叶鞘无毛或上部及边缘具柔毛,鞘口具疣基柔毛,鞘常麇集于秆基;叶舌干膜质,顶端具细纤毛;叶片线形或线状披针形,长10～40 cm,宽2～8 mm,顶端渐尖,中脉在下面明显隆起并渐向基部增粗或成柄,边缘粗糙,上面被细柔毛。圆锥花序穗状,分枝短缩而密集;小穗披针形,基部密生丝状柔毛;两颖几相等,膜质,顶端渐尖,具5脉,中脉延伸至上部,背部脉间疏生长于小穗本身3～4倍的丝状柔毛,边缘稍具纤毛;第一外稃卵状长圆形,顶端尖,具齿裂及少数纤毛;第二外稃长约1.5 mm;内稃顶端截平,无芒,具微小齿裂;雄蕊2枚,花药黄色;柱头2枚,紫黑色,自小穗顶端伸出。

[自然生境]生于谷地河床、干旱草地、空旷地、果园地、撂荒地以及田坎、堤岸和路边。

[地理分布]渠县。

[入药部位]根、花。

[功能主治]利尿、清凉。花俗用以止血。

箬竹

[异名]方斑赤竹。

[拉丁名]*Indocalamus tessellatus* (Munro) Keng f.

[形态特征]秆高0.75～2.0 m,直径4.0～7.5 mm;节间长约25～32 cm,圆筒形,下方有红棕色贴秆毛环。箨鞘长于节间,下部被紫褐色疣基刺毛,具纵肋;箨耳无;箨舌厚膜质,截形,背部贴棕色微毛;箨叶披针形,长达5 cm,不抱茎,易脱落。小枝具2～4叶;叶鞘有纵肋,无毛;无叶耳;叶舌截形;叶片宽披针形或长圆状披针形,长20～46 cm,宽4.0～10.8 cm,下面沿中脉一侧有一行细毛,次脉8～16对,网脉甚明显,叶缘生细锯齿。圆锥花序长10～14 cm,花序主轴和分枝均密被棕色短柔毛;小穗绿色带紫色,几呈圆柱形,含5或6朵小花;小穗柄长5.5～5.8 mm;小穗轴被白色绒毛;颖3片,脉上具微毛,第一外稃背部具微毛,有11～13脉,基盘具白色髯毛;第一内稃背部有2脊,脊间生白色微毛,先端有2齿和白色柔毛;花药黄色。

[自然生境]生于海拔300～1 400 m的山坡路旁。

[地理分布]渠县、开江县。

[入药部位]叶。

[功能主治]清热解毒、止血、消肿,用于吐衄、衄血、尿血、小便淋痛不利、喉痹、痈肿。

雷文竹

[异名]威氏箭竹。

[拉丁名]*Indocalamus wilsoni* (Rendle) C. S. Chao

[形态特征]秆高30～90 cm,直径2～4 mm;节间平滑无毛或幼时有白色柔毛,长4～12 cm;箨鞘紧抱秆,淡棕红色或稻草色,厚纸质,背部密生易脱落白色绒毛;每枝条顶端生3叶,偶有4或5叶;叶鞘黄绿色稍带红色,无毛或有白色柔毛;叶舌发达,高2.5～9.0 mm;叶片长椭圆状披针形,先端渐尖成为细尖头,基部呈圆形或宽楔形,收缩成叶柄,上表面黄绿色,无毛,下表面灰绿色,有疏毛。圆锥花序长5～10 cm;小穗带紫色;花

药黄色; 花柱多为2枚, 稀有3枚; 柱头呈羽毛状。

　　[自然生境] 生于海拔1 700~2 300 m的山顶空地。

　　[地理分布] 万源市。

　　[入药部位] 根。

　　[功能主治] 用于痨伤吐血、崩症、咳嗽。

淡竹叶

　　[异名] 碎骨子、山鸡米、金鸡米、迷身草、竹叶卷心。

　　[拉丁名] *Lophatherum gracile* Brongn.

　　[形态特征] 多年生草本, 具木质根头。须根中部膨大呈纺锤形小块根。秆直立, 疏丛生, 高40~80 cm, 具5~6节。叶鞘平滑或外侧边缘具纤毛; 叶舌质硬, 长0.5~1.0 mm, 褐色, 背有糙毛; 叶片披针形, 长6~20 cm, 宽1.5~2.5 cm, 具横脉, 有时被柔毛或疣基小刺毛, 基部收窄成柄状。圆锥花序, 分枝斜升或开展; 小穗线状披针形, 长7~12 mm, 宽1.5~2.0 mm, 具极短柄; 颖顶端钝, 具5脉, 边缘膜质, 第一颖长3.0~4.5 mm, 第二颖长4.5~5.0 mm; 第一外稃长5.0~6.5 mm, 宽约3 mm, 具7脉, 顶端具尖头, 内稃较短, 其后具长约3 mm的小穗轴; 不育外稃向上渐狭小, 互相密集包卷, 顶端具长约1.5 mm的短芒; 雄蕊2枚。颖果长椭圆形。

　　[自然生境] 生于低山、丘陵、林下潮湿处。

　　[地理分布] 渠县、通川区、大竹县、开江县、达川区。

　　[入药部位] 叶、全草、块根。

　　[功能主治] 全草清心火、除烦热、清热、解毒、利小便、通淋, 用于热病口渴、心烦、小便赤涩、灼痛、喉痛、伤风感冒、淋浊、口糜舌疮、牙龈肿痛。淡竹箨去目翳, 功效同熊胆。块根清血利尿、滑胎催生, 用于发热心烦、口渴。

粟草

　　[拉丁名] *Milium effusum* L.

　　[形态特征] 多年生。须根细长, 稀疏。秆质地较软, 光滑无毛。叶鞘松弛, 无毛, 有时稍带紫色, 基部者长于节间, 上部者短于节间; 叶舌透明膜质, 有时为紫褐色, 披针形, 先端尖或截平, 长2~10 mm; 叶片条状披针形, 质软而薄, 平滑, 边缘微粗糙, 上面鲜绿色, 下面灰绿色, 长5~20 cm, 宽3~10 mm, 常翻转而使上下面颠倒。圆锥花序疏松开展, 长10~20 cm, 分枝细弱, 光滑或微粗糙, 每节多数簇生, 下部裸露, 上部着生小穗; 小穗椭圆形, 灰绿色或带紫红色, 长3.0~3.5 mm; 颖纸质, 光滑或微粗糙, 具3脉; 外稃软骨质, 乳白色, 光亮, 长约3 mm; 内稃与外稃同质同长, 内外稃成熟时深褐色, 被微毛; 鳞被2, 透明膜质, 卵状披针形; 花药长约2 mm。

　　[自然生境] 生于林下及阴湿草地。

　　[地理分布] 万源市。

　　[入药部位] 种仁。

　　[功能主治] 和中、益肾、除热、解毒, 用于脾胃虚热、反胃呕吐、腹满食少、消渴、泻痢、烫火伤。

芒

　　[异名] 巴茅、气笋子。

　　[拉丁名] *Miscanthus sinensis* Anderss. var. *purpurascens* (Anderss.) Matsum.

　　[形态特征] 多年生苇状草本。秆高1~2 m, 无毛或在花序以下疏生柔毛。叶鞘无毛, 长于其节间; 叶舌膜质, 顶端具纤毛; 叶片线形, 长20~50 cm, 宽6~10 mm, 下面疏生柔毛及白粉, 边缘粗糙。圆锥花序直立, 长15~40 cm, 主轴无毛, 节与分枝腋间具柔毛; 分枝粗硬, 直立, 长10~30 cm; 小枝节间三棱形, 边缘微粗糙; 小穗披针形, 黄色有光泽, 基盘具白色或淡黄色的丝状毛; 第一颖顶具3~4脉, 边脉上部粗糙, 顶端渐尖, 背部无毛; 第二颖常具1脉, 粗糙, 上部内折边缘具纤毛; 第一外稃长圆形, 膜质, 边缘具纤毛; 第二外稃先端2裂, 裂片间具1芒, 芒长9~10 mm, 棕色, 膝曲, 第二内稃长约为外稃的1/2; 雄蕊3枚, 花药稃褐色; 柱头羽状,

紫褐色，从小穗中部两侧伸出。颖果长圆形，暗紫色。

　　[自然生境]生于海拔2 300 m以下的山地、丘陵和荒坡原野。

　　[地理分布]通川区、开江县、宣汉县、万源市。

　　[入药部位]幼茎、气笋子。

　　[功能主治]幼茎散血去毒、利尿、清热解毒，用于风邪、咳嗽、淋病、妇女干病。气笋子调气、补肾、生精。

求米草

　　[异名]马乳草。

　　[拉丁名]*Oplismenus undulatifolius* (Arduino) Roem. & Schuit.

　　[形态特征]秆纤细，基部平卧地面，节处生根，上升部分高20～50 cm。叶鞘密被疣基毛；叶舌膜质，短小；叶片扁平，披针形至卵状披针形，长2～8 cm，宽5～18 mm，先端尖，基部略圆形而稍不对称，通常具细毛。圆锥花序长2～10 cm，主轴密被疣基长刺柔毛；分枝短缩，有时下部的分枝延伸长达2 cm；小穗卵圆形，被硬刺毛，长3～4 mm，簇生于主轴或部分孪生；颖草质，第一颖长约为小穗之半，顶端具长0.5～1（～1.5）cm硬直芒，具3～5脉；第二颖顶端芒长2～5 mm，具5脉；第一外稃草质，与小穗等长，具7～9脉，顶端芒长1～2 mm，第一内稃通常缺；第二外稃革质，长约3 mm，平滑，结实时变硬，边缘包裹同质内稃；鳞被2，膜质；雄蕊3；花柱基分离。

　　[自然生境]生于海拔2 000～2 300 m的山坡、草地。

　　[地理分布]大竹县。

　　[入药部位]鲜叶。

　　[功能主治]止血，捣烂敷外伤出血。

稻

　　[异名]水稻、糠谷老、谷芽。

　　[拉丁名]*Oryza sativa* L.

　　[形态特征]一年生水生草本。秆直立，高0.5～1.5 m。叶鞘松弛，无毛；叶舌披针形，长10～25 cm，两侧基部下延长成叶鞘边缘，具2枚镰形抱茎的叶耳；叶片线状披针形，长40 cm左右，宽约1 cm，无毛，粗糙。圆锥花序大型舒展，长约30 cm，分枝多，棱粗糙，成熟期向下弯垂；小穗含1成熟花，两侧压扁，长圆状卵形至椭圆形，长约10 mm，宽2～4 mm；颖极小，仅在小穗柄先端留下半月形的痕迹，退化外稃2枚，锥刺状，长2～4 mm；两侧孕性花外稃质厚，具5脉，中脉成脊，厚纸质，遍布细毛、端毛，有芒或无芒；内稃与外稃同质，具3脉，先端尖而无喙；雄蕊6枚，花药长2～3 mm。颖果长约5 mm，宽约2 mm，厚1～1.5 mm；胚较小，约为颖果长的1/4。

　　[自然生境]主栽培。

　　[地理分布]达川区、通川区、开江县、宣汉县、大竹县、渠县、万源市。

　　[入药部位]茎叶、糯稻秆、虫害而形成的白穗、再生稻苗、陈仓米（种子）、谷芽。

　　[功能主治]茎叶宽胸利膈、健脾开胃、下气、温中、消积滞、化痰。糯稻秆烧灰浸水饮可治跌打损伤、消渴，淋汁浸痔疮。谷芽助消化、健脾开胃、消积、理脚气，用于食积消化不良、脚气病。虫害而形成的白穗（糠谷老）渗利湿热，用于尿道炎、小便热痛、体虚浮肿、疮疖、湿疹。再生稻苗健脾开胃、和中消食，用于脾虚腹胀、消化不良、食欲下降、呕吐腹泻、痢疾。陈仓米养胃暖脾、补中益气、消食，用于诸虚亏损、身体虚弱、脾虚泄泻、久痢肠癖等症。谷芽健脾开胃、和中消食、暖脾，用于脾胃虚弱、食积不消等。

雀稗

　　[异名]鱼眼草、猪儿草。

　　[拉丁名]*Paspalum thunbergii* Kunth ex Steud.

　　[形态特征]多年生。秆直立，丛生，高50～100 cm，节被长柔毛。叶鞘具脊，长于节间，被柔毛；叶舌膜质，长0.5～1.5 mm；叶片线形，长10～25 cm，宽5～8 mm，两面被柔毛。总状花序3～6枚，长5～10 cm，互生于主轴

上, 形成总状圆锥花序, 分枝腋间具长柔毛; 穗轴宽约1 mm; 小穗柄长0.5～1 mm; 小穗椭圆状倒卵形, 散生微柔毛, 顶端圆或微凸; 第二颖与第一外稃相等, 膜质, 具3脉, 边缘有明显微柔毛。第二外稃等长于小穗, 革质, 具光泽。

[自然生境] 生于山坡草地、湿地。

[地理分布] 万源市。

[入药部位] 全草。

[功能主治] 用于目赤肿痛、风热咳喘、肝炎、跌打损伤。

狼尾草

[异名] 狗仔尾、老鼠狼、芮草。

[拉丁名] *Pennisetum alopecuroides* (L.) Spreng.

[形态特征] 多年生。须根较粗壮。秆直立, 丛生, 高30～120 cm, 花序下密生柔毛。叶鞘光滑, 主脉呈脊, 秆上部者长于节间; 叶舌具纤毛; 叶片线形, 长10～80 cm, 宽3～8 mm, 先端长渐尖, 基部生疣毛。圆锥花序直立, 长5～25 cm, 宽1.5～3.5 cm; 主轴密生柔毛; 刚毛状小枝常呈紫色; 小穗常单生, 偶有双生, 线状披针形; 第一颖微小或缺, 膜质, 先端钝; 第二颖卵状披针形, 先端短尖; 第一小花中性, 第一外稃与小穗等长, 具7～11脉; 第二外稃与小穗等长, 披针形, 具5～7脉, 边缘包着同质的内稃; 鳞被2, 楔形; 雄蕊3, 花药顶端无毫毛; 花柱基部联合。颖果长圆形。叶片上表皮脉间细胞2～4行, 长筒状, 有波纹、壁薄的长细胞; 下表皮脉间5～9行, 长筒形, 壁厚, 有波纹长细胞与短细胞交叉排列。

[自然生境] 生于田边、山坡、荒地。

[地理分布] 大竹县、开江县。

[入药部位] 全草、根。

[功能主治] 全草清热解毒、明目、散血, 用于目赤肿痛。根清肺止咳、解毒、明目、通经络, 用于肺热咳嗽、疮毒、火眼。

毛竹

[拉丁名] *Phyllostachys heterocycla* (Carr.) Mitford

[形态特征] 秆高20多米, 直径12～16 (～30) cm, 基部节间长1～6 cm, 中部节间长达40 cm; 新秆密被细柔毛, 有白粉, 老秆无毛, 节下有白粉环, 后渐黑; 分枝以下秆环不明显, 箨环隆起, 初被一圈毛, 后脱落; 枝叶二列状排列, 每小枝具2～3叶; 叶披针形, 长4～11 cm, 宽0.5～1.2 cm; 叶耳不明显, 有缝毛, 后渐脱落; 幼苗分蘖丛生, 每小枝7～14叶; 叶鞘紫褐色, 与叶下面均密被柔毛, 叶耳小; 小穗仅有1朵小花; 小穗轴延伸于最上方小花的内稃之背部, 呈针状, 节间具短柔毛; 颖1片, 顶端常具锥状缩小叶有如佛焰苞, 下部、上部以及边缘常生毛茸; 外稃上部及边缘被毛; 内稃稍短于其外稃, 中部以上生有毛茸; 鳞被披针形; 花丝长4 cm, 花药长约12 mm; 柱头3, 羽毛状; 颖果长椭圆形, 顶端有宿存的花柱基部。

[自然生境] 生于海拔400～1 200 m的酸性土地。

[地理分布] 达川区、开江县。

[入药部位] 幼苗、叶、根状茎。

[功能主治] 幼苗解毒, 用于小儿痘疹不透。叶清热、利尿、活血、祛风, 用于烦热、消渴、小儿发热、高热不退、疳积。根状茎用于风湿关节痛。

白顶早熟禾

[异名] 细叶早熟禾、白顶草熟禾、顶早熟禾。

[拉丁名] *Poa acroleuca* Steud.

[形态特征] 一年生或二年生草本。秆直立, 高30～50 cm, 直径约1 mm, 具3～4节。叶鞘闭合, 平滑无毛, 顶生叶鞘短于其叶片; 叶舌膜质, 长0.5～1.0 mm; 叶片质地柔软, 长7～15 cm, 宽2～4 (～6) mm, 平滑或上面微

粗糙。圆锥花序金字塔形,长10~20 cm;分枝2~5枚着生于各节,细弱,微糙涩,基部主枝长3~8 cm,中部以下裸露;小穗卵圆形,含2~4小花,长2.5~3.5(~4.0)mm,灰绿色;颖披针形,质薄,具狭膜质边缘,脊上部微粗糙,第一颖长1.5~2.0 mm,具1脉,第二颖长2.0~2.5 mm,具3脉;外稃长圆形,顶端钝,具膜质边缘,脊与边脉中部以下具长柔毛,间脉稍明显,无毛,第一外稃长2~3 mm;内稃较短于外稃,脊具细长柔毛;花药淡黄色,长0.8~1.0 mm。颖果纺锤形,长约1.5 mm。

[自然生境]生于高山草丛。

[地理分布]开江县、万源市、宣汉县。

[入药部位]全草。

[功能主治]清热解毒、利尿、止痛,用于小便淋涩。

早熟禾

[异名]发汗草。

[拉丁名]*Poa annua* L.

[形态特征]一年生或冬性禾草。秆直立或倾斜,质软,高6~30 cm,全体平滑无毛。叶鞘稍压扁,中部以下闭合;叶舌长1~3(~5)mm,圆头;叶片扁平或对折,长2~12 cm,宽1~4 mm,质地柔软,常有横脉纹,顶端急尖呈船形,边缘微粗糙。圆锥花序宽卵形,长3~7 cm,开展;分枝1~3枚着生各节,平滑,小穗卵形,含3~5小花,长3~6 mm,绿色;颖质薄,具宽膜质边缘,顶端钝,第一颖披针形,长1.5~2.0(~3.0)mm,具1脉,第二颖长2~3(~4)mm,具3脉;外稃卵圆形,顶端与边缘宽膜质,具明显的5脉,脊与边脉下部具柔毛,间脉近基部有柔毛,基盘无绵毛,第一外稃长3~4 mm;内稃与外稃近等长,两脊密生丝状毛;花药黄色,长0.6~0.8 mm。颖果纺锤形,长约2 mm。

[自然生境]生于海拔2 300 m以下的路边、田野、草地。

[地理分布]通川区、开江县、万源市。

[入药部位]全草。

[功能主治]用于咳嗽、湿疹、跌打损伤。

金丝草

[异名]兔儿毛。

[拉丁名]*Pogonatherum crinitum* (Thunb.) Kunth

[形态特征]秆丛生,直立或基部稍倾斜,高10~30 cm,直径0.5~0.8 mm,具纵条纹,粗糙,有节,节上被白色髯毛,少分枝。叶鞘短于或长于节间,上部渐狭,边缘薄纸质,鞘口或边缘被细毛;叶舌短,纤毛状;叶片线形,扁平,长1.5~5.0 cm,宽1~4 mm,顶端渐尖,两面均被微毛而粗糙。穗形总状花序单生于秆顶,细弱而微弯曲,乳黄色;总状花序轴节间与小穗柄均压扁;第一颖背腹扁平,先端截平,具流苏状纤毛,背面稍粗糙;第二颖与小穗等长,舟形,具1脉而呈脊,沿脊粗糙,先端2裂,裂缘有纤毛,芒金黄色,粗糙;第一小花完全退化或仅存一外稃;第二小花先端2裂,裂齿间伸出细弱而弯曲的芒,稍糙;内稃宽卵形,短于外稃;雄蕊1枚,花药细小;柱头帚刷状。颖果卵状长圆形。

[自然生境]生于山坡、路旁、旷野、田间、草地。

[地理分布]万源市。

[入药部位]全草。

[功能主治]清热解毒、凉血、利水通淋,用于尿路感染、中暑、肾炎水肿、感冒高热、热病烦渴、泄泻、黄疸型肝炎、糖尿病、淋浊、尿血、小便不利。

棒头草

[异名]麦毛草。

[拉丁名]*Polypogon fugax* Nees ex Steud.

[形态特征]一年生。秆丛生,基部膝曲,光滑,高10～75 cm。叶鞘光滑无毛,下部者长于节间;叶舌膜质,长圆形,长3～8 mm,常2裂或顶端具不整齐的裂齿;叶片扁平,微粗糙或下面光滑,长2.5～15.0 cm,宽3～4 mm。圆锥花序穗状,长圆形或卵形,较疏松,具缺刻或有间断,分枝长可达4 cm;小穗长约2.5 mm,灰绿色或部分带紫色;颖长圆形,疏被短纤毛,先端2浅裂,芒从裂口处伸出,细直,微粗糙,长1～3 mm;外稃光滑,长约1 mm,先端具微齿,中脉延伸成易脱落的芒;雄蕊3,花药长0.7 mm。颖果椭圆形,1面扁平。

[自然生境]生于海拔1 700～2 300 m的林下、灌丛、草地、平原水边。

[地理分布]开江县、达川区。

[入药部位]全草。

[功能主治]用于关节痛。

纤毛鹅观草

[异名]北鹅观草、短芒鹅观草。

[拉丁名]*Roegneria ciliaris* (Trin.) Nevski

[形态特征]秆单生或成疏丛,直立,基部节常膝曲,高40～80 cm,平滑无毛,常被白粉。叶鞘无毛,稀可基部叶鞘于接近边缘处具有柔毛;叶片扁平,长10～20 cm,宽3～10 mm,两面均无毛,边缘粗糙。穗状花序直立或多少下垂,长10～20 cm;小穗通常绿色,长15～22 mm(除芒外),含7～12小花;颖椭圆状披针形,先端常具短尖头,两侧或1侧常具齿,具5～7脉,边缘与边脉上具有纤毛,第一颖长7～8 mm,第二颖长8～9 mm;外稃长圆状披针形,背部被粗毛,边缘具长而硬的纤毛,上部具有明显的5脉,通常在顶端两侧或1侧具齿,第一外稃长8～9 mm,顶端延伸成粗糙反曲的芒,长10～30 mm;内稃长为外稃的2/3,先端钝头,脊的上部具少许短小纤毛。

[自然生境]生于路旁或潮湿草地以及山坡上。

[地理分布]大竹县。

[入药部位]全草。

[功能主治]清热、凉血、镇痛,用于咳嗽痰中带血、劳伤疼痛、丹毒。

鹅观草

[拉丁名]*Roegneria kamoji* Ohwi

[形态特征]秆直立或基部倾斜,高30～100 cm。叶鞘外侧边缘常具纤毛;叶片扁平,长5～40 cm,宽3～13 mm。穗状花序长7～20 cm,弯曲或下垂;小穗绿色或带紫色,长13～25 mm(芒除外),含3～10小花;颖卵状披针形至长圆状披针形,先端锐尖至具短芒(芒长2～7 mm),边缘为宽膜质,第一颖长4～6 mm,第二颖长5～9 mm;外稃披针形,具有较宽的膜质边缘,背部以及基盘近于无毛或仅基盘两侧具有极微小的短毛,上部具明显5脉,脉上稍粗糙,第一外稃长8～11 mm,先端延伸成芒,芒粗糙,径直或上部稍有曲折,长20～40 mm;内稃约与外稃等长,先端钝头,脊显著具翼,翼缘具有细小纤毛。

[自然生境]生于海拔2 300 m以下的山坡、路旁、林下、湿润处。

[地理分布]开江县、达川区。

[入药部位]全草。

[功能主治]清热、凉血、镇痛,用于咳嗽痰中带血、劳伤疼痛、丹毒。

斑茅

[异名]大密、芭茅。

[拉丁名]*Saccharum arundinaceum* Retz.

[形态特征]多年生高大丛生草本。秆粗壮,高2～4(～6)m,直径1～2 cm,具节,无毛。叶鞘长于其节间,基部或上部边缘和鞘口具柔毛;叶舌膜质,顶端截平;叶片宽大,线状披针形,长1～2 m,宽2～5 cm,顶端长渐尖,基部渐变窄,中脉粗壮,无毛,上面基部生柔毛,边缘锯齿状粗糙。大型圆锥花序,稠密,主轴无毛,每

节着生2～4枚分枝，腋间被微毛；总状花序轴节间与小穗柄细线形，被长丝状柔毛，顶端稍膨大；无柄与有柄小穗狭披针形，黄绿色或带紫色，基盘小，具短柔毛；两颖近等长，草质或稍厚，顶端渐尖；第一外稃具1～3脉，顶端尖，上部边缘具小纤毛；第二外稃披针形，顶端具小尖头，或在有柄小穗中，具短芒；第二内稃长圆形，顶端具纤毛；花药长1.8～2.0 mm；柱头紫黑色，自小穗中部两侧伸出。颖果长圆形。

[自然生境]生于海拔2 300 m的山坡、溪边、河岸。

[地理分布]通川区。

[入药部位]根。

[功能主治]通窍、利水、破血、通经，用于跌打损伤、筋骨疼痛、经闭、水肿臌胀。

金色狗尾草

[异名]黄狗尾、犬尾草、洗草。

[拉丁名]*Setaria glauca* (L.) Beauv.

[形态特征]一年生；单生或丛生。秆直立或基部倾斜膝曲，近地面节可生根，高20～90 cm，光滑无毛，仅花序下面稍粗糙。叶鞘下部扁压具脊，上部圆形，光滑无毛，边缘薄膜质；叶舌具纤毛，叶片线状披针形或狭披针形，长5～40 cm，宽2～10 mm，先端长渐尖，基部钝圆，上面粗糙，下面光滑，近基部疏生长柔毛。圆锥花序紧密呈圆柱状或狭圆锥状，直立，主轴具短细柔毛，刚毛金黄色或稍带褐色，粗糙，先端尖，通常在一簇中仅一个发育的小穗，第一颖宽卵形或卵形，先端尖，具3脉；第二颖宽卵形，先端稍钝，具5～7脉，第一小花雄性或中性，第一外稃具5脉，其内稃膜质，具2脉，通常含3枚雄蕊或无；第二小花两性，外稃革质，先端尖，成熟时，背部隆起，具明显横皱纹；鳞被楔形；花柱基部联合。

[自然生境]生于海拔2 300 m以下的湿润、肥沃的路旁、荒地。

[地理分布]大竹县。

[入药部位]全草。

[功能主治]清热明目、止泻，用于目赤红肿、痈疗。

棕叶狗尾草

[异名]箬叶莩、稷茅、稷叶草。

[拉丁名]*Setaria palmifolia* (Koen.) Stapf

[形态特征]多年生。具根茎，须根较坚韧。秆直立或基部稍膝曲，高0.75～2.00 m，直径3～7 mm，基部可达1 cm，具支柱根。叶鞘松弛，具密或疏疣毛，少数无毛，上部边缘具较密而长的疣基纤毛，毛易脱落，下部边缘薄纸质，无纤毛；叶舌长约1 mm，具长2～3 mm的纤毛；叶片纺锤状宽披针形，长20～59 cm，宽2～7 cm，先端渐尖，基部窄缩呈柄状，近基部边缘有长约5 mm的疣基毛，具纵深皱褶。圆锥花序主轴延伸甚长，长20～60 cm，宽2～10 cm，主轴具棱角，分枝排列疏松，甚粗糙，长达30 cm；小穗卵状披针形，长2.5～4.0 mm，紧密或稀疏排列于小枝的一侧，部分小穗下托以1枚刚毛，刚毛长5～10（～14）mm或更短；鳞被楔形微凹，基部沿脉色深；花柱基部连合。颖果卵状披针形，长2～3 mm，具不甚明显的横皱纹。

[自然生境]生于海拔2 300 m以下的山谷、林下、山坡阴湿处。

[地理分布]开江县、大竹县。

[入药部位]根。

[功能主治]用于脱肛、阴挺。

皱叶狗尾草

[异名]地棕。

[拉丁名]*Setaria plicata* (Lam.) T. Cooke

[形态特征]多年生。须根细而坚韧，少数具鳞芽。秆通常瘦弱，少数直径可达6 mm，直立或基部倾斜，高45～130 cm，无毛或疏生毛；节和叶鞘与叶片交接处，常具白色短毛。叶鞘背脉常呈脊，密或疏生较细疣毛

或短毛,毛易脱落;叶舌边缘密生长1～2 mm纤毛;叶片质薄,椭圆状披针形或线状披针形,长4～43 cm,宽0.5～3.0 cm,先端渐尖,基部渐狭呈柄状,具较浅的纵向皱褶。圆锥花序狭长圆形或线形,长15～33 cm,分枝斜向上升,长1～13 cm,上部者排列紧密,下部者具分枝,排列疏松而开展,主轴具棱角,有极细短毛而粗糙;小穗着生于小枝一侧,卵状披针状,绿色或微紫色,长3～4 mm,部分小穗下托以1枚细的刚毛,长1～2 cm或有时不显著;颖果狭长卵形,先端具硬而小的尖头。叶表皮细胞同棕叶狗尾类型。

[自然生境]生于海拔2 300 m以下的湿润、肥沃的路旁、荒地。

[地理分布]达川区、通川区、开江县。

[入药部位]全草。

[功能主治]解毒、杀虫、化腐肉、祛风,用于铜钱癣、发丹。

狗尾草

[异名]光明草。

[拉丁名]*Setaria viridis* (L.) Beauv.

[形态特征]一年生。根为须状,高大植株具支持根。秆直立或基部膝曲,高10～100 cm,基部直径3～7 mm。叶鞘松弛,无毛或疏具柔毛或疣毛,边缘具密绵毛状纤毛;叶舌极短,缘有纤毛;叶片扁平,长三角状狭披针形或线状披针形,先端长渐尖或渐尖,基部钝圆形,长4～30 cm,宽2～18 mm,常无毛或疏被疣毛,边缘粗糙。圆锥花序紧密呈圆柱状,直立或稍弯垂,主轴被较长柔毛,刚毛粗糙或微粗糙,常绿色或褐黄到紫红或紫色;小穗2～5个簇生于主轴上或更多小穗着生在短小枝上,椭圆形,先端钝,铅绿色;第一颖卵形,先端钝或稍尖,具3脉;第二颖椭圆形,具5～7脉;第一外稃具5～7脉,先端钝,内稃短小狭窄;第二外稃椭圆形,顶端钝,具细点状皱纹,边缘内卷;鳞被楔形,顶端微凹;花柱基分离。

[自然生境]生于海拔2 300 m以下的农区草地的路旁杂草地上,亦为田间杂草。

[地理分布]大竹县、通川区、达川区、开江县。

[入药部位]全草。

[功能主治]祛风、清热明目、退翳、消炎利尿、除热、祛湿、消肿,用于风热感冒、目赤肿痛、眼雾羞明、倒睫、小儿疳积、小儿发热、牙痛、腮腺炎、疮癣、痈疮、黄疸、肝炎、小便不利。外用治颈部淋巴结结核。

高粱

[异名]蜀黍。

[拉丁名]*Sorghum bicolor* (L.) Moench

[形态特征]一年生草本。秆粗壮,直立,高3～5 m,横径2～5 cm,基部节上具支撑根。叶鞘无毛或稍有白粉;叶舌硬膜质,先端圆,边缘有纤毛;叶片线形至线状披针形,长40～70 cm,宽3～8 cm,先端渐尖,基部圆或微呈耳形,两面无毛,边缘软骨质,具微细小刺毛。圆锥花序疏松,主轴裸露,总梗直立或微弯曲;主轴具纵棱,疏生细柔毛,分枝3～7枚,轮生,粗糙或有细毛;每一总状花序具3～6节,节间粗糙或稍扁;无柄小穗倒卵形或倒卵状椭圆形,有髯毛;两颖均革质,上部及边缘通常具毛;外稃透明膜质,第一外稃披针形,边缘有长纤毛;第二外稃披针形至长椭圆形,顶端稍2裂,自裂齿间伸出一膝曲的芒;子房倒卵形;花柱分离,柱头帚状。颖果两面平凸,淡红色至红棕色,熟时顶端微外露。

[自然生境]栽培于海拔1 600 m以下的地区。

[地理分布]达川区。

[入药部位]种子与根、火焰包。

[功能主治]种子温中、健脾、涩肠胃、止霍乱、益中、利气、止泄、祛风寒顽痹、祛湿热,用于霍乱痢疾、湿热、小便不利。根平喘利尿、止血,用于咳嗽喘满、胃气疼痛、血崩、产后出血。火焰包止血,用于热咳吐血、红崩。

菅

[异名]蚂蚱草、接骨草、大响铃草。

[拉丁名]*Themeda villosa* (Poir.) A. Camus

[形态特征]多年生草本,具根头与须根。秆粗壮,多簇生,高1～2 m或更高,下部直径1～2 cm。两侧压扁或具棱,黄白色或褐色,平滑无毛有光泽,实心,髓白色。叶鞘光滑无毛,下部具粗脊;叶舌膜质,顶端具短纤毛;叶片线形,长可达1 m,宽0.7～1.5 cm,基部渐狭,顶端渐尖,两面微粗糙,中脉粗,白色,在叶背突起,侧脉显著,叶缘稍增厚而粗糙。多回复出的大型伪圆锥花序,由具佛焰苞的总状花序组成,长可达1 m;总花梗上部常被毛,顶端膨大,佛焰苞舟形,具脊,粗糙,多脉;每总状花序由9～11小穗组成。总苞状2对小穗披针形,不着生在同一水平上;颖草质,第一颖狭披针形,背面被疏毛,第二颖半透明,上部边缘具纤毛。颖果被毛或脱落,成熟时栗褐色。

[自然生境]生于山坡草地。

[地理分布]大竹县。

[入药部位]根。

[功能主治]解表散寒、祛风除湿,用于风寒感冒、风湿麻木、淋证、水肿。

普通小麦

[异名]浮小麦、普通小麦。

[拉丁名]*Triticum aestivum* L.

[形态特征]秆直立,丛生,具6～7节,高60～100 cm,直径5～7 mm。叶鞘松弛包茎,下部者长于上部者短于节间;叶舌膜质,长约1 mm;叶片长披针形。穗状花序直立,长5～10 cm(芒除外),宽1～1.5 cm;小穗含3～9小花,上部者不发育;颖卵圆形,长6～8 mm,主脉于背面上部具脊,于顶端延伸为长约1 mm的齿,侧脉的背脊及顶齿均不明显;外稃长圆状披针形,长8～10 mm,顶端具芒或无芒;内稃与外稃几等长。

[自然生境]主栽培。

[地理分布]大竹县。

[入药部位]浮小麦(轻浮瘪瘦的果实)。

[功能主治]养胃、敛汗、益气、除湿、镇心安神、止虚汗、退劳热、除烦,用于骨蒸痨热、泄泻、阴虚盗汗、产后虚汗不止、自汗、失眠、脏燥等。

玉蜀黍

[异名]玉米、包谷须、苞庐。

[拉丁名]*Zea mays* L.

[形态特征]一年生高大草本。秆直立,通常不分枝,高1～4 m,基部各节具气生支柱根。叶鞘具横脉;叶舌膜质;叶片扁平宽大,线状披针形,基部圆形呈耳状,无毛或具疵柔毛,中脉粗壮,边缘微粗糙。顶生雄性圆锥花序大型,主轴与总状花序轴及其腋间均被细柔毛;雄性小穗孪生,长达1 cm,小穗柄一长一短,分别长1～2 mm及2～4 mm,被细柔毛;两颖近等长,膜质,被纤毛;外稃及内稃透明膜质,稍短于颖;花药橙黄色。雌花序被多数宽大的鞘状苞片所包藏;雌小穗孪生,成16～30纵行排列于粗壮的序轴上,两颖等长,宽大,具纤毛;外稃及内稃透明膜质,雌蕊具极长而细弱的线形花柱。颖果球形或扁球形,成熟后露出颖片和稃片之外,一般长5～10 mm,宽略过于长,胚长为颖果的1/2～2/3。

[自然生境]广泛栽培。

[地理分布]大竹县

[入药部位]果实的须与果轴。

[功能主治]果轴(苞谷芯)健脾利湿、利小便、降压、清血热,用于小便不利、水肿、脚气、泄泻。玉米须健脾利湿、清热凉血、利尿、泄热、平肝利胆、降压,用于急慢性肾炎水肿、脚气、黄疸型肝炎、高血压、胆囊炎、

胆结石、糖尿病、吐血、红崩、衄血、鼻渊、乳痈、鼻窦炎、尿路结石、胆结石、习惯性流产。

棕榈科 Palmae

棕榈

[异名]棕树。

[拉丁名]*Trachycarpus fortunei* (Hook.) H. Wendl.

[形态特征]乔木状，高3～10 m或更高，树干圆柱形，被不易脱落的老叶柄基部和密集的网状纤维。叶片呈3/4圆形或者近圆形，深裂成30～50片具皱褶的线状剑形，宽2.5～4.0 cm，长60～70 cm的裂片，裂片先端具短2裂或2齿，硬挺甚至顶端下垂；叶柄长75～80 cm或甚至更长，两侧具细圆齿。雄花序长约40 cm，具有2～3个分枝花序，下部的分枝花序长15～17 cm，一般只二回分枝；雄雌花序长80～90 cm，花序梗长约40 cm，其上有3个佛焰苞包着，具4～5个圆锥状的分枝花序，下部的分枝花序长约35 cm，二至三回分枝。果实阔肾形，有脐，宽11～12 mm，高7～9 mm，成熟时由黄色变为淡蓝色，有白粉，柱头残留在侧面附近。种子胚乳均匀，角质，胚侧生。

[自然生境]生于山坡路旁。

[地理分布]通川区、开江县、达川区、大竹县、渠县、万源市。

[入药部位]叶柄。

[功能主治]收敛止血，用于吐血、衄血、便血、血淋、尿血、外伤出血、崩漏下血。

天南星科 Araceae

菖蒲

[异名]泥昌、水昌、水宿、茎蒲、白昌、溪荪、兰荪、昌蒲、昌阳、泥菖蒲、蒲剑、水八角草、家菖蒲、臭蒲、大叶菖蒲、土菖蒲。

[拉丁名]*Acorus calamus* L.

[形态特征]多年生草本。根茎横走，稍扁，分枝，直径5～10 mm，外皮黄褐色，芳香，肉质根多数，长5～6 cm，具毛发状须根。叶基生，基部两侧膜质叶鞘宽4～5 mm，向上渐狭，至叶长1/3处渐行消失、脱落。叶片剑状线形，长90～150 cm，中部宽1～3 cm，基部宽、对折，中部以上渐狭，草质，绿色，光亮；中肋在两面均明显隆起，侧脉3～5对，平行，纤弱，大都伸延至叶尖。花序柄三棱形，长15～50 cm；叶状佛焰苞剑状线形，长30～40 cm；肉穗花序斜向上或近直立，狭锥状圆柱形，长4.5～8 cm，直径6～12 mm。花黄绿色，花被片长约2.5 mm，宽约1 mm；花丝长2.5 mm，宽约1 mm；子房长圆柱形，长3 mm，粗1.25 mm。浆果长圆形，红色。

[自然生境]生于沼泽湿地、溪旁及水稻田边。

[地理分布]万源市及周边地区。

[药用部位]根茎。

[功能主治]化痰开窍、除湿健胃、杀虫止痒，用于痰厥昏迷、中风、癫痫、惊悸健忘、耳鸣耳聋、食积腹痛、痢疾泄泻、风湿疼痛、湿疹、疥疮。

金钱蒲

[异名]钱蒲、石菖蒲、九节菖蒲、建菖蒲、小石菖蒲、随手香、回手香。

[拉丁名]*Acorus gramineus* Soland.

[形态特征]多年生草本，植株丛生状，根茎长5～10 cm，芳香。叶基对折，两侧膜质叶鞘棕色，脱落。叶片质较厚，线形，绿色，长20～30 cm，宽不及6 mm，无中肋，平行脉多数；花序梗长2.5～9.0（～15.0）cm，叶状佛焰苞长3～9（～14）cm，宽1～2 mm；肉穗花序黄绿色，圆柱形，长3.0～9.5 cm，直径3～5 mm。果序直径达1 cm；果黄绿色。

[自然生境]生于水边湿地、石上、乱石堆中。

[地理分布]万源市。

［药用部位］根茎。

［功能主治］辟秽杀虫、豁痰开窍、健脾利湿、和中化湿、温胃除风、醒神益智、开胃。

石菖蒲

［异名］九节菖蒲、山菖蒲、药菖蒲、金钱蒲、菖蒲叶、水剑草、香菖蒲。

［拉丁名］*Acorus tatarinowii* Schott

［形态特征］多年生草本植物。根茎芳香，粗2～5 mm，外部淡褐色，节间长3～5 mm，根肉质，具多数须根，根茎上部分枝甚密，植株因而成丛生状，分枝常被纤维状宿存叶基。叶无柄，叶片薄，基部两侧膜质叶鞘宽可达5 mm，上延几达叶片中部，渐狭，脱落；叶片暗绿色，线形，长20～30（50）cm，基部对折，中部以上平展，宽7～13 mm，先端渐狭，无中肋，平行脉多数，稍隆起。花序柄腋生，长4～15 cm，三棱形。叶状佛焰苞长13～25 cm，为肉穗花序长的2～5倍或更长，稀近等长；肉穗花序圆柱状，长（2.5）4.0～6.5（8.5）cm，粗4～7 mm，上部渐尖，直立或稍弯。花白色。成熟果序长7～8 cm，直径可达1 cm。幼果绿色，成熟时黄绿色或黄白色。

［自然生境］生于密林下、溪旁石上。

［地理分布］达川区、通川区、开江县、宣汉县、渠县、大竹县、万源市。

［药用部位］根茎。

［功能主治］化湿开胃、开窍豁痰、醒神益智。

磨芋

［异名］蒟蒻芋、雷公枪、莒蒟、妖芋、蒟蒻、鬼芋。

［拉丁名］*Amorphophallus rivieri* Durieu

［形态特征］多年生草本，块茎扁球形，直径7.5～25.0 cm，顶部中央多少下凹，暗红褐色；颈部周围生多数肉质根及纤维状须根。叶柄长45～150 cm，基部粗3～5 cm，黄绿色，光滑，有绿褐色或白色斑块；佛焰苞漏斗形，长20～30 cm，基部席卷，管部长6～8 cm，宽3～4 cm，苍绿色，杂以暗绿色斑块，边缘紫红色；檐部长15～20 cm，宽约15 cm，心状圆形，锐尖，边缘折波状，外面变绿色，内面深紫色。肉穗花序比佛焰苞长1倍，雌花序圆柱形，长约6 cm，粗3 cm，紫色；子房长约2 mm，苍绿色或紫红色，2室，胚珠极短，无柄，花柱与子房近等长，柱头边缘3裂。浆果球形或扁球形，成熟时黄绿色。

［自然生境］生于疏林下、林椽或溪谷两旁湿润地。

［地理分布］达川区、通川区、开江县、宣汉县、渠县、大竹县、万源市。

［药用部位］块茎。

［功能主治］解毒消肿、灸后健胃、消饱胀。

灯台莲

［异名］路边黄、蛇苞谷、老蛇苞谷。

［拉丁名］*Arisaema bockii* Engler

［形态特征］多年生草本。块茎扁球形，直径2～3 cm。鳞叶2，内面的披针形，膜质；叶2，叶柄长20～30 cm，下面1/2鞘筒状，鞘筒上缘几平截；叶片鸟足状5裂，裂片卵形、卵状长圆形或长圆形，边缘具不规则的粗锯齿至细的啮状锯齿，中裂片具长柄，侧裂片与中裂片近相等，具短柄或否；外侧裂片无柄，不等侧，内侧基部楔形，外侧圆形或耳状。花序柄通常短于叶柄或几等长。佛焰苞淡绿色至暗紫色，具淡紫色条纹，管部漏斗状，喉部边缘近截形，无耳；檐部卵状披针形，稍下弯；肉穗花序单性；雄花序圆柱形，花疏，雄花药2～3，药室外向纵裂；雌花序近圆锥形，花密，子房卵圆形，柱头小；各附属器具细柄，上部增粗成棒状或近球形。浆果黄色，长圆锥状。种子卵圆形，具柄。

［自然生境］生于山坡林下阴湿处、沟谷岩石上。

［地理分布］万源市。

[药用部位]块茎。

[功能主治]散瘀消肿、镇痛解毒、祛痰镇咳。

一把伞南星

[异名]南星、白南星、山苞米、蛇苞谷、山棒子。

[拉丁名]*Arisaema erubescens* (Wall.) Schott.

[形态特征]块茎扁球形,直径2～4 cm,顶部扁平,周围生根,常有若干侧生芽眼。鳞芽4～5,膜质。叶常单1,叶柄圆柱形,粉绿色,下部3/4鞘筒状;叶片鸟足状分裂,裂片13～19,有时更少或更多,倒披针形。花序柄长30～55 cm,从叶柄鞘筒内抽出。佛焰苞管部圆柱形;檐部卵形或卵状披针形。肉穗花序两性和雄花序单性。两性花序。单性雄花序长3～5 cm,粗3～5 mm。雌花球形,花柱明显,柱头小。雄花具柄,花药2～4,白色,顶孔横裂。浆果黄红色、红色,圆柱形,种子黄色,具红色斑点。

[自然生境]生于荒地、山坡、水沟旁。

[地理分布]达川区、通川区、开江县、宣汉县、渠县、大竹县、万源市。

[药用部位]块茎。

[功能主治]燥湿化痰、祛风止痉、散结消肿,用于面神经麻痹、半身不遂、小儿惊风、破伤风、癫痫。外用治疗疮肿毒、毒蛇咬伤。

象头花

[异名]母猪半夏、岩芋、独叶半夏、红半夏、山半夏、小独脚莲、红南星、大半夏、狗爪南星、岩半夏、野芋头、南星、野磨芋、三不跳。

[拉丁名]*Arisaema franchetianum* Engl.

[形态特征]块茎扁球形,直径1～6 cm或更大,颈部生多数圆柱状肉质根,周围有多数直径1～2 cm的小球茎,均肉红色,小球茎逐渐与母体分离,然后萌发为独立的植株。鳞叶2～3,披针形,膜质,最内的长13～20 cm,淡褐色,带紫色斑润,包围叶柄及花序柄,上部分离。幼株叶片轮廓心状箭形,全缘,腰部稍狭缩,两侧基部近圆形。成年植株叶片绿色,背淡,近革质,3全裂,裂片无柄或近无柄。佛焰苞污紫色、深紫色,具白色或绿白色宽条纹(宽1.5 mm),管部长4～6 cm,圆筒形,肉穗花序单性,雄花序紫色,长圆锥形,花疏子房绿紫色,顶部扁平,近五角形,下部棱状楔形,长5 mm,柱头明显突起,胚珠2,近纺锤形,白色,珠柄短,直立。浆果绿色,干时黄褐色,倒圆锥形,长达1.2 cm,粗5 mm,种子1～2,倒卵形或卵形,种皮淡褐色,骨质,表面泡沫状。

[自然生境]生于林下、灌丛或草坡。

[地理分布]万源市及周边地区。

[药用部位]块茎。

[功能主治]散瘀解毒、消肿止痛。

天南星

[异名]独角莲、狗爪南星、天南星、母子半夏、虎掌半夏、狗爪半夏。

[拉丁名]*Arisaema heterophyllum* Bl.

[形态特征]多年生宿根草本,高15～30 cm。块茎扁球形,直径2～4 cm。叶常单1,叶片鸟趾状分裂,裂片13～19,长圆形、倒披针形或长圆状倒卵形,顶端骤狭渐尖,基部楔形,过全缘,侧裂片长7.7～24.2 cm,宽2～6.5 cm,中央裂片最小。花柄长30～55 cm,从叶鞘中抽出;佛焰苞绿色,下部管状,上部下弯近成盔状;肉穗状花序两性和单性,单性花序雄花在下部;两性花序下部为雌花,上部疏生雄花,花序轴顶端的附属体鼠尾状,伸出。浆果熟时红色。

[自然生境]生于山坡、山谷阴湿处。

[地理分布]万源市及周边地区。

[药用部位] 块茎。

[功能主治] 燥湿化痰、祛风止痉、散结消肿。

湘南星

[拉丁名] *Arisaema hunanense* Hand. –Mazz.

[形态特征] 块茎扁球形, 直径2 cm, 鳞叶膜质, 线状披钎形, 内面的长10~15 cm。叶2, 叶柄长45~55 cm, 下部1/2具鞘; 叶片鸟足状分裂, 裂片7~9, 倒披针形, 长10~25 cm, 宽2.5~6.0 cm, 先端骤狭短渐尖, 基部渐狭, 中裂片具短柄, 比侧裂片大; 侧裂片无柄, 间距4~6 mm; 侧脉脉距4~6 mm, 集合脉距边缘3~5 mm。花序柄短于叶柄, 伸出叶柄鞘3~6 cm, 较粗壮。佛焰苞干时内面淡红色, 管部圆柱形, 长7 cm, 上部粗2 cm, 喉部边缘稍外卷; 檐部卵状披针形, 长渐尖, 长6 cm。肉穗花序单性, 雄花序长1.5 cm; 雌花序长2.5 cm; 附属器均无柄, 长圆锥形, 长4~7 cm, 中部粗1.0~4.5 mm, 向两头渐狭, 上部弯曲外伸, 或近直立, 先端外倾, 雌花序上的下部1.5 cm, 疏被长4~5 mm的钻形中性花或否, 雄花序上的光滑, 常较短。子房椭圆形, 长约3 mm, 花柱短, 柱头小, 画笔状。

[自然生境] 生于海拔200~750 m的地区。

[地理分布] 万源市及周边地区。

[药用部位] 块茎。

[功能主治] 散结消肿、燥湿化痰、祛风止痉。

花南星

[异名] 烂屁股、大麻芋子、花苞谷、蛇苞谷、狗爪半夏、虎掌、南星、黑南星、蛇杄棒、芋儿南星、大半夏、血理箭、麻芋子、虎芋、独脚莲、狗爪南星、虎爪南星、半边莲、白南星、绿南星、南星七、天南星、蛇磨芋、狼毒、大麦冬、蛇芋头、驴耳南星。

[拉丁名] *Arisaema lobatum* Engl

[形态特征] 块茎近球形, 直径1~4 cm。叶1或2; 叶3全裂, 中裂片具1.5~5.0 cm长的柄, 长圆形或椭圆形, 长8~22 cm, 侧裂片无柄, 长圆形, 外侧宽为内侧2倍, 下部1/3具宽耳, 长5~23 cm; 叶柄长17~35 cm, 下部1/2~2/3具鞘, 黄绿色, 有紫色斑块。花序梗与叶柄近等长, 常较短; 佛焰苞外面淡紫色, 管部漏斗状, 长4~7 cm, 上部直径1.0~2.5 cm, 喉部无耳, 斜截, 檐部披针形, 长4~7 cm, 深紫色或绿色; 雄肉穗花序长1.5~2.5 cm, 花疏; 雌花序圆柱形或近球形, 长1~2 cm; 附属器绿白色, 无斑点, 具长6 mm的细柄, 基部平截, 直径4~6 mm, 中部稍缢缩, 向上棒状, 先端钝圆, 长4~5 cm, 直立; 雄花具短梗, 花药2~3, 药室卵圆形, 青紫色, 顶孔纵裂; 雌花子房倒卵圆形, 无花柱。浆果种子3。

[自然生境] 生于林下、草坡或荒地。

[地理分布] 万源市及其周边地区。

[药用部位] 块茎。

[功能主治] 燥湿化痰、祛风消肿、散结, 用于嗽痰多、中风口眼㖞斜、半身不遂、小儿惊风、痈肿、毒蛇咬伤。

芋

[异名] 蹲鸱、莒、土芝、独皮叶、接骨草、青皮叶、毛芋、毛芋、芋艿、水芋、芋头、台芋、红芋。

[拉丁名] *Colocasia esculenta* (L.) Schott

[形态特征] 湿生草本。块茎通常卵形, 常生多数小球茎, 均富含淀粉。叶2~3枚或更多。叶柄长于叶片, 长20~90 cm, 绿色, 叶片卵状, 长20~50 cm, 先端短尖或短渐尖, 侧脉4对, 斜伸达叶缘, 后裂片浑圆, 合生长度达1/3~1/2, 弯缺较钝, 深3~5 cm, 基脉相交成30°角, 外侧脉2~3条, 内侧1~2条, 不显。花序柄常单生, 短于叶柄。佛焰苞长短不一, 一般为20 cm左右; 管部绿色, 长约4 cm, 粗2.2 cm, 长卵形; 檐部披针形或椭圆形, 长约17 cm, 展开成舟状, 边缘内卷, 淡黄色至绿白色。肉穗花序长约10 cm, 短于佛焰苞; 雌花序长圆锥状, 长3.0~3.5 cm, 下部粗1.2 cm; 中性花序长3.0~3.3 cm, 细圆柱状; 雄花序圆柱形, 长4~4.5 cm, 粗7 mm, 顶端骤

狭；附属器钻形，长约1 cm，粗不及1 mm。

[自然生境]适宜于温暖湿润的气候。

[地理分布]达川区、通川区、开江县、宣汉县、渠县、大竹县、万源市。

[药用部位]块茎。

[功能主治]块茎用于乳腺炎、口疮、痈肿疔疮、颈淋巴结核、烧伤、烫伤、外伤出血。叶用于荨麻疹、疮疥。

半夏

[异名]地文、守田、羊眼半夏、蝎子草、麻芋果、三步跳、和姑。

[拉丁名]*Pinellia ternata* (Thunb.) Breit.

[形态特征]块茎圆球形，直径1～2 cm。叶2～5；幼叶卵状心形或戟形，全缘，长2～3 cm，老株叶3全裂，裂片绿色，长圆状椭圆形或披针形，中裂片长3～10 cm，侧裂片稍短，全缘或具不明显浅波状圆齿；叶柄长15～20 cm，基部具鞘，鞘内、鞘部以上或叶片基部(叶柄顶端)有直径3～5 mm的珠芽。花序梗长25～30(～35)cm；佛焰苞绿色或绿白色，管部窄圆柱形，长1.5～2 cm，檐部长圆形，绿色，有时边缘青紫色，长4～5 cm；雌肉穗花序长2 cm，雄花序长5～7 mm，间隔33 mm；附属器绿色至青紫色，长6～10 cm，直立，有时弯曲；浆果卵圆形，黄绿色，花柱宿存。

[自然生境]生于草坡、荒地、玉米地、田边或疏林下。

[地理分布]达川区、通川区、开江县、宣汉县、渠县、大竹县、万源市。

[药用部位]干燥块茎。

[功能主治]燥湿化痰、降逆止呕、消痞散结。

石柑子

[异名]藤桔、铁板草、猛药、关刀草、石柑儿、巴岩姜、铁斑鸠、岩石焦、青竹标、伸筋草、小毛铜钱菜、落山葫芦、千年青、石百足、葫芦草、大疮花、石上蟾蜍草、百步藤、马连鞍、石葫芦、青葫芦茶、巴岩香、六扑风、上树葫芦、毒蛇上树、风瘫药、爬山虎、竹结草、百足藤、蜈蚣藤、石柑、紫苞石柑、龙州石柑、台湾石柑、长柄石柑。

[拉丁名]*Pothos chinensis* (Raf.) Merr.

[形态特征]附生藤本，株长0.4～6.0 m；茎亚木质，淡褐色，近圆柱形，具纵纹，直径约2 cm，节间长1～4 cm，节上常束生长1～3 cm的气生根分枝，枝下部常具1鳞叶，鳞叶线形，长4～8 cm，平行脉多数；枝圆柱形，因叶柄下延而具棱，有细条纹；节间长1～2 cm；叶椭圆形、披针状卵形或披针状长圆形，长6～13 cm，鲜时上面深绿色，中肋稍下凹，下面淡绿色，先端常有芒状尖头，侧脉4对，最下1对基出，弧形上升，细脉多数，近平行；叶柄倒卵状长圆形或楔形，长1～4 cm。花序腋生，基部具苞片4～5(～6)，苞片卵形，长5 mm，上部的渐大，纵脉多数；佛焰苞宽卵状，绿色，长8 mm，宽1(～1.5)cm，锐尖；肉穗花序椭圆形或近球形，淡绿色或淡黄色，浆果黄绿色至淡红色，卵圆形或长圆形，长约1 cm。

[自然生境]生于阴湿密林中，常匍匐于岩石上或附生于树干上。

[地理分布]渠县及周边地区。

[药用部位]全草。

[功能主治]祛风除湿、活血散瘀、消积、止咳。

独角莲

[异名]鸡心白附、芋叶半夏、麻芋子、疔毒豆、麦夫子、牛奶白附、禹白附、白附子、野芋、天南星、滴水参。

[拉丁名]*Typhonium giganteum* Engl.

[形态特征]块茎倒卵形、卵球形或卵状椭圆形，直径2～4 cm，被暗褐色鳞片，有7～8环状节，颈部生须根；幼叶内卷角状，后展开，箭形，长15～45 cm，宽9～25 cm，先端渐尖，基部箭状，后裂片叉开，1级侧脉7～8

对, 最下部的2条基部重叠, 集合脉与边缘相距5~6 mm; 叶柄圆柱形, 长约60 cm, 密生紫色斑点, 中部以下具膜质叶鞘; 1~2年生植株有1叶, 3~4年生的有3~4叶, 叶与花序同出。

[自然生境] 生于荒地、山坡、水沟旁。

[地理分布] 万源市及周边地区。

[药用部位] 块茎。

[功能主治] 燥湿化痰、祛风止痉、解毒散结, 对皮肤黏膜有强烈的刺激作用, 能祛风痰、逐寒湿、镇痉, 治头痛、口眼歪斜、半身不遂、破伤风、跌打损伤、肢体麻木、中风不语、淋巴结核、蛇虫咬伤等。

香蒲科 Typhaceae

长苞香蒲

[异名] 水蜡。

[拉丁名] *Typha angustata* Bory & Chaub.

[形态特征] 多年生水生或沼生草本。根状茎粗壮, 乳黄色, 先端白色。地上茎直立, 高0.7~2.5 m, 粗壮。叶片长40~150 cm, 宽0.3~0.8 cm, 上部扁平, 中部以下背面逐渐隆起, 下部横切面呈半圆形, 雌雄花序远离; 雄花序长7~30 cm, 花序轴具弯曲柔毛, 先端齿裂或否, 叶状苞片1~2枚, 长约32 cm, 宽约8 mm, 与雄花先后脱落; 雌花序位于下部, 长4.7~23.0 cm, 叶状苞片比叶宽, 花后脱落; 雄花通常由3枚雄蕊组成, 稀2枚, 花药长1.2~1.5 mm, 矩圆形, 花粉粒单体、球形、卵形或钝三角形; 雌花具小苞片; 小坚果纺锤形, 长约1.2 mm, 纵裂, 果皮具褐色斑点。种子黄褐色, 长约1 mm。

[自然生境] 生于湖泊、河流、池塘浅水处, 沼泽、沟渠亦常见。

[地理分布] 万源市及其周边地区。

[入药部位] 全草、花粉、果穗。

[功能主治] 花粉用于凉血、止血、活血消瘀。全草用于小便不利、乳痈。果穗用于外伤出血。

宽叶香蒲

[异名] 草芽、甘蒲、鬼蜡烛、醮石、蜡棒。

[拉丁名] *Typha latifolia* L.

[形态特征] 多年生水生或沼生草本。根状茎乳黄色, 先端白色。地上茎粗壮, 高1.0~2.5 m。叶条形, 叶片长45~95 cm, 宽0.5~1.5 cm, 光滑无毛, 上部扁平, 背面中部以下逐渐隆起; 下部横切面近新月形, 细胞间隙较大, 呈海绵状; 叶鞘抱茎。雌雄花序紧密相接; 花期时, 雄花序长3.5~12.0 cm, 比雌花序粗壮, 花序轴具灰白色弯曲柔毛, 叶状苞片1~3枚, 上部短小, 花后脱落; 雌花序长5.0~22.6 cm, 花后发育; 雄花通常由2枚雄蕊组成, 花药长约3 mm, 长矩圆形, 花粉粒正四合体, 纹饰网状, 花丝短于花药, 基部合生成短柄; 雌花无小苞片; 孕性雌花柱头披针形, 长1.0~1.2 mm, 花柱长2.5~3.0 mm, 子房披针形, 长约1 mm, 子房柄纤细, 长约4 mm; 不孕雌花子房倒圆锥形, 长0.6~1.2 mm, 宿存, 子房柄较粗壮, 不等长; 白色丝状毛明显短于花柱。小坚果披针形, 长1.0~1.2 mm, 褐色, 果皮通常无斑点。种子褐色, 椭圆形, 长不足1 mm。

[自然生境] 生于湖泊、池塘、沟渠、河流的缓流浅水带, 亦见于湿地和沼泽。

[地理分布] 宣汉县、渠县等地。

[入药部位] 花粉或根茎。

[功能主治] 清热凉血、利水消肿。

香蒲

[异名] 毛蜡烛。

[拉丁名] *Typha orientalis* Presl

[形态特征] 多年生草本。地下根状茎粗壮, 有节; 茎直立, 高1~2 m。叶线形, 宽5~10 mm, 基部鞘状, 抱茎, 具白色膜质边缘。穗状花序圆锥状, 雄花序与雌花序彼此连接, 雄花序在上, 较细, 长3~5 cm, 雄花无花

被, 雄蕊2~4, 花粉粒单生, 雌花序在下, 长6~15 cm, 雌花无小苞片, 有多数基生的白色长毛, 毛与柱头近相等, 子房长圆形, 有柄, 柱头匙形, 不育雌蕊棒状。小坚果有1纵沟。

[自然生境]生于池沼、湖泊、河边, 水稻田及水湿地。

[地理分布]达川区、通川区、大竹县等地。

[入药部位]叶、花、花粉及地下根。

[功能主治]消炎杀菌、止血镇痛、利尿消肿、活血化瘀、通淋。

莎草科 Cyperaceae

浆果薹草

[异名]山稗子、山高粱。

[拉丁名]*Carex baccans* Nees

[形态特征]根状茎木质。秆密丛生, 直立而粗壮, 高80~150 cm, 粗5~6 mm, 三棱形, 无毛, 中部以下生叶。叶基生和秆生, 长于秆, 平张, 宽8~12 mm, 下面光滑, 上面粗糙, 基部具红褐色, 分裂成网状的宿存叶鞘。雄花部分纤细, 具少数花, 长为雌花部分的1/2或1/3; 雌花部分具多数密生的花。雄花鳞片宽卵形, 长2.0~2.5 mm, 顶端具芒, 膜质, 栗褐色; 雌花鳞片宽卵形, 长2.0~2.5 mm, 顶端具长芒, 纸质, 紫褐色或栗褐色, 仅具1条绿色的中脉, 边缘白色膜质。小坚果椭圆形, 三棱形, 长3.0~3.5 mm, 成熟时褐色, 基部具短柄, 顶端具短尖; 花柱基部不增粗, 柱头3个。

[自然生境]生于海拔2 200~2 700 m的路旁、河边、潮湿灌丛下。

[地理分布]万源市、开江县、通川区。

[入药部位]全草、果实。

[功能主治]全草补中益气、活血调经、凉血止血, 用于月经不调、消化道出血。果实透表、止咳、补中利水、止血、调经。

褐果薹草

[异名]栗褐薹草。

[拉丁名]*Carex brunnea* Thunb.

[形态特征]根状茎短, 无地下匍匐茎。秆密丛生, 细长, 高40~70 cm, 锐三棱形, 平滑, 基部具较多叶。叶长于或短于秆, 宽2~3 mm, 下部对折, 向上渐平展, 两面及边缘均粗糙, 具鞘; 鞘短, 一般不超过5 cm, 常在膜质部分开裂。雄花鳞片卵形或狭卵形, 长约3 mm, 顶端急尖, 膜质, 黄褐色, 背面具1条脉; 雌花鳞片卵形, 长约2.5 mm, 顶端急尖或钝, 无短尖, 膜质, 淡黄褐色, 具褐色短条纹, 背面具3条脉。果囊近于直立, 长于鳞片, 椭圆形或近圆形, 扁平凸状, 长约3.0~3.5 mm, 膜质, 褐色, 背面具9条细脉, 两面均被白色短硬毛, 基部急缩成短柄, 顶端急狭成短喙, 喙长不及1 mm, 顶端具二齿。小坚果紧包于果囊内, 近圆形, 扁双凸状, 黄褐色。

[自然生境]生于林下、灌丛、山坡阴湿处。

[地理分布]万源市。

[入药部位]全草。

[功能主治]收敛、止痒。

十字薹草

[异名]十字苔草。

[拉丁名]*Carex cruciata* Wahlenb.

[形态特征]根状茎粗壮, 木质, 具匍匐枝, 须根甚密。秆丛生, 高40~90 cm, 粗3~5 mm, 坚挺, 三棱形, 平滑。叶基生和秆生, 长于秆, 扁平, 宽4~13 mm, 下面粗糙, 上面光滑, 边缘具短刺毛, 基部具暗褐色、分裂成纤维状的宿存叶鞘。雄花部分与雌花部分近等长。雄花鳞片披针形, 长约2.5 mm, 顶端渐尖, 具短尖, 膜质, 淡褐白色, 密生棕褐色斑点和短线; 雌花鳞片卵形, 长约2 mm, 顶端钝, 具短芒, 膜质, 淡褐色, 密生褐色斑点

和短线, 具3条脉; 小坚果卵状椭圆形, 三棱形, 长约1.5 mm, 成熟时暗褐色; 花柱基部增粗, 柱头3个。

[自然生境] 生于山坡草地、林下、灌丛、水边。

[地理分布] 万源市。

[入药部位] 全草。

[功能主治] 凉血、止血、解表透疹, 用于痢疾、麻疹不透、消化不良。

签草

[异名] 芒尖苔草。

[拉丁名] *Carex doniana* Spreng.

[形态特征] 根状茎短, 具细长的地下匍匐茎。秆高30～60 cm, 较粗壮。叶稍长或近等长于秆, 宽5～12 mm。苞片叶状, 向上部的渐狭成线形, 长于小穗, 不具鞘。小穗3～6个, 下面的1～2个小穗间距稍长, 上面的较密集生于秆的上端, 顶生小穗为雄小穗, 线状圆柱形, 长3～7.5 cm, 具柄。雄花鳞片披针形或卵状披针形, 长3～3.5 mm, 顶端渐尖成短尖, 膜质, 淡黄色, 有的稍带淡褐色, 具1条绿色的中脉; 雌花鳞片卵状披针形, 长约2.5 mm, 顶端具短尖, 膜质, 淡黄色或稍带淡褐色, 具1条绿色中脉。小坚果稍松地包于果囊内, 倒卵形, 三棱形, 长约1.8 mm, 深黄色, 顶端具小短尖; 花柱基部不增粗, 柱头3个, 细长, 果期不脱落。

[自然生境] 生于海拔1 600～2 300 m的山坡草丛。

[地理分布] 万源市。

[入药部位] 全草。

[功能主治] 收敛、止痒, 用于湿疹、黄水疮。

舌叶薹草

[拉丁名] *Carex ligulata* Nees

[形态特征] 根状茎粗短, 木质, 无地下匍匐茎, 具较多须根。秆疏丛生, 高35～70 cm, 三棱形, 较粗壮。叶上部的长于秆, 下部的叶片短, 宽6～12 mm, 有时可达15 mm。苞片叶状, 长于花序。雌花鳞片卵形或宽卵形, 长约3 mm, 顶端急尖, 常具短尖, 膜质, 淡褐黄色, 具锈色短条纹, 无毛, 中间具绿色中脉。果囊近直立, 长于鳞片, 倒卵形, 钝三棱形, 长4～5 mm, 绿褐色, 具锈色短条纹, 密被白色短硬毛, 具两条明显的侧脉, 基部渐狭呈楔形, 顶端急狭成中等长的喙, 喙口具两短齿。小坚果紧包于果囊内, 椭圆形, 三棱形, 长2.5～3 mm, 棕色, 平滑; 花柱短, 基部稍增粗, 柱头3个。

[自然生境] 生于海拔2 400 m的林下。

[地理分布] 万源市、大竹县。

[入药部位] 全草。

[功能主治] 解表透疹、理气健脾, 用于痢疾、麻疹不出、消化不良、风热感冒。

宝兴薹草

[拉丁名] *Carex moupinensis* Franch.

[形态特征] 根状茎长而匍匐, 木质。秆高20～50 cm, 粗3～4 mm, 坚挺, 三棱形, 自基部以上至花序以下生叶, 基部具褐色的宿存叶鞘。叶长于或短于秆; 叶片平张, 宽3～5 mm, 下面初时疏被短柔毛, 后渐变无毛, 有乳头状突起, 上面明显粗糙, 叶鞘长, 鞘口疏被长柔毛。圆锥花序复出, 长10～20 cm, 具4～10个支花序; 支花序近伞房状, 长2～3 cm, 宽1.5～2.0 cm, 单生, 具5～12个小穗。雄花鳞片披针形, 长2.5～3.5 mm, 顶端渐尖, 膜质, 褐色, 具1条中脉; 雌花鳞片披针形, 长2.5～3.5 mm, 顶端渐尖, 褐白色, 密生棕褐色斑点, 具狭的白色膜质边缘, 有1条中脉。小坚果倒卵形, 三棱形, 长约1.2 mm, 成熟时黄白色; 花柱基部增粗, 柱头3个。

[自然生境] 生于山坡阴处、路旁、沟边。

[地理分布] 大竹县。

[入药部位] 全草。

[功能主治]用于痢疾、麻疹不出、消化不良等。

云雾薹草

[异名]无翅苔草、云雾苔草、聚生穗序苔、云孩苔。

[拉丁名]*Carex nubigena* D. Don

[形态特征]根状茎短。秆丛生,高10~70 cm,三棱形,上部粗糙,下部平滑,基部具棕褐色无叶片的叶鞘。叶短于秆,宽1~2 mm,线形,平张或对折,先端渐尖,基部叶鞘腹面膜质部分无皱纹,具紫红色小点。苞片下部的1~2枚叶状,绿色,显著长于花序,上部的刚毛状。小穗多数,卵形,长5~9 mm,宽4~6 mm,雄雌顺序;穗状花序长圆状圆柱形,长2.5~5.0 cm,宽7~10 mm,先端密集,下部离生,有的基部小穗分枝;雌花鳞片卵形,先端锐尖,具短芒尖,长2.5~2.8 mm,膜质,白绿色,中间绿色,具1条脉。

[自然生境]生于海拔1 350~3 700 m的地区。

[地理分布]万源市。

[入药部位]全草。

[功能主治]用于痛经、经闭。

仙台薹草

[异名]山岩草、仙台苔草、锈鳞苔草。

[拉丁名]*Carex sendaica* Franch.

[形态特征]根状茎细长,具地下匍匐茎。秆密丛生,高10~35 cm,细弱,三棱形,平滑,向顶端稍粗糙。叶基生,短或等长于秆,宽2~3 mm,平展或有的折合,边缘粗糙,具鞘。苞片下面的呈线形,上面的呈刚毛状,具鞘。小穗3~4个,单生于苞片鞘内,间距最长达5.5 cm,向顶端间距渐短,雄雌顺序,顶生小穗雄花部分较雌花部分长,侧生小穗常雌花部分长于雄花部分,小穗长圆形,长8~15 mm,具几朵至10余朵较密生的雌花。雄花鳞片卵状披针形,长约3.5 mm,顶端急尖或钝,膜质,褐色,背面具1条中脉;雌花鳞片卵形,长2.0~2.5 mm,顶端急尖,无短尖,膜质,红棕色,背面具3条脉。小坚果紧包于果囊内,近圆形,扁平凸状,长约2 mm,淡黄色,无柄。

[自然生境]生于海拔150~1 850 m的地区,多生于草丛中、山坡阴处、灌木丛中、山沟边或岩石缝中。

[地理分布]万源市。

[入药部位]根。

[功能主治]理气、健脾、活血,用于胃病、月经不调。

宽叶薹草

[异名]崖棕。

[拉丁名]*Carex siderosticta* Hance

[形态特征]根状茎长。花茎近基部的叶鞘无叶片,淡棕褐色,营养茎的叶长圆状披针形,长10~20 cm,宽1~2.5(~3)cm,有时具白色条纹,中脉及2条侧脉较明显,上面无毛,下面沿脉疏生柔毛。花茎高达30 cm,苞鞘上部膨大似佛焰苞状,长2.0~2.5 cm,苞片长5~10 mm。雄花鳞片披针状长圆形,先端尖,长5~6 mm,两侧透明膜质,中间绿色,具3条脉;雌花鳞片椭圆状长圆形至披针状长圆形,先端钝,长4~5 cm,两侧透明膜质,中间绿色,具3条脉,遍生稀疏锈点。小坚果紧包于果囊中,椭圆形,三棱形,长约2 mm;花柱宿存,基部不膨大,顶端稍伸出果囊之外,柱头3个。

[自然生境]生于海拔1 000~2 000 m的针阔叶混交林或阔叶林下或林缘。

[地理分布]万源市。

[入药部位]全草、根状茎、根。

[功能主治]全草活血化瘀、通经活络,用于月经不调、经闭。根活血化瘀、通经活络、补血、养血,用于妇人气血虚弱、倦怠无力、劳伤。根状茎清热、凉血、止血、利尿。

风车草

［异名］麻叶风轮菜。

［拉丁名］*Cyperus alternifolius* L

［形态特征］多年生直立草本，根茎木质。茎高25～80 cm，钝四棱形，具细条纹，坚硬，基部半木质，常带紫红色。叶卵圆形、卵状长圆形至卵状披针形，长3.0～5.5 cm，宽1.2～3.0 cm，先端钝或急尖，基部近平截至圆形，边缘锯齿状，坚纸质，上面榄绿色，被极疏的短硬毛，下面略淡。轮伞花序多花密集，半球形，位于下部者直径达3 cm，上部者直径约2 cm，彼此远隔；花萼狭管状，长约8 mm，上部染紫红色，13脉，外面主要沿脉上被白色纤毛，余部被微柔毛。花冠紫红色，长约1.2厘。雄蕊4，前对稍长，几不露出或微露出，花药2室，室略叉开。花柱微露出，先端不相等2浅裂，裂片扁平。花盘平顶。子房无毛。小坚果倒卵形，长约1 mm，宽约0.8 mm，褐色，无毛。

［自然生境］生于海拔300～2 200 m的路旁、林下、荒坡草丛中。

［地理分布］万源市、开江县、通川区。

［入药部位］全草。

［功能主治］清热解毒、疏风消肿、止痢、活血止血，用于感冒、中暑、痢疾、肝炎、急性胆囊炎、痄腮、目赤红肿、疔疮肿毒、皮肤瘙痒、妇女各种出血、尿血、外伤出血。

异型莎草

［异名］咸草、王母钗。

［拉丁名］*Cyperus difformis* L.

［形态特征］一年生草本，根为须根。秆丛生，稍粗或细弱，高2～65 cm，扁三棱形，平滑。叶短于秆，宽2～6 mm，平张或折合；叶鞘稍长，褐色。苞片2枚，少3枚，叶状，长于花序；长侧枝聚伞花序简单，少数为复出，具3～9个辐射枝，辐射枝长短不等最长达2.5 cm，或有时近于无花梗；头状花序球形，具极多数小穗，直径5～15 mm；小穗密聚，披针形或线形，长2～8 mm，宽约1 mm，具8～28朵花；小穗轴无翅；鳞片排列稍松，膜质，近于扁圆形，顶端圆，长不及1 mm，中间淡黄色，两侧深红紫色或栗色，边缘具白色透明的边，具3条不很明显的脉；雄蕊2，有时1枚，花药椭圆形，药隔不凸出于花药顶端；花柱极短，柱头3个，短。小坚果倒卵状椭圆形，三棱形，淡黄色。

［自然生境］生于海拔2 000 m以下的荒坡、草地、稻田。

［地理分布］万源市、开江县。

［入药部位］全草。

［功能主治］行气止痛、活血通经、通淋、利小便，用于热淋、小便不通、跌打损伤、吐衄。

碎米莎草

［异名］三方草。

［拉丁名］*Cyperus iria* L.

［形态特征］一年生草本，无根状茎，具须根。秆丛生，细弱或稍粗壮，高8～85 cm，扁三棱形，基部具少数叶，叶短于秆，宽2～5 mm，平张或折合，叶鞘红棕色或棕紫色。叶状苞片3～5枚，下面的2～3枚常较花序长；穗状花序卵形或长圆状卵形，长1～4 cm，具5～22个小穗；小穗轴上近于无翅；鳞片排列疏松，膜质，宽倒卵形，顶端微缺，具极短的短尖，不凸出于鳞片的顶端，背面具龙骨状突起，绿色，有3～5条脉，两侧呈黄色或麦秆黄色，上端具白色透明的边；雄蕊3，花丝着生在环形的胼胝体上，花药短，椭圆形，药隔不凸出于花药顶端；花柱短，柱头3个。小坚果倒卵形或椭圆形，三棱形，与鳞片等长，褐色，具密的微突起细点。

［自然生境］生于海拔3 300 m以下的湿润肥沃的水边、沙地。

［地理分布］万源市、开江县、通川区。

［入药部位］根、全草。

[功能主治]根行气、破血、消积止痛,用于慢性子宫炎、经闭、产后腹痛、消化不良。全草活血调经、止痛、除风湿、利尿,用于月经不调、痛经、经闭、风湿筋骨疼痛。

香附子

[异名]莎草。

[拉丁名]*Cyperus rotundus* L.

[形态特征]多年生草本,茎高20~40 cm,锐三棱形,基部呈块茎状。匍匐根状茎长,先端具肥大纺锤形的块茎,外皮紫褐色,有棕色毛或黑褐色的毛状物。叶窄线形,短于茎,宽2~5 mm;鞘棕色,常裂成纤维状。叶状苞片2~5片,长于花序或短于花序;长侧枝聚伞花序简单或复出,辐射枝3~10条;穗状花序稍疏松,为陀螺形,具小穗3~10个,小穗线形,长1~3 cm,具花8~28朵,小穗轴具较宽、白色透明的翅;鳞片覆瓦状排列,膜质,卵形或长圆状卵形,长约3 mm,中间绿色,两侧紫红色或红棕色,具脉5~7条;雄蕊3枚,花药线形,暗血红色;花柱长,柱头3个,细长,伸出鳞片外。小坚果长圆状倒卵形。

[自然生境]生于海拔2 100 m以下的向阳干燥的路旁、荒地。

[地理分布]万源市、大竹县、开江县、通川区、渠县。

[入药部位]块茎、茎叶。

[功能主治]块根理气、疏肝解郁、止血、活血调经、止痛、健胃,用于肝郁气滞、肝胃不和、气郁不舒、胸腹胁肋胀痛、痰饮痞满、胸闷、呕吐吞酸、腹痛、肝痛、胃痛、月经不调、崩漏带下、痛经。茎叶行气、开郁、祛风,用于胸闷不舒、皮肤风痒、痈肿。

丛毛羊胡子草

[异名]丛毛绵管、丛毛绵菅、猴茅草、龙须草。

[拉丁名]*Eriophorum comosum* (Wall.) Nees

[形态特征]多年生草本,具短而粗的根状茎。秆生叶不存在,具多数基生叶,叶片线形,边缘向内卷,具细锯齿,渐向上渐狭成刚毛状,顶端三棱形,其长超过花序,宽0.5~1.0 mm。叶状苞片长于花序;小苞片披针形,上部刚毛状,边缘有细齿;长侧枝聚伞花序伞房状,长6~22 cm,具极多数小穗;空鳞片两大两小,小的长约为大的1/2,卵形,顶端具小短尖,褐色,膜质,中肋明显,呈龙骨状突起,有花鳞片形同空鳞片而稍大,长2.3~3.0 mm;下位刚毛极多数,成熟时长超过鳞片;雄蕊2,花药顶端具紫黑色、披针形的短尖,短尖长约为药的1/3;柱头3个。小坚果狭长圆形,扁三棱形,顶端尖锐,有喙,深褐色,有的下部具棕色斑点,长(速喙在内)2.5 mm,宽约0.5 mm。

[自然生境]生于海拔3 000 m以下的湿润石缝中、田边、荒地。

[地理分布]万源市、开江县。

[入药部位]全草、花。

[功能主治]全草清热解毒、祛风除湿、止咳、止血、舒筋活络,用于风湿骨痛、痈肿疮毒、跌打损伤、肝炎、肠炎。花止咳平喘,用于喘咳、感冒、咳嗽。

水虱草

[异名]芝麻关草、笔帚草、鹅草。

[拉丁名]*Fimbristylis miliacea* (L.) Vahl

[形态特征]无根状茎。秆丛生,高(1.5~)10.0~60.0 cm,扁四棱形。叶长于或短于秆或与秆等长,侧扁,套褶,剑状,边上有稀疏细齿,向顶端渐狭成刚毛状,宽(1.0~)1.5~2.0 mm;苞片2~4枚,刚毛状,基部宽,具锈色、膜质的边,较花序短;长侧枝聚伞花序复出或多次复出,很少简单,有许多小穗;辐射枝3~6个,细而粗糙,长0.8~5.0 cm;小穗单生于辐射枝顶端,球形或近球形,顶端极钝,长1.5~5.0 mm,宽1.5~2.0 mm;雄蕊2,花药长圆形,顶端钝,长0.75 mm,为花丝长的1/2;花柱三棱形,基部稍膨大,无缘毛,柱头3,为花柱长的1/2。小坚果倒卵形或宽倒卵形,钝三棱形,长1 mm,麦秆黄色,具疣状突起和横长圆形网纹。

[自然生境]生于海拔2 500 m以下的溪边草地、沼泽、水田、荒坡草地。

[地理分布]万源市。

[入药部位]全草。

[功能主治]清热利尿、解毒消肿、祛痰、平喘、活血,用于暑热少尿、支气管炎、尿赤、胃肠炎、小腿劳伤肿痛、劳伤咳嗽、跌打损伤、小便不利。

短叶水蜈蚣

[异名]水蜈蚣、金钮草。

[拉丁名]*Kyllinga brevifolia* Rottb.

[形态特征]根状茎长而匍匐,外被膜质、褐色的鳞片,具多数节间,节间长约1.5 cm,每一节上长一秆。叶柔弱,短于或稍长于秆,宽2～4 mm,平张,上部边缘和背面中肋上具细刺。叶状苞片3枚,极展开,后期常向下反折;穗状花序单个,极少2或3个,球形或卵球形,长5～11 mm,宽4.5～10.0 mm,具极多数密生的小穗。小穗长圆状披针形或披针形,压扁,长约3 mm,宽0.8～1.0 mm,具1朵花;鳞片膜质,长2.8～3.0 mm,下面鳞片短于上面的鳞片,白色,具锈斑,少为麦秆黄色,背面的龙骨状突起,绿色,具刺,顶端延伸成外弯的短尖,脉5～7条;雄蕊1～3个,花药线形;花柱细长,柱头2个,长不及花柱的1/2。小坚果倒卵状长圆形,扁双凸状,长约为鳞片的1/2,表面具密的细点。

[自然生境]生于海拔600 m以下的山坡荒地、路旁草丛中、田边草地、溪边、海边沙滩上。

[地理分布]万源市、大竹县、开江县。

[入药部位]带根茎的全草。

[功能主治]疏风解表、清热利湿、活血解毒,用于感冒发热头痛、急性支气管炎、百日咳、疟疾、黄疸、痢疾、乳糜烂、疮疡肿毒、皮肤瘙痒、毒蛇咬伤、风湿性关节炎、跌打损伤。

砖子苗

[异名]大香附子、三棱草。

[拉丁名]*Mariscus sumatrensis* (Retz.) T. Koyama

[形态特征]根状茎短。秆疏丛生,高10～50 cm,锐三棱形,平滑,基部膨大,具稍多叶。叶短于秆或几与秆等长,宽3～6 mm,下部常折合,向上渐成平张,边缘不粗糙;叶鞘褐色或红棕色。叶状苞片5～8枚,通常长于花序,斜展;穗状花序圆筒形或长圆形,长10～25 mm,宽6～10 mm,具多数密生的小穗;小穗平展或稍俯垂,线状披针形,长3～5 mm,宽约0.7 mm,具1～2个小坚果;小穗轴具宽翅,翅披针形,白色透明;鳞片膜质,长圆形,顶端钝,无短尖,长约3 mm,边缘常内卷,淡黄色或绿白色,背面具多数脉,中间3条脉明显,绿色;雄蕊3,花药线形,药隔稍凸出;花柱短,柱头3个,细长。小坚果狭长圆形,三棱形,长约为鳞片的2/3,初期麦秆黄色,表面具微突起细点。

[自然生境]生于向阳山坡、林缘、路旁草丛、溪边、松林下。

[地理分布]万源市、大竹县、开江县、通川区。

[入药部位]全草、根。

[功能主治]根祛风止痒、化痰、解郁、调经止痛、行气解表、除湿,用于感冒、子宫内膜炎、皮肤瘙痒、月经不调、血崩、产后腹痛、跌打损伤、风湿关节炎。全草祛风止痒、解郁调经,用于皮肤瘙痒、月经不调、血崩。

百球藨草

[异名]马草。

[拉丁名]*Scirpus rosthornii* Diels

[形态特征]根状茎短。秆粗壮,高70～100 cm,坚硬,三棱形,有节,节间长,具秆生叶。叶较坚挺,宽6～15 mm,叶片边缘和下面中肋上粗糙;叶鞘长3～12 cm,具突起的横脉。叶状苞片3～5枚;多次复出长侧枝聚伞花序大,顶生,具6～7个第一次辐射枝,辐射枝稍粗壮,长可达12 cm,各次辐射枝均粗糙;4～15个小穗聚

合成头状着生于辐射枝顶端；小穗无柄，卵形或椭圆形，顶端近于圆形，长2～3 mm，宽约1.5 mm，具多数很小的花；鳞片宽卵形，顶端纯，长约1 mm，具3条脉，两条侧脉明显地隆起，两侧脉间黄绿色，其余为麦秆黄色或棕色，后来变为深褐色；下位刚毛2～3条，较小坚果稍长，直，中部以上有顺刺；柱头2个。小坚果椭圆形或近于圆形，双凸状，长0.6～0.7 mm，黄色。

［自然生境］生于海拔600～2 400 m的林下、山坡、路旁、溪边、潮湿处。

［地理分布］万源市、大竹县

［入药部位］全草。

［功能主治］清热解毒、凉血、利尿，用于肺痨咳嗽、风火牙疼、白带。

姜科 Zingiberaceae

华山姜

［异名］廉姜、山姜。

［拉丁名］*Alpinia chinensis* (Retz.) Rosc.

［形态特征］株高约1 m。叶披针形或卵状披针形，长20～30 cm，宽3～10 cm，顶端渐尖或尾状渐尖，基部渐狭，两面均无毛；叶柄长约5 mm；叶舌膜质，长4～10 mm，2裂，具缘毛。花组成狭圆锥花序，长15～30 cm，分枝短，长3～10 mm，其上有花2～4朵；小苞片长1～3 mm，花时脱落；花白色，萼管状，长5 mm，顶端具3齿；花冠管略超出，花冠裂片长圆形，长约6 mm，后方的1枚稍较大，兜状；唇瓣卵形，长6～7 mm，顶端微凹，侧生退化雄蕊2枚，钻状，长约1 mm；花丝长约5 mm，花药长约3 mm；子房无毛。果球形，直径5～8 mm。

［自然生境］生于林荫下。

［地理分布］大竹县。

［入药部位］根状茎。

［功能主治］止咳平喘、温中暖胃、散寒止痛，用于寒咳喘、胃气痛、风湿关节疼痛、跌打瘀血停滞、月经不调、无名肿毒。

山姜

［异名］土砂仁、箭杆风、九节莲。

［拉丁名］*Alpinia japonica* (Thunb.) Miq.

［形态特征］株高35～70 cm，具横生、分枝的根茎；叶片通常2～5片，叶片披针形，倒披针形或狭长椭圆形，长25～40 cm，宽4～7 cm，两端渐尖，顶端具小尖头，两面，特别是叶背被短柔毛，近无柄至具长达2 cm的叶柄；叶舌2裂，长约2 mm，被短柔毛。总状花序顶生，长15～30 cm，花序轴密生绒毛；总苞片披针形，长约9 cm，开花时脱落；小苞片极小，早落；花萼棒状，长1.0～1.2 cm，被短柔毛，顶端3齿裂；花冠管长约1 cm，被小疏柔毛，花冠裂片长圆形，长约1 cm，外被绒毛；唇瓣卵形，宽约6 mm，白色而具红色脉纹，顶端2裂，边缘具不整齐缺刻；雄蕊长1.2～1.4 cm；子房密被绒毛。果球形或椭圆形，直径1.0～1.5 cm，被短柔毛，熟时橙红色，顶有宿存的萼筒；种子多角形，长约5 mm，直径约3 mm，有樟脑味。

［自然生境］生于阴湿肥沃的灌丛、沟边。

［地理分布］渠县。

［入药部位］全草、根和果实。

［功能主治］全草温中散寒、祛风除湿、平喘、止痛，用于脘腹冷痛、风湿痹痛。根及果实行气止痛、祛风除湿、祛瘀、解毒，用于风湿骨痛、胃痛、跌打损伤、牙痛、痛经、痈疽肿毒、劳伤吐血、月经不调、无名肿毒。

姜黄

［异名］黄姜、毛黄姜、黄丝郁金。

［拉丁名］*Curcuma longa* L.

［形态特征］株高1.0～1.5 m，根茎很发达，成丛，分枝很多，椭圆形或圆柱状，橙黄色，极香；根粗壮，末

端膨大呈块根。叶每株5～7片，叶片长圆形或椭圆形，长30～45（～90）cm，宽15～18 cm，顶端短渐尖，基部渐狭，绿色，两面均无毛；叶柄长20～45 cm。花葶由叶鞘内抽出，总花梗长12～20 cm；穗状花序圆柱状，长12～18 cm，直径4～9 cm；苞片卵形或长圆形，长3～5 cm，顶端钝，上部无花的较狭，顶端尖，开展，白色，边缘染淡红晕；花萼长8～12 mm，具不等的钝3齿，被微柔毛；花冠淡黄色，管长达3 cm，上部膨大，裂片三角形，长1.0～1.5 cm，后方的1片稍较大，具细尖头；侧生退化雄蕊比唇瓣短，与花丝及唇瓣的基部相连成管状；唇瓣倒卵形，长1.2～2.0 cm，淡黄色，中部深黄，花药无毛，药室基部具2角状的距；子房被微毛。

[自然生境] 生于海拔1 000 m以下的向阳深厚砂质土壤。

[地理分布] 渠县。

[入药部位] 根茎。

[功能主治] 破血行气、除痞破瘀、通经止痛、解郁、凉血，用于心腹痞满胀痛、臂痛、风湿痹痛、黄疸水肿、痈疽肿毒、妇女血瘀经闭、产后瘀停腹痛、跌扑损伤、痈肿、血积腹痛、慢性肝炎、胆囊炎、月经不调、脐腹刺痛、癥瘕痞块。

舞花姜

[异名] 苞谷姜、加罗姜。

[拉丁名] *Globba racemosa* smith

[形态特征] 株高0.6～1.0 m；茎基膨大。叶片长圆形或卵状披针形，长12～20 cm，宽4～5 cm，顶端尾尖，基部急尖，叶片二面的脉上疏被柔毛或无毛，无柄或具短柄；叶舌及叶鞘口具缘毛。圆锥花序顶生，长15～20 cm，苞片早落，小苞片长约2 mm；花黄色，各部均具橙色腺点；花萼管漏斗形，长4～5 mm，顶端具3齿；花冠管长约1 cm，裂片反折，长约5 mm；侧生退化雄蕊披针形，与花冠裂片等长；唇瓣倒楔形，长约7 mm，顶端2裂，反折，生于花丝基部稍上处，花丝长10～12 mm，花药长4 mm，两侧无翅状附属体。蒴果椭圆形，直径约1 cm，无疣状突起。

[自然生境] 生于海拔1 400 m以下的林下阴湿处。

[地理分布] 通川区、开江县。

[入药部位] 根状茎和果实。

[功能主治] 根状茎用于急性水肿、崩漏、劳伤、咳嗽痰喘、腹胀。果实健胃。

姜花

[异名] 良姜笋、水姜活、水良姜、土羌活、路边姜。

[拉丁名] *Hedychium coronarium* Koen.

[形态特征] 茎高1～2 m。叶片长圆状披针形或披针形，长20～40 cm，宽4.5～8.0 cm，顶端长渐尖，基部急尖，叶面光滑，叶背被短柔毛；无柄；叶舌薄膜质，长2～3 cm。穗状花序顶生，椭圆形，长10～20 cm，宽4～8 cm；苞片呈覆瓦状排列，卵圆形，长4.5～5.0 cm，宽2.5～4.0 cm，每一苞片内有花2～3朵；花芬芳，白色，花萼管长约4 cm，顶端一侧开裂；花冠管纤细，长8 cm，裂片披针形，长约5 cm，后方的1枚呈兜状，顶端具小尖头；侧生退化雄蕊长圆状披针形，长约5 cm；唇瓣倒心形，长和宽约6 cm，白色，基部稍黄，顶端2裂；花丝长约3 cm，花药室长1.5 cm；子房被绢毛。

[自然生境] 生于丘陵、坝区。

[地理分布] 通川区、开江县。

[入药部位] 根状茎。

[功能主治] 祛风除湿、温中散寒，用于感冒、头痛身痛、风湿筋骨疼痛、跌打损伤、寒湿白带。

黄姜花

[异名] 月家草。

[拉丁名] *Hedychium flavum* Roxb.

[形态特征] 茎高1.5～2 m; 叶片长圆状披针形或披针形, 长25～45 cm, 宽5～8.5 cm, 顶端渐尖, 并具尾尖, 基部渐狭, 两面均无毛; 无柄; 叶舌膜质, 披针形, 长2～5 cm。穗状花序长圆形, 长约10 cm, 宽约5 cm; 苞片覆瓦状排列, 长圆状卵形, 长4～6 cm, 宽1.5～3 cm, 顶端边缘具髯毛, 每一苞片内有花3朵; 小苞片长约2 cm, 内卷呈筒状; 花黄色, 花萼管长4 cm, 外被粗长毛, 顶端一侧开裂; 花冠管较萼管略长, 裂片线形, 长约3 cm; 侧生退化雄蕊倒披针形, 长约3 cm, 宽约8 mm; 唇瓣倒心形, 长约4 cm, 宽约2.5 cm, 黄色, 当中有一个橙色的斑, 顶端微凹, 基部有短瓣柄; 花丝长约3 cm, 花药长1.2～1.5 cm, 弯曲, 柱头漏斗形, 子房被长粗毛。

[自然生境] 生于海拔900～1 200 m的灌木林下、沟边。

[地理分布] 大竹县

[入药部位] 根状茎和花油。

[功能主治] 花油芳香健胃。根状茎用于咳嗽。

阳荷

[异名] 白蘘荷、野姜、野良姜。

[拉丁名] *Zingiber striolatum* Diels

[形态特征] 株高1～1.5 m; 根茎白色, 微有芳香味。叶片披针形或椭圆状披针形, 长25～35 cm, 宽3～6 cm, 顶端具尾尖, 基部渐狭, 叶背被极疏柔毛至无毛; 叶柄长0.8～1.2 cm; 叶舌2裂, 膜质, 长4～7 mm, 具褐色条纹。总花梗被2～3枚鳞片; 花序近卵形, 苞片红色, 宽卵形或椭圆形, 长3.5～5 cm, 被疏柔毛; 花萼长5 cm, 膜质; 花冠管白色, 长4～6 cm, 裂片长圆状披针形, 长3.0～3.5 cm, 白色或稍带黄色, 有紫褐色条纹; 唇瓣倒卵形, 长3 cm, 宽2.6 cm, 浅紫色, 侧裂片长约5 mm; 花丝极短, 花药室披针形, 长1.5 cm, 药隔附属体喙状, 长1.5 cm。蒴果长3.5 cm, 熟时开裂成3瓣, 内果皮红色; 种子黑色, 被白色假种皮。

[自然生境] 生于海拔2 300 m的次生林下、溪边。

[地理分布] 通川区、达川区、开江县、宣汉县、渠县、大竹县、万源市。

[入药部位] 根茎。

[功能主治] 根茎活血调经、镇咳祛痰、消肿解毒、消积健胃, 用于便秘、糖尿病、泄泻、痢疾。

美人蕉科 Cannaceae

美人蕉

[异名] 小芭蕉头、状元红。

[拉丁名] *Canna indica* L.

[形态特征] 植株全部绿色, 高可达1.5 m。叶片卵状长圆形, 长10～30 cm, 宽达10 cm。总状花序疏花; 略超出于叶片之上; 花红色, 单生; 苞片卵形, 绿色, 长1.2 cm; 萼片3, 披针形, 长约1 cm, 绿色而有时染红; 花冠管长不及1 cm, 花冠裂片披针形, 长3～3.5 cm, 绿色或红色; 蒴果绿色, 长卵形, 有软刺, 长1.2～1.8 cm。

[自然生境] 栽培于海拔1 500 m以下的地区。

[地理分布] 大竹县、通川区。

[入药部位] 花与根状茎。

[功能主治] 根状茎清热解毒、凉血、利湿、安神、补脾、固肾、降压、止血消肿, 用于黄疸型肝炎、神经官能症、虚肿、高血压、红崩白带、急性肝炎、久痢、咯血、遗尿、遗精、月经不调、疮毒、痈肿。花止血, 用于刀伤及其他外伤出血。

兰科 Orchidaceae

西南齿唇兰

[异名] 锺氏金线莲、锺氏齿唇兰、西南开唇兰。

[拉丁名] *Anoectochilus elwesii* (Clarke & Hook. f.) King & Pantl.

[形态特征] 植株高15～25 cm。根状茎伸长, 匍匐, 肉质, 具节, 节上生根。茎向上伸展或直立, 圆柱形,, 无

毛,具6～7枚叶。叶片卵形或卵状披针形,上面暗紫色或深绿色,背面淡红色或淡绿色。总状花序具2～4朵较疏生的花;花大,倒置;萼片绿色或为白色;花瓣白色,质地较萼片薄,斜半卵形,镰状,基部收狭,前部渐狭或骤狭成长或短的尖头,具1脉,两侧极不等宽,外侧较其内侧宽很多,稍向内弯,无毛;唇瓣白色,向前伸展。

[自然生境]生于海拔300～1 500 m的山坡或沟谷常绿阔叶林下阴湿处。

[地理分布]开江县、通川区。

[入药部位]全草。

[功能主治]消肿、止痛,用于跌打损伤。

小白及

[异名]台湾白及。

[拉丁名]*Bletilla formosana* (Hayata) Schltr.

[形态特征]植株高15～50 cm。假鳞茎扁卵球形,较小,上面具荸荠似的环带,富黏性。茎纤细或较粗壮,具3～5枚叶。叶一般较狭,通常线状披针形、狭披针形至狭长圆形。总状花序具2～6朵花;花序轴或多或少呈“之”字状曲折;花较小,淡紫色或粉红色,罕白色;萼片和花瓣狭长圆形,花瓣先端稍钝;唇瓣椭圆形,中部以上3裂。

[自然生境]生于海拔600～3 100 m的常绿阔叶林、栎林、针叶林下、路边、沟谷草地或草坡及岩石缝中。

[地理分布]渠县。

[入药部位]块茎。

[功能主治]补肺、止血、生肌、收敛,用于肺痨咯血、肺尘埃沉着病、胃肠出血、跌打损伤。

黄花白及

[异名]狭叶白及。

[拉丁名]*Bletilla ochracea* Schltr.

[形态特征]草本植物,植株高25～55 cm。假鳞茎扁斜卵形,较大,上面具荸荠似的环带,富黏性。茎较粗壮,常具4枚叶。叶长圆状披针形,先端渐尖或急尖,基部收狭成鞘并抱茎。花序具3～8朵花,通常不分枝或极罕分枝;花中等大,黄色或萼片和花瓣外侧黄绿色,内面黄白色,罕近白色;萼片和花瓣近等长,长圆形,唇瓣椭圆形,白色或淡黄色。

[自然生境]生于海拔3 000 m以下的山坡、草丛、沟谷、岩石上。

[地理分布]大竹县、渠县、万源市、宣汉县。

[入药部位]块茎。

[功能主治]收敛止血、补肺、生肌止痛、消肿,用于肺结核咯血、吐血、衄血、外伤出血、疮疡肿毒、支气管扩张、皮肤皲裂。

白及

[异名]红花白及、白鸡儿、白鸡母、猫姜。

[拉丁名]*Bletilla striata* (Thunb.) Rchb. f.

[形态特征]植株高可达60 cm。假鳞茎扁球形,富黏性。茎粗壮,劲直。叶片狭长圆形或披针形,基部收狭成鞘并抱茎。花序具花,花苞片长圆状披针形,开花时常凋落;花大,紫红色或粉红色;萼片和花瓣近等长,狭长圆形,花瓣较萼片稍宽;唇瓣较萼片和花瓣稍短,倒卵状椭圆形,白色带紫红色,具紫色脉;从基部伸至中裂片近顶部,蕊柱柱状,具狭翅,稍弓曲。

[自然生境]生于山坡、草丛、石灰石崖壁、杂木林中。

[地理分布]宣汉县、大竹县、万源市。

[入药部位]块茎。

[功能主治]补肺、敛肺止血、消肿、生肌敛疮,用于肺结核咳嗽、咯血、衄血、金疮出血、痈疽肿毒、胃溃

疡出血、溃疡疼痛、带状疱疹,外敷烫火伤、手足皲裂。

流苏虾脊兰

[异名] 羽唇根节兰、高山虾脊兰。

[拉丁名] *Calanthe alpina* Hook. f. ex Lindl.

[形态特征] 植株高达50 cm。假鳞茎短小,狭圆锥状。叶3枚,在花期全部展开,椭圆形或倒卵状椭圆形,两面无毛。花葶从叶间抽出,通常1个,偶尔2个,直立,高出叶层之外,被稀疏的短毛;总状花序,疏生31,多的10余朵花;花被全体无毛;萼片和花瓣白色带绿色先端或浅紫堇色,先端急尖或渐尖而呈芒状,无毛;花瓣狭长圆形至卵状披针形,唇瓣浅白色,后部黄色,前部具紫红色条纹。蒴果倒卵状椭圆形。

[自然生境] 生于海拔1 500～3 500 m的山地林下和草坡上。

[地理分布] 大竹县。

[入药部位] 全草。

[功能主治] 清热解毒、强筋壮骨,用于溃疡病。

剑叶虾脊兰

[异名] 线叶九子连环草、野兰花、马牙七。

[拉丁名] *Calanthe davidii* Franch.

[形态特征] 植株紧密聚生,无明显的假鳞茎和根状茎。具数枚鞘和3～4枚叶。叶在花期全部展开,剑形或带状,两面无毛。花葶出自叶腋,直立,粗壮,密被细花;花序之下疏生数枚紧贴于花序柄的筒状鞘;鞘膜质,无毛;总状花序,密生许多小花;花黄绿色、白色或有时带紫色;萼片和花瓣反折;萼片相似,近椭圆形;花瓣狭长圆状倒披针形,与萼片等长,先端钝或锐尖,具3条脉。蒴果卵球形。

[自然生境] 生于海拔1 400～3 300 m的山地林下阴湿处。

[地理分布] 开江县、渠县。

[入药部位] 全草、根。

[功能主治] 清热解毒、散瘀止痛、活血化瘀、消肿散结,用于胃溃疡、胃热、急性胃扩张、慢性肝炎、腰痛、腹痛、颈部淋巴结结核、慢性咽炎、慢性肝炎、腹痛、牙痛、砂淋、闭经、关节痛、蛇咬伤、跌打损伤等症。

细花虾脊兰

[异名] 铁连环。

[拉丁名] *Calanthe mannii* Hook. f.

[形态特征] 根状茎不明显。假鳞茎粗短,圆锥形,具2～3枚鞘和3～5枚叶。叶在花期尚未展开,折扇状,倒披针形或有时长圆形,背面被短毛。花葶从假茎上端的叶间抽出,直立,高出叶层外,密被短毛;总状花序,疏生或密生10余朵小花;花小;萼片和花瓣暗褐色;花瓣倒卵状披针形或有时长圆形,比萼片小,先端锐尖,具1～3条脉,无毛;唇瓣金黄色,比花瓣短,基部合生在整个蕊柱翅上,3裂。

[自然生境] 生于海拔2 000～2 400 m的山坡杂木林下。

[地理分布] 万源市。

[入药部位] 全草。

[功能主治] 清热解毒、软坚散结、祛风镇痛,用于痰喘、瘰疬、风湿疼痛、疮疖痈肿、痔疮、咽喉肿痛。

三棱虾脊兰

[异名] 九子连环草、肉连环、铁连环。

[拉丁名] *Calanthe tricarinata* Lindl.

[形态特征] 根状茎不明显。假鳞茎圆球状,具3枚鞘和3～4枚叶。假茎粗壮,鞘大型,先端钝,向上逐渐变长。叶在花期时尚未展开,薄纸质,椭圆形或倒卵状披针形,边缘波状,具4～5条两面隆起的主脉,背面密被短毛。花葶从假茎顶端的叶间发出,直立,粗壮;总状花序,疏生少数至多数花,花张开,质地薄,萼片和花瓣

浅黄色；花瓣倒卵状披针形，先端锐尖或稍钝，基部收狭成爪，具3条脉，无毛；唇瓣红褐色，基部合生于整个蕊柱翅上，3裂。

[自然生境]生于海拔2 000～2 400 m的山坡杂木林下。

[地理分布]万源市。

[入药部位]全草、根茎。

[功能主治]活血化瘀、清热解毒、舒筋活络、镇痛、祛风、散寒、消肿散结，用于劳伤咳嗽、风湿性关节炎、无名肿毒、喉炎、牙龈肿痛、类风湿关节痛、腰肌劳损、胃痛、痈肿疮毒、瘰疬、扁桃体炎、痔疮、跌打损伤。

银兰

[异名]白花草。

[拉丁名]*Cephalanthera erecta* (Thunb. ex A. Murray) Bl.

[形态特征]地生草本，高10～30 cm。茎纤细，直立，下部具2～4枚鞘，中部以上具2～4枚叶。叶片椭圆形至卵状披针形。总状花序，具3～10朵花；花白色；萼片长圆状椭圆形，先端急尖或钝，具5脉；花瓣与萼片相似，但稍短；唇瓣3裂，基部有距。蒴果狭椭圆形或宽圆筒形。

[自然生境]生于海拔1 000～2 800 m的路旁草坡。

[地理分布]万源市。

[入药部位]全草。

[功能主治]祛风除湿、活血通络，用于风湿痹痛、跌打损伤。

杜鹃兰

[异名]毛慈姑、肉连环、玉儿七、泥鞭子。

[拉丁名]*Cremastra appendiculata* (D. Don) Makino.

[形态特征]假鳞茎卵球形或近球形，密接，有关节，外被撕裂成纤维状的残存鞘。叶通常1枚，生于假鳞茎顶端，狭椭圆形、近椭圆形或倒披针状狭椭圆形。花葶从假鳞茎上部节上发出，近直立；总状花序，具5～22朵花；花常偏花序一侧，多少下垂，不完全开放，有香气，狭钟形，淡紫褐色；花瓣倒披针形或狭披针形，向基部收狭成狭线形，先端渐尖；唇瓣与花瓣近等长，线形，上部1/4处3裂。蒴果近椭圆形，下垂。

[自然生境]生于海拔800～2 000 m的阴湿的山坡、林下。

[地理分布]渠县、万源市。

[入药部位]鳞茎。

[功能主治]清热解毒、消肿散结、行瘀、杀虫消痈，用于痈疽发背、毒蛇咬伤、瘰疬、喉痹、癌肿。

春兰

[异名]兰草、山兰草、兰草花、九子兰。

[拉丁名]*Cymbidium goeringii* (Reichb. f.) Reichb. f.

[形态特征]地生植物。假鳞茎较小，卵球形，包藏于叶基之内。叶4～7枚，带形。花葶从假鳞茎基部外侧叶腋中抽出，直立，极罕更高，明显短于叶。蒴果狭椭圆形。

[自然生境]生于海拔500～2 550 m的山坡、林下。

[地理分布]万源市等地。

[入药部位]根。

[功能主治]顺气、和血、利湿、消肿，用于咳嗽吐血、肠风、血崩、淋病、白浊、白带、跌打损伤、痈肿。

绿花杓兰

[异名]口袋花、洞布相曲、敦盛草、火烧兰、灯盏七。

[拉丁名]*Cypripedium* henryi Rolfe.

[形态特征]植株高30～60 cm，具较粗短的根状茎。茎直立，被短柔毛，基部具数枚鞘，鞘上方具4～5枚

叶。叶片椭圆状至卵状披针形。花序顶生,通常具2～3花;花绿色至绿黄色;花瓣线状披针形,先端渐尖,通常稍扭转,内表面基部和背面中脉上有短柔毛;唇瓣深囊状,椭圆形。蒴果近椭圆形或狭椭圆形,被毛。

[自然生境]生于海拔1 800～3 500 m的湿地、林下、草地。

[地理分布]万源市。

[入药部位]根、根状茎。

[功能主治]根、根状茎理气行血、消肿止痛、活血祛瘀、行水消痰,用于劳伤咳嗽、风湿痹痛、淋证、胃寒腹痛、腰腿疼痛、跌打损伤。

扇脉杓兰

[异名]扁子七、铁扇子、一把伞。

[拉丁名]*Cypripedium japonicum* Thunb.

[形态特征]植株高35～55 cm,具较细长的、横走的根状茎;茎直立,被褐色长柔毛,基部具数枚鞘,顶端生叶。叶通常2枚,近对生,位于植株近中部处,叶片扇形。花序顶生,具1花;花俯垂;萼片和花瓣淡黄绿色,基部多少有紫色斑点,唇瓣淡黄绿色至淡紫白色,多少有紫红色斑点和条纹;花瓣斜披针形,先端渐尖,内表面基部具长柔毛;唇瓣下垂,囊状,近椭圆形或倒卵形。蒴果近纺锤形,疏被微柔毛。

[自然生境]生于海拔1 000～2 000 m的林下或草丛中。

[地理分布]万源市。

[入药部位]根。

[功能主治]祛风解毒、理气止痛、活血调经、截疟,用于皮肤瘙痒、无名肿毒、间日疟、月经不调、子宫内膜炎、毒蛇咬伤、跌打损伤。

小花杓兰

[异名]矮杓兰。

[拉丁名]*Cypripedium micranthum* Frarch.

[形态特征]植株矮小,高8～10 cm,具细长而横走的根状茎。茎直立或稍弯曲,顶端生2枚叶。叶近对生,平展或近铺地;叶片椭圆形或倒卵状椭圆形。花序顶生,直立,具1花;花小,淡绿色,萼片与花瓣有黑紫色斑点与短条纹,唇瓣有黑紫色长条纹,花瓣卵状椭圆形,先端急尖,无毛或末端略有毛;唇瓣囊状,近椭圆形,明显的腹背压扁。

[自然生境]生于海拔2 000～2 500 m的林下。

[地理分布]万源市。

[入药部位]根。

[功能主治]清热解毒、活血消肿、利尿、祛瘀。

金钗石斛

[异名]石斛、吊兰花、栽秧花、取丝花。

[拉丁名]*Dendrobium nobile* Lindl.

[形态特征]植茎直立,肉质状肥厚,稍扁的圆柱形,具多节,节有时稍肿大;叶革质,长圆形;总状花序从具叶或落了叶的老茎中部以上部分发出,具1～4朵花;花大,白色带淡紫色先端,有时全体淡紫红色或除唇盘上具1个紫红色斑块外,其余均为白色。

[自然生境]附生于海拔2 000 m以下的树上或石上。

[地理分布]大竹县。

[入药部位]茎。

[功能主治]清热养阴、生津益胃、止咳,用于热病伤津、口干烦渴、胃阴不足、食少干呕、病后虚热、阴伤目暗、阴虚火旺、骨蒸劳热、筋骨痿软。

单叶厚唇兰

[异名]石枣子。

[拉丁名]*Epigeneium fargesii* (Finet) Gagnep.

[形态特征]根状茎匍匐,粗2～3 mm,密被栗色筒状鞘,假鳞茎斜立,近卵形,顶生1枚叶,基部被膜质栗色鞘。叶厚革质,干后栗色,卵形或宽卵状椭圆形。花序生于假鳞茎顶端,具单朵花;花不甚张开,萼片和花瓣淡粉红色;花瓣卵状披针形,比侧萼片小,先端急尖,具5条脉;唇瓣几乎白色,小提琴状。

[自然生境]生于海拔900～1 300 m的树上、岩石上。

[地理分布]万源市。

[入药部位]全草。

[功能主治]用于跌打损伤、腰肌劳损、骨折。

大叶火烧兰

[异名]竹兰、兰竹参、鸭脚板草。

[拉丁名]*Epipactis mairei* Schltr.

[形态特征]地生草本,高30～70 cm;根状茎粗短,具多条细长的根。茎直立,上部和花序轴被锈色柔毛,下部无毛。叶5～8枚,互生,中部叶较大;叶片卵圆形、卵形至椭圆形。总状花序长10～20 cm,具10～20朵花,有时花更多;花黄绿色带紫色、紫褐色或黄褐色,下垂;花瓣长椭圆形或椭圆形,先端渐尖;唇瓣中部稍缢缩而成上下唇。蒴果椭圆状,无毛。

[自然生境]生于海拔1 100～3 300 m的林下草坡上。

[地理分布]万源市。

[入药部位]全草、根。

[功能主治]理气、舒筋活络、清热解毒、润肺止咳、活血祛瘀、消肿止痛,用于热病伤津、肺热咳嗽、胃阴不足、阴虚劳热、气滞胸痛、风湿痹痛、肢体麻木、关节屈伸不利、疮疡肿毒、跌打损伤。

天麻

[异名]洞朋、明麻、梦麻、赤箭。

[拉丁名]*Gastrodia elata* Bl.

[形态特征]植株可达2 m;块茎状,椭圆形至近哑铃形,肉质,茎直立,橙黄色、黄色、灰棕色或蓝绿色,无绿叶,总状花序,花苞片长圆状披针形,花扭转,橙黄色、淡黄色、蓝绿色或黄白色,萼片和花瓣合生成,萼片离生卵状三角形,蒴果倒卵状椭圆形。

[自然生境]生于海拔3 000 m以下的阴湿混交林中。

[地理分布]宣汉县、大竹县、万源市。

[入药部位]块茎。

[功能主治]息风、定惊、平肝抑阳、益气、镇痉祛风、祛风通络、滋补、养肝止晕,用于抽搐惊痫、手足不能动、肝风内动所致的头痛眩晕、眼黑、破伤风、头风、头痛、肢体麻木、半身不遂、腰膝疼痛、神经性头痛、小儿惊风、癫痫等。

羊耳蒜

[异名]鸡心七、见血清、百合箭。

[拉丁名]*Liparis japonica* (Miq.) Maxim.

[形态特征]地生草本。假鳞茎卵形,外被白色的薄膜质鞘。叶2枚,卵形、卵状长圆形或近椭圆形,膜质或草质,先端急尖或钝,边缘皱波状或近全缘,基部收狭成鞘状柄,无关节;鞘状柄长3～8 cm,初时抱花葶,果期则多少分离。花序柄圆柱形,两侧在花期可见狭翅,果期则翅不明显;总状花序具数朵,有的10余朵花;花苞片狭卵形;花通常淡绿色,有时可变为粉红色或带紫红色;唇瓣近倒卵形,先端具短尖,边缘稍有不明显的

细齿或近全缘, 基部逐渐变狭。蒴果倒卵状长圆形。

[自然生境] 附生于海拔800~2 700 m的山坡、沟边、山谷岩石上。

[地理分布] 开江县、渠县。

[入药部位] 全草。

[功能主治] 祛风除湿、活血调经、止血止痛、清热、润肺止咳, 用于肺结核咳嗽、风湿痹痛、产后腹痛、崩漏带下、外伤急救、急性胃肠炎、白带、风热咳嗽、百日咳。

见血青

[异名] 矮儿胖、脉羊耳蒜、肉螃蟹。

[拉丁名] *Liparis nervosa* (Thunb. ex A. Murray) Lindl.

[形态特征] 地生草本。茎 (或假鳞茎) 圆柱状, 肥厚, 肉质, 有数节, 通常包藏于叶鞘之内, 上部有时裸露。叶3~5枚, 卵形至卵状椭圆形, 膜质或草质。花葶发自茎顶端; 总状花序通常具数朵至10余朵花, 罕有花更多; 花序轴有时具很狭的翅; 花苞片很小, 三角形; 花梗和子房长8~16 mm; 花紫色; 中萼片线形或宽线形。蒴果倒卵状长圆形或狭椭圆形; 果柄长4~7 mm。

[自然生境] 附生于海拔500~1 000 m的阴湿的山谷岩石上、灌木林下。

[地理分布] 通川区、达川区。

[入药部位] 全草。

[功能主治] 凉血、止血、清热解毒、消痈排脓, 用于肺结核咯血、吐血、衄血、肠风下血、外伤出血、产后腹痛、血崩、小儿惊风、热毒疮疡、蛇咬伤、燥热咳嗽。

云南石仙桃

[异名] 石风子、石枣子、石海椒。

[拉丁名] *Pholidota yunnanensis* Rolfe.

[形态特征] 根状茎匍匐, 分枝, 密被箨状鞘, 通常相距1~3 cm生假鳞茎; 假鳞茎近圆柱状, 向顶端略收狭顶端生2叶。叶披针形, 坚纸质。花葶生于幼嫩假鳞茎顶端, 连同幼叶从靠近老假鳞茎基部的根状茎上发出; 总状花序具15~20朵花; 花白色或浅肉色; 花瓣与中萼片相似, 但不凹陷, 背面无龙骨状突起; 唇瓣轮廓为长圆状倒卵形, 略长于萼片。蒴果倒卵状椭圆形, 有3棱。

[自然生境] 附生于海拔2 400 m以下的树上或石上。

[地理分布] 宣汉县。

[入药部位] 鳞茎。

[功能主治] 清热解毒、滋阴、解表、润肺止咳、健脾、祛风利湿、疏风止痛, 用于肺结核咯血、胃及十二指肠溃疡、急性乳腺炎、消化不良、腹痛、痈疮肿痛、风湿肿痛、跌打损伤、养阴清肺、利湿、消瘀。

舌唇兰

[异名] 普陀参。

[拉丁名] *Platanthera japonica* (Thunb. ex A Murray) Lindl.

[形态特征] 植株高35~70 cm。根状茎指状, 肉质, 近平展。茎粗壮, 直立, 无毛, 具4~6枚叶。叶自下向上渐小, 下部叶片椭圆形或长椭圆形。总状花序长10~18 cm, 具10~28朵花; 花大, 白色; 花瓣直立, 线形, 先端钝, 具1脉, 与中萼片靠合呈兜状; 唇瓣线形, 不分裂, 肉质, 先端钝。

[自然生境] 生于山坡林下、荒坡草丛。

[地理分布] 万源市。

[入药部位] 全草。

[功能主治] 补肺肾、利尿, 用于肾盂肾炎。

小舌唇兰

[异名]猪獠参、佛手参、蛇尾草、观音竹、猪獠苓、鸡参七。

[拉丁名]*Platanthera minor* (Miq.) Rchb. F.

[形态特征]植株高20～60 cm。块茎椭圆形。茎粗壮,直立,下部具1～2枚较大的叶,上部具2～5枚逐渐变小为披针形或线状披针形的苞片状小叶。叶互生,最下面的1枚最大,叶片椭圆形、卵状椭圆形或长圆状披针形。总状花序具多数疏生的花;花黄绿色,萼片具3脉,边缘全缘;花瓣直立,斜卵形,先端钝,基部的前侧扩大,有基出2脉及1支脉,与中萼片靠合呈兜状;唇瓣舌状,肉质,下垂,先端钝;距细圆筒状,下垂,稍向前弧曲。

[自然生境]生于海拔400～3 000 m的林下或草地。

[地理分布]大竹县、万源市。

[入药部位]全草。

[功能主治]清热润肺、养阴、益气生津、止咳化痰,用于肺热咳嗽、肾虚腰痛、咳嗽喘气及头昏身软、咽喉肿痛、病后虚弱、神经衰弱、遗精。

独蒜兰

[异名]果上叶、山慈姑、冰泥子、山糍粑、冰球子。

[拉丁名]*Pleione bulbocodioides* (Franch.) Rolfe.

[形态特征]植株高20～60 cm。块茎椭圆形。茎粗壮,直立,下部具1～2枚较大的叶,上部具2～5枚逐渐变小为披针形或线状披针形的苞片状小叶。叶互生,最下面的1枚最大,叶片椭圆形、卵状椭圆形或长圆状披针形。总状花序具多数疏生的花;花黄绿色,萼片具3脉,边缘全缘;花瓣直立,斜卵形,先端钝,基部的前侧扩大,有基出2脉及1支脉,与中萼片靠合呈兜状;唇瓣舌状,肉质,下垂,先端钝;距细圆筒状,下垂,稍向前弧曲。

[自然生境]生于海拔600～3 600 m的林下、石壁、草地。

[地理分布]万源市。

[入药部位]全草。

[功能主治]消肿散结、止咳化痰、清热解毒,用于肺痿咳嗽、痈肿疔毒、淋巴结核炎、结核、瘰疬、喉痹、蛇虫咬伤。

绶草

[异名]猪獠参、龙抱柱、盘龙参、小猪獠参、滚龙抱柱、红蛇儿上树、盘龙七。

[拉丁名]*Spiranthes sinensis* (Pers.) Ames.

[形态特征]植株高13～30 cm。茎较短,叶近基部生2～5枚。花茎直立,上部被腺状柔毛至无毛;总状花序具多数密生的花,呈螺旋状扭转;花小,紫红色、粉红色或白色,在花序轴上呈螺旋状排生。

[自然生境]生于海拔400～3 800 m的向阳、阴湿、肥沃的山坡林下、灌丛下、草地或河滩沼泽草甸中。

[地理分布]大竹县、万源市。

[入药部位]全草。

[功能主治]补肾壮阳、滋阴、凉血、清热、润肺止咳、补中益气、生津、收敛精气,用于病后虚弱、气虚心跳、神经衰弱、阴虚内热、咽炎、咳嗽吐血、头晕、脾胃虚弱、肾虚腰酸、遗精、淋浊带下、疮疡肿毒、老人大便坠胀带血、白带、毒蛇咬伤。